U0798604

食管心脏电生理学

主　编　李忠杰　屈百鸣　蔡卫勋

副主编　王　慧　柳　琼　杜振兰

舒　慧　黄　玥

天津出版传媒集团

天津科技翻译出版有限公司

图书在版编目(CIP)数据
食管心脏电生理学 / 李忠杰, 屈百鸣, 蔡卫勋主编.
天津：天津科技翻译出版有限公司, 2025. 6. -- ISBN
978-7-5433-4732-8
Ⅰ. R540.4
中国国家版本馆 CIP 数据核字第 20259YJ930 号

食管心脏电生理学
Shiguan Xinzang Dianshenglixue

出　　版：天津科技翻译出版有限公司
出 版 人：方　艳
地　　址：天津市和平区西康路 35 号
邮政编码：300051
电　　话：022-87894896
传　　真：022-87893237
网　　址：www.tsttpc.com
印　　刷：雅迪云印(天津)科技有限公司
发　　行：全国新华书店
版本记录：889mm×1194mm　16 开本　36.75 印张　580 千字
2025 年 6 月第 1 版　2025 年 6 月第 1 次印刷
定价：258.00 元

编者名单

主　编　李忠杰　屈百鸣　蔡卫勋

副主编　王　慧　柳　琼　杜振兰　舒　慧　黄　玥

编　者　（按姓氏汉语拼音排序）

鲍远林　安徽省六安市人民医院
蔡卫勋　浙江省人民医院
陈丽娜　福建省厦门市中医院
陈小敏　浙江省人民医院
杜振兰　山东省泰安市中心医院
谷慧平　江苏省淮安市第一人民医院
郭璐映　河南省南阳市中心医院
洪银维　浙江省人民医院
胡海斌　甘肃省武威市凉州医院
胡仙华　广西壮族自治区南宁市第一人民医院
黄　玥　浙江省嘉兴市第一医院
李　烁　广西医科大学第一附属医院
李则林　浙江省中西医结合医院
李忠杰　浙江省人民医院
廉晓敬　郑州大学附属胸科医院
刘洪满　山东省泰安市中心医院
柳　琼　安徽医科大学附属第四医院
卢　瑛　浙江省立同德医院
毛细权　中南大学湘雅二医院
屈百鸣　浙江省人民医院
舒　慧　陕西省西安市中心医院
孙娴超　浙江省嘉兴市第一医院
王　慧　浙江省人民医院
吴　丹　浙江大学医学院附属第四医院
吴晓卯　浙江省中西医结合医院
谢思欣　福建省泉州市第一医院
杨春姣　陕西省西安市中心医院
叶沈锋　浙江大学医学院附属第二医院
湛雅莎　陕西省西安市人民医院
张　祥　陕西省西安市儿童医院
郑新权　浙江大学医学院附属第一医院

前　言

回望食管心脏电生理学的发展历程，早在1906年，Cremer就根据食管与心脏左心房毗邻的解剖关系首创了食管导联心电图技术，Zoll于1952年推出了经食管起搏心脏技术。国内浙江大学赵易教授率先利用食管这一天然通道进行了单极食管电极记录心脏电活动的研究，1965年在《浙江大学学报(医学版)》上发表了“国人之正常单极食管导联心电图”。1978年，苏州大学蒋文平教授在国内最早进行了经食管心脏电生理技术的研究，并应用程序电刺激诊断和治疗心律失常。此后这项安全有效的无创心脏电生理检查技术逐步在全国各地推广并盛极一时，心脏电生理的基本知识和认识得到普及。但随着心脏电生理学领域的跨越式进步，仪器迭代升级，新的研究成果和技术创新层出不穷，在某种程度上限制了食管心脏电生理检查技术的发展，导致其经历了一段低谷期。在热爱本事业的医生、研发人员的不懈坚持下，心脏电生理刺激仪得以更新换代，无创心脏电生理检查一体机的问世再次推动了食管心脏电生理学的快速发展。随着心电图、心腔内电生理技术、各种消融设备及技术等相关专业日新月异的飞速发展，有关心电图、心脏电生理技术的知识和观点也不断地被更新、被发现。无创心脏电生理检查技术，不断推陈出新、与时俱进，其适应证范围也在不断拓宽。“岁不寒，无以知松柏；事不难，无以知君子。”这项具有中国特色的、无创且有效的心脏电生理检查在坚守努力、改革创新中迎来浴火涅槃。

我们在2003年撰写的《实用食管法心脏电生理学》一书出版后，收到了来自医学界同仁、临床医生、心电图医生及广大读者的宝贵反馈与意见，这些反馈不仅是对我们工作的肯定，更是推动我们不断前行的动力。现在，更多年轻的心电图医生主动打破壁垒，从体表心电图开始，踏进心脏电生理学的领域，而提高心脏电生理知识水平及检查操作技巧是他们紧跟无创心脏电生理学发展的不二法门。原有版本中的部分内容已难以满足当前临床实践的需求，基于此，我们决定对《实用食管法心脏电生理学》的内容进行更新，并更名为《食管心脏电生理学》。本书对原有内容进行了优化调整，增加了近年来心脏电生理领域的前沿知识，更新了食管心脏电生理检查的最新应用和技术进展，囊括了绝大多数本专业初学者需要掌握的电生理知识及操作技巧。同时拓展了无创心脏电生理检查的临床应用范围，增加了典型及罕见的临床图例，图文并茂，难易结合。书中新增了心腔内电生理图例及知识点，力求所覆盖的病例类型更加全面。“为山者，基于一篑之土，以成千丈之峭；凿井者，起于三寸之坎，以就万仞之深。”书中的每一个图例都精选自各位编者历年工作中积累的病例资料，并进行了详细的诊断与鉴别诊断的解析。书中既有典型图例，便于读者了解心脏电生理基础知识及心律失常产生机制，又有疑难、罕见病例，可加深读者对心脏电生理知识的理解，提高专业水平；既有无创心脏电生理检查操作规范与技巧，又有各类心律失常的诊断、鉴别诊断。集各家之宝贵资料，成一书之精彩纷呈。希望本书能帮助读者更好地理解心脏电生理及心律失常形成机制等知识。

希波克拉底曾说过：“医术是一切技术中最美和最高尚的仁术。”让我们踔厉奋发，笃行不怠，将无创心脏电生理技术的星星之火燃烧成不灭的火炬，辨明心律失常之来踪去迹，解除病者之忧患苦痛。

在此，我们要特别感谢所有参与本书修订工作的专家、学者及为本书提供宝贵图例的医生，是你们的支持与贡献让《食管心脏电生理学》得以不断完善。希望本书能够成为你学习、研究和工作中的得力助手。期待与你在医学探索的道路上携手前行，共同促进无创心脏电生理事业的长足发展。然千虑一失，如有疏漏之处，敬请各位同仁、读者不吝赐教。承蒙天津科技翻译出版有限公司的大力支持，使本书得以顺利出版，特此致以诚挚谢忱。

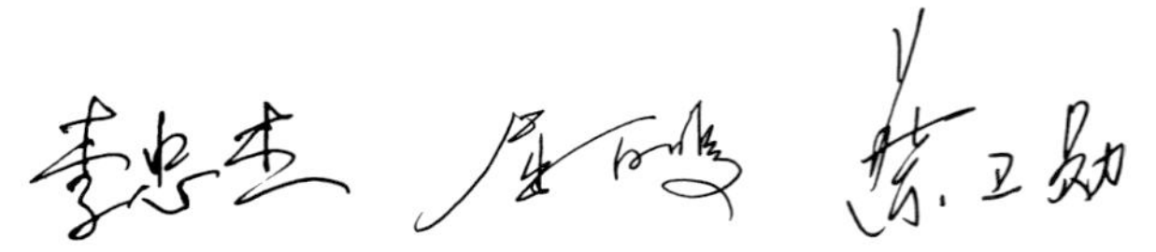

2024年12月于杭州

目 录

第1章 基本概念

经食管心脏电生理检查是一项无创临床心脏电生理诊疗技术。该技术充分利用食管与心脏毗邻的解剖关系，将食管电极导管经鼻腔或口腔送入食管内，应用心脏刺激仪发放直流电脉冲，通过贴近心脏的食管电极间接对左心房或左心室进行程控刺激，同时记录体表及食管心电图，以获得心脏各部位的电生理参数，揭示某些心律失常现象和发生机制，诊断和治疗某些心律失常等。该检查技术操作简单、安全，不需要X线设备、多导电生理记录仪等大型仪器，在一定程度上能替代心内电生理检查，尤其适合各级医院心电图室及基层医疗机构应用。

一、发展简史与现状

1906年，Cremer等通过一根放置在食管内的电极成功记录到心房电活动波形，开创了食管心电图记录技术。1936年，Brown采用食管导联心电图研究了142例心脏传导障碍和心律失常的患者。1952年，Zoll医生首次在人体胸壁表面施行脉宽2ms、强度75~150V的电脉冲刺激心脏，成功地为一例心脏停搏患者进行心脏复苏。Zoll在实验中将刺激电极缝在犬的胸壁和食管，观察刺激电极能否起到起搏心脏的作用，实验结果表明，电脉冲能引起心室的有效收缩，奠定了经食管起搏心脏技术的基础。1957年，经食管心房起搏技术被成功地应用于临床上。1965年，浙江医科大学赵易教授在我国率先采用简易的导线电极开展了记录食管导联心电图的工作。1969年，Burack将经食管心室调搏术应用于临床。1972年，Stopesyk应用经食管心房调搏术测定了心脏不应期。1973年，Monotoyo应用经食管心房调搏术进行了较全面的心脏电生理检查，并治疗了多种快速性心律失常。

自苏州大学医学院蒋文平教授等于1978年率先在国内开展经食管心房调搏术以来，此项技术发展得非常快，从电生理刺激仪到食管电极导管都有极大的改进，记录方法也由最初的单导联发展到多导联，以及滤波双极食管导联同步刺激、记录等。该项技术的临床应用范围此后不断扩大，由单纯检测窦房结功能发展到研究心律失常的发病机制和解释某些特殊的心电现象、治疗和抢救某些危重患者等。随着心脏射频消融术根治快速性心律失常的开展，经食管心脏电生理检查在术前筛选、评估病例、术后疗效预测等方面发挥着重要作用。临床实践研究显示，经食管心脏电生理检查在阵发性室上性心动过速的分型、心室预激旁路的定位等方面的功能与心腔内电生理检查一致。

10余年来，在中国心电学会无创心脏电生理专业委员会的积极推动下，经食管心脏电生理检查技术已在我国广大心电图室、基层医院得到普及，我国成为世界上开展此项检查最为广泛的国家。2011年，中国心电学会无创心脏电生理专业委员会编写了国内第一部《食管心脏电生理中国专家共识》。2014年制定了我国第一份《食管心脏电生理检查标准化操作建议》。2015年，浙江省医学会心电生理与起搏分会无创心电学组编写了《浙江省食管法心脏电生理技术操作与诊断规范（试用版）》，并在2021年进行了修订。在此期间，各位专家积极撰写了多部相关著作和临床应用文献报道。2010年起，在全国各地成立了30余个无创心脏电生理专委会培训中心，积极开展无创心脏电生理学习班，让大批心电图医生及临床医生能够得到规范化学习，并将所学技能切实运用于实际工作中，使得无创心脏电生理检查技术再次焕发青春，为临床提供了更为可靠的诊断与治疗依据。

此外，经食管心脏电生理检查的器械随着科技发展有了显著改进。随着我国自行设计、生产的新型食管心脏电生理刺激仪DF-5A问世，实现了食管心脏电生理同步刺激、同步记录、分析、报告、存储等一系列功能的一体化，解决了早期操作不便、纸质存储、手写报告等工作痛点。食管电极导管也进行了多次改良，变得更细（原来 9F，目前 7F）、更柔韧、方便操作和清晰标测。

二、食管与心脏的解剖关系

食管与心脏都位于纵隔内，食管下端的前壁紧邻心脏，其中左心房后外侧大部分紧贴食管前壁（图 1-1），两者之间仅有心包相隔。在 X 线透视下进行食管吞钡检查时，可发现增大的左心房会对食管中下端形成不同程度的压迹。通过心脏造影发现，左心房与食管的关系最为密切，其距离仅为 0.5~1.5cm，而且经食管心脏超声心动图检查可以清楚看到左心房后壁紧邻食管壁，并显示出食管壁、左心房后壁、左心房心腔、左心房前壁组织的各层次。在心内电生理检查进行心房标测时发现，左心房外侧记录到的电激动波与食管内相应水平记录到的 P 波最接近，说明食管内记录到高大的 P 波为左心房激动形成。根据这一解剖特点，可以利用放置在食管内相当于左心房水平的电极间接进行心脏电生理检查。

三、经食管心脏电生理检查的适应证与禁忌证

（一）适应证

1.复杂心律失常：利用食管导联记录到的高尖 P 波分析诊断复杂心律失常。

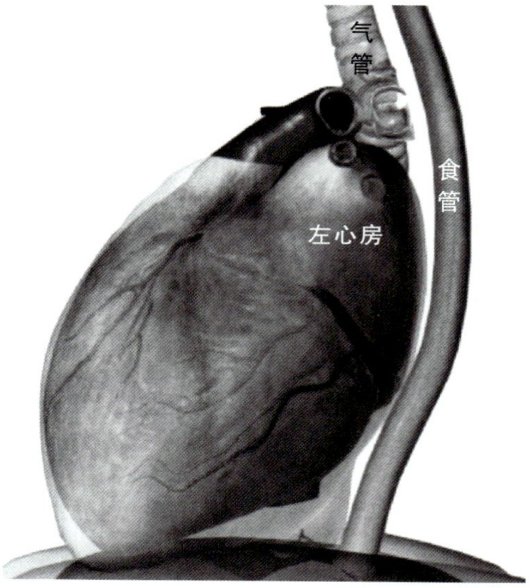

图 1-1 食管与心脏的毗邻关系。

2.窦性心动过缓、窦房传导阻滞：对原因不明的黑蒙、晕厥患者，进行窦房结功能和房室结功能评估。

3.阵发性心悸：发作呈突发突止，对于未能记录到发作时心电图的患者，应了解其心悸的原因。

4.阵发性室上性心动过速：进行电生理检查，以明确心动过速的类型与机制，评估室上性心动过速的临床意义。

5.显性心室预激：了解房室旁路的电生理特性和（或）诱发心动过速的机制；检出高危房室旁路（高危房室旁路易诱发恶性室性心律失常，故应谨慎）。

6.终止折返性室上性心动过速、部分房性心动过速、典型心房扑动、少数室性心动过速（频率较慢的束支或分支折返性室性心动过速）；评估心律失常风险。

7.复制某些心电现象：研究其形成机制，对复杂心律失常进行鉴别诊断。

8.射频导管消融：术前进行病例筛选、评估，术后进行疗效判断或评估等。

（二）禁忌证

1.食管疾病，如食管癌、严重食管静脉曲张等；严重的鼻腔疾病（反复鼻腔出血、鼻腔及咽喉部肿瘤）。

2.心房颤动：检查前近 3 天内有阵发性心房颤动发作，且持续时间>4h，未进行经食管心脏超声检查或抗凝/抗栓治疗者。

3.严重心脏扩大、重度心功能不全（心功能Ⅲ级以上）。

4.心电图有严重心肌缺血改变、近期未控制的不稳定型心绞痛或心肌梗死。

5.急性心肌炎、心内膜炎、心包炎及肥厚型梗阻性心肌病等。

6.严重高血压，即血压>200/110mmHg 且未被控制者。

7.严重电解质紊乱、尖端扭转型室性心动过速等。

（三）非适应证

1.起搏器植入者，尤其是起搏依赖患者。

2.已确定阵发性室性心动过速者，尤其是多形性室性心动过速者。

3.心电图 QT 间期明显延长，二度以上房室传导阻滞，频发多源室性期前收缩。

4.持续性心房颤动。

需要说明的是，对于符合上述禁忌证中的 3~6 条及非适应证患者，若需要行紧急治疗或行食管导联心电图，以鉴别心律失常类型则不受限，应根据情况权衡。

(四)不良反应

虽然经食管心脏电生理检查安全有效、方便易行，但有时因为操作不当，适应证、禁忌证掌握不佳，对病例选择不妥，以及检查中对患者出现的症状及心电图改变认识不足，仍有可能出现风险与不良事件。

1.长时间心脏停搏

在窦房结功能测定过程中，若出现长时间心脏停搏事件，造成患者黑蒙，甚至晕厥、阿斯症发作等，应及时给予刺激仪中的“起搏”治疗，刺激仪将以 72 次/分的频率起搏心房。如果诱发心室颤动，则须进行电除颤复律。

2.诱发心房颤动

在各种心脏电生理刺激过程中，可能因为刺激脉冲落入心房易颤期，从而诱发心房颤动。多数情况下，无器质性心脏病患者可以在短时间(数秒至数分钟)内自行恢复窦性心律。对于少数不能自行复律的患者，若伴随不适症状，可由急诊进行药物或电复律。需要注意的是，部分患者突发突止的心律失常可能就是阵发性心房颤动，而不是折返性室上性心动过速，因此，经食管心脏电生理检查中诱发的心房颤动也是一种阵发性心房颤动的诊断依据。此外，对于显性心室预激患者，若在刺激过程中诱发心房颤动伴心室预激，可能出现>180 次/分的极快心室率，甚至进展为心室颤动等不良事件，此时应按照危急处理流程积极应对。

3.诱发分支型室性心动过速

部分患者突发突止的心律失常可能是特发性分支折返性室性心动过速，此类心动过速也可能在经食管心脏电生理检查中被诱发，多数情况下，其临床症状与表现与室上性心动过速类似。部分特发性分支折返性室性心动过速可以被食管心脏电生理刺激终止。此外，对于部分无法终止者，可以进行药物复律或者心内电生理射频消融根治。

4.诱发室性心动过速、心室颤动

极少数情况下，可能在各类心脏电生理刺激过程中偶然诱发室性心动过速，尤其常见于折返性室上性心动过速超速刺激终止后，出现 3~5 次心搏的一过性单源或多源性室性心动过速。罕见情况下，可能诱发心室颤动。此时，临床医生需要能够熟练运用常备的抢救设施，并积极按照危急值处理流程处置。

5.心肌缺血

少数阵发性室上性心动过速患者在较长时间的发作终止后可能出现显著的 ST 段压低≥0.3mV，伴随 T 波深倒置，甚至诱发心绞痛。对于此类患者，在检查过程中应使心动过速发作时间尽量缩短，及时终止，避免出现长时间心肌缺血现象。

6.鼻咽部损伤

易发生在鼻咽部结构异常、有局部炎症者。将食管电极导管插入鼻腔过程中动作不轻柔、操作手法不规范等可引起鼻咽部黏膜损伤、出血，甚至电极导管嵌顿在鼻腔或咽喉部，造成拔管困难等。

7.电极导管误入气管

初学者因不熟悉食管及气管解剖关系、两者生理性开闭时间等，食管电极导管可能在插入过程中误入气管，造成患者剧烈咳嗽，此时应及时退出电极导管，等待患者咳嗽缓解后再次尝试插管。

第 2 章　心脏解剖与电生理学基础

第 1 节　心脏传导系统结构与功能

心脏传导系统由具有自律性和传导性的特殊心肌细胞构成，包括窦房结、房间束、结间束、房室结、房室束、心室内束支及浦肯野纤维系统（图 2-1）。心脏传导系统的主要功能是形成激动与传导兴奋，控制心脏的节律活动。窦房结发出的激动沿传导系统到达心室肌，产生及维持心脏的正常节律，并保证了心房、心室收缩和舒张的协调。正常的心脏传导系统每天产生、传导 10 万次左右规律的心电活动，并通过兴奋-收缩偶联机制使心脏产生有效收缩。

一、窦房结

窦房结是心脏的主导起搏点，在 1907 年由 Arthur Berridale Keith 与 Martin William Flack 共同发现，又称为 Keith-Flack 结，是整个心脏传导系统中最后被发现的。窦房结位于上腔静脉和右心耳之间的终末嵴的最高点或右外侧 1~10mm、心外膜下 1~2mm 处，呈长梭形、椭圆形或半月形，大小约为 14.1mm×3.6mm×1.1mm。窦房结长轴与界沟平行，沿右心耳顶部走行，尾端延伸至上腔或下腔静脉开口处。当窦房结动脉顺时针绕上腔静脉时，窦房结常邻近界沟上端，而窦房结动脉逆时针绕上腔静脉时，窦房结则偏右下方。婴幼儿的窦房结相对较大，位置略低。窦房结表面由薄层心外膜下脂肪组织覆盖，内侧与心房的心肌层相连，其微弱的电位及解剖位置导致难以用腔内电极记录窦房结电位。窦房结动脉沿窦房结长轴穿过，其不仅为窦房结供血，也可能影响窦房结的自律性，其粗大的管径是邻近心房壁小动脉的 8 倍，约 65%的窦房结动脉起自右冠状动脉，35%起自左冠状动脉的回旋支。窦房结还接受心房动脉支和支气管动脉分支的血液供给。窦房结有丰富的连续性毛细血管，很少有较大的伴行静脉，细小的静脉注入上腔静脉或右心房。

窦房结主要由起搏细胞（P 细胞）、移行细胞（T 细胞）和少量浦肯野纤维构成，这些细胞之间有胶原纤维构成的纤维支架。P 细胞成簇分布于窦房结内，其发放的冲动通过 T 细胞传递至心房。窦房结的细胞分布由中心向边缘可分为 3 个区：①动脉周围区，由体积较小的 P 细胞和少量 T 细胞构成。结缔组织和胶原纤维分隔开多个 P 细胞组成的起搏细胞团，其间有起搏细胞束相连接。P 细胞围绕窦房结动脉呈环形排列，从头部延续到体部，进入尾部后消失。T 细胞在窦房结的头部与心房组织相连。②中央区，此区范围最大，主要由 P 细胞构成，在中央区的周围，P 细胞与起保护及传导激动作用的 T 细胞相延续。③外周区，主要由大小不一的 T 细胞及少量浦肯野纤维组成。T 细胞聚集呈小束放射状，连接中央区的 P 细胞和周围的工作心肌。窦房结内丰富的交感神经和副交感神经分布密度明显高于周围工作心肌区。交感神经主要支配特殊分化的心肌细胞，副交感神经大多分布于窦房结周围。

窦房结通过抢先占领和超速驱动压抑机制成为心脏的主导起搏点：①抢先占领，窦房结中的 P 细胞在各种心肌细胞中兴奋性最高，潜在起搏点尚未除极就已经被窦性激动所占领，不能产生自身节律。当窦房结出现病变或自律性降低时，潜在起搏点的兴奋性即可表现出来。②超速驱动压抑，窦房结的频率比潜在起搏点更快，可直接抑制后者的兴奋性。即使窦房结的激动减慢，潜在起搏点也需要一定的恢复时间才能从被压抑的状态下发放自身的节律。超速压抑的程度与两个起搏点频率的差异呈正向关系，频率相差越大，抑制效应越强，潜在起搏点恢复自身节律的时间也越长。当窦房传导阻滞或窦性停搏、显著窦性心动过缓时，出现房室交界区逸搏而不是室性逸搏，除了房室结自律性比心室起搏点更高外，也与窦房结和房室交界区的频率差距较小，对后者超速驱动压抑的程度较小有关。食管心房调搏应用连续的快速起搏检测窦房结功能时，也是同样的机制。

窦房结内的脂肪组织及间质纤维化从 18 岁开始出现并逐渐增多，脂肪从窦房结的心外膜侧或从窦房结动脉周围向窦房结内延伸，并侵犯窦房结的内、外神经和神经节。40 岁后，窦房结细胞逐渐减少，且随着年龄增长，脂肪浸润趋势开始增快。

二、结间传导束

多年来对窦房结与房室结之间是否存在传导束或传导纤维一直存在争论。早在 1909 年，Thorel 等首次提出，在右心界嵴邻近存在由窦房结至房室结的“特殊”传导束。1963 年，James 等总结了 Thorel 等人的研究成果，并结合自己的研究提出窦房结和房室结之间存在优先传导的前、中、后 3 条传导途径，并将 Thorel 束作为心房内 3 条传导束中的后结间束。

1.前结间束

前结间束起自窦房结前缘，向左呈弓状绕过上腔静脉和右心房前壁再分为上结间束和降支。上结间束继续延伸进入左心房体部和左心耳，窦房结发出的兴奋主要由此束传向左心房，故称之为房间束，又称为 Bachmann 束。其传导功能降低可引起心房间传导阻滞。前结间束在结间束中传导距离最短，传导速度最快，是窦房结兴奋传至房室结的主要通道。

2.中结间束

中结间束又称为 Wenchebach 束，从窦房结后下方发出，绕过上腔静脉口右后侧进入房间隔，在卵圆窝

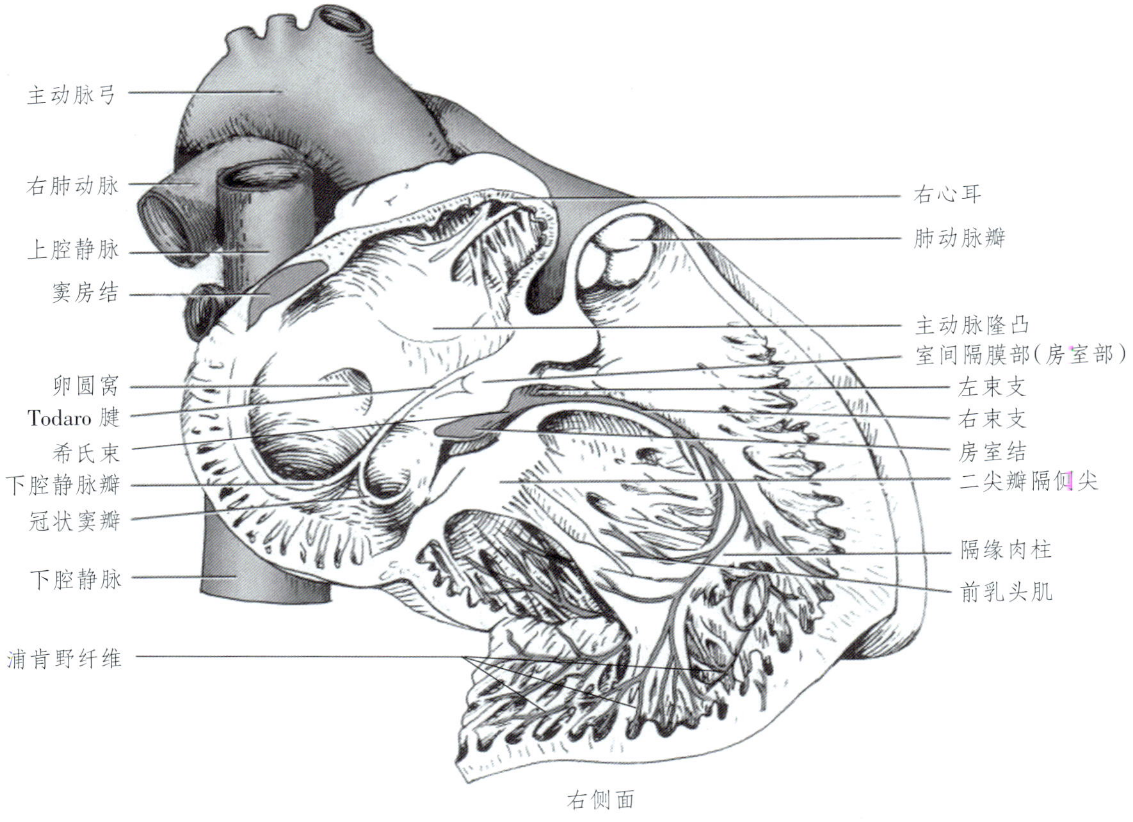

图 2-1　心脏传导系统。

与前结间束汇合后，一同到达房室结上缘。

3.后结间束

后结间束又称为Thorel 束，从窦房结尾部发出，沿界嵴下行绕过下腔静脉口，穿越冠状窦口上方，到达房室结的后下缘。

4.各向异性传导

目前随着试验技术的提高，人们已开始逐渐否定心房内存在特殊传导束，并认识到心房内的优势传导不是由特殊传导纤维组成的，而是由心房肌细胞各向异性排列及其电生理特性所决定。解剖证实，心房内普遍存在与普通心房肌细胞不同、呈几何结构的肌纤维，纵向排列的肌纤维细胞顶与顶的纵向连接较紧密，离子通道密度高，电传导速度快；而细胞边与边的横向连接较松散，离子通道密度低，电传导速度慢。纵向离子通道的密度与横向离子通道的密度相差 3 倍以上，造成纵向传导速度远远快于横向，这种不同方向上传导存在差异的电生理特性被称为各向异性传导。正是这些存在于卵圆窝的前、后方和界嵴内的肌纤维束所具有的各向异性传导的电生理特性构成了心房内的优势传导途径。

三、房室交界区

1906 年，Ludwig Aschoff 及田原（Tawara）确定了房室结的存在，故又称之为田原结或 Aschoff-Tawara 结。在冠状窦口、Todaro 腱与三尖瓣隔瓣附着处围成的 Koch 三角处心内膜深面，房室结、结间束末端和房室束起始部构成房室交界区。房室结为椭圆形结构，位于房间隔下部右侧面，体积约为 6mm×3mm×1mm，房室结表面的心房肌内有 James 旁路束，大部分心肌止于三尖瓣隔侧尖的基底部。房室交界区是窦房结的冲动从心房传向心室的必经之路，房室结及其周围组织结构较复杂，解剖界限不易分清，特别是被称为移行区的房室结近端部分，呈迷路状结构，复杂心律失常常发生在此区。根据电生理学特点，房室结可分为房结区、结区和结希区。在结区，慢 Ca^{2+}通道和快 Na^{+}通道各占 80%和 20%，而在房结区和结希区，两者各占 60%和 40%：①房结区，细胞形态和功能介于典型心房肌细胞和房室结细胞之间，是两者过渡的区域。通过紧邻 Koch 三角顶部的卵圆窝前部、右心房后下间隔部、冠状窦口的后部，以及左侧房间隔的左后部，将心房冲动汇入结区。②结区的细胞比心房肌细胞小，交织排列，为传统意义上的致密房室结，动作电位振幅小，细胞之间的电学连接结构少，激动在此区传导缓慢，易产生递减传导。③结希区是房室结下部和希氏束的交界处，远端文氏阻滞常发生于此区。房室结的自主神经分布丰富，主要接受左胸背侧心交感神经和左侧迷走神经的支配，迷走神经张力增高时传导减慢，对结区的影响高于对房结区及结希区的影响。房室结多由右冠状动脉的房室结动脉供血，也可由左心室后支的分支供应。房室结的静脉多汇合成 1~2 支，注入冠状窦或心中静脉。房室结的生理功能主要有两个方面。

1.传导功能

将来自窦房结的激动前传至房室束及其分支及心室肌，使心房收缩后心室顺序收缩：①延搁激动传导，房室结细胞细小、排列不规则、缝隙连接较少，导致房室结在所有心肌组织中传导速度最慢（0.05m/s），激动在此处产生 50~100ms 的生理性延迟，使心房肌和心室肌能依次顺序收缩，以保证最大的心输出量。②减少快速激动前传，心房纤颤时，心房频率达 350~600 次/分，房室结可使过快的、强弱不一的心房激动传导至心室的数量减少，使心室频率不至于过快，以保证心输出量，并避免产生恶性室性心律失常。其可能与隐匿性传导，以及细胞排列不规则、缝隙连接较少，过滤了较弱的心房激动有关。③起搏，房室结为自律性频率 40~60 次/分的次级起搏点，当出现窦房传导阻滞、窦性停搏、显著窦性心动过缓等较慢心房率时，房室结以较低的频率维持心室的生理功能。此种具有保护性质的心律失常被称为“房室交界区逸搏”。部分房室结具有逆传功能，也可将心室的冲动逆向传导至心房。

2.双径路传导

有学者通过冰冻蚀刻研究和射频消融术证实了房室结双径路通道的存在。从冠状窦发出平行、被纤维组织分隔的传导束，沿三尖瓣环直接向下走行，连接致密房室结。研究发现，多数人的房室结与心房肌之间有三组连接：①前上输入（快径），起于卵圆窝前缘，止于房室结尾部，位于 Koch 三角之外。②右后延伸（传统慢径），起于冠状窦口前缘，止于房室结头部，位于 Koch 三角之内。③左后延伸，来自左心房，沿着 Todaro 腱下行，这也是部分双径路患者右侧慢径改良一直无效的原因。

四、房室束

房室束又称为希氏束，1893 年由 Wilhelm His Jr. 发现。房室束一般长 10~20mm，直径为 1.1~1.5mm，与致密房室结的远端相连，由房室结深部纤维移行而来，穿过中心纤维体，其由绝缘组织包裹，并在膜部间隔的后方进入室间隔膜部下缘，在室间隔膜部与肌部交接处分成两支，在室间隔左侧分出左束支，其末端在室间隔右侧延续为右束支。其通常分为在中心纤维体内的穿越部和室间隔膜部内的非穿越部，或分为自起始部到分出左束支之前的未分叉部和从分出左束支开始到延续为右束支的部分，即分叉部。房室束包含浦肯野细胞、T 细胞和 P 细胞，近端 T 细胞较多，远端主要为浦肯野细胞，细胞直径比房室结大，呈纵向平行排列，每 2~7 个细胞首尾相接，形成一条纤维，数条纤维构成一条传导束，其间有胶原纤维分隔。

五、心室内传导系统

1893 年，His 首次报道了希氏传导系统在左心室内分为 3 个分支。1906 年，Tawara 首次报道了左束支分为左前分支、左后分支和左间隔分支。

1.左束支

左束支起自房室束，形态粗而短（长约 15mm，宽约 5mm），呈扁带状，有数条放射状分支，沿室间隔左侧心内膜深面向左前下方延伸 5~10mm，在室间隔肌部左侧心内膜下的上、中 1/3 交界处发出前、后、间隔 3 组分支：①左前分支，邻近左心室流出道处向下进入前乳头肌中下部，很快分成细小分支，分布于前乳头肌和附近室壁。因为仅有左冠状动脉前降支供血，所以容易出现阻滞。②左后分支，邻近左心室流入道处向下后走行，分布于室间隔后半部、后乳头肌和左心室的后下壁，较为粗大，可视为左束支在左心室的延续。因为有右冠状动脉后降支及左冠状动脉前降支的双重血液供应，不易发生阻滞。③间隔支，发自左束支主干（约占 17%），也可从左前分支或左后分支发出（约占 32%），或者由两分支发出的网状分支交织复合而成（约占 51%）。间隔支很快发出细小的浦肯野纤维，与室间隔中、下部心肌细胞连接，并绕心尖分布于左心室游离壁。在心室除极的起始 10~20ms，左前分支与左后分支所分布的心室肌细胞除极向量相互抵消，而间隔支除极心肌所产生的左侧向右激动的间隔向量，多数指向右前上或右前下，使右胸前导联呈现初始 r 波，Ⅰ导联及左胸前导联呈现初始 q 波。心脏和室间隔的方位受传导束阻滞、年龄、体位、呼吸、妊娠，以及心脏疾病、胸部非心脏疾病、腹部疾病等影响，可导致 QRS 初始向量的改变。

2.右束支

右束支细长（长 25~30mm，宽 1~2mm），直接起自房室束穿隔部，在室间隔右侧中下部开始于心内膜下走行，止于右心室前乳头肌的基底部，并分成 3 组分支：①前组于前乳头肌前上方和外侧发出，分布于右心室游离壁前部，止于肺动脉口部。②后组即右束支的终末支，自前乳头肌基底部向后乳头肌、室间隔后部和右心室游离壁后部走行。③间隔组，于隔缘肉柱起始处发出，分布于室间隔右侧面下部。三组分支互相交错，形成右心室末梢纤维网。右束支由左前降支的室间隔前动脉及房室结动脉供血。右束支主干细长，易受局部病灶累及而发生阻滞。

3.浦肯野纤维网

1845 年，Johannes Evangelista Purkinje 发现了该结构。浦肯野纤维是心室内传导分支的终末部分，由束支、分支末梢经中间细胞与心室肌细胞相连接，在心室肌内及心内膜下形成纵横交织、难以辨认的纤维网，由心内膜呈放射状地向心外膜面分布，形成左、右心室肌内的浦肯野纤维网。浦肯野纤维和中间细胞外均有结缔组织的绝缘外鞘包裹，成直角或钝角进入心肌，起到将激动传至心肌细胞并使之收缩的功能。浦肯野纤维在心室的心尖部和室间隔的中下部较密集，在肺动脉口、主动脉口，以及左、右房室口和室间隔的上部较稀少或缺如，兴奋从心尖经心室的游离壁传向心底。在整个特殊传导系统中，浦肯野纤维的传导速度最快(4m/s)，由房室交界区传入心室的激动沿着浦肯野纤维网迅速传遍左、右心室，使左、右心室同步从心尖部向心底部收缩，从而达到最佳的心输出量。

六、旁路传导束

除了心房和心室之间正常的房室传导通道以外，还有一部分患者存在异常的附加通道。这些由心房肌直接连接到心室肌的传导束使心室肌提前激动，构成了预激综合征的病理解剖基础(详见第 10 章)。

第 2 节　心肌电生理特性

一、心肌细胞类型

根据形态及功能不同，将心肌细胞分为 5 种类型。

1. P 细胞

P 细胞又称为起搏细胞，在所有心肌细胞中体积最小，为 5~10μm，呈卵圆形，结构简单。其细胞核较大，胞浆网稀少、细胞器和肌原纤维较少，线粒体呈苍白色且分布不均匀，闰盘不发达，无横管系统，细胞间只有少量桥粒连接。P 细胞是自律性细胞，具有起搏功能，主要分布在窦房结与房室结中，尤其在窦房结中最丰富。大约有 2000 个 P 细胞成簇集中在窦房结中央，少数分散在四周。

2.过渡细胞

过渡细胞又称为 T 细胞，形态狭长，含有较多的肌原纤维和线粒体，内部结构位于 P 细胞和工作肌细胞之间。T 细胞主要分布在窦房结、房室结及其周围，邻近 P 细胞的 T 细胞间由简单的细胞间连接，而心房肌细胞与 T 细胞之间由发达的闰盘连接。其功能为将 P 细胞产生的激动传导到心房肌细胞，起到桥梁作用。

3.心房肌细胞

从形态上看，心房肌细胞较心室肌细胞短而细，细胞内线粒体、肌原纤维较少，细胞间大多为边侧-边侧相连，少部分为顶端-顶端连接。其主要功能为收缩作用。

4.心室肌细胞

心室肌细胞呈圆柱状，肌原纤维发达，且富含闰盘、桥粒和肌膜连接。细胞相互交织成网状，心室肌细胞的主要功能是机械收缩作用。

5.浦肯野纤维

浦肯野纤维比心室肌细胞大，具有横纹和闰盘。细胞内线粒体和肌原纤维较少，排列不规则，无横管系统，但细胞间连接完好，内含丰富的桥粒、裂隙连接和黏膜连接。浦肯野纤维在心内膜下演变成过渡细胞，最后变成心肌细胞。

二、自律性

自律性是指心脏传导系统中特殊的细胞在无外界刺激的情况下具有自动发放激动的特性。因传导系统各部位起搏细胞舒张期自动除极的速率不同，导致自律性不同。正常情况下，窦房结的舒张期除极最快，4 相上升坡度最陡，所以自律性最高。而其他部位起搏细胞舒张期除极在达到阈电位水平之前就被从窦房结传来的冲动除极，无法形成动作电位，只能成为潜在的起搏点。当窦房结的自律性下降或发出的冲动不能下传时，其他部位，如房室结、浦肯野纤维才有机会形成频率较慢的逸搏或逸搏心律。如果低位起搏点的自律性异常增高，当超过窦性节律时，就能脱离窦房结的控制释放出激动，形成频率较快的异位搏动或异位节律。正常情况下，窦房结激动频率为 60~100 次/分，称为一级起搏点；房室交界区激动频率为 40~60 次/分，为二级起搏点；心室浦肯野纤维自律性最低，为 25~40 次/分，称为三级起搏点。自律性最高的窦房结控制了整个心脏跳动，因此正常的心脏节律为窦性心律。

三、兴奋性

心肌细胞或组织对内在或外来的刺激产生反应的能力称为心肌的兴奋性，也称为应激性。通常以能使细胞产生动作电位的最小刺激强度来反映兴奋性的高低，产生动作电位所需刺激强度越小，兴奋性越高，反之则低。心脏各部分心肌细胞的兴奋性不同，浦肯野细胞的兴奋性最高，心房肌和心室肌次之，房室结最低。能稳定引起细胞或组织兴奋的最低刺激强度称为阈刺激强度，阈刺激或阈上刺激使细胞膜电位减少，当达到细胞产生兴奋的水平时便称为阈电位，阈电位高低是反映细胞兴奋性高低的指标之一。此外，各种细胞在相同膜电位水平时，对同样强度刺激的反应强弱不一致，这种不一致的反应也可作为细胞兴奋性高低的指标。心肌细胞每次兴奋后，膜电位会发生一系列的动作电位曲线改变，其兴奋性也相应发生周期性变化，根据心肌应激情况的不同可分为以下周期。

1.绝对不应期

从除极 0 相开始到复极达-55mV 左右时，用较阈值强 1000 倍的刺激，心肌细胞也不产生反应（此时 Na^+通道完全失活）。临床心脏电生理检查时不可能应用如此强的刺激，超高强度的刺激只能用于动物实验，所以“绝对不应期（ARP）”这个专业术语在临床心电学和心脏电生理学中基本不使用。

2.有效不应期

心肌细胞对比阈强度高 2~4 倍的强刺激能产生反应，但只是局部性的，无法扩展到其他细胞或组织的时间段，称为有效不应期（ERP）。如心室肌有效不应期为 200~300ms，为除极开始到复极至-60mV 左右，相当于心肌细胞动作电位的 0 相、1 相、2 相和 3 相的前部，在心电图上表现为 QRS 波起始到 T 波的前支这段时间，QRS 波的起始标志着心室肌开始除极，此后心肌的兴奋性降为零，进入有效不应期。

3.相对不应期

应用比阈强度高 2~4 倍的刺激，能够引发心肌细胞缓慢的扩布性激动反应的时间段被称为相对不应期（RRP）。膜电位在-80~-60mV 时，Na^+通道已部分复活，兴奋性有所恢复，阈上刺激虽然能引起扩展的动作电位，但动作电位幅度较低，传导速度慢于正常。此时传导组织介于有效不应期末至应激性刚恢复正常时的一段时期，心肌细胞的兴奋性逐渐从 0 开始恢复，越靠前兴奋性越低，引起动作电位需要的刺激强度也越高。如心室肌相对不应期为 50~100ms，处于细胞动作电位 3 相的后半部分，在体表心电图上相当于 T 波的降支，即 T 波顶峰到 T 波结束。在相对不应期早期，因细胞间的兴奋性不一致和传导性差异较大，易形成单向阻滞和递减性传导，此时给予较强的刺激极易诱发折返而引起颤动，该时期被称为易损期或易颤期。心房的易损期为 10~30ms，相当于 R 波的下降支或 S 波的升支，病理情况下，心房易颤期可延伸至 T 波内，此时落入 T 波的房性期前收缩可诱发心房颤动。心室的易损期为 0~10ms，在 T 波顶峰前及后 30~40ms 内，落在此期的异位激动可能诱发恶性室性心律失常。病理情况下，T 波顶点到 T 波终点（Tp-Te 间期）的延长也可能导致心室易损期范围扩大。

4.超常期

某些传导组织的细胞，尤其是浦肯野纤维，在膜电位复极到-90~-80mV 的这段时间，Na^-通道已基本恢复到备用状态，此时膜电位与阈电位更接近，心肌的兴奋性高于正常状态，用低于正常的阈下刺激也能引起一次可扩布性兴奋，此时期被称为超常期（SNP）。超常期可持续数十毫秒，相当于体表心电图 T 波结束和 u 波开始处。但此时膜电位较小，所产生的动作电位幅度也较低，导致传导速度减慢。

5.正常反应期

正常反应期（NEP）指复极过程全部完成后至下一次兴奋开始时的时期，此时兴奋性完全恢复，对刺激反应正常。

6.不应期影响因素

心脏组织的不应期受多种生理、病理因素的影响。

（1）性别：女性的 QT 间期比男性长，相应的，不应期也更长。

（2）年龄：随年龄增长，脂肪及纤维组织的浸润导致心脏组织的不应期延长。心肌的自律性、传导性都与年龄成反比，随年龄增加，心率降低、传导减慢。

（3）不同部位心肌组织的不应期不同：①正常传导系统。心肌组织中心房肌不应期最短，房室结不应期最长。右束支不应期明显比左束支不应期长，左前分支不应期比左后分支不应期长，因此临床右束支传导阻滞最多见，其次是左前分支阻滞，而左后分支阻滞最少见。②房室旁路。90%的房室旁路前传不应期比房室结不应期长。心房激动提前出现时，处于不应期的旁路出现功能性单向阻滞，易诱发顺向型房室折返性心动过速。10%的房室结有效不应期比旁路长，使心房的激动沿旁路前传、房室结逆传而发生逆向型房室折返性心动过速。③房室结双径路。约 90%的房室结快径路传导快、不应期长，容易发生慢快型房室结折返性心动过速。10%的快径路传导速度快、不应期短，从而发生快慢型房室结折返性心动过速。④不同心肌组织之间的连接处，在窦房结与心房肌之间，房室结与希氏束之间，希浦系统与心室肌之间，右心房与右心耳、上下腔静脉、冠状窦、三尖瓣环、卵圆窝之间，左心房与肺静脉、左心耳、二尖瓣环之间，右心室与三尖瓣环、肺动脉之间，左心室与二尖瓣环、主动脉之间等，这些部位都存在着不应期离散度较大的心肌移行区，是折返及心律失常最常发生的部位。

（4）神经因素：迷走神经张力增加可使房室结不应期延长，心房肌不应期缩短，而对心室肌不应期的影响较小。交感神经张力增加将使心肌的自律性、传导性、收缩性均增强，各心肌组织的不应期缩短，以房室结不应期的缩短最为显著。例如，有些人白天交感神经兴奋时，心房率在 130 次/分时，房室结仍能 1:1 下传，而夜间迷走神经张力升高，心房率仅为 40~50次/分，却呈二度 Ⅰ 型房室传导阻滞。

（5）心率：心房肌、心室肌、旁路不应期与前一个心动周期成正比，心率增快时，不应期随之缩短，反之亦然。房室结不应期与前一个心动周期成反比，心率增快时，不应期延长，以避免过快的室上性激动全部下传心室。这种心率与不应期的相关性又被称为不应期的频率自适应性。各心肌细胞不应期的调整在前一个心动周期结束时已经完成。心房肌不应期的频率自适应性比较特殊，其不稳定且可能发生反转：心房颤动时，心房不应期缩短，而心房颤动复律后，降低的心率并不能延长心房肌的不应期，导致心房颤动更容易复发，这是心房颤动连缀现象的发生机制之一。

四、传导性及影响因素

（一）传导性

心肌的传导性是指心肌细胞具有将激动从一端传播至另一端乃至相邻细胞的电生理特性，这种传导特性能使起源于窦房结的激动接连不断地传至整个心脏。有两个指标可反映心肌细胞传导性能的强弱。

1.心肌传导兴奋的速度

（1）快反应纤维：心房、心室肌纤维及结间束、希氏束、浦肯野纤维等快速传导激动的心肌纤维。静息膜电位的负值大（−90~−80mV），0 相上升速率快、幅度高，0 相除极时的跨膜离子流为快 Na^+内流。

（2）慢反应纤维：窦房结、房室结、冠状窦窦口邻近的心肌等传导速度较慢的心肌纤维。静息膜电位的负值小（−60~−70mV），0 相电位上升速率慢、幅度低，0 相除极时的跨膜离子流为慢 Ca^{2+}内流。心脏各部位组织的传导速度差异较大：窦房结，50mm/s；结间束→心房肌，800~1000mm/s；结间束→房室结，850~1700mm/s；房室结，100~200mm/s；希氏束，4000mm/s；浦肯野纤维，2500~4000mm/s；心房肌，400mm/s；心室肌，400~500mm/s。

2.心肌能传导兴奋的最快频率

此指标与心肌组织的不应期密切相关，当激动到达的部位尚处于相对不应期时，即发生传导延缓，如激动过早地到达处于有效不应期的某部位时，就会在该部位发生传导中断，上述情况被称为生理性传导阻滞，或者称为干扰现象。

3.传导特殊现象

（1）递减性传导：多种生理和病理因素可引起递

减性传导。膜电位为-70~ -65mV 时,动作电位 0 相的振幅逐渐降低,传导将变得缓慢而出现递减性传导,当静息膜电位减少到-55mV 时,将发生传导阻滞。房室结最易出现生理性及病理性递减传导。

(2)不均匀性传导:传导纤维 0 相除极速率和幅度,以及除极、复极时间不均匀,导致其传导速度明显慢于周围的传导纤维。如房室结一侧出现传导阻滞,另一侧缓慢地传导,则形成房室结的功能性纵向分离,即快慢径路的传导现象。

(3)单向阻滞:传导组织只允许激动沿一个方向传导,激动从另一个方向逆向传导时则被阻滞。生理性、先天性单向阻滞在临床上比较常见。约 60%的 Kent 束能够双向传导,30%的隐匿性 Kent 束仅有室房逆传功能,10%的 Kent 束只有前传而无逆传功能。10%~30%的房室结只有前传而无逆传功能。极少数先天性三度房室传导阻滞的房室结只有逆传而无前传功能。单向阻滞是折返、反复心律、并行心律等多种心电现象的发生机制之一。

(4)传导的折返:这是一次激动经过传导再次激动心脏同一部位的现象。折返发生时须具备 3 个基本条件,即传导方向存在解剖学或功能学的双径路,其中一条前向传导阻滞并具有逆传功能,另一条存在缓慢的前向传导。

(5)其他:如 3 相阻滞、4 相阻滞、裂隙现象、超常传导、韦金斯基现象等。

(二)影响因素

影响心肌兴奋传导的因素主要有以下几个方面。

1.动作电位 0 相除极速度

除极速度越快,传导速度越快,反之则越慢。

2.膜电位水平

膜电位是指心肌细胞复极后的最大静息膜电位负值,当慢反应细胞的膜电位为-60mV、快反应细胞的膜电位为-90mV 时, 除极 0 相电位上升的速度和幅度正常。而当膜电位下降到一定程度时,如窦房结和房室结细胞的膜电位<-40mV、浦肯野纤维细胞的膜电位降至<-60mV 时,会发生传导减慢甚至中断。

3.膜反应性

膜反应性是指心肌细胞动作电位 0 相上升时的最大速率与除极时膜电位之间的关系,当膜反应曲线左移时,0 相除极速度提高,传导性增强,而当膜反应曲线右移时,传导性降低。

4.膜的阈电位

能产生动作电位 0 相活动的阈值就是膜的阈电位。其负值减小将导致心肌细胞静息电位到达阈值的时间延长,使心肌细胞的自律性及传导性降低。

5.解剖因素的影响

(1)传导纤维的直径:传导纤维的直径越大,其横截面积就越大,对电流的阻力相应越小,激动的传导速度越快。直径约为 3μm 的房室结内传导纤维,传导速度约为 0.05m/s, 而直径约为 70μm 的浦肯野纤维细胞的传导速度达到 4m/s。

(2)心肌纤维的排列方向和顺序:当一些细传导纤维汇成一条粗纤维时,电流密度增加及横截面积增加使传导增强、增快,反之传导将延缓甚至终止。一些房室旁路在心室侧呈树枝状分布,可能是其逆传功能强于前传功能的重要原因。

6.自主神经功能的影响

(1)交感神经张力升高时,心肌细胞的兴奋性及传导性均增强。

(2)迷走神经张力升高时,心肌细胞的兴奋性及传导性将降低,其对房室结影响较大,对希浦系统的传导性及心室不应期无明显作用。

7.膜电阻、膜电容、膜的电导率及药物

对心肌兴奋传导都有一定的影响。

第3章 经食管心脏电生理检查技术

第1节 设备与注意事项

2008年起在临床应用的DF-5A型食管心脏电生理刺激仪，依靠计算机来控制刺激脉冲的发放和同步心电记录，是各级医院开展经食管心房调搏术和心内电生理检查的必备仪器。临床上，其被用于测定窦房结功能、测定房室传导功能、测定房室结双径路、房室旁路电生理检查、阵发性室上性心动过速的诱发或终止、缓慢心律失常的起搏治疗、心律失常的电生理研究、评价电药理相关疗法的疗效、心脏骤停的急救、心脏射频消融术和外科手术前的电生理检查等多种诊疗工作。

一、仪器设备

(一)食管心脏电生理刺激仪单机

1.单机界面

DF-5A心脏电生理刺激仪单机主面板包括上部数字显示区域和下部按键区域(图3-1A)。

2.单机接口

DF-5A心脏电生理刺激仪单机背面接口包括：①体表心电图导联线接口；②食管导联心电图输入接口；③R波输入接口；④食管刺激脉冲输出接口；⑤心内输出接口；⑥电源开关键；⑦充电接口；⑧USB接口(图3-1B)。

3.单机操作方法

术前应检查心脏电生理刺激仪、食管电极导管的性能，以及各连接线是否完好。食管心脏电生理一体机通过计算机USB接口供电，一般无须特别注意仪器本身电池电量，而单机操作时必须保持电池电量充足，才能顺利完成检查，不建议边插电源线边操作。此外，需要一台心电图机用于检查时记录心电图，下文以DF-5A心脏电生理刺激仪配合单导联心电图机为例，介绍具体的操作方法。

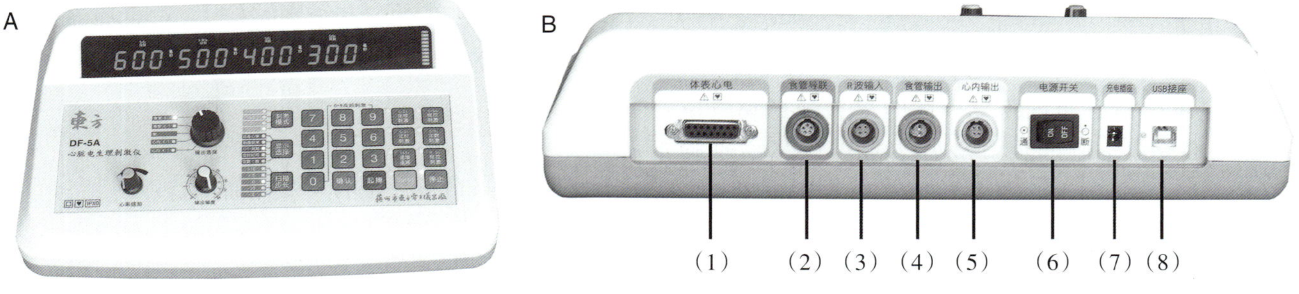

图3-1 (A)刺激仪单机界面。(B)刺激仪单机接口。

4.各类刺激方法

(1)S_1S_1 连续刺激：①刺激仪处于停止的状态下，首先将输出选择开关选定食管刺激(该刺激仪有心内和食管刺激两种功能)，指示灯亮后，再将刺激模式键置于 S_1 位置。②将显示选择键置于“刺激频率”位置，通过数字键“0~9”设定刺激频率后按“确认”键，否则设定数值无效。③按下“S_1S_1 连续”键后，刺激仪即刻发放 S_1S_1 连续刺激脉冲。④按下“停止”键后，即刻停止发放刺激脉冲。

(2)S_1S_1 定时刺激：①刺激仪处于停止状态下，先将输出选择开关选定食管刺激，指示灯亮后，再将刺激模式键置于 S_1 位置。②将显示选择键置于“刺激频率”位置，通过数字键“0~9”设定刺激频率后按“确认”键。③将显示选择键置于定时位置，通过数字键“0~9”设定时间后按“确认”键。④按下“S_1S_1 定时”键后，刺激仪即刻发放 S_1S_1 倒计时刺激脉冲。当时间≤10s 时，仪器内发放的刺激脉冲蜂鸣音会改变音调，提醒操作者要记录心电图，倒计时完毕后，仪器自动停止发放刺激。如刺激过程中需要提前终止刺激，按下“停止”键后，即可停止刺激。

(3)S_1S_1 定数刺激：①刺激仪处于停止状态下，先将输出选泽开关选定食管刺激，指示灯亮后，再将刺激模式键置于 S_1 位置。②将显示选择键置于“刺激频率”位置，通过数字键“0~9”设定刺激频率后按“确认”键。③将显示选择键置于“定数”位置，通过数字键“0~9”设定 S_1S_1 刺激数量后按“确认”键，默认值为 8 次。④按下“S_1S_1 定数”键后，刺激仪即刻倒计数发放 S_1S_1 刺激脉冲，计数完毕后，仪器自动停止发放刺激。

(4)S_1S_1 频率递增、递减刺激为刺激频率递增以及递减的循环刺激功能，可在刺激不停止的状态下循环改变频率。①刺激仪处于停止状态下，先将输出选择开关选定在食管刺激，指示灯亮后，再将刺激模式键置于 S_1 位置。②将显示选择键置于“刺激频率”位置，通过数字键“0~9”设定刺激频率后按“确认”键。③第一次按下“S_1S_1 递增、递减”键，刺激仪即刻发放在设定频率基础上的逐个频率递增 S_1S_1 刺激。④第二次按下“S_1S_1 递增、递减”键，刺激频率停止递增，并以递增的频率保持刺激。⑤第三次按下 “S_1S_1 递增、递减”键，刺激频率开始从保持的频率递减。⑥第四次按下“S_1S_1 递增、递减”键，刺激频率停止递减，并以递减的频率保持刺激。⑦第五次按下“S_1S_1 递增、递减”键，刺激频率又开始递增。⑧因该刺激仪有高频率脉冲输出限制功能，刺激频率达到 256 次/分后不再增快。如需要继续增快，只要在刺激过程中按住“0”不放，再按住“9”，听到长音后松开，刺激频率即可继续增快。⑨按下“停止”键即可停止发放刺激脉冲。

(5)起搏刺激功能：在任意状态下，按下“起搏”键，仪器即刻发放 72 次/分的起搏频率，无须设定任何参数。

(6)Burst 刺激：在任意状态下，按下“Burst”键，仪器即刻发放 6 个快速刺激。第一次为 180 次/分，第二次为 200 次/分，第三次为 250 次/分，第四次又为 180次/分。以上频率反复循环(心内刺激时，第一次为 180 次/分，第二次为 200 次/分，第三次为 230 次/分，第四次又为 180 次/分，以上频率反复循环)。

(7)S_1S_2 程控期前刺激：①刺激仪处于停止状态下，先将输出选择开关选定食管刺激，指示灯亮后，再将刺激模式键置于 S_1 位置。②将显示选择键置于“S_1S_1 间期”位置，通过数字键“0~9”设定 S_1S_1 间期后，按“确认”键。③将刺激模式键置于 S_2 位置，通过数字键“0~9”设定 S_1S_2 间期后，按“确认”键。④将“扫描步长”键按需选择为正扫描或负扫描。扫描步长选择+10 或−10 时，S_1S_2 偶联间期每次延长或缩短 10ms；扫描步长选择+5 或−5 时，S_1S_2 偶联间期每次延长或缩短 5ms；扫描步长选择 0 时，既不正扫描，也不负扫描，S_1S_2 偶联间期固定不变。⑤输出选择开关置于食管 8:1 时，即可在 8 个基础 S_1 后加发一个 S_2 期前刺激。如需要使用 4:1 S_1S_2 刺激，输出选择开关置于食管 4:1 即可。⑥按下“S_1S_n”键，仪器即发放 S_1S_2 程控期前刺激，每次间隔 5s，直至达到检查目的。如需停止刺激，按下“停止”键即可。

(8)$S_1S_2S_3$ 期前刺激：①在设置好 S_1S_2 间期的基础上，将刺激模式键置于 S_3 位置，通过数字键“0~9”设定 S_2S_3 间期后，按“确认”键。②选择扫描步长及发放 $S_1S_2S_3$ 期前刺激的操作方法同 S_1S_2 刺激，扫描时是 S_2S_3 间期在变化，而 S_1S_2 间期固定不变。

(9)RS_2 期前刺激：①连接感知线后将感知敏感性调至正常，可听到与心搏一致的蜂鸣音。②刺激仪处于停止状态下，先将输出选择开关选定食管刺激，指示灯亮后，再将刺激模式键置于 S_2 位置。③将显示选择键置于“S_1S_1 间期”位置，通过数字键“0~9”设定 S_2

间期后，按“确认”键。④选择及设置扫描方法与 S_1S_2 刺激一样。⑤输出选择开关置于食管 8:1，即可在 8 次心动周期后（R 波）加发 1 次期前刺激 S_2，将输出选择开关置在食管 4:1，即可切换为 4:1 刺激模式。⑥按下“RSn”键后，仪器即发放 RS_2 刺激。

（10）RS_2S_3 期前刺激：即分别在 6 次或 8 次 R 波后发放 2 次刺激，RS_2 间期固定，以 S_2 S_3 间期进行扫描，设置参数操作与 $S_1S_2S_3$ 期前刺激一样。

5.操作技巧

（1）操作前准备：单机操作时，还需要控制心电图机、记录走纸等事宜。因此，建议两名操作者互相配合完成检查。食管插管前须先行 12 导联心电图，并分析心电图，以明确能否进行经食管心脏电生理检查。

（2）刺激脉冲发放：完成起搏阈值测定后，先设定所需刺激方式，然后启动心电图机记录 3~5 个 QRS 波形后，在一个心动周期（R–R）之间即刻按下刺激按钮，随即发放设定的刺激方式脉冲信号，并观察心电图记录的电生理现象，直到该刺激方式完成后，按下停止按钮，再停止记录心电图，如此反复完成各项检查内容。心电图记录期间须做好刺激方式、刺激频率、刺激周期等人工标记，以免遗忘造成麻烦。

（二）食管心脏电生理刺激记录工作站

DF–5A 食管心脏电生理刺激仪可以单机使用，也可以连接计算机，安装经食管心脏电生理软件后升级为工作站使用（图 3–2）。

1.工作站界面

双击打开计算机桌面“DFTB 心脏电生理刺激系统”软件，显示账号、密码登录界面。该界面可以进行操作、报告、审核医生账号管理与设置，以及电子签名录入等（图 3–3）。

2.登录后界面

登录账号后，可见软件标题栏、计算机显示界面图形区、计算机显示窗口工具栏等（图 3–4）。

3.计算机显示界面图形区

将鼠标移至操作界面顶部，软件将自动测量 R–R 间期（图 3–5）。也可以手动用鼠标对当前图形区进行标尺测量（图 3–6）。

4.计算机显示窗口工具栏区

右侧是工具栏，工具栏顶端有 4 个标签页按钮，可以分别选择文档、设置、刺激和测定页面（图 3–7）。

（1）文档模块：自上而下分为患者信息、电生理模板、信息保存、打印设置等内容。

（2）设置模块：自上而下分为导联设置、刺激电压调整、敏感性设置、报告首页标题设置等。

（3）刺激模块：自上而下分为各类刺激方法选择、刺激电压调整、采样信息存储等。点击“采样”键可以进行常规心电图观察、记录、存储。检查完成后，点击“结束”键即可结束采样，并将检查信息存储在指定文件夹内，随时调用。

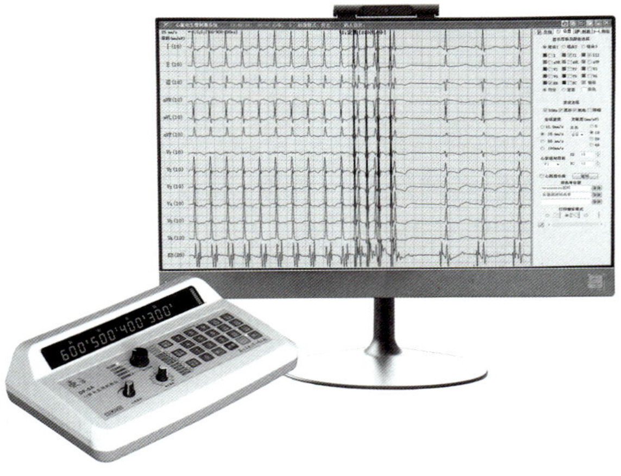

图 3–2 食管心脏电生理刺激记录工作站。

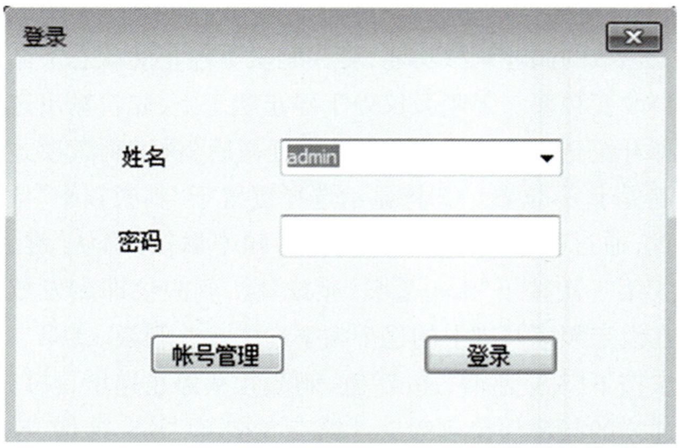

图 3–3 工作站界面。

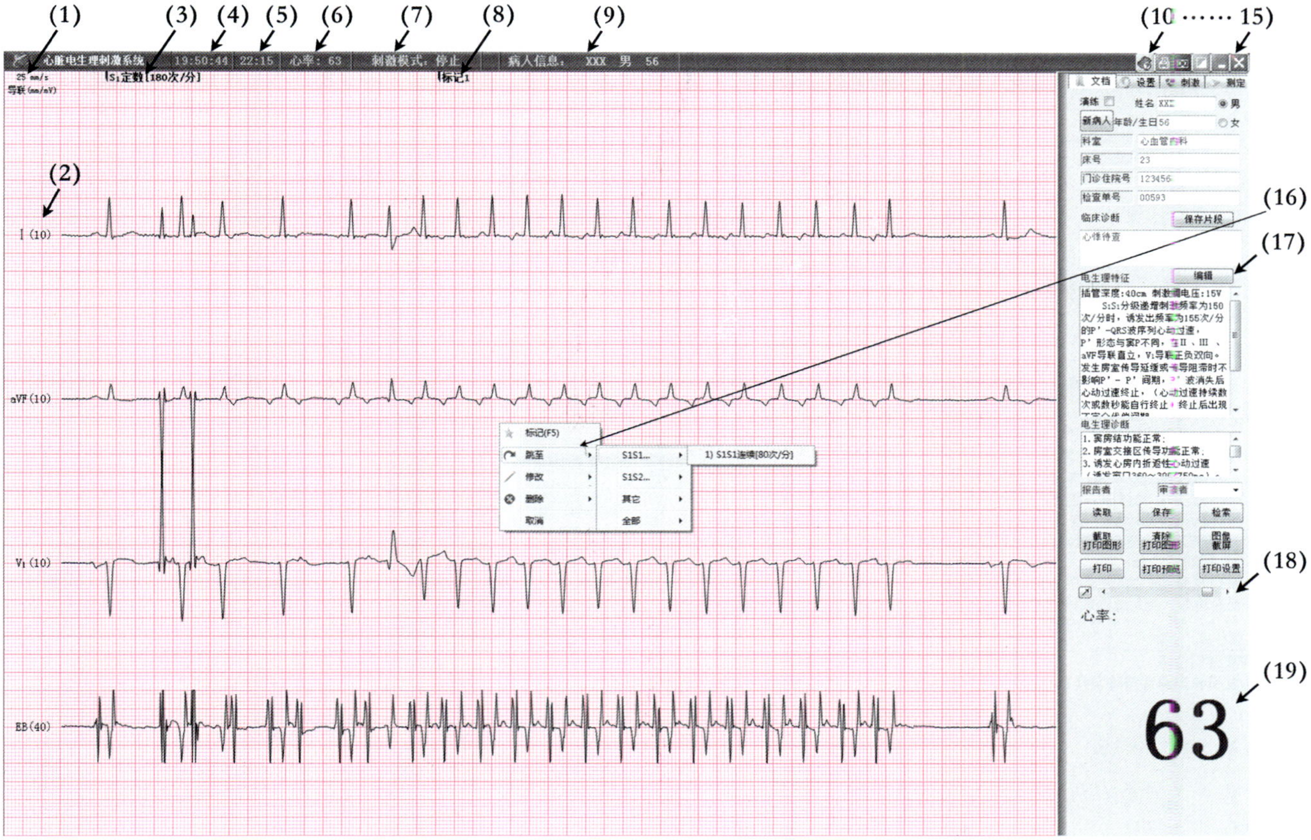

图 3-4　(1)心电图增益及纸速；(2)导联标识及定标电压；(3)刺激模式标记；(4)当前时钟；(5)患者显示图形的时间轴位置；(6)当前心率；(7)当前刺激模式；(8)标记显示；(9)患者基本信息；(10)帮助手册；(11)立即打印按钮；(12)图像截屏按钮；(13)隐藏/显示工具栏按钮；(14)最小化按钮；(15)退出程序按钮；(16)右键弹出标记菜单；(17)电生理特征模板编辑按钮；(18)显示图形区的时间轴滚动条(支持鼠标滚轮)；(19)患者心率放大显示。

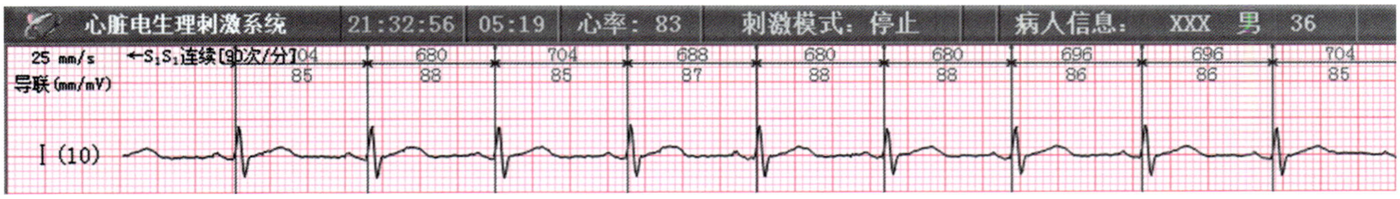

图 3-5　自动测量 R-R 间期。

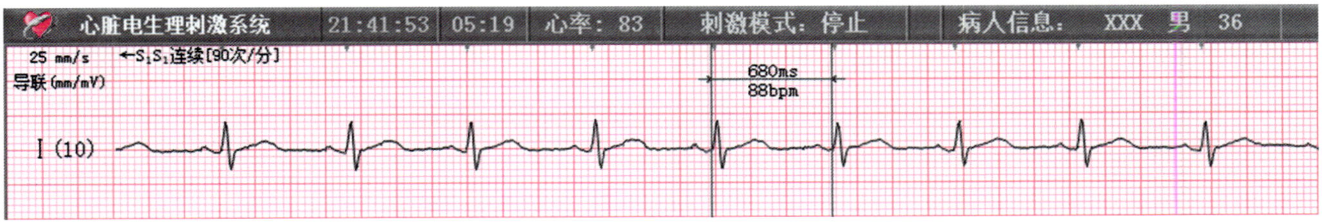

图 3-6　手动测量 R-R 间期。

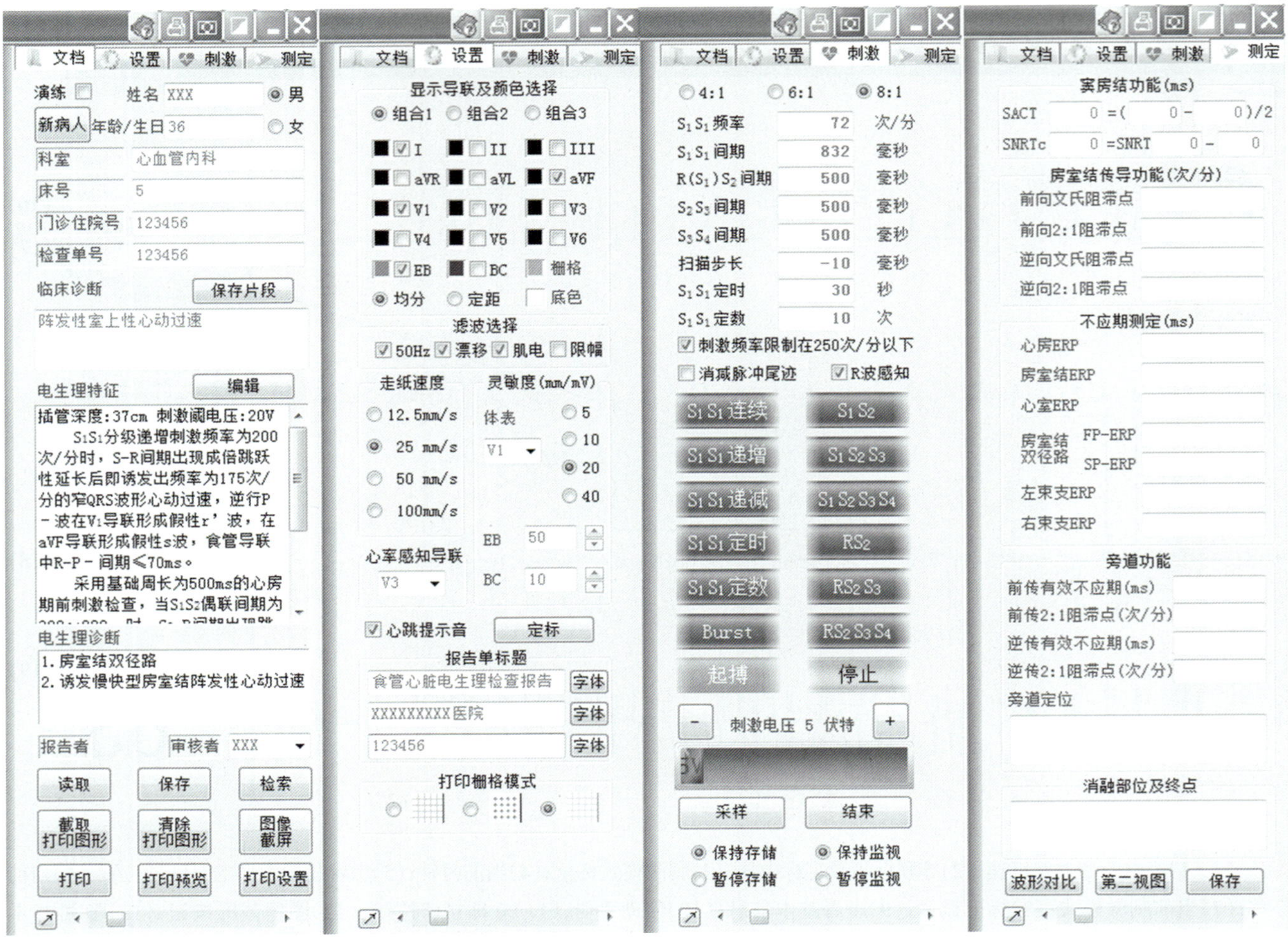

图 3-7 工具栏窗口。

(4)测定模块：检查完毕后的电生理测定在该模块内进行，如窦房结、房室结功能测定，不应期测定等。此外，还有诸多附加功能，如第二视图、波形对比等也在此操作。

5.波形对比

点击“测定”板块下的“波形对比”键(图 3-8)，将弹出“波形对比”对话框。仪器默认模式为 S_1S_2，选择 V_1 导联，波形为 8 次最早的 S_1S_2 刺激图形。可根据需要选择不同的模式、导联、图形等，还可以增加 EB 导联同步显示。刺激波对齐 S_1S_1 模式均为最后一个刺激波对齐，期前收缩刺激模式(S_1Sn、RSn)可以选择最后一个 S_1 或最后一个期前收缩刺激对齐（终末刺激对齐）。期前收缩刺激对比图形可以很好地显示不同偶联间期后的电生理变化过程，使得分析一目了然。

6.第二视图

在工具栏测定页面下，打开第二视图(图 3-9)，可以显示固定一段心电波形，用于与其他波形对比。通过右键菜单还可以进行单列、双列、四列显示，同时还可以附加 13 个长导联同步显示。右键菜单中“存为图像文件”可以保存第二视图格式为 BMP 或 JPG、PNG、GIF 图像文件。右键菜单中“同步主显示窗”则是将第二视图和主显示窗显示同一时间波形。此外，还可以显示和打印 10s 心电波形。

二、食管心脏电生理工作站操作方法

(一)刺激前准备

1.开始记录心电图

先在“文档”选项中填入患者的各项信息，如姓名、年龄、临床诊断等。然后进入“刺激”板块，点击“采样”键，开始采集患者的心电图波形(不进入采样状态，则不能发放刺激脉冲)，此时标题栏中绿色的“●”闪

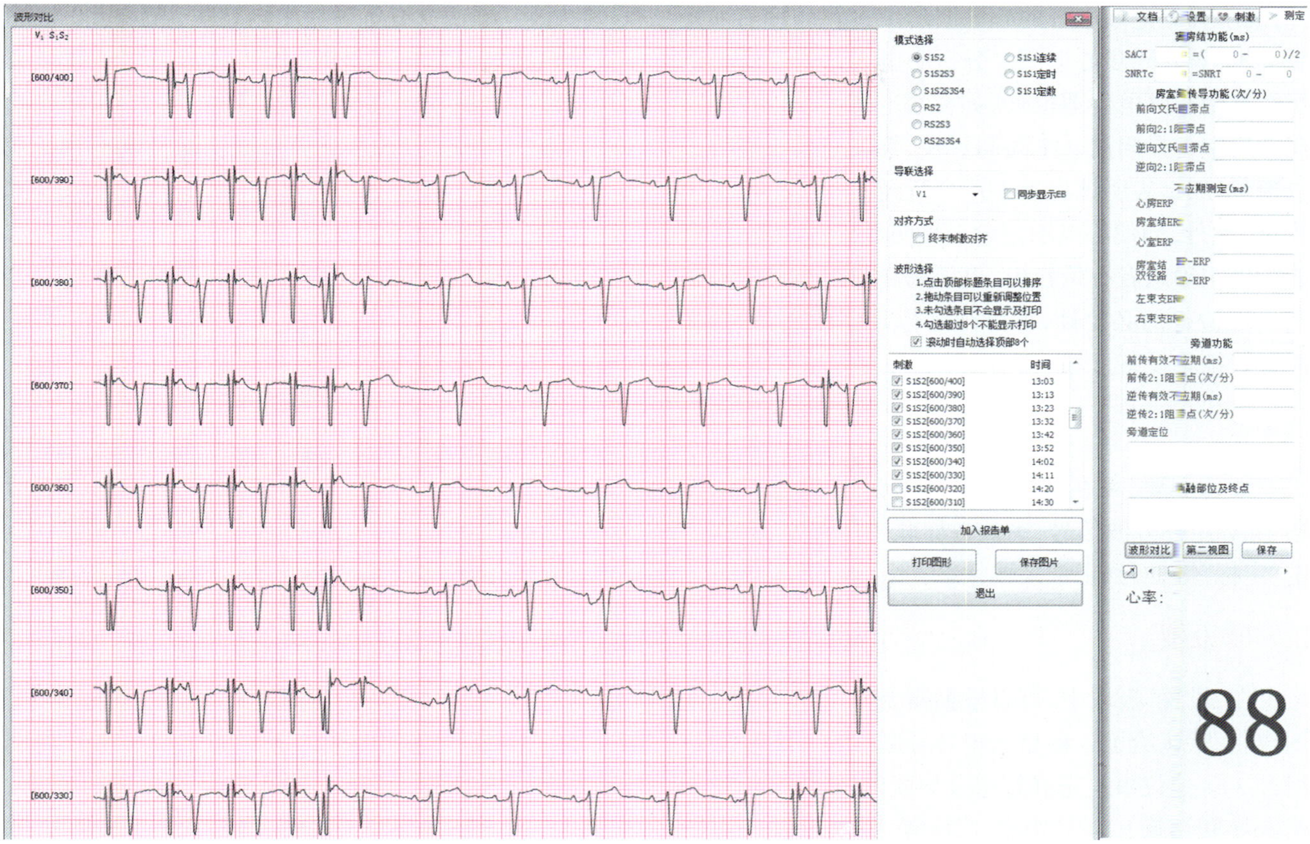

图 3–8　波形对比。

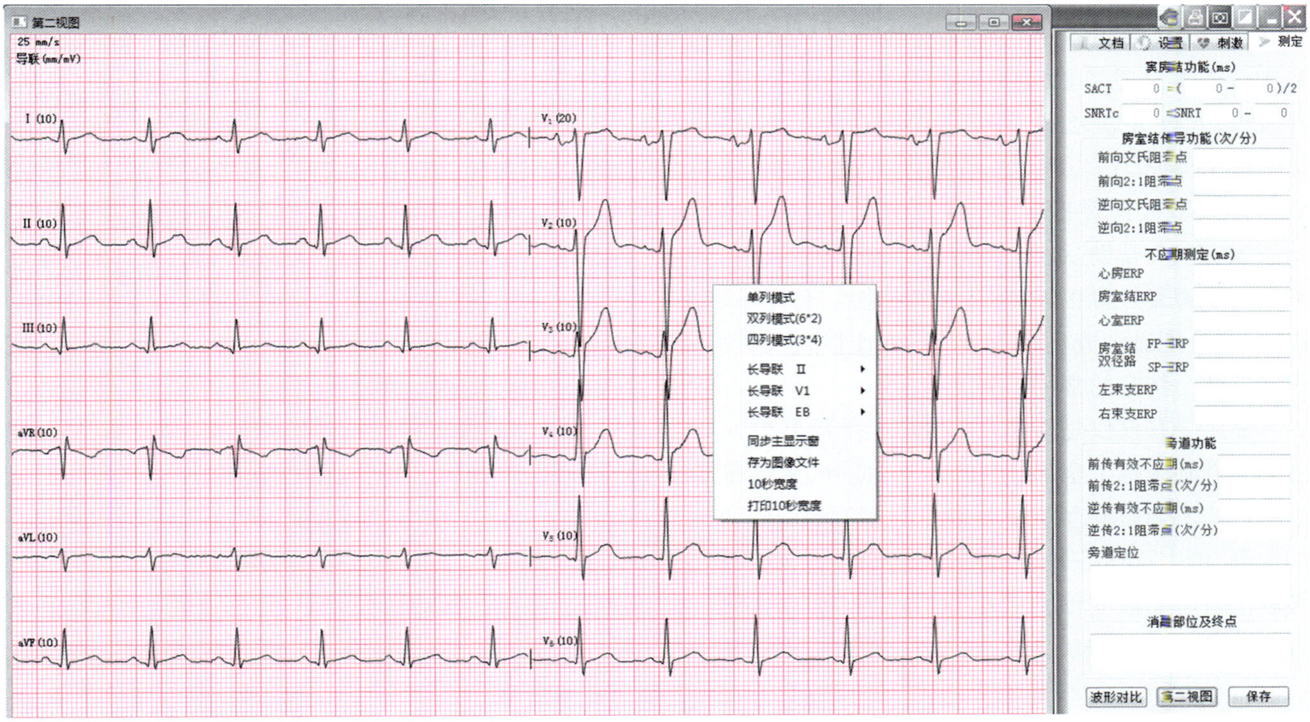

图 3–9　第二视图显示窗。

烁,表示开始记录患者的心电波形。食管插管前须先采集 12 导联同步心电图，分析心电图以明确能否进行经食管心脏电生理检查。如在心电图记录过程中发现有房室传导阻滞、QT 间期延长、频发期前收缩等心电现象,那么表明该患者不适合行经食管心脏电生理检查。此外,即使心电图记录未见明显异常,但在检查前如果明确患者有晕厥史,也须高度重视经食管心脏电生理检查的必要性,如必须进行该项检查,则务必准备好抢救设备,以避免不良事件发生。

2.定标

如有必要,可在“设置”板块中点击“定标”键,发送 1mV 定标方波信号,确认各导联工作正常,再次点击“定标”键,回到正常采样状态。

3.导联设置

在“设置”板块中,可以根据需要显示相应的心电图导联,默认给予 3 种显示组合导联(组合 1、组合 2、组合 3)。建议事先选择好组合导联内所需导联,方便每次导联切换:①将“组合 1”设置为 12 导联心电图及食管导联,因为软件开启默认界面即为“组合 1”显示状态,所以在心电图导联连接完毕后,即可直接进行波形采集。②“组合 2”选用Ⅰ、aVF、V_1、V5 导联及双极食管 EB 导联,一般在经食管心脏电生理检查过程中仅需要这些导联,如此显示导联数较少,刺激脉冲发放后,在导联之间不会存在波形重叠影响,可以清晰显示界面。③“组合 3”建议选用全部肢体导联加 V_1 导联及双极食管 EB 导联,对于判断逆行 P 波的起始位置有较大帮助。此外,通过多导联分析逆行 P 波,判断房室旁路位置更加可靠。此外,建议将 V_1 导联及 EB 导联分别显示成不同的颜色，方便检查人员快速识别这两个特定的常用导联。

显示导联仅仅是指显示在屏幕上的导联数,存储波形文件则包括了全部导联的信号。此外,走纸速度、敏感性均不会影响存储波形文件。在每个所显示导联的左侧,可以选择各导联及背景栅格颜色。由于食管导联信号可能幅度较小,因此采用了单独的敏感性设置,可选范围是 2~80。

4.滤波选择

选择是否启用 50Hz 滤波、漂移滤波、肌电滤波和限幅滤波（即使没有选择显示该导联，选择 50Hz 滤波、漂移滤波及肌电滤波时,依然会影响存储波形文件内容，限幅滤波不影响存储波形内容),50Hz 滤波可以滤除工频干扰,漂移滤波可以消除基线不稳定造成的漂移现象,肌电滤波可以滤除肌电信号,限幅滤波可以限制波形幅度。

(二)各类刺激方法

1.非程控 S_1S_1 刺激

(1)S_1S_1 连续刺激:在“刺激”板块内的“S_1S_1 频率”或 S_1S_1 周期长度选项中输入需要的刺激频率或周期长度,点击“S_1S_1 连续”键后,即刻发放 S_1S_1 刺激脉冲,点击“停止”键即可停止刺激脉冲发放。经食管心脏电生理检查时,测定起搏阈值、测定房室传导阻滞点等常用该刺激法。

(2)S_1S_1 定时刺激:在“刺激”板块内的“S_1S_1 频率”或 S_1S_1 周期长度选项中输入需要的刺激频率或周期长度,在“S_1S_1 定时”选项内输入需要设置的时间值,如 30s。点击“S_1S_1 定时”键后,即刻发放 S_1S_1 刺激脉冲,并可在“S_1S_1 定时”选项内见到倒计时至结束。在其中任意时间点击“停止”键即可停止刺激脉冲发放。经食管心脏电生理检查时,窦房结恢复时间测定往往用该刺激法。

(3)S_1S_1 定数刺激:在“刺激”板块内的“S_1S_1 频率”或 S_1S_1 周期长度选项中输入需要的刺激频率或周期长度,在“S_1S_1 定数”选项内输入需要设置的次数,如 5 次。点击“S_1S_1 定数”键后,即刻发放 S_1S_1 刺激脉冲,并可在“S_1S_1 定数”选项内见到倒计数至结束。在其中任意时间点击“停止”键,即可停止刺激脉冲发放。

各种刺激方法中,S_1S_1 定数刺激是较为常用且实用的一种刺激法,因 S_1S_1 分级递增刺激难以掌控刺激脉冲发放次数,容易造成在已经诱发特殊心电生理现象或心动过速后,仍然发放刺激脉冲,导致脉冲信号重叠在心电图形中,图形模糊影响分析心电现象或心动过速被终止。而 S_1S_1 定数刺激可以根据需要,合理控制刺激脉冲的发放个数,达到图形清晰、分析准确的目的。例如,当发放 150 次/分的 S_1S_1 刺激后,测得受检者房室结已经出现 4:3 文氏现象时,给予 150 次/分的 3 次 S_1S_1 定数刺激,在第 3 次刺激后可呈现最长的 S_1R_1 间期,此时容易诱发心动过速。此外,在终止心动过速时，使用 S_1S_1 定数刺激同样可以获得良好的效果。例如，频率为 180 次/分的室上性心动过速，可以应用频率为 210~250 次/分的 3~5 次 S_1S_1 定数刺激，常在第 3 次刺激后终止心动过速。若不能终止心动过速或终止后再次诱发，可再次发放 3~5 次定数刺激或适当增减刺激次数。该方法可增加诱发与终止的不适。

（4）S_1S_1 递增刺激：在"刺激"板块内的"S_1S_1 频率"选项中输入需要的刺激频率，如 100 次/分。点击"S_1S_1 递增"键后，刺激仪即刻发放在设定频率基础上逐个递增 1 次/分的S_1S_1 刺激，如 100 次/分、101 次/分、102 次/分……，直至上限频率 250 次/分为止，其间点击"停止"键即可停止刺激脉冲发放。

（5）S_1S_1 递减刺激：设置方法同递增刺激，只是刺激仪即刻发放的刺激频率逐个递减 1 次/分，直至下限频率 30 次/分为止。

（6）起搏刺激功能：在任意状态下点击"起搏"键，仪器即刻发放 72 次/分的起搏频率，无须设定任何参数。

（7）快速终止心动过速刺激（Burst 刺激）：在任意状态下点击"Burst"键，仪器即刻发放 6 个快速刺激，第一次为 180 次/分，第二次为 200 次/分，第三次为 250 次/分，以上频率可反复循环。在其中任意时间点击"停止"键，即可停止刺激脉冲发放。

2. S_1S_2 或 $S_1S_2S_3$ 程控期前刺激

（1）S_1S_2 程控期前刺激

①在"刺激"板块内的"S_1S_2 间期"选项中输入需要的 S_1S_2 频率或间期。建议选择周期值作为前周期设定，因在日常文章书写、图形标记上均按照周期标记，而非频率标记，故选择周期值更加整洁、规范。例如，自身窦性周期（频率）为 770ms（78 次/分），如果按照频率提升 10~20 次刺激，选择 90 次/分的 $S_1S_1S_1$ 频率，对应前周期的 666ms，显示欠规范。②在"R（S_1）S_2 间期"选项内输入 S_1S_2 间期，按需要将扫描步长选择为正扫描或负扫描（正值代表正扫描，负值代表负扫描）。③在"扫描步长"选项内输入对应值（仪器默认步长为–10ms），S_1S_2 偶联间期每次相应缩短或延长。选择 S_1S_2 间期时不必过长，如果前周期选择 600ms，S_1S_2 间期选择 550ms，此时因S_1S_2 周期较长，使得整个反扫描过程很长，容易造成患者受检时间延长，引起不适、紧张等。此时我们可以按照房室结前向文氏阻滞点的 S_1S_1 间期来适当调整 S_1S_2 周期，如房室结前向文氏阻滞点测定为 150 次/分（400ms），那么可以选择文氏阻滞点周期+30ms 左右的 S_1S_2 数值作为第一次反扫描值，即 430ms 开始反扫描，既不会一刺激就进入房室结前向有效不应期，同时较之前的 550ms 周期有效地减少了 12 次刺激步骤，既缩短了检查时长，又保证了检查质量。当 430ms 时，如已进入房室结前向有效不应期，则可略微增加 S_1S_2 周期，如 450ms、460ms 等，具体因人而异。⑤点击"S_1S_2"键，即刻发放 S_1S_2 程控期前刺激，每次间隔 5s，等待 R 波再重复的方式进行刺激，每个刺激周期 S_1S_2 间期会自动加上步长值，直到达到检查目的。其间按下"停止"键即可停止刺激脉冲发放。

仪器默认 S_1S_2 比例为 8:1，无须设定，即在 8 个 S_1 刺激后发放一个 S_2 期前刺激。此外，还设有 4:1、6:1 两种刺激比例，可以按需选择。因测定任一心脏不应期都需要稳定的前周期支持，如此测得的数据才有对比性及诊断价值，否则不稳定的前周期往往得到不可靠的数据，难有说服力，因此，建议严格按照 S_1S_2 比例为 8:1 进行。如果部分特定患者出现：①刺激反应剧烈，完成 S_1S_2 刺激 8:1 比例较为困难。②S_1S_1 周长接近房室结相对不应期，末次 S_1–R 间期出现延长。③部分患者的期前收缩虽不多，但不时发生在 S_1S_2 刺激过程中，影响前周期稳定，检查连贯性较差。为完成检查，可以采用 4:1、6:1 两种刺激比例。

（2）$S_1S_2S_3$ 程控期前刺激

在设置好的 S_1S_2 间期的基础上，在"S_2S_3 间期"选项内输入间期值，点击"$S_1S_2S_3$"键后即刻发放 $S_1S_2S_3$ 程控期前刺激。扫描时，S_1S_1、S_1S_2 间期均不变，S_2S_3 间期相应缩短或延长，间隔 5s 等待 R 波再重复的方式进行刺激，每个刺激周期 S_2S_3 间期会自动加上步长值，其间按下"停止"键即可停止刺激脉冲发放。对于部分常规刺激法未能诱发心动过速者，可采以下方法：①长–短–短间期。S_1S_2 间期的设定可较原先的 S_1S_1 间期短，如 $S_1S_2S_3$ 间期设定为 600ms–400ms–380ms。由于前周长缩短会延长房室结不应期、缩短希浦系统不应期，而有利于揭示被心房或心室有效不应期延长所掩盖的房室结双径路传导及诱发心动过速（详见第 9 章，第 1 节，图 9–17 和图 9–18）。对于单纯 S_1S_2 刺激无法诱发的心动过速，此时也相当于制造了成对房性期前刺激，从而容易诱发心动过速。②短–长–短周期。S_1S_2

间期的设定也可较原先的 S_1S_1 间期长，如 $S_1S_2S_3$ 间期设定为 600ms–800ms–500ms，此时相当于制造了长–短心动周期现象，此时，前周长延长会缩短房室结不应期、延长希浦系统不应期。众所周知，部分房室旁路参与的顺向型房室结折返性心动过速往往在旁路同侧束支传导缓慢或阻滞时更加容易诱发，激动沿对侧束支传导，再至房室旁路，延长了激动在心室内的传导时间，可以使房室旁路、心房肌等部位脱离前一次激动后形成的有效不应期，使心动过速得以诱发和维持。因此，通过制造旁路同侧束支传导延缓或阻滞，能够有效提高顺向型房室折返性心动过速诱发率（详见第 11 章第 4 节，图 11–57）。

如何设置长–短–长周期？常规 S_1S_2 刺激也可以产生 R–R 长短周期现象，何必要用此类方法来制造长短周期现象？举例说明，自身窦性周期为 700ms，为了能有效起搏心房，设定 S_1S_1 间期往往只能小于700ms，如 S_1S_1 间期为 600ms，此时 S_1S_2 间期必然在 600ms 或以下反扫描。也就是说，最长的前周期（R–R）只能是 600ms，肯定无法超过自身周期 700ms。而采用 $S_1S_2S_3$ 刺激时，8 次 S_1 刺激后往往会形成一个大于自身周期的代偿间期，此时设定一个 S_1S_2 间期就可以超过自身周期，如 S_1S_2 间期为 800ms，那么在随后的 S_2S_3 间期反扫描的过程中，因前 R–R 周期更长，使得 S_3 后的 R_3 发生心室内差异传导的概率明显增大，从而可以增加心动过速的诱发率。

那么是否将S_1S_2 间期设定得更长，如 1000ms，心室内差异传导的概率就会更大呢？答案是否定的，因为 8 次 S_1 刺激后形成的大于自身周期的代偿间期有一定的长度，如 1000ms，因此在设定 S_1S_2 间期时不能超过这个间期，若超过，则会造成 S_2 刺激脉冲落入自身 P 波当中或其后，从而产生无效刺激，无法实现稳定的 R–R 长短周期现象。

因此，S_1S_2 间期的设定应该是尽可能大于自身周期的同时，短于在 S_1S_1 刺激后的代偿间期，一般建议 S_1S_1 刺激间期的基础上增加 200ms 为宜。

3. RS_2 或 RS_2S_3 程控期前刺激

（1）RS_2 程控期前刺激：在“刺激”板块内的“R（S_1）S_2 间期”选项中输入需要刺激的 RS_2 间期，将扫描步长选择为正扫描或负扫描，在“扫描步长”选项内输入对应值（仪器默认步长为–10ms），RS_2 偶联间期每次相应缩短或延长。点击“RS_2”键后即刻发放 RS_2 程控期前刺激。仪器默认 RS_2 比例为 8:1，即在 8 次 R 波后发放一个 S_2 期前刺激。此外，还设有 4:1、6:1 两种刺激比例，可以按需选择。

RS_2 间期的选择与 S_1S_2 程控期前刺激时的 S_1S_2 间期又有所不同，因 S_1S_2 间期设定时其实相当于 P_1P_2 间期，而 RS_2 刺激的原理是先感知 R 波，然后发放 S_2 刺激脉冲，因此设定的是 RS_2 间期，较 P_1P_2 间期减少了一个 P_1R_1 间期。因此，如自身 PR 间期为 150ms，RS_2 间期的设定一般可以从 250ms 开始反扫描，相当于 S_1S_2 间期为 400ms。

（2）RS_2S_3 程控期前刺激：基本设置同 $S_1S_2S_3$ 刺激法。

（三）各功能键操作方法

1.暂停存储与暂停监视

采样过程中，如果当前显示波形不需要记录，可以点击“暂停存储”，此时标题栏中绿色的“●”不再闪烁，电脑界面会形成一个较大的“暂停存储”对话框，点击“继续存储”继续存储波形，同时会生成一个“存储中断”标记。如果需要暂停监视，以便对之前的波形进行分析、标记、测量等，可以点击“暂停监视”。暂停监视和暂停存储的功能是互相独立的，暂停监视时系统仍旧会记录波形数据。如果选择暂停监视，所进行的工作会在采样结束保存数据时一同保存下来。

2.标记

发放的刺激信号会被作为标记记录到存储数据中。如 S_1S_1 连续模式刺激频率为 100 次/分，表示为“S_1S_1 连续（100 次/分）”，标记在第一个刺激脉冲上，S_1S_1 其余模式，以及起搏和 Burst 模式与此类似。例如，当 S_1S_1 间期为 800ms、S_1S_2 偶联间期为 250ms 时，S_1S_2 模式表示为“S_1S_2（800ms–250ms）”，标记在最后一个脉冲上，其余期前刺激方式与此类似。

用户可以添加自定义的标记，在需要添加处，点击鼠标右键会弹出标记操作的菜单，或者在电生理检查刺激过程中发现有特殊电生理现象，可以直接点击电脑键盘上的 F5 键快速标记，方便检查完毕后找寻该心电现象。添加标记时，可以在弹出的对话框中加入简要说明，如“诱发心动过速”“终止心动过速”“跳跃现象”等。标记总数(包括系统刺激标记)不超过 1023 个。修改标记可以改动标记的简要说明，删除标记则删除选定标记。

3.快捷键

电脑键盘上的 F4 键是“停止”按钮的快捷键，F8 键是“起搏”按钮的快捷键，F9 键是“Burst”方式的快捷键，F5 键是“快速标记”键。如有需要，可以快速选择。

4.结束采样

经食管心脏电生理检查完毕后，点击“刺激”板块的“结束”键，系统会自动弹出保存患者数据的对话框，默认文件名是日期和患者姓名，也可自行修改。

(四)数据回放、分析与保存

1.波形的滚动和跳转

结束采样并保存后，会自动打开保存的文件，并返回到采样波形起始位置。如果要读取以前的受检者数据，可以点击“文档”板块的“读取”键来调阅。医生可以通过鼠标滚轮来滚动工具栏下方的滚动条，在滚动条选中状态下，使用键盘上的左右方向键或者 Page Down、Page Up 键也可以进行滚动，显示波形也会同时滚动。也可以在显示波形区域点击鼠标右键，弹出标记菜单，通过跳转指令跳转到标记位置(图 3-4)。按下鼠标滚轮后，心电波形可自动滚动至记录结束。滚动过程中，通过滚轮上下滚动可调节滚动速度，再次按下鼠标滚轮可停止滚动。

2.数据的测量

在显示波形区域按下鼠标左键不放，拖动鼠标会有测量标尺出现，标出拖动的距离(时间或者幅度)。标尺不会影响波形的显示，标尺内容均会保存下来。在“测定”板块中，点击要测量栏目内的数值编辑栏，然后进行数据测量，测量出的数值会直接输入之前点击的编辑栏内，频率值会自动转换。此外，按住 Ctrl 键+鼠标左键在图像上拖动，可以出现间距等长的平行竖线，相当于分轨功能，可以测量间距规则程度。

3.显示波形的截屏

点击“文档”板块的“图像截屏”键，或者标题栏内的“○”按钮，可以进行显示区域的图像截屏，并且保存为 BMP、JPEG、PNG 或 GIF 格式文件。

4.报告编辑

在“文档”板块下的“电生理特征”“电生理诊断”选项内可进行报告的书写、编辑。也可以点击“打开模板”键，打开事先编辑好的报告模板，选定符合当前患者的电生理报告，进行编辑、修改。模板自带“慢-快型房室结折返性心动过速”“顺向型房室折返性心动过速”等多个报告样本可供选择。

5.打印报告单与图形

(1)设置报告单标题：程序提供了两行报告单标题栏，在“设置”板块下，可见到报告单标题输入栏，可以分别输入医院名称、报告单名称。

(2)图形打印：可以选择两种输出模式，一种是方格模式，类似于显示波形的栅格模式，栅格用实线表示。另一种是点阵模式，栅格使用虚线来表示。可以根据自己的需求来选择，输入后，下次打开程序时无须再次选择。

(3)截取打印图形：如果需要截取打印图形，先在“设定”板块中选择需要显示的导联，选择好敏感性和走纸速度，滚动显示区域至需要截取的区间略前一些的位置，点击“文档”板块中的“截取打印图形”键，会自动隐藏工具栏，移动鼠标下的双竖线截取区间到相应的位置(点击鼠标右键可以切换横向与纵向截屏模式，按 Esc 键可以退出，按下 Ctrl 键可以进行连续波形截图)，按下鼠标左键，即可弹出“截取波形设置”对话框，可在其中加入简要说明。然后选择将截取图形“放入报告单”与“添加到图形打印”，或者“覆盖选中图形”，也可以在某个图形前插入。选择“放入报告单”，会把截取的波形放入报告单首页，而选择“添加到图形打印”，会把波形添加到次页开始的图形打印末尾。选择“覆盖选中图形”，会覆盖鼠标选中项的图形，选择“选中项后插入”，则会在鼠标选择的图形前插入。一页中可以保存多张图片，如超出范围，图片将自动移向下一页。

(4)清除打印图形：如果需要清除全部打印图形和报告单图形，可以点击“文档”板块下的“清除打印图形”按钮。

(5)保存数据：全部输入完毕后，点击“文档”或

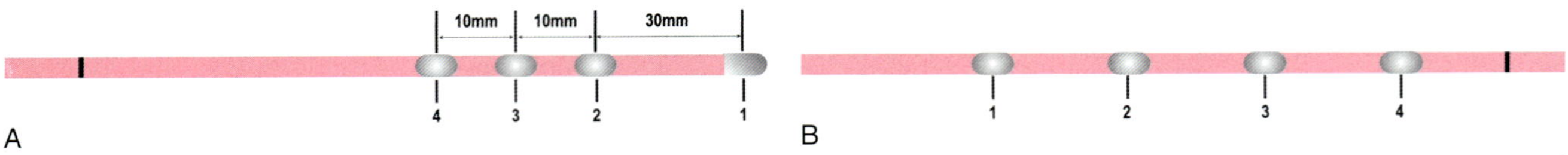

图 3-10　(A)4 极电极导管头端极间距示意图。(B)4 极电极导管尾端极间距示意图。

"测定"板块下的"保存"键,会将患者的所有信息、测量数据、标记、打印内容都保存下来。保存的文件名可以和原文件名相同,也可以重命名,以后读取数据时可以直接打印。数据保存时,可以根据自身需要进行分类,如按照时间分类、心动过速性质分类等,主要是方便之后的数据搜索及统计。需要打印时,点击"文档"板块下的"打印"按钮,就可以在选定的打印机上打印出报告单,报告单纸张的大小可以选择 A4 或者 B5,打印内容会自动调整到合适位置。

(五)新病例开始

检查完毕保存后,对新病例开始进行操作时不需要退出程序,仅需要修改患者信息,就可以开始采样,保存时会以不同的文件名保存。或点击"文档"板块下的"新患者"键将系统初始化后,填入新患者的信息。

(六)程序退出

点击标题栏右上角的"×"图标可以退出程序,退出时如果没有保存采样的数据,会提示保存。而患者信息、测量数值、打印等内容改变后不会提示保存,须注意保存。

三、食管心脏电极导管

食管电极导管是记录食管导联心电图、进行食管心脏电生理刺激的必要耗材。目前食管电极导管采用无生物毒性、柔软可塑性好、易弯曲的材料制成，电极头端使用耐腐蚀的奥氏体不锈钢。研究证明，起搏阈值与电极的面积和两个刺激电极之间的极间距成反比,电极面积越大,起搏阈值越低。国内使用的电极面积为 40mm^2，不同型号导管的电极间距有所区别,目前主要使用 7F 的 4 极电极导管和 5 极电极导管，两者主要是根据电极导管头端金属电极个数命名的。

(1)4 极电极导管:4 极电极导管的头端分布 4 个金属电极,其中 1 极、2 极间距 30mm,2 极、3 极、4 极间距 10mm,与其对应的导管尾部同样存在 4 个金属电极端，形成端-端电激动传导记录或脉冲刺激电传输(图 3-10)。

(2)5 极电极导管:2013 年研发生产出 5 极电极导管,被称为"双阳极电极导管",其与 4 极电极导管的区别在于头端金属电极数量有 5 个,其中电极尾端金属 1 极连接电极头端内部分为 2 极,尾端金属电极同样为 4 个。对于双阳极 5 极导管,与 4 极导管相比,采用双阳极方式可有效增加阳极面积，降低接触电阻,刺激电极单位面积的电流密度下降,可以在较低的刺激电压下提供相同的刺激电流，降低了起搏阈值,从而提高患者对检查的耐受性,有利于经食管心脏电生理检查顺利进行(图 3-11)。

(3)电极导管消毒:《食管心脏电生理中国专家共识》与《浙江省经食管心脏电生理技术操作与诊断规范(2021 修订版)》都明确建议一次性使用食管电极导管,避免重复消毒使用引起的交叉感染问题。此外,有研究表明,与一次性使用食管电极导管相比,随着导管反复消毒使用的次数增加,心房起搏阈值明显增

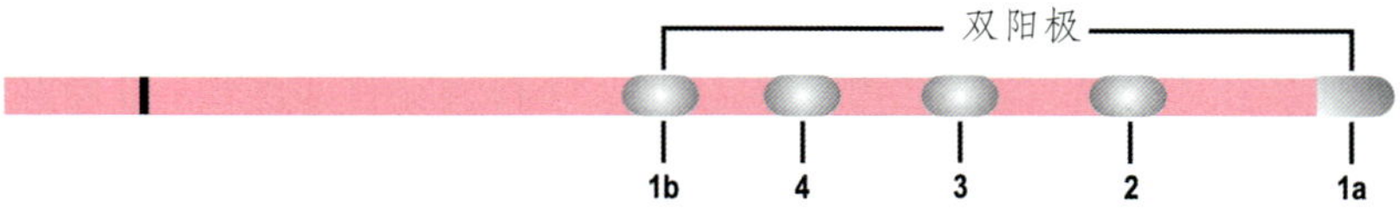

图 3-11　双阳极 5 极食管电极导管头端示意图。

加，可导致患者不适感增加。

食管电极导管的不锈钢表面与氧气接触后，会形成由氧化铬等金属氧化物组成的致密钝化膜。长期使用后，反复的电化学反应使不锈钢表面氧化物厚度明显增加，致使导电性明显下降。重复使用的电极导管需要更高的刺激电压穿透钝化膜来起搏食管-心房肌组织，因此不建议使用强氧化性的消毒剂进行电极导管消毒，如含氯消毒液（84 消毒液）、过氧化氢、碘酒、高锰酸钾溶液等。由于电极导管表面绝缘层不耐高温，高温蒸汽灭菌也不适用。目前建议一次性使用食管电极导管，确实有必要消毒后重复使用的，推荐采用环氧乙烷蒸汽灭菌的消毒方式。

四、必要的抢救设备和药品

经食管心脏电生理检查是一种相对安全的无创性检查方法，但是也不可避免地存在一些潜在风险，尤其是当适应证与禁忌证掌握不严格时，在部分器质性心脏病患者中，有诱发室性心动过速、心室颤动和心脏骤停的可能，因此检查间应备有氧气、抢救复律药品及心脏除颤设备等，制订紧急抢救预案并定期操练，以防止意外并及时适当处理。

（一）注意事项

1.患者准备

检查前，患者须停用影响心脏电生理特性的心血管药物 5 个半衰期以上，因治疗等原因不能停药时，须特别注明。一般餐后 2h 进行，不必禁食。向患者解释检查目的和过程，指导插管时的吞咽动作，向患者及家属交代可能发生的不良反应，签署经食管心脏电生理检查知情同意书，以便顺利完成检查。当对儿童进行检查时，对于有一定理解能力的患儿，可在家长陪同下告知其检查目的、具体操作流程及操作中可能会出现的不适等，从而减少患儿的恐慌情绪。若患儿能理解检查可能带来的不适，但仍存在抵触情绪，可适当准备一些小玩具，作为配合检查的奖励。对于拒绝配合或存难以配合的患儿，必要时可在适当镇静后进行检查。

2.仪器和物品准备

定期检查食管心脏电生理刺激仪、计算机、导管电极、各连接线是否完好。单机须保持刺激仪电量充足，若使用年限较长造成电池老化，须及时更换电池。紧急情况下，可连接计算机 USB 供电使用。

3.检查目的

针对受检者病史、检查目的等详细完成经食管心脏电生理检查标准化流程。对于复杂心律失常等特殊情况，可按需进行多次重复刺激，以免遗漏相关心脏电生理现象。

4.检查过程

检查过程中，密切观察心电图情况与受试者感受，定时进行血压监测，对可能发生的危急事件，如心脏骤停、室性心动过速、心室颤动等做出及时判断与正确处置。刺激程序与步骤完成后，在心电监护下拔除食管电极导管，经观察无异常后，即可结束该项检查。儿童患者一般对电刺激耐受性较差，在满足检查需求的情况下应尽可能减少刺激数量，适当增加刺激间隔时长。检查过程中，可由患儿信任的家属陪同，也可以在检查过程中播放患儿喜欢的视频、动画片等分散其注意力。

第2节 操作方法

一、经食管心脏电生理检查流程(图 3–12)

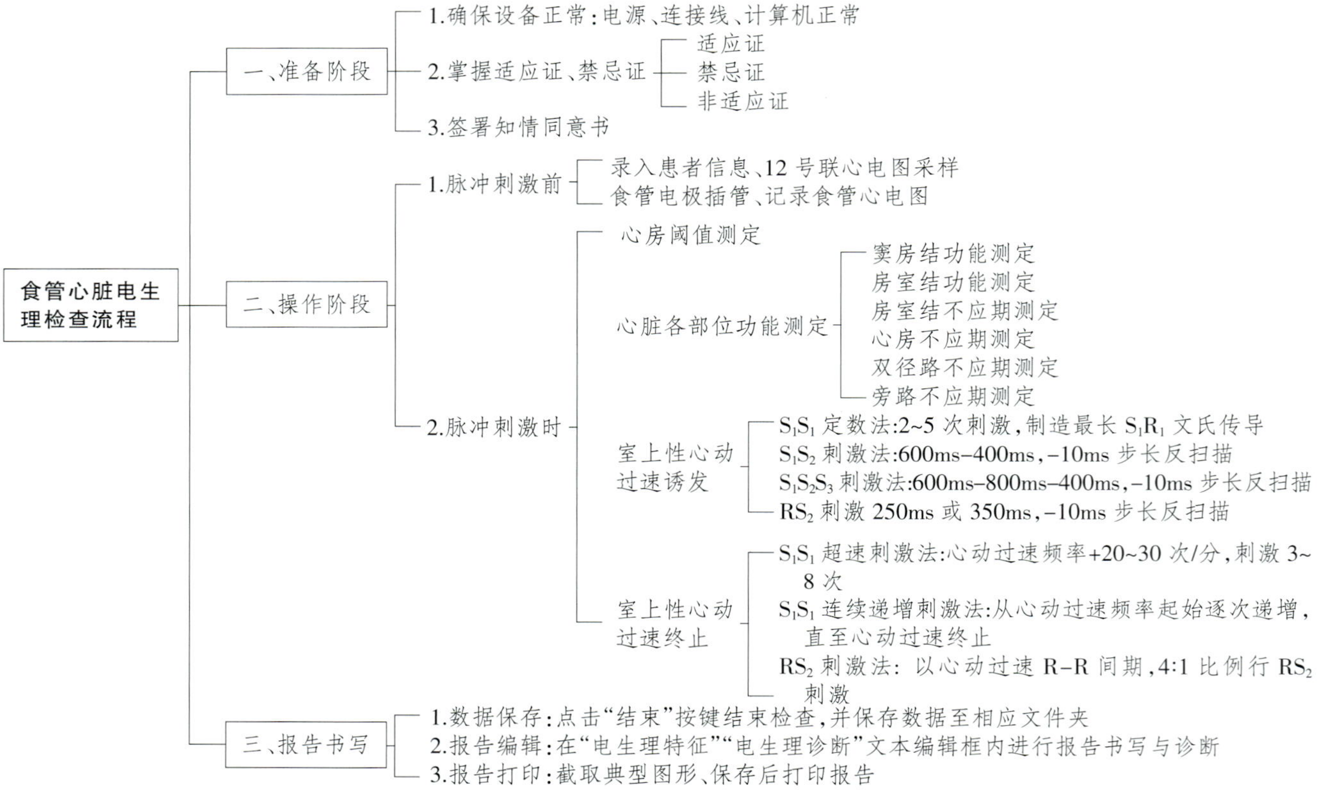

图 3–12 经食管心脏电生理检查流程。

二、放置食管电极

(一)插管前准备

1.相关病史询问

临床医生应重视询问病史,了解检查目的,排除禁忌证。如无特殊情况,禁食 2h 以上,再进行检查。相关抗心律失常药物一般停用 5 个半衰期。急救设备与药品必须齐全且状态良好,也可按所在医院规定,配备好急救设备和药品。

2.知情同意

检查前与受试者进行谈话,告知受试者检查、治疗目的及检查过程中会出现的不适、并发症、意外风险及防范措施,并签署知情同意书。

3.常规心电图、血压监测

根据病史、12 导联心电图、血压等情况进行临床风险评估,必要时,在检查前预置静脉通道。

4.设备及导管检查

建议使用心脏电生理刺激记录一体机。每次插管前再次确认检测仪器是否正常。选择使用一次性食管电极导管,防止交叉感染和降低起搏阈值,提高食管导联心电图记录的准确性,改善患者的舒适度。

(二)插管方法

1.经鼻腔插管

详细向受试者解释插管时的配合方法。通常经鼻腔插入咽喉部 15~20cm,当导管前端遇到阻力时,嘱受试者做吞咽动作,轻轻推送即可顺利通过咽部。必要时,旋转导管改变头部方向,或回退导管,有助于电极导管进入食管。注意手法须轻柔,减少插管对咽喉部的刺激,如果鼻腔插入有困难,可以改用经口腔插入进行检查。

2.经口腔插管

部分患者存在鼻腔狭窄或鼻中隔扭曲,造成插管困难,可以选用经口腔插管。经口腔插至咽喉部 10~15cm 当导管前端遇到阻力时,嘱受试者做吞咽动作,轻轻推送即可顺利通过咽部。必要时,旋转导管改变头部方向,或回退导管,有助于电极导管进入食管。注意手法须轻柔,以减少插管对咽喉部的刺激。有条件时,可以配合开口器,以避免检查过程中咬断导管造成不良事件。

3.儿童插管要点

①儿童免疫系统正处于发育过程中,过敏性疾病导致的鼻黏膜增厚、鼻甲肥大等较常见。4~7 岁儿童腺样体肥大的发病率较高,若存在腺样体重度肥大,也可能会影响经鼻插管过程。检查前务必确认鼻腔是否通畅,若鼻腔过于狭窄,则须考虑经口腔插管,必要时可放入牙垫或开口器。②儿童鼻腔黏膜较脆弱,部分患儿有抠鼻、揉鼻的习惯,导致鼻黏膜反复出血、结痂,常见的出血部位为鼻中隔前下方的黎氏区,插管通过鼻腔时要注意手法轻柔,尽量避免触碰黎氏区黏膜。

(三)电极导管定位

1.食管电极经鼻腔插入食管的深度初步定位

根据公式计算鼻尖至食管电极远端距离(cm)=(受检者身高+200)/10+2。

2.食管导联心电图定位

根据食管心电图心房波(A)、心室波(V)大小和 A/V 比例进一步定位。

3.记录插管深度及受试者身高

4.儿童插管深度

不同患儿的身体发育程度存在差异,所需插管深度也不同,在经过会厌时须注意手感,感受到微弱阻力时退出 1~2cm,嘱患儿做吞咽动作,尽量减少尝试次数,避免患儿失去耐心,抵抗检查。通过会厌后的插管深度与身高、年龄等因素有关,当患儿身高在 120~160cm 时,可采用以下公式:0.15×身高(cm)+7cm 推断出大致范围,再结合食管导联 P 波形态,边观察边调整。

三、调节感知

食管心脏电生理工作站默认心率感知导联为 V_3,因软件在识别 QRS 波算法时要求 R 波较窄,以避免 T 波过感知,因此在少数完全性左束支传导阻滞图形(V_1-V_3 导联 r 波较小或者无 r 波)中出现软件提示“未感知 R 波”的现象时,可更换心率感知导联,选择 R 波相对较窄的导联,以保证 R 波感知正常。

(一)感知灵敏度

刺激仪的电脉冲在感知 R 波后经过一个延时间期再发放,以防止刺激脉冲落入心脏不应期和易颤期,可保证刺激的安全性。在连接体表心电图的情况下,将 DF-5A 单机面板感知灵敏度旋钮由低到高缓慢旋转,当听到刺激仪发出蜂鸣声,且与心电图机(或计算机显示器)上的心搏一致时表明已感知正常。灵敏度调节必须适中,灵敏度过高会误感知较小的干扰信号,灵敏度过低则无法有效感知心电信号,一般在感知正常后再将灵敏度略调高一些,以保证全部有效感知 R 波。

(二)感知不应期

刺激仪在感知 R 波后将不再感知其他信号的时间间期被称为感知不应期。感知不应期的设定应>R-T 间期且<R-R 间期,通常设置在 300ms,可有效防止

仪器对 R 波之后的 T 波过感知。

四、测定起搏阈值

(一)S_1S_1 刺激法测定

常采用较受试者心率快 20 次/分的 S_1S_1 刺激进行起搏阈值测试。一般选用 1 极(远端,阴极)与 3 极(阳极)连接刺激输出,2 极与 4 极连接经食管导联标测心电图。如果起搏阈值高,可以采用改变电极连接方法或调整电极位置,增加两极间距等方法降低起搏阈值。采用双阳极(5 极)电极,起搏阈值可明显降低。如>18V 还不能稳定起搏心房,应尝试调整电极位置,以测出最低的起搏阈值。如出现起搏心室,调整起搏电极的位置及起搏电压,以避免心室起搏。

(二)RS_2 刺激法测定

常选择 RS_2 固定间期 250ms(自身心率快时)或 350ms(自身心率慢时)以 4:1 或 6:1 刺激进行起搏阈值测试,每次 S_2 脉冲发放后递增电压值,直至 S_2 脉冲后有效夺获心房。

S_1S_1 刺激法测试阈值通常以短短数个连续刺激脉冲即可有效起搏心房,用时较短,但是因为刚开始检查就连续发放刺激脉冲,患者接受度不及 RS_2 刺激法。RS_2 刺激法测试阈值较 S_1S_1 刺激法"温和",患者比较容易接受,但是相对测阈时程将延长。针对不同耐受度患者,可以选择不同刺激法来进行阈值测试。

第 3 节　常用刺激方法与应用顺序

一、刺激方式

临床应用的刺激方式较多,包括以下几种:①按是否能程序控制分为程控刺激和非程控刺激两种。②按刺激频率分为起搏、超速、亚速等刺激。③按发放方式为定时、定数和任意发放。④按刺激部位分为心房和心室刺激等。

二、非程控刺激法

非程控刺激法亦称 S_1S_1 刺激法,是一种恒定频率或变频的刺激脉冲(图 3-13),适用于测定窦房结功能和房室交界区起搏及传导功能、阐明房室结双径路、研究预激旁路电生理特性、诱发和终止阵发性室上性心动过速等,常用方法如下。

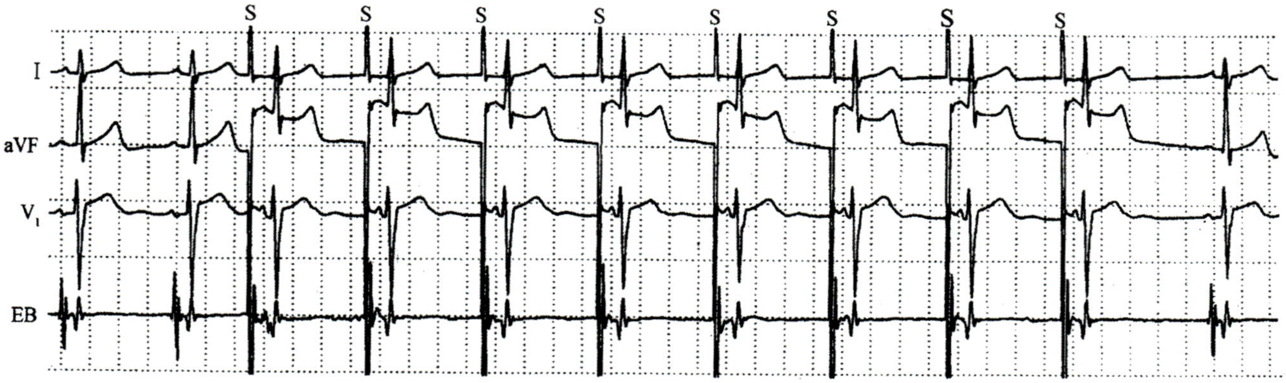

图 3-13　心房 S_1S_1 刺激。窦性心律时 P-QRS 波形正常,经食管心房发放 8 次频率为 75 次/分的 S_1S_1 刺激,每次刺激后紧跟 P-QRS 波,表明电刺激稳定起搏心房形成 P 波,并经房室结-希浦系统下传心室,产生正常 QRS 波。纸速:25mm/s。

(一)分级递增刺激法

1.分级递增刺激法

亦称增频刺激法,为最常用的非程控刺激法。采用较受试者心率快 10~20 次/分的频率开始刺激,每次刺激 30~60s,间歇 1~2min 后每级递增 10~20 次,直到需观察的电生理现象出现,如分别检测出房室交界区的文氏型阻滞点、2:1 阻滞点或诱发出阵发性室上性心动过速为止(图 7-2)。

2.连续递增 / 递减刺激法(图 3-14)

(1)递增刺激法:开始时采用接近受试者心率的频率进行刺激,随后连续地逐渐递增刺激频率,直至观察到所需电生理变化为止。

(2)递减刺激法:开始时采用较快的刺激频率,随后连续地逐渐递减刺激频率,直至观察到所需电生理变化为止。连续递增/递减刺激法适用于检测多发性旁路、诱发和终止阵发性室上性心动过速,了解心脏传导功能及测定蝉联窗口等。

3.超速刺激法

这是最常用的终止室上性心动过速的刺激法,采用较心动过速快 30~50 次/分的频率连续刺激 3s 左右,一般给予数次刺激即可终止心动过速。能否终止心动过速与刺激波落在心动周期的时限有关,而通常与刺激持续时间无关,只要适时的电脉冲能进入折返环路可激动间隙的终止窗口内,就能终止心动过速。过长时间的刺激往往使已被终止的心动过速再次诱发,故刺激时间不宜过长,如未能终止,可再次发放刺激。一般最高刺激频率不宜超过 300 次/分,但在超速刺激终止心房扑动时,刺激频率须高于心房扑动频率才能终止。

4.亚速刺激法

采用低于心动过速的频率连续刺激 5 次左右,直到终止心动过速为止(图 11-77)。较缓慢的刺激波随机进入折返环路后可以终止心动过速,其较安全但效果较差,仅适用于频率较慢的心动过速。对于频率较快的心动过速,因慢频率的刺激不易进入折返环路而无法终止。

5.短串定数刺激法

由 3~5 个短促而快速的刺激脉冲波组成。当前一个刺激波夺获心房后,可以缩短心房等部位的不应期,其后的脉冲刺激就容易进入折返环路诱发或终止心动过速,效果最佳(图 11-74 和图 11-75)。

三、程控期前刺激法

按事先编排好的程序进行期前刺激,可在基础刺激情况下发放期前刺激,也可在受试者心率的基础上

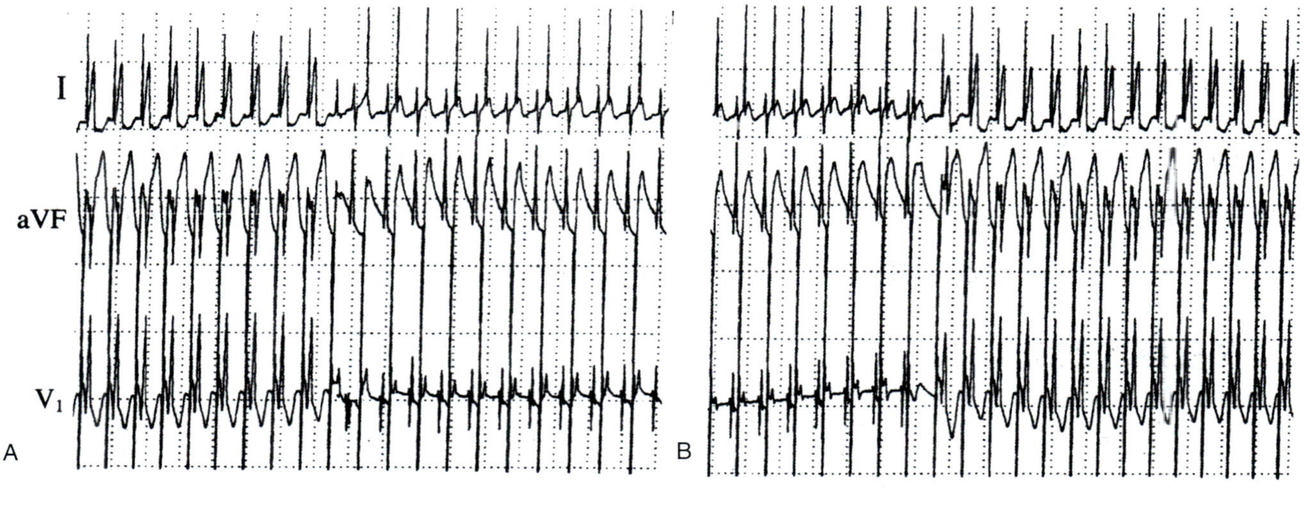

图 3-14 心房连续递增/递减刺激。隐性房室旁路患者,存在频率依赖性传导阻滞及蝉联现象。(A)S_1S_1 连续递减刺激,初始激动持续沿左侧房室旁路前传,频率逐渐减慢后,旁路发生传导阻滞,S-R 间期及 QRS 波恢复正常。(B)S_1S_1 连续递增刺激,频率逐渐增快后,房室结-希浦系统发生传导阻滞,QRS 波脱漏后,房室旁路又恢复持续传导。纸速:10mm/s。

发放期前刺激。因心脏各部位的电生理特性与心动周期长短相关，通常须在稳定起搏的4~8次基础刺激后发放期前刺激，才能保证期前刺激得到准确的电生理数据。程控期前刺激法适用于测定心脏不应期、阐明房室结双径路、研究预激综合征旁路电生理特性、诱发和终止阵发性室上性心动过速、揭示常见的心电生理现象等，是临床电生理检查常用的方法之一。

1. S_1S_2 刺激法

这是最常用的程控期前刺激法。方法为发放4~8次S_1基础刺激，然后配合一次S_2期前刺激。S_1S_2偶联间期每次间隔10ms或20ms，从心动周期舒张晚期逐次提前(偶联间期逐渐缩短，即负扫描)，也可从舒张早期逐次延后(偶联间期逐渐延长，即正扫描)，大多数心脏刺激仪设定的每次S_1S_2刺激周期间隔时间为5s。一般在电生理检查中采用负扫描的方法，这样可以观察到心脏电生理特性的顺序改变。①测定束支不应期时，随着S_1S_2偶联间期的缩短，先出现不完全性束支传导阻滞图形的QRS波(激动先进入束支相对不应期)，继而出现完全性束支传导阻滞图形的QRS波(激动进入束支有效不应期)。②对于房室结双径路患者，在心房S_1S_2负扫描刺激时，随着S_1S_2偶联间期缩短，激动先进入快径路相对不应期，S_2-R间期出现逐渐延长。当激动进入快径路有效不应期，改从慢径路传导的S_2-R间期就出现跳跃式延长改变，如果快径路能发生逆向传导，就能诱发慢-快型房室结折返性心动过速(图3-15)。S_1S_2偶联间期继续缩短至慢径路有效不应期时，R_2波消失。

2. $S_1S_2S_3$ 或 $S_1S_2S_3S_4$ 刺激法

在S_1S_2刺激的基础上增加S_3或S_4期前刺激，分别固定各期前刺激的偶联间期后，以最后一次期前刺激(S_3或S_4)进行扫描。

3. RS_2 或 RS_2S_3 刺激法

RS_2刺激法采用受试者自身的R波触发S_2，在感知受试者心率4~8次后发放一次S_2期前刺激，进行负扫描或正扫描。RS_2S_3刺激法则在固定RS_2间期后，发放S_3刺激进行负扫描或正扫描。从QRS波顶端开始到电脉冲波起始的间期即为感知-刺激间期(图3-16和图3-17)。

四、刺激方法与应用技巧

(一)选择操作步骤与刺激方法

1.选择操作步骤与刺激方法

通常根据电生理检查需求进行以下步骤。

(1)先用略快于自主心率的S_1S_1刺激测出起搏阈值(能稳定起搏心房时的最低输出电压)，而后再增加1~2V。

(2)单纯检测窦房结功能和房室交界区功能时，可先选择S_1S_1分级递增刺激，在测定窦房结恢复时间的同时检测房室交界区的阻滞点，然后采用程控期前

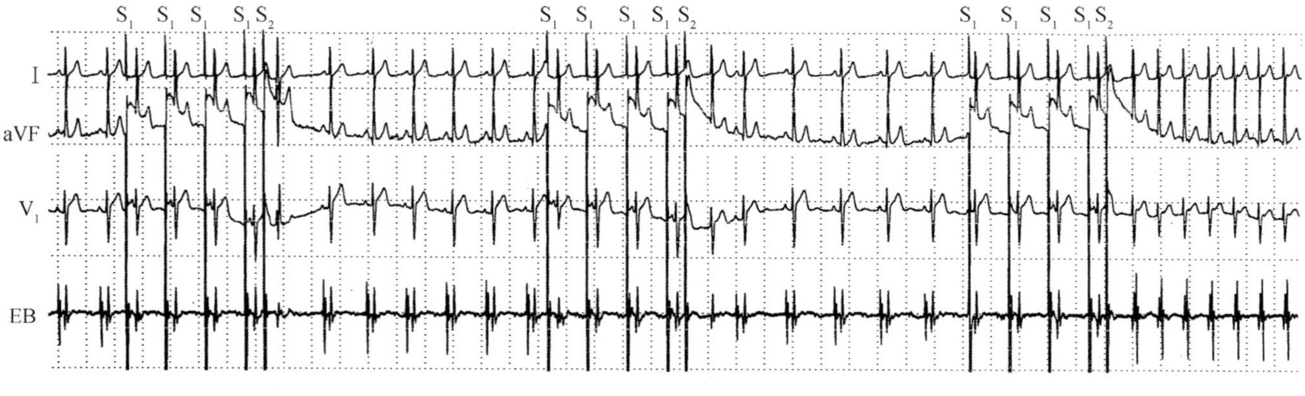

图3-15 S_1S_2刺激揭示房室结双径路并诱发慢-快型房室结折返性心动过速。纸速：10mm/s。图示基础刺激周长600ms时的心房程控S_1S_2 4:1刺激，每4个S_1刺激后紧跟一个S_2期前刺激，S_1S_2间期每隔10ms进行一次负扫描，每组S_1S_2刺激间隔5s，可见第一次S_2刺激后的S_2-R_2间期较短，R_2波呈右束支传导阻滞图形；第二次S_2-R_2间期突然跳跃延长，R_2波形态恢复正常，显示出房室结双径路传导的电生理特征；第三次S_2刺激后，诱发慢-快型房室结折返性心动过速。

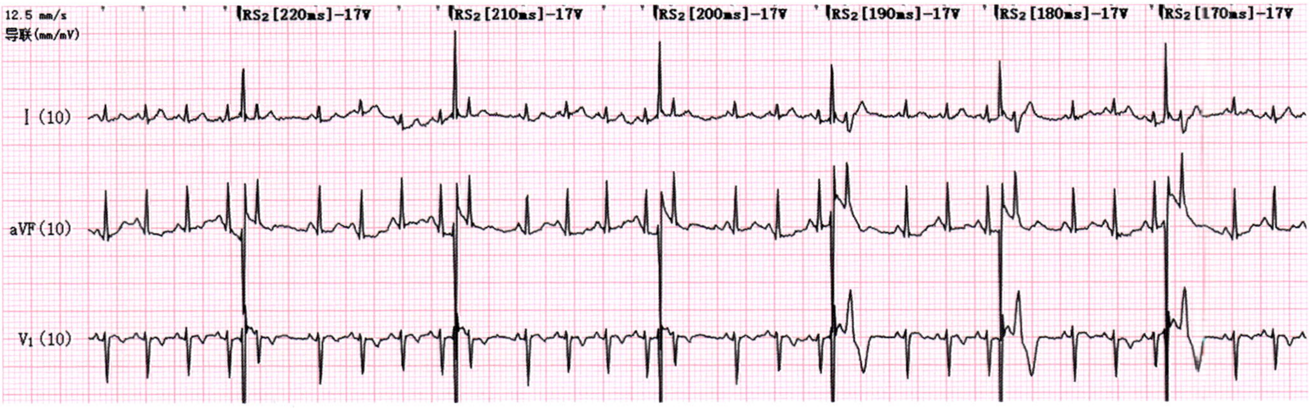

图 3–16　RS_2 刺激法检测右束支不应期。图示心房 RS_2 刺激，RS_2 偶联间期为 220~200ms 时，R_2 形态未见明显改变，RS_2 偶联间期为 190ms 至 170ms 时，R_2 呈现完全性右束支传导阻滞，右束支进入了不应期。纸速：12.5mm/s。

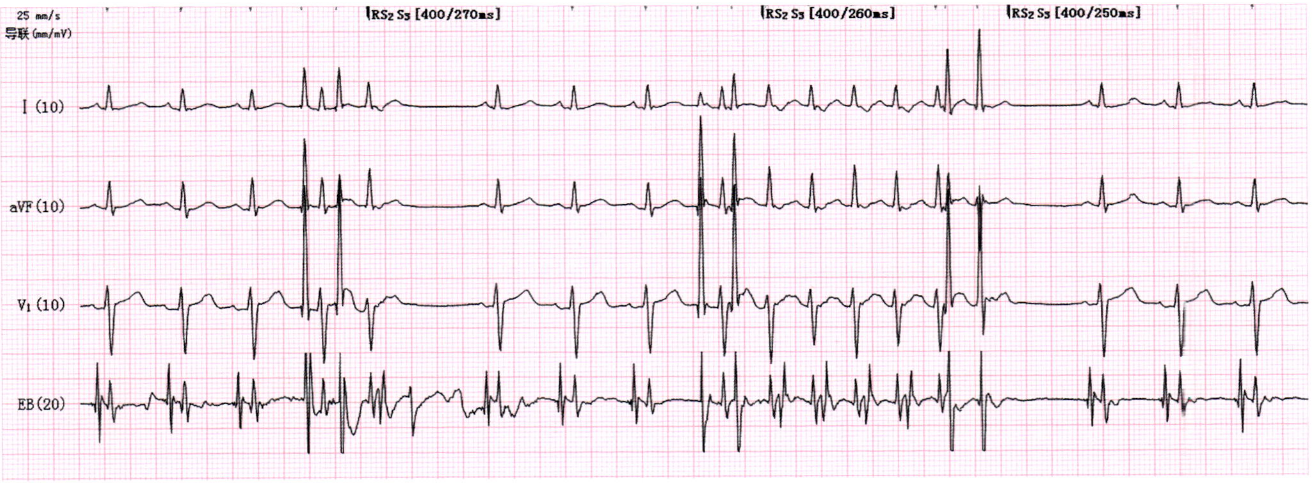

图 3–17　RS_2S_3 刺激诱发与终止顺向型房室折返性心动过速。图示 RS_2S_3 刺激，RS_2 固定在 400ms，S_3 进行负扫描。S_2S_3 偶联间期为 270ms 时，S_3–R 间期未见明显延长，R_3 后出现 Ⅰ 导联倒置，aVF、V_1 导联直立的逆行 P 波，EB 导联 R–P⁻间期早于 V_1 导联出现，逆行心房激动呈左侧偏心性。S_2S_3 偶联间期为 260ms 时，诱发频率为 182 次/分的窄 QRS 波心动过速，逆行心房激动同前，为隐匿性左侧房室旁路参与的顺向型房室折返性心动过速。S_2S_3 偶联间期为 250ms 时，S_3 刺激恰巧落在逆行 P 波前，提前夺获心房后终止了心动过速。纸速：25mm/s。

刺激测定窦房结和房室交界区不应期，同时也可测出心房不应期。

（3）单纯检测心脏不应期时，可选择程控期前刺激 S_1S_2、$S_1S_2S_3$ 或 RS_2 法，基础刺激 S_1S_1 周长常在 600~800ms 或尽量接近自主心动周期。

（4）诱发心动过速时，可选择 S_1S_1 分级递增刺激、程控期前刺激 S_1S_2、RS_2 法均可，终止心动过速时则常选择 S_1S_1 超速刺激法。

（5）揭示心脏电生理现象时，常选择程控期前刺激 S_1S_2、$S_1S_2S_3$ 法或 S_1S_1 分级递增刺激法。

（6）通常先选择 S_1S_1 分级递增刺激测出房室结的文氏阻滞点与 2:1 阻滞点，而后根据房室传导未发生延时的 S_1S_1 间期来设置基础刺激间期与程控 S_1S_2 期前刺激的初始偶联间期。这种选择的优势是既能使刺激时的心脏不应期接近自主心率，减少对不应期的影响，又可避免发放过多无用的期前刺激。采用多种刺激方法全面检查，可以获得更多的心电信息，从而做出正确的心脏电生理诊断。

2.选择基础刺激周期

采用程控期前刺激法检查时，选择合适的 S_1S_1 基础周期长度非常重要。通常大部分心脏组织的不应期随着刺激周期长度的缩短而缩短，而房室交界区的不应期则相反。为了使基础刺激时心脏不应期尽量保持与窦性心律时相同，S_1S_1 周期长度应略短于窦性周期长度，这样既能有效稳定起搏心脏，又能最大限度地使不应期接近正常生理范围。当刺激频率过慢而无法有效起搏心房时，可缩短 S_1S_1 基础周期长度，但刺激周期过短又易使部分房室交界区不应期较长的患者在基础刺激时即出现传导延缓，影响了其后期前刺激检测不应期的正确性，应及时在 500~1000ms 范围内调整基础刺激周期长度，以消除影响。600ms 是程控期前刺激 S_1S_2 检查中最常用的 S_1S_1 基础周长。

(三)S_1S_1 定数刺激

在各种刺激方法中，S_1S_1 定数刺激是较为常用且实用的一种刺激方法。S_1S_1 分级递增刺激难以控制刺激脉冲发放个数，容易在已经诱发特殊心电生理现象或心动过速后，仍然发放刺激脉冲，导致脉冲信号重叠于心电图形中，造成图形模糊影响分析或心动过速被终止。而 S_1S_1 定数刺激可以根据需要，合理控制刺激脉冲的发放个数，保证图形清晰、分析准确。例如，当给予 150 次/分的 S_1S_1 刺激测得受检者房室结已经出现 4:3 文氏现象时，给予 3 次 150 次/分的 S_1S_1 定数刺激，在第 3 次刺激后，可呈现最长的 S_1R_1 间期，此时容易诱发心动过速。此外，在终止心动过速时使用 S_1S_1 定数刺激同样可以获得良好的效果。例如，对于频率为 180 次/分的室上性心动过速，可以应用频率为 210~250 次/分的 3~5 次 S_1S_1 定数刺激，常在第 3 次刺激后终止心动过速。若不能终止心动过速或终止后再次诱发，可再次发放 3~5 次定数刺激或适当增加频率与增减刺激次数。该方法可提高诱发与终止心动过速的成功率，并明显减轻刺激引起的不适（图 3-18、图 11-36 和图 11-37）。

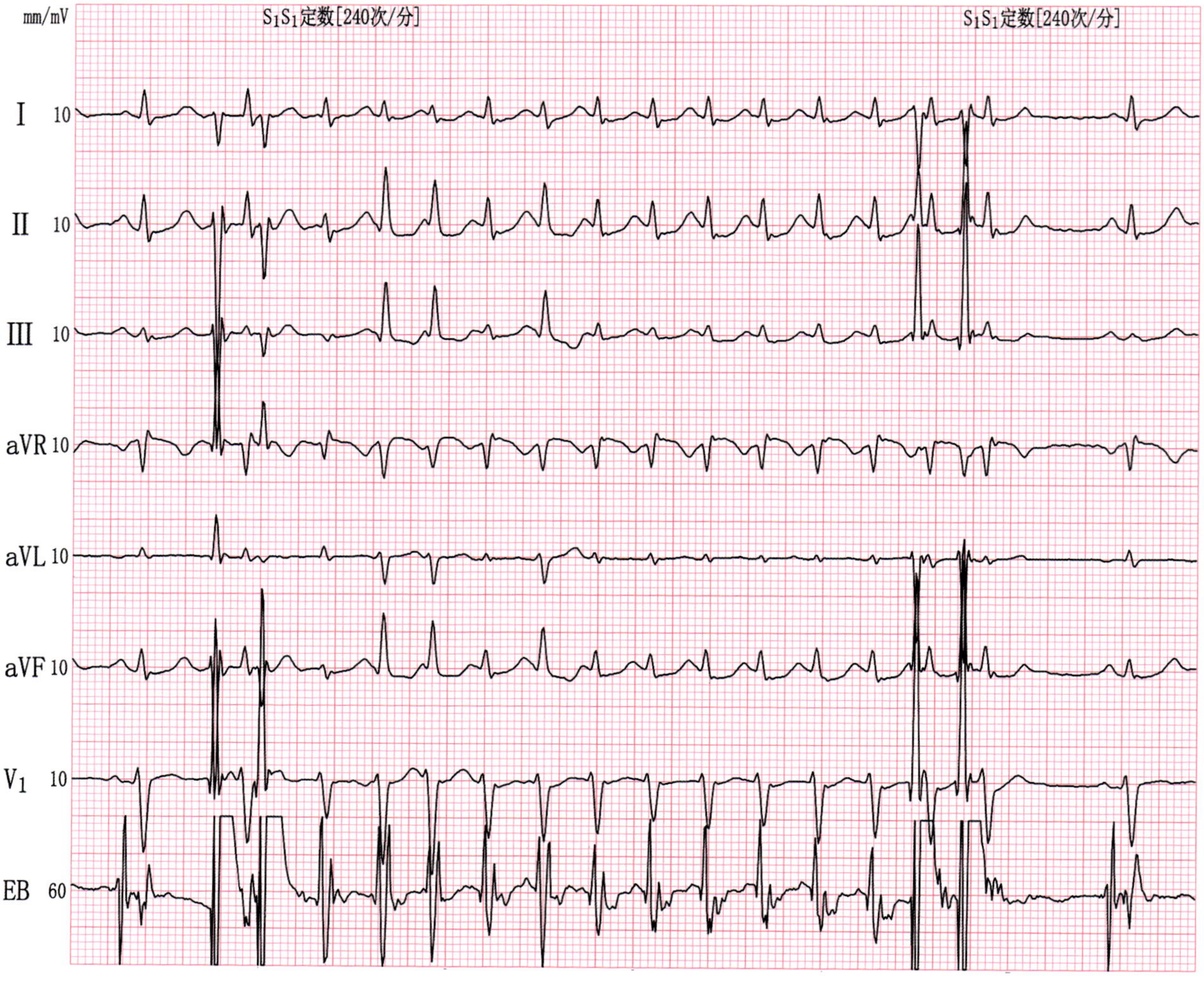

图 3-18　S_1S_1 定数刺激诱发与终止慢-快型房室结折返性心动过速。

第4节　经食管心脏电生理检查基础

一、常用术语及其意义

(一)心脏起搏术语

1.起搏刺激脉冲波

起搏刺激脉冲波(简称"S 波"),在心电图上表现为高尖的钉样脉冲信号，按脉冲波发放前后可分为 S_1、S_2、S_3 等刺激。经食管心房起搏时,如起搏电极的正负极性不同，可在心电图同一导联上表现出不同方向的 S 波;若起搏电极极性相同,在不同的导联上,S 波的方向也不同。除了 S 波为起搏的标志外,根据 S 波间距还可测出起搏频率或期前刺激的偶联间期。此外,检查过程中应观察每次 S 波后是否有紧密相关的 P 波,如无 P 波,则表示该次电脉冲起搏无效(心房处于有效不应期时例外),应适当增加起搏电压,以保证有效起搏(图 3-19)。

2.心房激动波

电脉冲有效起搏心房后,会在 S 波后出现与窦性激动顺序不同的 P 波。基于投影关系,刺激波后的 P 波在 V_1 导联最清晰,呈双峰直立状。因激动自左心房向右心房扩展,P 波前峰代表左心房激动，后峰代表右心房激动,所以 V_1 导联为常用的记录导联。当 P 波不清时,可用起始明确的 S 波作为测量心房激动的起点。窦性心律时,采用食管导联与 V_1 导联同步记录能测出心房间顺向传导时限，食管刺激同步记录时,食管导联 P 波领先于 V_1 导联,测量 PE 与 PV_1 之间的时距时也可测出心房间逆向传导时限(图 4-13 和图 4-18)。诱发逆向心房激动时,还可通过 P^-波在各导联的形态、食管导联及 V_1 导联中的 $R-P^-$间期来判断折返途径(图 4-33、图 4-41 和图 4-47)。

3.心室激动波

(1)心房起搏:正常情况下,心房起搏时,QRS 波形态应与窦性激动一致,当心房起搏频率和期前刺激偶联间期改变或激动下传途径不同时,QRS 波形态可能会出现异常,此时要根据心脏电生理机制及其特性进行分析，要注意房室传导关系和 QRS 波特征。例如,对可疑预激综合征的心电图无法判别时,常采用心房起搏频率增快或期前刺激偶联间期缩短的方法,可使房室结传导减慢或阻断,旁路传导速度快于房室结,造成 S-R 间期缩短,QRS 波逐渐呈现完全预激图形,从而明确诊断。而发生心室内差异性传导时,S-R 间期延长,QRS 波大多呈右束支传导阻滞。

(2)心室起搏:当电极导管插入过深及起搏电压过高时,偶然会在 S 波后紧随呈右束支传导阻滞伴电轴左偏或者左束支传导阻滞伴电轴左偏的 ORS 波,此时经食管起搏了左心室后部。心室起搏大多发生在房室传导中断形成的前心动周长延长时,可能与舒张期延长造成心后间隙变小,左心室与食管关系更紧密有关。如果发生室房传导,还会在 QRS 波后见到逆行 P 波(图 3-20)。此外,在经食管心脏电生理检查中常

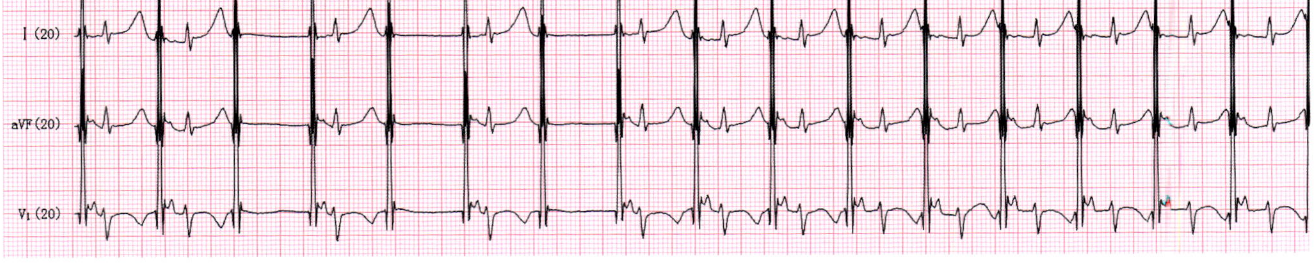

图 3-19　提高电压后稳定起搏心房。图示当心房刺激 S_1S_1 频率为 70 次/分,起搏电压为 12V 时,第 3、5、7 次 S 脉冲后未见 P 波,未能有效起搏心房。当电压递增至 15V 时,自第 8 次 S 脉冲起,其后均见相关 P 波,表明该电压已能稳定起搏心房。纸速:25mm/s。

采用多电极导管来降低起搏阈值，当一对电极间距较长、起搏电压升高时会造成心房和心室同时起搏。此时，除双极导联中能分别显示出 P 波和 QRS 波外（图 3-20 和图 3-21），还可以通过起搏刺激结束后窦性周期后移来判断起搏心室同时起搏了心房。

（二）波形、间期命名及测量

1. S_1 引起的心房、心室激动波

基础刺激 S_1 脉冲引起的 P 波、QRS 波分别为 P_1、R_1 波。期前刺激 S_2 引起的 P 波、QRS 波被称为 P_2、R_2 波，S_3、S_4 引起的 P 波、QRS 波以此类推（图 3-22）。

2. S-P 间期

从 S 脉冲起始测量到 P 波起始。经食管心脏电生理检查在 P 波不清楚时常以 S 波代表心房激动，但与心内电生理检查不同，因起搏电极在食管内，S-P 间期仅代表电脉冲传至心房并开始激动的时距。当心房期前刺激偶联间期缩短，发生 S-P 间期延长时，并不代表心房内传导延缓，尤其是在测定心脏不应期时，测量 P-P 间期更能反映实际的心房激动情况（图 3-23 和图 3-24）。S-P 间期延长的临床意义有待进一步

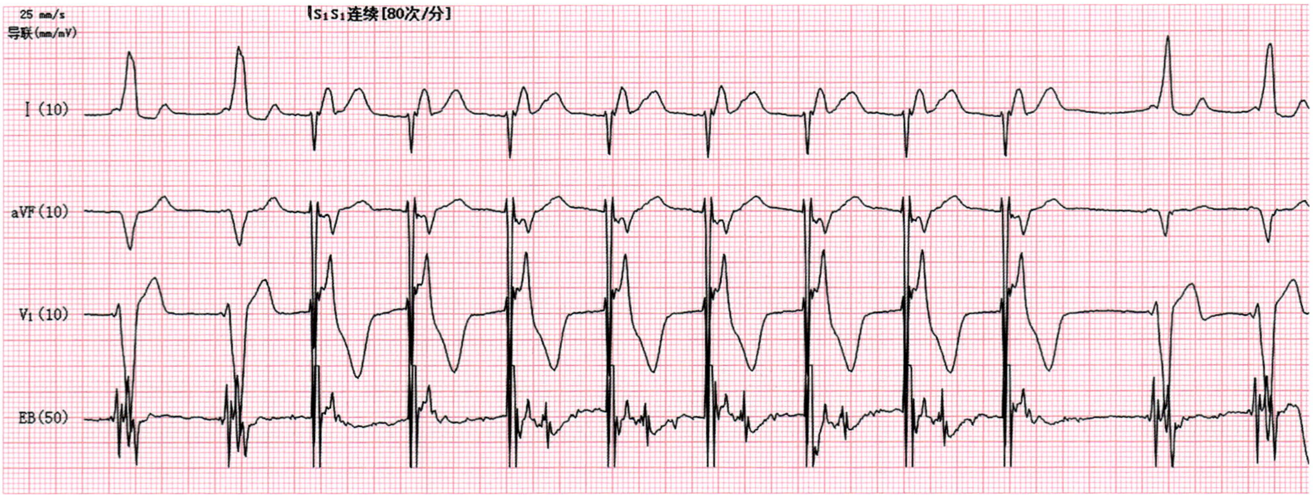

图 3-20 心室起搏伴室房逆向传导。图示显性右侧房室旁路，给予频率为 80 次/分的心房 S_1S_1 刺激。S 波后均紧跟宽大畸形的右束支传导阻滞形 QRS 波伴心电轴左偏，由起搏左心室引起。EB 导联中第 3~7 次心室起搏的 QRS 波后可见逆行 P 波，R-P 间期为 200ms，说明发生了右侧旁路的逆向传导。纸速：25mm/s。

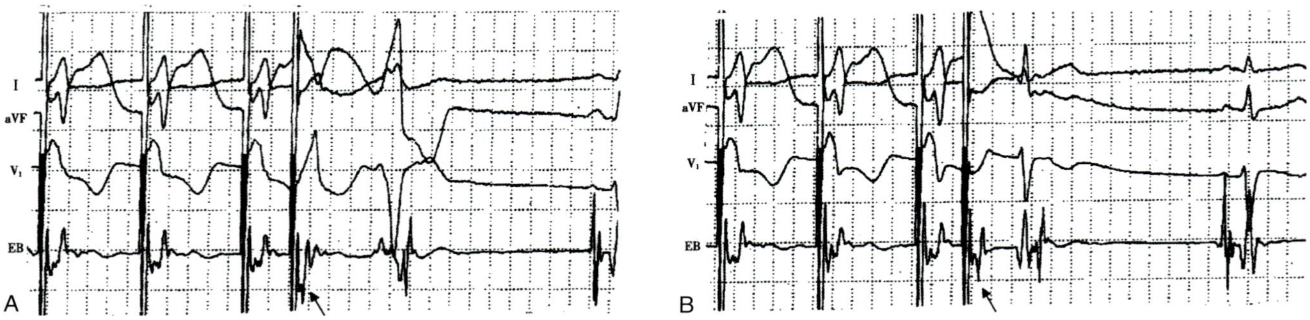

图 3-21 经食管同步起搏心房与心室。图示隐匿性左侧壁房室旁路，基础刺激周长为 500ms 的经食管心房程控期前刺激，可见 S_1 波后出现紧随右束支传导阻滞形的宽大畸形 QRS 波，由起搏左心室引起。（A）S_1S_2 为 250ms 时，R_2 波畸形程度加重，EB 导联中可见起搏心房引起的 P_2 波（箭头所示），表明此时 S 波同时起搏了心房与心室。其后出现的左束支传导阻滞形宽大畸形 QRS 波由束支折返引起，同时沿左侧房室旁路逆传，产生了左侧偏心性逆行 P 波。（B）S_1S_2 为 240ms 时见 S_2 后右束支传导阻滞形的 QRS 波消失，但在 S_2 后仍然清晰见到 P_2 波，其后 R_2 波形态恢复正常，出现左侧偏心性的逆行 P 波，说明此时心室肌进入了有效不应期，S_2 产生的心房激动沿房室结下传心室并再次于左侧房室旁路形成逆传。纸速：50mm/s。

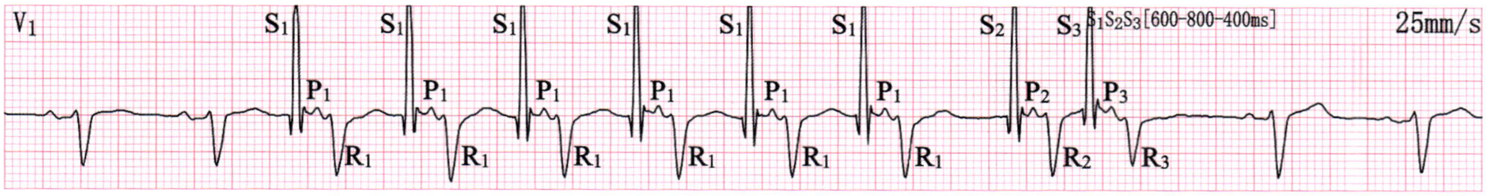

图 3–22　波形命名。

研究发现。

3. S–R 间期

从 S 脉冲起始测量到 QRS 波起始，代表房室传导时间。因 S 脉冲起始明确，在经食管心脏电生理检查中一般采用 S 脉冲代表心房激动，如果 S 脉冲后有清楚的 P 波起始，则应从 P 波起始开始测量房室传导时间，以减少测量误差。

（1）S_1–R_1 间期：代表基础刺激时的房室传导时间，测量 S_1 脉冲起始至 QRS 波起始的时间。

（2）S_2–R_2 间期：代表期前刺激时的房室传导时间，测量 S_2 脉冲起始至 QRS 波起始的时间。

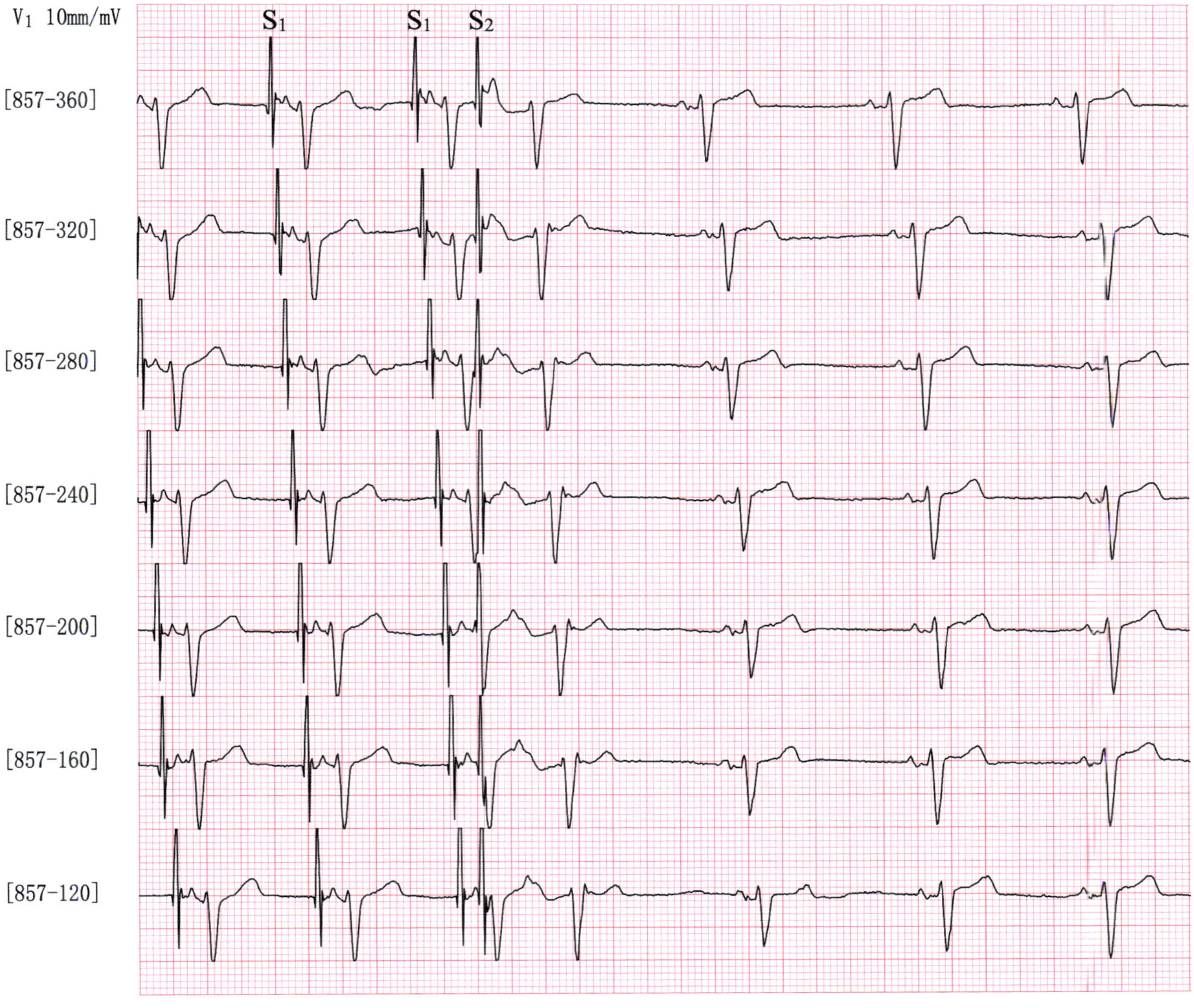

图 3–23　S_1S_2 刺激显示 S–P 间期。图示基础 S_1S_1 刺激周长为 857ms 的 S_1S_2 心房程控期前刺激，随着 S_1S_2 偶联间期缩短，出现 S_2–P_2 间期逐渐延长，直至 S_1S_2 偶联间期为 120~160ms 出现 S_1 脉冲跨 R 波激动心房 P 波。S_1S_2 偶联间期为 120ms 时的 S_2–P_2 间期达 200ms，实际 P_1–P_2 间期为 340ms，如果此时采用 S_2 代表心房激动，易误判为心房有效不应期短于 120ms。纸速：25mm/s。

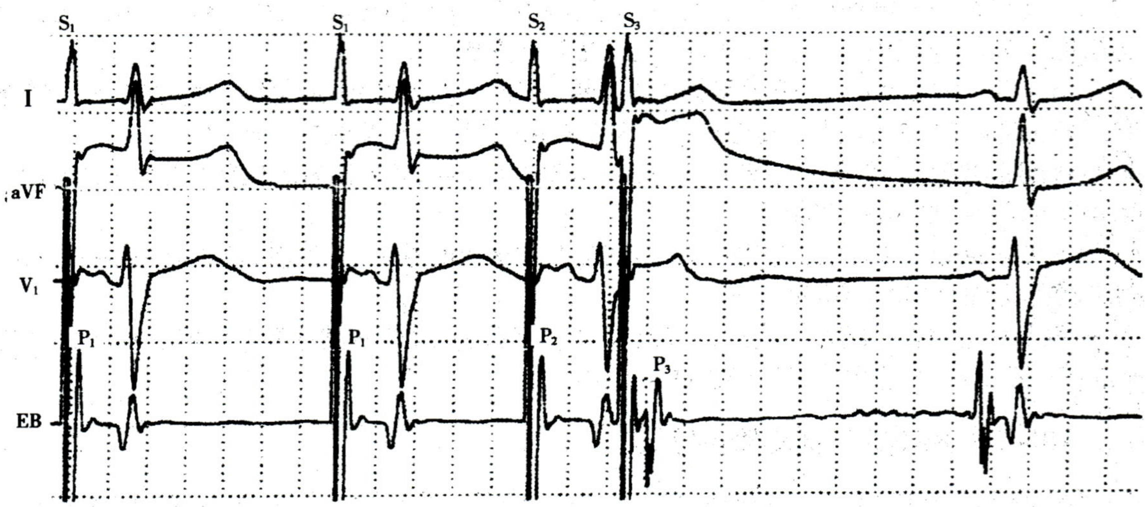

图 3-24　心房 $S_1S_2S_3$ 刺激显示 S-P 间期。图示基础周长 S_1S_1 为 700ms，S_1S_2 为 500ms，S_2S_3 为 250ms 时的 $S_1S_2S_3$ 心房程控期前刺激。在 EB 导联中可见 S_3 后延迟出现的 P_3 波，S_3–P_3 间期为 80ms，实际 P_2–P_3 间期为 300ms，S_2–S_3 间期与 P_2–P_3 间期有 50ms 的互差，此时测量 EB 导联 P_3 波起始至 V_1 导联 P_3 波终末时间仅为 100ms。如果从 V_1 导联 S 波结束开始测量 P_3 时限为 150ms，可能误认为左、右心房间发生了传导延缓。纸速：50mm/s。

4.逆行 P 波

在房室折返性心动过速、房室结折返性心动过速或室性心动过速、室性期前收缩等发生室房逆传时形成的 P 波，被称为逆行 P 波，用 P^- 表示。需要注意的是，逆行 P 波在下壁导联极性并非一定倒置，其因室房逆传的路径不同，如前侧壁房室旁路逆传，可在下壁导联形成“直立型”逆行 P 波(详见第 12 章第 6 节)。

5.逆行心房激动顺序

(1)中心性激动：心房间隔部最早逆向激动，同时向两侧心房传导，V_1 导联与食管导联的逆行 P 波几乎同时出现。间隔部房室旁路常表现为中心性心房激动顺序(图 11-82)。

(2)右侧偏心性激动：右心房激动在先，左心房激动在后，V_1 导联逆行 P 波早于食管导联出现。右侧旁路逆传常表现为右侧偏心性心房激动顺序(图 12-67A)。

(3)左侧偏心性激动：左心房激动在先，右心房激动在后，食管导联逆行 P 波早于 V_1 导联出现。左侧旁路逆传常表现为左侧偏心性心房激动顺序(图12-67B)。

(三)电生理常用术语缩写

(1)不应期：有效不应期(ERP)，相对不应期(RRP)，功能不应期(FRP)。

- 心房有效不应期(A-ERP)。
- 房室交界区有效不应期(AVN-ERP)。
- 房室交界区相对不应期(AVN-RRP)。
- 房室交界区功能不应期(AVN-FRP)。

(2)窦房传导时间(SACT)。

(3)窦房结恢复时间(SNRT)。

(4)房室结双径路(DAVNP)。

- 快径路(FP)。
- 慢径路(SP)。

(5)房室结折返性心动过速(AVNRT)。

- 慢快型房室结折返性心动过速(S-F AVNRT)。
- 快慢型房室结折返性心动过速(F-S AVNRT)。
- 慢慢型房室结折返性心动过速(S-S AVNRT)。

(6)预激综合征(WPW)。

(7)房室旁路(AP)。

(8)隐匿性旁路(CAP)。

(9)房室折返性心动过速(AVRT)。

- 顺向型房室折返性心动过速(OAVRT)。

• 逆向型房室折返性心动过速(AAVRT)。

(10)持续性交界性折返性心动过速(PJRT)。

(11)阵发性室上性心动过速(PSVT)。

(12)单极食管导联(ESO)。

(13)双极食管导联(EB)。

二、心脏各部位对心房刺激的反应形式

心脏对心房程控期前刺激会产生一系列反应，利用这些改变可研究心脏传导系统及其他部位的电生理特征，诱发或终止心律失常，复制电生理现象并分析其形成机制。了解这些反应形式是开展经食管心脏电生理检查前必须掌握的基础。

(一)心房非程控刺激

1.心房分级递增刺激后窦房结反应

从高于受试者窦性心率 10 次/分的频率开始，选择 S_1S_1 定时分级递增刺激，每级递增 10 次/分，刺激持续 30s。对于窦房结功能正常者，当起搏频率递增至 90~130 次/分时，窦房结恢复时间与起搏频率成正比。当起搏频率递增至 130~150 次/分时，可见窦房结恢复时间反而缩短，引起该反应的可能原因如下：①低血压引起反射性窦性心率加快；②局部儿茶酚胺释放；③心房起搏激动传入窦房结时发生阻滞。

2.心房分级递增刺激时房室交界区传导反应

对于房室交界区传导功能正常者，以高于其自身心率 10 次/分的 S_1S_1 刺激 10 次，随着刺激频率增加，房室交界区前传逐渐显示出一度房室传导阻滞点(≥100 次/分)，文氏阻滞点(≥130 次/分)，2:1 房室阻滞点(≥170 次/分)。

3.心房分级递增刺激时束支传导反应

(1)房室结不应期长于束支不应期：S_1S_1 分级递增刺激时，无法显示束支阻滞现象。

(2)房室结不应期短于束支不应期：多数情况下，右束支有效不应期长于左束支不应期，S_1S_1 分级递增刺激时，随着频率增加，可能逐步出现不完全性右束支传导阻滞至完全性右束支传导阻滞改变。少数情况下，左束支有效不应期大于右束支有效不应期，S_1S_1 分级递增刺激时，随着刺激频率增加，可以逐步出现不完全性左束支传导阻滞至完全性左束支传导阻滞改变。

(3)两侧束支不应期相近：可以间歇或交替出现左、右束支传导阻滞改变。

4.心房分级递增刺激时房室旁路传导反应

(1)显性右侧房室旁路：右侧旁路距窦房结近，窦性激动常先沿右侧旁路快速下传，呈现较宽的心室预激图形。食管心脏电生理刺激位点在左心房后壁，刺激点距右侧旁路位置较远，分级递增频率较低伴房室结传导功能较好时，刺激自左心房传导至右侧旁路，同时可以先从房室结下传至心室，形成较窄 QRS 波，表现为刺激时预激程度较窦性心律时轻或预激图形消失。随着刺激频率增加，激动逐渐进入房室结前传相对不应期，沿旁路下传的成分增多，使预激图形逐渐增宽。直至刺激周长短于房室结有效不应期，激动完全从旁路传导时呈现完全预激图形。当房室结前传速度渐快渐慢时，预激图形可呈现手风琴样改变(图 10-31、图 10-36 和图 10-37)。

(2)显性左侧房室旁路：左侧房室旁路距窦房结较远，通常窦性激动先经房室结下传心室，后经房室旁路传导，出现预激程度较轻的窄 QRS 波或预激图形消失。食管心脏电生理刺激点位于左心房后壁，距左侧房室旁路较近，给予分级递增刺激时，可快速从房室旁路下传，常呈现较窦性心律时更宽的预激图形或完全预激图形(图 10-33 和图 10-34)。

(二)心房程控期前刺激

1.心房期前刺激后窦房结的反应

窦性心律时，心房程控期前刺激从心动周期的舒张晚期向舒张早期逐渐扫描，窦房结对期前刺激依次出现 4 个不同的反应区(详见第 6 章第 3 节)。

2.心房期前刺激时房室结 – 希浦系统的反应

在心房程控期前刺激中，随着 S_1S_2 偶联间期逐渐缩短，S_2 激动落在房室交界区的相对不应期时，S_2–R_2 间期开始延长，并随着 S_1S_1 偶联间期的进一步缩短而逐步延长，直至提前的 S_2 激动落在房室交界区的有效不应期内，发生传导中断后，R_2 波脱漏。由此可初步了解房室交界区的相对不应期及有效不应期。但由于经食管心脏电生理检查无法记录到希氏束电位，无

法直接判断传导延缓或传导中断的部位是位于房室结还是希浦系统。但是可根据房室结的不应期与前心动周期成反比，即前心动周期越长，其后不应期越短；而希浦系统的不应期与前心动周期成正比，即前心动周期越长，其后不应期越长的规律，采用改变前心动周期长度的刺激方法进行分析。

（1）缩短基础刺激周期长度，会延长房室结的不应期而相对缩短希浦系统的不应期，从而使阻滞部位发生“逆转”。S_1S_2 偶联间期较前长时即出现 R_2 波脱漏，提示阻滞的部位在房室结；S_1S_2 偶联间期较前短时才出现 R_2 波脱漏，提示阻滞的部位在希浦系统。

（2）改变刺激程控方法。例如，对于基础周长为 600ms 的 S_1S_2 期前刺激，当 S_1S_2 偶联间期为 350ms时，R_2 波开始脱漏。为了解此时阻滞区域是在房室结还是在希浦系统，可采用 $S_1S_2S_3$ 刺激的方法来延长前周期，设基础刺激周长为 600ms，S_1S_2 间期为 800ms。当 S_2S_3 偶联间期≥350ms 时，即出现 R_3 波脱漏，或者 R_3 波呈现功能性束支阻滞图形时，提示阻滞区域在希浦系统。相反，S_2S_3 偶联间期<350ms 以后才出现 R_3 波脱漏，则提示阻滞区域在房室结。

3.心房期前刺激时房室结双径路或多径路传导的反应

（1）房室结双径路反应：随着 S_1S_2 偶联间期逐渐缩短，S_2 激动落在快径路的有效不应期，改从慢径路下传时，S_2–R_2 间期出现增量≥60ms 的跳跃式延长。若此时快径路能脱离逆向有效不应期，便可诱发慢–快型房室结折返性心房回波或心动过速（图 9–15 和图 9–16）。若不能诱发心动过速，随着 S_1S_2 偶联间期进一步缩短，S_2–R_2 间期还会继续延长，直至 S_2 激动落在慢径路的有效不应期中，出现 R_2 波脱漏。当慢径路和快径路不应期重叠时，可能会随着 S_1S_2 偶联间期逐渐缩短，S_2–R_2 间期出现一过性短长变化，系由 S_2 激动分别从快、慢径路下传形成。

（2）房室结多径路反应：随着 S_1S_2 偶联间期逐渐缩短，S_2–R_2 间期跳跃次数≥2 次（图 9–22），不同基础刺激周长的心房程控期前刺激均出现时的诊断较可靠。如条件合适，期前刺激扫描过程中可能会诱发慢–快型、快–慢型或慢–慢型房室结折返性心房回波或心动过速。

（3）房室结双径路合并隐匿性房室旁路反应：在程控期前刺激 S_1S_2 偶联间期逐渐缩短的过程中，可见 S_1S_2 间期出现跳跃式延长，表现为房室结双径路传导。合并存在隐匿性房室旁路时会出现以下情况。①在 S_2–R_2 间期跳跃延长前和（或）后可见房室旁路逆传性心房回波（R–P⁻间期>70ms 且恒定）；②可分别诱发顺向型房室折返性心动过速或慢–快型房室结折返性心动过速；③或发生房室结快、慢径路交替前传而旁路逆传的房室折返性心动过速；④亦可能发生房室折返性与慢–快型房室结折返性交替型心动过速，系由房室结快径路与房室旁路交替逆传形成（图 11–59、图 11–84 和图 11–85）。

4.心房期前刺激时房室旁路传导反应

（1）房室旁路前传不应期长于房室结：显性左侧房室旁路与房室结–希浦系统传导正常时，窦性心律常可见不完全性心室预激图形。采用 S_1S_2 程控期前刺激负扫描时，S_2–R_2 间期明显缩短，R_1 及 R_2 预激程度明显增大。随着 S_1S_2 偶联间期逐渐缩短，当 S_2 激动落在房室旁路有效不应期，改从房室结下传时，缩短的 S_2–R_2 间期与宽大畸形的 QRS 波突然恢复正常。S_1S_2 偶联间期进一步缩短，S_2–R_2 间期会逐渐延长，直至出现 R_2 波脱漏，表现为房室结–希浦系统对心房期前刺激的反应。

显性右侧房室旁路与房室结–希浦系统传导正常时，窦性心律常见几乎完全性心室预激图形。采用程控期前刺激负扫描，S_1S_2 偶联间期较长时，可出现 R_1 及 R_2 预激程度减轻的电生理特征（由食管心房起搏点远离房室旁路造成）。随着 S_1S_2 偶联间期逐渐缩短，房室结–希浦系统进入相对不应期后传导减慢，R_2 波预激程度开始增大。当 S_1S_2 偶联间期进一步缩短至房室旁路有效不应期，改从房室结下传后，较短的 S_2–R_2 间期与宽大畸形的 R_2 波突然恢复正常。而后随着 S_1S_2 偶联间期再缩短，会表现出房室结–希浦系统对心房期前刺激的反应。

房室旁路前传有效不应期长于房室结–希浦系统是诱发顺向型房室折返性心动过速的重要条件。在程控期前刺激过程中，一旦房室旁路进入有效不应期，心房激动便沿房室结–希浦系统下传至心室。只要激动在这些部位中的任何一处发生传导延缓，就能使房室旁路脱离逆向不应期，就能诱发顺向型房室折返心搏或心动过速。隐匿性房室旁路无前传功能，心房期前刺激时只表现出房室结–希浦系统的反应，与显性房室旁路一样，旁路脱离逆向不应期后就能诱发顺向型房室折返心搏或心动过速（图 11–56 和图 11–58）。

（2）房室旁路前传不应期短于房室结–希浦系统：随着程控期前刺激 S_1S_2 偶联间期逐渐缩短，短 S_2–R_2 间期始终不变，QRS 波宽大畸形。S_1S_2 偶联间期进一步缩短后，S_2 激动落于房室旁路的有效不应期中，出现 R_2 波脱漏，在这种情况下，不会发生顺向型房室折返性心动过速（因房室结–希浦系统不应期较长，其传导情况被房室旁路掩盖而无法显示）。如果房室结–希浦系统的逆向不应期较短或者存在房室多旁路，沿旁路下传的激动发生室房逆传后，便能诱发逆向型房室折返性心动过速（图 11–60、图 11–64 和图 11–65）。

5.心房期前刺激时束支传导反应

（1）当右束支的相对不应期长于左束支，而有效不应期短于左束支时，随着 S_1S_2 偶联间期逐渐缩短，S_2 激动先落在右束支的相对不应期内，由于两侧束支传导速度不同，S_2 呈不完全性或完全性右束支传导阻滞图形。当 S_1S_2 偶联间期继续缩短，S_2 激动落在左束支的有效不应期时，右束支尚处于相对不应期中，激动便从右束支缓慢下传至心室，S_2–R_2 间期明显延长，同时呈现出完全性左束支传导阻滞图形（图 7–5）。

（2）在左、右束支的相对不应期接近时，随着 S_1S_2 偶联间期逐渐缩短，激动在两侧束支内出现等速或不等速的传导，R_2 可分别表现为左束支传导阻滞图形、右束支传导阻滞图形或正常图形。由于两侧束支均发生传导延缓，其间会出现 S_2–R_2 间期逐渐延长的情况（图 3–25 和图 12–9）。

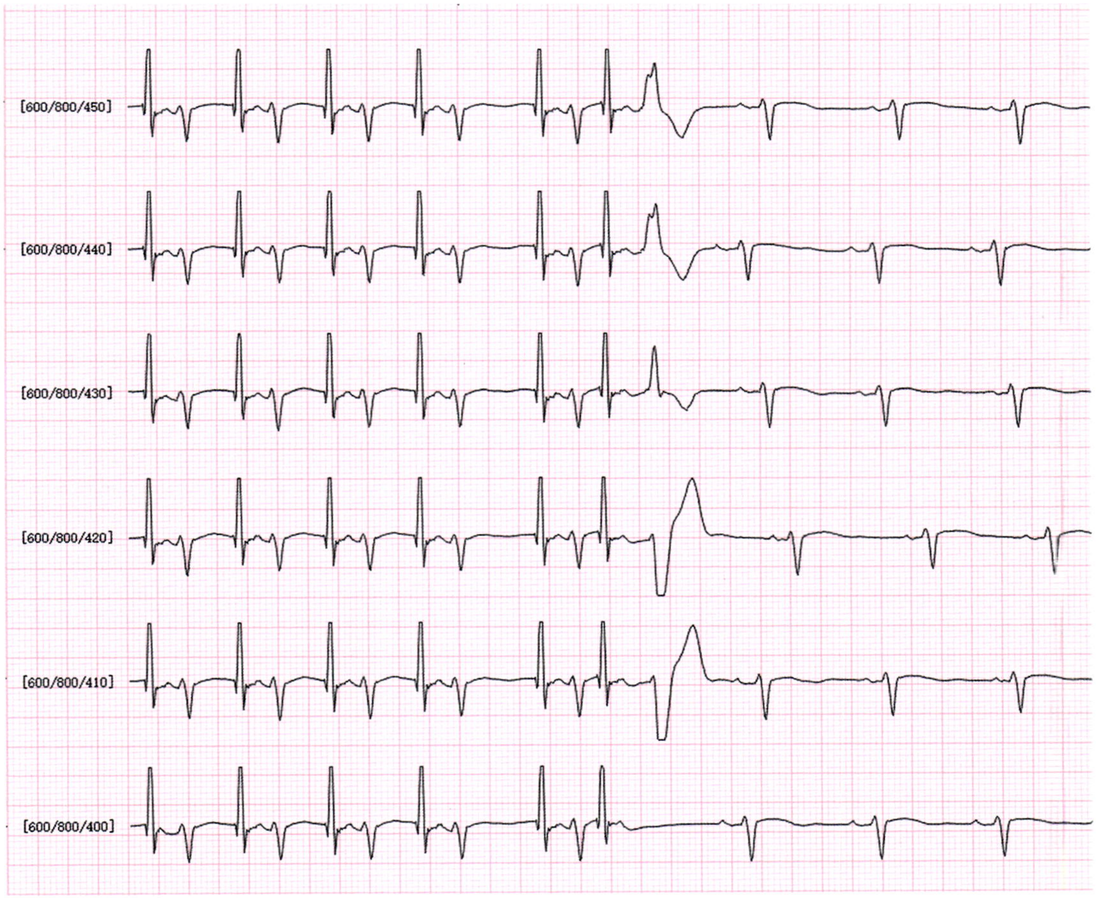

图 3–25　心房 $S_1S_2S_3$ 期前刺激，显示左、右束支传导延缓。图示心房基础刺激周长为 600ms，S_1S_2 为 800ms 的 $S_1S_2S_3$ 期前刺激。当 S_2S_3 为 450ms、440ms 时，S_3–R 间期为 260ms，R_3 呈完全性右束支传导阻滞图形；S_2S_3 为 430ms 时，S_3–R 间期延长至 300ms，R_3 呈不完全性右束支传导阻滞图形；S_2S_3 为 420ms、410ms 时，S_3–R 间期延长至 340ms，R_3 呈完全性左束支传导阻滞图形；S_2S_3 为 400ms 时，R_3 消失，房室传导中断。

第5节 食管心脏电生理分析方法与报告内容

经食管心脏电生理检查需要发放多种方式的刺激脉冲及同步记录体表与食管导联心电图，连贯地仔细分析电生理检查全过程的体表和食管导联心电图改变，从而获得心脏各部位电生理参数。结合心电图分析，根据刺激波与心电图各间期及波形变化这些特点，仔细整理和详细分析记录结果并做出心脏电生理诊断。

一、分析方法

（1）电脉冲在心电图上表现为高尖的钉状刺激波，根据S波间距，可测出起搏频率或期前刺激的偶联间期。仔细观察每次S波后是否有紧密相关的P波与QRS波。给予S_1S_1连续刺激时，需注意不同频率S波后的P-R间期及QRS形态改变，以及刺激结束后的节律与心率变化。在恒定的S_1后发放程控期前刺激S_2时，测量S_1S_2时距可获得期前刺激的偶联间期。程控期前刺激时应重点分析期前刺激引起的P_2-R间期与QRS形态，以及对其后窦性节律的影响等。

（2）心脏电生理检查主要观察随着心脏各部位不应期变化而发生的心电图改变。强调在基础心动周期恒定、心脏不应期无变化时，S_1S_2偶联间期延长或缩短10ms后引起不应期变化而形成的心电图改变，才能真实反映出心脏各部位的电生理特性。

当期前刺激落在心动周期的不同时相时，心电图会出现改变，尤其是从相对不应期进入有效不应期时，改变非常显著。故采用S_1S_2程控期前刺激时，要注意随着偶联间期连续变化，S_2后出现的相应心电图改变。应避免将S_1S_2偶联间期非连贯时形成的心电图改变放在一起分析，因为S_1S_2偶联间期相距较大时获得的心电图无法连续反映心脏电生理特性。

测定心房有效不应期时，需注意S_2后常存在延长的S_2-P_2间期，导致P_1-P_2间期长于S_1S_2间期，此时心房有效不应期应以P_2波消失前的实际P_1-P_2间期减去10ms为准。

详细描述心动过速的心脏电生理与心电图特征，心动过速诱发与终止的方式，并对心动过速进行分类。对于具有心动过速病史而未能诱发者，需改变基础刺激周长或刺激方式，以达到检查目的。

对于诱发的某种电生理特征或现象，应在相同条件下重复刺激，若仍能发生，则较为可靠。

二、诊断步骤

进行电生理诊断时应明确心脏主导节律、心脏各部位功能、心律失常的类型和性质，并从窦房结开始自上而下按顺序排列。

（1）窦房结起搏与传导功能，房室交界区传导功能：不应期、文氏阻滞点、2:1阻滞点，以及束支传导功能等。

（2）当存在房室结双径路及房室旁路时，需注明这些异常通道的不应期、传导特征等电生理特性。

（3）若诱发出心动过速，需标明性质、判断类型，以及诱发及终止窗口。根据各导联的心室预激波形态及顺向型房室折返性心动过速时P^-波的极性与R-P^-间期判断房室旁路的部位等。总之，进行电生理检查时要仔细分析，诊断时要全面、详细。

（4）其他心律失常及伴随现象，如诱发或自发心房颤动，室性期前收缩或室性心动过速等。

三、报告内容

经食管电生理检查完毕后，需仔细整理并详细分析记录结果，而后做出经食管心脏电生理检查的诊断。

（1）必须报告的内容：①一般情况，包括受试者姓名、性别、年龄、病历号及就诊病史等。②心脏电生理检查前的基础心电图，如心律、心率、房室传导等状况。③心脏不应期检查中各部位出现的电生理与心电图变化均与不应期有关，应分别描述心脏各部位的有效不应期。因不应期与前心动周长密切相关，在出具报告时还应注明测量不应期的刺激方式及基础刺激周长。

（2）心脏各部位功能检测：①窦房结功能，包括窦房结恢复时间、窦房传导时间、受检时窦性心律情况；②房室交界区传导功能，包括房室交界区不应期、房室交界区文氏阻滞点、房室交界区 2∶1 阻滞点；③房室结双径路功能、快径路前传不应期、慢径路前传不应期；④显性房室旁路功能与前传不应期。

(3)有心律失常或心动过速患者的报告内容。

V_1 导联与食管导联同步记录时可了解心房激动顺序及房室传导关系：①房间传导阻滞。②房性异位激动及心动过速的初步定位。③房室折返性心动过速与房室结折返性心动过速的鉴别。④旁路的初步定位。⑤宽 QRS 波心动过速的鉴别诊断。

心动过速的类型及诱发与终止窗口，详细描述心动过速的心脏电生理与心电图特征并判断心动过速的类型：①窦性心动过速。②房内折返性心动过速。③心房扑动或心房颤动。④房室结折返性心动过速。⑤房室折返性心动过速，根据顺向型房室折返性心动过速时食管导联与 V_1 的 R–P⁻间期及体表导联 P⁻波的形态，初步对隐匿性房室旁路定位。⑥室性束支或分支折返性心动过速。⑦描述诱发与终止心动过速的方式及窗口，并注明刺激方式与基础刺激周长。

根据上述内容详细描述电生理特征，在电生理诊断中各部位功能应从窦房结开始自上而下按顺序排列，应注明诱发的心动过速类型，诱发与终止窗口及刺激方式，并附上典型图(图 3–26)。

××医院

经食管心脏电生理检查报告

姓名：×××　性别：女　年龄/生日：××　时间：××年××月××日

科室：心内科　床号：××　门诊住院号：123456　检查单号：00458

临床诊断：心动过速

截图描述：(36:46　纸速：25mm/s)

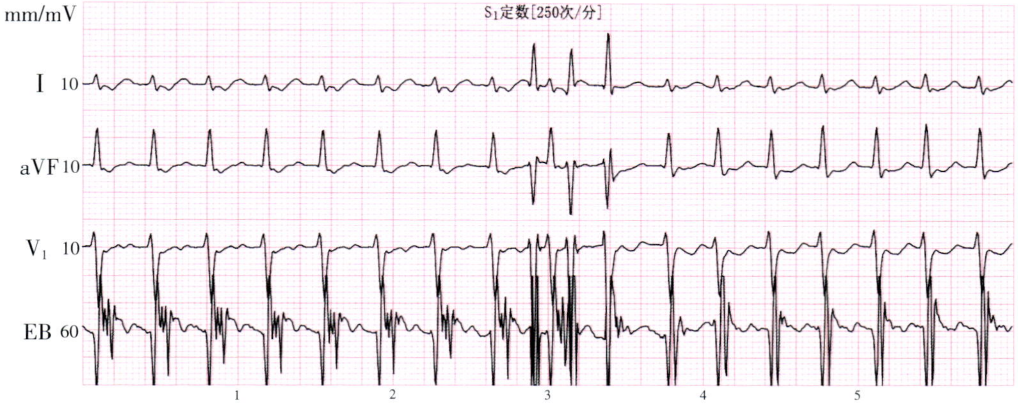

电生理特征：

插管深度：40cm；刺激阈电压：18V

S_1S_1 分级递增刺激频率为 190 次/分时，S–R 间期未见明显延长即诱发频率为 155 次/分的窄 QRS 波心动过速，QRS 波后可见逆行 P⁻波，R–P⁻间期<P⁻–R 间期，P⁻在 I 导联倒置，在 V_1 导联直立，食管导联 R–P⁻间期<V_1 导联 R–P⁻间期，食管导联 R–P⁻间期为 96ms。

基础周长为 600ms 的心房期前刺激检查，当 S_1S_2 偶联间期为 360ms 至 330ms 时，S_2–R 间期未见明显延长即诱发上述逆行 P 波的窄 QRS 波心动过速，随后在频率为 250 次/分的定数刺激下转变为另一种频率为 180 次/分的窄 QRS 心动过速：可见逆行 P 波在 QRS 终末，R–P⁻间期<80ms。采用频率为 230 次/分的超速刺激夺获心房后能终止心动过速；窦性心律及心房起搏时均未见预激图形。

电生理诊断：

1.窦房结功能正常。
2.隐匿性左侧房室旁路。
3.房室结双径路。
4.诱发顺向型房室折返性心动过速。
5.诱发慢–快型房室结折返性心动过速。

图 3–26　报告页示意图。

第 4 章　食管导联心电图

早在 1906 年，Cremer 就在食管内放置电极导管并首次记录到食管心电图，开创了经食管记录心脏电活动的研究和应用，但因当时条件所限，电极导管太粗而不便吞咽，且记录到的心电图因基线漂移很大而不够理想，因而并未引起重视。直到 1912 年，Barold 采用改进的双极电极导管，并采用滤波处理记录到心电信号，其具有基线稳定、波形清晰的特点，在诊断心律失常方面具有明显优势，现已在临床上广泛应用。1965 年，浙江医科大学赵易教授在国内率先开展了记录食管导联心电图的工作。1978 年，苏州大学医学院蒋文平教授在国内率先开展经食管心房调搏术，为临床医师了解心脏的电生理特征，阐明心律失常的发生机制，提供了临床诊断和治疗依据，在当时有力推动了我国心脏电生理学领域的发展。

第 1 节　食管导联心电图形态

一、单极食管导联心电图

连接方法：选用普通心电图机，用一根两端均为鳄鱼夹的连线，一端与食管电极导管 1 极连接，另一端与胸导联（可选用 V_2 等导联）相连接，所选导联记录的心电图即为单极食管导联心电图。其因简单方便，在临床上最常用。根据导管电极在食管内的深度不同，通常分为 4 个区域，窦性心律时可记录到不同形态的单极食管导联心电图形，以 P 波变化显著（图 4–1 和图 4–2）。

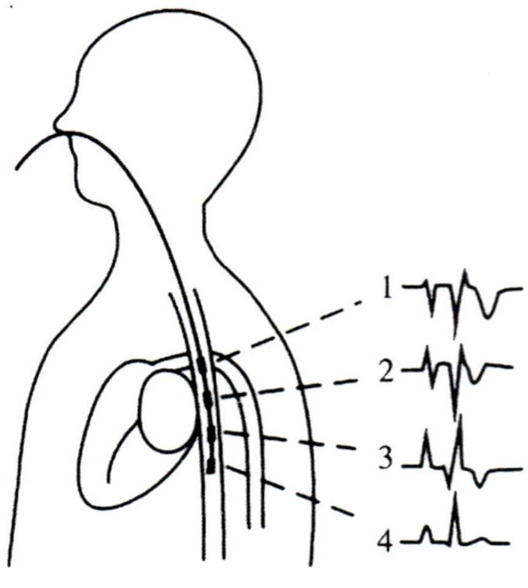

图 4–1　食管电极与左心房位置示意图。

1.心房上部区域

当电极位于食管内相当于左心房上部区域时，心房激动自上而下，P 向量背离电极，P 波以负向波为主，QRS 波呈 Qr 型。当电极逐渐向下移行时，P 波负向波逐渐减少，正向波逐渐增大。

2.心房中部区域

当电极位于食管内相当于左心房中部区域时，P 向量先面对电极，然后背离电极，形成尖锐的正负双相 P 波，QRS 波形态变化不大。

3.心房下部区域

当电极位于食管内相当左心房下部或房室沟区域时，P 向量全部面对电极，形成高大尖锐的正向 P 波，负向波很小或消失，QRS 波呈 QR 型或 qR 型。

4.心室上部区域

当电极位于相当左心室上部区域时，P 波正向圆

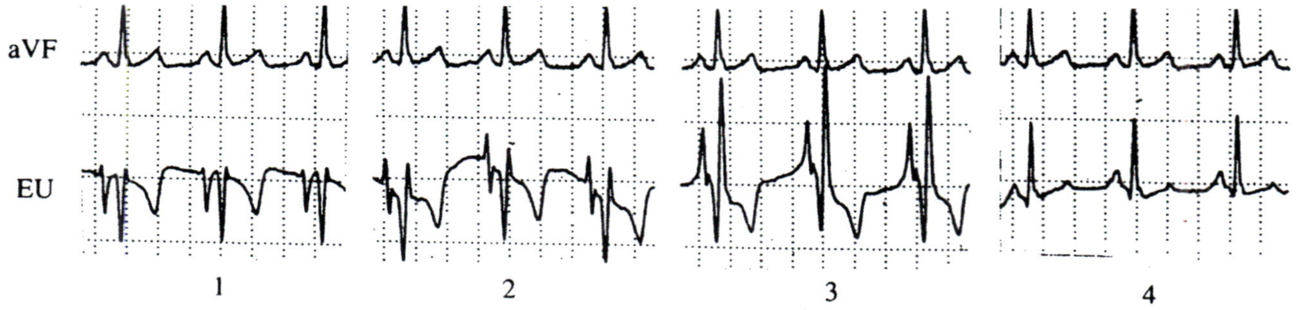

图 4–2　单极食管导联 4 个区域 P 波形态。EU，单极食管导联。

钝，振幅明显减小。QRS 波呈 qR 型或 R 型。

经食管心脏电生理检查常根据 P 波形态进行导管电极定位，以 P 波呈正负双相或高大直立时为最佳定位点，在此处往往以最低的电压即可起搏心房。

二、双极食管导联心电图

连线方法：用两根两端均为鳄鱼夹的连线将某一标准肢体导联的正负极与食管电极导管的一对电极连接，此标准肢体导联记录的心电图即为双极食管导联心电图。所记录的 P 波具有明显高大、振幅接近或高于 QRS 波的特点，适用于普通心电图机记录双极食管导联心电图。记录时，除连接食管导联外，常规导联仍需正常连接。与单极食管导联一样，记录双极食管导联心电图时，电极在食管内的位置与 P 波振幅明显相关，当一对电极贴近左心房时，P 波振幅最高。当心律失常时，可以清楚显示出异位或逆行 P 波（图 4–3）。

三、滤波双极食管导联心电图（EB）

连线方法：采用多导生理记录仪，生物电放大器按照心内法参数要求进行滤波双极食管导联记录。新型经食管心脏电生理检查一体机具有记录滤波双极食管导联心电图的功能。在一对电极均位于食管且贴近左心房部位时，记录到的是相当于心房局部电活动

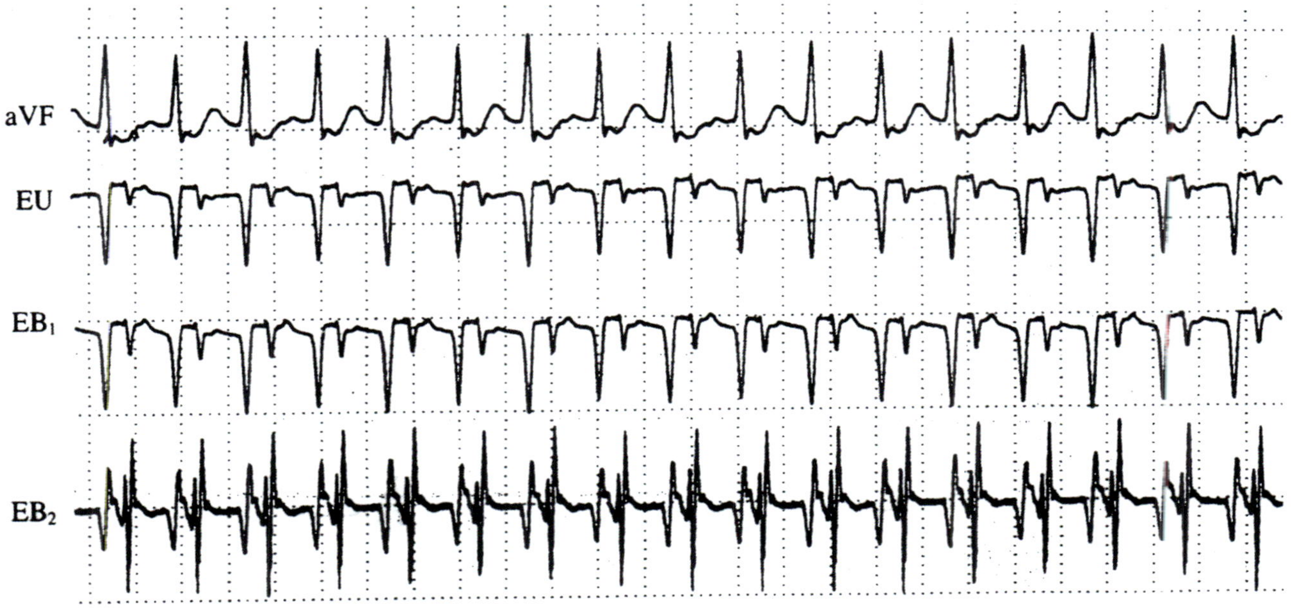

图 4–3　单极、双极及滤波双极食管导联心电图。顺向型房室折返性心动过速时，在 aVF、单极（EU）和双极食管导联（EB_1），以及滤波双极食管导联（EB_2）中均可见到逆行 P 波，以滤波双极食管导联中最为显著。

波形，P 波形态呈正负正三相或正负双相，具有起止明确、振幅明显高于 QRS 波、基线稳定的特点，能清楚显示出埋藏在 QRS 波中的 P 波（图 4–3 和图 4–4），尤其是在宽 QRS 波心动过速的鉴别诊断方面优于单极食管导联心电图。此外，以往认为食管导联记录到的高尖 P 波均为左心房激动形成，但通过高增益放大后，可以在高尖 P 波前记录到低矮圆钝波，经心内电生理同步记录证实由右心房激动形成。当起搏左心房时，食管导联中记录到的左心房电位与右心房电位分别与冠状窦电位和右心房电位完全一致（图 4–5 和图 4–6），表明滤波双极食管导联能同时记录到右、左心房电位，在了解心房间传导功能、房性心律失常的激动顺序、隐匿性房室旁路定位等方面有较高的临床实用价值（图 4–7 至图 4–9）。

四、滤波双极右胸导联心电图（EC）

连线方法：一对滤波双极电极分别放置在右侧锁骨中线下方 2cm 与胸骨右缘第 4 肋间，能记录到振幅较高的右心房电位。当体表导联 P 波不明显时，结合食管导联记录到的左心房电位可以了解到两侧心房的激动顺序，能明确心房异位激动点和隐匿性房室旁路的心房端部位。

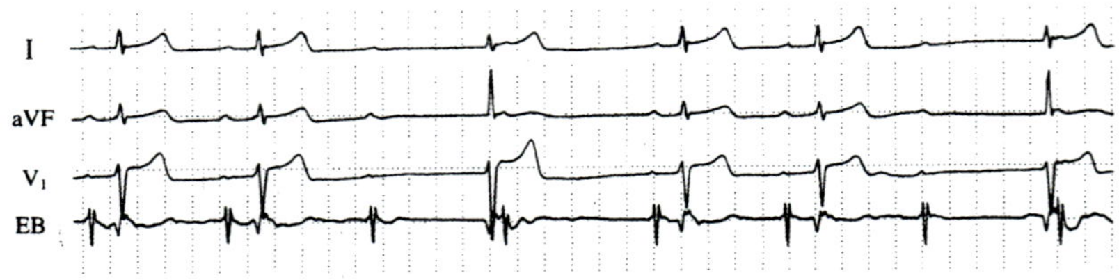

图 4–4　二度 I 型房室传导阻滞合并房室交界性逸搏时，滤波双极食管导联显示 P 波。心电图显示二度 I 型房室传导阻滞伴房室交界性逸搏，滤波双极食管导联中清晰显示出埋藏在逸搏 QRS 波末的窦性 P 波。

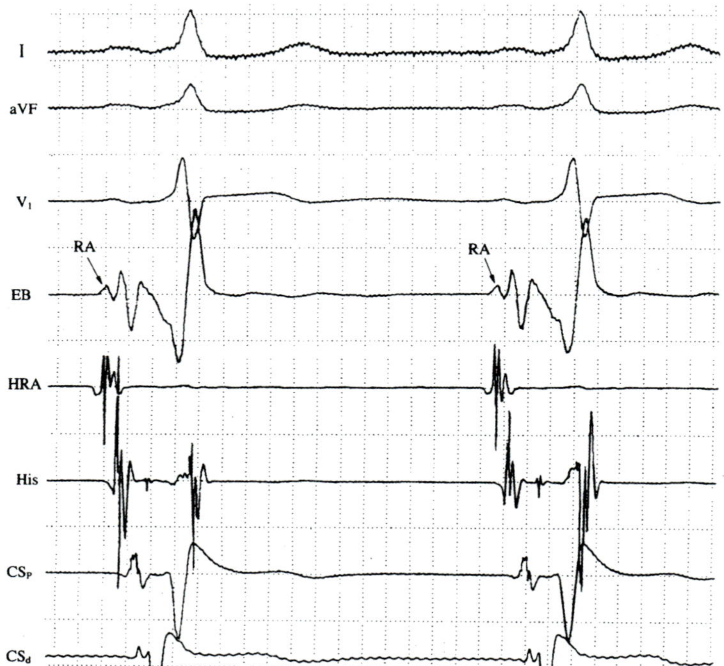

图 4–5　心腔内、食管导联同步记录右心房电位。图示显性左侧壁房室旁路，滤波双极食管导联中可见到圆钝直立的右心房电位和正、负、正三相的左心房电位，分别与心内高位右心房、希氏束部及冠状静脉窦内记录到的电位一致。

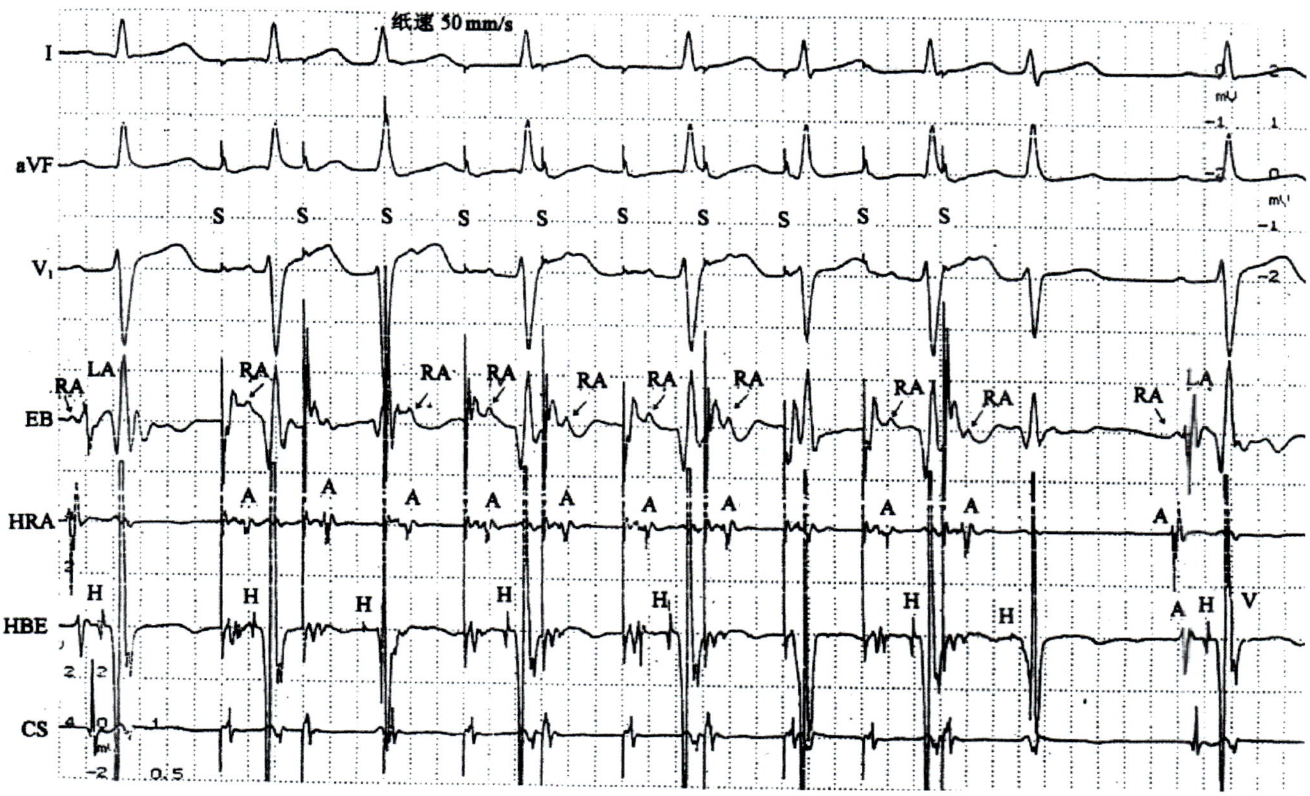

图 4-6 左心房起搏时，食管导联左、右心房电位与心内一致。窦性心律和左心房起搏时，滤波双极食管导联中可见到圆钝直立的右心房电位（箭头所示）和负、正、负三相的左心房电位，分别与心内高位右心房、希氏束部位及冠状静脉窦内记录到的电位一致。

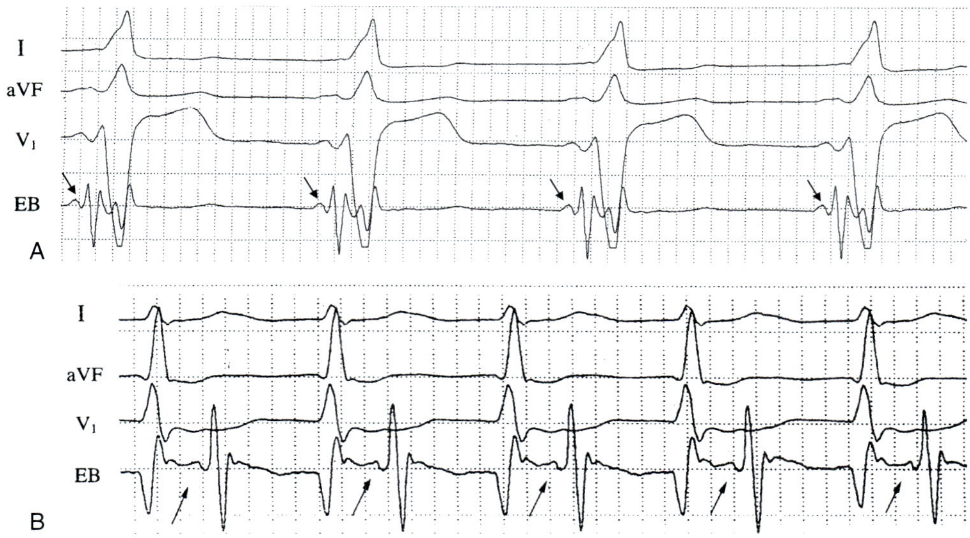

图 4-7 （A）窦性心律食管导联显示右心房电位。窦性心律时显示 B 型心室预激图形，存在显性右侧房室旁路。滤波双极食管导联在高尖的左心房电位前出现低矮圆钝的右心房电位（箭头所示）。（B）顺向型房室折返性心动过速时，滤波双极食管导联显示右心房电位（100mm/s）。诱发出顺向型房室折返性心动过速后，逆行 P 波在 aVF、V_1 导联倒置。滤波双极食管导联中高尖的左心房电位前可见到低矮圆钝的右心房电位（箭头所示），符合右侧房室旁路逆向传导形成的右侧偏心性心房激动顺序。

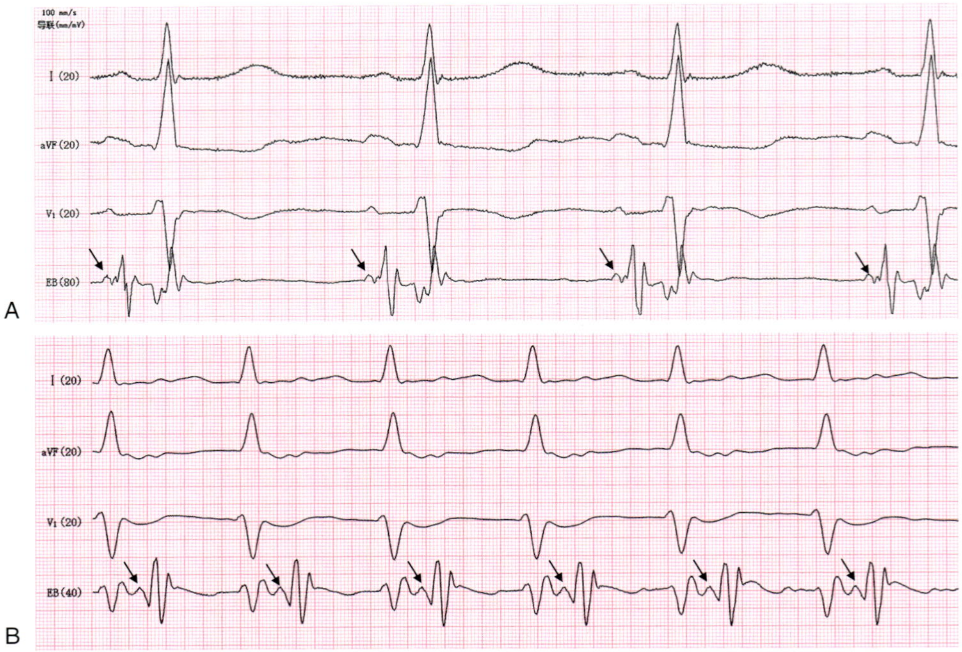

图 4–8 (A)窦性心律时，显示右心房电位（箭头所示）。纸速：100mm/s。(B)隐匿性右侧房室旁路逆向传导形成的顺向型房室折返性心动过速，在食管导联中显示右心房电位在左心房电位前（箭头所示）。纸速：100mm/s。

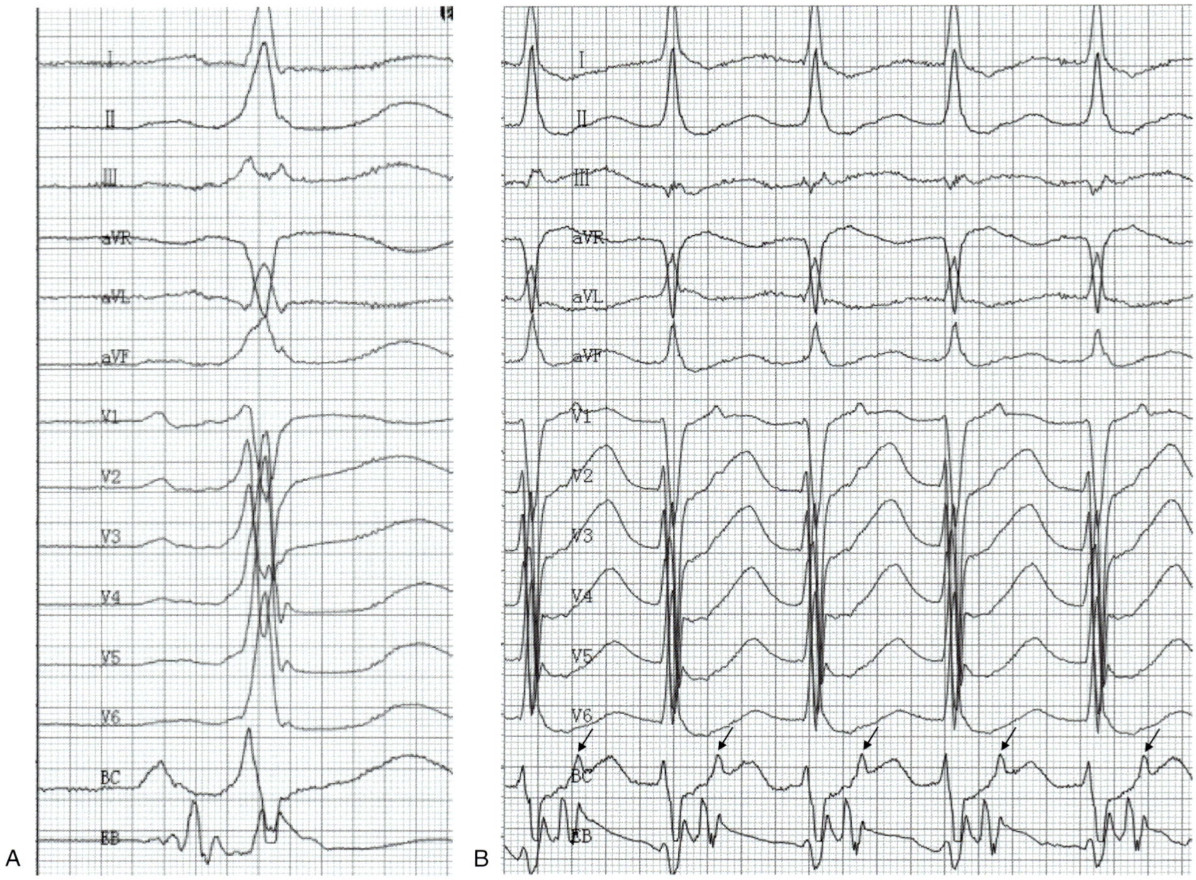

图 4–9 (A)窦性心律时，显示 BC 导联中右心房电位在前，EB 导联中左心房电位在后(100mm/s)。(B)顺向型房室折返性心动过速时，显示 EB 导联中左心房电位在前，BC 导联中右心房电位在后(箭头所示)(50mm/s)。

第 2 节　分析心律失常

窦房结是心脏正常激动的起搏点，但窦房结本身的电活动在体表心电图上无法记录到，故只能通过心房激动波 P 波的表现来诊断心律失常，如 P 波的形态、P–R 间期、P 波与 QRS 波的关系。发生心律失常时常因 P 波重叠在 QRS 波或者 T 波之中不易辨认，给诊断带来困难。而食管导联心电图具有 P 波高大、清晰且不会被掩盖的特点，刚好能弥补体表心电图的不足，为心律失常的正确诊断提供了重要的依据。

一、窦性心律失常

1.窦性静止或窦房传导阻滞

窦性静止或者窦房传导阻滞时，长间歇后的 P 波可能埋藏在房室交界区或室性逸搏的 QRS 波中。当存在心房肌纤维化病变时，心房电激动明显减弱，或者当心房细微纤维颤动时，在体表导联看不到心房激动波，易误诊为窦性静止。此时依据食管导联心电图显示出的心房激动波能做出明确诊断(图 4–10)。

2.窦性心动过速伴不同比例的房室传导

由于房室间存在不同程度的传导，P 波与 QRS 波或 T 波重叠时会被掩盖，食管导联中高尖的窦性 P 波能明确房室传导关系(图 4–11)。

3.窦性心动过速伴束支传导阻滞

当完全性束支传导阻滞患者发生窦性心动过速时，因频率较快，窦性 P 波落在 T 波中，不易与其他原

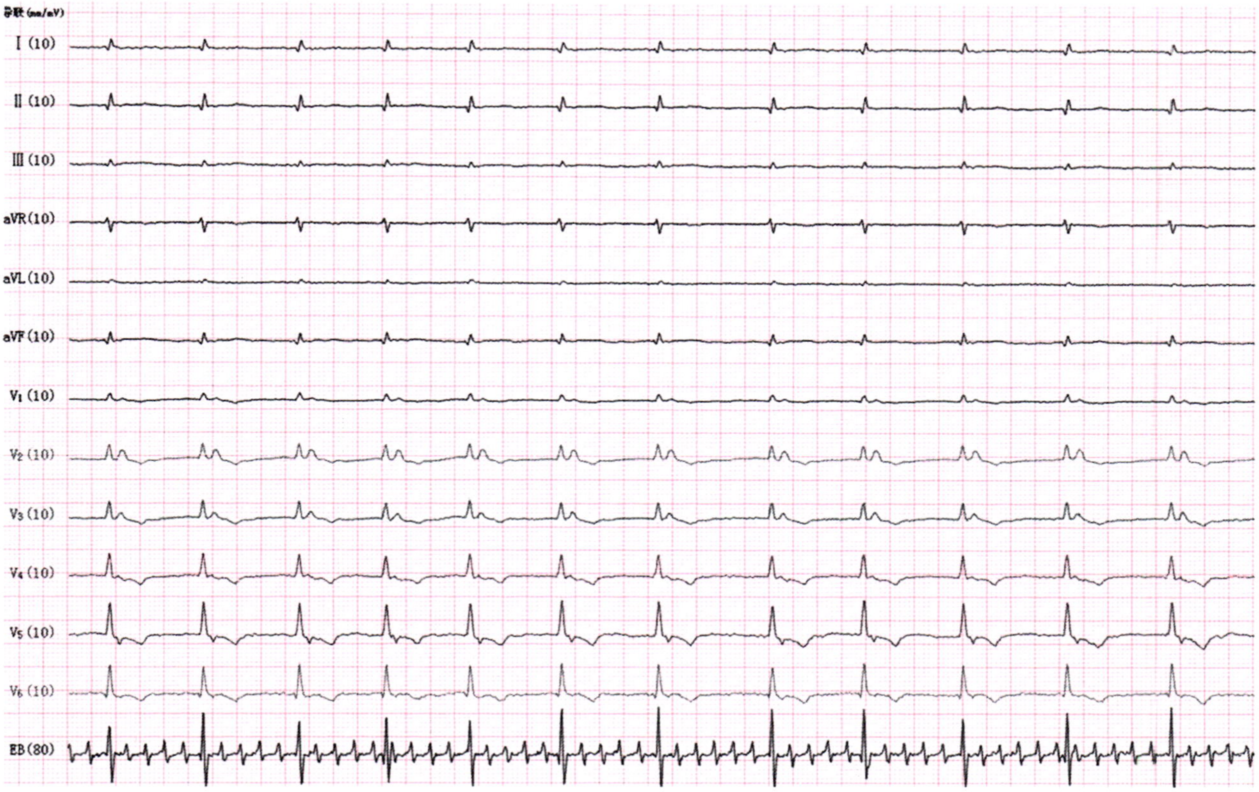

图 4–10　食管导联显示心房扑动。图示 12 导联加双极食管导联同步记录，常规心电图中 QRS 波低电压伴右束支传导阻滞，R–R 间期在 700~960ms 略不规则，未见心房激动波。双极食管导联中可以清晰见到频率为 375 次/分的心房扑动波，房室间分别呈 4:1、5:1 传导。

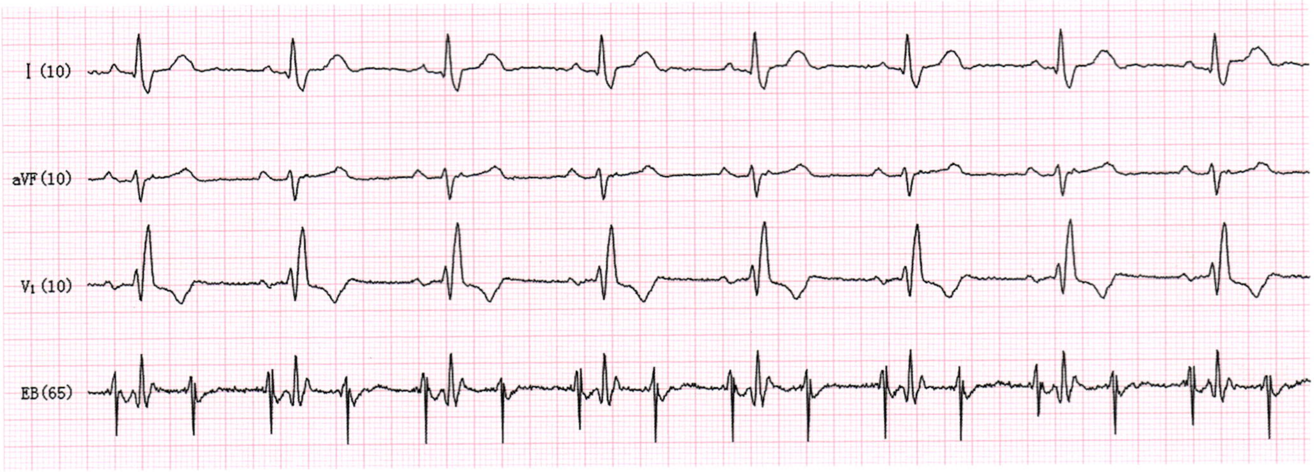

图 4–11 体表心电图诊断:窦性心动过缓完全性右束支传导阻滞。EB 导联联合体表心电图诊断:窦性心动过速,呈 2:1 房室传导,完全性右束支传导阻滞。EB 导联清晰显示出埋藏在 T 波顶峰处的 P 波,P 波在 I、aVF 导联直立。P–P 间期基本匀齐,心房率约为 105 次/分,每两个 P 波有一个下传心室产生 QRS 波,形成 2:1 房室传导。

因形成的宽 QRS 波相鉴别,但食管导联中高尖的窦性 P 波可清楚显示窦性心动过速的特征(图 4–12)。

二、房性心律失常

1.正常心房间传导

窦性心律时,心内膜标测显示高位右心房或中位右心房最早激动,在向低位右心房传导的同时,激动沿 Bachmann 束、房间隔或冠状窦传导至左心房。心腔内电位标测与体表导联同步记录时,显示 V_1 导联的 P 波起始点代表了右心房开始激动,食管导联高尖 P 波的起始点则表明左心房开始激动。此时通过测量 V_1 导联 P 波起始至食管导联 P 波起始的间距,可以准确了解房间传导时间。通过经食管起搏左心房,测量电脉冲后的食管导联 P 波起始至 V_1 导联 P 波起始,同样可测出左心房至右心房的逆向房间传导时间(图 4–5、图 4–6 和图 4–13)。

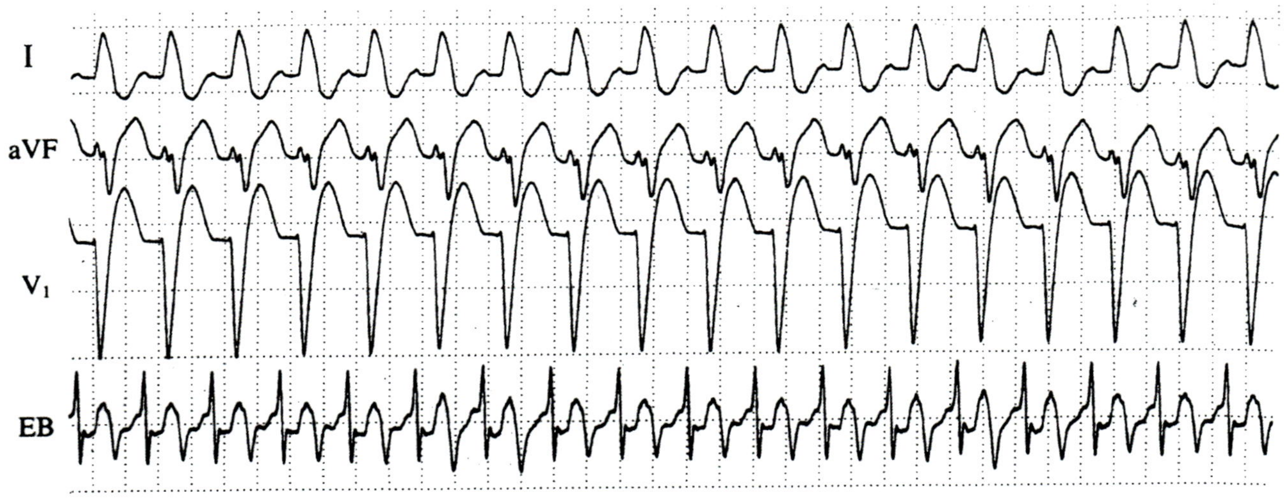

图 4–12 窦性心动过速伴完全性左束支传导阻滞。左束支传导阻滞型宽 QRS 波心动过速,体表心电图中 P 波不清,类似室性心动过速。滤波双极食管导联中,在 QRS 波前可见高尖窦性 P 波,在心率减慢后仍为完全性左束支传导阻滞,表明为窦性心动过速伴完全性左束支传导阻滞。

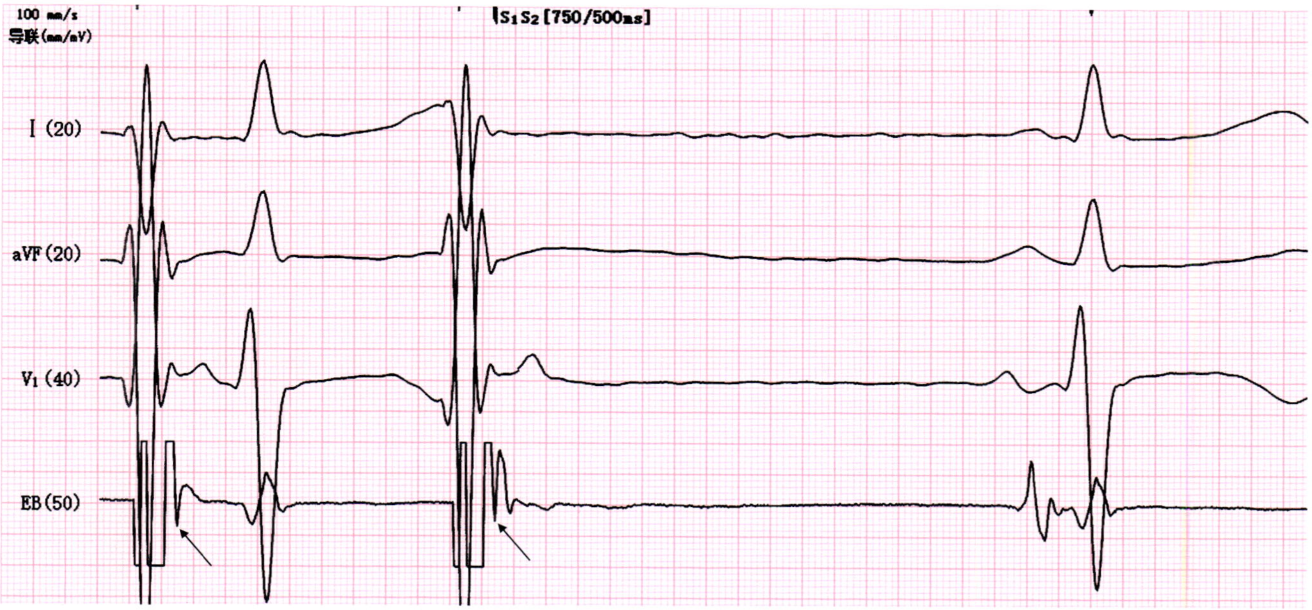

图 4-13　正常心房间传导(100mm/s)。图示窦性心律时,V_1 导联 P 波早于食管导联 P 波出现,右心房至左心房传导时间为 50ms。经食管起搏左心房时,食管导联刺激波后的左心房电位(箭头所示)至 V_1 导联右心房电位的传导时间仍为 50ms。

2.不完全性心房内传导阻滞

(1)右心房至左心房传导延缓:当心房间存在传导障碍时,在体表心电图上,通常依据Ⅱ导联与 V_1 导联的 P 波时限或两峰间距来了解右心房至左心房的传导情况。但是 P 波是整个心房激动的综合向量形成,代表左心房激动的起点并不明确,无法准确测量右心房至左心房的传导时间,更不能测量左心房内的传导时限。当两侧心房间存在传导障碍时,从Ⅱ导联与 V_1 导联的 P 波起始到食管导联高尖 P 波起点的传导时间会延长。食管导联中右心房电位清晰时,不但能更准确地了解到右心房到左心房的传导延缓时间,还可以精准测量左心房内传导时限(图 4-14 至图 4-16)。

(2)左心房至右心房传导:左心房至右心房传导时间可通过左心房节律时测量食管导联 P 波起始至 V_1 导联 P 波起始来判断。当经食管起搏左心房时,测量食管导联中左心房电位起始至 V_1 导联右心房电位起始的间距,或者测量 V_1 导联 P 波双峰间距来了解逆向房间传导时间(图 4-6 和图 4-13)。

(3)左心房室间期(LAVI):心脏同步是保障良好心功能的重要因素,包括房室同步和心室同步,其中以房室同步更为重要。除右心的房室同步外,还有左心的房室同步,其决定着心脏最重要的功能。对于接受了起搏器植入的患者来说,当右心房、右心室均起搏时,设置不同的房室间期后,左心房室间期可能延长或缩短,从而影响心功能。因为左心房室间期不适当导致的房室不同步将直接使植入起搏器患者的左心室充盈量减少,进而导致心输出量下降,久而久之,会使患者的心功能受损。因此,起搏器随访除了关注房室间期外,还更应关注起搏器植入后的左心房室间

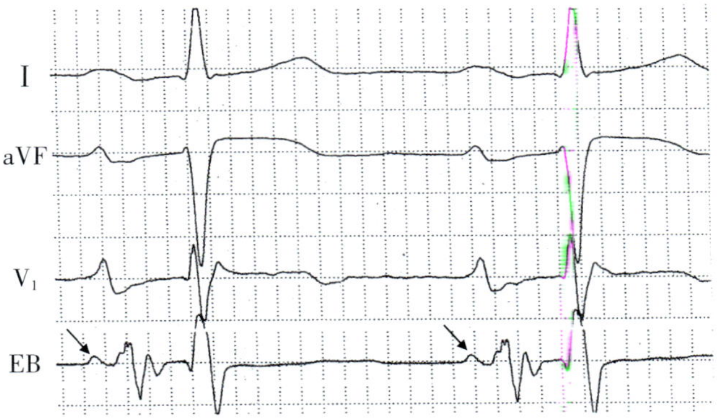

图 4-14　右心房至左心房传导延缓,为 100mm/s。图示窦性心律,Ⅰ导联显示 P 波时限为 140ms,滤波双极食管导联中高尖的左心房电位前可见到低矮圆钝的右心房电位(箭头所示)。测量食管导联右心房电位起始至左心房电位起始时间为 60ms,左心房电位时限为 100ms,P 波时限增宽主要发生于左心房内传导时间的延长。

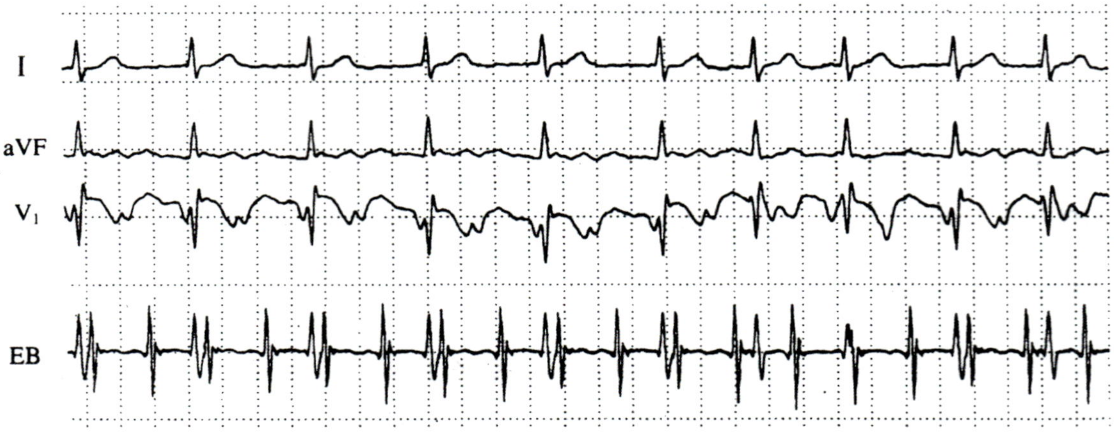

图 4–15　不完全性心房内传导阻滞的心房标测。图示房性心动过速，P–P 间期为 340ms，频率为 176 次/分，房室大部分呈 2:1 传导。P 波在 V_1 导联先出现，食管导联中尖锐的高大 P 波后出现，PV_1–PEB 间期长达 160ms，表明右心房至左心房发生了传导延缓。

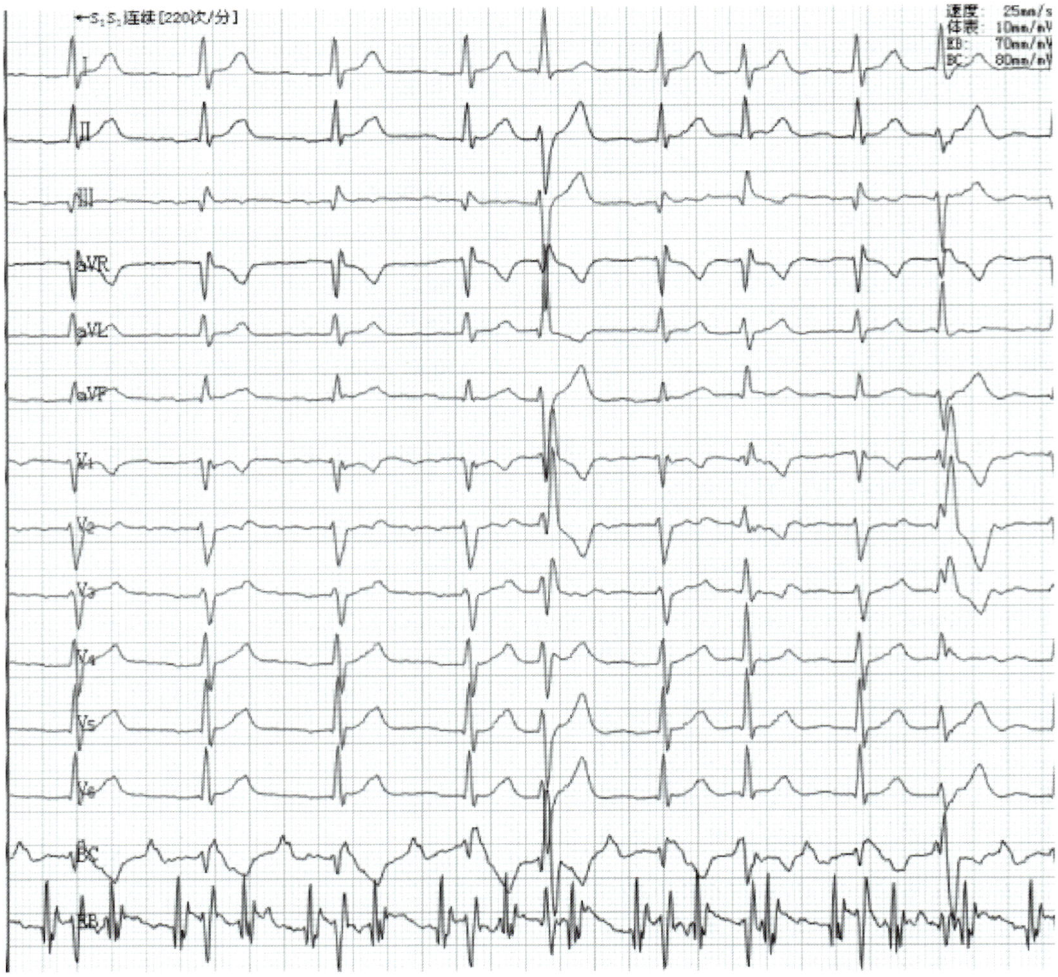

图 4–16　右心房至左心房传导延缓。图示房性心动过速患者的体表心电图表现类似窦性心律伴室性期前收缩。体表心电图 P 波不清，特别是 V_1 导联 P 波起始模糊，不能分辨出 P 波的起始，无法准确测量出右心房到左心房的传导时间。通过 BC 导联（双极 V_1 导联）和滤波双极食管导联，可以清楚地看见代表右胸的 BC 导联上的 P 波远远提前于食管导联的 P 波出现，PBC–PEB 间期为160ms，提示右心房至左心房的传导时间延长。此外，从滤波双极食管导联中可以清楚看到隐藏在 T 波中的异位 P 波，每两个异位 P 波中有一个下传心室产生了 QRS 波，证实为房性心动过速 2:1 房室传导，宽大畸形的 QRS 波为房性激动下传伴室内差异性传导。

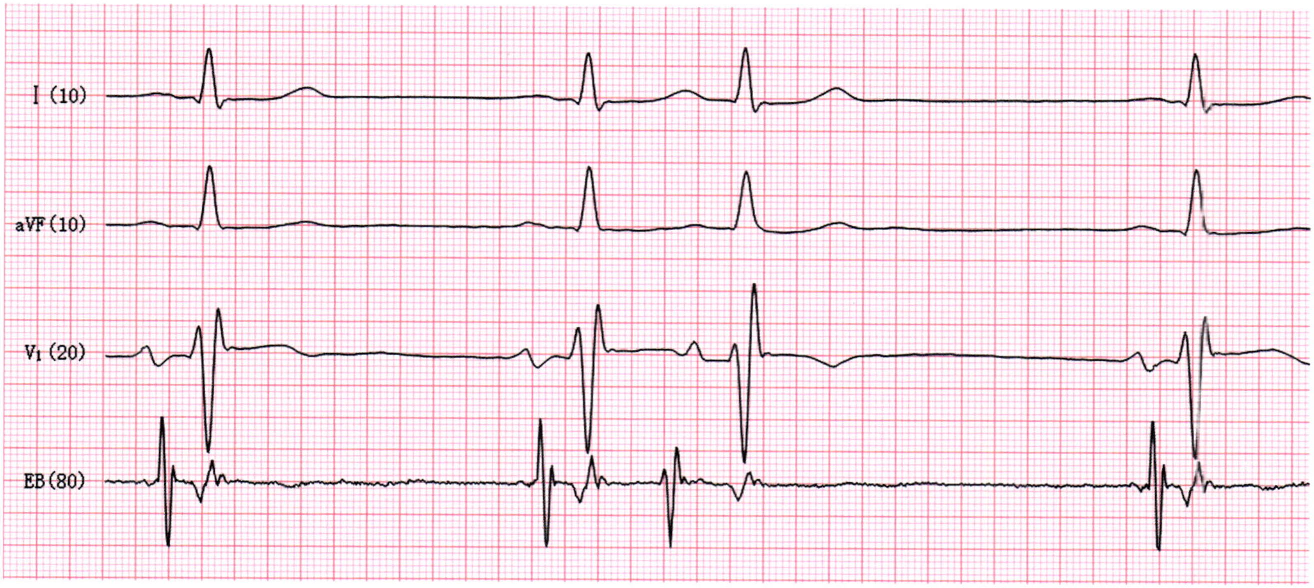

图 4–17　房性期前收缩的定位(50mm/s)。图示窦性心律，房性期前收缩。第三个 QRS 波为提前出现的房性期前收缩下传心室所形成，双极食管导联中高尖的左心房电位早于 V_1 导联 P 波出现，表明房性期前收缩起源于左心房。

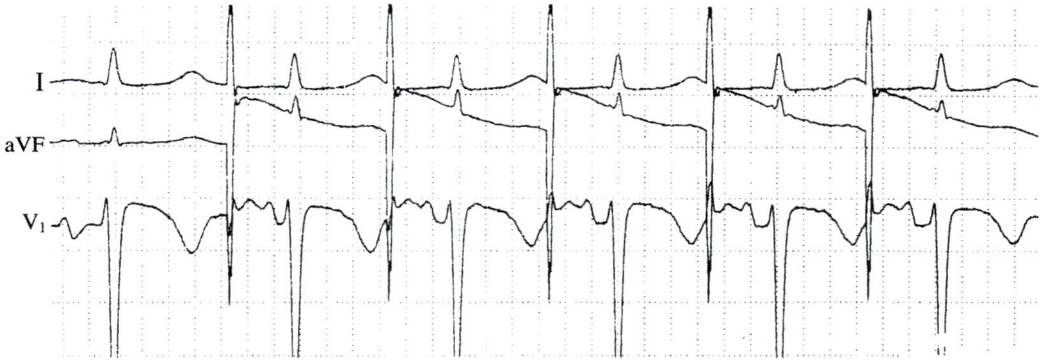

图 4–18　左心房至右心房传导延缓。窦性心律，采用频率 100 次/分的心房定数刺激，可见起搏脉冲后 P 波呈双峰样改变，测量 V_1 导联 P 波双峰间距为 220ms，表明左心房到右心房传导时间延长。

期。但左心房室间期在体表心电图上不容易被监测到，当没有心室内传导阻滞时，体表心电图的 P–R 间期几乎等于从心房 P 波的起始到右心室激动的起始，也就是右心房室间期。而左心房室间期在体表心电图上不能明确，这也是左心房室同步被忽略的一个原因。例如，AAI 起搏模式中，右心耳起搏将使原来的房间传导时间延长，若此前有房间传导阻滞，延长量会更大，房间传导时间延长将使左心房室间期缩短。当左心房室间期<100ms 时，心房辅助泵不能发挥应有的作用，使得左心房、左心室的机械同步性下降。观察起搏器术后房间传导时间和左心房室间期，为设置更优的起搏器 AV 间期提供了直接的证据，有利于对植入起搏器的患者术后进行个体化治疗。因食管导联心电图 P 波高大且易于辨认，测量左心房室间期具有得天独厚的优势，可根据食管导联心电图测得的左心房室间期调整起搏器设置的 AV 间期(图 4–19)。

3.完全性心房内传导阻滞

当存在完全性心房内传导阻滞(心房分离)时，心房内通常存在窦性与异位两个激动点，在体表心电图中，异位激动点常因波形小而被其他波形掩盖。而食管导联心电图能显示出振幅矮小的异位心房激动波，

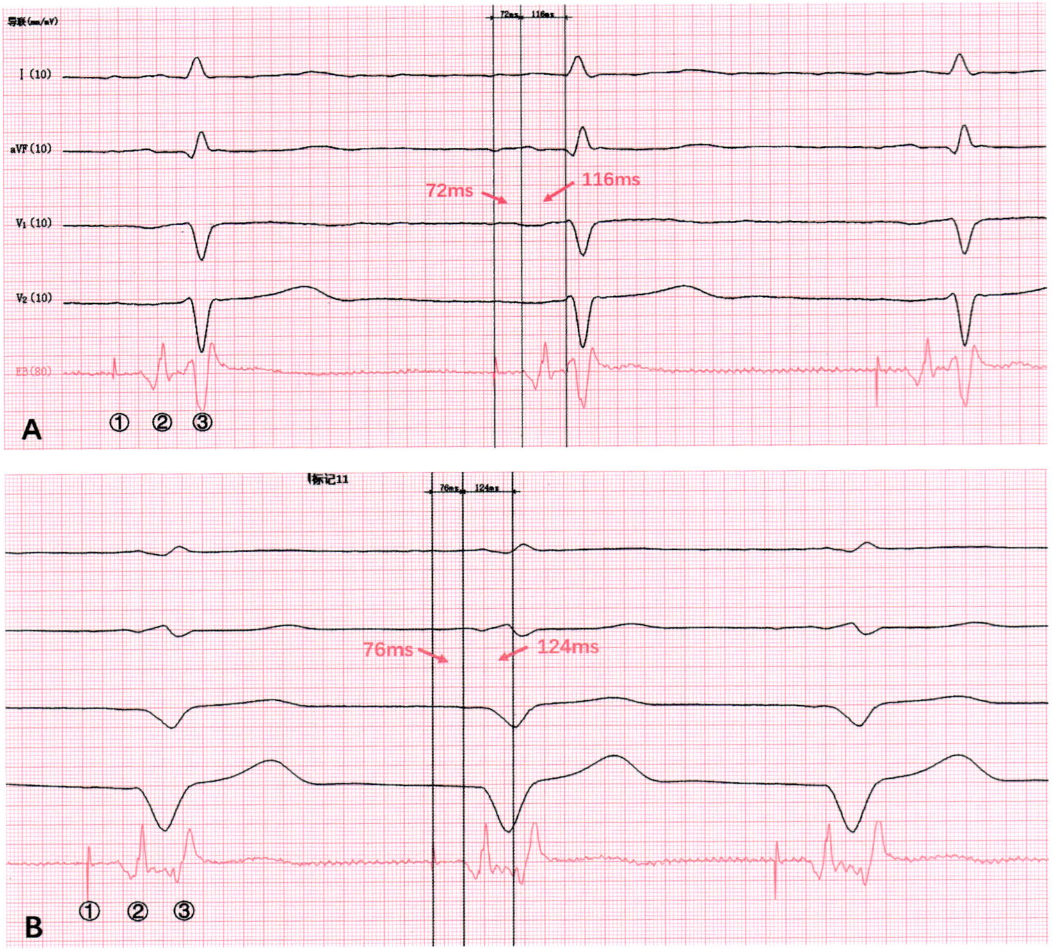

图 4–19 利用食管导联心电图检测“起搏”左房室间期。①心房起搏脉冲；②左心房波；③左心室波图。(A)AP–VS 为 60 次/分，食管导联可见右心房的起搏脉冲信号，在心房起搏脉冲后体表心电图低平，但食管导联可见清晰的左心房 P 波，证实右心房起搏后存在房间传导时间延长，此时测得房间传导时间为 72ms。在左心房 P 波后可见自身下传的 QRS 波，在体表心电图和食管导联上，该 QRS 波几乎同时出现，此时可以认为左、右心室几乎同时激动，QRS 波起始可作为左心室激动起始，此时测得左心房室间期为 116ms。(B)AP–VP 为 70 次/分，设置 PAV 间期为 120ms。食管导联可在心房起搏脉冲后记录到清晰高大 P 波，此时测得房间传导时间为 76ms，左心房室间期为 124ms。

从而明确诊断(图 4–20 和图 4–21)。

4.房性期前收缩

房性期前收缩由于较早出现，通常会落入房室交界区与心室不应期中，形成不同的心电图改变：①房性期前收缩合并心室内差异性传导时，提前发生的宽大畸形 QRS 波前见到相关的高尖 P 波，代偿间期不完全可排除室性期前收缩。②房性期前收缩二联律未下传心室，P 波隐埋在 T 波上，由于无正常 T 波比较不易辨认，易将房性期前收缩后产生代偿间期形成的长 P–P 间期误认为显著窦性心动过缓。③房性期前收缩沿房室旁路下传心室，P 波不清楚时容易误诊为室性期前收缩。但食管导联显示出的高尖 P 波能明确诊断(图 4–22 和图 4–23)。

5.房性心动过速或心房扑动合并 2:1 房室传导

因未下传的异位 P 波或 F 波落入 QRS 波中，被 QRS 波掩盖；另一个 P 波或者 F 波位于两个 QRS 波之间，极容易误诊为窦性心动过速，有时在单级食管导联中也不易显示异位 P 波或者 F 波，滤波双极食管导联则可以清楚地显示隐藏在 QRS 波中的心房激动而明确诊断(图 4–10、图 4–24 和图 4–25)。

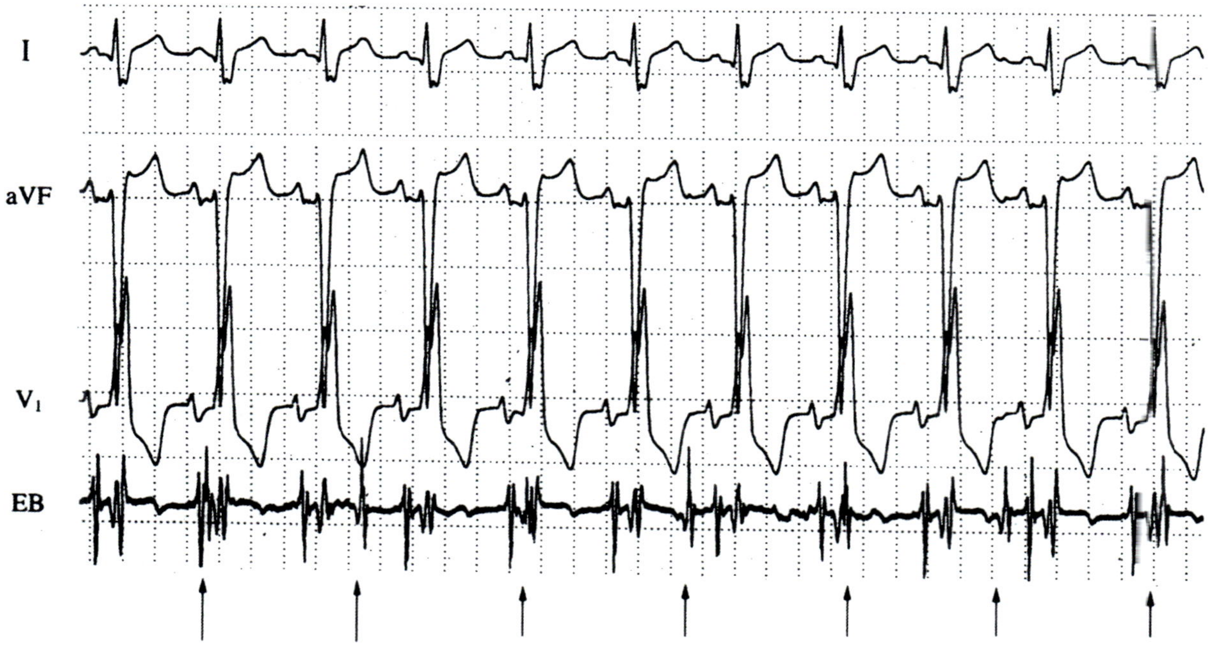

图 4-20　完全性心房内传导阻滞(心房分离)。同种异体原位心脏移植患者,体表心电图表现为完全性右束支传导阻滞伴左前分支传导阻滞,只见一种 P 波。但滤波双极食管导联中可见到两种高大 P 波,一种 P 波后跟随 QRS 波,频率较快为移植的心脏产生。另一种 P 波频率较慢,其后无 QRS 波,为含有窦房结的自体残留心房组织激动形成(箭头所示)。两种 P 波互不干扰,形成特殊类型的心房分离。

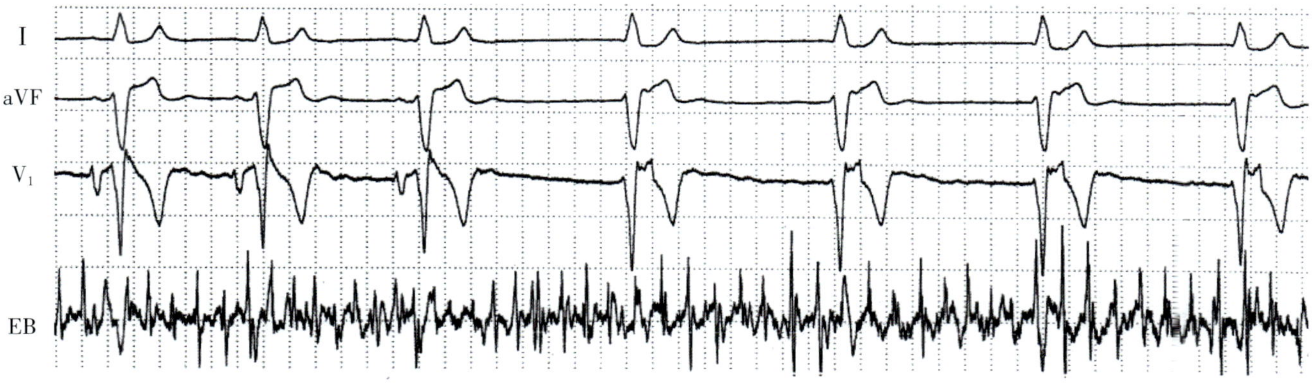

图 4-21　心脏移植形成完全性心房内传导阻滞(心房分离)。同种异体原位心脏移植患者,体表心电图显示 R_1-R_3 为窦性 P 波下传心室产生的 QRS 波,R_4~R_8 为交界性逸搏心律,其后可见倒置的逆行 P 波,为供体心脏形成,而双极滤波食管导联可见尖锐的、杂乱无章的心房颤动波,为受体心脏形成。

6.心房颤动合并心房扑动

当一侧心房存在心房颤动,而另一侧心房存在心房扑动时,体表心电图可出现不典型心房扑动的改变。心内标测导联及食管导联与体表导联可分别显示各自心电图特征(图 4-26 和图 8-18)。

7.心房颤动、心房扑动或房性心动过速合并房室传导阻滞

心房颤动时,部分 f 波太细小,体表心电图不能识别,在逸搏 RR 间期缓慢规则时,容易误诊为窦性停搏或者三度窦房传导阻滞,伴交界性逸搏心律。F 波或 P

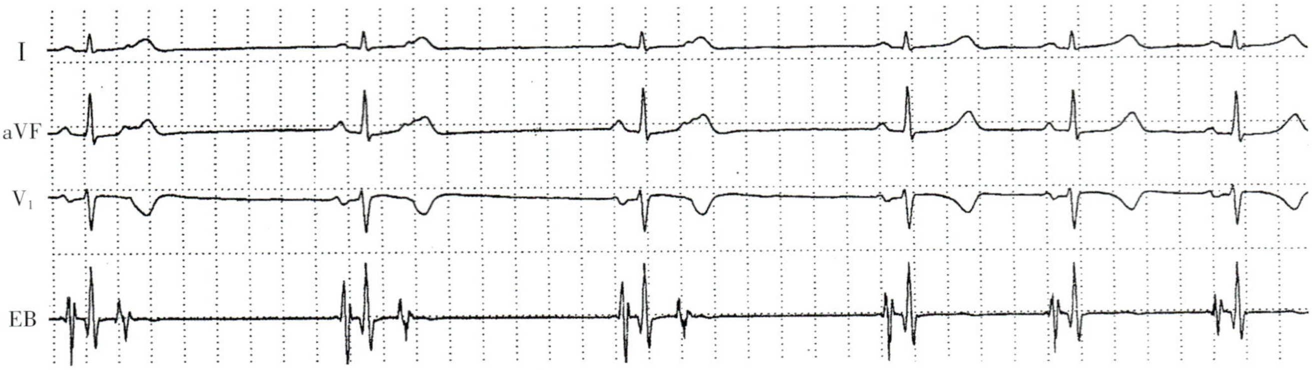

图 4-22 食管导联显示房性期前收缩二联律未下传。窦性心律，房性期前收缩二联律。滤波双极食管导联中可见提前出现的房性P波隐藏在T波的升支，形成房性期前收缩二联律未下传心室。

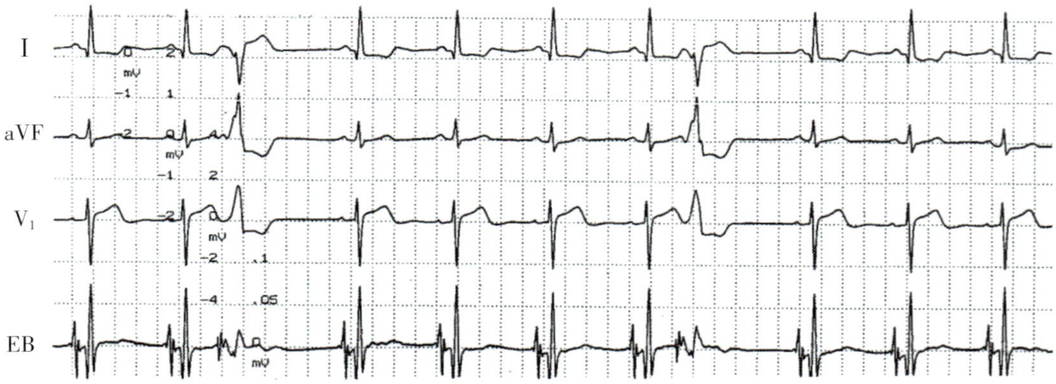

图 4-23 房性期前收缩显示隐性心室预激。窦性心律，R_3、R_8为提前出现的宽大畸形的QRS-T波，体表导联看不清楚其前的P波，易误诊为室性期前收缩。食管导联可以很清楚地看见在宽大畸形的QRS波前方有一个高尖的P波，其形态与窦性P波形态不一样，另可见宽大畸形的QRS波起始部有明显的预激波，在V_1导联向上，诊断为房性期前收缩沿左侧房室旁路下传心室。

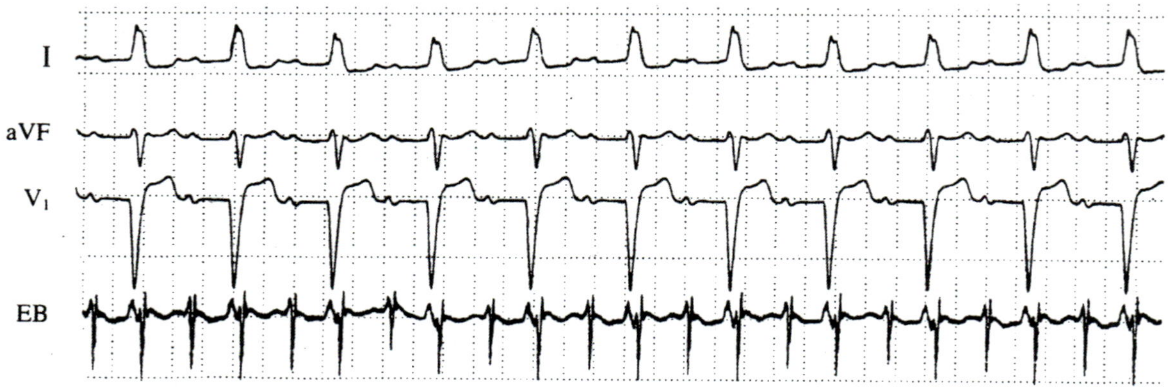

图 4-24 右侧房性心动过速2:1房室传导合并完全性左束支传导阻滞。图示P波在I、aVF导联直立，V_1导联呈正负双相、规则出现，P-P间距0.66s，P-R间距0.28s，QRS波呈左束支传导阻滞型，时限0.12s，类似窦性心律，一度房室阻滞伴完全性左束支传导阻滞。但在双极食管导联中却清晰显示出隐藏在QRS波中尖锐高大的P'波，P'-P'间距0.33s，频率为182次/分，P'-P'之间可见等电位线，发生房室2:1传导时不终止心动过速，说明房室结及心室不是折返必需部位，为房性心动过速。而且V_1导联的P波领先于食管导联，证实为右侧房性心动过速2:1房室传导合并完全性左束支传导阻滞。

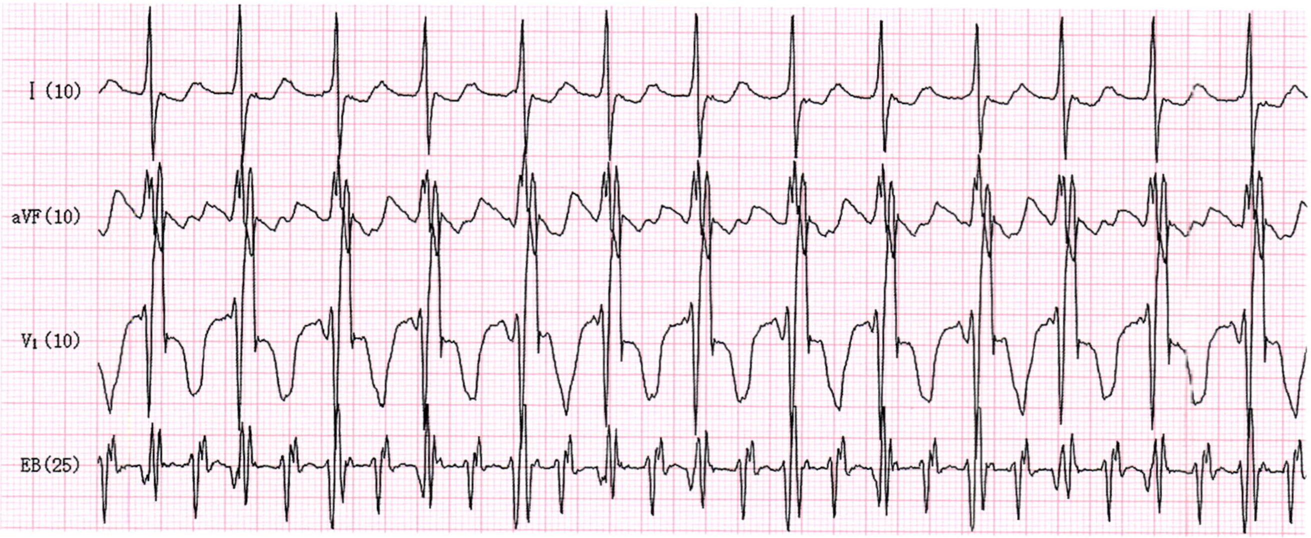

图 4–25　心房扑动 2:1 房室传导合并完全性右束支传导阻滞。心房扑动患者的体表心电图表现类似窦性心动过速伴完全性右束支传导阻滞，而滤波双极食管导联中可清楚显示隐藏在 QRS 波中的 F 波，证实为心房扑动 2:1 房室传导合并完全性右束支传导阻滞。

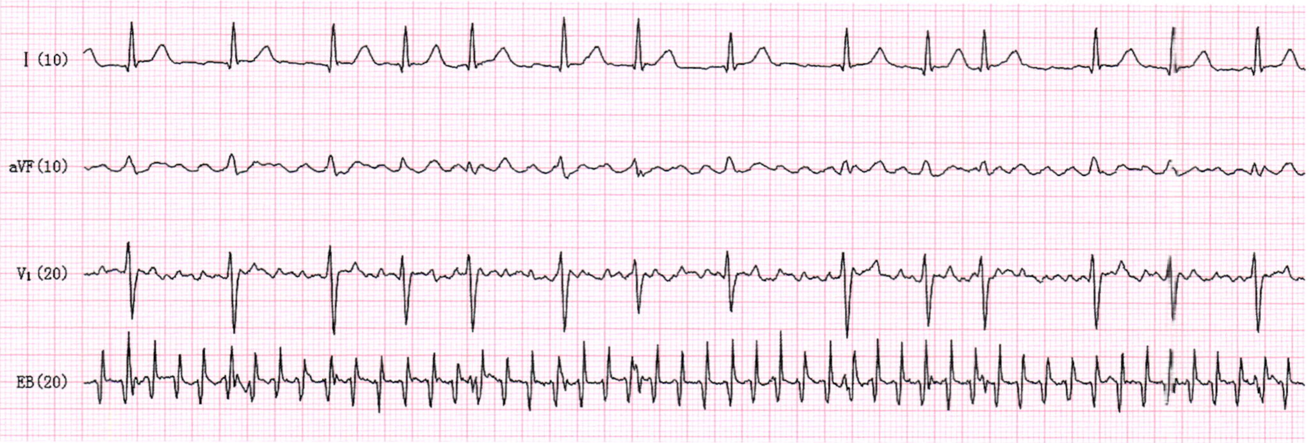

图 4–26　心房颤动合并心房扑动。体表心电图见 R–R 间期不规则，V_1 导联 P 波消失，出现形态各异、大小不等的 f 波，诊断为心房颤动。而食管导联中可见形态大小一致，频率为 330 次/分的规则的 F 波，提示右心房存在心房颤动，而左心房存在心房扑动。

波在体表心电图不能识别，仅依赖 QRS 波容易误诊。食管导联可以清楚地显示快速而紊乱的 f 波或规则的 F 波、P 波，从而明确诊断(图 4–10、图 4–27 和图 4–29)。

三、房室传导阻滞

1.一度房室传导阻滞

在临床上，P–R 间期延长并不少见，只要 P 波清楚就容易诊断。但是当 P–R 间期显著延长，并且合并其他心律失常时，极易出现漏诊或者误诊。合并窦性心动过速时，P 波和 T 波融合在一起，类似 T 波呈双峰伴切迹，从而误诊为加速性交界性逸搏心律。窦性心动过缓时，因容易出现交界性逸搏，P–R 间期延长时，就容易发生不完全性干扰性房室分离，从而误诊。

2.二度房室传导阻滞

单独的二度房室阻滞不难诊断，但是对于有 QRS 波脱漏形成的长 RR 间期时，容易出现次级异位点逸搏，从而使心电图的诊断变得复杂。逸搏在条件合适

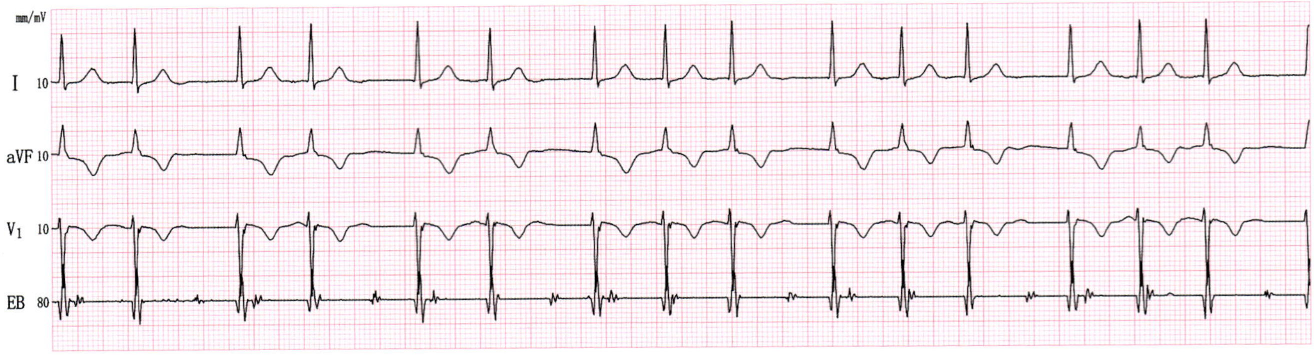

图 4–27 食管导联显示类似心房颤动的房性心动过速。房性心动过速患者的体表心电图未见 P 波，R–R 间期不规则，类似心房颤动。但从食管导联心电图上可以清晰看见规则且频率为 120 次/分的 P 波，房室之间分别呈 3:1 和 4:1 传导。

时可连续发生≥3 次，并与适时出现的室上性基本心律构成房室脱节，如果房室脱节持续较长时间，心室率又慢，此时容易误诊为三度房室传导阻滞。

3.三度房室传导阻滞

所有心房激动均不能下传心室，心电图表现为 P 波与 QRS 波无固定传导关系，QRS 波时限正常或者宽大畸形，心室率一般<45 次/分，心房率快于心室率。有时因 P 波重叠在 QRS 波或者 T 波上，导致诊断困难或者误诊。食管导联心电图能显示出清晰、高大的 P 波与 QRS 波的关系，弥补体表心电图的不足，从而明确诊断(图 4–28)。

四、窄 QRS 心动过速

1.房性心动过速

在体表心电图上，房性 P 波的形态取决于房性期前收缩的部位，能否 1:1 下传心室取决于房室结的前向传导功能，当房性 P 波起源于窦房结附近且 1:1 下传心室时，容易误诊为窦性心动过速；当房室结的前向传导能力减弱，可出现房室文氏型或者 2:1 下传心

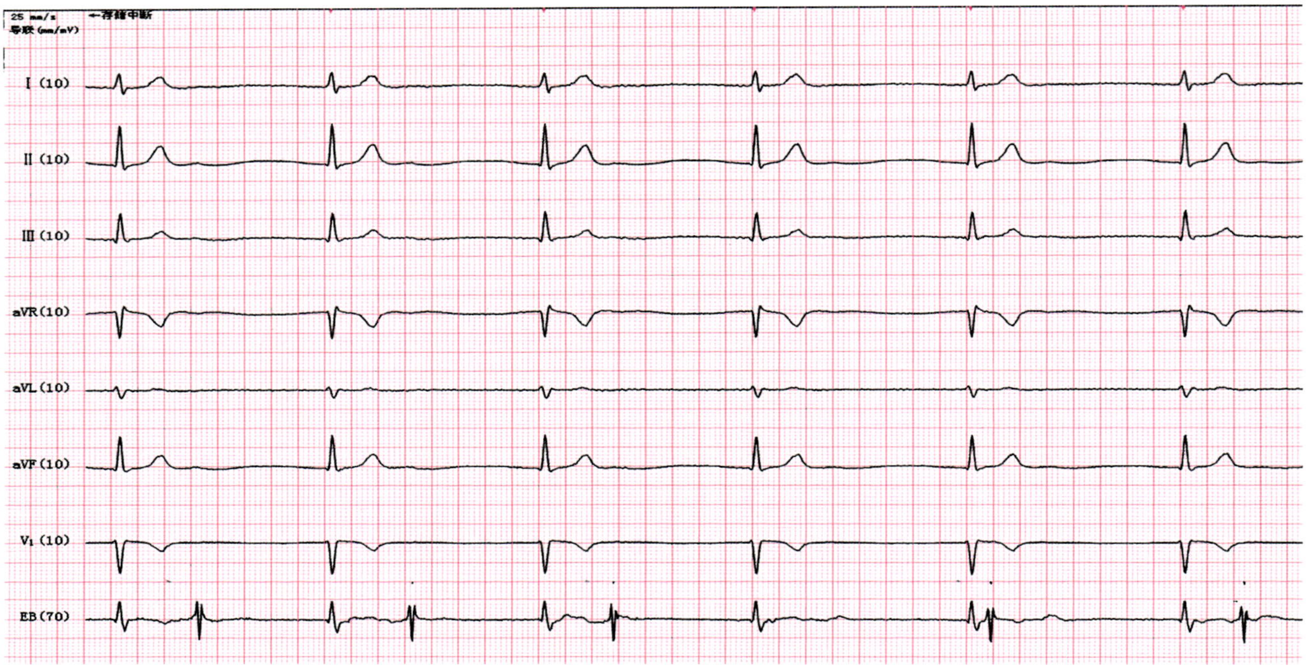

图 4–28 食管导联显示窦房传导阻滞与三度房室传导阻滞。

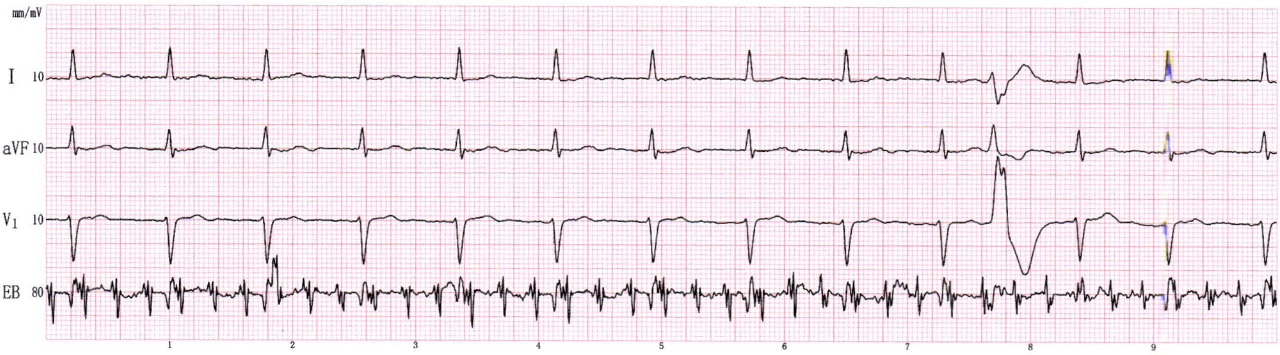

图 4–29 食管导联心电图显示心房扑动。常规心电图未见明显心房波，室性期前收缩后代偿间期内亦无法明确基础节律，R–R间期基本规则，不符合心房颤动心电图特点，使得心电图诊断困难。经记录食管导联心电图可以明确心房扑动波呈 3:1 房室传导。纸速：25mm/s。

室，此时房性 P 波容易隐藏在 QRS 波中而不易识别。食管导联心电图可以清楚地识别出 P 波，而且可以根据 P 波的形态初步判断出房性心动过速的起源部位。与 V_1 导联同步记录时，还可以反映出心房间的传导情况（图 4–24 和图 4–30）。

2.房室结折返性心动过速

房室结折返性心动过速是在房室结快径路与慢径路之间形成的折返性心动过速，最常见的为慢–快型房室结折返性心动过速。根据前向传导和逆向传导的速度不同，体表心电图表现出 3 种形式：①前向传导的速度快于逆向传导的速度，逆行 P 波重叠在 QRS 波终末部分，在 V_1 导联形成假性“r”波，在Ⅱ、Ⅲ、aVF 导联形成假性“s”波。②逆向传导的速度快于前向传导的速度，逆行 P 波的后半部分重叠在 QRS 波起始，前半部分在Ⅱ、Ⅲ、aVF 导联形成假性“q”波。③逆向传导和前向传导的速度相等，逆行 P 波隐藏在 QRS 波中。以上 3 种情况无论哪一种情况发生，在体表心电图上，R–P⁻间期<90ms。正常 QRS 波的时限在 80~100ms，体表心电图较难判断。食管导联心电图因 P 波

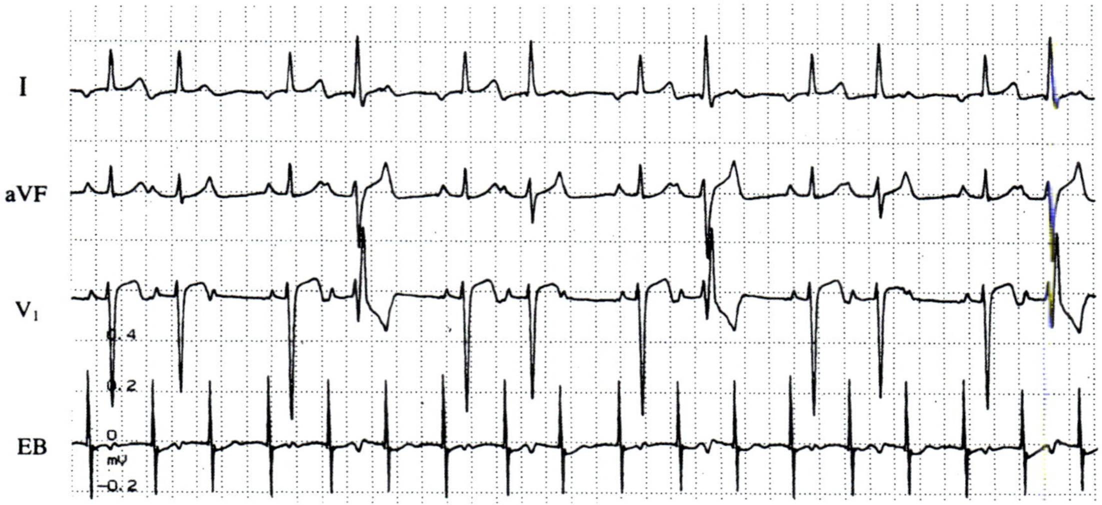

图 4–30 左侧房性心动过速合并 3:2 房室传导。房性心动过速患者的体表心电图显示 P–P 间期匀齐，心房率约为 136 次/分，部分 P 波重叠在 T 波顶峰，食管导联的 P 波比 QRS 波更高、更大，P–R 间期逐渐延长，第 3、6、9、12、15 个 P 波后 QRS 波脱漏，心动过速没有终止，且 P–P 间期未发生改变，说明心动过速的周长未发生改变。每三个 P 波中有两个下传心室形成 QRS 波，房室之间呈 3:2 传导，且 EB 导联的 P 波早于 V_1 导联的 P 波，明确该心动过速的性质为左侧房性心动过速合并 3:2 房室传导。

振幅高大，可以根据逆向传导 P 波发生的部位及其与 QRS 波的关系，准确测量出从 QRS 波起始至逆向传导 P 起始之间的距离，R–P^-间期<70ms 即可做出慢–快型房室结折返性心动过速的诊断（图 4–31）（详见第 11 章第 3 节）。

3.顺向型房室折返性心动过速

房室折返性心动过速是预激旁路参与的折返性心动过速，顺向型房室折返性心动过速占 90%。心动过速时，激动经房室结–希浦系统前向传导，房室旁路逆向传导，房室旁路同侧心房、心室都参与心动过速的形成。当其中任何一个部位处于有效不应期时，心动过速会立即终止。体表心电图上，R–R 间期基本规则，逆行 P 波在 QRS 波之后，R–P^-间期>90ms，$R-P^- < P^- -R$。当逆行 P 波低平而不易找到起点，或者心动过速发作频率较快、逆行 P 波不清楚时，诊断较困难，而食管导联记录到的高尖 P 波可以准确测量 R–P^-间期时限。此外，不同部位的房室旁路逆向传导心房时，心房的最早激动点及除极方向不同，体表各导联上 P 波的方向和形态也会不同：①左侧房室旁路逆向传导时，左心房先激动，右心房后激动，逆行心房激动呈左侧偏心性，食管导联 R–P^-间期<V_1 导联 R–P^-间期（图 4–32 和图 4–33）。②右侧旁路逆向传导时，右心房先激动，左心房后激动，食管导联 R–P^-间期>V_1 导联 R–P^-间期。因此，观察各导联逆向传导 P 波的方向和形态对于隐匿性房室旁路初步定位有重要作用（详见第 11 章第 4 节）。

4. 顺向型房室折返性心动过速合并慢–快型房室结折返性心动过速

两者在心动过速的频率、QRS 波形态方面极为相似，当逆行 P 波不清楚时，鉴别较为困难：①顺向型房室折返性心动过速时，因心室激动后折返激动才沿房室旁路逆向传导至心房，逆行 P 波出现在 ST 段上，食管导联 R–P^-间期>90ms。②慢–快型房室结折返性心动过速时，心房心室几乎同时激动，食管导联中 P 波与 QRS 波重叠在一起，R–P^-间期<70ms。③当慢–快型房室结折返性心动过速和顺向型房室折返性心动过速间歇或交替发生时，在体表导联与食管导联心电图上会表现出各自的特征（图 4–34）。

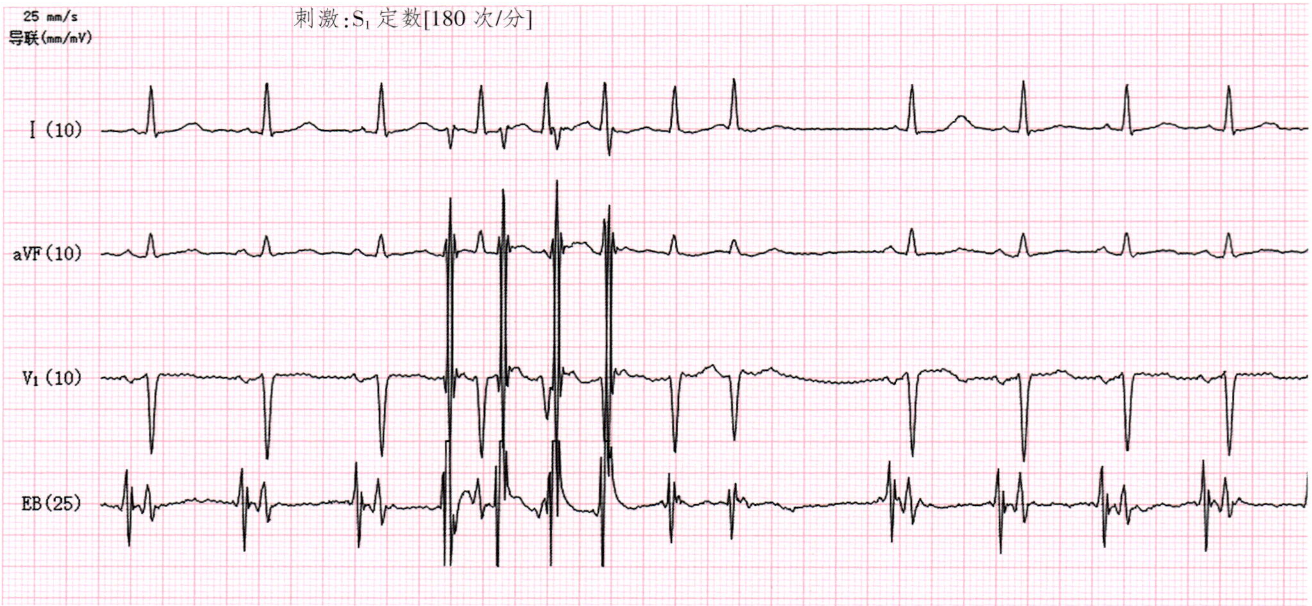

图 4–31 逆行 P 波显示慢–快型房室结折返心搏。图示食管心脏电生理检查，窦性心律时心电图正常。经食管给予心房 180 次/分的 S_1S_1 定数刺激，见第一次 S–R 间期为 140ms、第二次、第三次 S–R 间期逐渐延长，第四次 S–R 间期突然延长至 400ms 时诱发窄 QRS 波折返心搏，R–R 间期为 360ms，体表导联未见 P 波，食管导联导联中可见高尖的 P^-波与 QRS 波重叠在一起，R–P^-间期<70ms，表明诱发了两次慢–快型房室结折返心搏。

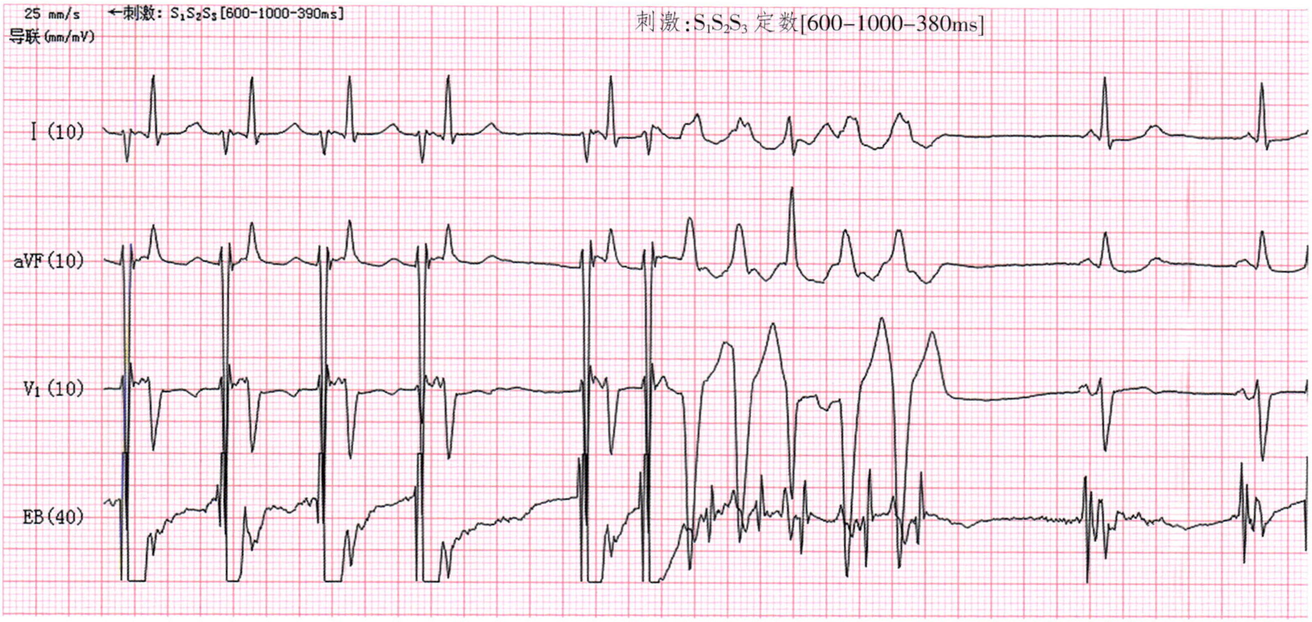

图 4-32　顺向型房室折返性心动过速，左侧偏心性逆行 P 波。给予心房 $S_1S_2S_3$ 程序刺激后，诱发短串宽 QRS 波心动过速。QRS 波呈左束支传导阻滞图形，食管导联可见每个 QRS 波后方均有一逆行 P 波，食管导联 $R-P^-$ 间期<V_1 导联 $R-P^-$ 间期，食管导联 $R-P^-$ 间期>70ms，符合左侧旁路逆传的偏心性激动顺序。

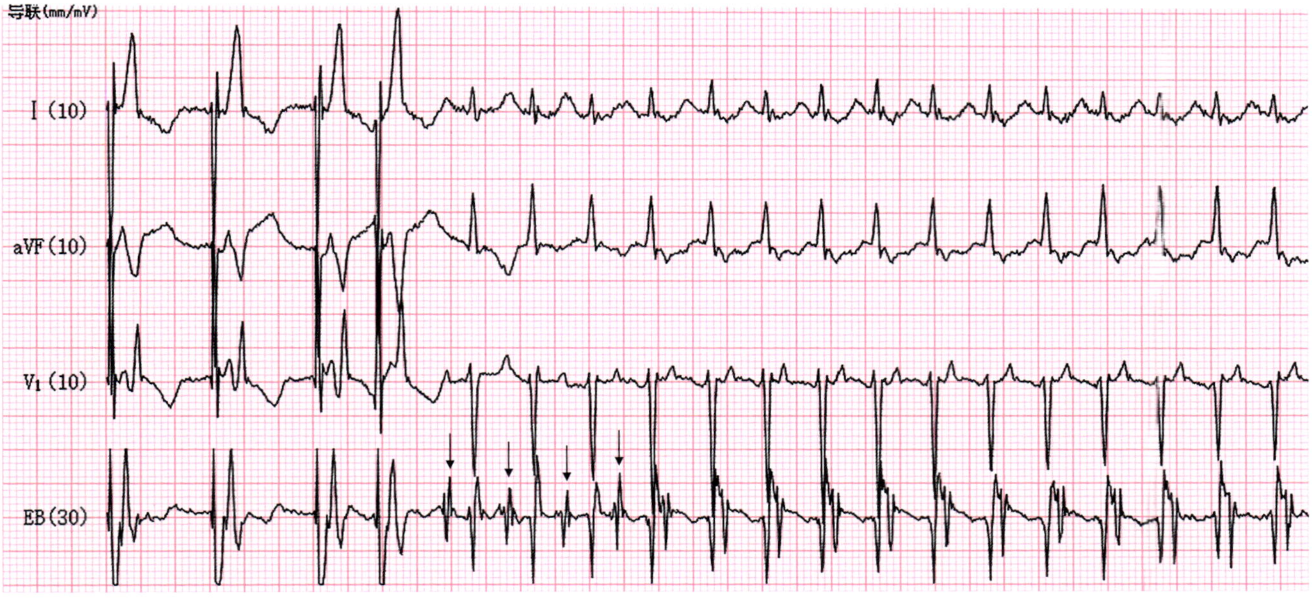

图 4-33　房性心动过速自行转变为顺向型房室折返性心动过速。显性左侧房室旁路患者的基础周长为 600ms，S_1S_2 为 340ms 时，心房期前刺激，心房刺激下传的 QRS 波呈 A 型心室预激图形。随后诱发窄 QRS 波心动过速，从体表心电图无法判断出心动过速的性质。从食管导联心电图可以看出 P 波与 V_1 导联 P 波同时出现，第 1~4 个窄 QRS 波前的 P-P 间期与 R-P 间期不等(箭头所示)，为心房期前刺激诱发的短串房性心动过速。从第 4 个 QRS 波开始，其后窄 QRS 波心动过速 $R-P^-$ 间期相等，逆行 P 波在 aVF 导联倒置、在 V_1 导联直立，食管导联 $R-P^-$ 间期>70ms，食管导联 $R-P^-$ 间期<V_1 导联 $R-P^-$ 间期，表现出左侧心房偏心性激动顺序，符合左侧房室旁路逆传的顺向型房室折返性心动过速。

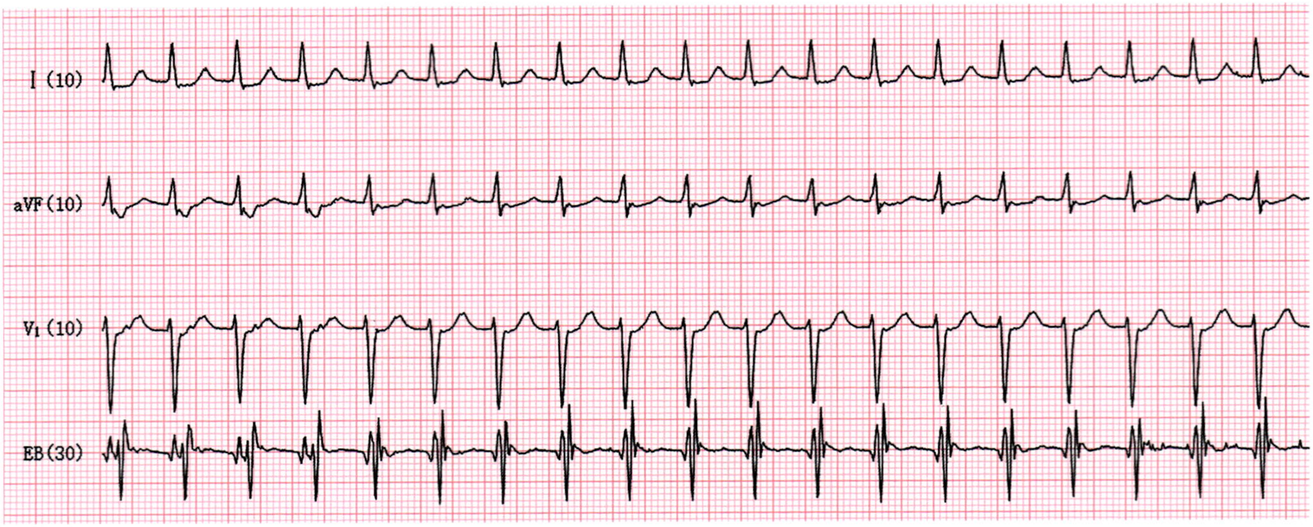

图 4-34 顺向型 AVRT 自行转变为慢-快型 AVNRT。图示经食管心房程控期前刺激诱发的窄 QRS 波心动过速，前 4 个心搏的逆行 P 波在 aVF 导联倒置、在 V_1 导联直立，食管导联的 R-P⁻间期为 100ms，领先于 V_1 导联，表现出顺向型房室折返性心动过速的心电图特征。自第 5 个心搏开始，aVF 导联中逆行 P 波消失，V_1 导联的 ST 段上可见假性 r 波，食管导联中的高大 P 波与 QRS 波重叠在一起，R-P⁻间期<70ms，表明为已自行转变为慢-快型房室结折返性心动过速。

五、宽 QRS 波心动过速

1.室性心动过速

①室性心动过速合并房室分离。室性心动过速时除出现窦性夺获、室性融合波等心电图改变外，约 70%伴有房室分离，出现心房波少于心室波的特点。②室性心动过速合并室房逆向传导。室性心动过速发生文氏型逆向传导时，在食管导联中可清楚测量出逐渐延长的 R-P⁻间期，最后出现逆行 P 波脱漏。③极少部分室性心动过速伴有室房 1:1 逆向传导（图 4-35 至图 4-39）。

2.室性心动过速合并心房颤动或心房扑动

当室性心动过速合并存在房性心律失常时，体表

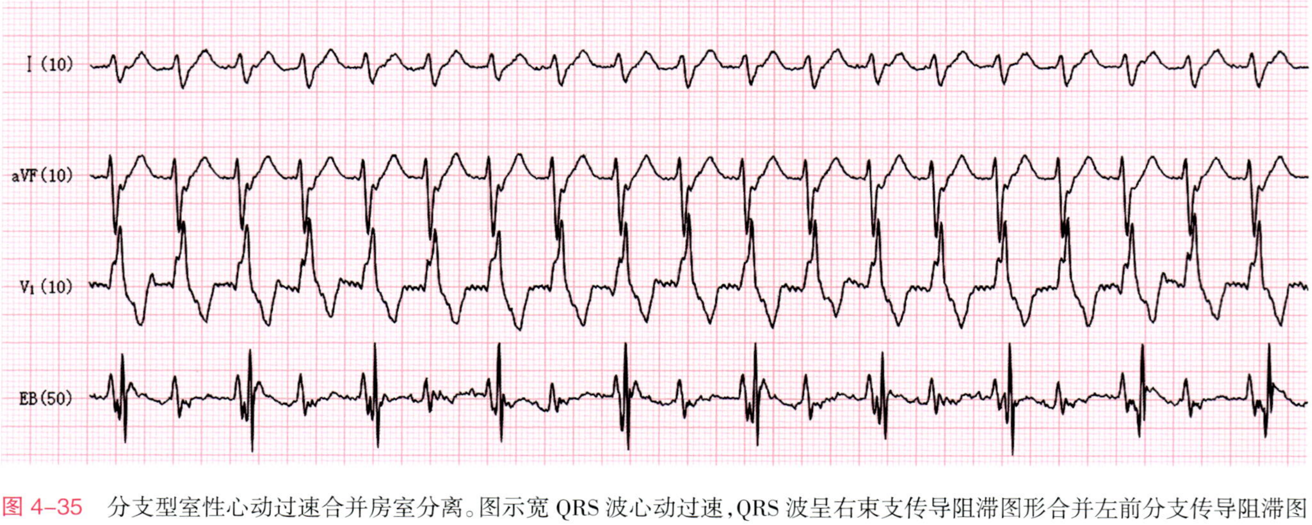

图 4-35 分支型室性心动过速合并房室分离。图示宽 QRS 波心动过速，QRS 波呈右束支传导阻滞图形合并左前分支传导阻滞图形，体表心电图未见 P 波，食管导联心电图可见高尖的 P 波重叠在 QRS 波中，P-P 间期规则，心房波少于心室波，心房与心室之间没有传导关系，可诊断为分支型室性心动过速合并房室分离。

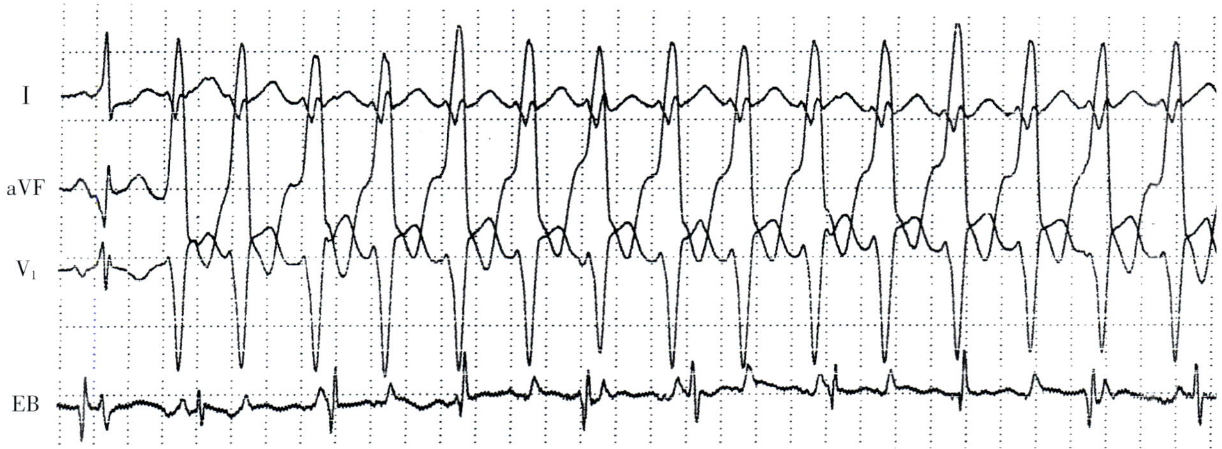

图 4–36　显性右后间隔房室旁路伴发室性心动过速时房室分离。第一次心搏为显性右后间隔房室旁路图形，第二次心搏发生频率为 150 次/分的宽 QRS 波心动过速。体表导联 P 波不明显，不能确定心动过速的性质。而食管导联显示出频率为 80 次/分的高尖 P 波，心室率大于心房率，存在房室分离，证实为室性心动过速。

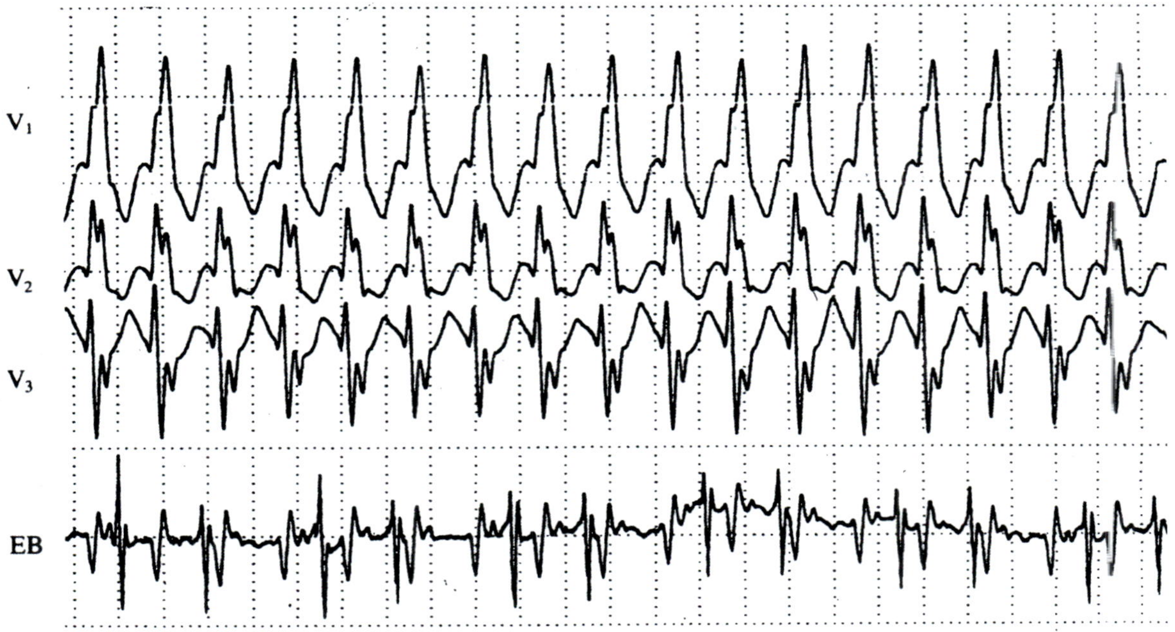

图 4–37　室性心动过速合并文氏型室房逆向传导。图示宽 QRS 波心动过速，R–R 间期规则，心室率为 187 次/分，呈右束支传导阻滞伴电轴左偏；食管导联心电图可见高尖的 P 波，心室率大于心房率，R–P 间期逐渐延长，表现出室房呈 3:2 的逆行性传导。

心电图表现为宽 QRS 波心动过速，f 波/F 波隐藏在宽 QRS 波中，故不容易诊断，高尖的食管导联 P 波不仅能表现出房室分离，还会显示出房性心律失常的特征性改变(图 4–39)。

3.室上性心动过速合并束支传导阻滞

(1)心房扑动 2:1 房室传导合并束支传导阻滞：因未下传的 F 波被 QRS 波掩盖，极易误诊为窦性心动过速合并束支传导阻滞，有时在单极食管导联中也不容易显示被掩盖的 F 波，滤波双极食管导联心电图则可清楚地显示心房激动波而明确诊断(图 4–25)。

(2)心房颤动合并束支传导阻滞：心房颤动伴快速心室率时，往往容易合并心力衰竭，临床上常应用洋地黄类药物治疗。而心房颤动合并束支传导阻滞

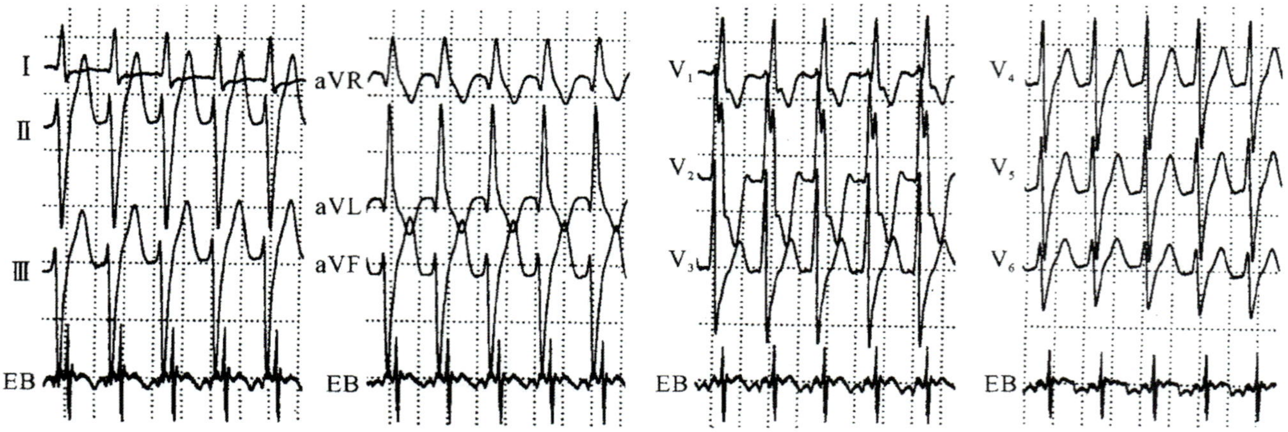

图 4-38 分支型室性心动过速伴 1:1 室房逆传。图示右束支传导阻滞伴电轴显著左偏的宽 QRS 波心动过速，QRS 波时限为 0.12s，R-R 间期为 0.36s，频率为 167 次/分，食管导联中高尖的 P 波出现在 QRS 波终末，R-P 间期恒定在 110ms，aVR 导联呈 qR 型，综合以上特征，诊断为分支型室性心动过速伴 1:1 室房逆传。

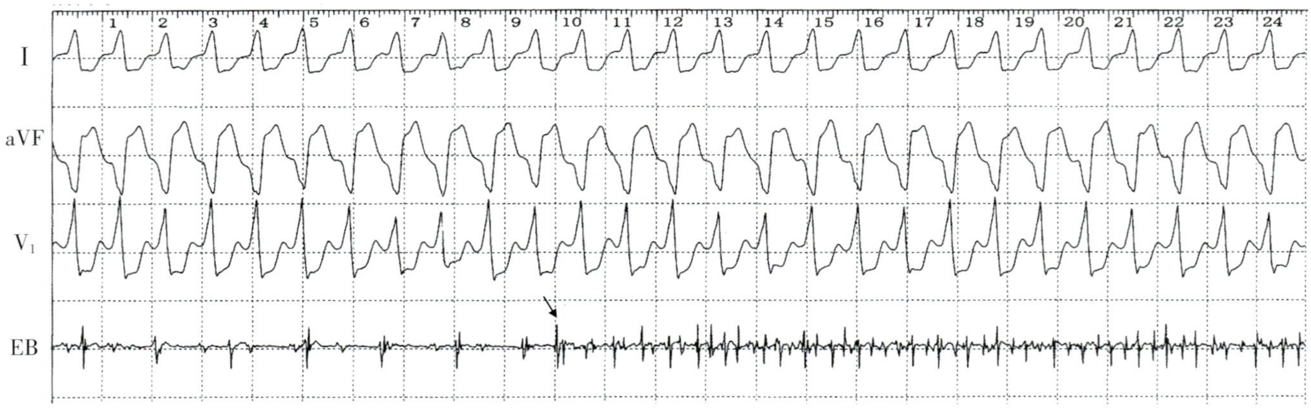

图 4-39 室性心动过速合并心房颤动。图示右束支传导阻滞型宽 QRS 波心动过速，QRS 波时限为 120ms，R-R 间期基本规则，心室率约为 150 次/分，体表心电图中未见明显 P 波，但在食管导联（EB）中可见到高大清晰的 P 波，P-P 间期匀齐，心房率约为 120 次/分，心室率>心房率，房室呈分离状态，可明确诊断为室性心动过速。第 7 次窦性 P 波后处出现一个提前的 P 波（箭头所示），随后可见房性期前收缩后出现一系列杂乱的心房激动波，频率为 350~600 次/分，提示此次房性期前收缩诱发了心房颤动。发生心房颤动后的宽 QRS 波心动过速的形态与频率均未发生改变，说明仍然存在房室分离。食管导联心电图揭示了心房颤动与室性心动过速同时存在。

时，QRS 波形态较宽，容易误诊为室性心动过速合并外出阻滞，此时禁用洋地黄。食管导联心电图能清晰地显示出 f 波。对宽 QRS 波心动过速进行鉴别诊断，具有重要的临床意义。

（3）慢-快型房室结折返性心动过速合并束支传导阻滞：体表心电图表现为 QRS 波宽大畸形，R-R 间期基本匀齐，逆行 P 波隐藏在 QRS 波中而无法辨认，如同步记录食管导联心电图，就能看见高大的 P 波隐藏在 QRS 波中，R-P^-间期<70ms，符合房室结折返性心动过速的诊断（图 4-40）。

（4）顺向型房室折返性心动过速合并束支传导阻滞：体表心电图表现为 QRS 波宽大畸形，R-R 间期基本匀齐，逆行 P 波隐藏在 QRS 波中而无法辨认，如同步记录食管导联心电图，就能看见高大的 P 波出现在 QRS 波之后，R-P^-间期>70ms，符合房室折返性心动过速的诊断（图 4-41）。

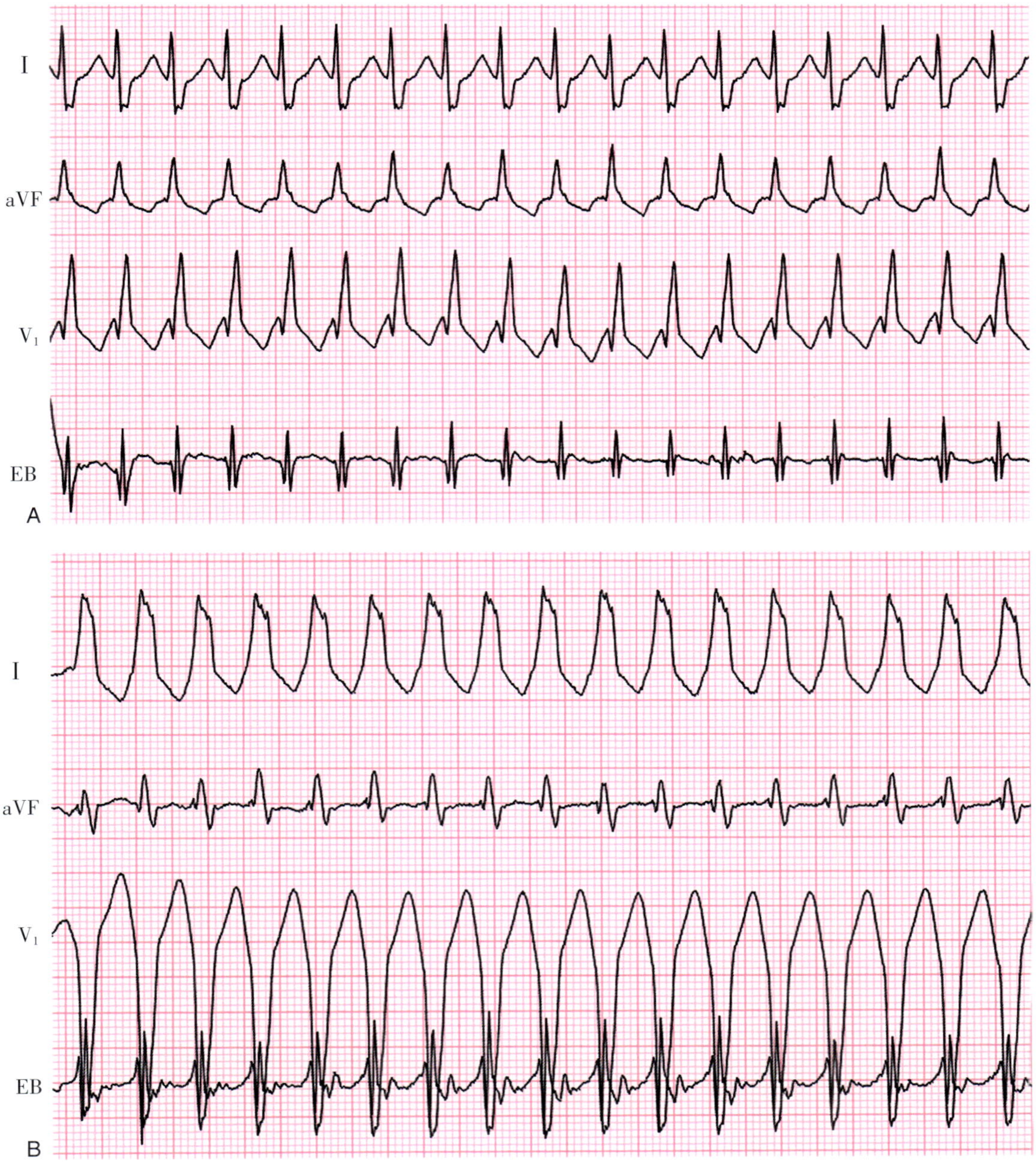

图 4–40　(A)慢–快型房室结折返性心动过速伴右束支传导阻滞。(B)慢–快型房室结折返性心动过速伴左束支传导阻滞。图 A 显示右束支传导阻滞型宽 QRS 波心动过速，图 B 显示左束支传导阻滞型宽 QRS 波心动过速，两图中 R–R 间期基本匀齐，体表导联未见 P 波，食管导联均可见高大清晰的 P 波重叠于 QRS 波中，$R-P^-$间期<70ms，符合慢–快型房室结折返性心动过速的特点。

4.逆向型房室折返心动过速

预激旁路前向传导的逆向型房室折返性心动过速，逆行 P 波出现在 QRS 波前，$R-P^-$间期>P^--R 间期，QRS 波形态与窦性时一致，体表心电图结合食管导联逆行 P 波容易诊断，进行心房超速刺激可立即终止心动过速(图 4–42)。

5.心室预激性心动过速

(1)心房颤动或心房扑动合并房室旁路前向传导：由于房室旁路不应期短，传导速度快，心房扑动或心房颤动从房室旁路前向传导时，形成极快频率的心室预激性心动过速。食管导联心电图可明显表现出规则或不规则的心房激动波，有心房颤动或心房扑动的特

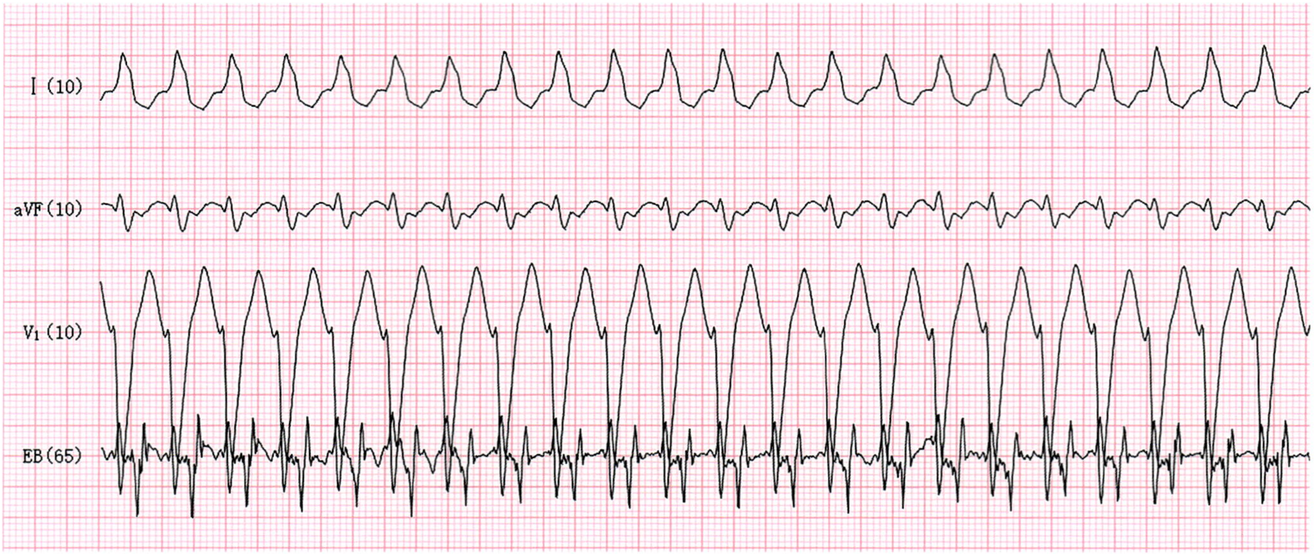

图 4-41 顺向型房室折返性心动过速伴左束支传导阻滞。图示左束支传导阻滞型宽 QRS 波心动过速，R-R 间期为 320ms，心率为 187 次/分，食管导联中 R-P⁻间期为 160ms，符合隐匿性左侧房室旁路逆向传导的顺向型房室折返性心动过速伴左束支传导阻滞。

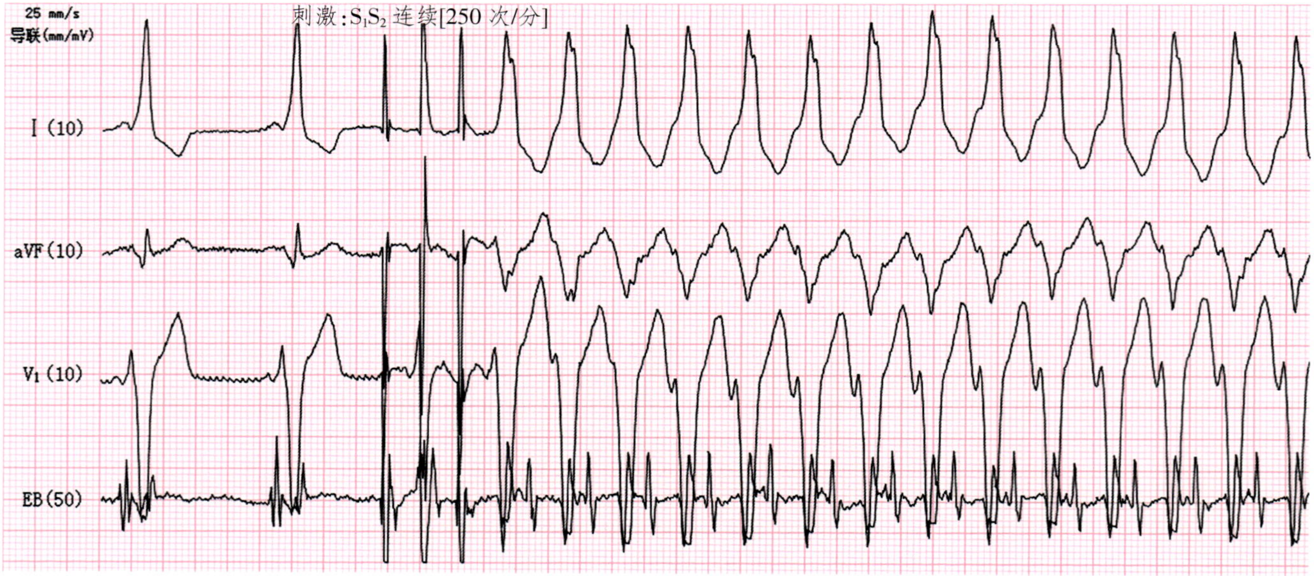

图 4-42 S_1S_1 刺激诱发逆向型房室折返性心动过速。图示窦性心律，显性右侧壁房室旁路。经食管发放 3 次频率为 250 次/分的心房 S_1S_1 刺激，第一次刺激沿房室旁路与房室结下传，QRS 波畸形程度减轻。第二次刺激在房室旁路与房室结均阻滞，第三次心房刺激沿旁路下传，诱发形态与窦性相似、频率为 150 次/分的心室预激性心动过速，QRS 波时限为 160ms，R-R 间期规则。体表导联 P 波不清楚，但食管导联中 P 波清晰可见，室房呈 1:1 传导，R-P⁻间期为 120ms，表明为右侧旁路顺传的逆向型房室折返性心动过速。

征(图 4-43)。

(2)房性心动过速合并房室旁路前向传导：房性心动过速合并心室预激时，心房激动从房室旁路下传心室，体表心电图表现为宽 QRS 波心动过速，QRS 波起始部有预激波，心房激动 1:1 下传心室时，R-R 间期规律。同步描记食管导联心电图，可见高大的心房激动波，其后紧跟预激性宽 QRS 波心动过速（图 4-44）。

(3)房室结折返性心动过速合并房室旁路前向传导：房室结折返性心动过速时，折返激动沿房室旁路

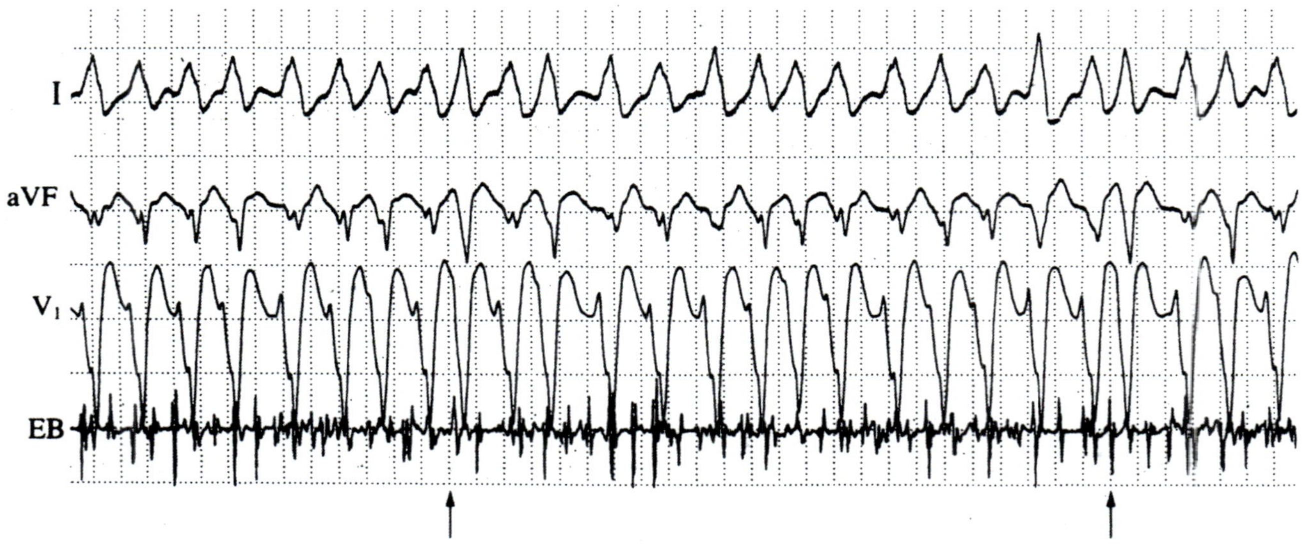

图 4-43　心房颤动合并显性右侧旁路前传。图示 QRS 波宽大畸形，起始粗钝，在Ⅰ导联呈 R 型，在 aVF、V_1 导联呈 rs、rS 型，呈 B 型预激综合征图形。在 EB 导联中可见振幅大小不一、频率快慢不一的心房颤动波。R-R 间距长短不一，极不规则，最短 R-R 间距仅为 0.24s（箭头所示），显示为预激综合征合并心房颤动图形。

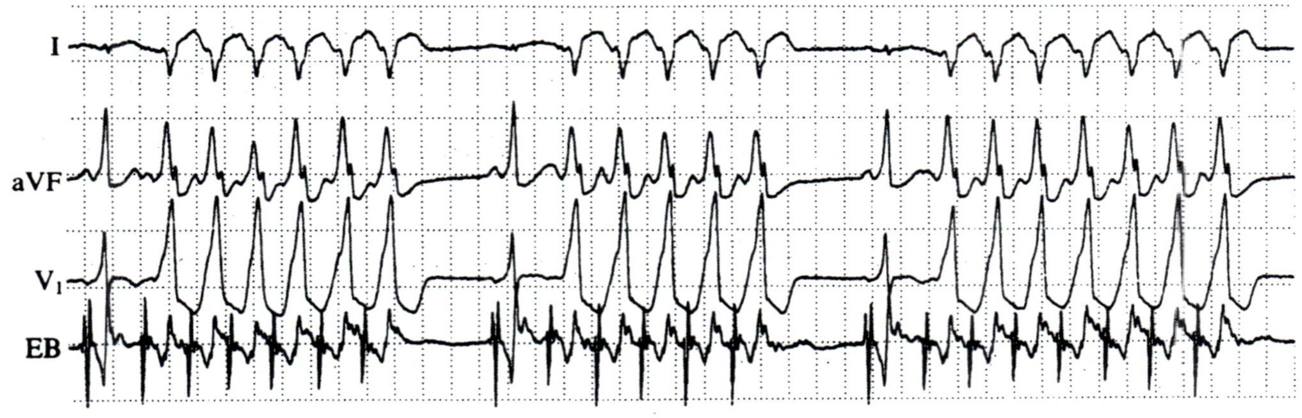

图 4-44　房性心动过速合并房室旁路前向传导。图示第 1、8、14 次 QRS 波为窦性心搏，P-R 间期仅为 0.10s，QRS 波宽大畸形，可见 δ 波，Ⅰ导联呈 rs 型，aVF 导联呈 R 型，V_1 导联呈 Rs 型，为显性左侧房室旁路顺向传导形成的 A 型预激图形。第 2、9、15 次提前出现的 P'波后诱发短阵宽 QRS 波心动过速。P'波在 aVF 导联直立，双极食管导联中 P'波呈正负多相波，P'-P'间期基本匀齐，R-P'间期>P'-R 间期，P'-R 间期为 0.10s，QRS 波预激程度明显增大，Ⅰ导联呈 QS 或 rS 型，aVF、V_1 导联呈 R 型，P'波消失后，心动过速终止。

下传心室，形成心室预激性心动过速。此时房室旁路并未参与折返，仅起到前向传导作用，故称之为无辜性旁路。食管导联中可见逆行 P 波出现在预激 QRS 波中，符合慢-快型房室结折返性心动过速的特征（图 10-48）。

六、无创性心房标测

1. PV1-PE 间期

窦性心律时，PV_1-PE 间距可代表房间传导时间，出现房间传导障碍时，此间距明显延长。测量双极食管导联左心房 P 波时距还可粗略了解左心房除极时间。

2. PE_P–PE_d 间期

在食管导联近端（PEp）和远端（PEd）同步记录时，可了解左心房激动方向，PEp 领先于 PEd 时说明左心房激动自上而下，反之自下而上。

3.判断房性期前收缩、房性心动过速的起源

如 PE 早于 PV_1 出现，说明异位激动起源于左心房，反之则起源于右心房，结合下壁导联 P 波形态可分别判断异位激动起源于左、右心房的上部或底部。

4.判断室性期前收缩后逆行 P 波性质

参见图 4–45 和图 4–46。

5.隐匿性房室旁路的定位

显性房室旁路可通过各导联中 δ 波的极性判断旁路部位，隐匿性旁路因不显示预激图形，需要从逆行心房激动顺序来初步判断旁路部位。采用心内电生理检查时，心室起搏后可显示逆行心房激动的顺序，采用食管心脏电生理检查时，则需要在诱发顺向型房室折返性心动过速出现逆行 P 波后，根据不同导联的 R–P⁻间期和 P⁻波形态进行鉴别（图 4–47、图 10–11 和图 12–67）。

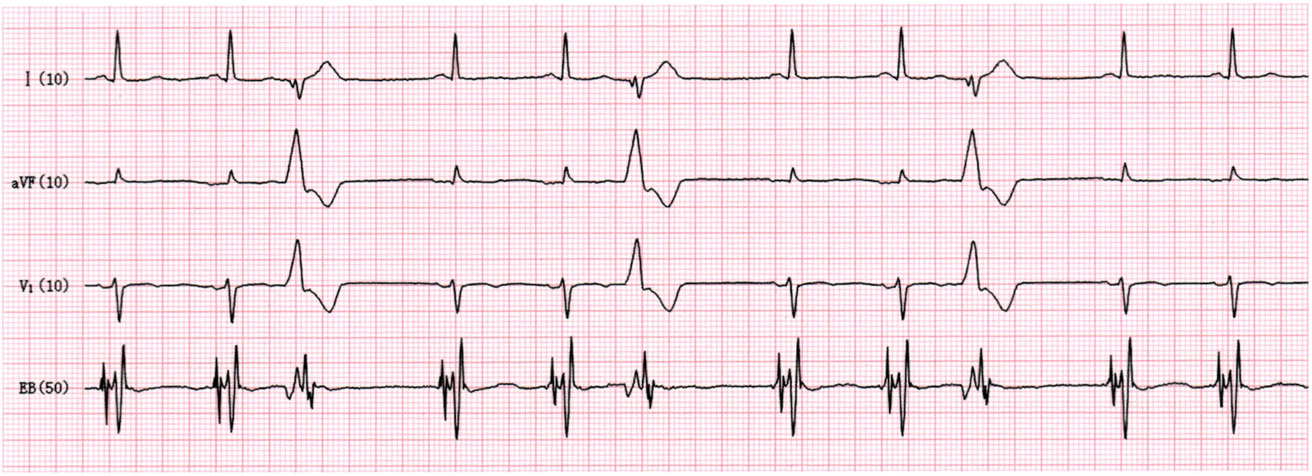

图 4–45 左侧室性期前收缩合并隐匿性左侧房室旁路逆向传导未能重整窦性周期。图示窦性心律，R_3、R_6、R_9 为左侧室性期前收缩三联律，食管导联在室性期前收缩中可见逆行 P 波，R–P⁻间期仅为 140ms，显示室性期前收缩从同侧房室旁路逆向传导。含有室性期前收缩的 R–R 间期是正常窦性 R–R 间期的两倍，表明室性期前收缩仅逆向传导至心房，未侵入窦房结，引起窦性节律重整。

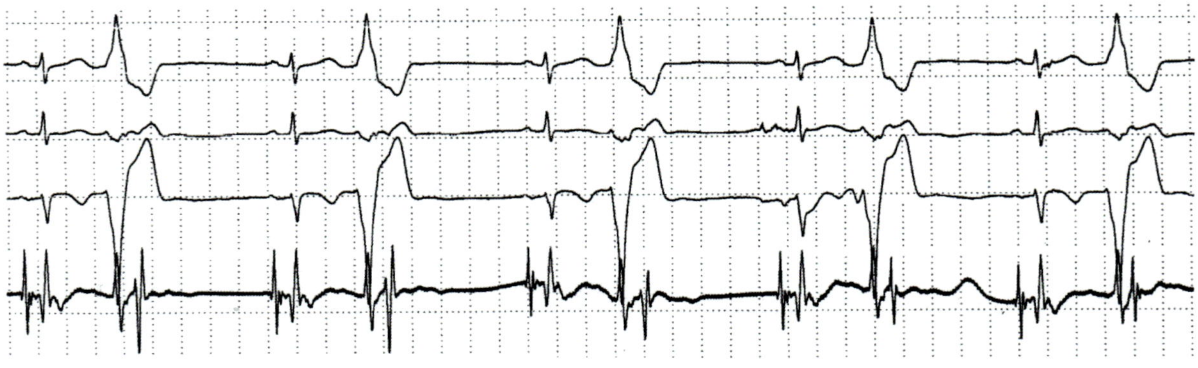

图 4–46 右心室期前收缩二联律伴希浦系统–房室结逆向传导。图示窦性心律时，出现左束支传导阻滞型的右侧室性期前收缩二联律，其后可见在 aVF 导联倒置，Ⅰ、V_1 导联浅倒置的逆行 P 波，食管导联中 R–P⁻间期与体表导联一致，为 200ms，逆行心房激动呈中心性，显示右心室期前收缩二联律沿希浦系统–房室结逆向传导。

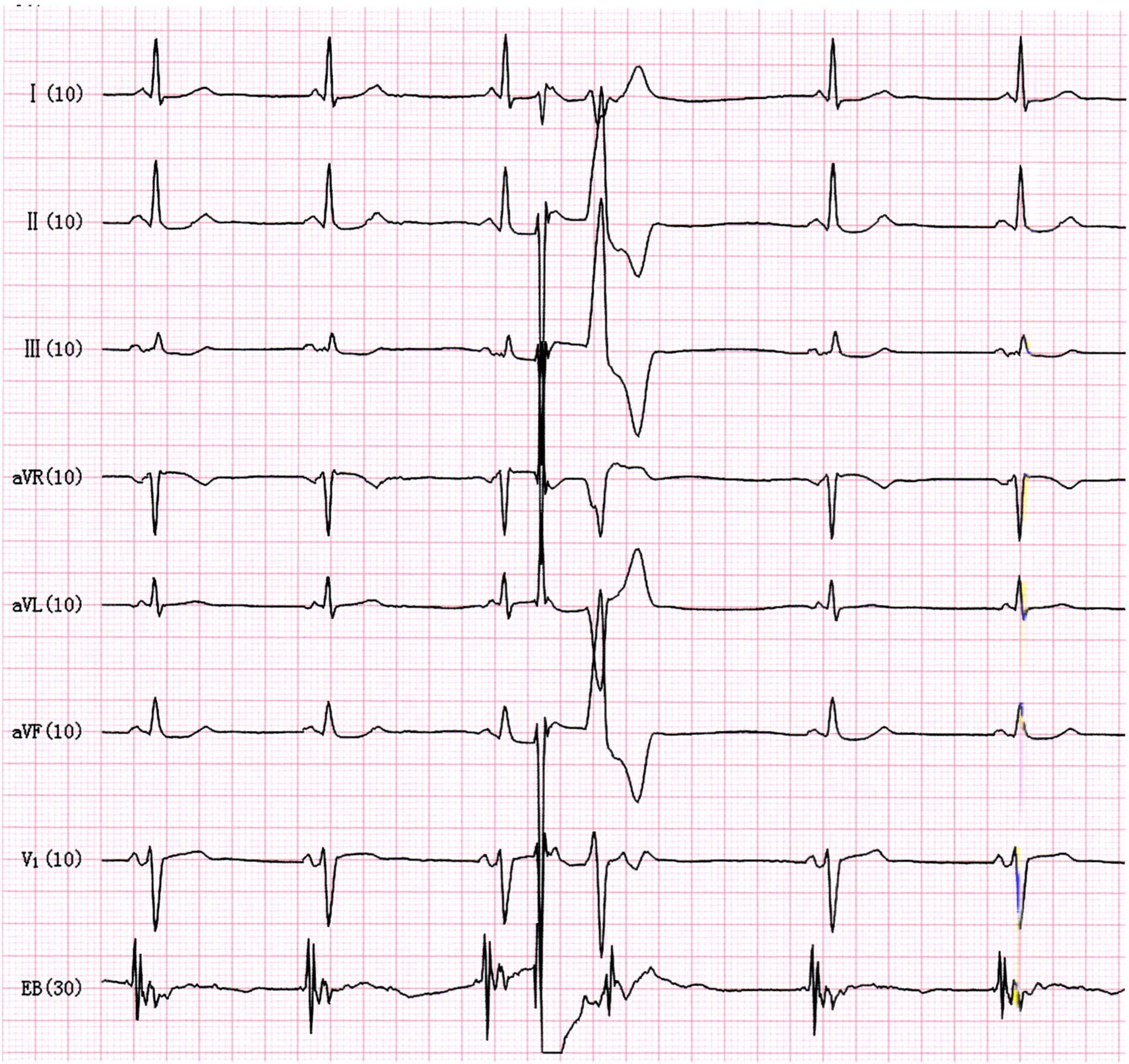

图 4–47　房性期前刺激显示隐匿性左侧房室旁路逆向传导。窦性心律时未见心室预激，给予心房 RS_2 刺激时，R_2 波出现左束支传导阻滞型心室内差异性传导，其后代偿间期不完全。R_2 的 ST 段上出现在 V_1 导联直立的逆行 P 波，食管导联中逆行 P 波早于 V_1 导联出现，显示出隐匿性左侧房旁路逆向传导特征。

(1)隐匿性左侧房室旁路：逆行心房激动呈左侧偏心性，即左心房先激动，右心房后激动。P^- Ⅰ倒置、P^-V_1 直立，$R–P^-E$ 间期 < $R–P^-V_1$ 间期，$R–P^-E$ 间期 > 110ms(图 12–67B)。V_1 导联 $R–P^-$ 间期的长短也可提示左侧房室旁路的部位，左前壁旁路逆向传导的 $R–P^-$ 间期要长于左后壁旁路。

(2)隐匿性右侧房室旁路：逆行心房激动呈右侧偏心性，即右心房先激动，左心房后激动。P^- Ⅰ直立、P^-V_1 倒置，$R–P^-V_1$ 间期 < $R–P^-E$ 间期(图 12–67A)。

(3)隐匿性间隔部房室旁路：逆行心房激动在间隔部先出现，激动顺序呈中心性，然后同时向左、右心房扩展激动。逆行 P 波在食管导联和 V_1 导联中几乎同时出现，$R–P^-E$ > 70ms 可与慢–快型房室结折返性心动过速鉴别(图 11–82)。

第5章 心脏不应期检测

心脏不应期是心脏电生理学中应用最广泛的概念之一，许多心电学的概念、法则、现象及复杂的心律失常诊断和机制解释都与不应期密切相关。心脏不应期是指心肌细胞或组织对某一刺激发生反应后，在一定时间内，即使再给予刺激，也不发生反应的间期，是反映心脏各部位组织（或细胞）的兴奋性和传导性的客观指标。测定心脏各部位的不应期可以了解各部位组织的传导功能和应激能力，对于研究某些心脏功能、心律失常发生机制和抗心律失常药物等的作用机制等具有非常重要的临床意义。

第1节 心脏不应期种类和影响因素

一、不应期种类

不应期指心肌细胞、传导系统或组织对兴奋或刺激产生反应（动作电位）形成激动后，在一段时间内，完全或部分丧失兴奋性的时期。临床电生理学根据心脏组织对期前刺激产生不同的反应，可分为3种类型的不应期。

1.相对不应期

相对不应期（RRP）指在程控期前刺激后，心脏某组织在应激后一段时间内，虽然能够再次应激，但传导速度显著减慢的时期，以该组织传导发生延缓时的最长期前刺激偶联间期表示。细胞电生理学中，相对不应期表示心肌细胞已完成了前次除极之后的大部分复极过程，却尚未完全恢复到静息膜电位的水平。此时施加略强的刺激（2~4倍阈刺激强度），心肌细胞虽然能够被再次除极，并能产生可扩布性冲动，但动作电位的振幅较低，除极速度和传导速度均减慢，相当于单细胞动作电位3相的后半部分。此后为兴奋性较正常增强的超常期，相当于动作电位的负后电位。

因此，相对不应期标志着相应心脏组织的应激性（兴奋性）和传导性未完全恢复正常，此期兴奋形成的冲动传导性较低，不应期较短，易诱发心律失常。相对不应期的这种心电生理特征主要表现为组织缓慢和不均匀传导，是折返或裂隙等电生理现象的基础。利用体表心电图估测心室肌的相对不应期，相当于T波的降支，即T波的顶峰到T波的结束。在有些病理情况下，此间期延长，是形成心律失常的基础。

2.有效不应期

有效不应期（ERP）指在程控期前刺激后，心脏某组织在应激以后的一段时间内不能再次应激的时期，以该组织发生传导阻滞时的最长期前刺激偶联间期表示。细胞电生理学中，有效不应期是指在绝对不应期（ARP）及绝对不应期之后，局部细胞膜电位恢复至-60~-55mV的特定时期。此时心肌细胞的兴奋性刚开始恢复，不具有传导性。强刺激仅能引起局部膜电位的不完全性除极，不能产生可扩布性冲动，在效果上仍属无反应，故暂称之为瞬间不应期，其是位于有效不应期的后段或相对不应期的前驱阶段。因此，ERP由ARO和瞬间不应期组成。因为只能辨认组织扩布性兴奋，故在临床心脏电生理检查中仅用有效不应期而不使用绝对不应期。

对于心脏传导系统各部位的有效不应期，应在各部位的近端处（冲动传入端）进行测定。在体表心电图和置于心腔内的导管电极标测图上表现为记录不到心电信号。例如,房室结有效不应期是心房冲动不能传导到希氏束(无 H_2 波)时的最长心房期前刺激(A_1A_2)间期。经食管心脏电生理测定房室交界区有效不应期是心房冲动不能传导至心室,心室 R_2 波消失时最长的 S_1S_2(P_1P_2)间期。利用表心电图也可以估测不应期,如心室有效不应期相当于体表心电图 QRS 波、ST 段和 T 波的顶峰前部分。

3.功能不应期

功能不应期(FRP)指在程控期前刺激后,激动能连续两次有效通过心脏某组织的最短时距,以能引起该组织连续两次应激时的最短期前刺激偶联间期表示。

二、测定不应期的影响因素

通过观察分析心脏组织对期前刺激的反应可以测定不应期,如何规范测量不应期是影响不应期差异的一个重要因素(详见第 2 节)。

(一)测定部位的影响

测定心脏某部位的不应期必须长于其前部位才能测到。例如,当房室交界区有效不应期短于心房有效不应期时,因心房有效不应期较长,激动在心房受阻而不能下传,无法测出房室交界区的有效不应期。此时可采用缩短基础刺激周期长度的方法来缩短心房有效不应期,从而测出房室交界区不应期。

(二)不同部位心肌的影响

1.不同部位心脏组织不应期差别很大

正常情况下,房室结不应期最长,心室肌不应期次之,心房不应期最短。在预激综合征患者中,房室旁路顺向不应期长于房室结-希浦系统时易诱发顺向型房室折返性心动过速(图 5-1),顺向旁路不应期短于房室结-希浦系统时易诱发逆向型房室折返性心动过速。房室结双径路患者正是由于两条径路传导速度及不应期不一致,差值比较大,易形成房室结折返性心动过速(图 5-2)。

2.束支不应期

一般情况下,右束支不应期比左束支不应期长,左前分支不应期比左后分支不应期长。因此,临床心电图上,右束支传导阻滞比左束支传导阻滞更常见,左前分支阻滞的心电图比左后分支阻滞更多见。

3.不同心肌组织连接处的不应期差异较大

(1)窦房结与心房肌之间;房室结与希氏束之间;希浦系统与心室肌之间,常见这 3 个连接区的传导速度慢,不应期差异大,被称为传导的 3 个闸门。

(2)一些心肌组织与其他组织的连接处,例如,右心房与上下腔静脉、右心耳、冠状窦、三尖瓣环、卵圆窝之间,左心房与左心耳、二尖瓣环与四支肺静脉之间,右心室与三尖瓣环、肺动脉之间,左心室与二尖瓣环、主动脉之间等部位存在心肌移行区,容易形成肌袖部、峡部,这些部位因传导速度慢,不应期差异显著,极易发生折返激动,是心律失常的好发部位。如右室流出道的特发性室性心动过速,发生在肺静脉与左心房底部的局灶性心房颤动,右心房后峡部缓慢传导引起的心房扑动等。

(三)基础刺激周期长度变化影响

动物实验与临床研究已证实,刺激周期的改变对心脏组织兴奋有较大影响。大部分心脏组织的不应期与前一心动周期或前基础刺激周期长度直接相关(图 5-3 和图 5-4)。通常心房、心室肌和希浦系统的不应期随刺激前周期长度的缩短而缩短,以希浦系统反应最明显;窦房结与房室结的不应期则随着刺激前周期的缩短而延长。为使检测结果更接近正常生理情况,一般采用比窦性周期长度略短的刺激周长作为基础刺激,采用 6~8 个基础刺激,以达到稳定状态。尤其是在观察治疗前后的不应期改变时,需采用相同的基础刺激周期长度,以免引起歧义或得出错误的结论。

(四)刺激电流强度影响

电生理检查测得的不应期与所用的电流/电压成反比,起搏刺激的电流强度越强,测得的心脏不应期越短,故在同次检查或治疗前后对比时应保持相同的

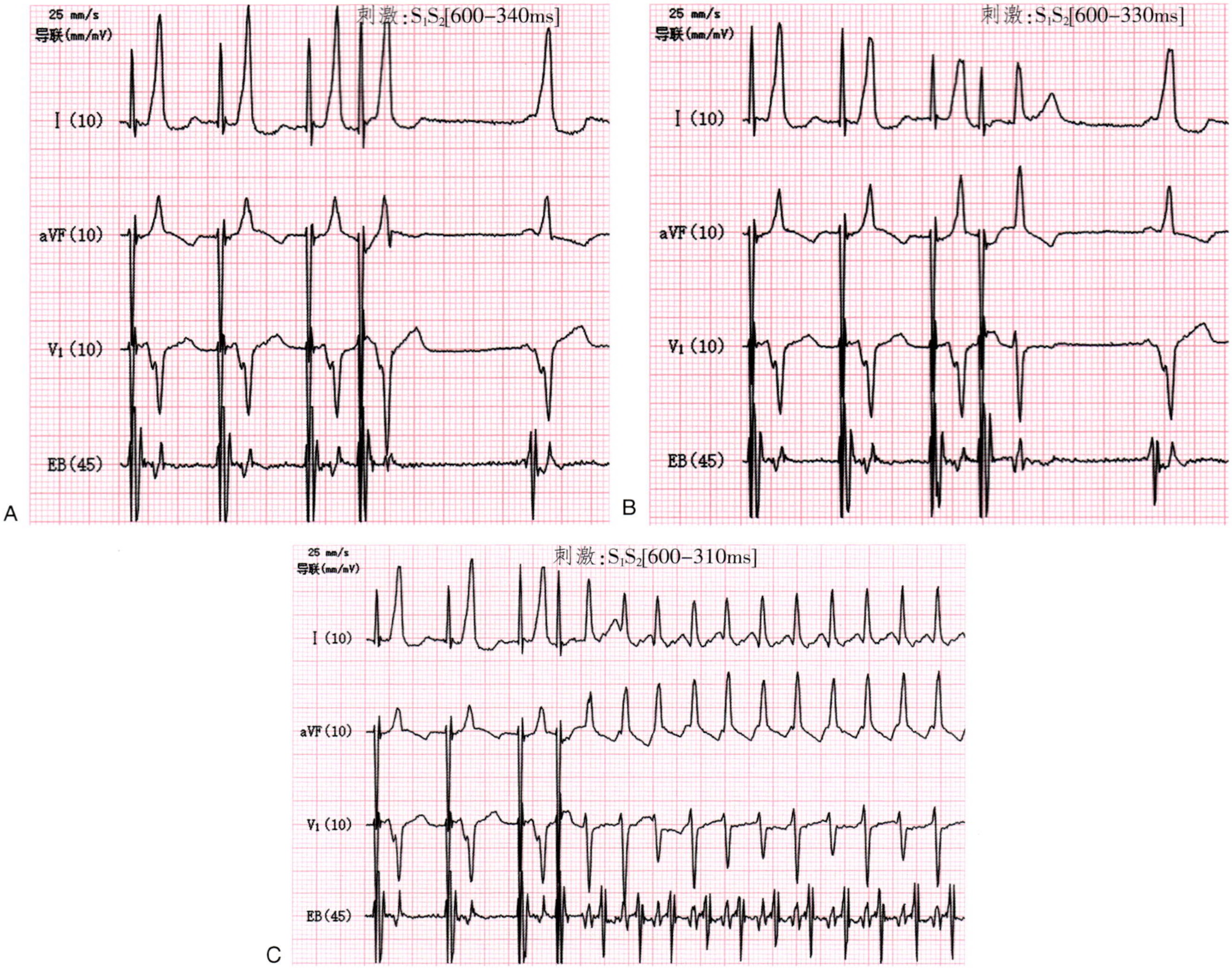

图 5-1 房室旁路有效不应期长于房室结，诱发顺向型房室结折返性心动过速。图示显性右前侧壁房室旁路，经食管基础周长600ms 的心房程控期前刺激，S_1S_1 刺激均从房室旁路下传。(A)S_1S_2 为 340ms 时，S_2 仍沿房室旁路下传。(B)S_1S_2 为 330ms 时，旁路进入有效不应期，激动从房室结下传，P_2–R 间期与 R_2 波恢复正常。(C)S_1S_2 为 310ms 时，P_2–R 间期未见延长即诱发频率为 214 次/分的窄 QRS 波心动过速，逆行 P 波在 V_1 导联倒置，$RP^-V_1<RP^-EB$，为右侧房室旁路逆向传导，房室结–希浦系统顺向传导的顺向型房室折返性心动过速。

刺激强度。一般采用高于起搏阈值 2~5V（或 2~3 倍的阈值强度）的强度进行刺激，以保证有效起搏。

（五）自主神经张力变化影响

心脏各部位不应期的长度受自主神经张力的影响较大，迷走神经张力升高可使心房不应期缩短而房室传导系统不应期延长，交感神经兴奋性增加时，如运动、情绪激动，心脏各部位不应期缩短，尤其是房室结不应期明显缩短，故自主神经张力的变化直接影响着不应期的正确测定。在心房颤动患者中，高迷走神经张力使心房不应期缩短、离散度增加，为肺静脉电传导的异质性奠定了基础，进而产生折返激动，并可以使心房颤动持续时间延长。现在采用电隔离术治疗心房颤动，射频消融去除迷走神经可能具有预防心房颤动复发的作用。

（六）药物影响

抗心律失常药物及洋地黄、阿托品等药物可明显改变心脏各部位的不应期，不同药物对不应期的影响也不同，在测定不应期前，应至少停用抗心律失常药

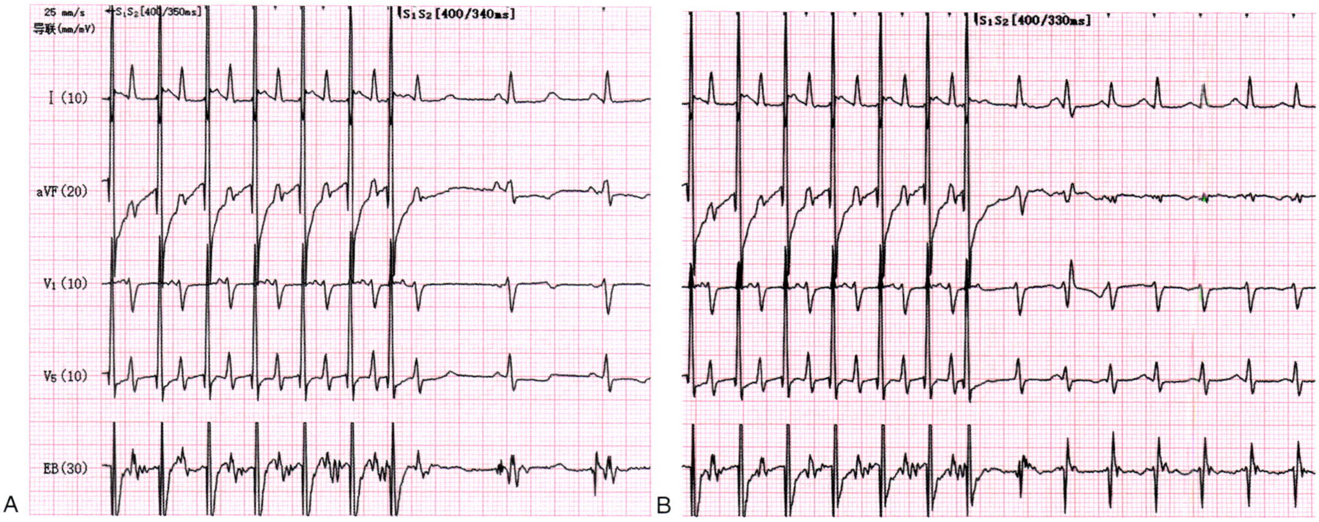

图 5-2 房室结快径路不应期长于慢径路不应期，诱发慢-快型房室结折返性心动过速。图示房室结双径路患者，经食管给予基础周长为 400ms 的心房程控期前刺激。(A)S_1S_2 偶联间期为 340ms 时，S_2-R 间期为 180ms，激动沿房室结快径路下传心室。(B)S_1S_2 偶联间期为 330ms 时，房室结快径路进入有效不应期，S_2-R 间期突然跳跃延长到 400ms，激动沿慢径路下传，随后诱发频率为 158次/分的慢-快型房室结折返性心动过速。逆行 P 波隐藏在 QRS 波终末，食管导联中 R-P⁻间期为 70ms。

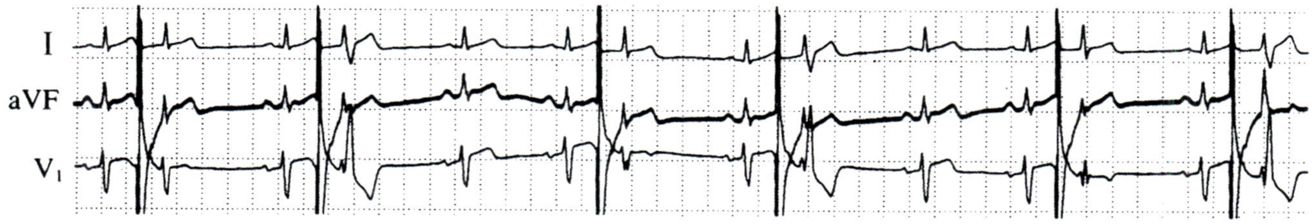

图 5-3 心脏不应期与前心动周期长度相关。图示给予 RS_2 法刺激，可见 RS_2 下传的 R_2 波形态基本正常与完全性右束支传导阻滞型交替发生，这种变化与其前一心动周期的长短有关。长 R-R 间期后的 R_2 波均呈完全性右束支传导阻滞，而相对短 R-R 间期后的 R_2 波形态基本正常，表明前一心动周期长度影响到其后右束支的不应期。

物 3~5 个半衰期，或注明药物的使用情况。

(七)年龄、性别影响

心脏组织的不应期随年龄增长而增加，年龄越小，各部位不应期越短；年龄越大，各部位不应期越长。在其他因素相同的情况下，女性的不应期一般比男性略长。

三、易损期、超常期与不应期的关系

1.易损期

易损期(VP)是指心房肌和心室肌在相对不应期之初，有一个在正常情况下极短，在病理情况下有所延长的短暂时期，在此时期应用较强的阈上刺激容易引发心房纤颤或心室纤颤。心房或心室的兴奋性在相对不应期逐渐恢复之初，不同部位的心肌组织或细胞群之间，兴奋性恢复的快慢先后差异最大，使得这一时期内的兴奋性、传导性和不应期处于十分不均匀的电异步状态。如果在这一时期给予刺激，兴奋在一部分组织容易通过，在另一部分组织可发生传导延缓和单向阻滞，导致多处折返激动。如果许多折返同时出现，则心房或心室的兴奋和收缩失去协调一致而形成纤颤。体表心电图上心房肌的易损期位于 QRS 波的后半部，即 R 波的降支或 S 波的升支处 10~30ms。心室肌易损期位于 T 波升支到顶点前的 20~30ms。电解质紊乱、心肌炎症、心肌缺血等多种原因可以引起心

不同，窦房结不应期随着基础刺激周期长度缩短而延长，若选用接近受检者自身心率周期长度的刺激周长，不但窦房结有效不应期检出率高，而且能反映自然状态下的有效不应期。有学者建议将基础刺激周期长度/窦性周期长度=0.9，作为测定窦房结有效不应期的“最适起搏周期”。

4）窦性静止或窦房传导阻滞：检测窦房结有效不应期需要窦房结能固定发放冲动，心房期前刺激逆向传导时遇到窦房结激动后产生的不应期才能测得，如发生窦性静止或窦房传导阻滞则无法检测或影响检测值的正确性。

5）显著窦性心律不齐：出现显著窦性心律不齐时，窦性周期长度明显长短不一，直接影响检测结果。

6）房性心律失常：频发房性期前收缩、房性心动过速等会干扰、影响对窦房结有效不应期的测定。

2.心房肌不应期

检测心房肌不应期时，起搏电压要稳定，以保证每次刺激脉冲均能有效起搏心房，避免因无效起搏而产生P波脱漏。必须注意的是，在经食管心脏电生理检查中，因受到刺激脉冲波尾迹的影响，有时难以观察到P波时限及形态的改变，所以在P波不清楚时常用电脉冲波 S_1S_2 来替代 P_1P_2。因为经食管与心内电生理检查部位不同，起搏电极位于食管而非心房内，刺激脉冲传至心房有一定的时距（S-P间期）。当期前脉冲激动在心房肌以外组织（包括食管肌、心外膜组织等）发生传导延缓时，会出现 S_2-P_2 间期逐渐延长的现象，导致实际的 P_1P_2 间期长于 S_1S_2 间期，造成心房不应期缩短的假象。如此时采用同步记录，可见食管导联中 P_2 波至 V_1 导联 P_2 波的波峰间距及P波时限均正常，并未发生心房内传导延缓，因此，采用S波代表心房激动是不适当的，尤其是在存在S-P间期延长的患者中。测定心房不应期时，宜采用P波清晰的导联（例如，V_1 及食管导联）记录或多导联同步记录，以观察电脉冲波后的 P_1P_2 间期及P波形态，以免出现测量误差（图5-6）。

（1）心房相对不应期：在心房程控 S_1S_2 负扫描过程中，出现 P_2 波时限长于 P_1 波时限时，最长的 S_1S_2 间期即为心房肌的相对不应期（图5-7C）。

（2）心房有效不应期：心房程控 S_1S_2 偶联间期继续缩短，S_2 后不再出现 P_2 波时的最长 S_1S_2 间期即为心房肌有效不应期（图5-7D和图5-9F）。

（3）心房功能不应期：在心房程控 S_1S_2 负扫描过程中，能出现 P_2 波时（P_2 波消失前）的最短 P_1P_2 间期即为心房肌的功能不应期。

经食管心脏电生理检查在测量心房相对不应期和功能不应期时，体表心电图上P波的变化有时不甚明显，不易进行判断，因此，一般不对心房的相对不应期和功能不应期进行测量。

3.房室交界区顺前向不应期

经食管心脏电生理检查无法记录到希氏束电图，不能区分房室结和希浦系统不应期，只能了解整个房室交界区的不应期（图5-7）。

（1）相对不应期：在心房程控 S_1S_2 负扫描过程中，出现 P_2-R_2 间期>P_1-R_1 间期或 P_2-R_2 间期延长时，最长的 P_1P_2 间期即为房室交界区的相对不应期。

（2）有效不应期：心房程控 S_1S_2 程控期前刺激，出现 R_2 波消失时的最长期前刺激偶联间期（P_1P_2 间期）为房室交界区顺向有效不应期（图5-7B和图5-9D）。

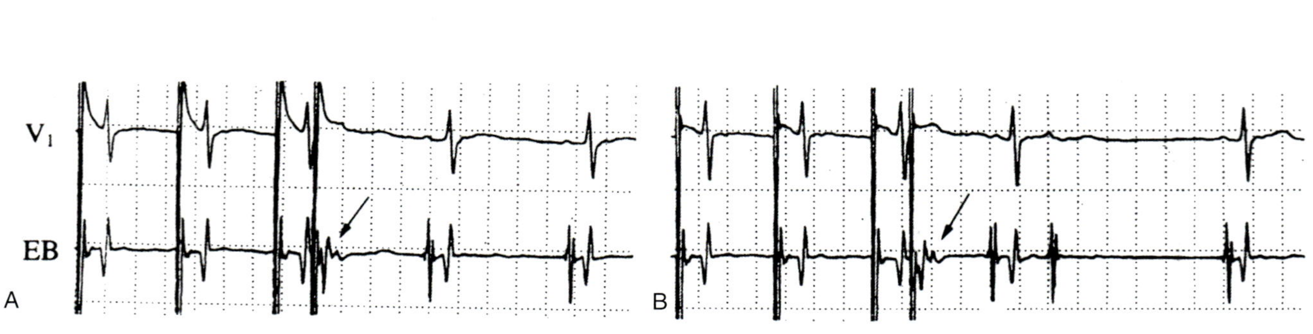

图5-6 食管导联中S-P间期。V_1 导联、滤波双极食管导联同步记录时的 S_1S_2 刺激，滤波双极食管导联中可见 S_2 脉冲波后 P_2 波逐渐延迟出现（箭头所示），导致实际 P_1P_2 间期长于 S_1S_2 间期。（A）P_1P_2+P_2P_3=其后窦性 P_3P_4 间期，P_2 呈插入型为窦房结Ⅲ区反应。（B）P_3 突然提前发生，造成 P_1P_2+P_2P_3 短于窦性 P_3P_4 间期，为窦房结Ⅳ区反应，并再次引起折返，造成 P_4 提前（详见第6章第3节）。

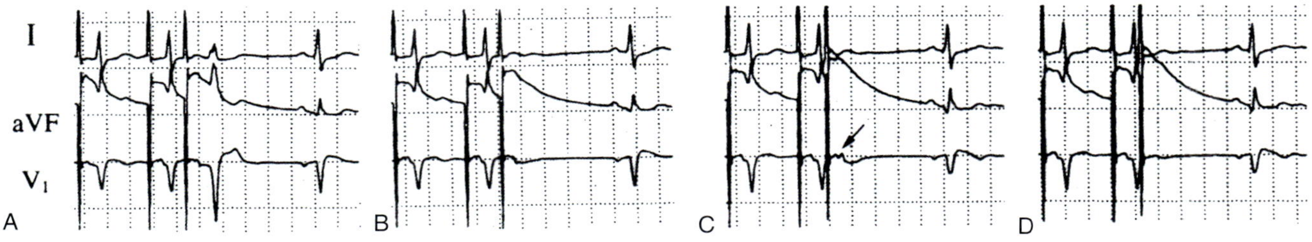

图 5-7　房室交界区与心房不应期。基础刺激周期长度为 600ms 的 S_1S_2 程控心房刺激，(A)S_1S_2 为 320ms 时，R_2 呈完全性左束支传导阻滞图形，表明左束支已处于有效不应期。(B)S_1S_2 为 310~240ms 时，S_2 波后可见 P_2 波，而 R_2 波消失，房室交界区已进入有效不应期。(C)S_1S_2 为 240ms 时，P_2 波呈双峰状，峰间距>40ms(箭头所示)，心房处于相对不应期。(D)S_1S_2 为 230ms 时，P_2 波消失，心房进入有效不应期。

因不应期与前心动周长密切相关，判断不应期时需要注明基础刺激周长。

(3)功能不应期：在心房程控 S_1S_2 负扫描过程中，出现 P_1P_2 能连续下传(R_2 消失前)时产生的最短 R_1R_2 间期即为房室交界区的功能不应期。在希浦系传导不应期(或延长)，需要房室结功能不应期短于希浦系相对不应期，因此，当心率缓慢或起搏刺激周期较长时(>1000ms)，可能会出现房室结下传导延长或阻滞，因为希浦系统不应期会自适应调整超过房室结功能不应期(自适应缩短)，故该功能不应期反映的是希浦系统不应期。

(4)房室传导不应期的 S_1S_1 分级递增刺激评估：检测房室传导文氏阻滞点与房室传导 2:1 阻滞点及窦房结恢复时间时，可同时观察房室传导情况，若 S_1S_1 分级递增刺激到达 130 次/分仍未出现房室文氏阻滞点，在此基础上可改用 S_1S_1 定数刺激，每阵 10~20 次，每阵递增 10~20 次/分，每阵刺激间歇 30s，直至观察到 2:1 房室传导，最高刺激频率可递增至 220 次/分。

4.房室结快、慢径路不应期

房室结传导在相似条件下出现传导速度和不应期截然不同的两种状态，即为房室结双径路。根据其传导的速度分为房室结快径路和慢径路，甚至有更慢径路。

(1)房室结快径路不应期：一般情况下，房室结快径路不应期相对长，传导速度快。

1)相对不应期：心房程控 S_1S_2 负扫描过程中，在 P_2–R_2 间期发生跳跃式延长前（激动沿房室结快径路传导时），出现 P_2–R_2 间期>P_1–R_1 间期时最长的 P_1P_2 间期即为房室结快径路的相对不应期。

2)有效不应期：随着心房程控 S_1S_2 偶联间期继续缩短，P_2–R_2 间期发生跳跃式延长时的最长 P_1P_2 间期即为房室结快径路的有效不应期，此时激动改从房室结慢径路传导，出现 P–R 间期突然延长(图 5–2 和图 5–8C)。

3)功能不应期：心房程控 S_1S_2 负扫描过程中，在 P_2–R_2 间期跳跃式延长前（激动沿房室结快径路传导时），P_1P_2 能连续下传时的最短 R_1–R_2 间期即为房室结快径路的功能不应期。

(2)房室结慢径路不应期：一般情况下，房室结慢径路不应期相对短，传导速度慢。

1)相对不应期：由于慢径路传导速度慢，其特性有时被快径路传导掩盖而无法测出。心房程控 S_1S_2 负扫描过程中，在 P_2–R_2 间期发生跳跃式延长后(激动沿房室结慢径路传导时)，出现 P_2–R_2 间期>前 P_2–R_2 间期时(延长净值<60ms)最长的 P_1P_2 间期即为房室结慢径路的相对不应期(图 5–8D)。

2)有效不应期：在心房程控 S_1S_2 负扫描过程中，发生在 P_2–R_2 间期跳跃式延长后(激动沿房室结慢径路传导时)，R_2 波消失时的最长 P_1P_2 间期即为房室结慢径路的有效不应期(图 5–8E)。

3)功能不应期：心房程控 S_1S_2 负扫描过程中，在 P_2–R_2 间期跳跃延长后 P_1P_2 能连续下传时形成的最短 R_1–R_2 间期即为房室结慢径路的功能不应期。

4)房室结双径路跳跃现象：因房室结快、慢径路不应期差异较大，造成房室结传导曲线中断现象，表现为在心房基础刺激周长稳定，S_1S_2 偶联间期缩短 10ms 时，S_2–R 间期延长的增量>60ms，可认为房室结传导发生了跳跃现象。如果发生跳跃后，S_1S_2 偶联间

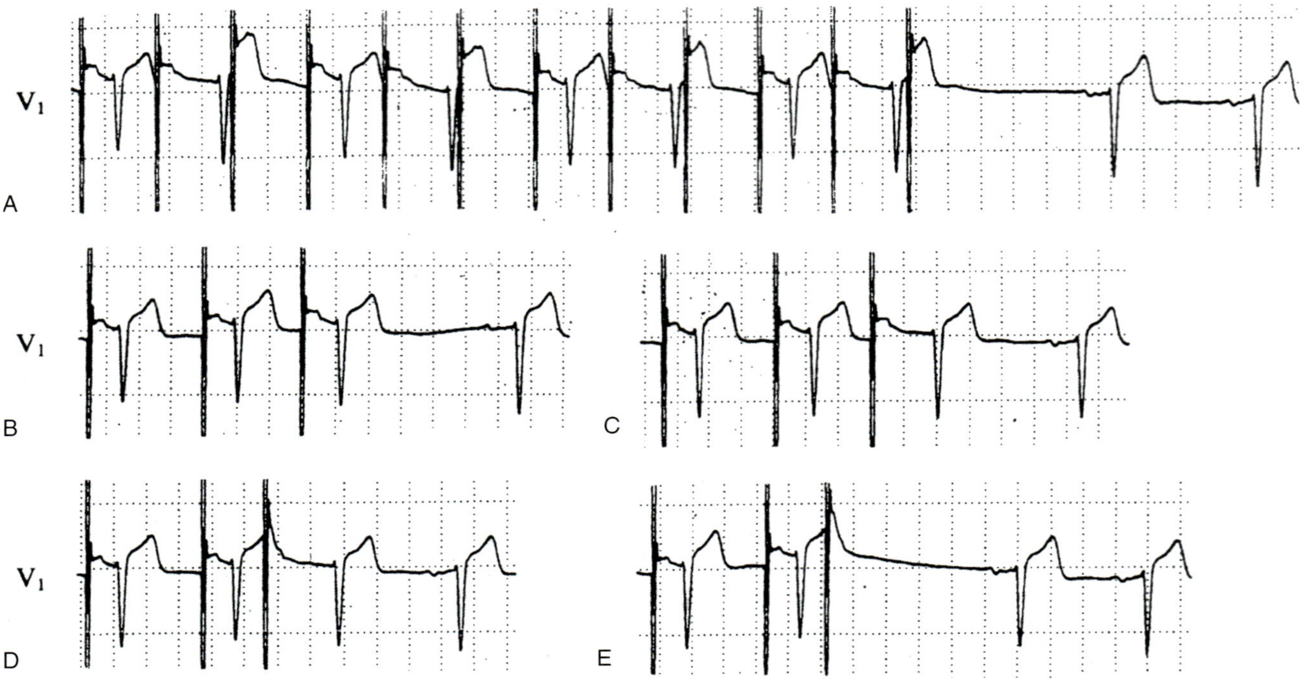

图 5-8 房室结快、慢径路有效不应期。(A)给予 130 次/分 S_1S_1 刺激，房室之间出现 S-R 间期成倍延长的 3:2 传导，表现出房室结双径路传导特性。(B)给予基础周期长度为 700ms 的 S_1S_2 刺激。(C)S_1S_2 偶联间期为 590ms 时，S_2-R 间期发生跳跃式延长，由快径路进入有效不应期，激动改从慢径路传导所致。(D)随着 S_1S_2 偶联间期缩短至 280ms，S_2-R 间期进一步延长。(E)S_1S_2 偶联间期递减 10ms 后，R_2 波消失，慢径路亦进入有效不应期。房室结快径路、慢径路的有效不应期分别为 700/590ms、700/270ms。

期缩短 10~20ms 时 R_2 波立即消失，则应认为是房室结处于功能不应期，而不是慢径路传导，因为其作为一条慢传导径路，需要有持续的传导功能。如果其后 S_2-R_2 间期仍然继续延长，可认为存在慢径路传导。

5.束支不应期

（1）相对不应期：心房程控 S_1S_2 负扫描过程中，R_2 波呈不完全性左束支或右束支传导阻滞型时的最长 P_1P_2 间期分别为左束支或右束支的相对不应期（图 5-9B 和图 5-10B）。

（2）有效不应期：心房程控 S_1S_2 偶联间期继续缩短，R_2 波呈完全性左束支或右束支传导阻滞型时的最长 P_1P_2 间期分别为左束支或右束支的有效不应期。①右束支有效不应期。随着 S_1S_2 刺激或 RS_2 刺激偶联间期缩短，S_2 刺激后，QRS 波出现完全性右束支传导阻滞图形，提示 S_2 刺激引起的心房冲动在通过房室结下传心室途中，进入了右束支有效不应期（图 5-9B）。②左束支有效不应期。随着 S_1S_2 刺激或 RS_2 刺激偶联间期缩短，S_2 刺激后，QRS 波出现完全性左束支传导阻滞图形，提示 S_2 刺激引起的心房冲动在通过房室结下传心室途中，进入了左束支有效不应期（图 5-4 和图 5-10）。在束支不应期检测中，一些患者仅能显露右束支不应期，而不能显露左束支不应期，是因为在一般情况下，左束支不应期短于右束支不应期，但是当左束支有效不应期长于右束支的相对不应期时，右束支的相对不应期可能影响左束支有效不应期的显示。此外，房室结相对不应期延长也可影响束支有效不应期的显示。需要指出的是，完全性束支传导阻滞型 QRS 波也可由束支处于相对不应期引起，当一侧束支处于相对不应期时，只要传导速度比对侧束支慢 40~60ms（穿间隔所需时间），即可出现该侧束支完全性阻滞图形。此外，当希氏束内存在纵向分离或损伤时，可因传导不同步而出现束支传导阻滞。

6.分支有效不应期

采用多导联同步记录，在心房程控 S_1S_2 负扫描过程中，电轴突然出现左偏或右偏时的最长 P_1P_2 间期分别为左前分支或左后分支的有效不应期。在检测过程

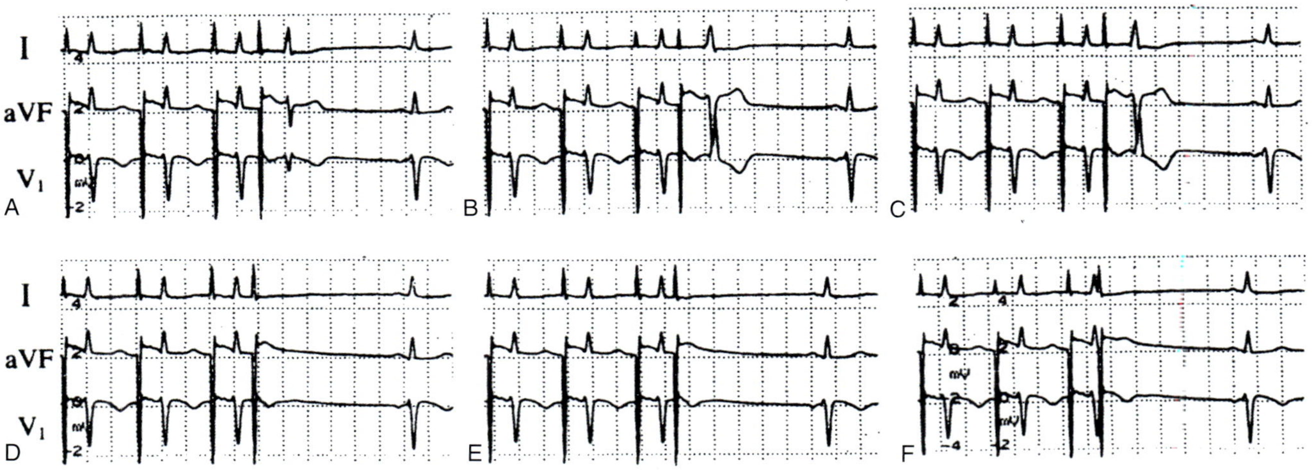

图 5–9　右束支、房室交界区及心房有效不应期。图示基础刺激周期长度 600ms 的心房程控期前刺激。(A)S_1S_2 为 370ms 时，R_2 波呈不完全性右束支传导阻滞图形，右束支已进入相对不应期。(B,C)S_1S_2 为 360ms、350ms 时，R_2 波呈完全性右束支传导阻滞图形，右束支已进入有效不应期；S_1S_2 为 350~370ms 时，R_2 波同时存在电轴左偏，左前分支阻滞也进入有效不应期。(D,E)S_1S_2 为 340ms、330ms 时，可见 P_2 波，但 R_2 波消失，说明房室交界区已进入有效不应期。(F)S_1S_2 为 250ms 时，S_2 后 P_2 波消失，心房进入有效不应期。右束支有效不应期长于房室交界区有效不应期，房室交界区有效不应期长于心房有效不应期。

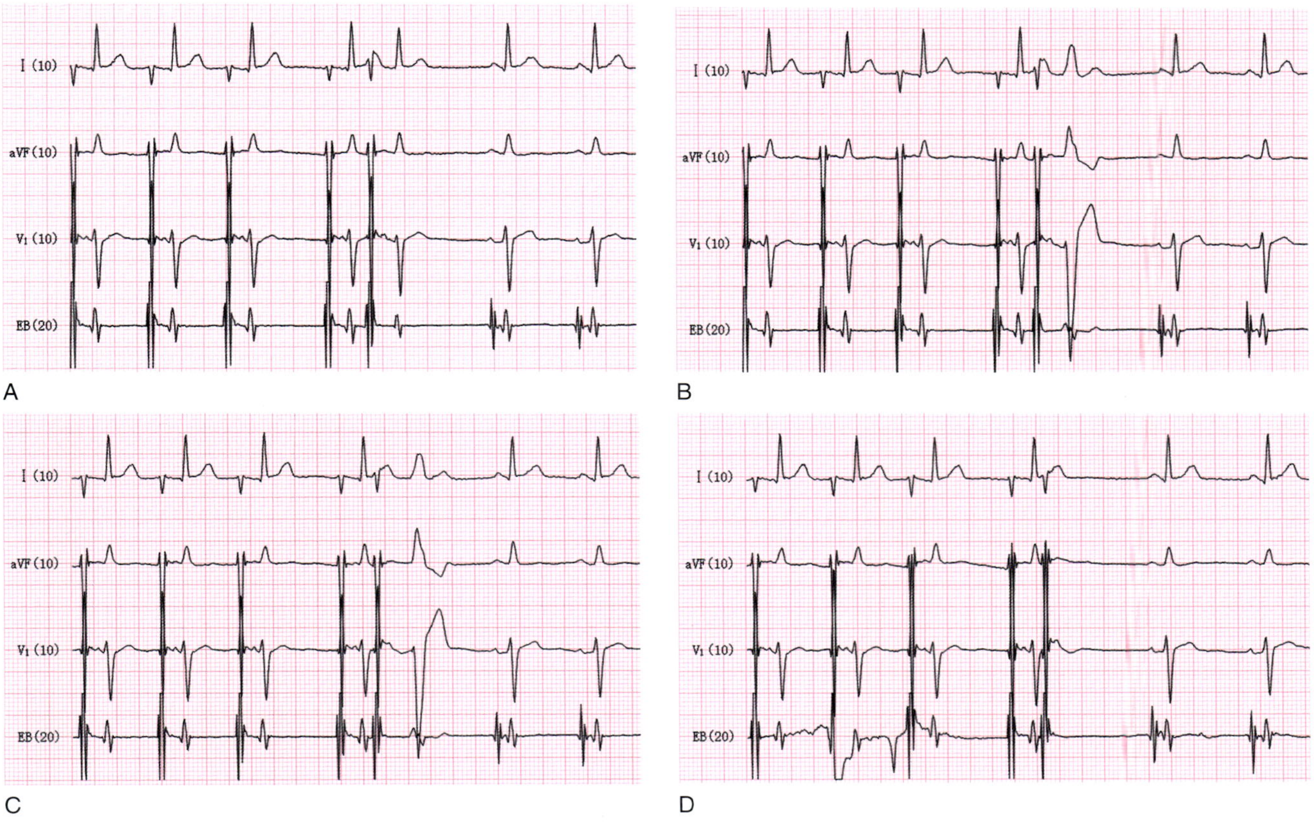

图 5–10　心房 S_1S_2 刺激显示左束支有效不应期与房室结不应期。图示基础周长 S_1S_1 为 700ms，S_1S_2 为 900ms 的心房 $S_1S_2S_3$ 期前刺激。(A)S_2S_3 偶联间期为 370ms 时，S_3–R 间期为 240ms，R_3 波形正常。(B)S_2S_3 偶联间期为 360ms 时，S_3–R 间期仍为 240ms，R_3 波形呈完全性左束支传导阻滞图形，左束支进入有效不应期。(C)S_2S_3 偶联间期为 310ms 时，S_3–R 间期延长至 320ms，房室结处于相对不应期。R_3 波形呈完全性左束支传导阻滞图形，左束支仍处于有效不应期。(D)S_2S_3 偶联间期为 300ms 时，S_3 后可见 P_3 波，但是 R_3 消失，说明房室结已经进入有效不应期，房室传导中断。

中分支不应期常伴随右束支不应期一起显现(图 5-9),单独显现分支不应期较少见。因受分支和束支不等速传导或相对不应期的影响,体表心电图 QRS 波的变化有时不明显或不典型,不易对其进行判断。因此,应谨慎确定分支有效不应期。

束支不应期的临床意义近来备受关注,《2020 心动过缓和传导异常患者的评估与管理中国专家共识》提出临床应用建议:对于行电生理检查时,心房起搏能诱发希氏束以下非生理性阻滞的双分支或三分支阻滞患者,应行永久起搏治疗(Ⅱa,B-NR)。对于发现交替性束支传导阻滞的患者,也建议行永久起搏治疗。因此,在经食管心电生理检查中,早期发现束支/分支不应期异常延长,结合心电表现特征,能更及时、有效地评估束支/分支的传导功能。

7.房室旁路前向不应期

(1)相对不应期:旁路传导速度快,呈"全或无"现象,相对不应期短,不易或无法测出。

(2)有效不应期

1)房室旁路有效不应期长于房室结-希浦系统:①心房程控 S_1S_2 期前刺激法。在 S_1S_2 负扫描过程中,当 S_2 刺激后的 P_2-R 间期突然延长并伴有 QRS 波变窄或呈预激图形的 R_2 波形态突然恢复原态时,心房冲动通过旁路下传时受阻,提示旁路进入有效不应期,激动只沿房室结-希浦系统下传,心室预激成分消失。此种最长 S_1S_2(P_1P_2)间期即为房室旁路有效不应期(图 5-1B 和图 5-11)。②心房 S_1S_1 分级递增刺激法。当 S_1S_1 分级递增刺激至预激图形消失,QRS 波形态恢复正常时的频率(刺激周期长度)相当于旁路的有效不应期,常表现出预激 QRS 波与正常 QRS 波交替出现(图 5-12)。

2)房室旁路有效不应期短于房室结-希浦系统:①心房程控 S_1S_2 期前刺激法。在 S_1S_2 负扫描过程中,预激图形 R_2 波突然消失时的最长 P_1P_2 间期即为房室旁路有效不应期(图 5-13)。由于旁路不应期短,传导速度快,房室结-希浦系统进入有效不应期又比房室旁路早,所以传导特性被旁路掩盖,始终无法显示。值得注意的是,如果心房期前刺激时,在 S_1S_2 偶联间期>500ms 时呈现完全心室预激图形 R_2 波,尤其是右侧房室旁路者,需要鉴别是否存在隐匿性房室结-希浦系统传导功能障碍。②心房 S_1S_1 分级递增刺激法。S_1S_1 分级递增刺激至房室旁路呈 2:1 传导时的刺激周期长度相当于旁路的有效不应期(图 5-14)。

(3)功能不应期:在心房程控 S_1S_2 负扫描过程中,R_2 波连续呈预激图形时最短的 P_1P_2 间期或 R_1R_2 间期即为房室旁路的功能不应期。

6.心室肌不应期

经食管心脏电生理检查常规不进行心室起搏,因为心室起搏发生率低、不可靠,无法在临床上有效应

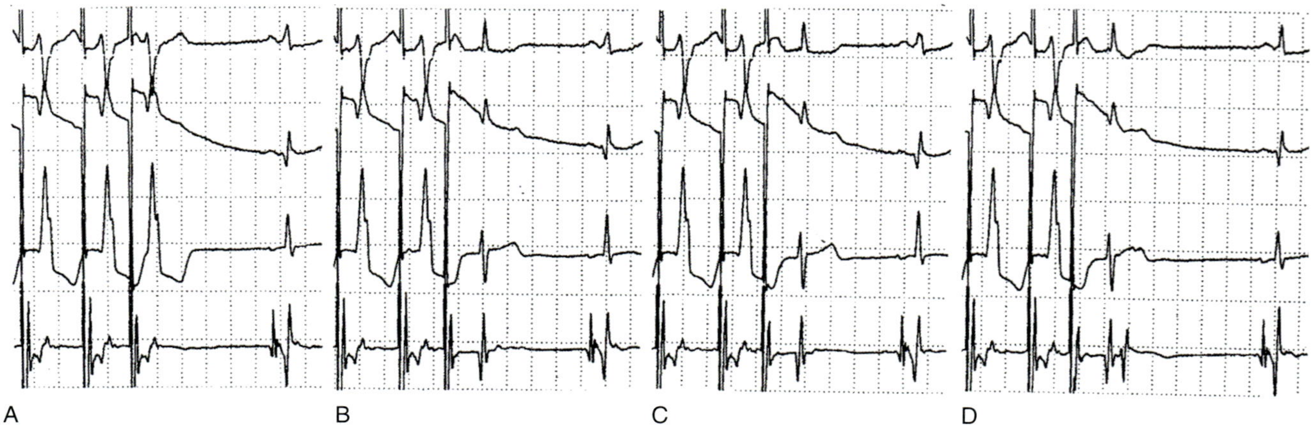

图 5-11 S_1S_2 显示左侧旁路有效不应期长于房室结有效不应期。图示显性左侧房室旁路,基础刺激周期为 500ms 的心房 S_1S_2 期前刺激。(A)S_1S_2 为 380ms 时,R_2 呈 A 型心室预激图形。(B,C)S_1S_2 为 370ms、360ms 时,S_2-R 间期与 R_2 波形态恢复正常,说明旁路进入有效不应期,激动沿房室结-希浦系统前传。(D)S_1S_2 为 350ms 时,S_2-R 间期略延长,R_2 后出现在Ⅰ导联倒置、V_1 导联直立的逆行 P 波,食管导联 R-P⁻<V_1 导联,左侧房室旁路发生一次逆向传导并形成不完全代偿间期。

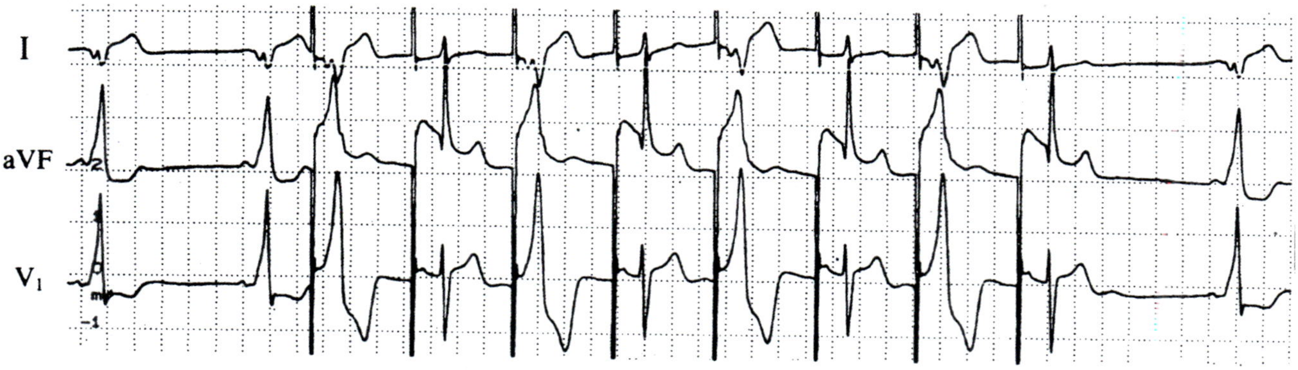

图 5–12　S_1S_1 显示左侧旁路有效不应期长于房室结有效不应期。图示显性左前壁房室旁路，给予 80 次/分的 S_1S_1 心房刺激时出现旁路与房室结–希浦系统交替性传导，提示旁路有效不应期相当于 750ms。

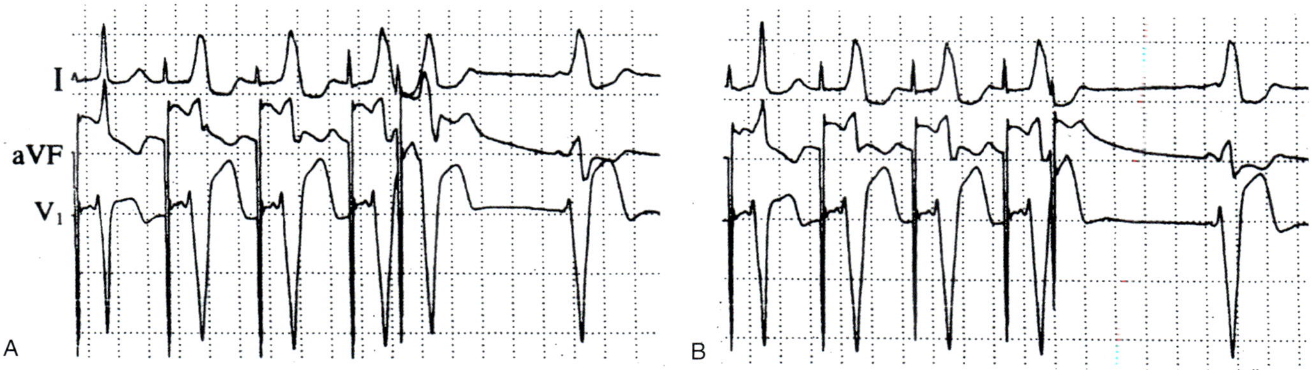

图 5–13　S_1S_2 显示右侧旁路有效不应期短于房室结。窦性心律显示显性右侧房室旁路，基础刺激周期为 600ms 的心房 S_1S_2 期前刺激。(A)S_1S_2 为 320ms 时，R_2 波形态与窦性心律一致，S_2 激动沿右侧旁路下传。(B)S_1S_2 为 310ms 时，S_2 后无 QRS 波，旁路已进入有效不应期，因房室结–希浦系统有效不应期长于房室旁路，故房室传导中断。

用。而且在心室起搏时常伴有心房起搏，不利于心脏不应期测定和心律失常分析。但心室起搏的发生不影响经食管心脏电生理检查的安全性。如需要测定心室不应期，应充分准备各种急救设备、药物与人员。如 S_1 刺激均能稳定起搏心室，在 S_1S_2 负扫描过程中，紧跟 S_2 后的宽大畸形 R_2 波消失时的最长 S_1S_2 间期即为心室肌有效不应期(图 5–15)。

二、正常范围及临床意义

1.正常范围

因受到选择患者不同、基础起搏周期长度不同、所用刺激强度和脉宽不一致，以及自主神经张力改变等诸多因素影响，各心脏电生理检查室所测得心脏各部位不应期的正常范围不同，现将几组试验所获得的心脏各部位不应期正常范围汇总(表 5–1)如下。

(1)窦房结不应期正常范围：有效不应期为 330~430ms。

(2)心房肌不应期正常范围：①相对不应期为240~370ms。②有效不应期为 230~360ms。③功能不应期为 240~270ms。

(3)房室交界区不应期正常范围：①相对不应期为 400~650ms；出现文氏型房室传导阻滞时的最低刺激频率即为文氏阻滞点，正常值≥130 次/分。在房室结文氏阻滞点的测定中，如受自主神经功能影响导致文氏点阻滞假性偏低，可以应用运动心电血压试验进行鉴别诊断。②有效不应期为 220~450ms；基础周长为 500~900ms 时阴性值<440ms。出现 2:1 房室传导阻滞时的最低刺激频率即为 2:1 阻滞点，正常值 ≥

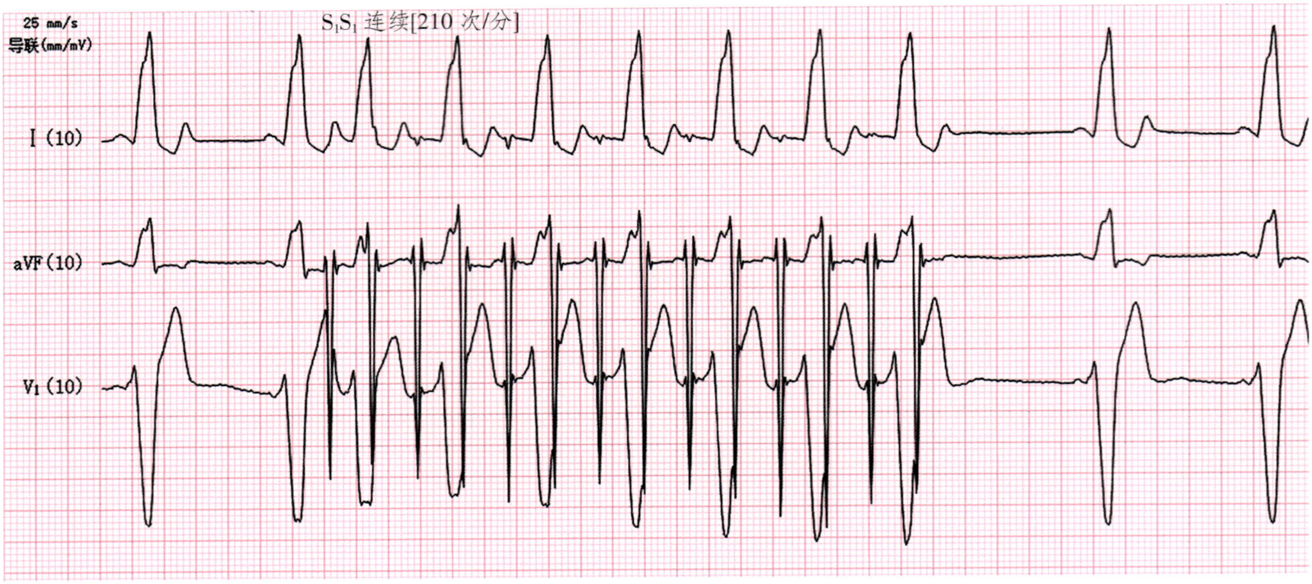

图 5–14 S_1S_1 显示右侧旁路有效不应期短于房室结。图示显性右侧显性房室旁路，心房 S_1S_1 定数刺激频率为 210 次/分时，房室旁路呈现 2:1 传导，未见房室结–希浦系统传导。此时 S_1S_1 刺激的周长为 285ms，相当于房室旁路的有效不应期。

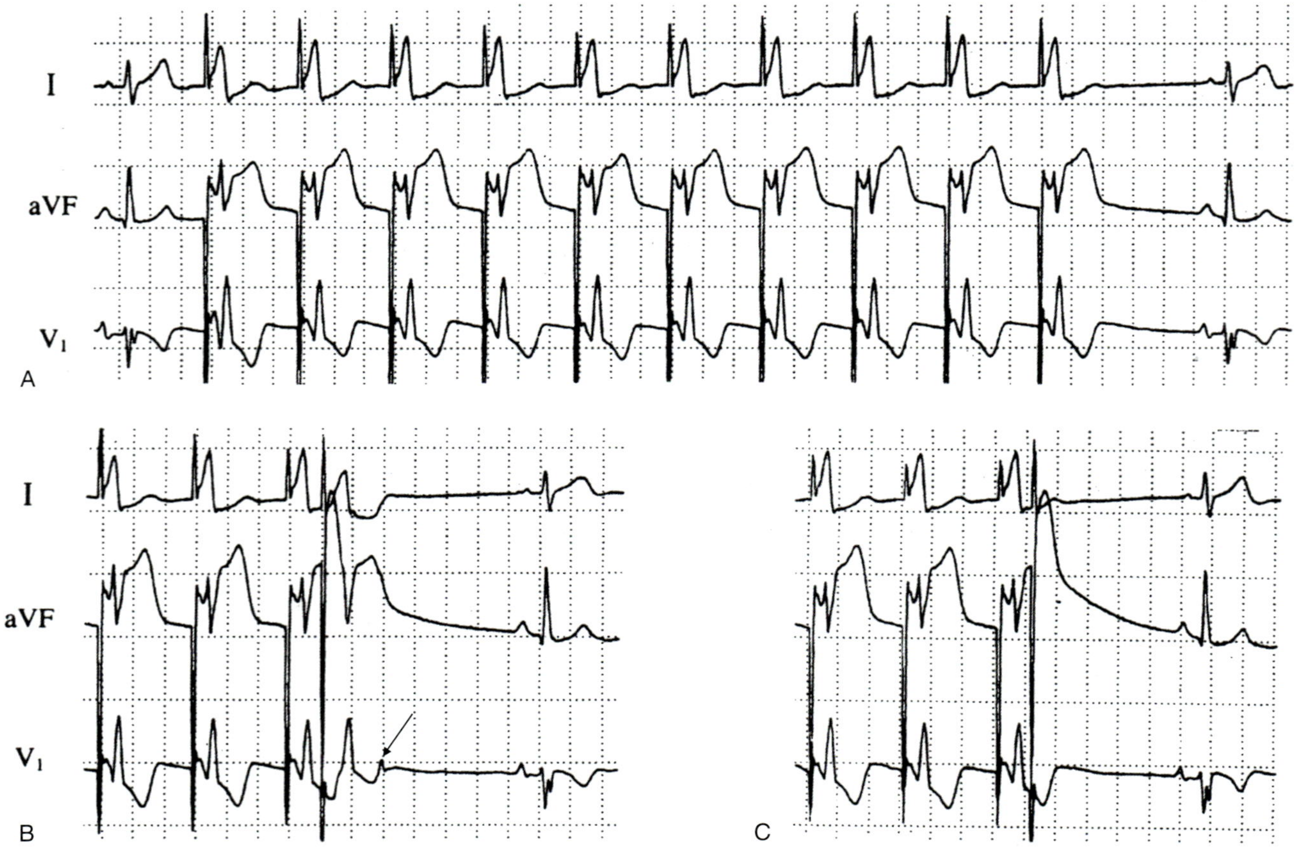

图 5–15 心室肌有效不应期。图示房室结双径路患者。(A)经食管给予 100 次/分的 S_1S_1 刺激能稳定起搏心室，S 波后紧跟呈右束支传导阻滞伴电轴左偏的 QRS 波；给予基础周期长度为 600ms 的心室 S_1S_2 期前刺激。(B)S_1S_2 为 220ms 时，S_2 后出现与 R_1 波形态一致的 R_2 波，其后见逆行 P 波(箭头所示)。(C)S_1S_2 为 210ms 时，R_2 波消失，测得心室肌有效不应期为 600ms/210ms。经食管心脏电生理检查诱发出慢–快型房室结折返性心动过速，经射频消融慢径路改良术治疗后，患者不再发作心动过速，心内电生理心室起搏(600ms)时出现室房分离，各个心房部位起搏无心室预激，证实不存在房室旁路。

170 次/分。③功能不应期为 240~270ms。

(4)束支有效不应期正常范围：右束支为 230~480ms，左束支为 200~450ms。

(5)旁路有效不应期正常范围：(290±50)ms，<250ms 为短不应期。

2.临床意义

测定心脏各部位的不应期，可以了解各部位组织的传导功能及应激能力，对于研究某些心律失常的发生机制和抗心律失常药物的作用机制具有非常重要的意义。

(1)窦房结：有效不应期>500ms 可提示窦房结功能减退或障碍。

(2)心房相对不应期延长容易形成房内折返、房性心动过速，有效不应期缩短伴不均匀传导易引发心房颤动。

(3)房室交界区：①相对不应期延长易引起房室传导延缓。②有效不应期延长易形成房室传导阻滞。不应期过短，类似房室结加速传导可导致心房扑动、心房颤动或阵发性室上性心动过速时心室率较快，引起血流动力学改变。③房室结传导加速现象；S_1S_1 分级递增刺激频率到 200 次/分时仍呈房室 1:1 传导，并且 P-R 间期比窦性心律时增量短于 100ms。④评估房室传导阻滞和阻滞部位。正常心脏不应期具有自适应性调节功能。心室(希浦系统)不应期和心房不应期与心动周期前周长成正比；房室结不应期与前周长成反比。因此，程控刺激方案调整前周期长度、房室传导和束支传导不应期的变化可用于判断传导机制和阻滞部位。

表 5-1 常见不应期的正常范围参考值

研究者	心房	房室结	希浦系统	心室
Denes 等	150~360	250~365		
Akhtar 等	230~330	280~430	340~430	190~290
Josephson 等	170~300	230~425	330~450	170~290
陈新等	200~270	250~450	210~260	
王慧等*	200~302	238~406**		

* 经食管心脏电生理测定。

** 房室交界区。

(4)房室结快径路：不应期延长易形成慢-快型房室结折返性心动过速。

(5)房室结慢径路：不应期延长且长于快径路时，易诱发快-慢型房室结折返性心动过速。

(6)束支：不应期延长易导致传导阻滞。若左、右束支不应期不一致，房性期前收缩时易出现心室内差异性传导。左、右束支不应期一致延长时，QRS 波变窄出现假性室内传导正常，容易造成漏诊。

(7)房室旁路：①不应期延长时，发生房性心动过速、心房颤动或心房扑动时心室率不会太快，但伴房室结传导正常者，易发生顺向型房室折返性心动过速。②不应期缩短且<270ms 时，在发生房性心动过速、心房颤动、心房扑动或逆向型房室折返性心动过速时，容易造成极快心室率，形成恶性心律失常，易诱发心功能不全或心室颤动。

(8)在应用抗心律失常药物前后测定不应期，可指导临床治疗。将药物使用前测定的不应期作为对照，根据药物进入峰值的时间或治疗目标点，用相同或类似的刺激方法测定其不应期，观察其电生理现象，根据不应期是否发生变化及变化的部位来判断/评估药物的药理学作用和疗效。

3.不应期的离散性

心脏不应期的离散性是指特定部位（心房或心室）或组织所测量不应期值之间的差异程度。因此，不应期的差异不但取决于如何测量，还与刺激强度和起搏周长有关。组织类型也会影响不应期离散性的存在和程度。例如，与非缺血组织相比，缺血组织的不应期更长。心脏电生理检查中通过测量心室/心房不同部位不应期，来评估左心室或右室不应期/心房的离散度。心电图上常用 QT 间期离散度来表示心室不应期的离散性。目前的研究证实，心房和心室的离散度(不均一性)增大是发生心律失常的基础。心房有效不应期的离散度增加是促进心房颤动发生和维持的主要因素之一，还能反映心房电重构程度。心房电重构是心房颤动发生和持续的机制，其包括心房不应期缩短，心房有效不应期离散度增加及局部电传导减慢。心室有效不应期离散度增加与室性心律失常密切相关。

第 6 章 窦房结功能检测与评估

早在 20 世纪初，人们就开始研究窦房结的电生理活动,并认识到窦房结的功能主要在于生成并发出冲动,即表现为持续而规则的主导起搏功能和传导功能。当窦房结发生器质性病变或功能性障碍,造成窦房结起搏和传导功能失常时,就会产生一系列心律失常、血流动力学障碍、心功能受损,乃至心源性猝死。近年来,与其相关的脑卒中、全身性栓塞备受关注。

经食管心脏电生理检查始于 20 世纪 70 年代。1978 年，蒋文平等学者率先开展对经食管心房起搏的研究，并于 1982 年首次报道了经食管心房调搏结合固有心率测评窦房结功能。2010 年,中国心电学会食管心脏电生理专业委员会和国内食管心脏电生理专家共同起草、修订完成了包含窦房结功能评定内容的食管心脏电生理技术的操作方法与检查流程共识。2014 年，浙江省医学会无创心脏电生理学组进行了浙江省食管法心脏电生理技术操作与诊断规范(包含窦房结功能评定内容)的制定和推广。因为此项检测技术具有无创性,简单易行且安全性强,符合我国广大基层医院的实际情况,很快引起了国内广大同行的重视,并在我国各级医院中得以普及。

临床实践和研究表明,经食管心脏电生理检查在一定程度上可达到与腔内心脏电生理检查相同的效果,目前已成为临床评估窦房结功能的重要手段之一。

经食管心脏电生理检查窦房结功能的主要指标有窦房结恢复时间、窦房传导时间、窦房结有效不应期、基本的窦性节律情况(窦性心动过缓、窦性停搏、窦房传导阻滞)等。

第 1 节 窦房结功能概述

1967 年 Lown、1968 年 Ferrer 先后提出了“病态窦房结综合征”的概念,并沿用至今。目前国内外学者已将持续性窦性心动过缓、窦房传导阻滞、窦性静止、心动过缓–心动过速综合征及伴随的临床症状统称为病态窦房结综合征,又称为窦房结功能障碍(SND)。

病态窦房结综合征指窦房结及其周围组织器质性病变或电学重构,引起窦房结起搏功能和冲动传导功能障碍，导致多种心律失常而引起多种临床症状。常见的病因有冠心病、心肌病、心肌炎、老年退行性改变,也可见于结缔组织病、浸润性疾病、代谢性疾病等,还有一些原因不明。常见的症状有头晕、乏力、心悸、运动耐力下降、记忆力和专注力减退、食欲缺乏、黑蒙、晕厥等。可分为结内型和结外型两种:①结内型病窦综合征多伴器质性心脏病,症状常较严重。②结外型病窦综合征也可无器质性心脏病,受自主神经影响较大,由迷走神经张力异常升高所致;属于功能性改变,病情也较轻。

由于大多病态窦房结综合征患者的自然病程缓慢,从出现症状至症状严重可长达数年,甚至 10 年。少数患者急性发作,可见于急性心肌梗死、急性心肌炎、急性中毒等。因其临床症状轻重不一,心电图上心律失常表现呈多样性、隐匿性,且常呈间歇性发作,故对窦房结功能做出准确判断和明确诊断有一定困难。而对于窦房结功能障碍的临床干预方案主要取决于患者的临床症状,需要在个体化评估心率后,充分评估适应证并制订合理的临床决策。

一、评估窦房结功能的方法

1.心电图相关技术

采用 12 导联静息心电图明确心搏频率、节律和传导情况(详见第 4 节),为明确心律失常与症状的相关性,建议进行心脏节律监测。对于发作频繁者,建议进行 24h 或 48h 连续动态心电图检查，明确异常频率、节律和传导的持续时间及相关症状;对于发作频率较低者,建议进行更长程的心脏节律监测。对于某些患者,如怀疑窦房结变时功能不全者、运动期间发生可疑心动过缓相关症状者,以及判断 2:1 房室传导阻滞者的阻滞部位时,应行运动心电血压综合试验进行评估。

2.经食管心脏电生理检查

测定窦房结功能相关各项指标(详见第 2 节和第 3 节)。

3.药物激发试验

如阿托品试验、异丙基肾上腺素试验等。

4.心脏固有心率测定

心脏固有心率即用药物消除自主神经对窦房结的影响后,窦房结的固有心率。

5.心脏影像学检查

对记录到或怀疑心动过缓或传导异常的患者应进行心脏影像学检查，以评估心脏的结构和功能,识别潜在的器质性心脏病。建议行经胸超声心动图检查。若怀疑存在器质性心脏病,且常规检查未能明确时,可以进行更高级别的心脏影像学检查(如经食管超声心动图、心脏 CT、心脏 MRI 或核素成像)。临床怀疑由某些特殊病因或继发性疾病导致心动过缓或传导异常时,应进行相应的实验室检查,如电解质、血气分析、甲状腺功能、莱姆病病原学及血清学检查。

6.腔内心脏电生理检查

如心腔内窦房结电图等。

7.睡眠呼吸监测

对于有记录或怀疑在睡眠期间发生心动过缓或传导异常的患者,建议进行睡眠呼吸监测,以鉴别是否与临床症状相关。如存在睡眠相关的心动过缓或传导异常、合并阻塞性睡眠呼吸暂停的患者,建议进行针对睡眠呼吸暂停的相应治疗(如持续气道正压通气和减轻体重等)。对于已经植入或考虑植入永久性心脏起搏器的患者,应进行睡眠呼吸暂停的筛查。

上述方法均有一定的局限性。一般而言,相比心电图、动态心电图等检查,心内心脏电生理检查和窦房结电图能更好地发现窦房结功能障碍情况,但受限于设备、技术、创伤、风险、费用等方面的原因,难以在广大基层医院中推广,使其临床应用受到限制。而经食管心脏电生理检查技术由于方法简单易行,并且在了解窦房结功能方面基本达到与腔内心脏电生理检查相同的效果,已被广泛应用于临床。

二、经食管心脏电生理检窦房结功能的主要作用

- 评估窦房结的自律性、传导性。
- 判断评估病变的程度、与症状的相关性及临床风险。
- 提供药物、起搏等治疗的依据和疗效评估。
- 评估药物对窦房结功能的影响和作用。
- 结合固有心率测定鉴别病态窦房结的类型(结内型或结外型)。

第 2 节　窦房结起搏功能测定

窦房结由起搏细胞、移行细胞、内皮细胞、成纤维细胞和细胞外基质等组成，具有复杂的组织学结构。窦房结的解剖形态结构、起搏细胞等各类细胞独特的离子通道和连接蛋白表达是其电生理特性的电学基础。窦房结有丰富的自主神经支配,特别是胆碱能神经多,肾上腺能神经纤维较少。因此,迷走神经对窦房

结功能的影响较大。

疾病引起窦房结组织学和(或)电学重构,是病态窦房结综合征发生的原因。病态窦房结综合征患者不仅存在窦房结病变,现已证实部分患者的心房肌存在严重病变,如纤维化等。微弱的窦性冲动无法驱动严重纤维化的心房,无法产生窦性 P 波。窦房结及其周围心房组织病变引起功能障碍是产生严重心律失常、心源性晕厥的一个重要原因。典型或严重的窦房结功能障碍比较容易诊断,而早期的非典型窦房结功能障碍则需要进行窦房结功能检测等才能明确诊断。通过心脏电生理检查评估窦房结功能,可评估窦房结的自律性、传导性、基本节律情况,判断窦房结及周围心房组织病变的程度,也可了解药物对窦房结功能的影响和作用,对于判断预后及指导治疗有重要意义。

一、窦房结恢复时间

(一)原理

心脏电生理检查发现,窦房结的自律性细胞被外来的电刺激(一般为快速、持续的刺激,也可为单个刺激)除极后,其本身的自律性倾向于受抑制而降低,停止刺激后,需要经过一定的时间才能恢复自律性,发放冲动。该自律细胞恢复发放冲动的时间主要受以下因素影响:①超速起搏的频率和持续时间,频率越高,持续时间越长,则抑制越深,恢复时间越长。②该自律细胞的自律性,自律性越低,恢复时间越长。③频率高起搏点对频率低的起搏点有抑制作用。如外来刺激的频率和时间相对固定,恢复时间就主要决定于自律细胞本身的自律性。测定窦房结恢复时间(SNRT)的方法就是根据上述原理而设计的,即用插入食管中的电极快速起搏心房,使窦房结处于超速抑制状态,当停止心房起搏后,窦房结便经过一定的时间恢复自律性而发放冲动,这个时间被称为窦房结恢复时间。

快速心房起搏使窦房结超速抑制的机制如下:①起搏心房直接引起局部乙酰胆碱释放增多,而乙酰胆碱可作用于窦房结起搏细胞,使其舒张期自发性除极的斜率减小,自律性降低。②超速起搏使细胞膜离子交换泵功能加强,使细胞内电位负值加大而呈超极化状态,自律性下降。

经食管心脏电生理检查中的窦房结恢复时间实际上包含 4 部分的时间:①刺激脉冲从食管电极到左心房的传导时间。②从左心房开始兴奋到传入窦房结的时间。③窦房结摆脱抑制状态,恢复并发放冲动的时间,即“起步时间”。④激动从窦房结发出传到心房并使之开始除极的时间,即窦-房传导时间。其中只有起步时间真正反映了窦房结的起搏功能,而房-窦、窦-房传导时间则反映了窦房结的传导功能。食管电极到左心房的传导时间较短,从 V_1 导联的记录来看,一般为 40~80ms,在增加刺激频率时,虽可能会在一定程度上稍有延长,但对窦房结恢复时间的影响不大。因此,窦房结恢复时间主要反映了窦房结的自律性,但其中也包含窦房顺传和逆传时间。因为窦房传导阻滞也是窦房结功能障碍的表现之一,所以窦房结恢复时间显著延长,通常提示窦房结功能障碍,而窦房传导阻滞/房间传导阻滞会影响窦房结恢复时间测定,容易造成假阴性结果。

(二)检测方法

1.检查前准备

检查前应停用影响窦房结功能或影响自主神经张力的药物 48h,或达该药的 3 个半衰期以上,对于无法停药者,需注明用药方法、剂量等。

2.起搏频率

起搏频率一般从高于自身心率 10 次/分左右开始逐级递增,常用 70 次/分、80 次/分、90 次/分、110 次/分、130 次/分,每级均以 S_1S_1 刺激法刺激 30s 或 60s 后停止刺激,同时记录心电图至停止刺激后 10 次心动周期为止。每级刺激后应间歇 2min 以上,再开始下一级频率的刺激。如在刺激后记录的心电图上有迟发性的长间歇,则应适当延长心电图记录时间。记录心电图宜选择窦性 P 波最明显的导联,如标准Ⅱ导联、V_1 导联,如能同步记录食管导联则更为理想。需要注意的是,如停止刺激后停搏时间>5000ms,应行起搏治疗,而后逐步降低起搏频率,直至停止起搏,以防心脏停搏造成不良临床后果。值得注意的是,起搏频率>150 次/分时,易出现窦房结传入阻滞,使得进入窦房结的脉冲反而减少,从而影响窦房结恢复时间检测,使窦房结恢复时间假性正常化,易造成漏诊。因此,一般不采用起搏频率>150 次/分的刺激进行检测。

3.测量方法

测量每级刺激的最后一次脉冲信号到第一个窦性 P 波起点之间的时距，取各级刺激后的最大值，即为该受检者的窦房结恢复时间(图 6–1 和图 6–2)。

少数受检者在刺激停止后，首先恢复的不是窦性心律，而是房室交界区逸搏(房性逸搏罕见)。如房室交界性逸搏仅出现一次即恢复窦性节律，窦房结恢复时间仍应以末次刺激脉冲至第一个窦性 P 波起点，而末次刺激脉冲至房室交界区逸搏的时距，被称为交界区恢复时间(JRT)，是房室交界区自律细胞摆脱起搏的抑制、恢复自律性的时间(图 6–3 和图 6–4)。

(三)窦房结恢复时间(SNRT)结果判断

1.窦房结恢复时间

正常值为 800~1500ms，SNRT>1500ms 为阳性，SNRT>2000ms 为窦房结功能异常。严重者可达 5~9s，伴有头晕、乏力或黑蒙、晕厥等临床症状。排除可逆转因素为心脏起搏治疗的适应证，及时结合其他资料进行临床评估。一些研究认为，最大 SNRT 和 CSNRT 与年龄无关。

2.房室交界区恢复时间、逸搏心律和双结病变

当食管电极刺激心房时，刺激脉冲在逆传窦房结的同时，也必然会下传至房室交界区而抑制自律细胞，因低位起搏点的自律性低，故其恢复时间也应更慢，因此，在多数情况下，首先恢复自律性的应是窦房结。当窦房结的自律性明显下降而低于房室交界区，或因窦房发生传出阻滞时，就有可能出现房室交界区逸搏，甚至呈逸搏心律。此时房室交界区恢复时间一般在 1500ms 以内，如房室交界区恢复时间>2000ms，或当窦房结恢复时间>2000ms 仍无房室交界区逸搏出现，均提示房室交界区的自律性异常，应考虑存在窦房结与房室结双结病变。

3.窦房结恢复时间继发性延长现象

部分患者在起搏刺激停止后，最长的 P–P 间期出

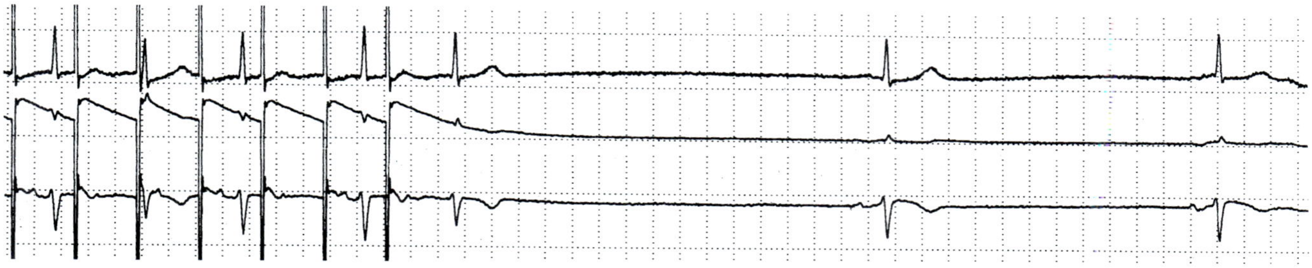

图 6–1 异常窦房结恢复时间。给予心房 S_1S_1 分级递增刺激 130 次/分，房室呈 3:2 文氏型及 2:1 传导，末次刺激波至窦性 P 波起始的时距为 3600ms，次长间歇 2500ms，显示窦房结恢复时间异常延长。

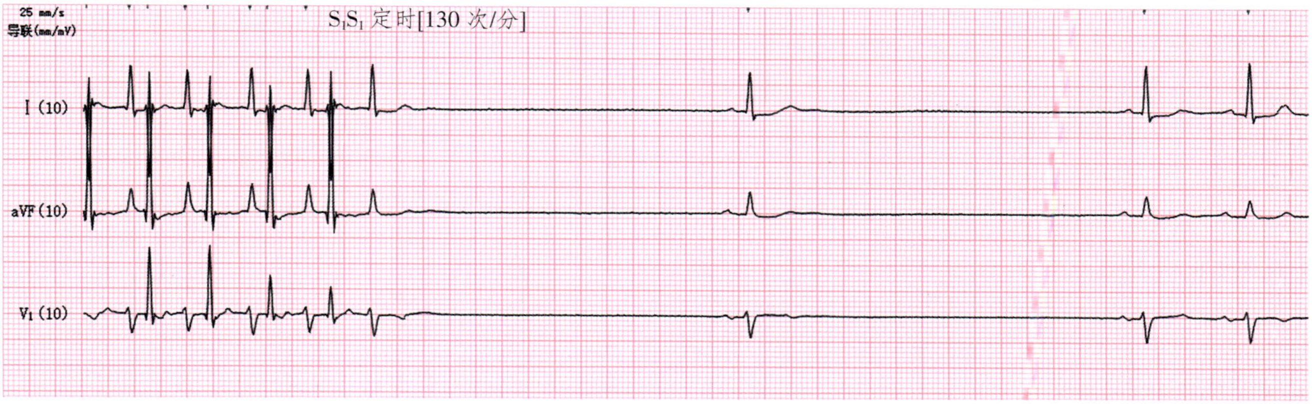

图 6–2 异常窦房结恢复时间。给予心房 S_1S_1 分级递增刺激 130 次/分，房室呈 1:1 传导，末次刺激波至窦性 P 波起始的时距为 2920ms，次长间歇 3050ms，显示窦房结恢复时间异常延长。

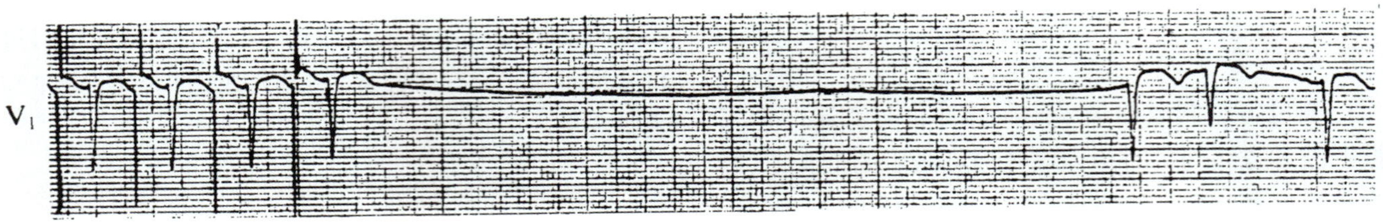

图 6-3 窦房结-交界区恢复时间。给予频率为 110 次/分 的心房 S_1S_1 刺激 30s 后，心脏停搏长达 5760ms，直至出现房室交界区逸搏，窦房结-交界区恢复时间异常。刺激结束至第一个窦性 P 波间距为 6060ms，窦房结恢复时间显著异常。

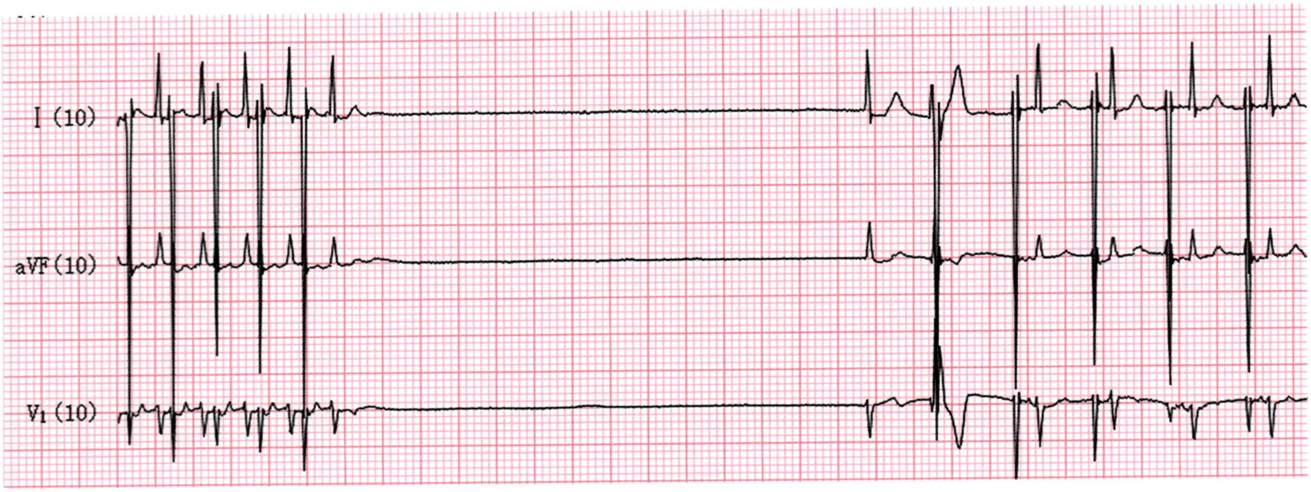

图 6-4 异常窦房结-交界区恢复时间，为 12.5mm/s。心房 S_1S_1 刺激频率为 130 次/分，房室呈 1:1 传导，刺激结束后，在长达 5580ms 的心脏停搏后出现房室交界性逸搏，其 T 波升支上出现 P 波，并下传形成右束支传导阻滞型心室内差异性传导。给予频率为 72 次/分的心房起搏后，逐渐恢复窦性激动(略)，第一次起搏脉冲重叠在心室内差异性传导的 QRS 波中，显示窦房结-交界区恢复时间异常延长。

现在第 2 个、第 3 个，甚至第 4 个、第 5 个心动周期，并可持续 10 个周期以上，这种现象被称为继发性窦房结恢复时间延长(图 6-2、图 6-5 和图 6-6)。出现这种现象的原因大多是窦房传导阻滞，也可能由窦房结自律性受损改变所致。有研究表明，69%有继发性停搏的患者存在窦房传出阻滞的临床证据，而有 92%的窦房传出阻滞患者存在明显的继发性停搏。继发性延长现象是窦房结功能受损一个特异性较高的指标，其临床价值高于窦房结恢复时间。因此，在停止起搏后，应至少记录 10 个心动周期，以防遗漏。当窦房结恢复时间>5000ms 时，应立即给予起搏，而后逐步降低起搏频率，直至停止起搏，以保证安全(图 6-4 和图 6-7)。窦房结恢复时间继发性延长和窦房结总恢复时间延长除了反映窦房结自律性损伤外，也提示窦房结传导功能损伤。

(四)窦房结恢复时间影响因素

1.起搏频率

试验表明，无论窦房结功能正常与否，刺激频率越高，窦房结恢复时间越长。但临床上，刺激频率达到一定范围(130 次/分或 150 次/分)后，窦房结恢复时间不再延长，甚至反而缩短。其原因可能是频率过高时，出现房-窦传导阻滞，使进入窦房结的电激动反而减少，故而一般将 150 次/分定为最高起搏频率。如果存在窦房传导阻滞和(或)房间传导阻滞，对窦房结最大的抑制作用发生在心房激动传入的较慢频率(如 90 次/分以下)。如果最长的 SNRT 发生在>600ms 的起搏周期（100 次/分以下)，SNRT 正常可能已揭示存

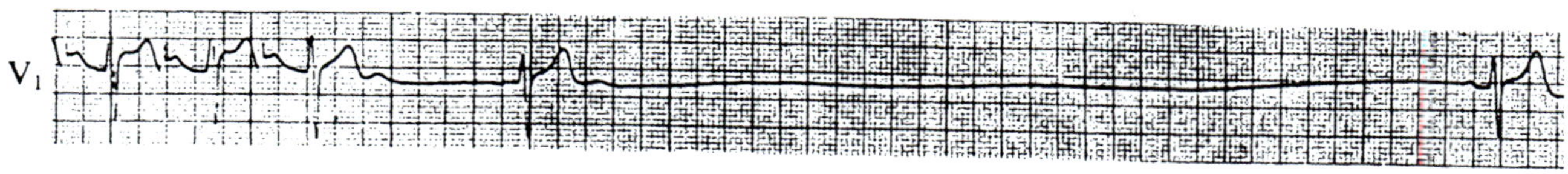

图 6–5　异常窦房结恢复时间，继发性窦性停搏。频率为 110 次/分的心房 S_1S_1 刺激结束后，末次刺激波至第一次窦性心搏间距仅为 1680ms，长达 6900ms 的间距发生在第一次窦性心搏后至窦性 P 波之间，显示出继发性窦性停搏的异常窦房结恢复时间。

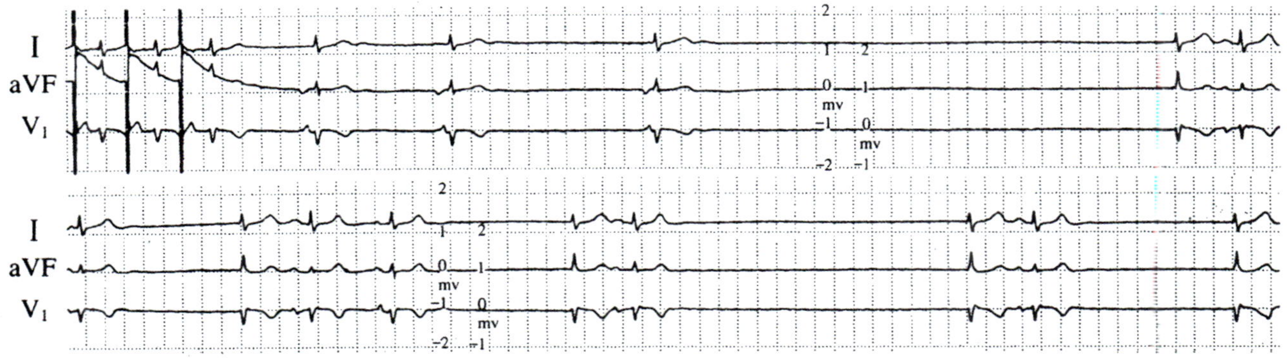

图 6–6　双结病变引起的异常窦房结恢复时间伴继发性窦性停搏，上行频率为 110 次/分的心房 S_1S_1 刺激结束后，首先出现 3 次缓慢的房性逸搏，随后全心停搏 5580ms，出现房室交界性逸搏，而后才恢复窦性心搏，末次刺激波至第一次窦性心搏的时距长达 10 900ms。下行为连续记录，反复出现窦性停搏伴房室交界性逸搏，显示继发性窦房结恢复时间显著异常，继发性窦房结–交界区恢复时间显著异常。

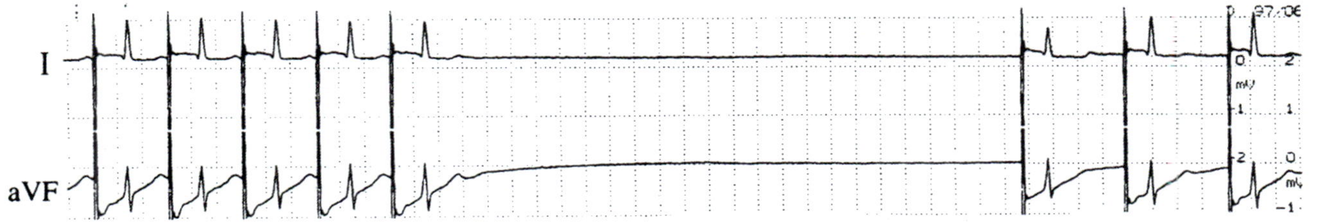

图 6–7　异常窦房结恢复时间后起搏心房。给予心房频率为 100 次/分的 S_1S_1 刺激 30s，结束后，心脏停搏长达 5160ms，及时给予频率为 72 次/分的心房起搏，窦房结恢复时间异常延长 5160ms 以上。

在窦房传导阻滞。

2.刺激时间

动物实验和临床研究表明，刺激 30s 后，SNRT 即趋向稳定，且刺激 30s、60s、120s 的结果并无显著差异。为规范操作，目前把刺激时间定为每级 60s 或 30s，每次间隔 2min。

3.自主神经功能

窦房结内有丰富的自主神经纤维分布，交感神经和迷走神经的作用相互制约。显然，迷走神经张力过高或窦房结对迷走神经的敏感性增加时，会影响窦房结的自律性和窦房传导时间，导致 SNRT 延长，即所谓的结外型病态窦房结综合征。因此，在测定窦房结功能时，同时测定心脏的固有心率，并对受检者进行自主神经阻滞前后的窦房结功能检查。

4.窦房传导的影响

当有窦房传入阻滞时，刺激脉冲不能全部进入窦房结，从而抑制其自律性，会影响窦房结恢复时间，导致假阴性结果。另一方面，窦房结恢复时间本身就包含着冲动在窦房结和心房之间顺向传导与逆向传导的时间，如受检者本身有窦房传导阻滞，也会导致SNRT延长，从而影响对其自律性的判断。当然，窦房传导阻滞本身是病态窦房结综合征的一种表现，就此意义而言，也不能称之为假阳性。因此，在测定SNRT的同时测定窦房传导时间是十分必要的，因为92%有窦房传导阻滞的患者存在显著继发性停搏。在分析窦房结恢复时间时，同时参照所测得的窦房传导时间，才能对窦房结的自律性、传导性做出正确的评估。

二、校正的窦房结恢复时间

窦房结恢复时间受自身心动周期的长度影响较大，心率慢者的恢复时间较长。为了消除心率的影响，多主张在测定窦房结恢复时间的同时计算校正的窦房结恢复时间(CSNRT)。

校正的窦房结恢复时间 = 窦房结恢复时间-基础窦性P-P间期，正常校正窦房结恢复时间<550ms，老年人的窦房结恢复时间>600ms为异常。

目前认为校正窦房结恢复时间是一个较窦房结恢复时间更有价值的指标，有报道指出，其特异性高达96%，但敏感性较低，为43%。

三、其他有关窦房结恢复时间的指标

1.窦房结恢复时间指数(SNRTI)

SNRTI即窦房结恢复时间与基础窦性周期的比率，以基础窦性周期为100%计算：

$$SNRTI=\frac{SNRT}{P\text{–}P(\text{基础窦性})}\times100\%$$

窦房结恢复时间指数正常值<150%，>180%为异常。

2.总恢复时间(TRT)

即从停止起搏至恢复基础窦性周期长度的时间，一般经过4~6次心动周期，可恢复至基础窦性周期长度，正常值<5000ms。也可用停止起搏后的5次心动周期的总时间代替，正常值<5800ms或<4个基础窦性周期长度(图6-8)。

四、心脏固有心率和自主神经阻滞后的窦房结恢复时间

(一)原理

自主神经是影响窦房结细胞电生理的主要因素之一。窦房结的交感和副交感神经支配很丰富，正常的窦性心律是交感神经和迷走神经对窦房结共同作用的结果，两者交互性兴奋，加强性拮抗。在安静状态下，以迷走神经的作用占优势。所谓心脏固有心率(IHR)，是指在用药物消除了自主神经的影响后，窦房结自身的固有节律，因而理论上，其应更能反映窦房结起搏细胞的固有的电生理特性。固有心率和窦房结恢复时间均异常，反映了窦房结本身功能障碍；固有心率正常，而窦房结恢复时间异常，系自主神经功能异常，又称为结外病态窦房结综合征。如在自主神经阻滞后测定窦房结恢复时间，可视为排除了自主神经作用后窦房结自身的自律性。有学者认为，自主神经阻滞后的窦房结恢复时间对病态窦房结综合征的诊断更有价值。

(二)检测方法

1.用药前先记录安静状态下的心电图。

2.对于成人，使用阿托品2mg或0.04mg/kg及普萘洛尔5~10mg或0.1~0.2mg/kg混合后静脉注射，

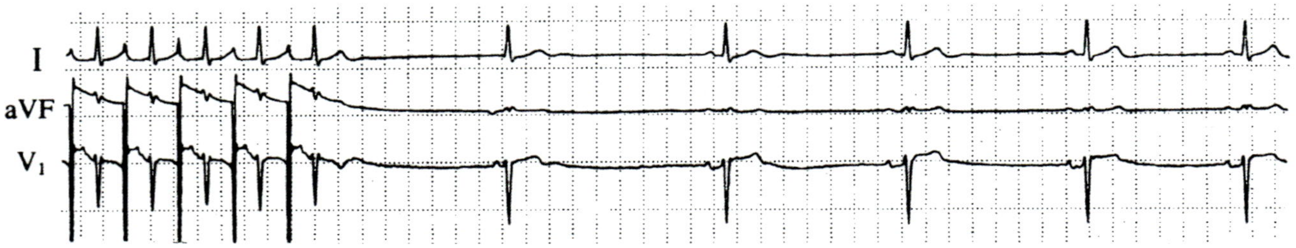

图6-8 总恢复时间测定。给予心房频率为130次/分的S_1S_1刺激30s后，末次S波至第一次窦性P波时距仅为1700ms，测得SNRT为1700ms，而刺激后5次窦性周期的总恢复时间为7600ms，大于正常值。

3min 注射完毕。

3.用药后即刻和每 2min 记录一次心电图，直至用药后 30min。

4.用药后最快而稳定的心率即为实测的固有心率，一般出现在 7~10min 时。

(三)正常值和判断

1.固有心率预测值

固有心率预测值(IHRp)与年龄相关，年龄越大，固有心率越慢。可采用下列公式计算：

IHRp=118.1-(0.57×年龄)(Jordan 1978)

45 岁以上人群 IHRp 的 95%置信区间（即±2 个标准差）为预测值±18%，45 岁以下人群 IHPp 的 95%置信区间为±14%。

2.固有心率实测值

正常成人固有心率实测值(IHRo)的平均值为(101±11)次/分。

3.异常判断

IHRo<IHRp，或 IHRo≤80 次/分为异常。IHRo 在 IHRp 的 2 个标准差范围内，可视为窦房结的自律性是正常的，如低于或超过 2 个标准差范围，则提示窦房结的自律性异常。

4.自主神经影响的判断

根据 Jordan 提出的公式：

$$\frac{\text{RHR(安静时窦性心律频率)}}{\text{IHRo(实测固有心率)}}-1.0$$

如 RHR<IHRo，此值为负值，提示迷走神经占优势。反之，提示交感神经占优势。

使用阿托品和普萘洛尔测定固有心率时，也能导致 SNRT/CSNRT/SACT 和窦性周期缩短。对于原有 SNRT/CSNRT 异常延长者，使用阿托品可以使其缩短，但如果原来的 SNRT/CSNRT 值已显著延长了，应用阿托品不能使其恢复正常，有时会有 SNRT/CSNRT 显著反常延长的现象。这种现象可能源于逆行窦房传导改善后，允许更快频率刺激进入窦房结并导致窦房结更明显的抑制作用。

(四)自主神经阻滞后的窦房结恢复时间

在测定心脏固有心率时，应用阿托品和普萘洛尔后 7~10min 获得稳定的 IHR 期间，再重复测定窦房结恢复时间，即可得到自主神经阻滞后的窦房结恢复时间和校正的窦房结恢复时间。此时已排除自主神经张力的影响，可视为较准确地反映了窦房结的自律性。如阻滞后的窦房结恢复时间、校正的窦房结恢复时间异常，且有 IHR 异常，则反映了窦房结的自律性异常。反之，尽管阻滞前的窦房结恢复时间等异常，而自主神经阻滞后的窦房结恢复时间等正常，IHR 也正常，则提示其由自主神经功能紊乱所致，可能为结外病态窦房结综合征。

(五)评价

评估窦房结功能需要结合临床资料。窦房结恢复时间最大值有时也会出现在 S_1S_1、S_1S_2、$S_1S_2S_3$ 刺激或 RS_2 刺激后。对窦房结功能障碍者行上述检测，可能出现代偿间期过度延长或窦性停搏，提示窦房结自律性或传导性下降，需要进一步检测 SNRT 和 SACT，还须仔细确认窦性基本周期，最终确定 CSNRT。如果诱发最长 SNRT 的起搏刺激周长>600ms，提示可能存在窦房结传入阻滞，这是窦房结功能障碍的一个标志，其与窦房结不应期延长或心房期前刺激检查时的完全代偿区(Ⅰ 区)反应延长有关。

五、窦性心动过速

正常成人休息时的窦性心律频率一般为 50~90 次/分，其反映了迷走神经张力。窦性心动过速的定义为成人窦性心律频率>100 次/分。具有窦性 P 波心电图特征，即 Ⅰ、Ⅱ 和 aVF 导联 P 波直立，V_1 导联双向或倒置。随着窦性心律频率增加，激动起源于右心房的更高部位，使下壁导联上 P 波振幅更高。窦性心动过速可能是对生理刺激或其他外源性因素的适当反应，或当活动心率超反应及其他情况时出现的不适当反应。

1.生理性窦性心动过速

当窦性心动过速是自主神经适当调节的结果时，其被认为是生理性的。引起生理性窦性心动过速的因素有生理因素，如体力活动、情绪应激或妊娠，也有其他医学状况或药物因素，如惊恐发作、贫血、发热、甲状腺功能亢进症、应用多巴胺、摄入酒精（乙醇）或咖啡因等。12 导联心电图显示正常窦律的典型 P 波形态。生理性窦性心动过速可通过查明并消除原发因素来进行治疗。

2.不恰当窦性心动过速

不恰当窦性心动过速被定义为静息或轻微活动时窦性心律频率>100 次/分，24h 内平均心率>90 次/分，与身体、情绪、病理或药理负荷水平不成比例。窦性心动过速往往是持续性的，多见于年轻人和女性。不恰当窦性心动过速的潜在机制仍不明确，可能由自主神经功能异常、神经激素失调及固有窦房结活性增加等多种因素引起。近年来，已经报道了家族聚集性的不恰当窦性心动过速，由心脏起搏细胞超极化激活的环核苷酸通道基因突变，使其功能增强引起。有研究证明，在不恰当窦性心动过速患者中发现了免疫球蛋白 G 抗 β 受体抗体，其预后多较好，与心动过速心肌病无关。

诊断不恰当窦性心动过速时，要排除体位性直立性心动过速综合征（POTS）、窦房折返性心动过速、起源于右心房上部的房性心动过速。患者的临床表现多种多样，从无症状或轻微心悸到呼吸困难、运动不耐受、头晕、眩晕。可以用平板心电血压测试低运动量（<7MET）时的心率、血压，从而确定超反应程度。不恰当窦性心动过速的预后通常较好，治疗目的主要是消除或缓解症状。

第 3 节　窦房传导功能测定

窦房结的另一个重要功能是窦房结与心房之间的传导功能。兴奋从窦房结发出、传至心房并使心房开始除极的时间，被称为窦房传导时间（SACT）。经食管心脏电生理检查可通过心房程控期前刺激技术间接测定窦房传导时间，从而发现心电图上无法发现的窦房传导阻滞。

一、原理

在窦性心律的基础上，当人工引入的程控心房期前刺激从心动周期的舒张晚期向舒张早期逐渐扫描时，即偶联间期从最长逐步缩短时，窦房结对期前刺激依次出现 4 个不同的反应区（图 6-9）。为便于叙述，将各波形命名如下：①期前刺激前的基础窦性 P 波称为 P_0，窦性周期为 P_0P_0。②基础刺激夺获的心房波称为 P_1，基础刺激形成的心房激动周期为 P_1P_1。③心房期前刺激夺获的心房波称为 P_2，心房期前刺激后的代偿间期为 P_2P_3。④刺激后恢复的第一个窦性 P 波称为 P_3，此后的窦性 P 波依次为 P_4、P_5……。

1. Ⅰ 区（完全代偿区）

电生理特点是心房期前刺激前后两个心动周期之和等于基础窦性周期的两倍，即 $P_1P_2+P_2P_3=2\times P_0P_0$。产生机制是心房期前刺激的激动到达窦房交界区时，窦房结的激动已经发生，两者在窦房交界区相遇发生干扰，因刺激未侵入窦房结，故不影响窦房结的正常周期，从而产生了完全的代偿间期（图 6-10）。如果 Ⅰ 区反应区间延长，测定 SACT 的刺激周长也应较长。

2. Ⅱ 区（节律重整区）

电生理特点是心房期前刺激的代偿间期不完全，期前刺激前后两个心动周期之和小于基础窦性周期的两倍，即 $P_1P_2+P_2P_3<2\times P_0P_0$（图 6-11）。产生的机制是逐渐提前的心房期前刺激经窦房交界区侵入窦房结时，窦房结的固有冲动尚未形成，窦房结被传入的期前刺激提前除极，然后窦房结按自身的固有节律发放下一次激动，从而产生了不完全的代偿间期。在经食管心脏电生理检查中，此代偿间期包含 4 个时间：①期前刺激的脉冲从食管电极发出到左心房开始激动的时间。②从左心房开始激动到传入窦房结并使之提前除极的时间（房-窦传导时间）。③窦房结除极后，按窦性周期重新发放下一次激动的时间。④激动从窦房结发出传至心房，并使之开始除极的时间（窦-房传导时间）。故代偿间期（P_2P_3）减去窦性周期（P_0P_0）后的

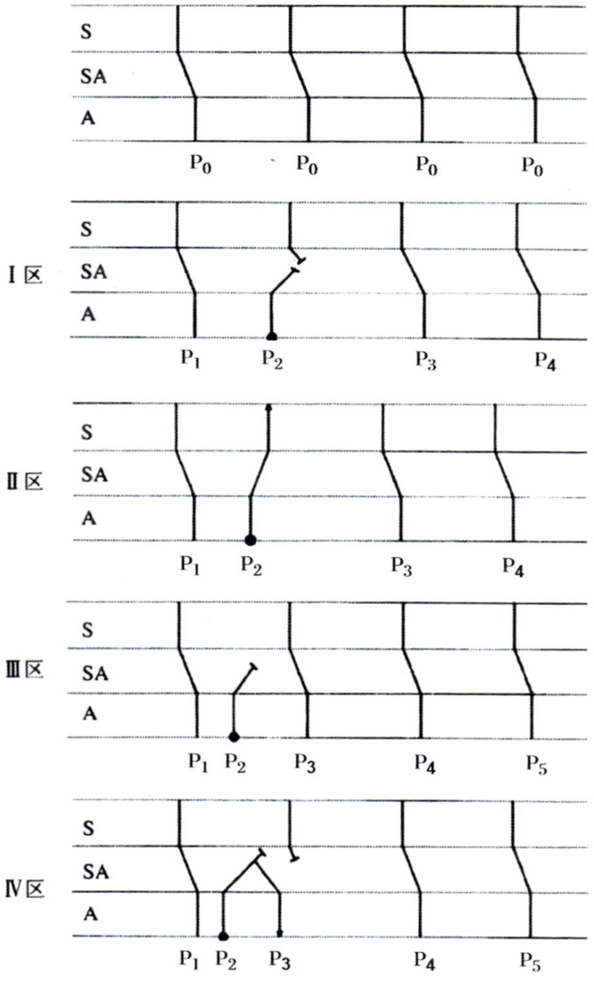

图 6–9　窦房结 4 个反应区示意图。

时间，是刺激脉冲从心房传入窦房结和窦性激动从窦房结传到心房的时间的总和，有学者称之为总窦房传导时间。假设窦房的传入和传出时间相等，则总窦房传导时间的一半即为窦房传导时间。

3. Ⅲ区（插入区）

电生理特点为心房期前刺激呈插入性，即 $P_1P_2+P_2P_3=P_0P_0$（图 6–12）。产生机制是进一步提前的刺激遇上尚处于不应期的窦房结和（或）周围组织，而不能激动窦房结，故未对窦性周期产生影响，期前的心房刺激呈插入性。其被视为窦房结周围组织的有效不应期，也有些研究者将其当作窦房结不应期。

4. Ⅳ区（折返区）

更早的心房期前刺激因窦房结尚处于不应期，未能使窦房结除极。但窦房结不同部位（包括窦房交界区）的不应期存在差异，特别是当窦房结不应期延长时，激动能在某些处于相对不应期的边缘组织中缓慢传导，当另一部分组织恢复应激后，激动便从此处传至心房形成窦房折返。此时代偿间期<窦性周期，心电图表现为 $P_1P_2+P_2P_3<P_0P_0$（图 6–13）。

图示 RS_2 490ms、480ms 期前刺激前后的两个心动周期之和等于基础窦性周期的两倍，显示出 $P_1P_2+P_2P_3=2\times P_0P_0$ 窦房结Ⅰ区反应的特征。

从上述描述可以看出，测定窦房传导时间时主要涉及Ⅱ区，Ⅱ区在窦性周期中所占的时区相当于窦性周期的 40%~80%。为使测量更标准，一般以Ⅱ区的后 1/3（偶联间期较长的）作为测定 SACT 的标准时间，此时心房期前刺激对窦房结自律性的抑制作用最小，所测得的窦房传导时间较为可靠。

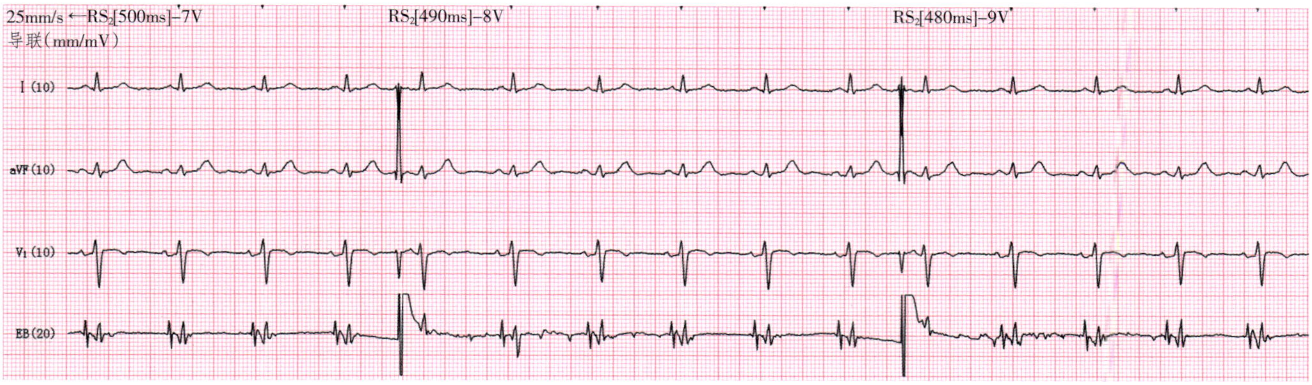

图 6–10　窦房结Ⅰ区反应。

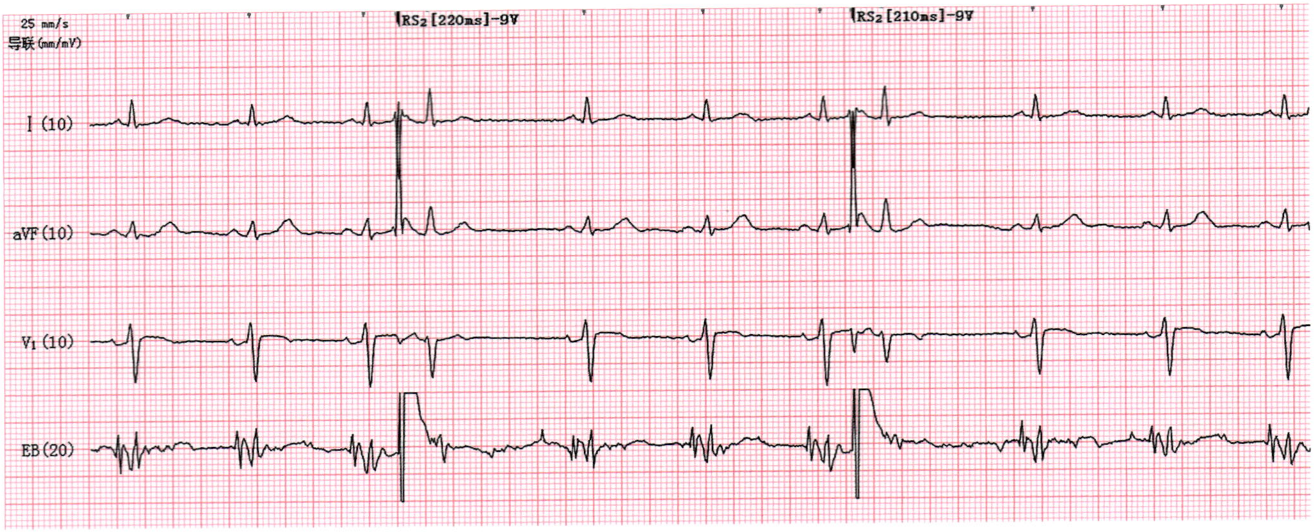

图 6–11 窦房结Ⅱ区反应。图示 RS_2 刺激偶联间期 220ms、210ms 前后两个心动周期之和小于基础窦性周期的两倍，显示出 $P_1P_2+P_2P_3<2\times P_0P_0$ 的Ⅱ区电生理特征，测得窦房传导时间分别为 60ms、80ms。

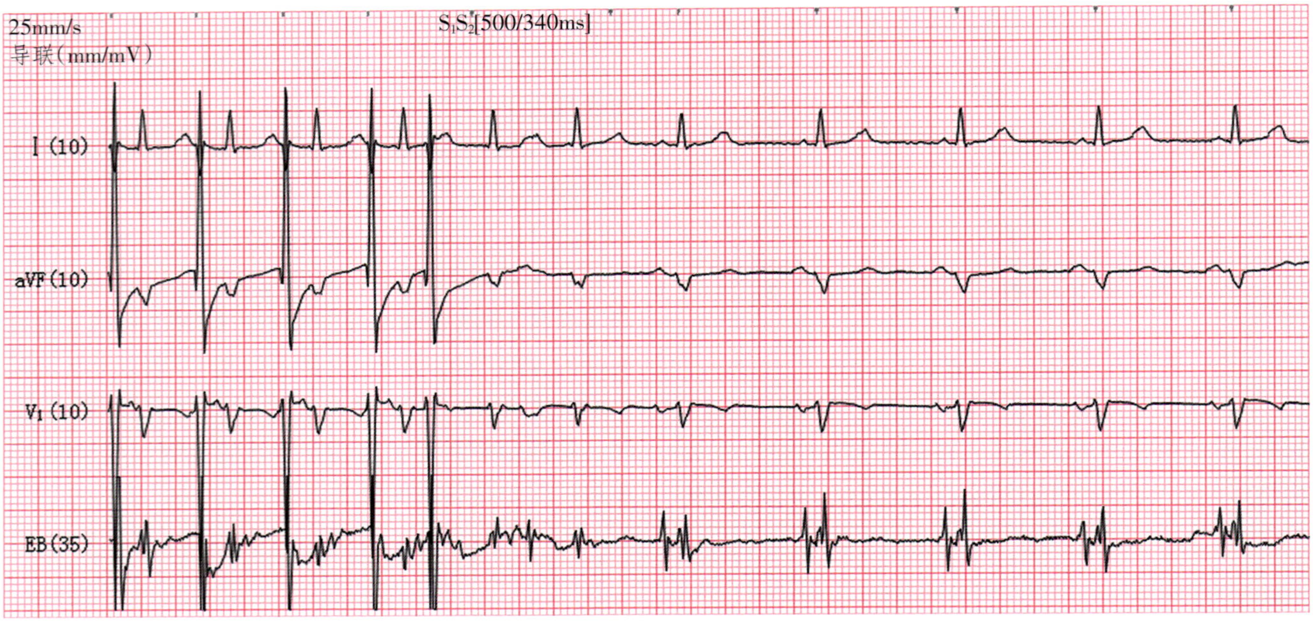

图 6–12 窦房结Ⅲ区反应，窦房结有效不应期。图示基础周长为 500ms 的 S_1S_2 心房程控期前刺激，可见 $P_1P_2+P_2P_3=P_0P_0$，P_2 呈插入型房性期前收缩，显示出窦房结有效不应期的电生理特征。

二、测定方法

目前国内外公认的测定窦房传导时间的方法有两种，即 Strauss 程控期前刺激法和 Narula 连续刺激法。测定前均需停用相关药物或注明相关影响药物。

(一)程控心房期前刺激法

程控心房期前刺激法是由 Strauss 等于 1973 年首先创立的。其基本原理是用程控期前扫描的心房期前刺激扫描至Ⅱ区，并取得稳定的回归周期，用回归周期 P_2P_3 减去基础性周期 P_0P_0，即可得到总窦房传导时间，再除以 2，即为窦房传导时间。具体操作时可用

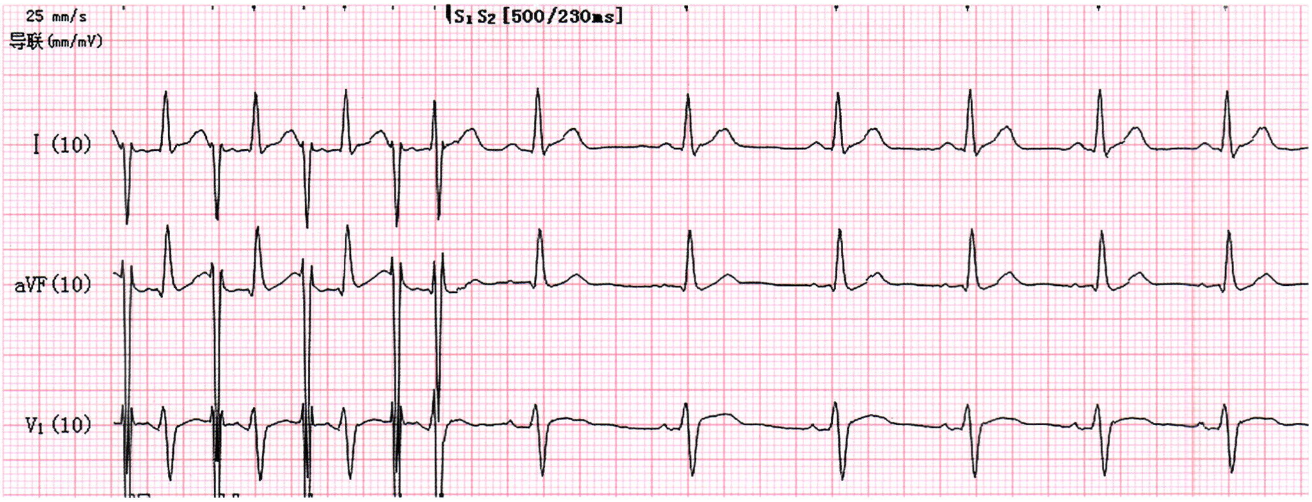

图 6–13　窦房结 Ⅳ区反应，窦房折返心搏。图示给予基础周长为 500ms 的心房 S_1S_2 程控期前刺激，可见 S_2 后窦性激动提前出现，显示出 $P_1P_2+P_2P_3<P_0P_0$ 的电生理特征。

RS_2 法或 S_1S_2 法。

1. RS_2 程控期前刺激法

（1）先描记 10 个正常窦性周期。

（2）采用略短于窦性周期的 RS_2 间期进行负扫描，步长一般为–10ms 或–5ms，每 6~8 个窦性激动后发出一个 S_2 刺激，直至出现Ⅱ区反应，并出现稳定的回归周期。

（3）记录宜用Ⅱ、V_1 导联，多导联同步记录Ⅱ、V_1 及食管导联等更为理想。

（4）窦房传导时间=$(P_2P_3-P_0P_0)/2$，通常取出现Ⅱ区反应的前后 1/3 处（偶联间期较长的）测得的值。测量 P_2 起点时，如 V_1 导联或食管导联上明确有 P 波时，应以 P 波起点测量，以排除食管电极到左心房激动的传导时间影响。

2. S_1S_2 程控期前刺激法

（1）采用快于自身心率 5~10 次/分的 S_1S_1 为基础刺激。4~8 次 S_1 刺激后发放一次期前刺激 S_2。

（2）用略短于基础刺激周期的 S_1S_2 间期进行负扫描，步长为–5ms 或–10ms。

（3）当扫描进入Ⅱ区，并出现稳定的回归周期时，即可计算窦房传导时间。

（4）窦房传导时间=$(P_2P_3-P_0P_0)/2$，P_2 点应从 S_2 刺激所引起的 P_2 波起点为准（图 6–14）。

有学者认为，连续的 S_1 刺激难免对窦房结的自律性产生抑制作用，可用 P_3P_4 代替 P_0P_0，以减少影响。窦房传导时间=$(P_2P_3-P_3P_4)/2$。但此方法在有窦性心动过缓或窦房传导阻滞等疑似窦房结功能异常者中不妥，P_3P_4 间期可能是继发性延长间期，这样容易造成假性窦房传导时间正常而降低该值的敏感性。

（二）连续刺激法

连续刺激法又称为 Narula 法，由 Narula 于 1978 年创立。

（1）先记录 10 个窦性周期。

（2）采用高于基本窦性频率 5~10 次/分的 S_1S_1 刺激，连续 8~10 次后停止起搏，间隔 20 个周期或 1 分钟后重复刺激，如此反复 3 次。

（3）因测定方法为连续 S_1S_1 刺激，各波命名与程控期前刺激有所不同：①P_1 为末次 S_1 刺激产生的 P 波。②P_3 为刺激终止后第一次窦性 P 波。③P_1P_3 为代偿间期。④P_3P_4 为刺激停止后第一次窦性周期。

（4）计算起搏前 10 次窦性周期的平均值（P_0P_0）或基础窦性周期 P_0P_0，3 次 P_1P_3 及 P_3P_4 的平均值或取适用值。

（5）计算公式：窦房传导时间=$(P_1P_3-P_0P_0)/2$（图 6–15）。

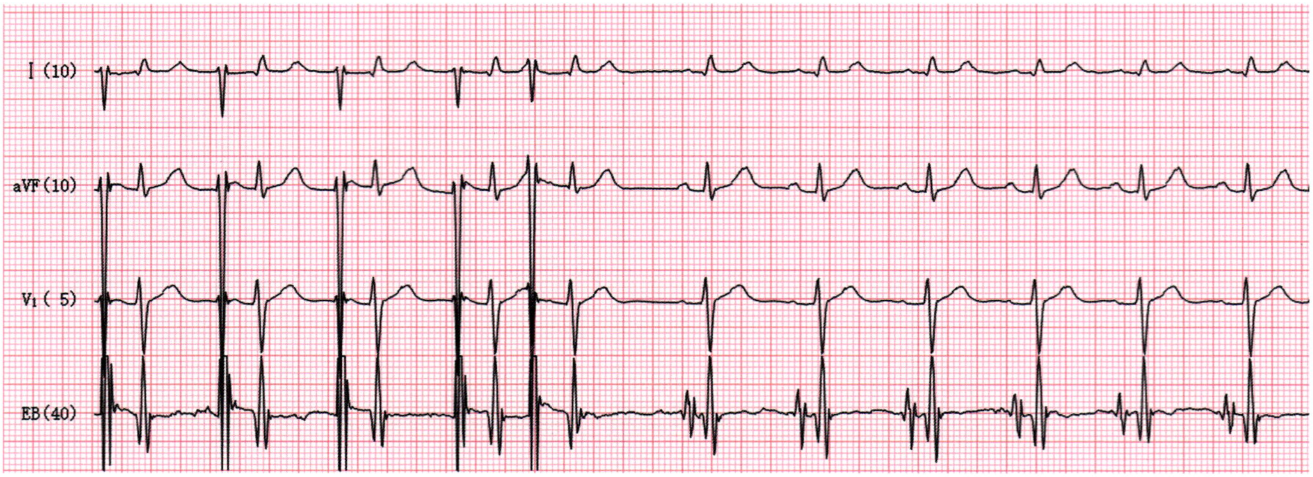

图 6–14 采用 S_1S_2 法测定Ⅱ区窦房传导时间。图示基础刺激周长为 800ms 的心房 S_1S_2 期前刺激，S_1S_2 偶联间期为 500ms 时，可见 P_2P_3 间期长于 P_0P_0，测得窦房传导时间为 120ms。

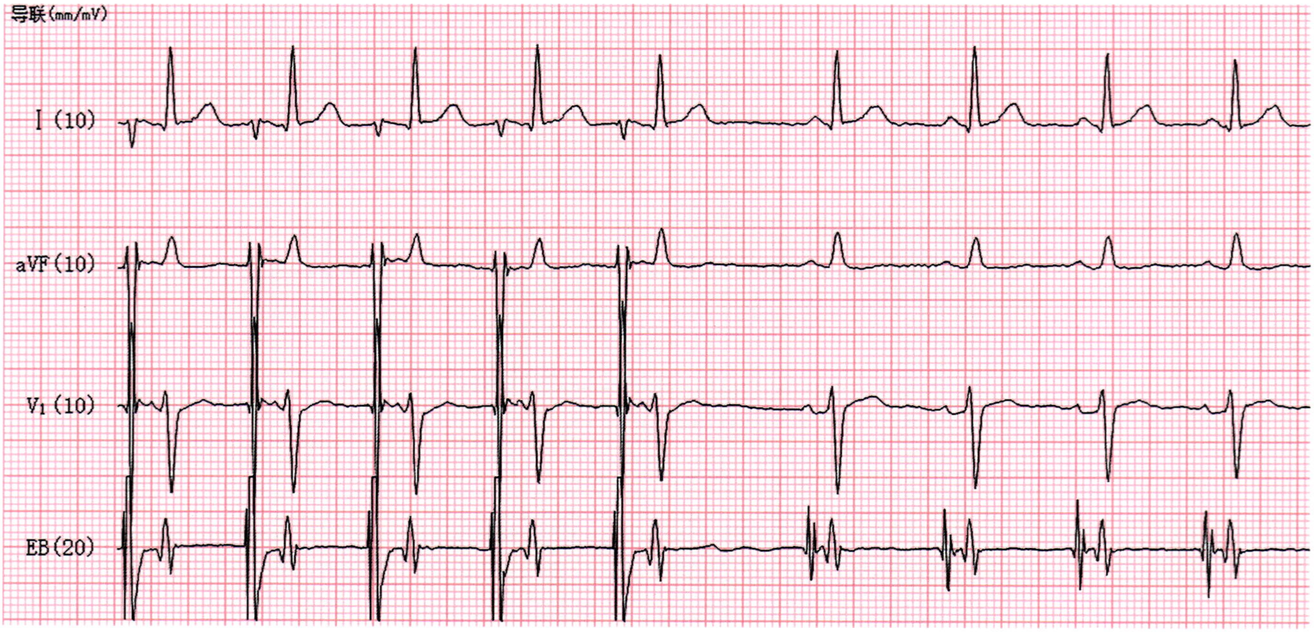

图 6–15 采用 Narula 法测定窦房传导时间。图示频率为 90 次/分的心房 S_1S_1 定数刺激后，可见 P_1P_3 代偿间期长于 P_0P_0，测得窦房传导时间为 100ms。

三、影响因素

大量研究表明，影响窦房传导时间测定值的因素很多，且在计算时假设条件较多，因此心电生理测定值差异较大。

1. 自律性和基础窦性心律频率影响

国内外研究均表明，无论采用何种方法，脉冲刺激均对窦房结自律性产生抑制，使窦性节律推迟重整，而此种延迟的时间尚无法被测量和排除。采用 Breithardt 利用 P_3P_4 代替 $P_1P_1(S_1S_1)$ 或 P_0P_0 的方法仅可部分地纠正，但容易造成假阴性结果，降低了其敏感性。确认基础窦性心律频率很重要，需要鉴别或排除窦房传导阻滞的影响。曾有报道指出，SACT 与自主窦性周期呈反变关系，但也有研究发现，SACT 并不依赖自主窦性周期。窦性心律不齐也能使 SACT 测量产生误差。

2.传导时间影响

窦房之间的传入和传出的时间是不相等的，Josephen 的研究表明，传入时间一般大于传出时间，且程控刺激扫描时，随偶联间期缩短，传入时间也会延长。因此，有学者主张用窦房传导的总时间（即窦房传入和传出的时间之和）来代替窦房传导时间，并称之为总窦房传导时间。

3.迷走神经张力的影响

迷走神经张力增加会引起窦房传导时间延长，这也是结外型窦房结功能的异常表现之一。有报道指出，采用自主神经阻滞后重复测量 SACT，可排除自主神经的影响。有研究者曾测定自主神经阻滞后的 SACT，发现正常组及病态窦房结综合征组自主神经阻滞后的 SACT 较阻滞前均明显缩短。而 SNRT 异常，尤其是自主神经阻滞后的 SNRT 异常者，阻滞前后的 SACT 无明显差异。

4.心房内传导时间和心房不应期的影响

病态窦房结综合征患者常合并心房病变，导致心房内传导时间延长，心房不应期差异较大，从而影响窦房传导时间的测量。此外，从食管到左心房的传导时间也不应计入测量值中，故对 P_2 波的测量不应从 S_2 刺激脉冲的起点开始，而应从 V_1 导联或食管导联上 S_2 刺激所引出的 P 波起点测量，以尽可能减少误差。

四、窦房传导时间正常值及评价

不同报道关于窦房传导时间正常值范围的差异较大，一般认为窦房传导时间应≤150ms，>150ms 或 >180ms 为阳性。总窦房传导时间应<300ms，≥300ms 为阳性。窦房传导时间对病态窦房结综合征的诊断价值低于窦房结恢复时间和校正的窦房结恢复时间，其敏感性不高。阿托品能使大部分窦房结功能障碍者的 SACT 缩短，甚至达到正常范围。窦房结功能障碍者的另一种常见反应是 P_1P_3 进行性延长。窦房传导时间和窦房结恢复时间反映了窦房结两种不同的功能，如将窦房传导时间和窦房结恢复时间结合起来分析，有助于提高病态窦房结综合征诊断的敏感性和正确性，而且有助于对病态窦房结综合征的病变进行分类。

第 4 节　窦房结有效不应期

窦房结有效不应期（SNERP）是反映窦房结兴奋性的指标。其一般与窦房结恢复时间和窦房传导时间一起作为评估窦房结功能的常用指标。经食管心脏电生理检查因无法记录窦房结电图和直接进行窦房结刺激，所以无法测得窦房结相对不应期和功能不应期，仅能间接测定窦房结有效不应期。

一、原理

有效不应期是指前次激动后，组织尚不能应激的最长期前刺激偶联间期。经食管心脏电生理检查利用程控的心房期前刺激，当期前刺激不能进入窦房交界区和窦房结时，便出现心房Ⅲ区反应。但此时窦性激动仍能基本正常形成并发出，使程控期前刺激形成插入性。此时最长的期前刺激偶联间期即为窦房结和窦房交界区的有效不应期，习惯上称之为窦房结有效不应期。

二、方法

窦房结有效不应期的测定方法，一般采用心房程控期前刺激法，即 RS_2 和 S_1S_2 法。因 S_1S_2 法的测量值较为恒定，为便于前后对照，S_1S_2 法的应用较多。检查前应停用相关药物，影响窦房结功能的药物至少应停用 5 个半衰期。

1. RS_2 期前刺激法

在自身窦性心律的基础上加入程控期前刺激，以 QRS 波触发 S_2。从舒张晚期以步长-5ms 或-10ms 逐步负扫描，宜选用Ⅱ、V_1 及食管导联记录。进入窦房结有效不应期的标准如下：①S_2 后有 P_2 波，表明稳定起搏心房。②P_2P_3 突然缩短，P_2P_3 从>P_3P_4 到<P_3P_4，呈

现 $P_1P_3=P_0P_0$，使 P_2 呈插入性。③至少连续稳定 3 次上述现象（图 6–16）。

（二）S_1S_2 期前刺激法

S_1S_2 法的基本原理是用略快于窦性心律频率的 S_1S_1 刺激夺获窦房结，形成类似基础窦性心律频率的频率，再用期前刺激 S_2 从舒张晚期逐步程控扫描，直至进入Ⅲ区，使 S_2 呈插入性房性期前收缩，此时最长的 S_1S_2 间期即为窦房结有效不应期（图 5–5）。具体方法如下：①先描记 10 次窦性心搏，测量窦性周期。②用相当于窦性周期 90% 的 S_1S_1 间期作为起搏周期；每 4~8 个 S_1 基础刺激后给予一个期前刺激 S_2，从舒张晚期开始负扫描，扫描步长为 –5ms 或 –10ms，每两阵 S_1S_2 刺激之间宜间隔 10 次窦性周期，直至 S_2 进入插入区（Ⅲ区），而且 S_2 后有 P_2 波。表现为 P_2P_3 间期突然缩短，出现：$P_2P_3<P_3P_4$；$P_1P_3=P_3P_4$。此时最长的 S_1S_2 间期即为窦房结有效不应期（图 5–5 和图 6–17）。

三、影响因素

1.房窦裂隙现象

在程控期前刺激进入Ⅲ区后继续负扫描，多数受检者会再次出现Ⅱ区反应。此现象是因为窦房交界区不应期短于窦房结不应期，随程控期前刺激的提前，如期前刺激落在窦房交界区的相对不应期，则房窦传导时间显著延长，以至于刺激在窦房结脱离了不应期后重整窦性节律，因而表现为房窦裂隙现象。此时，首次出现 P_2P_3 突然缩短时的 S_1S_2 间期为窦房结有效不应期，而裂隙现象后再次缩短的 S_1S_2 间期为窦房交界区有效不应期。

2.房窦隐匿性传导

当 S_2 刺激在窦房交界区发生逆行隐匿传导时，S_2 虽未能侵入窦房结重整窦性周期，但在窦房交界区形成的不应期可影响窦房传出时间，出现 P_1P_3 延长。P_1P_3 虽然突然缩短，但 P_1P_3 并不等于 P_3P_4 时，S_2 表现为不完全插入性。此时不一定以 $P_1P_3=P_0P_0$ 为准，可采用 P_2P_3 突然缩短时的 S_1S_2 间期作为窦房结有效不应期（图 6–11）。

3.房窦传入阻滞

程控期前刺激 S_2 偶联间期进一步缩短后，心房期前激动在逆向传导时较早落在窦房交界区的有效不应期中，P_2P_3 不仅不缩短、反而长于 P_0P_0，可以排除典型的Ⅲ区反应。因 S_2 心房激动发生得较早，即使在窦房交界区发生了逆行隐匿传导，当窦性激动传出时，窦房交界区也脱离了不应期，对窦性激动无影响。此时表现出类似Ⅰ区反应，即 $P_1P_2+P_2P_3=2\times P_0P_0$，$P_2P_3>P_0P_0$。虽然两者的电生理表现相似，但是其形成机制不同，前者为提前的心房激动在窦房交界区遇到了有效不应期而逆传阻滞，后者是提前的心房激动出现较晚，逆传时在窦房交界区与窦房结发出的激动产生了干扰（图 6–18）。

4.基础起搏周期的影响

窦房结有效不应期随起搏周期缩短而延长，因此采用 S_1S_2 法检测时，应选用最适起搏周期，既能尽量减少对窦房结自律性的影响，又能接近自然状态下的

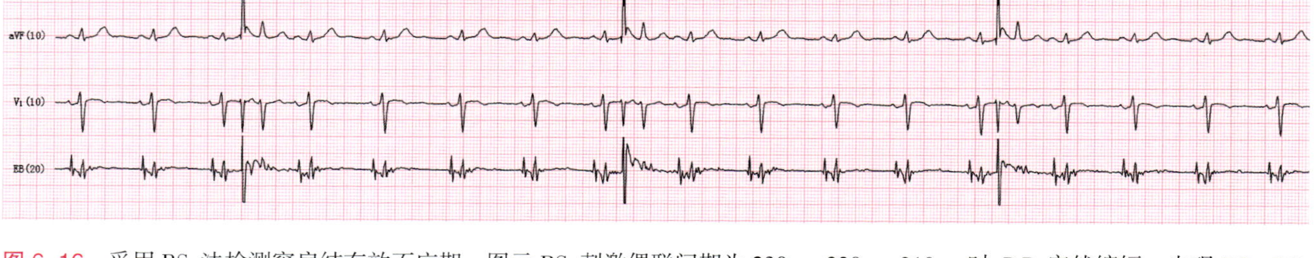

图 6–16 采用 RS_2 法检测窦房结有效不应期。图示 RS_2 刺激偶联间期为 230ms、220ms、210ms 时，P_2P_3 突然缩短，出现 $P_3P_4=P_0P_0$ 的电生理特征，因为发生了房窦隐匿性传导，故 P_1P_3 略长于 P_0P_0。

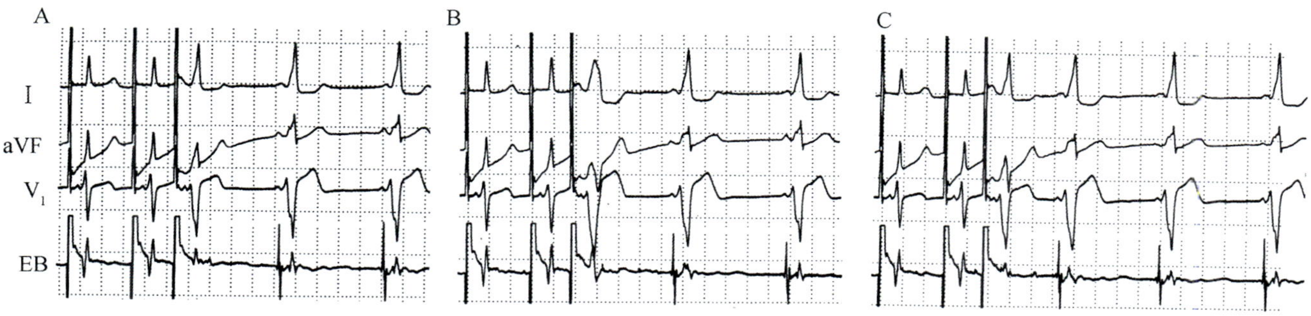

图 6–17　采用 S_1S_2 法检测窦房结有效不应期。图示 S_1S_1 基础周长为 600ms 的经食管心房程控期前刺激，窦性心律时表现为显性右侧房室旁路。(A，B) S_1S_2 偶联间期为 380ms、370ms 时，均见最后一次 P_2 波至第一次窦性 P 波的 P_2P_3 间期<两倍窦性 P_0P_0 间期，代偿间期不完全。(C) S_1S_2 偶联间期为 360ms 时，P_2 波后的窦性 P 波提前发生，造成最后一次 P_2 波与第一次窦性 P 波的间期等于窦性 P_0P_0 间期，P_2 波呈插入性房性期前收缩，无代偿间期，表明窦房结已进入不应期，导致心房期前刺激的 P_2 不能进入窦房结。

窦房结有效不应期。徐耕等的研究表明，在起搏周期/窦性周期≈0.90 时，可获得较稳定的窦房结有效不应期最小值。

5.显著窦性心律不齐

窦性心律不齐时，难以出现稳定的Ⅲ区反应，因而影响测量值的标准性，此时可在自主神经阻滞下测定窦房结有效不应期。

6.窦性静止和窦房传导阻滞

测定窦房结有效不应期的前提应是受检者有稳定的窦性心律，若受检者本身已有窦房传导阻滞或窦性静止，则会影响 S_2 期前刺激的传导，因而无法测定窦房结有效不应期。

7.房性心律失常

频发房性期前收缩、房性心动过速等会干扰、影

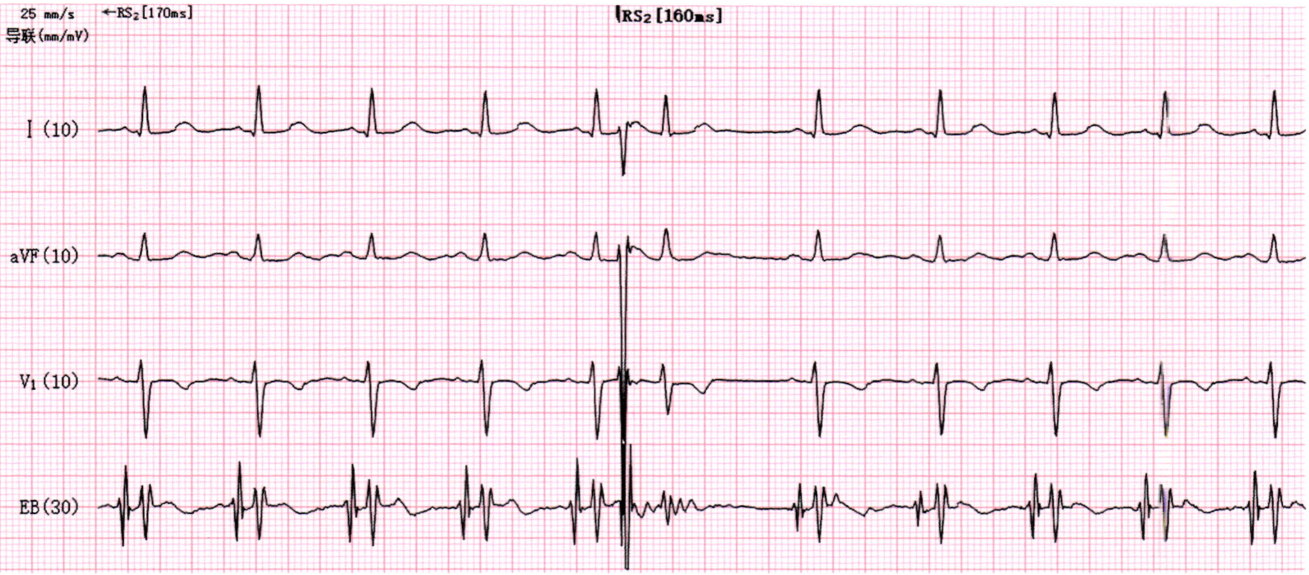

图 6–18　房窦逆传阻滞。图示 RS_2 刺激偶联间期为 160ms 时，心房激动较早出现，呈现 $P_1P_2+P_3P_4=2\times P_0P_0$，$P_2P_3>P_3P_0$ 的电生理特征，提示 RS_2 心房激动遇到房窦交界区有效不应期而未能进入窦房结。P_3 未提前，$P_2P_3>P_0P_0$，可排除窦结有效不应期。

响窦房结有效不应期的测定。

四、正常值及判断

关于窦房结有效不应期的正常值，不同研究报道的结果有所差异，多数认为在 330~430ms，>500ms 为异常。窦房结有效不应期是窦房结及窦房交界区传导功能的重要指标，有效不应期延长说明窦房传导功能减退。

第 5 节 窦房结功能降低的心电图特征

目前常规心电图检查、动态心电图记录及长程心电记录仍然是评价窦房结功能的可靠方法，大部分窦房结功能障碍患者可表现出异常的心电图改变。

1.窦性心动过缓的心电图特征

（1）非药物引起的窦性频率持续<50 次/分，24h 窦性心搏次数<8 万次。平板运动心电血压测试显示，运动峰值心率<115 次/分，同时伴有乏力、头晕、晕厥、胸部不适、食欲缺乏等症状。

（2）P-R 间期>0.12s，QRS 波形态正常或异常。

（3）常伴有房室交界性逸搏或室性逸搏出现。

（4）运动试验、阿托品试验、窦房结恢复时间等有临床意义的阳性指标。

2.窦性停搏或窦性静止的心电图特征

窦性停搏是指窦房结在特定的时间内丧失自律性，不能产生窦性冲动，又称为窦性静止，可以自行发作，也可由房性期前收缩或快速性房性心律失常诱发（图 6-19）。

（1）窦性 P 波后突然出现一个无窦性 P 波的长间歇，可长达数秒，>3s 有临床意义。

（2）长 P-P 间期与窦性 P-P 间期无倍数关系，但常超过基础窦性周期的 1.5 倍（图 6-20）。

（3）长间歇后易出现房室交界区性或室性逸搏，对于无下级逸搏者，需要鉴别是否合并下级逸搏点功能障碍。

3.窦房传导阻滞的心电图特征

窦房传导阻滞是指窦房结正常发出的激动在窦房交界区发生传导延缓或中断，造成窦性 P-P 间期发生改变或窦性 P 波脱漏，按阻滞程度不同，可分为一度、二度、三度窦房传导阻滞。

（1）一度窦房传导阻滞：因无法记录到窦房结电位，体表心电图无法诊断。

（2）二度窦房传导阻滞：通过心电图 P-P 间期改变可间接做出诊断，分为二度Ⅰ型与二度Ⅱ型两种类型。①二度Ⅰ型窦房传导阻滞，即窦性 P-P 间期逐渐缩短，直至出现 P 波脱漏，长 P-P 间期<最短 P-P 间期的两倍，周而复始地出现以上改变。②二度Ⅱ型窦房传导阻滞，即窦性 P-P 间期规则的情况下突然出现一次长 P-P 间期，长 P-P 间期是基础 P-P 间期的整数倍（图 6-21）。

（3）三度窦房传导阻滞：在体表心电图上无法与窦性停搏相区分，需要窦房结心电图确诊。①长时间无窦性 P 波出现，常出现房室交界性逸搏或室性逸搏。②如在窦性 P 波消失前后记录到二度窦房传导阻滞的心电图特征，可提示该长间歇内存在三度窦房传导阻滞。

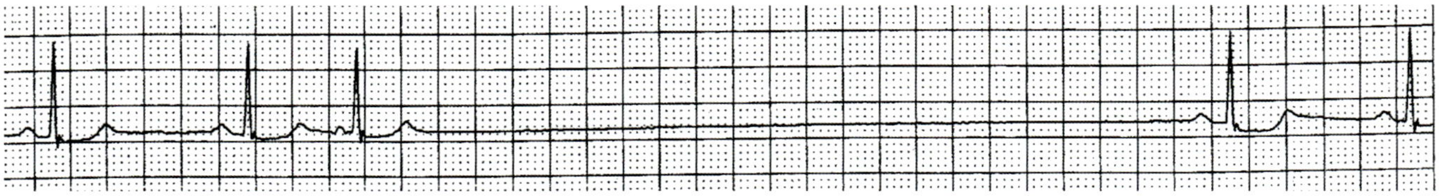

图 6-19 房性期前收缩诱发窦性停搏。图示频率为 58 次/分的窦性心动过缓，一次房性期前收缩后，在长达 5500ms 的窦性停搏后才出现窦性激动，显示窦房结与房室结的自律性均严重下降。

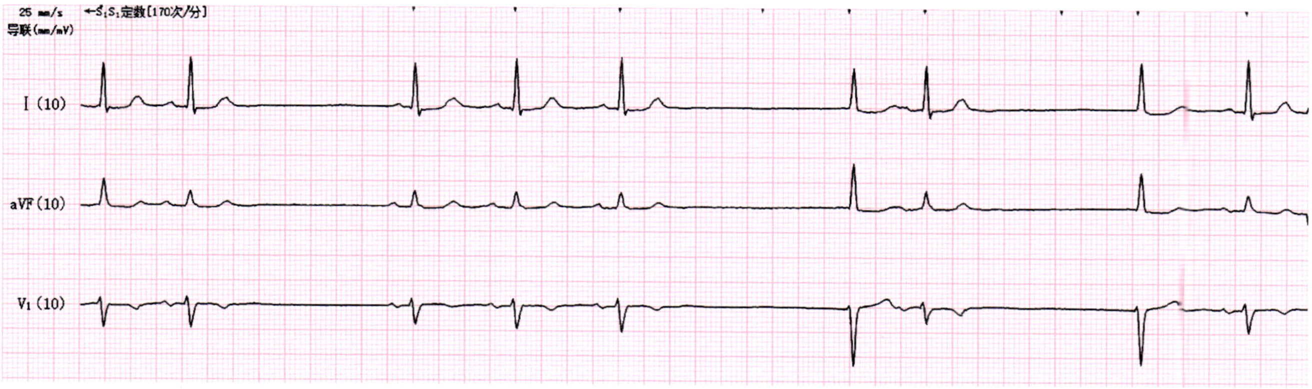

图 6-20 窦性停搏。图示频率为 79 次/分的窦性心律，第 2 次、第 5 次、第 6 次窦性 P 波后分别出现 1700ms、2420ms、256ms 的长 P-P 间期，与长 P-P 间期无倍数关系，为窦性停搏。第 6 次、第 8 次 QRS 波前无 P 波，为房室交界性逸搏。

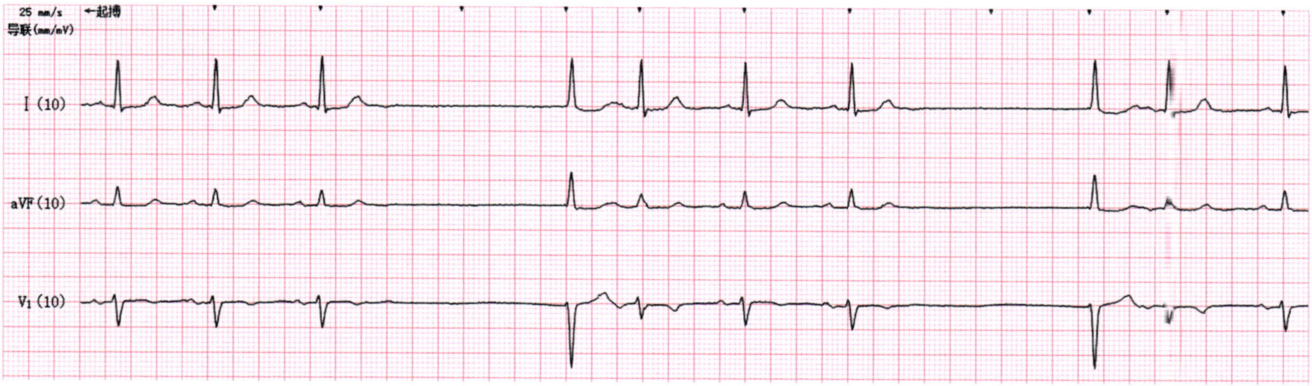

图 6-21 二度Ⅱ型窦房传导阻滞。图示频率为 72 次/分的窦性心律，第 3 次、第 6 次 P 波后出现 2500ms 的长 P-P 间期，恰巧是短 P-P 间期的 3 倍。在长间期达 2100ms 时，出现了房室交界性逸搏。

4.心动过缓－心动过速综合征

心动过缓-心动过速综合征简称慢-快综合征，是指心动过缓、窦房传导阻滞或窦性停搏与各种房性快速性心律失常，如房性心动过速、心房扑动、心房颤动等交替发作。慢-快综合征中“快”是由窦房结功能障碍引起心房肌自律性异常、触发活动、不应期缩短且不均匀形成折返造成的。窦房结功能障碍是原发性的，常由年龄相关性窦房结及周围心房组织退行性纤维变性造成。这种纤维化导致窦房结冲动形成障碍和(或)心房冲动传导异常，也与各种房性快速性心律失常发生有关。慢-快综合征患者常伴有临床症状，容易出现黑蒙、晕厥。这种晕厥一般与严重的窦性停搏有关。经临床证实，有症状的慢-快综合征或窦房传导阻滞患者，其 SNRT 及 SACT 常出现显著异常。但诱发 SNRT 最大效应的起搏刺激周期无法预测，而且容易受自身心率和起搏刺激时间影响。此类患者如果存在窦房传入阻滞，其会发生在起搏刺激心房能够最大限度抑制窦房结，并允许心房激动传入窦房结的较慢心率(<100 次/分)时。如果最大的 SNRT 出现在较长起搏刺激周期(>600ms)，即使 SNRT 值正常，仍提示可能存在窦房传入阻滞。如果诱发最长 SNRT 的起搏周期>600ms，本身就是窦房结功能障碍的一个标志，其与窦房结不应期延长或心房期前刺激检查 SACT 时的Ⅰ区反应延长有关。

快-慢综合征是指快速性心动过速，如心房颤动、心房扑动、房性心动过速、阵发室上性心动过速终止后，出现严重的窦性心动过缓、窦房传导阻滞、窦性停搏等缓慢心律失常(图 6-22 和图 6-23)，部分见于平时窦房结功能正常的患者。此类患者发作时，容易发生急性脑缺血，也可出现晕厥，甚至猝死。

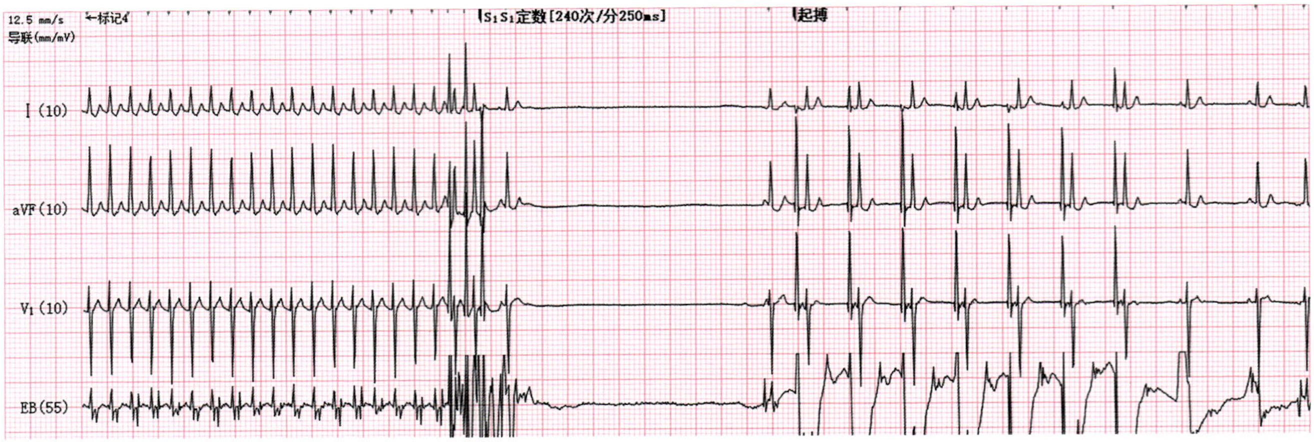

图 6–22 心房超速刺激终止顺向型房室折返性心动过速后，出现全心停搏（纸速：12.5mm/s）。图示隐匿性左侧房室旁路逆向传导的顺向型房室折返性心动过速，在频率 240 次/分的心房定数刺激终止心动过速后，出现长达 4320ms 的全心停搏。给予频率为 72 次/分的心房起搏后恢复了窦性激动。

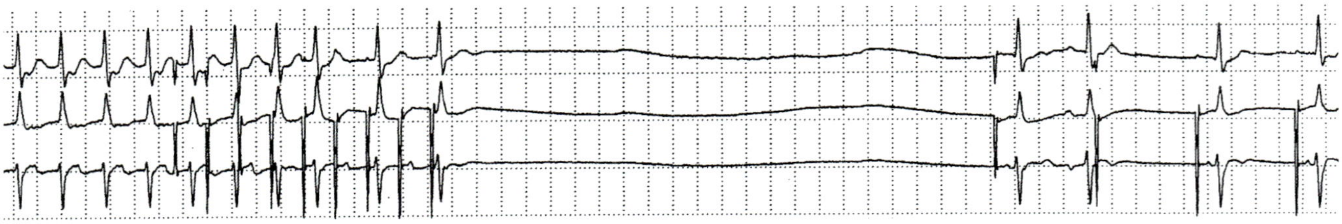

图 6–23 心房超速刺激终止顺向型房室折返性心动过速后，出现长达 4600ms 的全心停搏，经 72 次/分的心房起搏后恢复窦性心律。

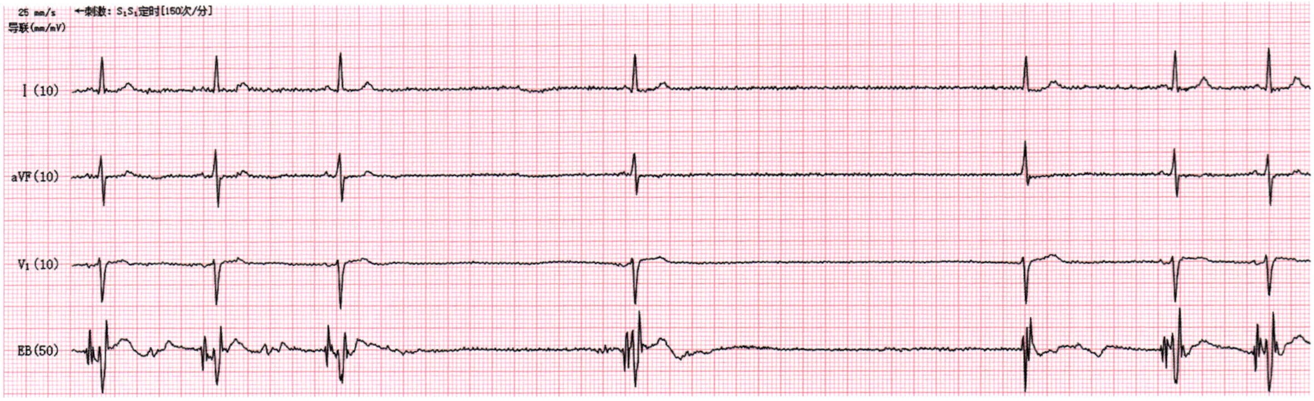

图 6–24 窦性停搏。图示频率为 150 次的心房 S_1S_1 定时刺激 30s 后，在窦性心动过缓的第 3 次心搏后出现了长达 2700ms 与 3200ms 的窦性停搏。第 4 次与第 5 次 QRS 波为房室交界区逸搏，第 5 次 QRS 波中出现逆向传导的 P 波。

第7章 房室交界区功能检测

房室结和房室交界区的含义并不尽同。房室交界区是一个功能性的区域，指的是心脏传导系统位于心房和心室之间的部分。

房室交界区包括3个组成部分：①房室结；②房室结的心房延伸部；③希氏束的近段。房室交界区是激动从心房传导到心室的必经之路，主要有起搏和传导功能。经食管心脏电生理检查中所涉及的束支传导变化也在此一并叙述。

第1节 房室交界区起搏功能检测

在房室结的房结区（AN区）和结希区（NH区）均有起搏细胞，由于其自律性低于窦房结，故在正常窦性心律时，不能显示。只有在显著的窦性心动过缓、窦性静止、窦房传导阻滞、二度房室传导阻滞或高位三度房室传导阻滞时才能显露出来，并发挥其作为低位起搏点的作用。在经食管心脏电生理检查中，可通过测定房室交界区恢复时间（AVJRT）及校正的房室交界区恢复时间（CAVJRT）来评价房室交界区的自律性，即起搏功能。

一、房室交界区恢复时间

AVJRT的测定方法与测定窦房结恢复时间相同，即用分级递增的 S_1S_1 刺激心房，每阵刺激30~60s，然后突然停止刺激，如窦房结自律性正常，停止刺激后首先出现的是窦性心搏，且窦房结恢复时间也在正常范围，此时就无法测定AVJRT。如窦房结自律性明显减低，停止刺激后，首先出现的是房室交界区逸搏或逸搏心律。从最后一次刺激脉冲后的QRS波到第1个房室交界区逸搏QRS波的时间，即为AVJRT（图7-1）。

AVJRT的正常值应<1500ms，如>2000ms提示房室交界区的起搏功能降低。检测中AJVRT延长者，其窦房结恢复时间也一定是延长的，因此也提示窦房结功能低下。如窦房结恢复时间≥2000ms，也提示AVJRT一定是延长的。因此，两种情况均提示有双结病变。

二、校正的房室交界区恢复时间

CAVJRT是用AVJRT减去房室交界区逸搏心律的平均周期（一般取5个逸搏周期的平均值）。正常值<200ms，>200ms说明房室交界区刺激功能降低。房室交界区逸搏周期只有两种情况下能取得：一是刺激前受检者即表现为交界区逸搏心律时，二是刺激后出现逸搏心律时。

关于CAVJRT的实用价值，尚有待进一步研究。有人认为如CAVJRT>200ms，则不论是否用阿托品解除迷走神经的影响，均表明房室交界区刺激功能差，应考虑起搏器治疗。

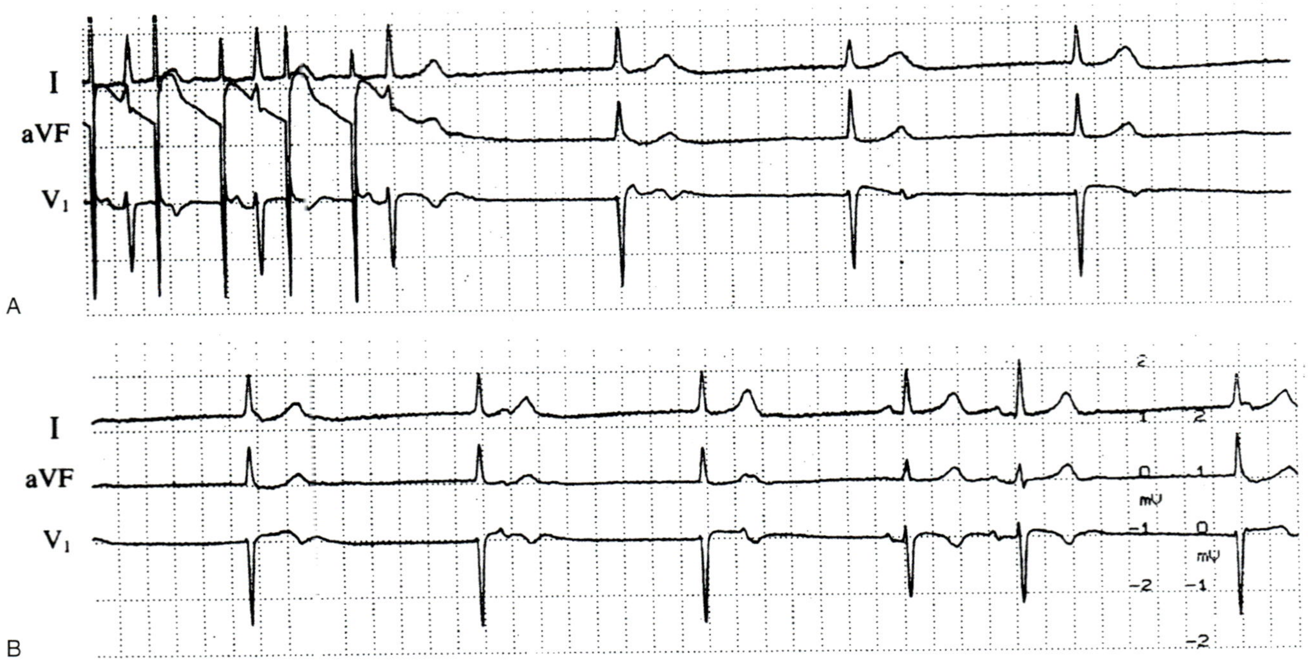

图 7-1 AVJRT。心房 S_1S_1 分级递增刺激 130 次/分停止后，出现窦性停搏及持续的房室交界区逸搏，末次刺激下传的 QRS 波至第 1 次房室交界区逸搏的时距为 1620ms，与其后房室交界区逸搏的时距相同，CAVJRT 正常。

第 2 节 房室交界区传导功能检测

房室交界区最主要的功能是激动的传导。当房室交界区的传导功能明显障碍时，常规心电图检查就会出现相应的改变，但当其传导功能仅轻度降低时，常规心电图可完全正常，只有当房室传导的负荷增加时，才能表露出来（即所谓隐匿性房室传导阻滞）。在经食管心脏电生理检查中，可通过食管刺激增加心房刺激的频率，来发现早期的房室交界区传导功能的障碍，但因无法记录希氏束电图，不能对发生传导延缓或阻滞的部位进行定位，只能大致上反映房室交界区传导功能。

一、测定房室传导阻滞点

房室传导阻滞点反映了房室交界区的传导功能，可以在测定窦房结恢复时间的同时进行，也可单独检测。采用分级递增的心房 S_1S_1 刺激，从略高于受检者自身窦性心律的频率开始，每级递增 10 次/分，刺激 10s 并间歇 30s。刺激中连续记录心电图，直至出现 2:1 房室传导阻滞为止。房室传导功能低下者，会出现一度房室传导阻滞点<100 次/分、房室文氏传导阻滞点<130 次/分、2:1 房室传导阻滞点<170 次/分。为排除迷走神经张力过高的影响，应在静脉注射（静注）阿托品 2mg 后重复上述检查。

1.一度房室传导阻滞点

当心房刺激频率快于窦性频率时，S-R 间期会延长，并呈线性相关。从希氏束电图可以发现 S-R 间期延长主要是 A-H 间期延长所致，说明此频率依赖性主要来自房室结，为频率相同的激动固定落在房室结相对不应期晚期形成。出现 S-R 间期≥240ms（P-R 间期≥200ms）时的刺激频率为一度房室传导阻滞点（图 7-2A），正常一度房室传导阻滞点应≥100 次/分，如<100 次/分，提示存在隐匿性一度房室传导阻滞。静注阿托品后，如一度房室传导阻滞点仍<100 次/分，提示房室结存在病理性改变。

2.文氏型房室传导阻滞点

心房刺激频率进一步增快时，因为频率加快使激动更早进入房室结相对不应期，房室传导的延缓使其后不应期延迟，造成下次激动逐渐进入相对不应期早期，最后进入有效不应期发生传导中断。从而出现 P-R 间期逐渐延长，直至 R 波脱漏的文氏型房室传导阻滞。而且心房刺激频率的进一步增快可致激动从相对不应期迅速进入有效不应期，房室传导的比例便减少。所以，出现文氏型房室传导阻滞的最低刺激频率即为文氏型阻滞点。正常文氏型房室传导阻滞点≥130 次/分，如文氏型房室传导阻滞点<130 次/分，提示房室结传导功能低下（图 7-2B，C 和图 7-3），如果静注阿托品后文氏型房室传导阻滞点仍<130 次/分，提示为病理性房室传导功能降低。

3. 2:1 房室传导阻滞点

当心房刺激频率进一步提高至刺激周长短于房室结有效不应期时，激动均落在有效不应期中，即出现 2:1 房室传导阻滞，出现 2:1 房室传导阻滞的最低刺激频率为 2:1 阻滞点。正常人的 2:1 房室传导阻滞点≥170 次/分（图 7-2D），若<150 次/分（图 7-3）提示房室结传导功能低下，在静注阿托品后仍<150 次/分，提示为病理性房室传导功能降低。

4.文氏型房室传导阻滞点消失现象

房室交界区的传导除了取决于房室结不应期外，还与希浦系统的不应期长短有关，当房室结的不应期长于希浦系统不应期时，房室交界区的传导会出现文氏传导现象。而当希浦系统有效不应期长于房室结不应期时，由于希浦系统先进入不应期，即使心房激动能在房室结下传，也会遇到希浦系统有效不应期而传导中断，从而无法显示房室结文氏阻滞点。希浦系统不应期长于房室结不应期的表现有：①常在 S_1S_1 刺激频率增快的过程中，即使心房频率增快<10 次/分，房室传导也由 1:1 直接进入 2:1，无法测得文氏型房室传导阻滞点（图 7-4）；②当心房程控期前刺激时，随着偶联间期的缩短，希浦系统不应期长于房室结先进入不应期，以右束支传导阻滞多见。当出现 S_2-R 间期延长伴 R_2 波呈左、右束支传导阻滞时，常提示左、右双侧束支均发生传导延缓（图 7-5 和图 7-6）。采用缩短基础 S_1S_1 周长的 S_1S_2 刺激，或改用缩短前周长的 $S_1S_2S_3$ 期前刺激来缩短希浦系统不应期，如前心动周长

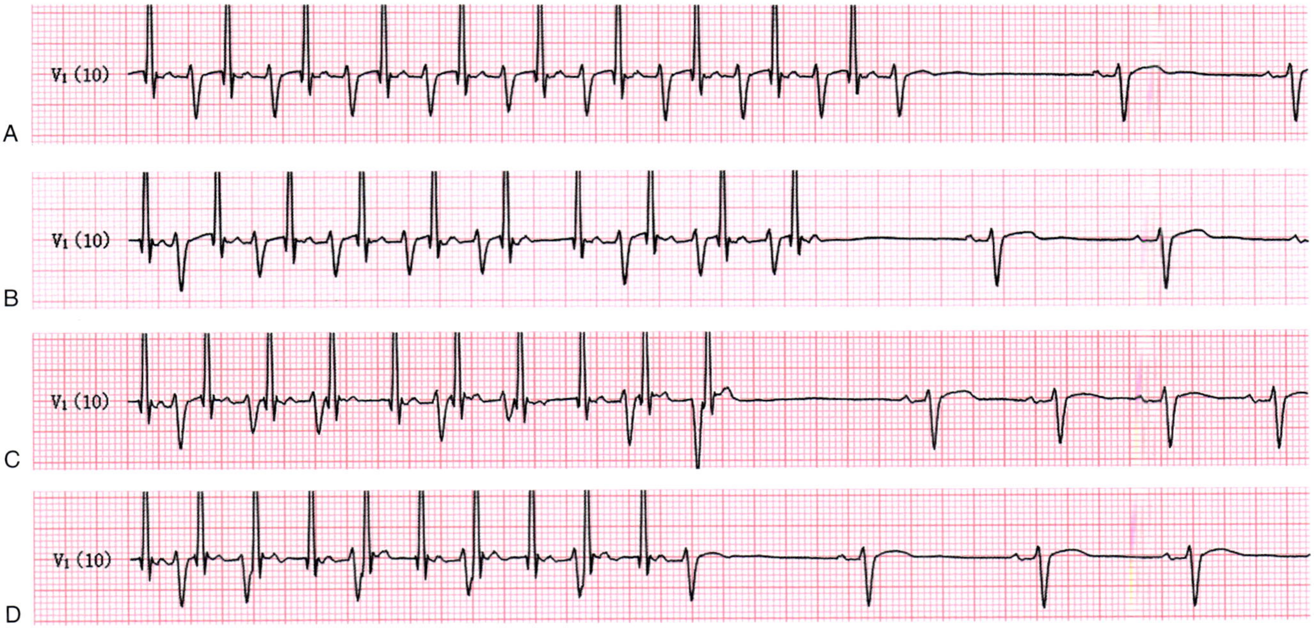

图 7-2　正常房室传导阻滞点。图示窦性 P-R 间期 0.16s，QRS 波形态正常。(A)当心房 S_1S_1 频率为 120 次/分时，房室呈 1:1 传导，S 波后的 P-R 间期 180~200ms，表明一度房室传导阻滞点>120 次/分。(B)当 S_1S_1 频率为 130 次/分时，房室出现 6:5、4:3 文氏型房室传导。(C)当 S_1S_1 频率为 150 次/分时，房室出现 4:3、3:2 文氏型房室传导。(D)S_1S_1 频率为 170 次/分时，房室出现 2:1 传导。

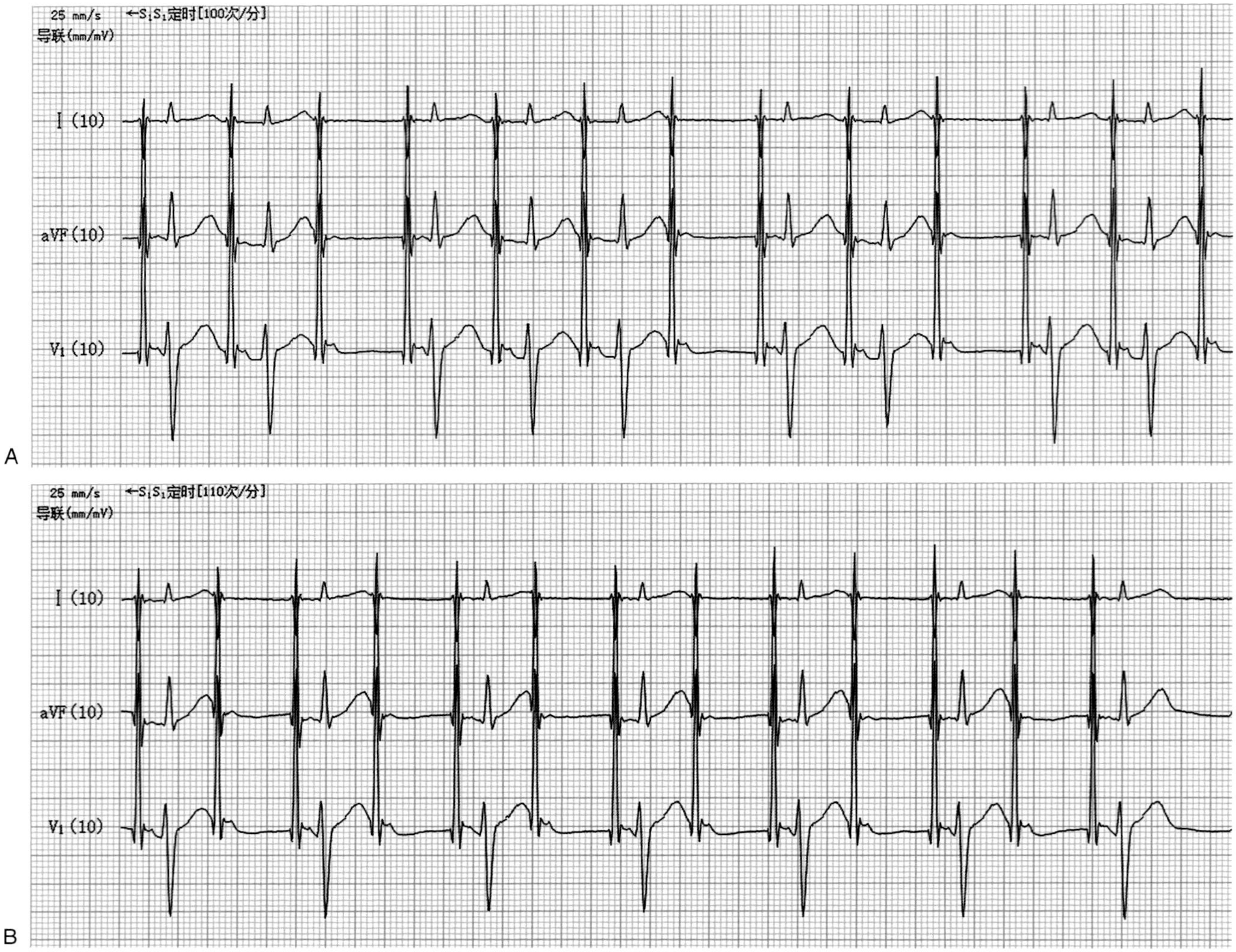

图 7-3　异常房室传导阻滞点。图示心房 S_1S_1 分级递增刺激测定房室交界区阻滞点。(A)当 S_1S_1 刺激频率为 100 次/分时，房室之间呈 3:2、4:3 文氏型房室传导。(B)当 S_1S_1 刺激频率为 110 次/分时，房室之间出现 2:1 传导。房室传导的文氏阻滞点与 2:1 阻滞点均明显降低。

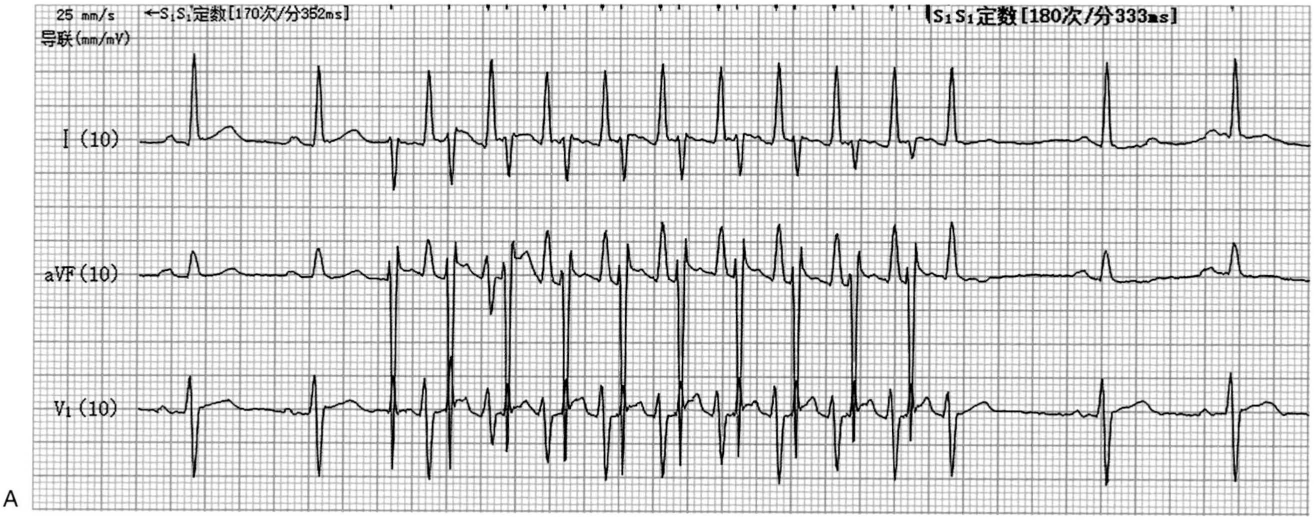

图 7-4　文氏型房室阻滞点消失。图示心房 S_1S_1 分级递增刺激测定房室交界区阻滞点。(A)当 S_1S_1 刺激频率为 180 次/分时，房室之间仍为 1:1 传导。(B)当 S_1S_1 刺激频率为 185 次/分时，房室之间直接呈现 2:1 传导，未能检测出房室文氏阻滞点，提示希浦系统有效不应期长于房室结不应期。(待续)

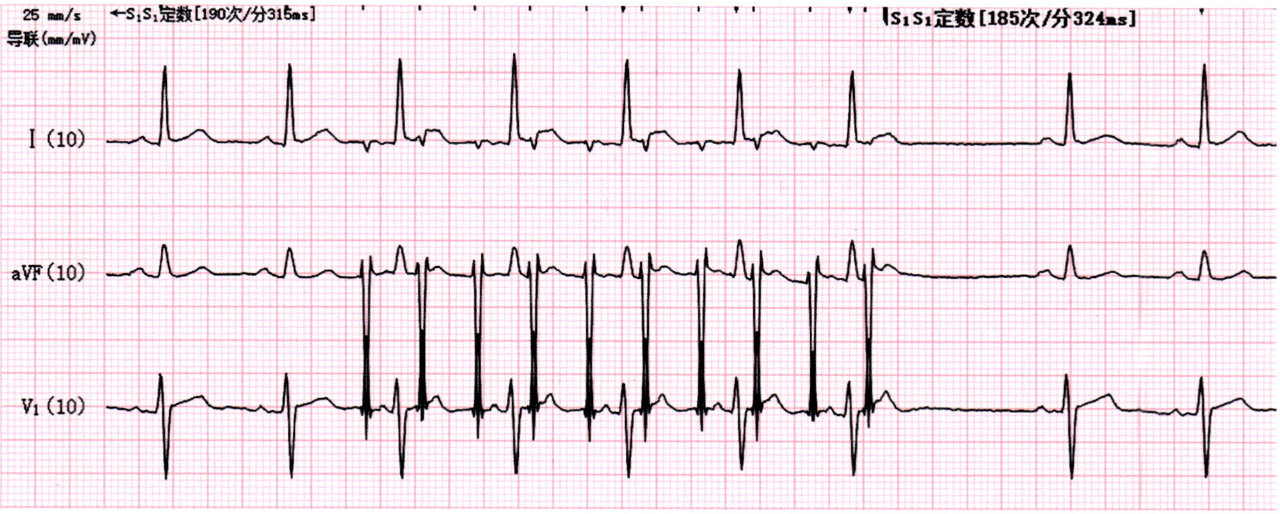

B

图 7–4(续)

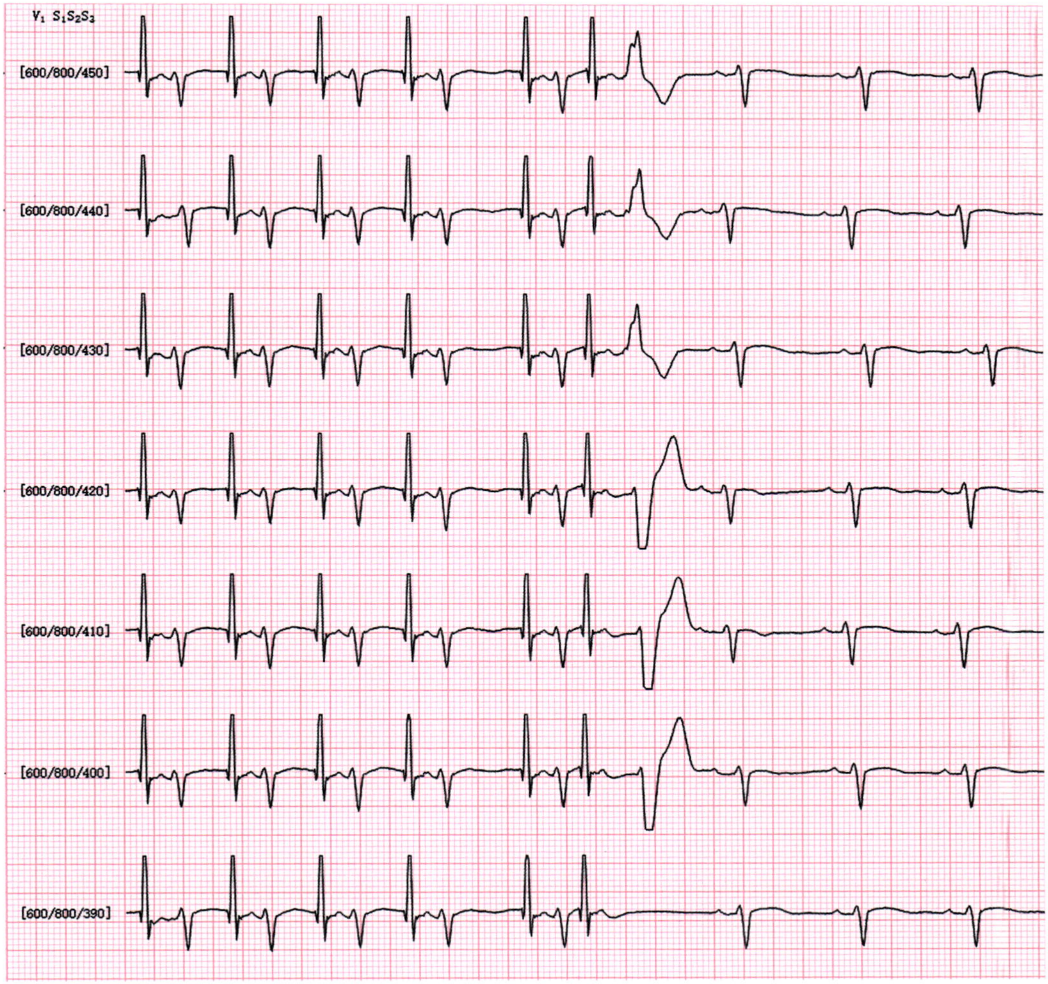

图 7–5　两侧束支传导速度不一致分别形成左右束支传导阻滞形图形。图示 S_1S_1 周长 600ms，S_1S_2 800ms 的心房 $S_1S_2S_3$ 刺激。当 S_2S_3 偶联间期 450ms 至 430ms 时，S_3–R 间期 240ms，R_3 呈完全性右束支传导阻滞形。当 S_2S_3 偶联间期 420ms 至 400ms 时，S_3–R 间期由 320ms 延长至 380ms，R_3 呈完全性左束支传导阻滞形，S_2S_3 偶联间期 390ms 时 R_3 波消失。提示随着 S_2S_3 偶联间期的缩短，右束支先发生了传导延缓，随后左束支也发生了慢于右束支的传导延缓或阻滞，直至房室传导中断。

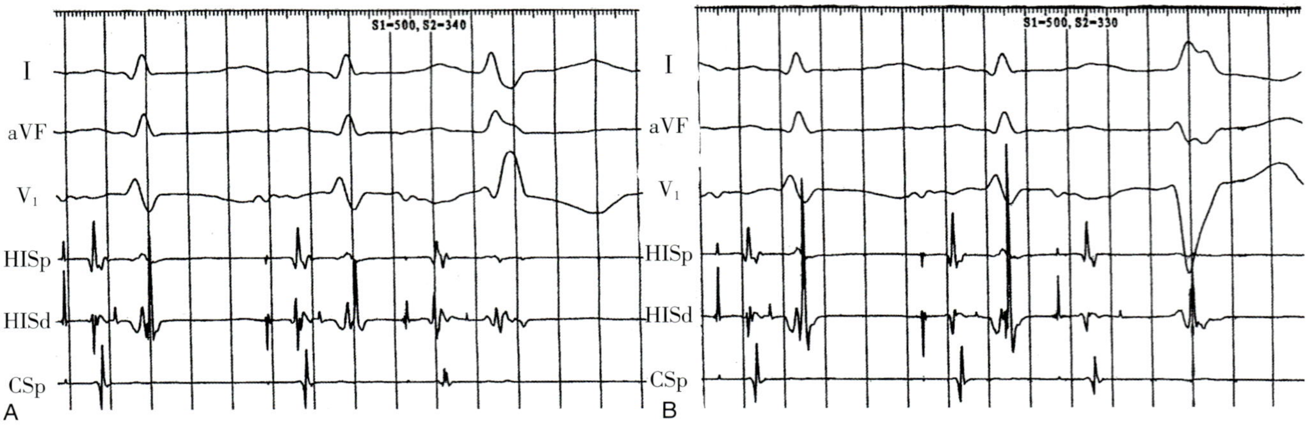

图 7-6 双侧束支传导阻滞。图示基础刺激周长 500ms 的右心房 S_1S_2 程控期前刺激。(A)当 S_1S_2 偶联间期 340ms 时，R_2 呈完全性右束支传导阻滞形，希氏束电图中见 A_2–H_2 间期 80ms，H_2–V_2 间期 40ms，显示房室结传导正常，右束支出现传导延缓。(B)当 S_1S_2 偶联间期 330ms 时，R_2 突呈完全性左束支传导阻滞形，希氏束电图中见 A_2–H_2 间期 90ms，H_2–V_2 间期显著延长至 140ms，显示出房室结传导正常，左束支明显慢于右束支的传导延缓或传导阻滞。

缩短后束支传导阻滞消失，说明束支传导阻滞是功能性的(图 7–9)。如前心动周长缩短后仍然出现束支传导阻滞，则提示存在病理性希浦系统不应期延长，需引起重视。

5.与不应期相关的房室结与希浦系统传导改善现象

在相同刺激频率连续起搏心房时，经常可见出现文氏型房室传导和 2:1 传导后又恢复 1:1 传导的现象。或者在相同的心房起搏频率时，分别出现起搏时房室 2:1 或 1:1 传导现象：①出现房室 2:1 传导的相同刺激频率时能形成连续的房室 1:1 传导，是因为第 1 次刺激波与前窦性心搏的 R–S 间期缩短后，第 2 次刺激就形成了较短的前心动周期，其后希浦系统不应期相应缩短，高频率的心房刺激因心动周长连续缩短，改善了希浦系统传导功能出现房室 1:1 传导现象(图 7–7)；②在刺激频率不变的情况下已发生的房室 2:1 传导突然恢复了 1:1 传导。可能与高频率刺激下希浦系统不应期自适应调整性缩短(图 7–8)，也与室性期前收缩引起希浦系统不应期提前而改善了传导有关(图 7–10)；③前心动周长缩短改善希浦系传导功能(图 7–9，详见第 5 章第 1 节)。

6.房室结加速传导现象

少数受检者在 S_1S_1 递增刺激时，频率>200 次/分仍能保持 1:1 的房室传导，并且 S–R 间期<200ms。

(1)房室结加速传导现象的机制尚不清楚，可能与房室结存在优先传导径路、先天性房室结过小有关，也可能是房室结双径路中的快传导径路的表现(图 7–11)。静注维拉帕米 5~10mg 后复测，如用药后文氏型房室传导阻滞点、2:1 阻滞点均下降，S–R 间期也延长，可诊断为房室结加速传导。房室结加速传导的临床意义是当快速性房性心律失常与阵发性室上性心动过速时，快速的房室前向传导引起极快心室率，产生严重血流动力学障碍。

(2)房室结–希氏束(James)旁路前向传导：房室结加速传导须与 James 旁路前向传导相鉴别，旁路对刺激的反应通常表现为“全”或“无”的方式，即传导速度固定，不随刺激频率的增加而延长，用维拉帕米后，其文氏阻滞点、2:1 阻滞点均不下降。

7.房室传导功能测定注意事项

(1)假性文氏阻滞点：在房室交界区的文氏阻滞点测试过程中，需与间歇性心房未起搏、房性期前收缩、诱发折返性心房回波、心房不应期较长等原因导致心房失夺获的假性文氏现象进行仔细鉴别(图 7–12 和图7–13)。

(2)房室结双径路时的文氏阻滞点测定：存在房室结双径路的患者，在测定房室交界区文氏阻滞点的时候，要注意慢径路传导对文氏阻滞点测量的影响。

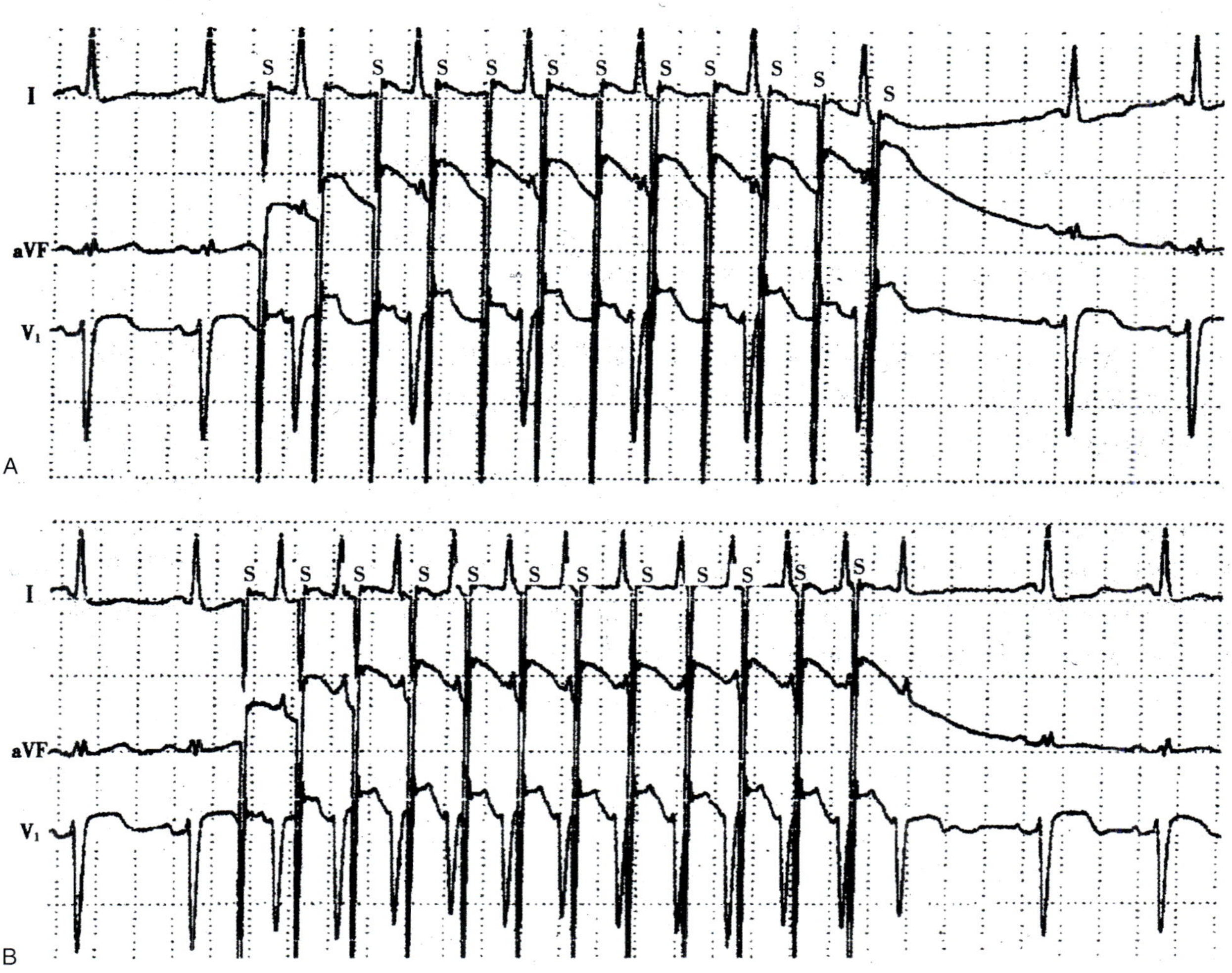

图 7-7　相同刺激频率时 R-S 间期改善房室结-希浦系统传导。图示频率为 170 次/分的心房 S_1S_1 刺激。(A)第 1 次 S 波的 R-S 间期为 460ms，房室之间出现 2:1 房室传导，提示房室结-希浦系统进入了有效不应期。(B)第 1 次 S 波的 R-S 间期缩短至 360ms，其后房室之间便恢复为 1:1 传导，提示第 1 次 R-R 间期的缩短致希浦系统缩短了不应期，从而改善了房室传导。

当 S_1S_1 刺激周长短于快径路前传相对不应期时，S-R 间期就会出现逐搏延长，当快径路进入有效不应期，激动沿着慢径路下传时，会出现突然延长的 S-R 间期，表现出不典型文氏型房室传导特征（图 7-14）。

（3）显性房室旁路时的房室交界区文氏阻滞点与 2:1 阻滞点测定：显性预激旁路传导会影响文氏阻滞点与 2:1 阻滞点的测定，当房室交界区的不应期长于旁路时，房室交界区比旁路先进入不应期，此时旁路的前向传导掩盖了房室交界区的传导，无法测得文氏阻滞点与 2:1 阻滞点（图 7-15）；房室交界区的不应期短于旁路不应期时，一旦旁路进入不应期，就可以暴露出房室交界区的文氏阻滞点与 2:1 阻滞点（图 7-16）。

二、房室交界区不应期的测定

当房室交界区不应期超过正常值上限时，也提示房室传导功能低下（详见第 5 章）。

三、影响房室交界区传导功能测定的因素

1. 自主神经影响

当迷走神经张力增强时，可分别使房室交界区一度传导阻滞点、文氏型房室传导阻滞点、2:1 传导阻滞点下降，应静注阿托品 2mg 或者采用仰卧起坐等方法运动后重新测定，如用药及运动后各传导阻滞点恢复

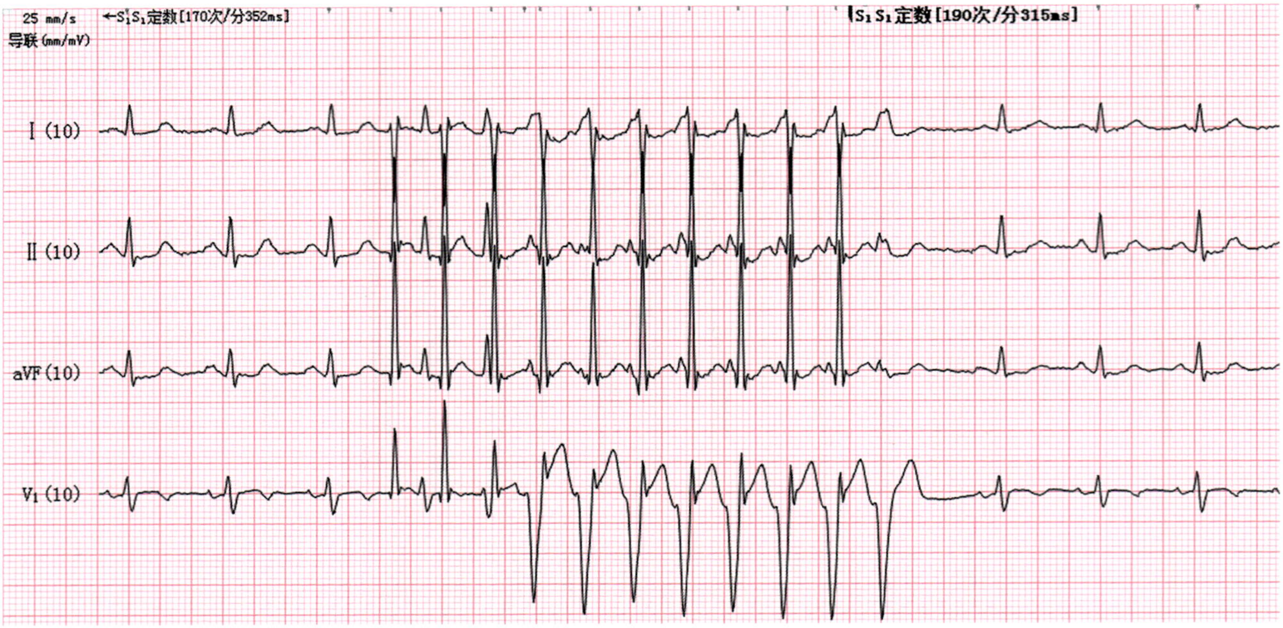

A

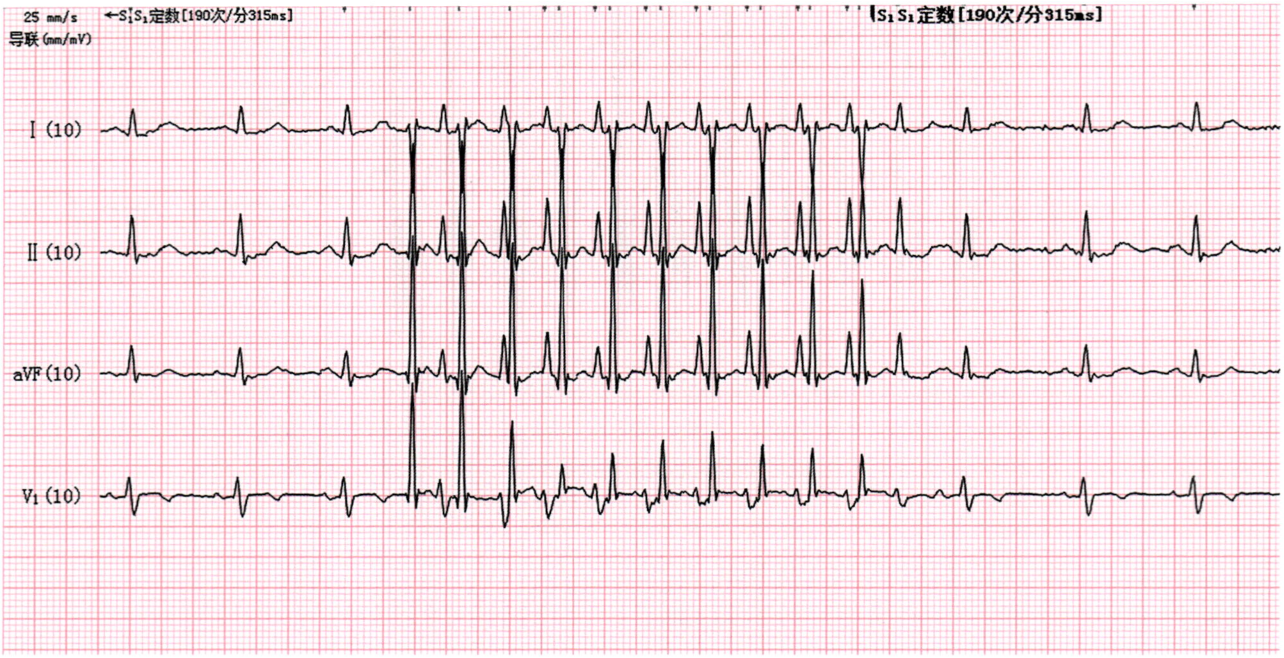

B

图 7-8 希浦系统不应期自适应性改善了希浦系统传导功能。(A,B)均为频率为 190 次/分的心房 S_1S_1 刺激。(A)第 1 次刺激 R-S 间期 400ms,房室呈 1:1 传导,自第 2 次 S 波后 S-R 间期 280ms,第 3 次 S 波后 QRS 波连续出现左束支传导阻滞形。(B)第 1 次 R-S 间期 400ms,自第 2 次 S 波后 S-R 间期 260ms,与其后 P-R 间期均不变的情况下,左束支传导阻滞消失,提示希浦系统不应期发生自适应性改变,缩短了不应期。

正常则表明为迷走神经张力增强影响,如用药或运动后各阻滞点仍然低于正常,可排除迷走神经张力影响(图 7-17)。

2.房室结双径路传导影响

房室结双径路传导是造成房室交界区各型传导阻滞点降低及假性房室传导阻滞的重要因素之一(见

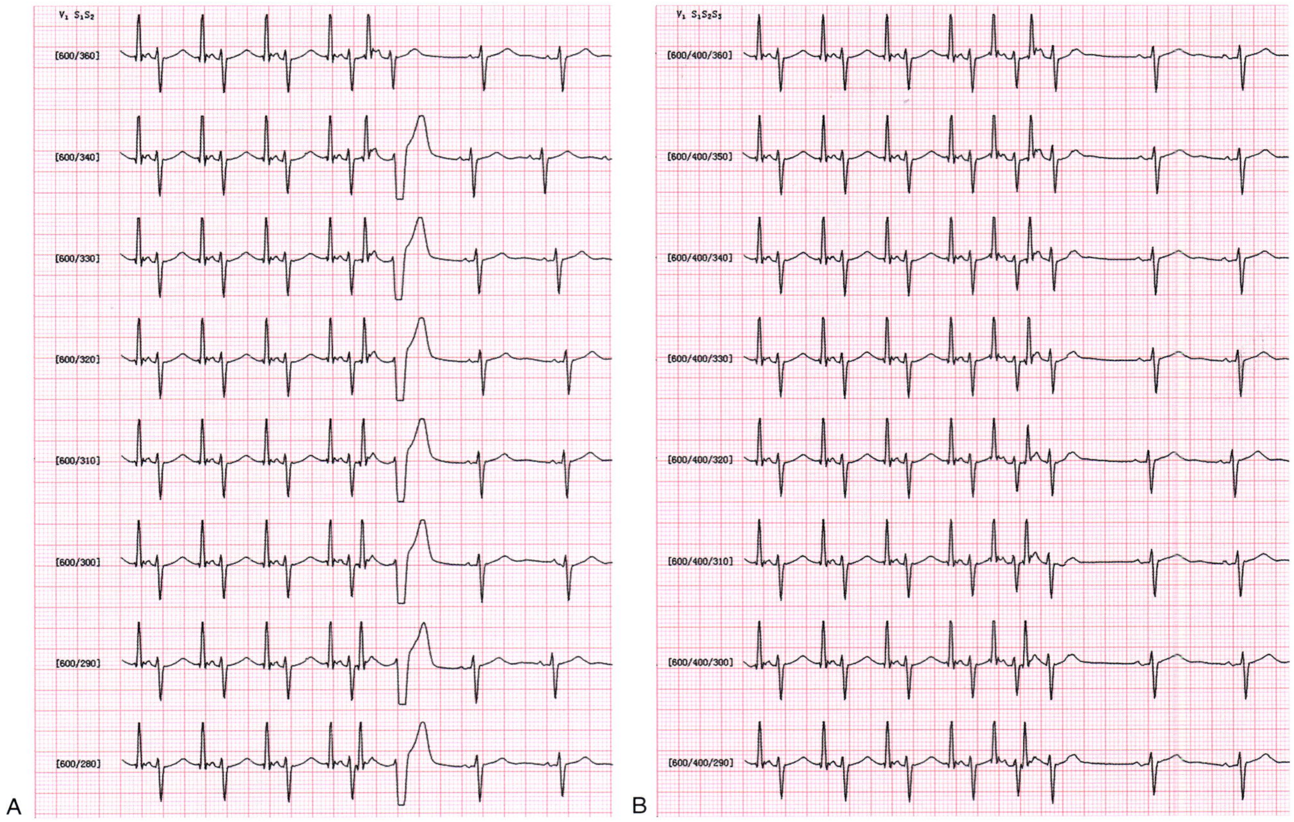

图 7–9　缩短前心动周长改善左束支传导。(A)示基础周长 S_1S_1 600ms 的 S_1S_2 心房期前刺激，S_1S_2 偶联间期 350ms 时 S_2–R 间期 200ms，R_2 波形正常。当 S_1S_2 偶联间期 340ms 时，S_2–R 间期由 260ms 延长到 350ms，R_2 波呈完全性左束支传导阻滞形，左束支进入不应期。(B)基础刺激周长 S_1S_1 600ms 不变，S_1S_2 400ms 的 $S_1S_2S_3$ 心房期前刺激，当 S_2S_3 偶联间期 360ms 至 290ms 时，S_3–R 间期由 180ms 逐渐延长到 240ms，R_3 波形均恢复正常。由于 S_1S_2 缩短前心动周长使左束支缩短了不应期，心室内传导均恢复正常。

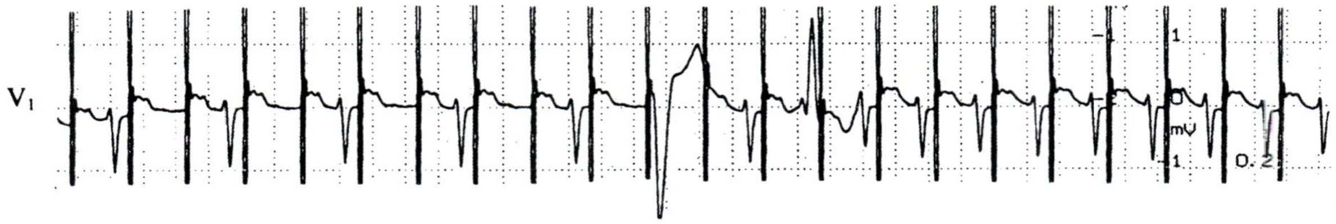

图 7–10　室性期前收缩致希浦系统不应期缩短改善了房室传导功能。图示心房 S_1S_1 刺激 170 次/分，房室之间呈 2:1 传导，第 6 次提前出现左束支传导阻滞型的 QRS 波，为起源右心室期前收缩，逆行激动希浦系统致不应期提前后，其后房室之间便恢复了 1:1 传导。

第 9 章第 4 节)，除显示房室结双径路的电生理特性可鉴别外，也可静注阿托品后再次测定。

3.希浦系统不应期影响

房室交界区的传导与房室结不应期及希浦系统的不应期长短密切相关，当希浦系统前传有效不应期长于房室结不应期时，由于希浦系统先进入不应期，使得房室结前传有效不应期无法测到(图 7–18)。了解希浦系统传导不应期需要房室结功能不应期短于希浦系统相对不应期。当心率缓慢或刺激周期较长时(>1000ms)可能会出现房室结下传导延长或阻滞，因为希浦系统不应期会自适应调整超过房室结功能不应期(自适应缩短)。此时在经食管心脏电生理检查中，房室交界区的有效不应期也是希浦系统前传有效不

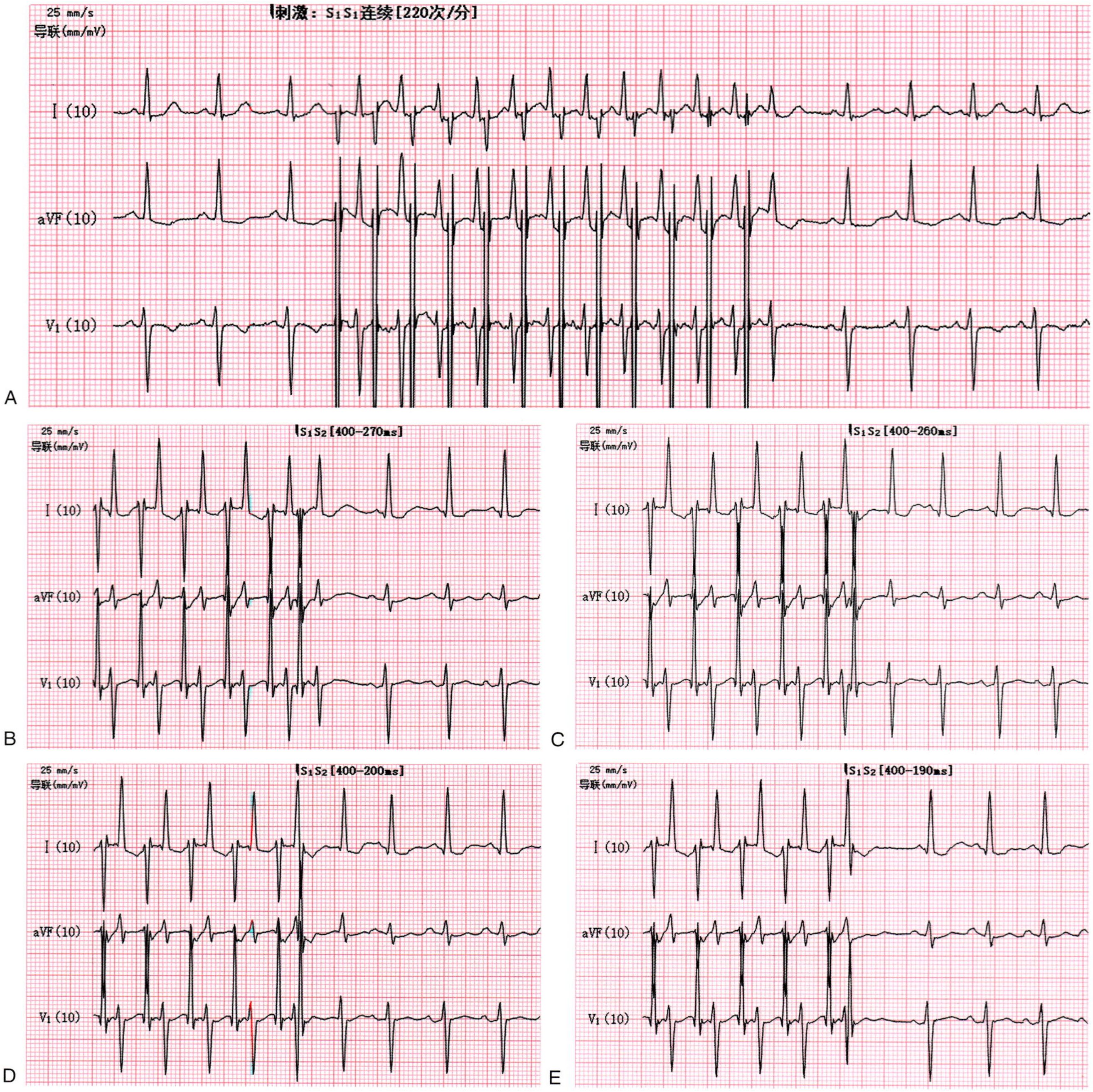

图 7-11 房室结加速传导与房室结双径路。(A)窦性心律时 P-R 间期 120ms，心房 S_1S_1 连续刺激频率为 220 次/分时房室仍为 1:1 传导，S 波后的 P-R 间期 120ms 未变，显示出房室结加速传导的电生理特征。(B) 基础周长 400ms 的心房 S_1S_2 期前刺激，S_1S_2 270ms 时 P_2-R 间期 100ms。(C)S_1S_2 260ms 时 P_2-R 间期突然跳跃式延长至 280ms，增量达 180ms，表现出房室结双径路传导的电生理特征。(D)S_1S_2 从 260ms 负扫描至 200ms 时慢径路传导延缓，P_2-R 间期持续延长至 320ms。(E)S_1S_2 190ms 时 P_2 波消失，心房进入有效不应期，房室传导中断。

应期(见图 7-5)。《心动过缓和传导异常患者的评估与管理中国专家共识 2020》中建议在行心脏电生理检查时，由于心房刺激能诱发希氏束以下非生理性阻滞的双分支或三分支阻滞，对此类患者应给予永久起搏治疗(Ⅱa，B-NR)。发现交替性束支传导阻滞的患者，也建议永久起搏治疗。因此，经食管心电生理检查可以结合束支不应期和心电表现特征，更及时有效地评估束支的传导功能。

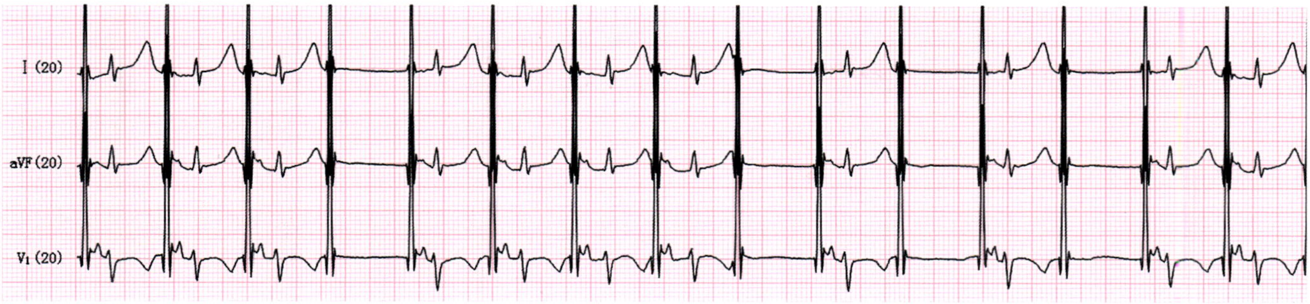

图 7–12　心房起搏未夺获形成假性房室文氏阻滞点。图示频率为 90 次/分的心房 S_1S_1 刺激，第 4、9、11、13 次 S 波后未见 P 波，因未能有效起搏夺获心房，造成文氏型房室传导阻滞与 2:1 传导阻滞的假象。

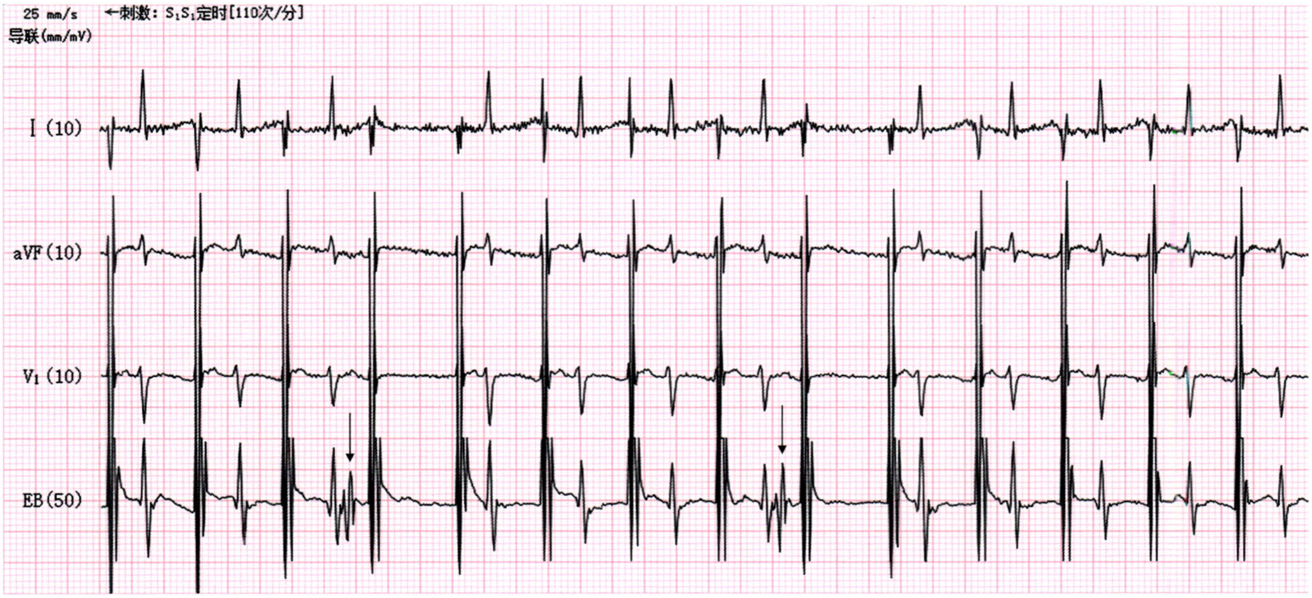

图 7–13　旁路逆向传导致心房失夺获。图示频率 110 次/分的心房 S_1S_1 刺激，见第 3、8 次 S 波下传的 QRS 波后出现在Ⅰ导联倒置、V_1 导联直立的逆行 P 波（箭头所示），食管导联中 RP⁻间期<V_1 导联，为隐匿性左侧房室旁路逆向传导至心房形成。由于心房激动后进入不应期，致第 4、9 次 S 波无法激动心房，造成文氏型房室传导阻滞的假象。

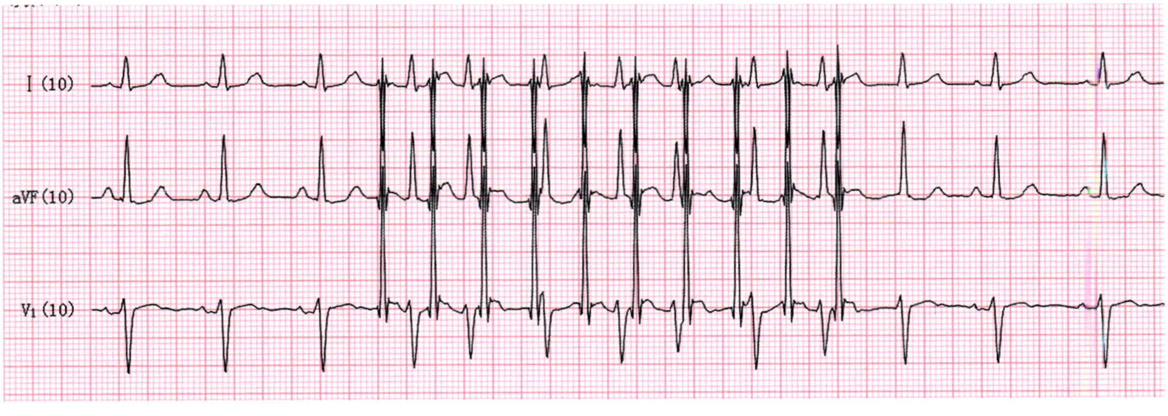

图 7–14　房室结双径路引起的不典型文氏型房室传导。图示房室结双径路患者的窦性心律心电图正常。当给予频率为 170 次/分的心房 S_1S_1 刺激时，第 3、7、10 次 S 波后的 P–R 间期突然显著延长至 360~400ms，并跨越了第 4、8 次 S 波，造成其后的 QRS 波消失，表现出不典型文氏型房室传导改变。

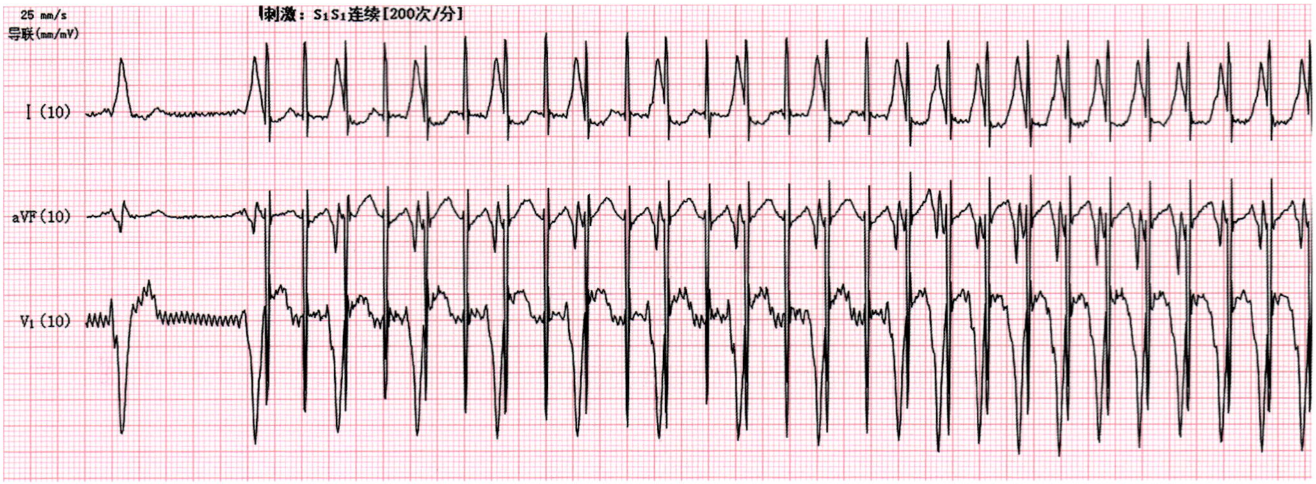

图 7–15 当房室交界区的不应期长于房室旁路时，无法显现房室交界区阻滞点。图示显性右侧房室旁路，给予频率为 200 次/分的心房刺激，均有效起搏了心房。第 1~15 次 S 波呈现旁路 2:1 传导，第 16 次 S 波起旁路恢复了 1:1 传导。心房刺激过程中未见正常 QRS 波，表明房室交界区的不应期长于房室旁路，无法显现房室交界区阻滞点。

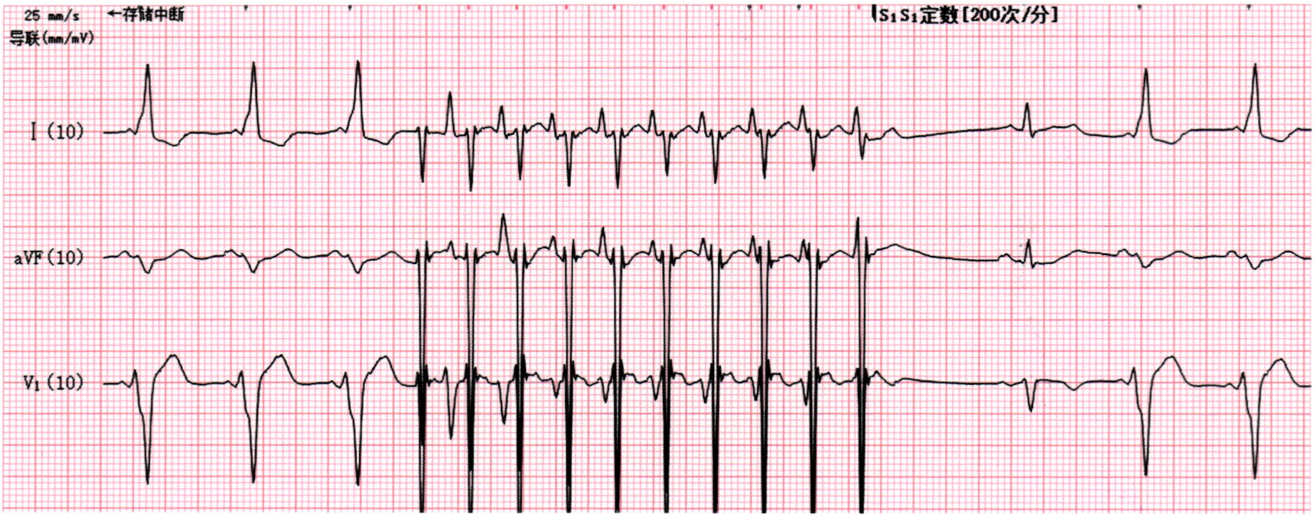

图 7–16 房室交界区的不应期短于旁路不应期显示文氏阻滞点。图示显性右侧房室旁路，给予频率为 200 次/分的心房刺激，均有效起搏了心房。P–R 间期逐渐延长，QRS 波恢复正常，第 10 次 S 波后的 QRS 波消失，表现出房室交界区的文氏型房室传导。其后第 1 次窦性 QRS 波形正常系旁路发生了 4 相阻滞。

4.心房不应期影响

在房室交界区不应期测量过程中，如果心房肌的有效不应期长于房室交界区，此时因心房肌提前进入不应期，S_2 刺激后 P 波消失，无法测得房室交界区前传有效不应期，此时在报告中可以用"<心房不应期"表示房室交界区前传有效不应期的范围。

5.房室旁路不应期影响

存在显性预激旁路的患者，旁路传导会影响房室交界区不应期的测定，当房室交界区的不应期长于旁路不应期时，房室交界区比旁路先进入不应期，此时旁路前传掩盖了房室交界区的传导，无法测得房室交界区不应期；当房室交界区不应期短于旁路不应期

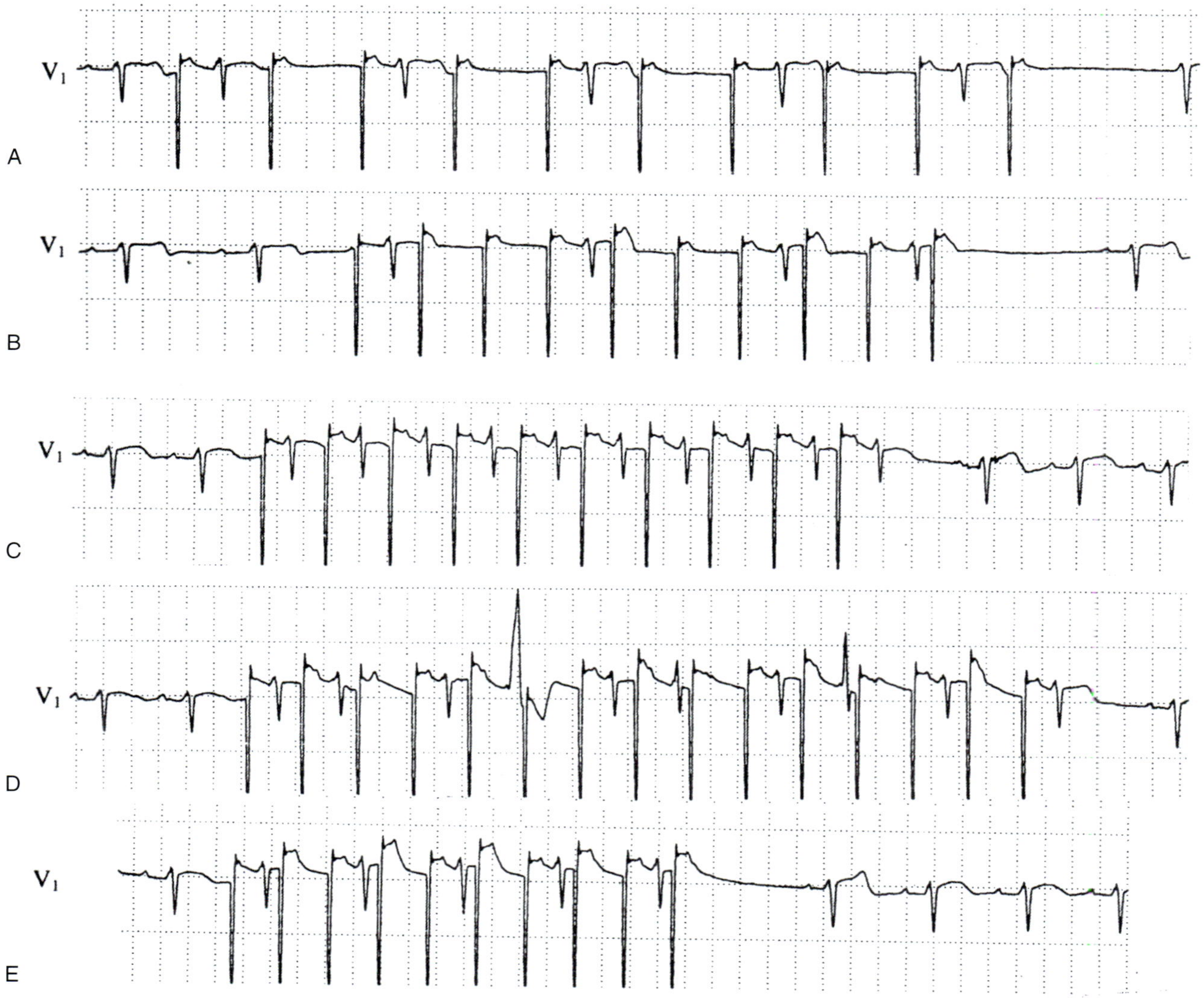

图 7–17　静注阿托品前、后，房室交界区文氏型房室、2∶1 传导阻滞点。图示 V_1 导联记录。S_1S_1 分级递增刺激 90 次/分时房室之间即出现 2∶1 传导阻滞（A），130 次/分时分别出现 3∶1 和 2∶1 传导阻滞（B）。静注阿托品后，S_1S_1 分级递增刺激 130 次/分时房室之间仍为 1∶1 传导（C），文氏型房室和 2∶1 传导阻滞点分别提高至 150 次/分（D）和 180 次/分（E）。

时，旁路进入不应期后，才可以精确测出房室交界区前传有效不应期。

6.裂隙现象影响

由于房室交界区是一个既包括房室结又包括希浦系统传导的多层功能性传导区域，当上层传导系统出现传导延缓时，会使得下层传导系统脱离不应区而恢复传导，从而出现裂隙现象。在房室交界区不应期测量过程中，如果出现了裂隙现象，此时房室交界区的不应期应以首次出现 QRS 脱漏的偶联间期作为真正的房室交界区不应期（详见第 12 章第 1 节）。

7.药物影响

β 受体阻滞剂、维拉帕米及胺碘酮等药物能延长不应期，引起房室交界区传导阻滞，异丙肾上腺素、阿托品药物等能促进房室交界区传导。

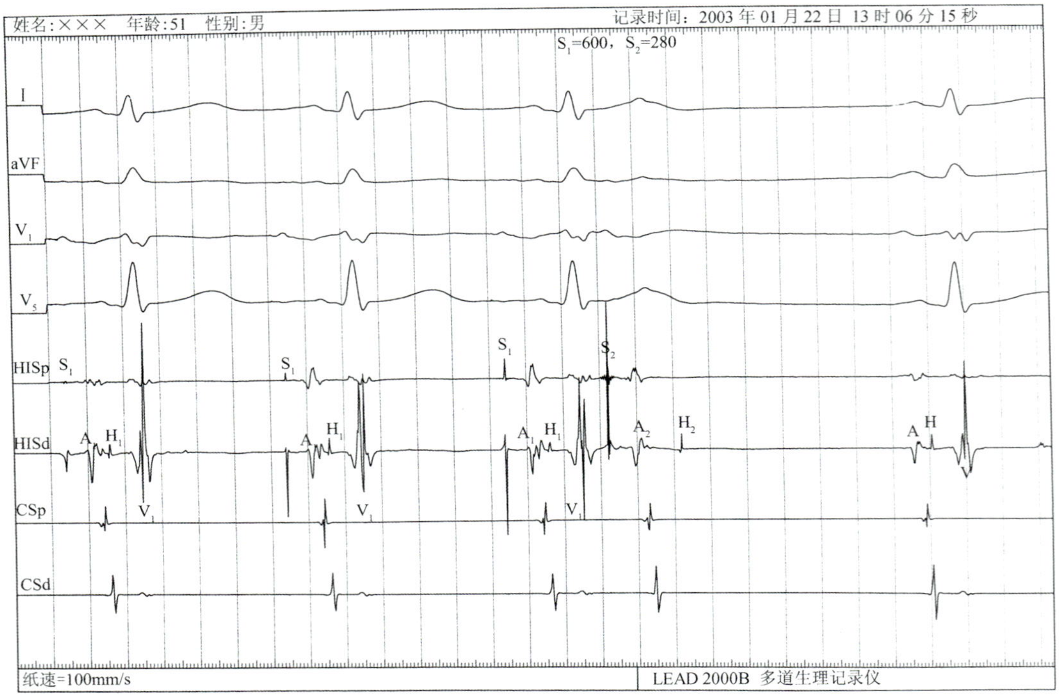

图 7–18 希浦系统有效不应期长于房室结。图示基础周长 S_1S_1 600ms 的高位右心房程控期前刺激，S_1 后的 A_1–H_1 60ms，H_1–V_1 50ms。S_1S_2 偶联间期 280ms 时见 A_2–H_2 间期 130ms，房室结传导正常。体表心电图中显示 P_2 波后的 R_2 波消失，无法了解传导阻滞发生在房室结还是希浦系统。但在希氏束电图中明确可见 H_2 后的 V_2 波脱漏，表明希氏束下希浦系统先进入有效不应期，传导中断。

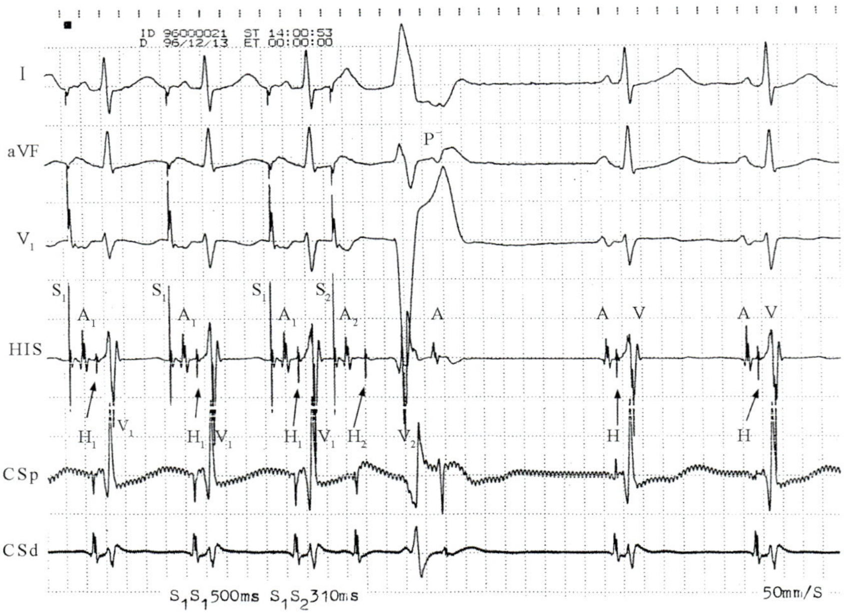

图 7–19 心腔内右心房 S_1S_2 程控期前刺激揭示双侧束支传导异常。基础周长 500ms 的右心房 S_1S_2 程控期前刺激。图示 S_1S_2 偶联间期 310ms 时，希氏束（HIS）部位 A 波后均见 H 波与 V 波，A_1–H_1 间期 80ms，H_1–V_1 间期 40ms，QRS 波形态正常，显示出房室传导正常。S_2 后 A_2–H_2 间期轻微延长至 110ms，而 H_2–V_2 间期明显延长至 150ms，QRS 波呈现完全性左束支传导阻滞形。此时 H_2–V_2 间期明显延长，表明右束支也进入不应期，双侧束支均发生了传导阻滞。显示出体表心电图中 S_2–R 间期延长伴左束支阻滞的传导异常主要发生在希浦系统。呈左束支传导阻滞的 QRS 波后出现一次在 I 导联呈负正双向，在 aVF 导联倒置的逆行 P 波，A 波在希氏束最早出现并领先于冠状窦，说明希浦系统–房室结发生了逆向传导。

第 8 章 快速性房性心律失常

第 1 节 心房扑动

心房扑动是快而规则的心房激动，常见于慢性阻塞性肺源性心脏病、风湿性二尖瓣病变等疾病引起的心房肥大，以及心脏外科手术后及心脏射频消融术后的患者。也可见于无器质性心脏病的特发性心房扑动。随着心内电生理标测技术和导管射频消融术的发展，现已明确心房扑动是折返激动在心房内环行运动而形成，对心房扑动、心房内致密瘢痕形成的低电压区、缓慢传导区，以及消融术后形成的阻滞线等都有了较为透彻的认识，并且射频消融术可以根治心房扑动。

一、形成机制

动物实验及临床射频消融术都已证实，心房扑动是一种心房大折返性快速性心律失常。其发生机制主要是心房内存在大折返环路。具体来说，可分为依赖三尖瓣峡部的典型扑动和非三尖瓣峡部依赖的非典型扑动。对于依赖三尖瓣峡部的心房扑动，折返环路通常从心房冠状静脉窦口方向朝上经过房间隔后，再沿右心房侧壁往下传导至心房底部，形成逆时针方向的心房扑动，如激动方向在上述部位相反则形成顺时针方向的心房扑动（图 8-1）。三尖瓣环和下腔静脉之间的区域，即三尖瓣峡部。这个区域的缓慢传导是折返形成的关键因素。电激动在这个环路中按一定方向周而复始地循环传导，从而产生心房扑动。非三尖瓣峡部依赖的非典型扑动机制较为复杂，可能涉及心房内界嵴、腔静脉入口、卵圆窝、冠状静脉窦口、肺静脉入口及二尖瓣等多个不同的解剖区域，如心房的其他部位存在缓慢传导区、解剖障碍或功能性阻滞区域等，这些区域共同构成了折返环路，导致心房扑动的发生。当心房内存在多个心房扑动折返环路时，常在电生理检查中诱发出另一种形态的心房扑动。从电生理机制的角度来看，三尖瓣峡部依赖的典型扑动和非三尖瓣峡部依赖的非典型扑动均是位于心房内的大折返性心动过速，也可称为特殊类型的房性心动过速。

二、电生理特点与心电图表现

（一）三尖瓣峡部心房扑动

心房扑动为在右心房内逆时针折返，并且在下壁导联上呈现特征性的心电图“锯齿”模式，位于下腔静脉和三尖瓣之间的峡部是折返环内的缓慢传导区，为典型心房扑动折返的必经之路。在这个区域采用射频

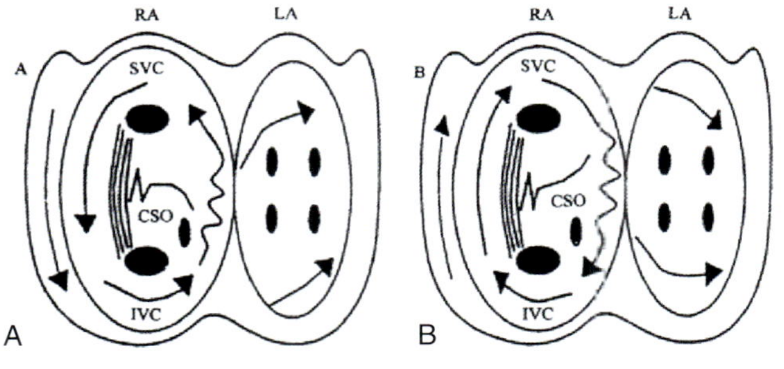

图 8-1 心房扑动折返环示意图。(A)逆时针折返环路。(B)顺时针折返环路。RA，右心房；LA，左心房；CSO，冠状窦开口；IVC，下腔静脉开口；SVC，上腔静脉开口。

消融术可阻断峡部的传导，使折返无法完成从而根治心房扑动，目前已成为非药物治疗的最主要方式，成功率高达 90%以上。

1.心电图表现

（1）P 波消失，代之以形态相同、快速而规则的心房扑动波（F 波），F 波频率大多在 250~350 次/分。

（2）F 波在Ⅱ、Ⅲ、aVF 及 V_1 导联最清楚，三尖瓣峡部依赖逆钟向心房扑动表现为Ⅱ、Ⅲ、aVF 导联呈无等电位线的负向锯齿状 F 波（图 8–2），V_1、V_2 导联呈正向 F 波。Ⅱ、Ⅲ、aVF、V_2 导联及食管导联 F 波早于 V_1 导联。三尖瓣峡部依赖性顺钟向心房扑动表现为Ⅱ、Ⅲ、aVF 导联呈无等电位线的正向锯齿状 F 波（图 8–3），V_1 导联呈负向 F 波。V_1 导联 F 波早于Ⅱ、Ⅲ、aVF、V_2 导联及食管导联，偶尔可见逆钟向心房扑动与顺钟向心房扑动互相发生转变（图 8–4）。少数患者频率较慢时可在 F 波之间出现等电位线。

（3）心房扑动时可伴有不同比例的房室传导，常呈双数（如 2:1 及 4:1 等）传导，其他传导比例较少见。当出现 1:1 房室传导、心室率>250 次/分时，应考虑合并预激旁路传导（图 8–5）。当房室呈 2:1 传导时，可表现为心房波时限相同、振幅相同、间期相同、R–R 间期相等、F–R 间期相等、传导比例相等的六相等心电图表现。当 F 波不清楚时，食管导联心电图可明确判断心房波的数量及位置，典型心房扑动波在双极食管导联中往往呈多向波，部分会重叠于 QRS 波中，节律规则，可以很容易地明确房室传导比例与传导关系。当出现>5:1 或 6:1 房室传导又能排除药物影响时，需考虑合并房室传导阻滞；当心室率缓慢而规则时，则存在完全性房室传导阻滞（图 8–6）。

（4）通常 QRS 波无明显异常，当伴有束支传导阻滞、心室内差异性传导或房室旁路传导时，QRS 波宽大畸形（图 8–3 和图 8–5）。

2.电生理检查

（1）对于有心房扑动病史的患者，在快速的 S_1S_1

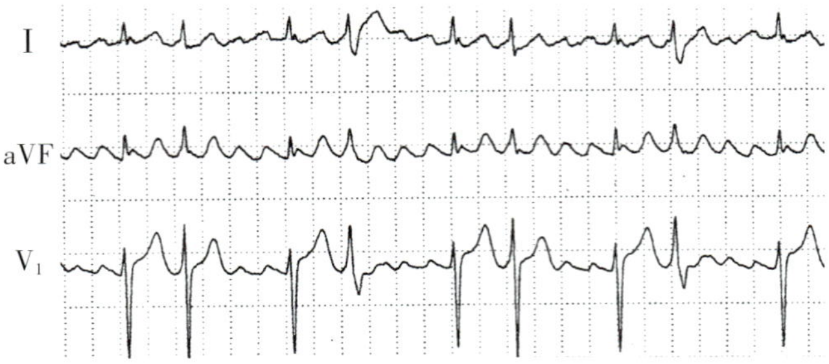

图 8–3 顺钟向心房扑动伴 2:1、4:1 房室传导与交替性功能性右束支传导阻滞。

心房刺激、程控期前刺激或者自发的房性期前收缩均可诱发出心房扑动，诱发时可见 P_2 波增宽。心动过速时常见不同比例的房室传导（图 8–6 至图 8–8）。

（2）超速刺激终止室上性心动过速时，诱发心房扑动。如果心动过速的频率太快，超速刺激的频率就会相应增加，当 S_1S_1 超速刺激频率>250 次/分时，容易诱发心房颤动或心房扑动（图 8–10）。

（3）室上性心动过速与心房扑动互相转换。房内折返性心动过速、房室结折返性心动过速、房室折返性心动过速等各种室上性心动过速发作时，部分心动过速会在终止后转变为心房扑动，或者心房扑动在终止后转为室上性心动过速（图 8–11）。

（4）超速刺激或猝发刺激可终止三尖瓣峡部依赖心房扑动。此类心房扑动在一般情况下可以被超速刺激终止（图 8–12）。但由于经食管电极刺激夺获左心房时离三尖瓣环较远，脉冲刺激不易进入频率较快的心房扑动折返环路，此时应用药物使心房扑动频率减慢后，折返环可激动间隙增大，有利于刺激的侵入，从而终止心房扑动。

（5）超速刺激时可发生拖带现象，在 S 波后可见心房融合波。偶尔发生拖带后会转变成形态不同、频率更快的心房扑动（图 8–13）。

（6）超速刺激终止心房扑动时，有时会转为心房颤动，常在维持数秒或数分钟后转为窦性心律（图 8–14）。发生心房颤动后心室率明显减慢，与应用药物或房室结–希浦系统存在隐匿性传导有关，可暂时改善

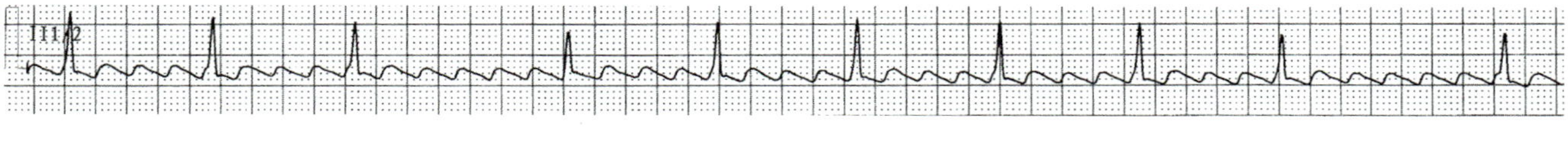

图 8–2 逆钟向心房扑动伴 4:1、6:1 房室传导。

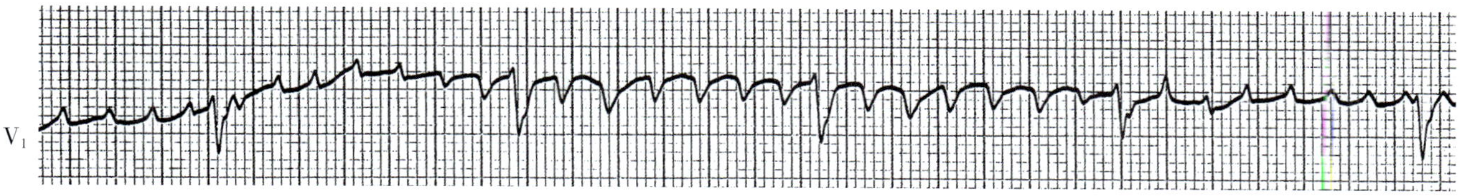

图 8–4　逆钟向心房扑动与顺钟向心房扑动互相转变伴完全性房室传导阻滞。图为 V_1 导联记录，在心房扑动频率为 300 次/分不变的情况下，可见 F 波先直立后倒置，后恢复直立，而 F–F 间期不变。同时窄 QRS 波规则出现，R–R 间期长达 1320ms，为房室交界性逸搏心律，表明发生了完全性房室传导阻滞。

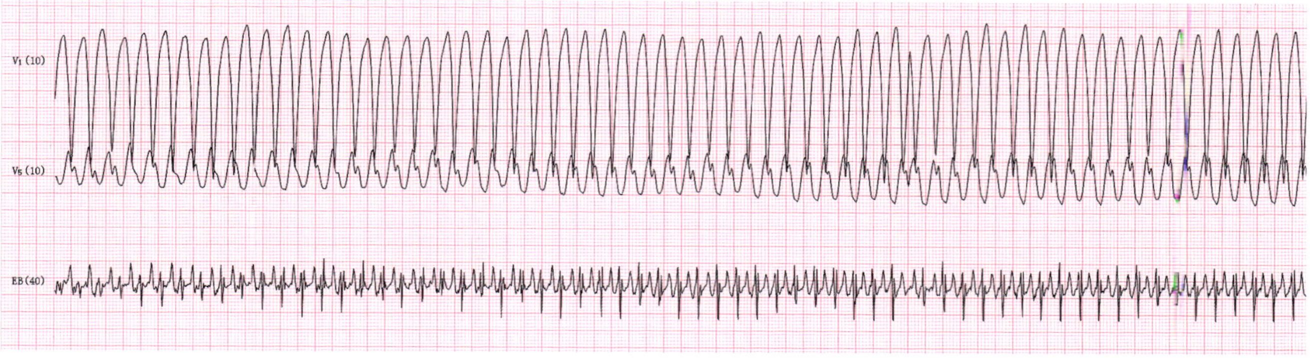

图 8–5　心房扑动合并右侧房室旁路 1:1 下传。图示体表 V_1、V_5 导联与食管导联同步记录，呈现 B 型心室预激型宽 QRS 波心动过速，R–R 间期规则，食管导联清楚显示出频率为 250 次/分的心房扑动伴右侧房室旁路 1:1 传导。

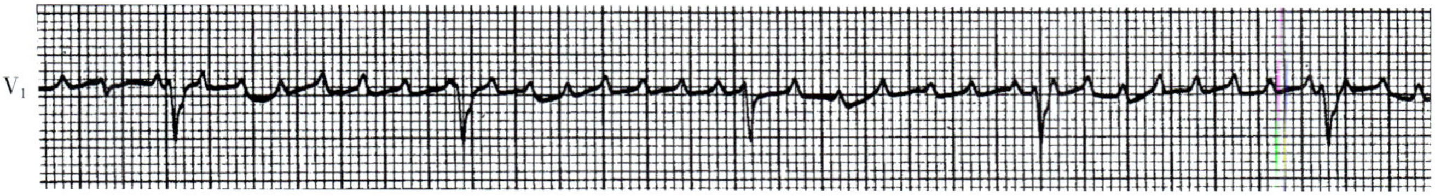

图 8–6　逆钟向心房扑动伴完全性房室传导阻滞与房室交界性逸搏心律。V_1 导联记录，窦性 P 波消失，出现频率为 300 次/分的直立 F 波，同时窄 QRS 波规则出现，R–R 间期长达 1320ms，为房室交界性逸搏心律，表明发生了完全性房室传导阻滞。

心功能。

（7）病态窦房结综合征患者在心房扑动被终止后会出现窦性静止或窦房传导阻滞，不伴随房室交界性逸搏。当室性逸搏出现时，有发生心室停搏的风险，应及时起搏心房以免发生意外（图 8–15）。

（二）非三尖瓣峡部依赖性心房扑动

其折返环路不依赖于三尖瓣峡部。折返环路可位于左心房，如围绕肺静脉、二尖瓣环等结构形成折返。左心房的解剖结构相对复杂，有较多的肌束和电学屏障，这为非峡部依赖性心房扑动的复杂折返提供了基础。也可在右心房的非三尖瓣峡部区域，如右心房的游离壁、上腔静脉开口周围等部位形成折返环。由于折返环路可涉及多个部位，且不同患者之间的折返环路可能存在差异，所以其电生理机制更为复杂。这种复杂性导致了心房激动顺序的多变性，在心电图上表现为扑动波（F 波）形态和心房率等方面的不典型性（图 8–16）。

1.心电图表现

①F 波的形态、极向与三尖瓣峡部依赖心房扑动不同，频率与折返环路长短及传导速度相关，部分心房扑动快且不稳定，通常为 200~430 次/分。②Ⅰ、Ⅱ、Ⅲ、aVF 导联呈负向 F 波，且Ⅲ导联负向波深度>aVF 及Ⅱ导联，折返位于左心房，多为二尖瓣峡部依赖心房扑动。aVR 及 aVL 导联呈负向 F 波，Ⅰ、Ⅱ、Ⅲ、aVF

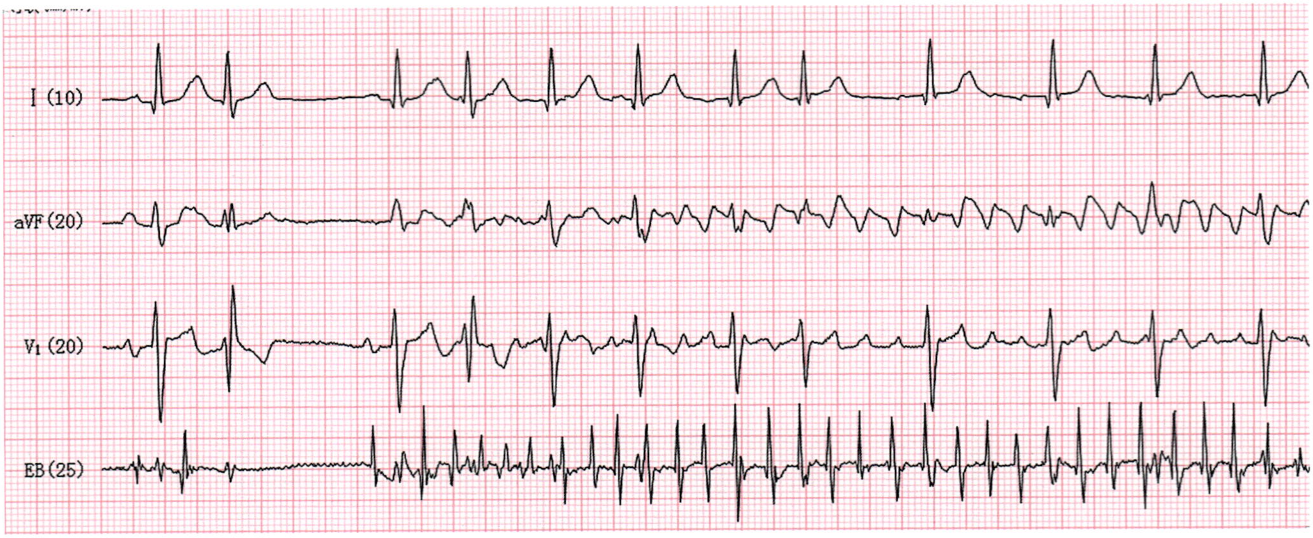

图 8–7 房性期前收缩诱发心房扑动。图示窦性心律时出现在 T 波上的房性期前收缩，第 2 次房性期前收缩后诱发出短串的心房颤动，并迅速转变为频率在 300 次/分的心房扑动，F 波在 aVF 导联呈负向锯齿状，在 V_1 导联呈正向锯齿状，房室间分别呈 2:1、3:1、4:1 传导。

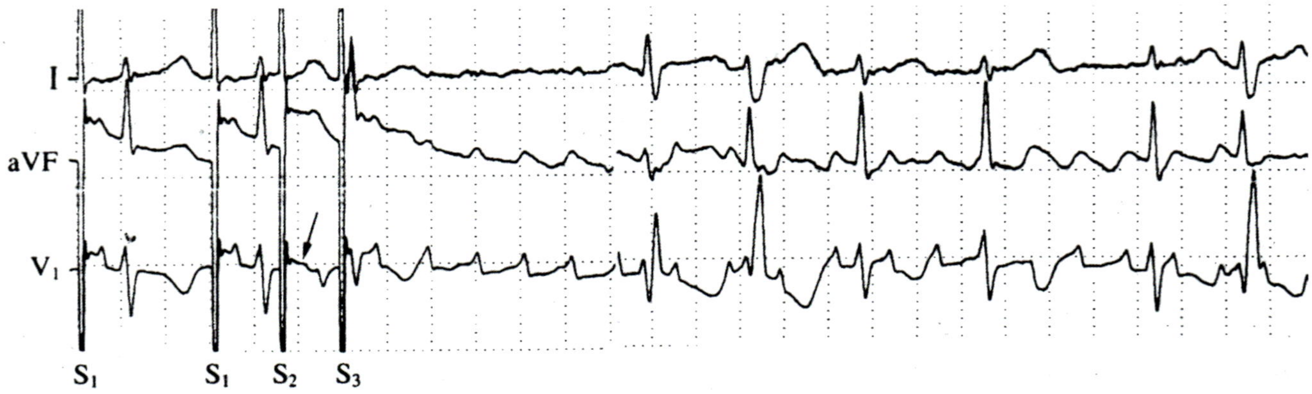

图 8–8 $S_1S_2S_3$ 刺激诱发心房扑动。图示基础刺激 4:3 长度 600ms，S_1S_2 300ms，S_2S_3 260ms 时。见 S_2 后 P_2 波增宽至 160ms（箭头所示），随之诱发心房扑动，发生不同比例的房室传导，以及 QRS 波呈右束支传导阻滞型的心室内差异性传导。

导联呈正向 F 波，多为右心房的游离壁、上腔静脉开口周围等部位依赖心房扑动。③可转变为心房颤动或典型心房扑动，有时可见心房扑动与心房颤动、房性心动过速之间相互转换，持续不终止。④房室传导比例多变，常造成心室率快慢不一，多不规则。⑤食管导联心电图可以更加清楚地显示不典型心房扑动波的频率与节律，频率为 340~430 次/分。F 波的形态、极向明显不一，F–F 间期不等，振幅也不等，极易与心房颤动粗颤波相混淆。

2.心内电生理特点

其折返环不依赖于三尖瓣峡部。激动顺序与典型的三尖瓣峡部依赖型房扑不同，在电生理检查时通过多电极导管在心房不同部位进行标测，可发现其折返环路是围绕其他解剖结构或者瘢痕组织等形成，如围绕二尖瓣环、肺静脉开口、手术瘢痕等。而且在标测过程中，可观察到心房内的电活动顺序符合其特定的非三尖瓣峡部依赖的折返路径，心房激动时间和间期也

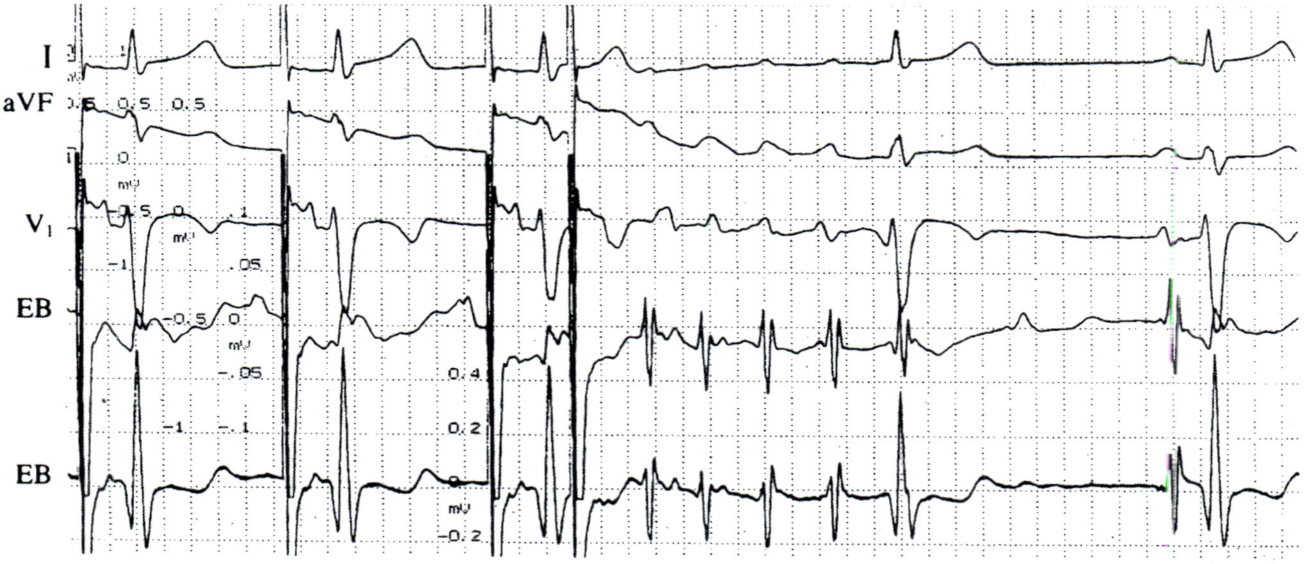

图 8–9　S_1S_2 诱发短阵心房扑动（50mm/s）。基础刺激周期长度 750ms，S_1S_2 300ms 时 P_2 波增宽至 130ms，随之诱发出短阵心房扑动。见双极食管导联中 F 波早于 V_1 导联出现，当 V_1 导联 P 波早于双极食管导联后心动过速终止。

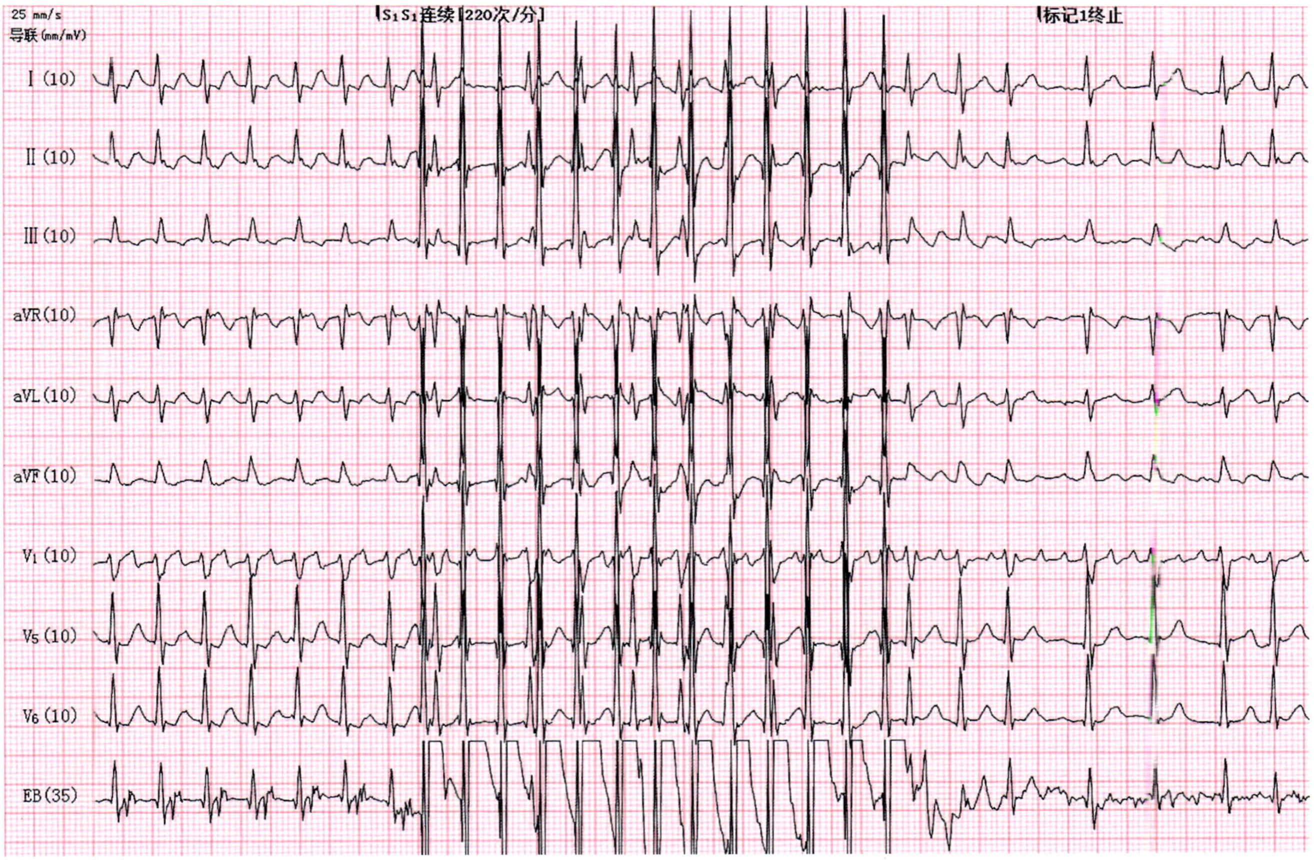

图 8–10　顺向型房室折返性心动过速终止后转心房扑动。图示频率为 188 次/分，窄 QRS 波心动过速，EB 导联 R–P 间期 110ms<V_1 导联 R–P 间期，为顺向型房室折返性心动过速，采用 220 次/分心房超速刺激终止心动过速的同时诱发了心房扑动。

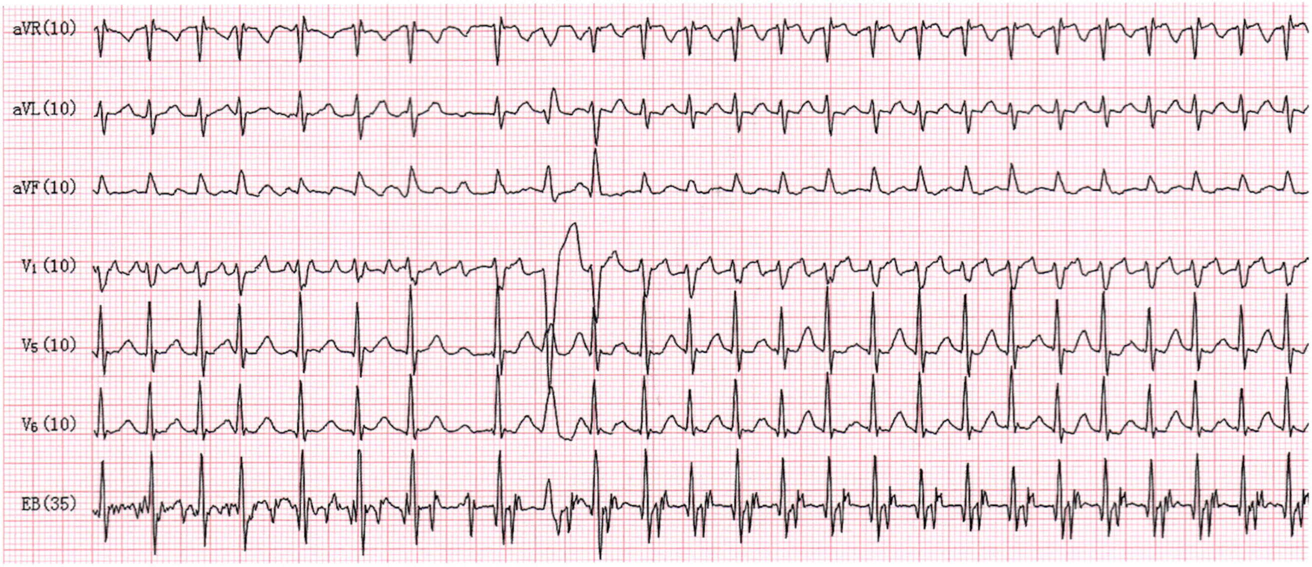

图 8-11　心房扑动 2:1 下传转为顺向型房室折返性心动过速。图示心房扑动 2:1 下传，第 8 次 QRS 波后转为 R-P⁻间期 110ms 固定的窄 QRS 波心动过速，EB 导联 R-P⁻间期<V_1 导联，为顺向型房室折返性心动过速，存在左侧隐匿性房室旁路。

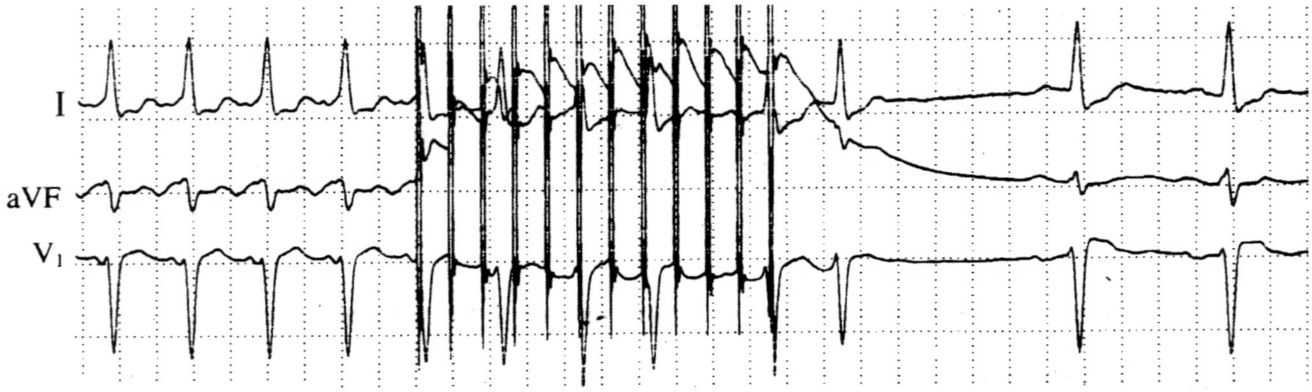

图 8-12　超速刺激终止心房扑动。经食管心电生理检查诱发心房扑动，频率为 300 次/分，房室呈 2:1 传导。给予 400 次/分的心房超速刺激，自第 8 次 S 波起终止了心房扑动。

会因具体的折返环路而有其自身特点。这些特点对于明确诊断和指导后续消融治疗策略的制订都非常关键。

(三)不纯性心房扑动

有学者观察到心房的不同部位分别存在心房扑动和心房颤动，造成两者脱节是不纯性心房扑动的形成机制之一。

1.心电图表现

①心房波的形态介于心房颤动 f 波与心房扑动 F 波之间，在不同的导联可分别观察到心房扑动或心房颤动的特征。例如，V_1 导联出现典型的 f 波，而食管导联却为绝对规则的 F 波(图 4-26)。②房室传导比例多变，R-R 间期时而规则或不规则。③QRS 波形态为室上性，也可伴心室内差异性传导。④不纯性心房扑动时，体表心电图心房波不明显或极小，R-R 间期相对固定，特别心脏外科术后多见，易与心房静止相混淆。食管导联心电图可以同时显示心房颤动波与心房扑动波，彼此交替或间歇出现，f 波的形态、大小、振幅不一，频率较快，F 波形态、大小、振幅一致，频率较慢(图 8-16 和图 8-17)。

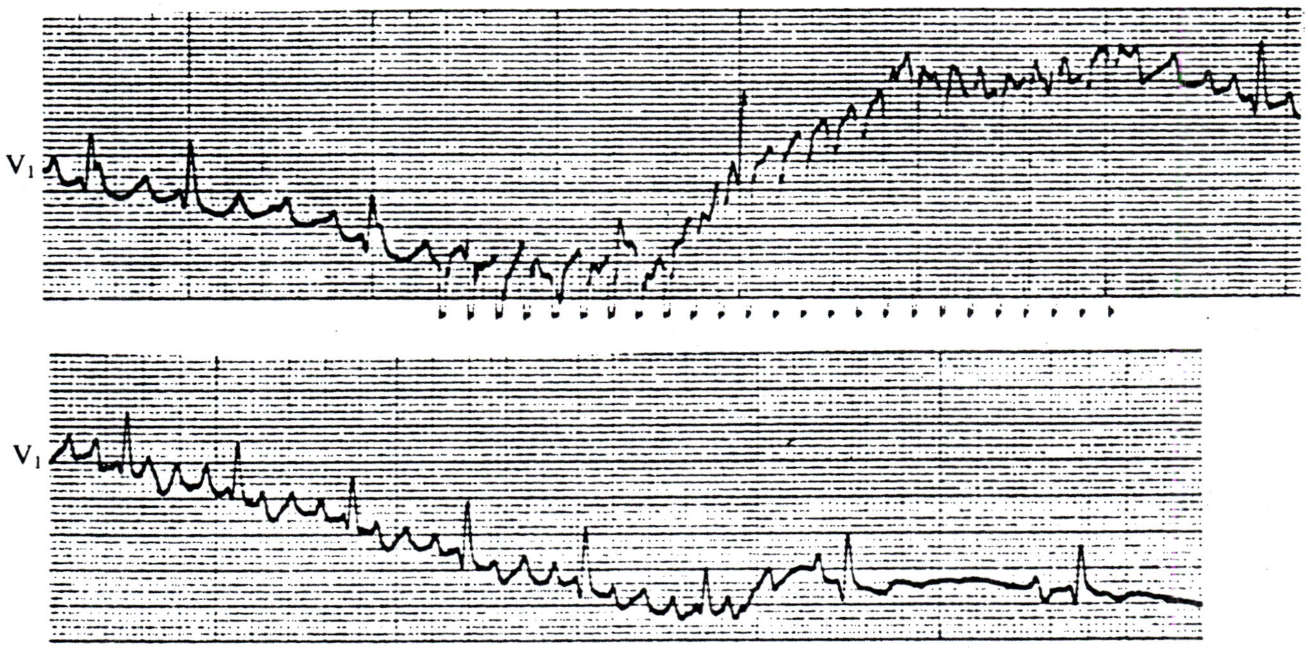

图 8–13 超速刺激诱发更快频率心房扑动。心房扑动患者服用胺碘酮未能经终止，图上行与下行为连续记录，示心房扑动频率为 230 次/分。给予 400 次/分的超速刺激后发生拖带现象，刺激停止后心房扑动频率增速到 400 次/分，数秒后恢复为窦性心律。

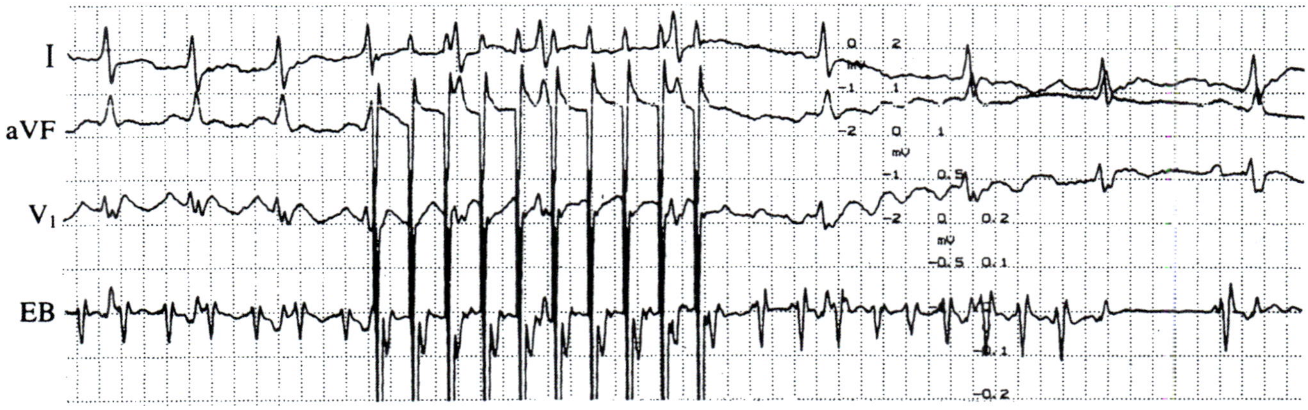

图 8–14 超速刺激终止心房扑动转为心房颤动（纸速：50mm/s）。心房扑动频率为 300 次/分伴 2:1 房室传导，采用 400 次/分的超速刺激后转为心房颤动，2 秒后恢复窦性心律。

2.心内电生理特点

在心房内，不纯性心房扑动的心房率通常比典型心房扑动快，频率常处于心房扑动和心房颤动之间，一般为 240~340 次/分。从激动顺序看，心房内的电活动不像典型心房扑动那样规律，会出现一些不稳定的折返。在电生理检查中，通过电极导管记录心房电活动时，会发现其存在部分较为规律的扑动波，但也夹杂着一些紊乱的电活动，不像典型心房扑动一样有清晰固定的折返环路，而且其折返路径可能在短时间内出现变化，这是因为不纯性心房扑动可能是由多种机制共同参与导致的，如同时存在微折返和主导折返环等多种复杂情况。

（四）心房扑动合并房室旁路

1.心电图表现

当心房扑动合并房室旁路传导时，因大部分旁路

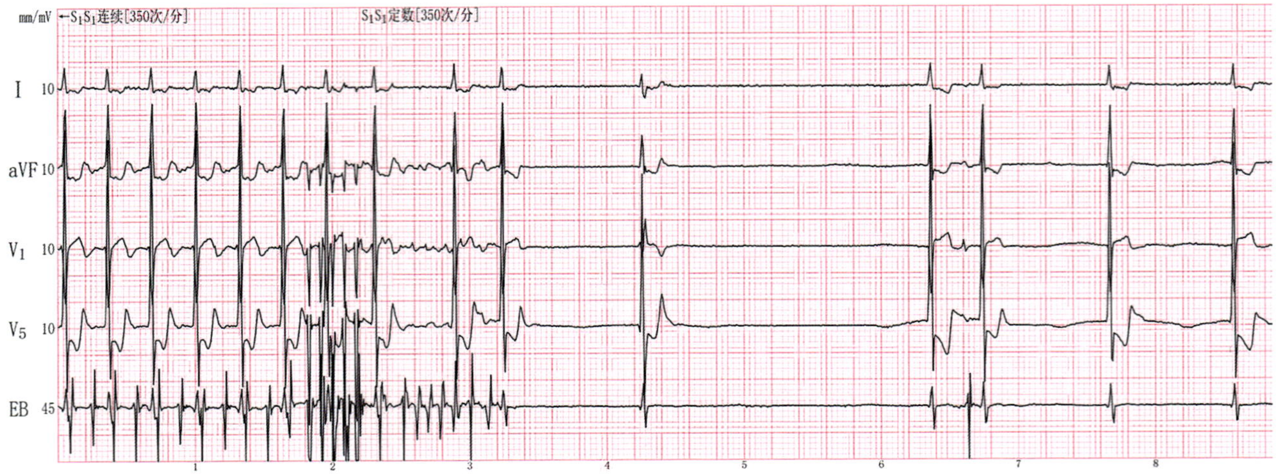

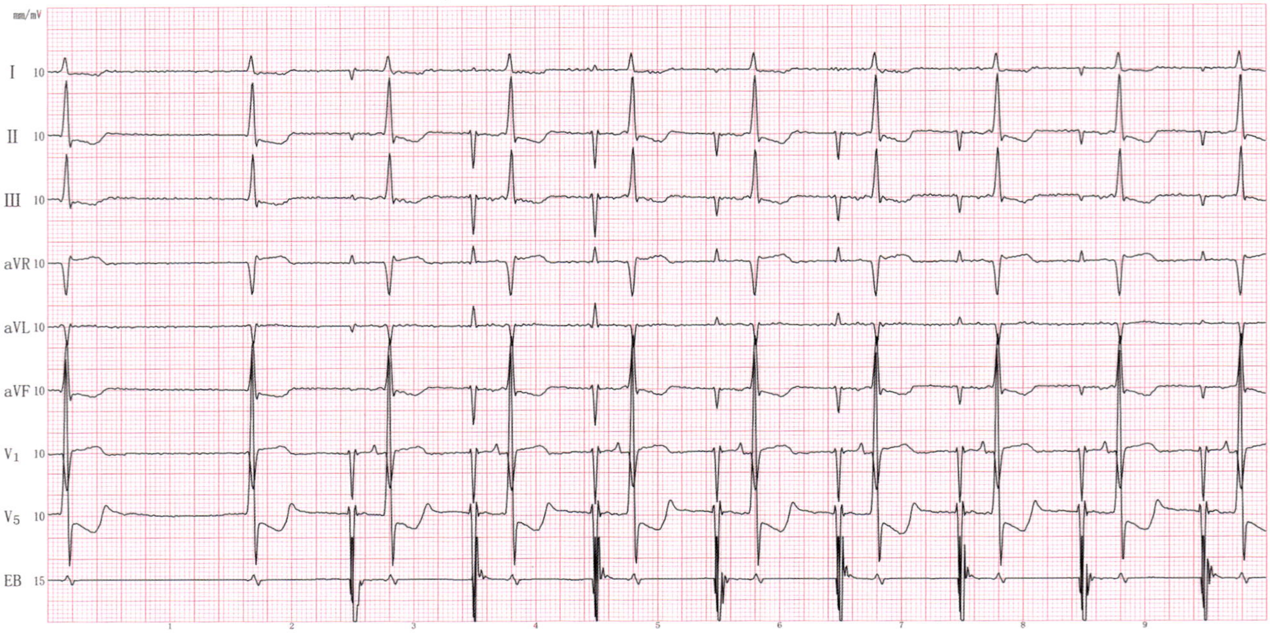

图 8-15 终止心房扑动，短暂性心房颤动后出现长 R-R 间歇。(A)心房扑动，F-F 间期 320ms，频率为 187 次/分，房室 2:1 传导。超速刺激 350 次/分的频率，发放 5 个脉冲后，转为频率为 190~375 次/分的短暂心房颤动，并发生窦性停搏伴房室交界性心律，出现长 R-R 间隙，倒数第 3 个 QRS 波为心房起搏形成。纸速：12.5mm/s。(B)图 A 的连续记录，及时给予了心房起搏。纸速：25mm/s。

无文氏型房室传导的电生理特点，快速的心房扑动可经过旁路下传，多表现为 2:1 下传。因房室结传导速度不同，预激性 QRS 波形态可不同。由于旁路不应期较短，容易产生快速的心室率，甚至出现房室 1:1 传导的现象(图 8-5)。可导致严重的血流动力学紊乱，甚至猝死，是比较危险的心律失常之一，往往需要紧急处理。

2.心电图鉴别诊断

当心房扑动合并旁路传导时，如果房室传导比例一致，且 QRS 波宽大畸形，容易误诊为室性心动过速或室上性心动过速伴束支传导阻滞，需要仔细鉴别。食管导联心电图能非常清楚地显示心房扑动波，明确房室传导关系，在宽 QRS 性心动过速鉴别诊断中起

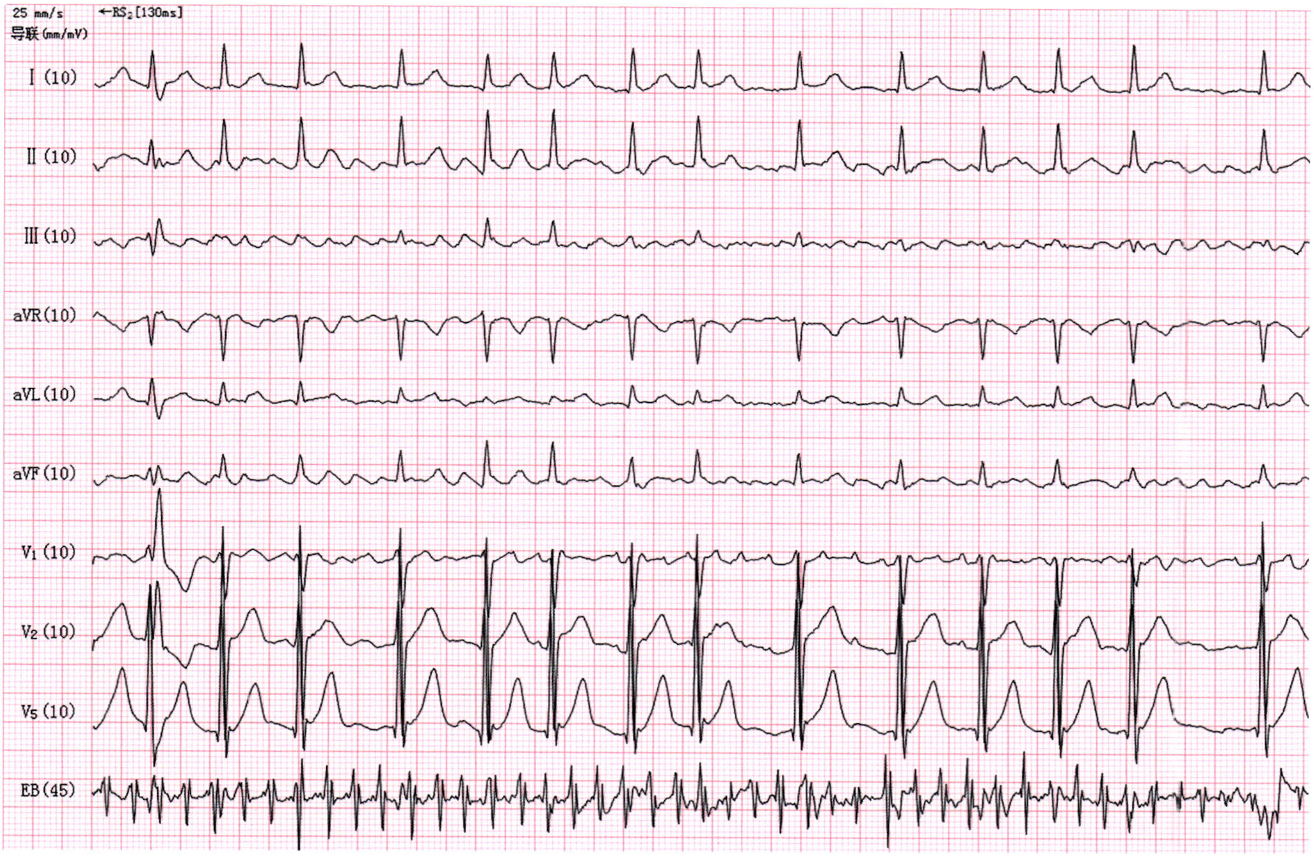

图 8–16　非三尖瓣峡部依赖心房扑动。图示体表导联与食管导联同步记录，体表心电图示窄 QRS 性心动过速，Ⅱ、Ⅲ、aVF 导联呈负向锯齿状 F 波，V_1 导联呈正向 F 波，V_1 导联呈正向 F 波，双极食管导联可以清楚显示略不规则的心房扑动波，频率为 300~340 次/分，房室呈 2:1~4:1 传导，食管导联及Ⅱ、Ⅲ、aVF 导联 F 波早于 V_1 导联及食管导联。

到非常重要的作用。

三、超速刺激终止心房扑动

对于三尖瓣峡部依赖性心房扑动，特别是阵发性心房扑动的患者，可以通过经食管心房超速刺激尝试终止。在终止前须完善各项检查与准备，如果心房扑动持续超过 4 小时，需充分地抗凝治疗，并经食管超声确定无左心房血栓等，了解清楚患者的基本病史情况，以及是否存在病态窦房结综合征病史等。准备好抢救设备与抢救药物，保证患者充分的知情等。

1.超速刺激终止心房扑动的方法

（1）刺激方式的选择：超速刺激终止心房扑动可以选择 S_1S_1 定数刺激，一般定数 8~10 个，可以反复刺激，如果无法终止，可以适当增加刺激个数与刺激频率。

（2）刺激频率的选择：当通过超速刺激终止心房扑动时，如果心房扑动频率>250 次/分，采用的超速刺激的频率一般 300 次/分起步；当刺激效果不佳时，可以选择 350 次/分的刺激频率，一般不超过 400 次/分。对于部分应用过抗心律失常药物的心房扑动患者，当频率<250 次/分时，可以先尝试使用 250 次/分的超速刺激，无法终止时，再增加刺激频率，每次增加 30~50 次/分。在刺激过程中，大部分心房扑动终止前先短暂性转为心房颤动，随后自行转为窦性节律（见图 8–14）。

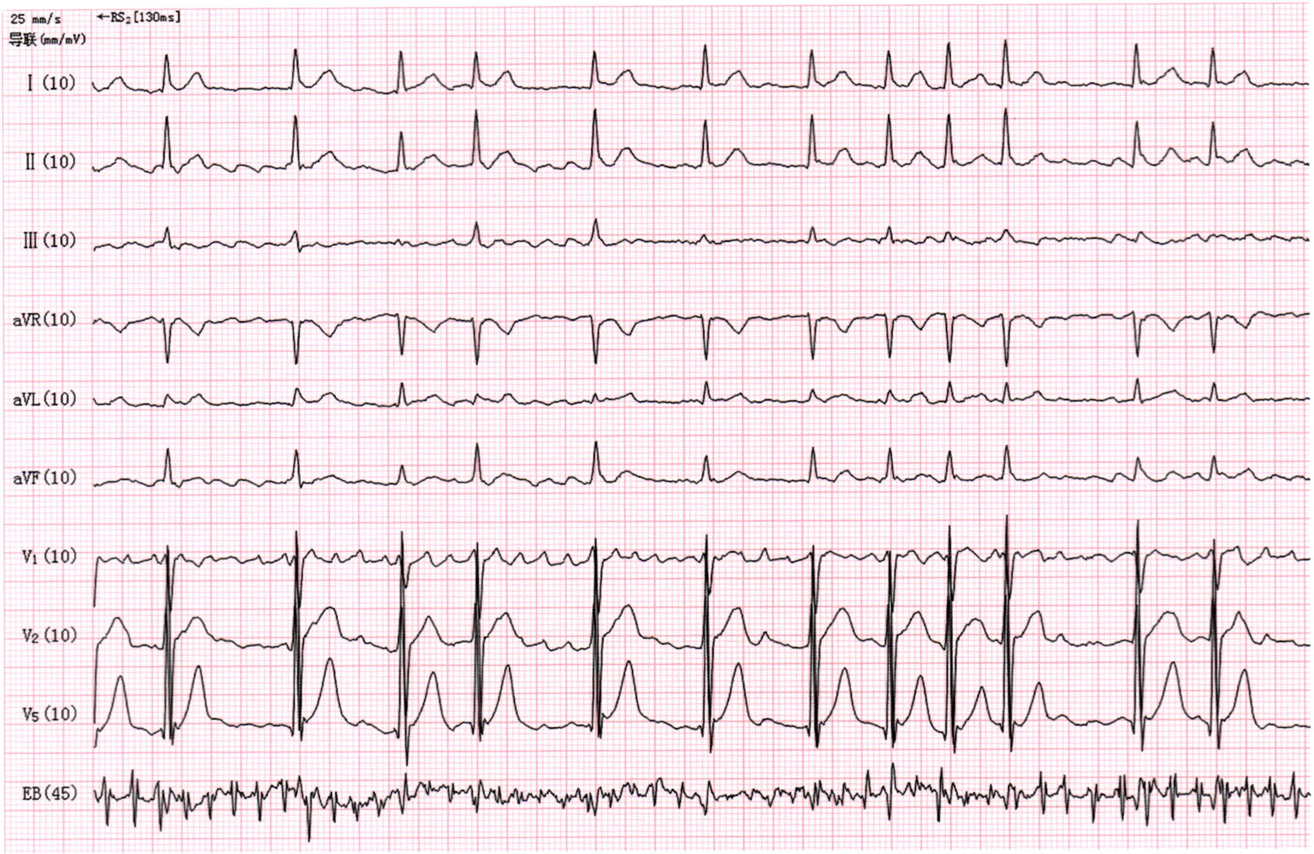

图 8–17　不纯性心房扑动。图示体表导联与双极食管导联同步记录，体表心电图见不规则的 F/f 波，食管导联心电图清楚显示前、后部形态、大小、节律略规则的 F 波，及中段形态、大小、节律不规则的 f 波，形态、大小、节律不一，频率为 350~600 次/分，为不纯性心房扑动。

2.超速刺激终止心房扑动的注意事项

心房扑动超速终止前须完善心脏超声及经食管心脏超声检查确定左心房无附壁血栓。心房扑动时间>4h，应做好充分的抗凝治疗。了解清楚患者的基本病史情况，是否存在病态窦房结综合征病史等。准备好抢救设备与抢救药物，保证患者充分的知情等。终止后应防止出现窦性停搏导致长 R–R 间歇，如长间歇>5s 应迅速进行 S_1S_1 刺激进行保护性心房起搏；如合并病态窦房结综合征，经药物处理后仍无法出现窦性节律的患者，需行起搏器植入手术。

四、临床意义

心房扑动尤其合并预激旁路传导时常伴有快速的心室率，严重影响血流动力学改变，可诱发心力衰竭、心源性休克甚至猝死。采用快速心房起搏刺激在短时间内大多能有效终止心房扑动，该法简便、迅速，尤其值得在基层医院推广。

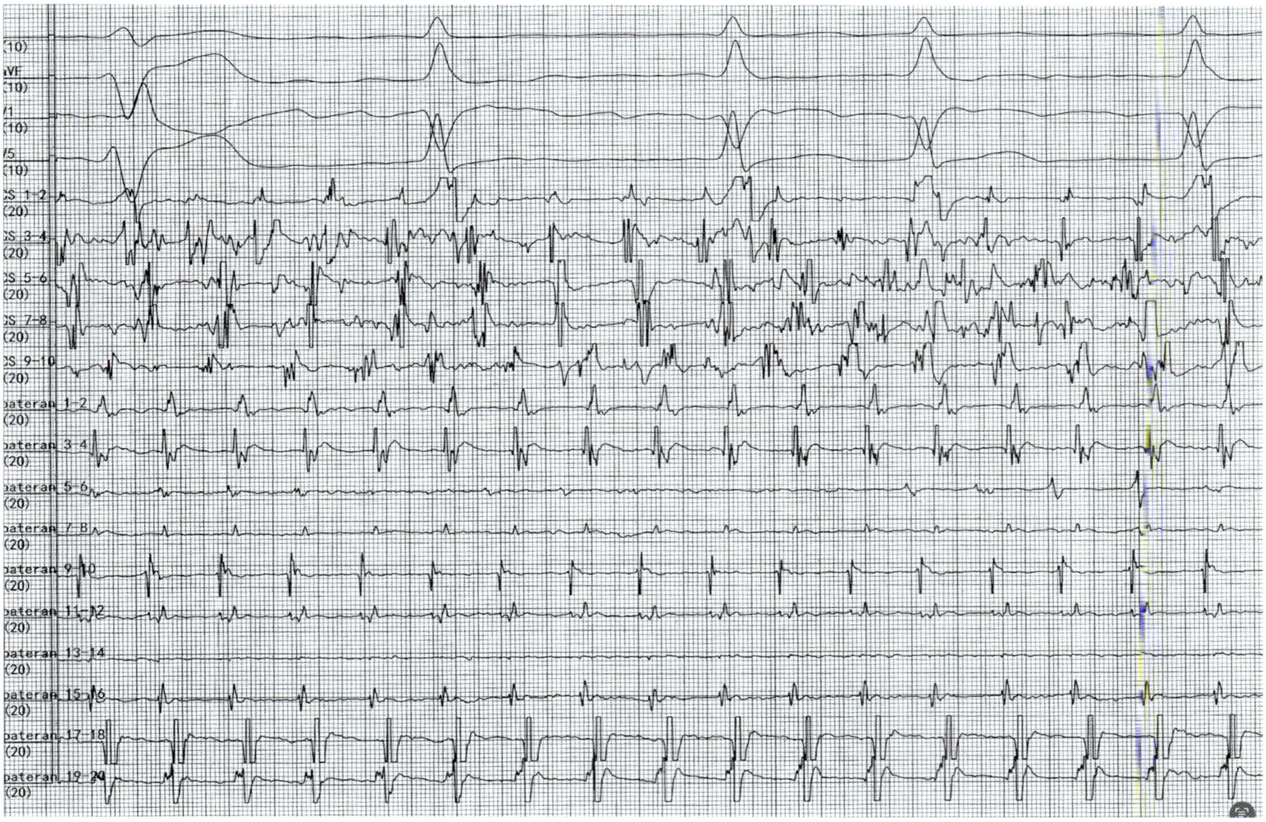

图 8-18　不纯性心房扑动（纸速：100mm/s）。心内电生理检查腔内图，可见冠状窦电极（CS12-CS9 10）记录到紊乱的心房电位，为心房颤动，Pentaray 电极在左上肺静脉内记录到规则的心房电位，为心房扑动。

第 2 节　心房颤动

心房颤动是一种最常见的房性心律失常，指规则有序的心房电活动丧失，代之以快速且无序的颤动波，是严重的心房电活动紊乱，心室率不规则，有一定的心脏性猝死风险，也是导致心力衰竭及脑血管疾病等相关疾病的主要原因之一，可增加死亡风险。几乎在所有的器质性心脏病中均可存在。由于心房颤动常引起严重的并发症，它已成为当前研究及治疗的热门。

一、形成机制

心房颤动的形成机制较为复杂，涉及多个方面。

（一）电生理机制

1.多重子波折返假说

当心房颤动时心房内存在多个折返环，这些折返环的大小、位置和传导速度不断变化。由于心房肌的结构和电生理特性不均匀，使得电冲动在心房内形成许多微小的折返波，这些子波不断碰撞、消失和再生，维持心房颤动的持续发作。例如，在有心肌病变的区域，心肌细胞的不应期和传导速度可能发生改变，有利于折返环的形成。

2.局灶驱动机制

在少数情况下，心房颤动可能由心房内某个局灶部位快速发放冲动所驱动。这些局灶部位通常位于肺静脉开口附近，肺静脉心肌袖细胞具有自发的电活动，可产生快速的异位冲动，触发心房颤动发作，并通过电传导影响心房的其他区域。通过肺静脉口节段性消融术或左心房壁环形肺静脉消融术阻断肺静脉电位的传出，可有效治疗此机制引起的心房颤动（图8-19）。

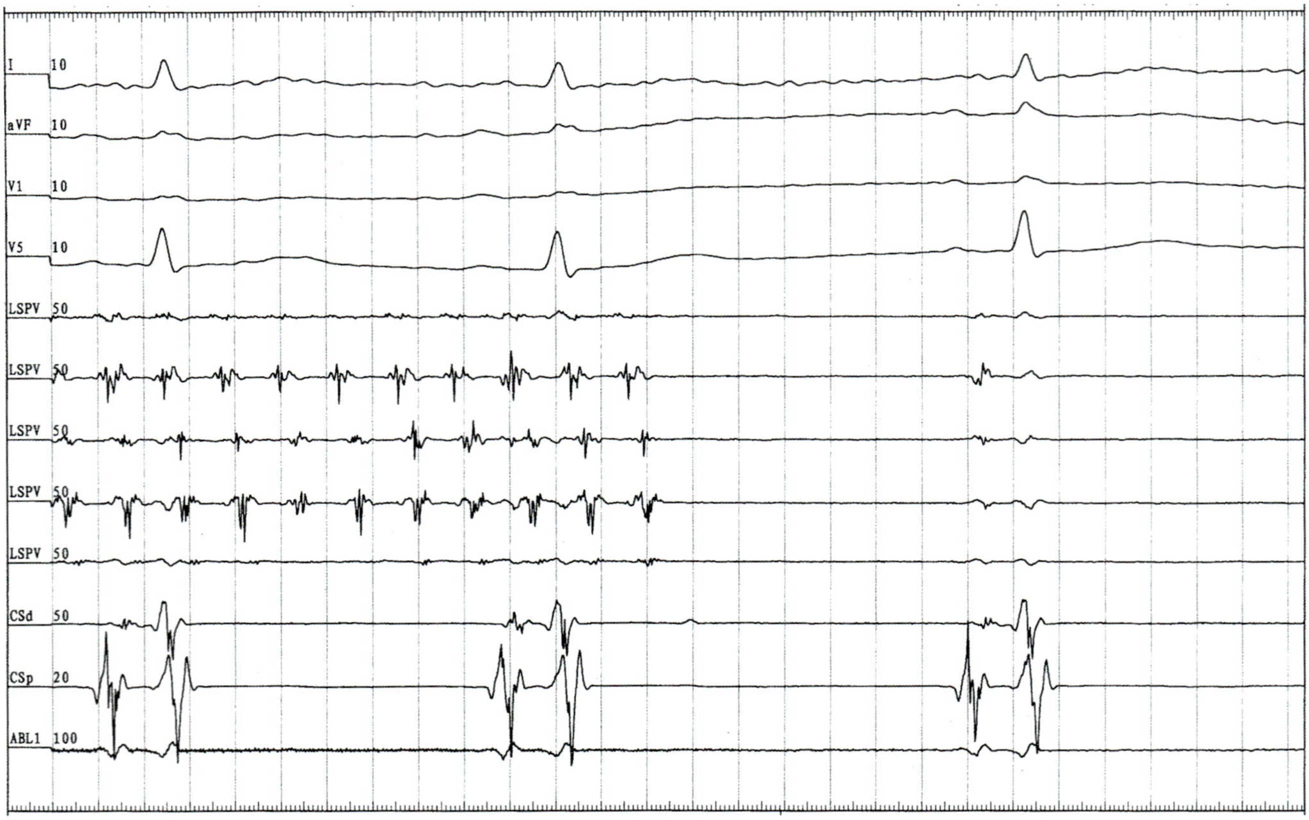

图 8–19 左心房壁环形肺静脉消融术阻断肺静脉电位治疗心房颤动。图示进行左心房壁环形肺静脉消融术时，先终止了心房颤动（图略），随后肺静脉电位消失。

（二）结构重构机制

1.心房扩大

各种心脏疾病导致心房压力增高，如高血压性心脏病、心脏瓣膜病等，会使心房肌细胞被拉伸。心房扩大后，心房内传导路径延长，各向异性增加（心肌细胞在不同方向上的传导特性差异增大），有利于折返的形成。

2.心肌纤维化

心肌纤维化是心房结构重构的重要表现。长期的心肌缺血、炎症等因素可促使成纤维细胞增殖，分泌胶原蛋白，替代正常的心肌细胞。心肌纤维化会破坏心肌细胞之间的电连接，导致传导阻滞和折返形成，增加心房颤动的发生风险。

（三）离子通道异常机制

1. K^+ 通道异常

K^+通道在心肌细胞的复极化过程中起着关键作用。当 K^+通道功能异常时，如 Kv1.5 通道功能改变，可影响心房肌细胞的动作电位时程，使心肌细胞的电生理特性不稳定，容易引发心房颤动。

2. Ca^{2+} 通道异常

Ca^{2+}通道参与心肌细胞的兴奋–收缩偶联过程。如果 L–型 Ca^{2+}通道功能失调，会影响心房肌细胞的电活动，可能导致心房颤动的发生。

（四）神经调节因素

交感神经和迷走神经的失衡与心房颤动有关。迷走神经张力增高可缩短心房不应期，增加不应期离散度，有利于折返的形成，这种情况多见于夜间发生的心房颤动。而当交感神经兴奋时，也可通过影响离子通道功能、增加心肌细胞的自律性等方式，促进心房颤动的发生，如在运动或情绪激动时诱发的心房颤动。

二、心电图表现

（1）P 波与等电位线均消失，代之以连续出现快而不规则的，间期不等，形态各异、振幅不等的 f 波。以 V_1 导联最明显，其次为Ⅱ、Ⅲ、aVF 导联。

（2）f 波振幅>0.1mV 为粗大型心房颤动，常常会>0.3mV。而≤0.1mV 者为细小型心房颤动，有时 f 波小到甚至无法辨认（图 8-20 至图 8-22）。

（3）f 波频率为 350~600 次/分，粗大型心房颤动频率偏慢，而细小型心房颤动频率偏快。

（4）R-R 间期极不规则，QRS 波呈室上型，可伴不同程度的心室内差异性传导，多呈右束支传导阻滞图形。R-R 间期越不规则，心室率越快，心室内差异性传导越显著。

（5）心室率>110 次/分称为快心室率心房颤动（心房颤动伴快速心室率），心室率>200 次/分时要注意心

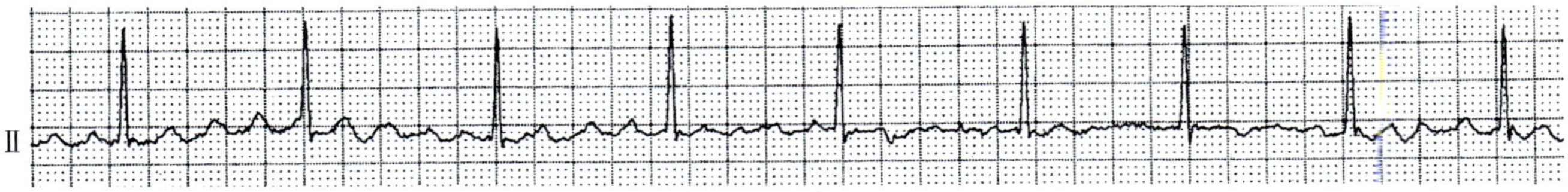

图 8-20 粗大型心房颤动与细小型心房颤动。

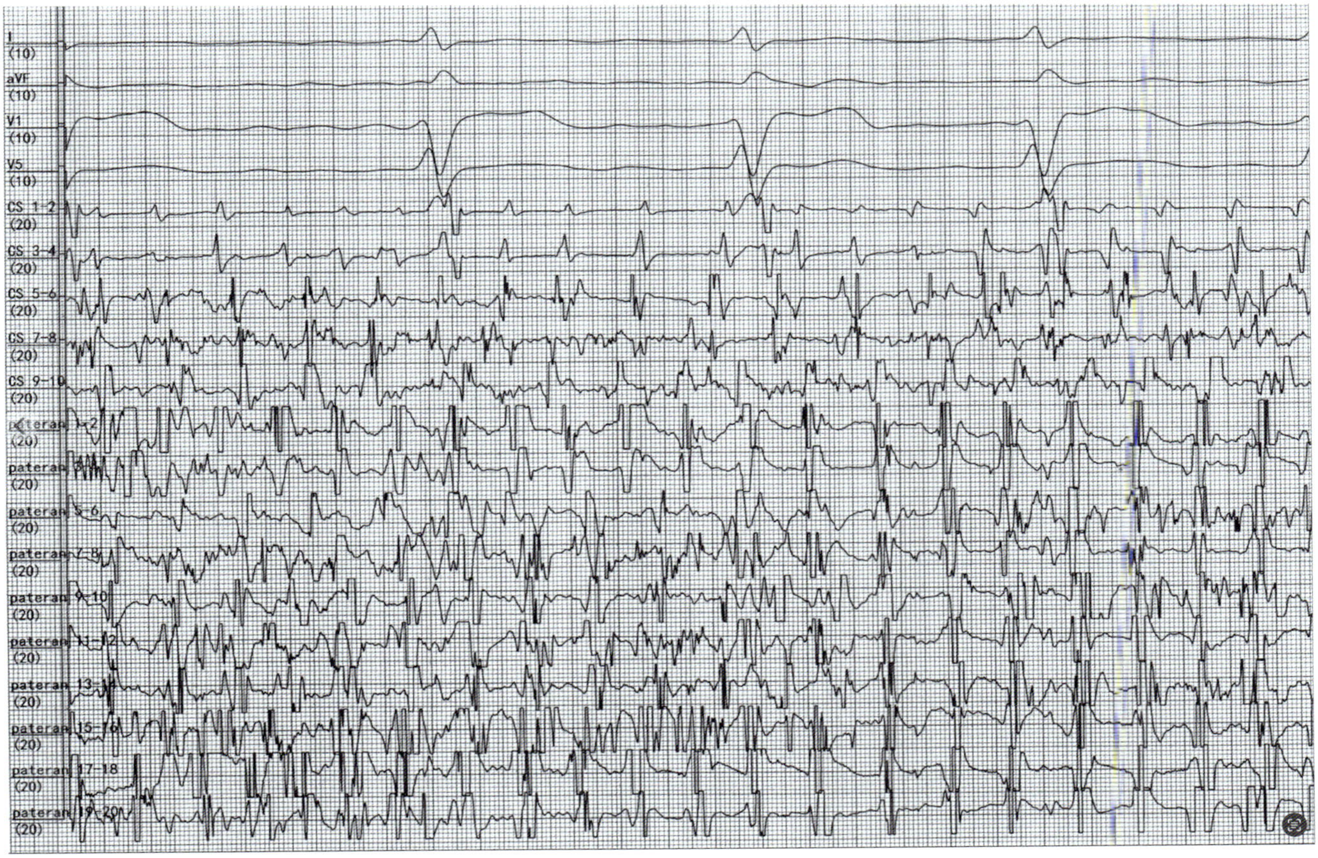

图 8-21 粗大型心房颤动（纸速：100mm/s）。心内电生理检查图，可见冠状窦电极（CS12-CS9 10）及 Pentaray 电极，均能记录到宽大且频率较慢的心房颤动波。

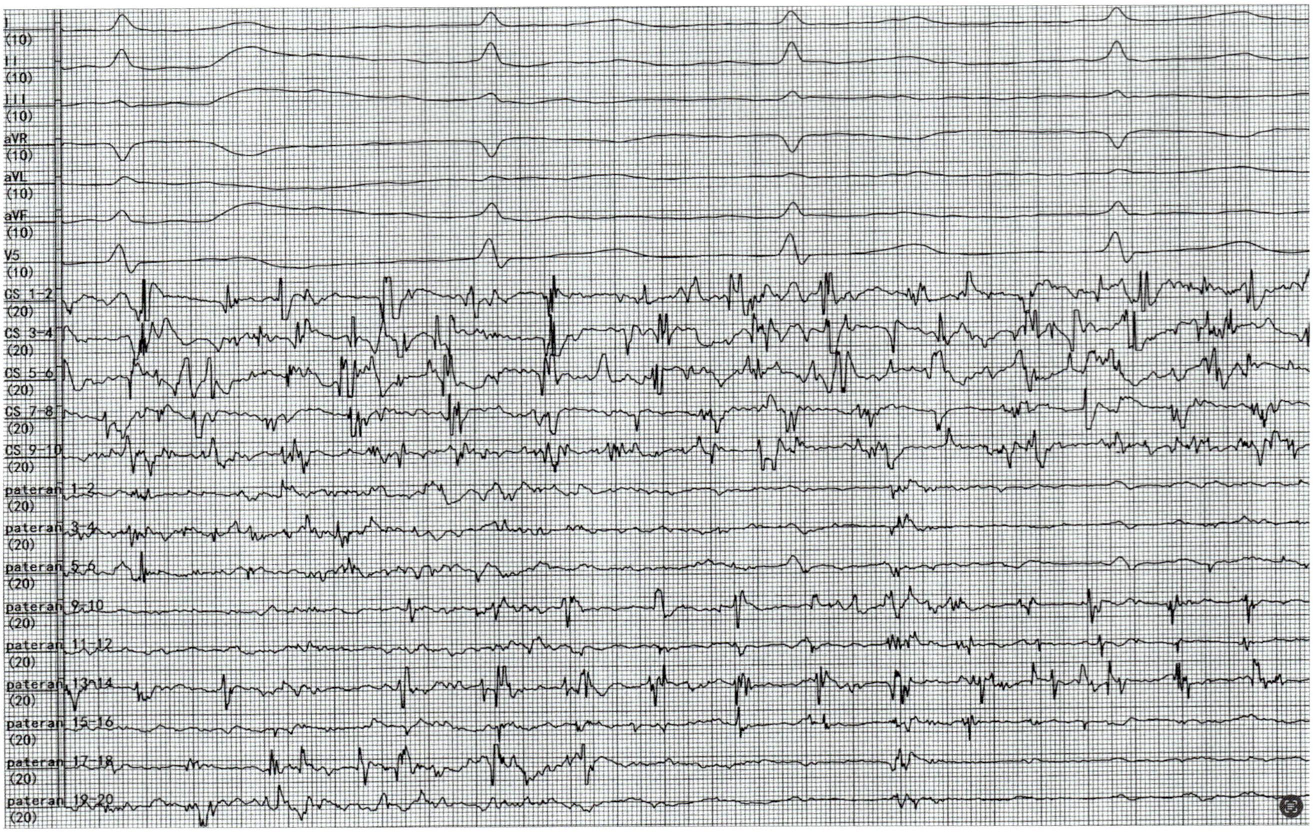

图 8-22　细小型心房颤动（纸速：100mm/s）。心内电生理检查图，可见冠状窦电极（CS12-CS9 10）及 Pentaray 电极，均能记录到细小且频率极快的心房颤动波。

房颤动合并预激旁路传导的可能，当心室率缓慢≤50 次/分且十分规则时需考虑合并三度房室传导阻滞。偶尔出现>1.5 秒且不固定的长 R-R 间期大多为房室交界区连续的隐匿性传导所致。

（6）当心房颤动伴心室率规则、QRS 波形室上型，频率在 70~130 次/分时，可考虑为心房颤动合并加速性房室交界区逸搏心律。

（7）房性期前收缩诱发，根据体表心电图房性期前收缩形态，可初步判断心房颤动的起源点。房性期前收缩起源于左侧肺静脉，Ⅰ导联 P 波平坦或倒置，Ⅱ、Ⅲ、aVF 导联直立，V_1 导联 P 波直立且时限增宽（图 8-23 和图 8-24）。

（8）心房颤动合并房室旁路。心房颤动伴房室旁路的患者，快速的心房激动可以沿着房室结与房室旁路同时下传心室，此时心室率会明显加快。心电图表现可以用“宽”“快”“乱”来概括：①QRS 时限增宽，当心房激动沿着旁路提前激动心室，此时心电图上可见 QRS 起始部出现粗钝的预激波，QRS 时限增宽。②心室率增快，因房室旁路比房室结传导速度快，且多数不应期往往比房室结短，心房颤动迅速沿着旁路下传心室，心室率明显增快，大部分心房颤动伴预激旁路传导的心室率可以>180 次/分（图 10-66），容易出现血流动力学改变。③QRS 波形态与频率显得很“乱”，一方面，心房激动同时沿着房室结与旁路下传激动心室，QRS 会出现不同程度的融合波；另一方面，R-R 间期绝对不齐，心室率快慢不一，QRS 形态多变。当旁路发生隐匿性传导时，会丧失前向传导功能，出现间歇性传导（图 8-25 和图 8-26）。

三、电生理特点

（1）阵发性心房颤动患者在快速心房起搏和程控期前刺激中均可诱发，无论是 S_1 还是 S_2 诱发心房颤动均与刺激波落入心房易颤期有关（图 8-26 至图 8-29），常在数秒钟和数分钟内恢复窦性心律。

（2）超速刺激中诱发心房颤动。用超速刺激终止

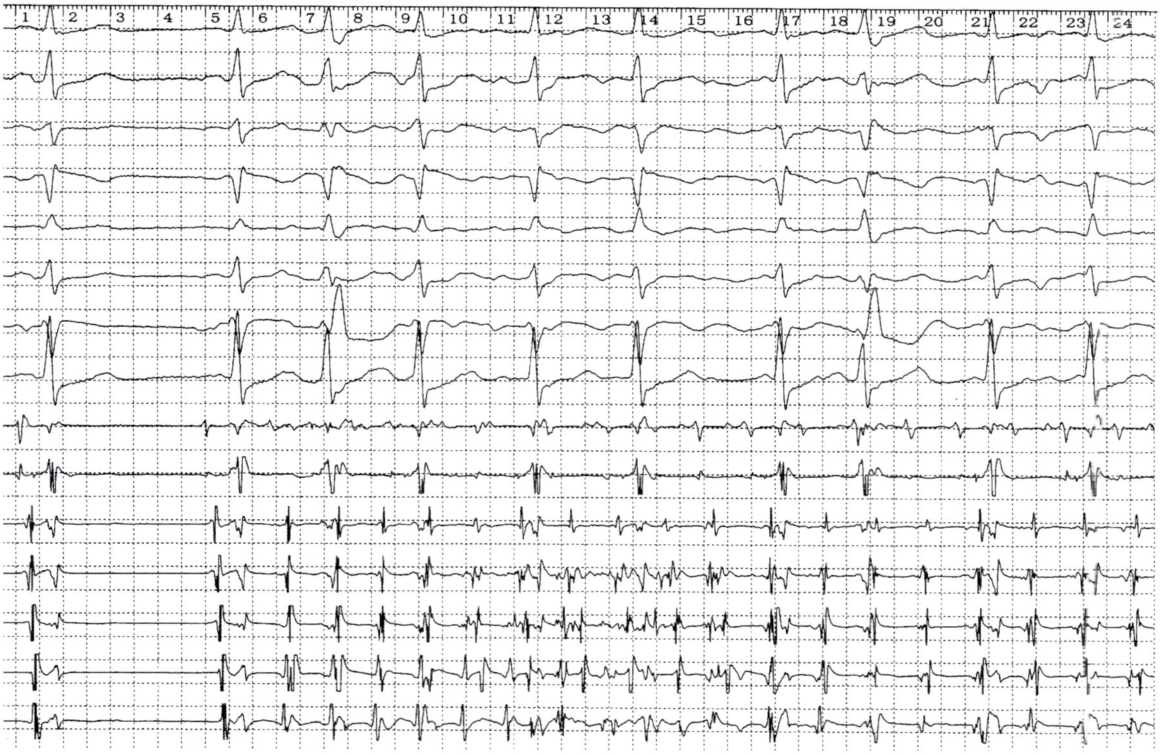

图 8–23　房性期前收缩诱发阵发性心房扑动与心房颤动。体表心电图与心腔内标测同步记录。从冠状窦电极中可见第 2 次窦性心搏后发生 1 次 P’波在Ⅰ导联平坦，Ⅱ、Ⅲ、aVF 导联直立的房性期前收缩，其后诱发出在冠状窦远端最早出现、F 波规则的心房扑动，房室呈 2:1 传导。第 4 次 QRS 波后转变为不规则的 f 波，第 7 次 QRS 波起又转变为规则的 F 波，房室又呈 2:1 传导。

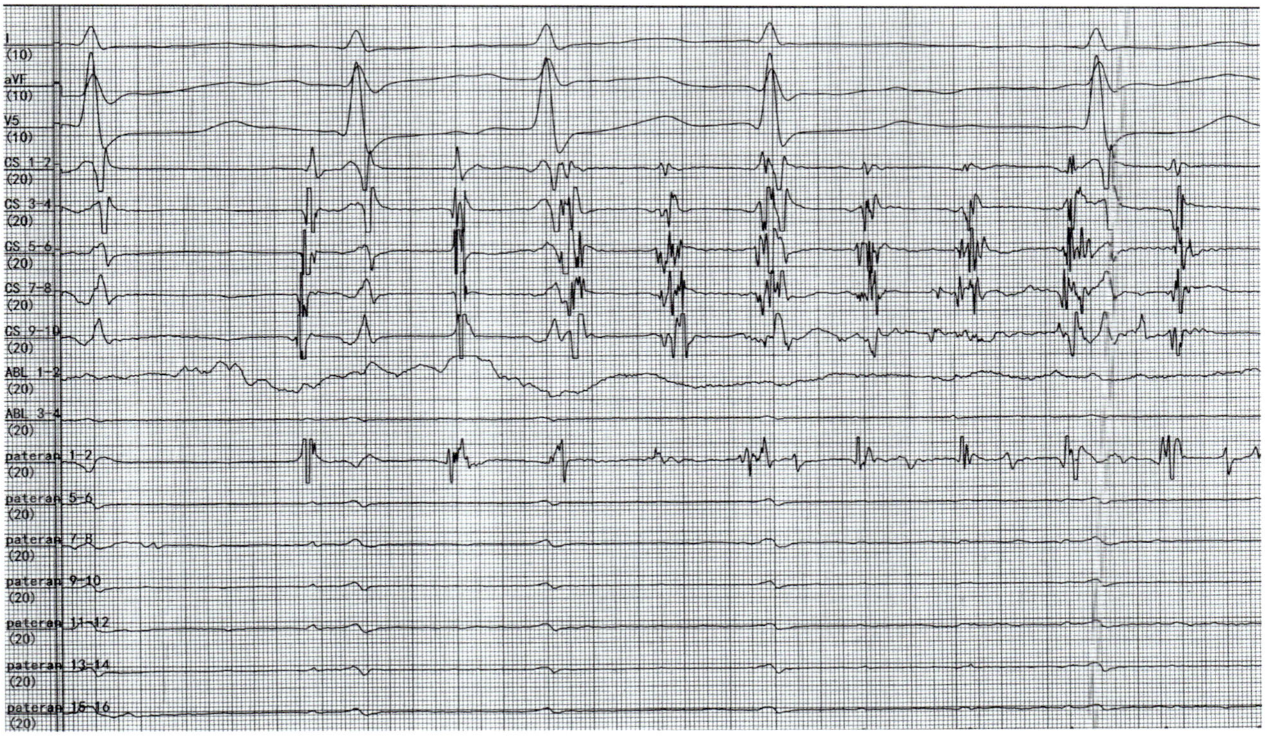

图 8–24　房性期前收缩诱发阵发性心房颤动(纸速:100mm/s)。患者心腔内图，Pentaray 电极位于左上肺静脉，可见 Pentaray 1、2 电极记录到明显早于体表心电图及冠状窦电位的心房波，其后诱发心房颤动，为左侧肺静脉起源的阵发性心房颤动。

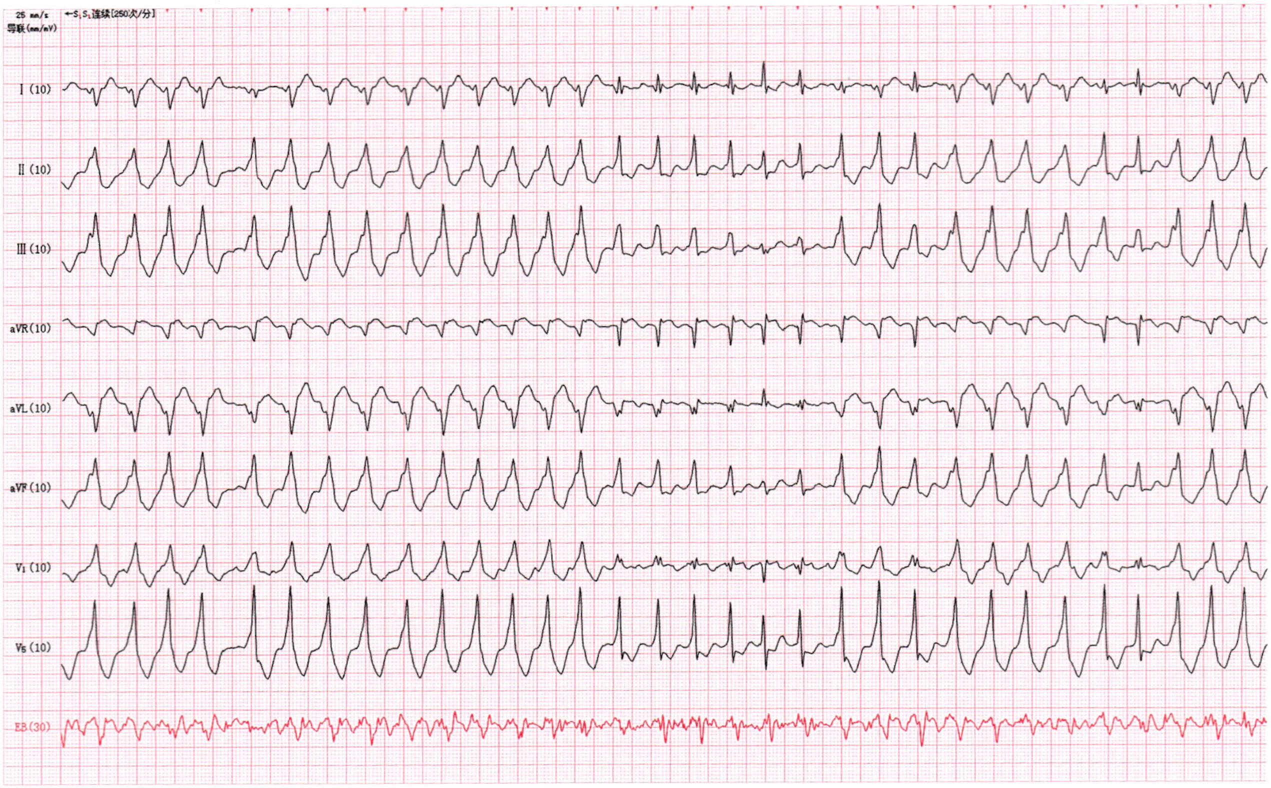

图 8-25 心房颤动伴心室预激体表心电图显示 A 型心室预激图形的宽 QRS 波心动过速，频率为 125~180 次/分，R-R 间期不等。部分 QRS 形态较窄，形态多变呈不同程度心室融合波。食管导联心电图清楚显示出快而不规则、形态各异、振幅不等的心房颤动。

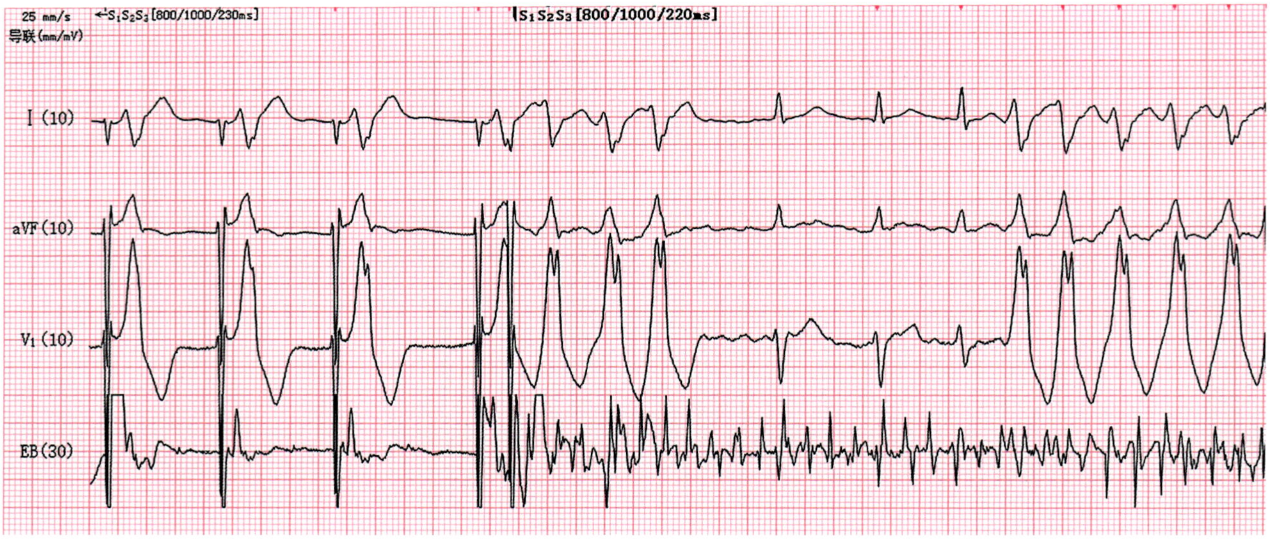

图 8-26 心房 $S_1S_2S_3$ 期前刺激诱发心房颤动合并房室旁路间歇性前向传导。图示显性左侧房室旁路，经食管给予基础周长 800ms，S_1S_2 1000ms 的心房 $S_1S_2S_3$ 期前刺激，所有刺激均从房室旁路前向传导，S_2S_3 偶联间期 220ms 时诱发出心房颤动间歇从房室旁路前向传导。

心动过速时，刺激频率增快到一定程度后容易诱发心房颤动（图 8-30），因此在使用超速刺激终止心动过速时，尽可能选择合适的刺激频率，一般超过本身心动过速频率的 20 次/分甚至 30 次/分就可以，尽量避免刺激频率>250 次/分。在刺激频率增加的同时应尽可能减少刺激个数，从而避免诱发心房颤动或心房

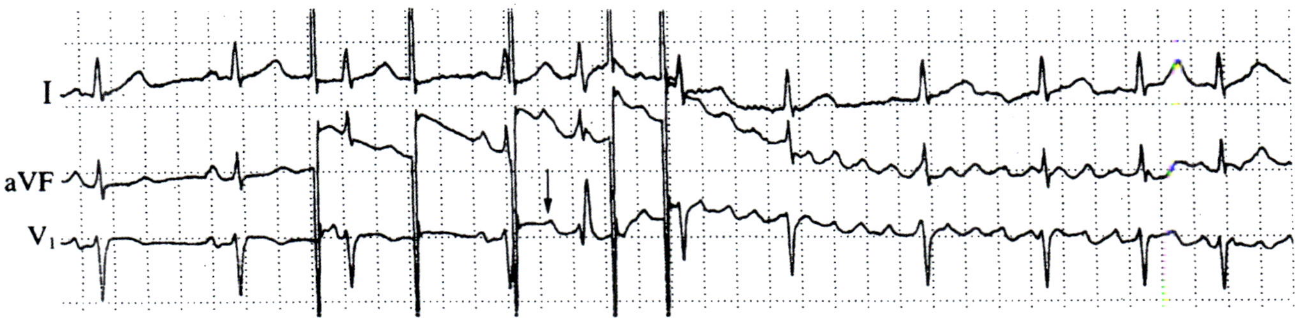

图 8-27　RS_2 刺激诱发心房颤动。阵发性心房颤动患者，图示 S_1S_2 程控期前刺激。见第 2 次 S_1 刺激未能起搏心房，第 3 次 S_1 落在前一 QRS 波终末部（相当于 RS_2 刺激，RS_2 间期 60ms），引起心房内传导延缓，致 P 波明显增宽（箭头所示），随后诱发出心房颤动。

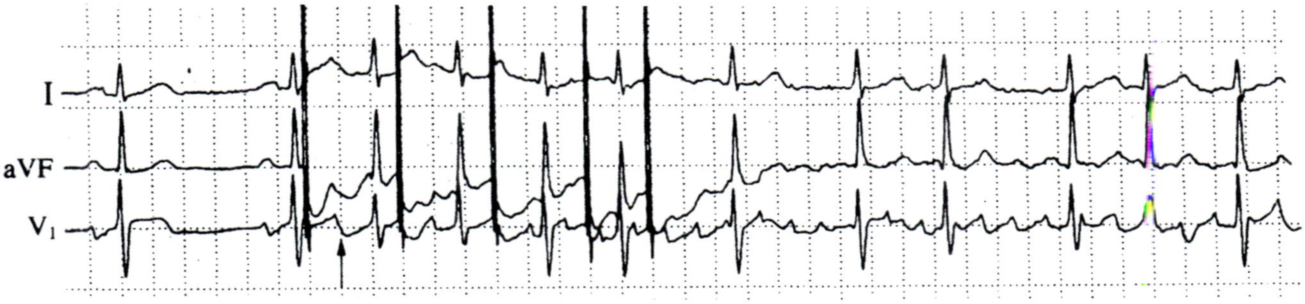

图 8-28　RS_2 刺激诱发心房颤动。阵发性心房颤动患者，图示 S_1S_2 程控期前刺激。见第 1 次 S_1 刺激落在 ST 段上（相当于 RS_2 刺激，RS_2 间期 80ms），引起 P 波增宽（箭头所示）并诱发出心房颤动。

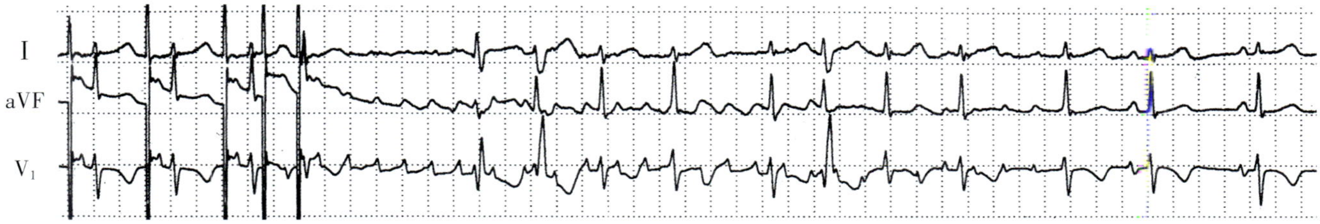

图 8-29　$S_1S_2S_3$ 刺激诱发短阵心房颤动。图示基础刺激周长 600ms，S_1S_2 300ms 的 $S_1S_2S_3$ 的经食管心房期前刺激，S_2 后诱发出心房颤动，约 6 秒后恢复了窦性心律。

扑动。

（3）室上性心动过速蜕变为心房颤动。少数阵发性室上性心动过速的心房率较快，特别是在静脉应用阿托品或异丙肾上腺素后，有时会自行蜕变为心房颤动（图 8-31）。

（4）心房颤动转变为室上性心动过速。少数室上性心动过速发作病史患者，发作阵发性心房颤动，终止时可转为室上性心动过速或者互相转换（图 8-31 和图 8-32）。

（5）心房扑动终止过程中诱发心房颤动。当使用食管超速刺激夺获心房终止心房扑动时，因刺激频率往往>300 次/分，此时比较容易诱发心房颤动，大部分心房扑动终止前都会先短暂性转为心房颤动，随后自行转为窦性节律（图 8-14）。

四、避免诱发心房颤动的注意事项

1.刺激频率设置要求

为了在经食管心脏电生理检查过程中避免诱发

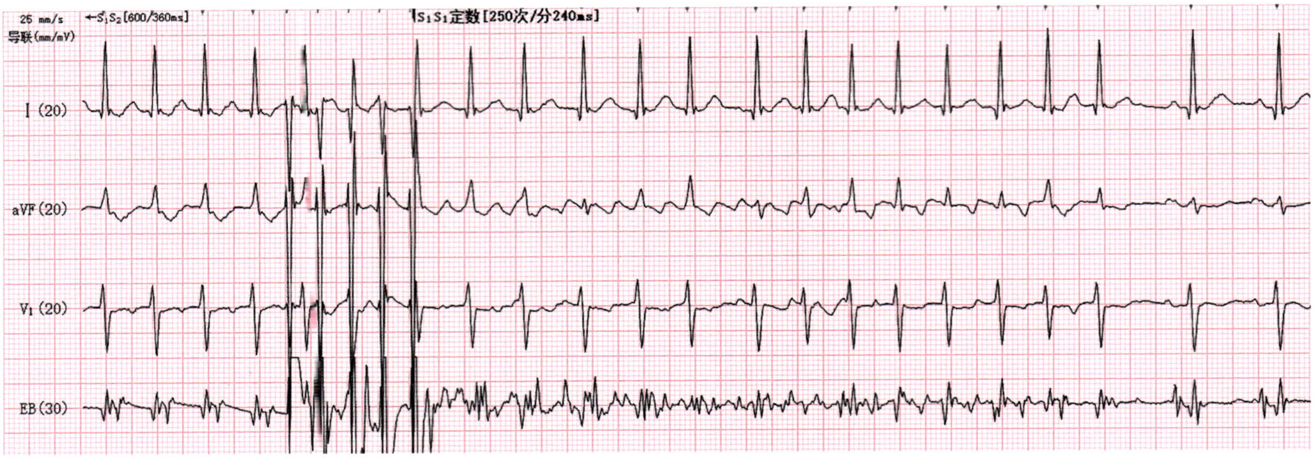

图 8-30 当心房超速刺激终止顺向型房室折返性心动过速时，诱发心房颤动。图示开始 5 次 QRS 波频率为 158 次/分，逆行 P 波在 I 导联倒置、V_1 导联直立，食管导联 R-P⁻间期<V_1 导联，为左侧房室旁路逆向传导形成的顺向型房室折返性心动过速。S_1S_1 频率为 250 次/分的超速刺激时，心动过速转为心房颤动，心房颤动持续约 3 秒后自行转为窦性心律。

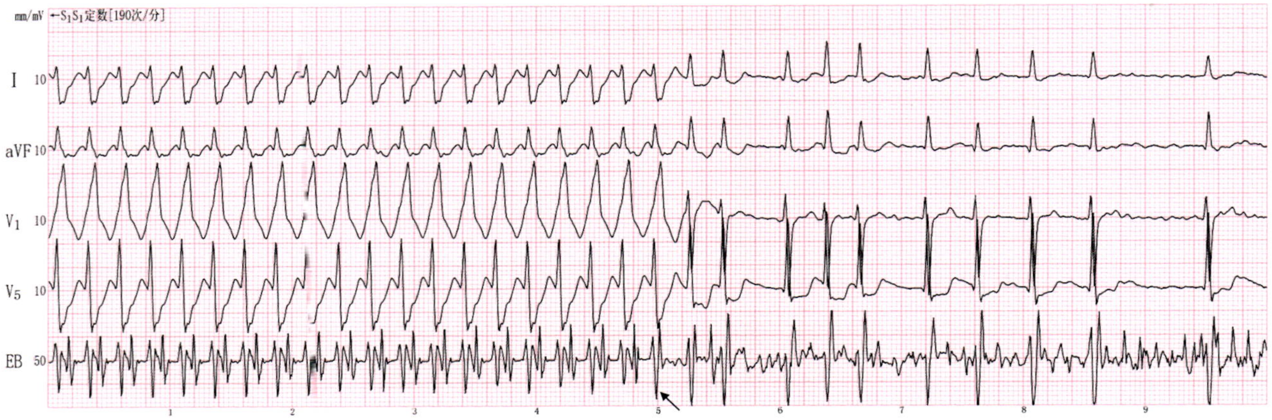

图 8-31 顺向型房室折返性心动过速转变为心房颤动。图示前半部分呈完全性右束支传导阻滞形宽 QRS 波心动过速，心率为 220 次/分，食管导联中 R-P⁻间期 120ms，为顺向型房室折返性心动过速合并功能性右束支传导阻滞。在房性期前收缩后（箭头所示）转变为心房颤动。纸速：25mm/s。

心房颤动，一般要求刺激频率尽可能≤220 次/分，当刺激频率>220 次/分时，应减少刺激个数。

2.刺激偶联间期要求

程序刺激时，期前刺激偶联间期一般要求≥220ms。

3.刺激时间设置要求

使用 S_1S_1 连续刺激或定时刺激时，应尽量避免刺激时间过长。测定窦房结恢复时间时，刺激频率应在 90~130 次/分，刺激时间 30~60 秒，避免超过 1 分钟的长时间刺激。使用超速刺激终止心动过速时，刺激个数与刺激时间均需要相应缩短，选择 3~5 个刺激即可，一般不超过 10 个。

4.诱发心房颤动后处置方法

在检查过程中，因为各种原因诱发心房颤动时，应立即停止刺激，观察一段时间，嘱咐患者深吸气，大部分心房颤动能自行终止。部分长时间无法终止的患

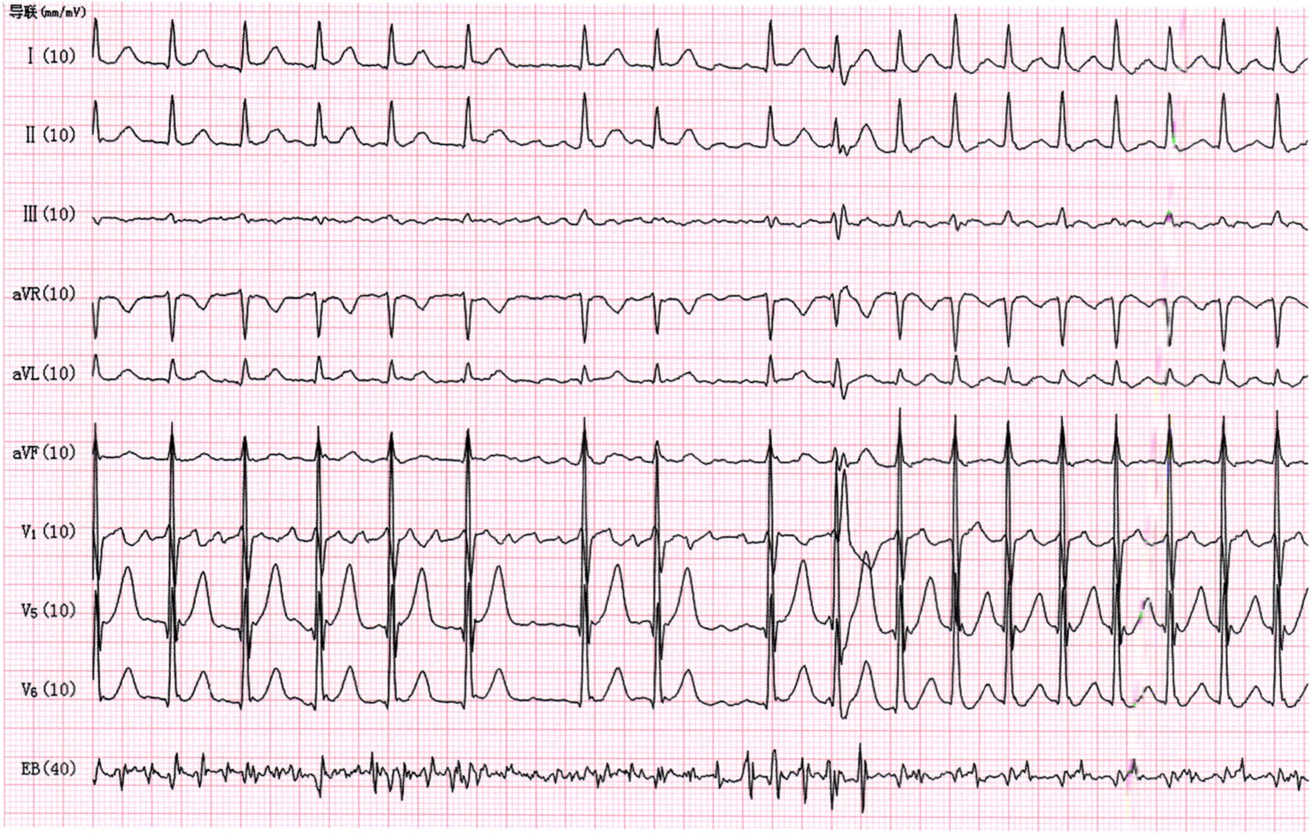

图 8-32　心房颤动终止转为顺向型房室折返性心动过速。图示前半部分为心房颤动，体表心电图及食管导联可见心房颤动波，后半部分转为心室率规则窄 QRS 波心动过速，食管导联 R-P⁻间期 150ms，为顺向型房室折返性心动过速。

者，可给予吸氧，必要时使用药物复律。

五、临床意义

在经食管心脏电生理检查过程中，无论是 S_1 还是 S_2 刺激诱发心房颤动均与刺激波落入心房易颤期有关。常在数秒钟和数分钟内恢复窦性心律。如持续较长时间发作，应考虑多种病理基础。如出现心房颤动伴随加速的交界性自主心律时，需考虑有无心脏疾病手术史和临床用药情况。有无异丙肾上腺素、洋地黄类等用药史及用药量、有无电解质紊乱等因素，需找出基础病因并及时纠正，给予针对性治疗，如停用相关药物，纠正电解质紊乱、药物复律、进行射频消融术等。

第 3 节　折返性房性心动过速

详见第 11 章第 2 节。

第 4 节 自律性房性心动过速

自律性房性心动过速是指心房内异位病灶自发性 4 相舒张期除极速率加快引起的心动过速，也称为异位自主性房性心动过速、非阵发性房性心动过速。

一、形成机制

自律性房性心动过速发生在某些病理情况下，如心肌缺血、炎症、纤维化等可导致心房肌细胞的电生理特性发生改变，使某些区域的心肌细胞自律性异常增高，形成异位起搏点。甲状腺功能亢进、低钾血症等可影响心脏的电生理特性，促使异位起搏点的形成。某些基因突变也可能影响心肌细胞的离子通道功能，增加自律性房性心动过速的发生风险。当心房异位节律频率超过窦性频率时，即出现自律性房性心动过速。自律性房性心动过速的病灶主要位于心房内的某些特定部位，右心房多见于界脊区域、冠状静脉窦口附近；左心房多见于左心耳和肺静口周围。

事实上，自律性房性心动过速就是一种加快速度的自身异位节律，而且这种异位节律点周围不存在保护性传入阻滞，一旦窦性节律的频率超过异位节律的频率，心动过速即被抑制，所以心房超速起搏可对其产生超速抑制作用。但是这种频率增快的心房异位节律点却能发生传出阻滞，使自律性房性心动过速频率不稳定。另外这种心动过速所具有的温醒现象和冷却现象是自律性心动过速的独有特征，借此可与其他机制形成的心动过速相鉴别。

二、电生理特点及心电图表现

(一)电生理特点

自律性房性心动过速不能被程控期前刺激诱发或终止，一般为自发或被药物诱发。自律性房性心动过速发作时有频率逐渐加快的温醒现象，在终止前出现频率逐渐减慢的冷却现象。采用心房超速起搏刺激可抑制自律性房性心动过速，但无法终止，刺激结束后会立即恢复原有的自律性(图 8-33)。心动过速发作时，心房激动由异位起搏点发出，呈向心性或偏心性传导，与正常窦性心律的激动顺序不同。异位起搏点的位置和传导特性不同，可能出现心房内传导阻

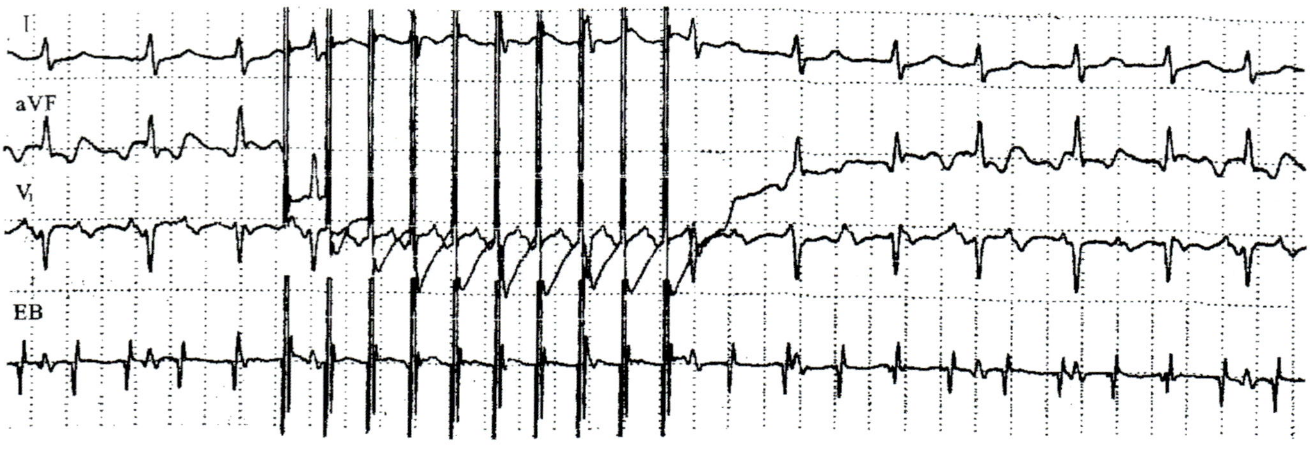

图 8-33 自律性房性心动过速超速刺激后第 1 个周长等同心动过速周长。自发的房性心动过速，P'-P' 间期 300ms，心房率为 200 次/分，房室呈 2:1 传导。P'波在 aVF 导联倒置，在 V_1 导联直立，食管导联 R-P'间期<V_1 导联，提示房性心动过速位于左后间隔。给予 250次/分的超速刺激时，从 V_1 导联可见 S 波均夺获心房，房室仍呈 2:1 传导。刺激结束后心动过速依然存在，最后一次 S 波夺获的 P 波与其后心动过速的 P'-P'间期等同于房性心动过速的 P'-P'周长。虽然超速刺激可以抑制心动过速，但不能终止，而且在刺激结束后立即恢复了自律性，表明为自律性房性心动过速。

滞、单向阻滞等传导异常，导致心房激动顺序更加复杂。自律性房性心动过速的病灶并非在整个心房随机出现，而是倾向于聚集在特征性解剖位置。根据 P’波形态的一些特点可大致区分左、右心房起源的自律性房性心动过速。自律性房性心动过速的 P 波形态不仅仅取决于房性心动过速起源的位置，还受心房激动顺序及对侧心房激动的影响。对侧心房的激动顺序由房性心动过速起源部位与心房连接束的距离所决定。左、右心房之间主要激动传导路径有：①连接右心房前上部和左心房的 Bachmann 束；②位于冠状窦口近端的心房连接束；③卵圆窝的边缘，以及右肺静脉口旁边连接右心房后壁和左心房后壁的小肌肉桥。

(二)心电图表现

1.体表心电图定位

自律性房性心动过速 P’波通常与窦性 P 波在形态上有明显差异，这取决于异位起搏点的位置。例如，起源于右心房的自律性房性心动过速，P’波可能类似于窦性 P 波但略有不同。起源于左心房的自律性房性心动过速，P’波可能呈倒置或双向。

(1)简易定位

通常采用Ⅰ、aVL 导联和 V_1 导联定位：V_1 导联出现负向或者双向的 P’波，在 aVL 导联中 P’波正向或者正负双向，可准确预测右心房起源的房性心动过速(右上肺静脉起源，aVL 导联也可以显示出正向的 P’波)。相反，V_1 导联出现正向或双向的 P’波，Ⅰ导联的 P’波低平或负向可准确预测起源于左心房的自律性房性心动过速(图 8–34 和图 8–35)。

(2)P’波形态定位

1）间隔附近产生的自律性房性心动过速的 P’波通常比在右心房或左心房游离壁中产生的 P’波窄。

2)起源于高位右心房的自律性房性心动过速(如上肺静脉、心耳、界嵴上部)在下壁导联 P’波通常为正向，而起源点较低的自律性房性心动过速在下壁导联 P’波为负向。

3)与窦房结起源的 P 波相比，房间隔附近起源的自律性房性心动过速 P’波较窄。

4)右心房前壁起源或者左心房游离壁起源，以及起源于瓣环的自律性房性心动过速，胸前导联 P’波移行较晚。

5)当自律性房性心动过速起源于心房后位结构(如肺静脉)时，胸前导联 P’波通常为正向。

6)起源于界嵴部位的自律性房性心动过速，P’波向量方向从右至左，P’波在Ⅰ、Ⅱ导联中宽大直立，在 aVL 中呈正向，在 V_1 导联中呈双相波。通过下壁导联中的 P’波极性可识别自律性房性心动过速来自界嵴的上、中、下部。界嵴下部的自律性房性心动过速在

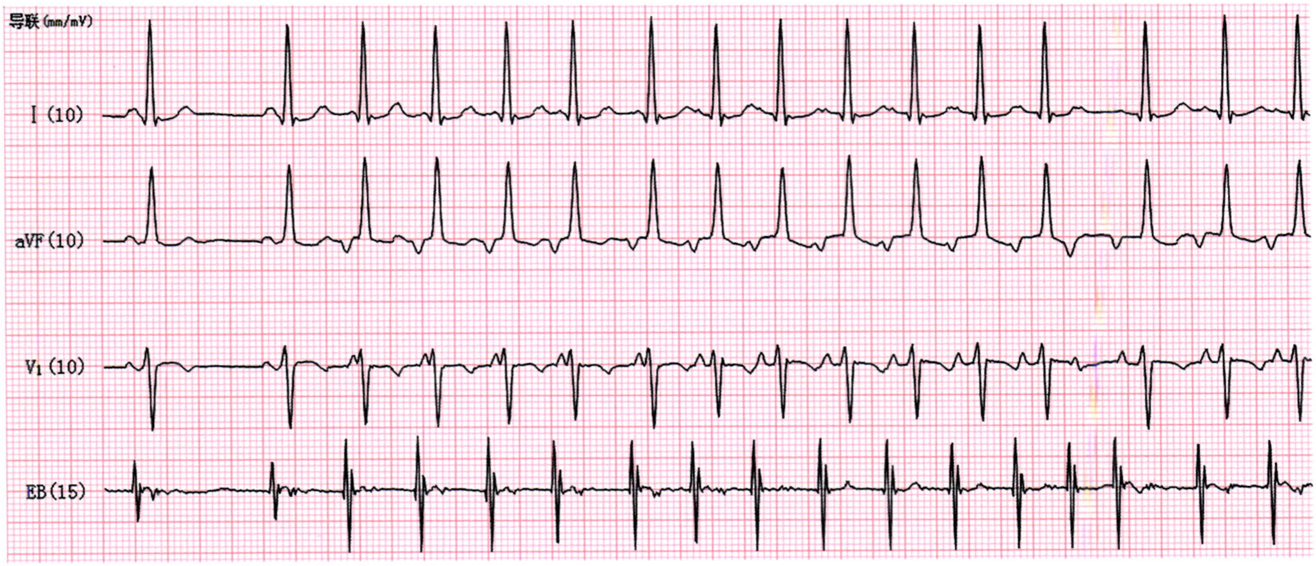

图 8–34　起源于左心房的自律性房性心动过速。第 2 次窦性心搏后出现在Ⅰ导联低平，aVF 导联倒置，V_1 导联正向的 P’波，食管导联 P’波早于 V_1 导联出现，随后诱发出在各导联 P’波相同、起源于左心房的自律性房性心动过速。

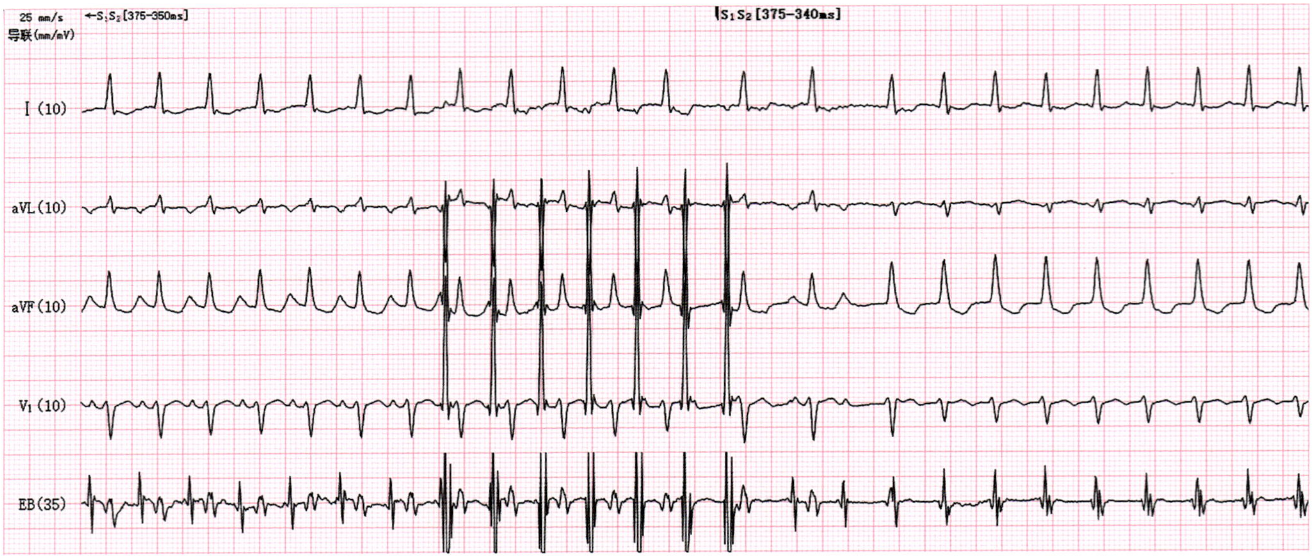

图 8-35 自律性房性心动过速合并房室结双径路传导。图示刺激诱发的左心房自律性房性心动过速，P'-P'间期 380ms，频率 158 次。P'波在Ⅰ导联平坦，aVF 导联倒置，V_1 导联直立，食管导联 P'波早于 V_1 导联出现，P'-R 间期 140ms。在心房 S_1S_2 期前刺激时，第 6 次 S_1 波夺获心房后 P'-R 间期突然延长至 360ms，S_2 夺获心房后未下传心室。其后第 1 次 P'-R 间期仍为 140ms，第 2 次 P'-R 间期突然延长至 360ms，在 P'-P'间期不变的情况下 P'-R 间期持续延长，房性激动沿房室结慢径路下传，使 P'波隐藏在 QRS 中，酷似慢快型房室结折返性心动过速。但是出现短 P'-R 间期和长 P'-R 间期时的 P'-P'间期不变，可排除慢快型房室结折返性心动过速。

Ⅱ、Ⅲ、aVF 导联中 P'波呈等电位线或双向，V_3~V_6 导联中的 P'波直立，V_1 导联 P'波大约 10%直立。

7)起源于希氏束旁或膜性间隔以上的前间隔自律性房性心动过速，V_1 导联 P' 波呈正负双向或倒置，较狭窄，持续时间比窦性 P 波约窄 20ms，Ⅰ和aVL 导联为正向或等电位线。在下壁导联 P'波多数是负向或正负双向，偶见直立或负正双向。在 V_1 导联 P'波方向与下壁导联相反，V_4~V_6 导联为正负双向或正负正三向。

8)起源于膜性间隔以下至冠状窦口以上的自律性房性心动过速，V_1 导联 P'波双向或倒置，下壁导联 P'波负向。

9)起源于冠状窦口周围或以下的后间隔自律性房性心动过速，其 P'波在 V_1 导联中呈正向或等电位，偶为负正双相，下壁导联及 V_3~V_6 导联为负向，在 aVL 和 aVR 导联为正向。

10)起源三尖瓣环的自律性房性心动过速，其 P'波在 V_1 和 V_2 导联中逆向移行晚。起源于瓣环前侧壁的自律性房性心动过速，胸前导联 P'波倒置，Ⅱ和Ⅲ导联 P'波负向明显。起源于瓣环上部靠近间隔侧的自律性房性心动过速，胸前导联 P'波从负向向正负双向至直立转变，Ⅱ和Ⅲ导联 P'波低振幅，正向或双向。在 aVL 导联中 P 波直立，Ⅰ导联中 P'波具有正向或存在等电位线。非间隔侧起源的自律性房性心动过速 P'波在 V_1 导联倒置。

11)起源于低位右心房的自律性房性心动过速，其 V_3~V_6 胸前导联 P'波极度负向或早期存在负向成分，提示自律性房性心动过速起源于右心房瓣环较低位置。Ⅰ导联 P'波正向和 V_1 导联负向提示自律性房性心动过速起源于三尖瓣环非间隔侧。

12)起源于右心耳的自律性房性心动过速，通常来自心耳的侧基底部或顶部，通常与三尖瓣环起源的自律性房性心动过速不易区分。在 V_1 和 V_2 导联中呈宽的、负向的、有顿挫的 P'波，V_6 导联呈正向，下壁导联的 P'波振幅低。

13)起源于肺静脉的自律性房性心动过速，胸前导联 P'波 100%正向，aVL 导联 86%为等位线或 P'波负向，而 aVR 导联 96%负向。

14)起源于左侧肺静脉的自律性房性心动过速，两个或多个导联中的 P'波出现正向切迹，Ⅰ导联 P'波存在等电位线或负向，Ⅲ导联较Ⅱ导联 P'波振幅大(Ⅲ/Ⅱ导联 P'波振幅比值>0.8)和 V_1 导联 P'波增宽。

15)起源于右侧肺静脉的自律性房性心动过速，P'波在 aVL 导联可以是双向或正向，Ⅰ导联正向。肺静脉上部起源的下壁导联 P'波直立、较窄，Ⅱ和Ⅲ导联振幅相等，在 V_1 导联中正向，Ⅰ导联中 P'波呈等位线上或直立，类似于窦房结激动右心房，两者 P 波形态相似，但窦性心律 P 波在 V_1 导联中是双向的；相反，肺静脉下部起源的 P'波可以倒置、正向低振幅或在等位线上。由于上、下肺静脉的解剖结构接近，P'波形态通常在区分右侧和左侧肺静脉方面具有更高的准确性，而区分上、下肺静脉的准确性有限。

16)起源左心耳的自律性房性心动过速，P'波在下壁导联为正向，Ⅲ导联正向较Ⅱ导联明显。V_1 导联为正向，Ⅰ和 aVL 导联为负向。左心耳与左上肺静脉非常接近，产生的房性心动过速 P'波形态往往相似。具备以下特征时提示起源左心耳：Ⅰ导联 P'波深倒置；Ⅰ和 aVL 导联 P'波负向，V_1 导联 P'波直立或双向，V_2~V_6 导联存在等电位 P'波。

17)二尖瓣环相关自律性房性心动过速，通常位于二尖瓣环的上方，接近于主动脉至二尖瓣连接处，邻近左侧纤维三角区。起源于该区域的自律性房性心动过速特征表现为：V_1 导联 P'波起始部分呈尖锐负向波，终末部分呈正向波，且从 V_1~V_6 导联 P'波逐渐转为直立。Ⅰ和 aVL 导联 P'波倒置，下壁导联 P'波呈等电位线或稍正向。

18)冠状静脉窦肌性组织产生的自律性房性心动过速，P'波在下壁导联深度倒置，在 aVL 和 aVR 导联总是直立。与源自冠状窦口的自律性房性心动过速相比，起源自冠状窦口内 3~4cm 的自律性房性心动过速，其 P'波在 V_1 导联中宽大直立。

19)起源于无冠窦、主动脉瓣二尖瓣连接处的自律性房性心动过速，由于两者解剖位置接近，其 P 波形态相似。P'波在 V_1 和 V_2 导联为负向，在 V_1 导联也可能为负正双向。与主动脉自律性房性心动过速不同，无冠窦起源的自律性房性心动过速，其 P'波在Ⅰ和 aVL 导联呈正向或等电位，在下壁导联呈低振幅正向或负正双向。

2.自律性房性心动过速特征

频率通常在 120~240 次/分，P'–P' 间期常不规则，心动过速发作时 P'–P'间期逐渐缩短，终止前 P'–P'间期逐渐延长，最后以 P'波消失而终止。窦性节律和房性异位节律的频率相接近时，可发生两种节律转换及间歇出现的现象，在转换的过程中可出现房性融合波。自律性房性心动过速常伴有二度Ⅰ型或二度Ⅱ型房室传导阻滞，但并不影响房性心动过速的频率。

第 5 节　触发活动性房性心动过速

触发活动是指在动作电位复极过程中或复极结束后出现的膜电位振荡，当这种振荡达到阈电位时，可触发一次新的动作电位，从而引起心律失常。在触发活动性房性心动过速中，心房肌细胞在某些因素的作用下出现后除极，即早期后除极或延迟后除极，导致触发活动的产生，进而引发心动过速。

一、心电图表现

(1)触发活动引起的房性心动过速可被快速心房起搏或心房程控期前刺激所诱发。

(2)诱发房性心动过速的期前刺激偶联间期与刺激波至心动过速发作时第 1 次 P'波的间期呈正相关。

(3)当出现房性心动过速时，采用单相动作电位记录技术可记录到后除极电位。

(4)超速刺激可终止房性心动过速，但不会发生拖带现象。

(5)腺苷、维拉帕米、普萘洛尔，以及兴奋迷走神经均可终止心动过速。

(6)近来认为触发活动可能为多源性房性心动过速(或称为紊乱性房性心动过速)的形成机制之一。心电图表现为：①心动过速时至少存在 3 种不同形态的 P'波，P'–P'间期各异，P'–R 间期和 R–R 间期不等，但 P'波之间存在等电位线；②心动过速频率快慢不一，常在 150~260 次/分；③常伴有一度或二度房室传导阻滞。

二、心内电生理检查特点

其可由房性期前刺激或快速心房起搏诱发。在电生理检查过程中，能观察到心房内存在异位兴奋灶，这个兴奋灶会在一定条件下触发心动过速。发作时，心房激动顺序与窦性心律不同，因为它是由异常的触发活动位点开始激动心房，而不是正常的窦房结起搏点。而且，心动过速的诱发和终止常与房性期前收缩等触发因素密切相关，当触发因素出现时可引发心动过速，当刺激停止或者一些抑制因素作用时，心动过速可以终止。另外，在标测时可以定位到最早心房激动点，该点通常就是触发活动的起源部位，这个部位的电活动在时间上明显早于其他心房部位的激动。

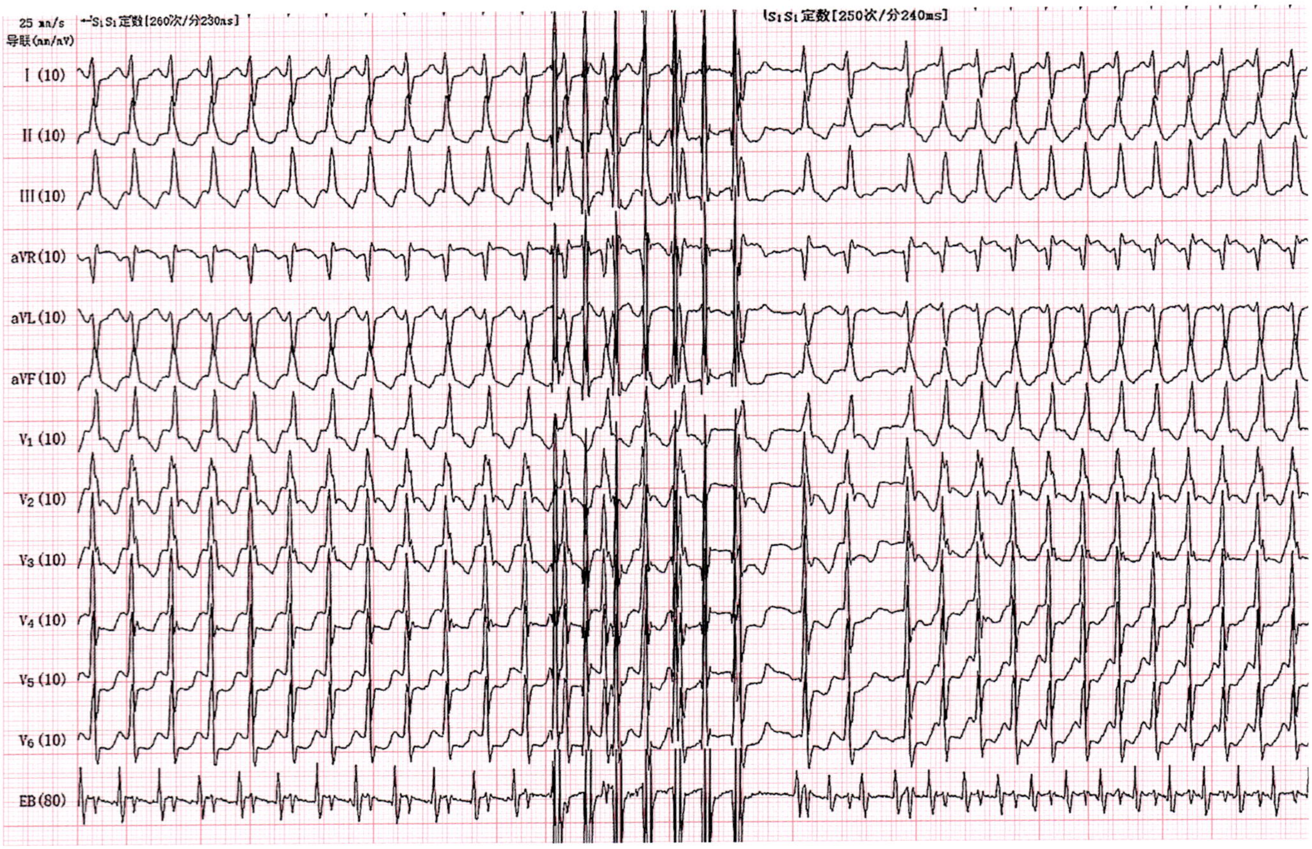

图 8-36　图示频率为 187 次/分左右的房性心动过速，房室 1:1 传导合并右束支传导阻滞。给予频率 250 次/分的 S_1S_1 超速刺激 7 次，第 5 次 S_1 夺获心房后心动过速暂时受到抑制，但刺激结束后又再次发作，房性心动过速的频率变为 210 次/分左右，QRS 波脱漏未影响心动过速。通过食管导联心电图可观察到再次发作心动过速的 P 波形态和原来心动过速的 P 波形态一致，但心动过速前后频率不一致，提示为自律性房性心动过速。通常情况下，自律性房性心动过速可通过快速起搏超速抑制，但较难终止。

第 9 章 房室结双径路及多径路

房室结双径路及多径路传导是一种常见的心脏电生理现象，常与房室结折返性心动过速、房室结非折返性心动过速、不典型文氏型房室传导阻滞等多种心律失常的发生有关。根据不应期与传导速度的不同，一般将这些传导径路分成快径路、慢径路和最慢径路。其中，快径路下传心室所用时间多<300ms，慢径路多在 250~500ms，更慢径路则需要 500ms 以上。患者只存在快径路和慢径路时，称为房室结双径路。如果房室结存在 3 条及以上传导径路时，称为房室结多径路。临床上最多见为房室结双径路。

第 1 节 房室结双径路

一、解剖及电生理基础

(一)解剖学

自 1956 年 Moe 等描述房室结双径路引发阵发性室上性心动过速以来，随着射频消融术的发展及电生理研究的深入，人们对房室结双径路的认识也不断更新。

房室结由移行区和致密房室结组成。移行区由在形态和功能上介于致密房室结和心房肌细胞之间的移行细胞组成，起着连接周围的心房肌和致密房室结的作用。致密房室结位于房间隔底部的 Koch 三角内。这个三角位于房间隔心内膜表面的右侧，由三尖瓣隔瓣、Todaro 腱形成 Koch 三角的顶端，冠状静脉窦口形成底部。

位于 Koch 三角底部的房室结区域分成两个延伸部位：一部分是相对较长的右后延伸支，沿三尖瓣瓣环并朝向冠状静脉窦口处走行；另一部分是相对较短的左后延伸支，其朝向二尖瓣瓣环方向走行。目前认为，右后延伸支及其相对应的房室结区域是房室结折返环路中"慢径路"的解剖学基础。部分房室结折返性心动过速环路中的"慢径路"也可能涉及左后延伸支。从解剖学和结构的角度上来看，"快径路"的定义尚不太明确，可能的解剖学基础是由位于致密房室结和移行细胞间交界处的致密房室结周围(位于 Koch 三角前部)的移行细胞层组成。

目前的证据表明，房室结双径路是构成房室结折返性心动过速的电生理基础。即在房室结周围的心肌组织存在不应期及传导特性不同的传导部位，分别构成快径路与慢径路。快径路位于致密房室结的前上方，慢径路多位于致密房室结的后下方，由房室结左后延伸和右后延伸构成。快径路和慢径路在解剖上都在致密房室结之外，而非房室结内纵行分离形成。选择性射频消融术在上述部位可以阻断慢径路传导，成功治愈房室结折返性心动过速也证实了房室结双径路具有一定的解剖学基础(图 9-1)。

(二)电生理基础

根据电生理特性可将房室结双径路分为前向性、逆向性、双向性 3 种类型。使用经食管心脏电生理检查进行心房刺激，只能通过激动的前向传导显示出前向性房室结双径路，另外 2 种类型需根据心室刺激出现的电生理特性才能诊断。

通常，当窦性周期或心房刺激周期长度发生改变时，心脏各部位包括房室结双径路的不应期均会发生改变，而不应期改变恰是影响房室结双径路传导的重要因素，故无论窦性心律还是电生理检查，诊断房室

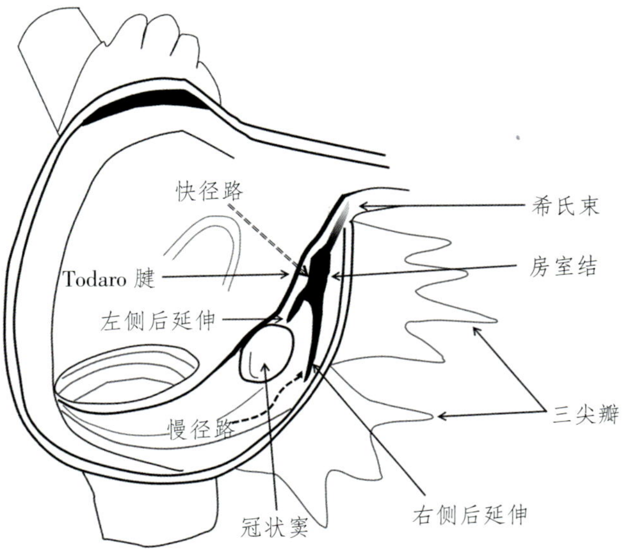

图 9-1 房室结双径路解剖示意图。

结双径路传导均要求前 6~8 次心动周期长度固定。在不应期稳定的基础上，才可避免因频率改变出现房室结不应期变化，致单纯传导延缓误诊为房室结双径路传导。一般前向性房室结双径路的电生理特性为快径路不应期长、传导速度快，慢径路不应期短、传导速度慢，窦性激动常沿传导速度快的快径路传至心室而掩盖了慢径路传导。行电生理检查时，通过心房分级递增或程控期前刺激，使激动在不应期较长的快径路内发生阻滞，从而沿不应期较短、传导速度慢的慢径路传导，才能显示出房室结双径路传导。

临床电生理学将心房期前刺激 S_1S_2 偶联间期缩短 10ms，S_2–R 间期突然延长的增量超过 60ms 的传导现象称为房室结双径路跳跃现象。在各种不同基础周期长度的心房期前刺激时，S_1S_2 偶联间期缩短 10ms 后均出现增量超过 60ms 的 S_2–R 间期延长，并在 S_1S_2 偶联间期继续缩短时保持延长，此时诊断为前向性房室结双径路更为可靠。如以心房期前刺激的偶联间期 S_1S_2 为横坐标，以 S_2–R_2 间期为纵坐标画出房室传导曲线，无房室结双径路者该曲线光滑无中断，多数房室结双径路患者该曲线有一次中断（图 9–2）。在少数情况下，传导速度慢的慢径路不应期反而长于快径路，此时无论在窦性心律或心房刺激时均无法显示房室结双径路，需要在心室起搏出现逆行跳跃现象或心房起搏诱发出快–慢型房室结折返性心动过速后才能明确存在此类房室结双径路传导。因为房室结双径路传导在正常人群中的发生率占 10%~30%，是一种常见的电生理现象，并且多在心脏电生理检查时发现，只有其中一部分会伴发心律失常，所以在房室结双径路的诊断过程中，房室结双径路折返形成的心房回波和心动过速的临床意义重于跳跃现象。

须强调不能将电生理检查中的跳跃现象沿用到窦性心律时诊断房室结双径路传导，因为临床电生理学的房室结双径路传导跳跃现象，是指在恒定的心房基础刺激周期长于房室结快径路不应期，快径路的不应期处于稳定状态的前提下，心房 S_1S_2 刺激的偶联间期缩短 10ms，S_2 激动从快径路的相对不应期进入有效不应期后，激动沿慢径路传导，S_2–R 间期延长的增量>60ms 才作为标准诊断房室结双径路传导。而窦

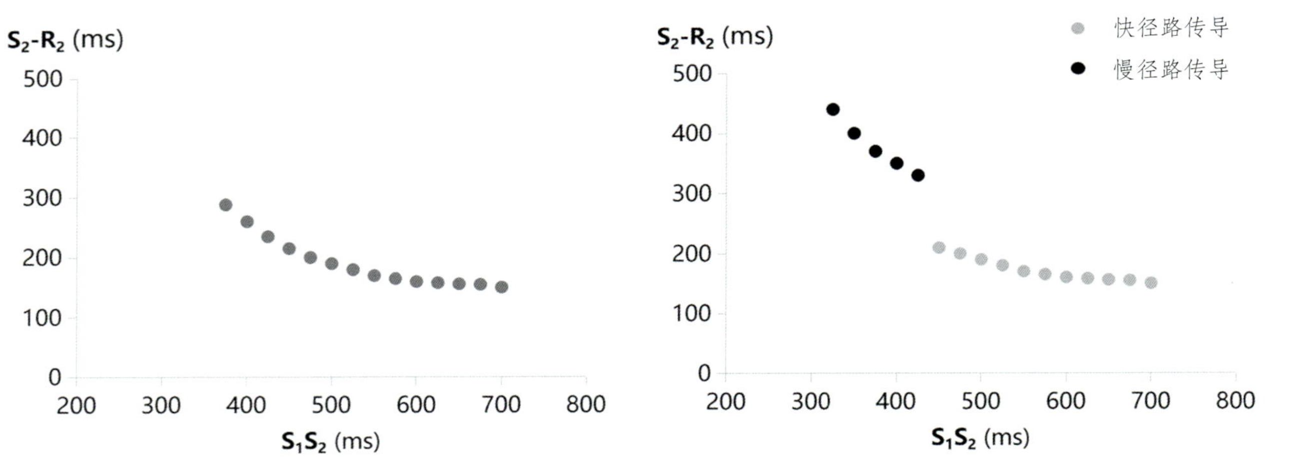

图 9–2 正常房室结和房室结双径路的传导曲线示意图。左侧为正常房室结传导曲线，光滑无中断；右侧为房室结双径路传导曲线，可见一次中断。

性心律或心房 S_1S_1 刺激时常因频率或刺激周长的变化造成房室结不应期改变，当激动落在房室结相对不应期中会出现相邻的 P–R 间期或 S–R 间期增量>60ms 的文氏型房室传导，显然，此时诊断房室结双径路传导是不慎重的。然而根据房室结慢径路具有不应期短、传导速度缓慢的电生理特点，在窦性周期规则的情况下，P–R 间期突然出现成倍或接近成倍延长，或者显著延长的 P–R 间期突然恢复正常，尤其是当延长的 P–R 间期长时间恒定时，诊断房室结双径传导较可靠。突然延长的 P–R 间期增量越大，诊断越可靠。

二、电生理特点与心电图表现

(一)心房 S_1S_1 分级递增刺激

随着刺激频率由慢逐渐增快，房室结双径路传导发生以下改变。

1. S_1S_1 刺激周期长度到达或长于快径路不应期。

(1)心房刺激周期长度相同时，出现两种 S–R 间期。

1)当心房 S_1S_1 刺激周长到达快径路顺向不应期时，激动开始落入快径路相对不应期，S–R 间期可轻微延长，当激动落入快径路有效不应期改从慢径路顺向传导时，S–R 间期突然明显延长。如激动沿慢径路顺传并隐匿性传导至快径路，使快径路无法恢复传导，下一次激动只能继续沿慢径路顺传，可造成 S–R 间期持续延长，形成一度房室传导阻滞的心电图改变(图 9–3)。这种 S–R 间期持续延长的改变即为房室结双径路间连续隐匿性传导而形成的蝉联现象(详见第 12 章第 2 节)。

2)在心房 S_1S_1 刺激周期长度长于房室结快径路不应期的情况下，相同的刺激周长因第 1 次 S 波分别出现在窦性周期的不同时间，造成激动落在快径路的应激期或是不应期内。如果第 1 次激动落在快径路的不应期内就会发生传导阻滞改沿慢径路前传，由于存在慢径路至快径路间的连续隐匿性传导，快径路在长于不应期的刺激周长中发生连续的传导阻滞，激动只能沿慢径路前向传导，长 P–R 间期持续至刺激结束(图 9–4，详见第 12 章第 2 节)。

(2)刺激周期长度相同时出现不典型文氏型房室传导。S_1S_1 刺激周期长度进一步缩短后，出现不同比例的不典型文氏型房室传导，表现为具有两组分别逐渐延长的 S–R 间期。两组交换时 S–R 间期具有突然延长的特点，在文氏周期中此时增量最大，为激动由快径路改为沿慢径路传导所致，此现象为房室结快、慢径路均发生文氏型房室传导所致。此时快径路传导逐渐减慢并发生中断，当激动改从慢径路传导时，可隐匿性传导致快径路形成不应期，造成快径路传导无法显示，直至慢径路传导减慢发生中断。隐匿性传导消失后，快径路才能恢复传导，周而复始出现房室结双径路的双文氏型房室传导(图 9–5)。

2. S_1S_1 刺激周期长度到达快径路不应期，快径路与慢径路传导速度显著不等。

(1)S–R 间期出现成倍延长的房室传导。

1)3:2 房室传导：心房激动分别从房室结快、慢径

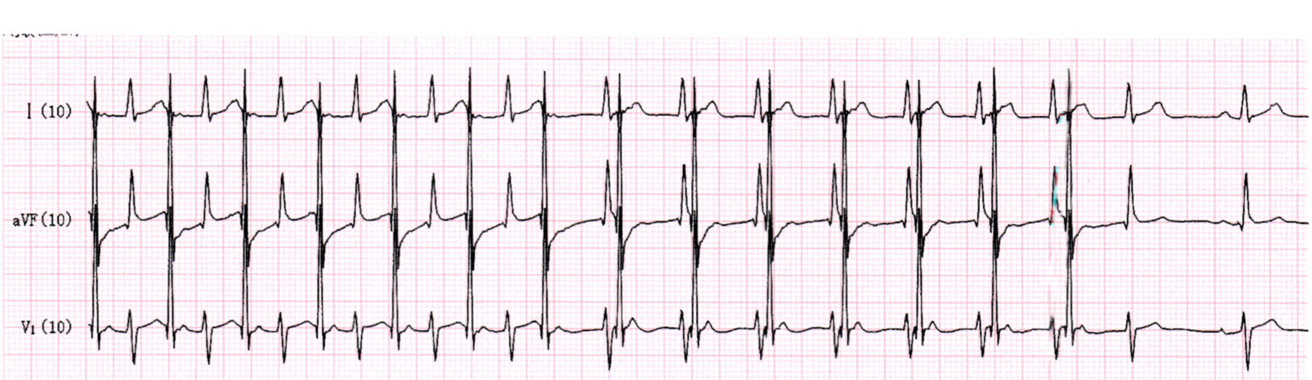

图 9–3 房室结双径路传导伴快径路蝉联现象。心房 S_1S_1 刺激频率 110 次/分，第 1~6 次刺激沿房室结快径路前传心室，S–R 间期 250~280ms。第 7~14 次刺激 S–R 间期达 440ms，系激动落入快径路前向不应期而沿慢径路前传心室，同时隐匿性传导至快径路使之形成新的不应期，以致后续激动连续沿慢径路前传所致。

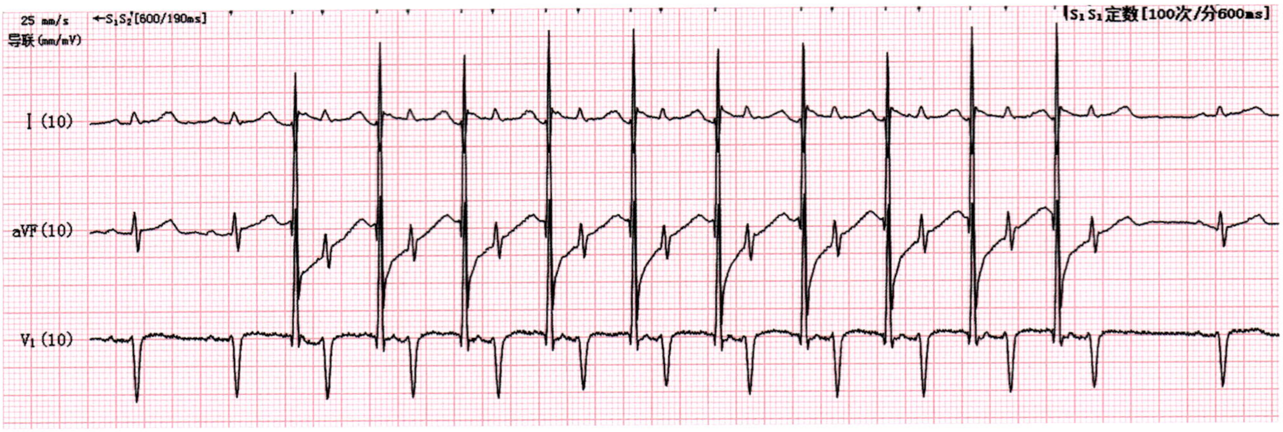

A

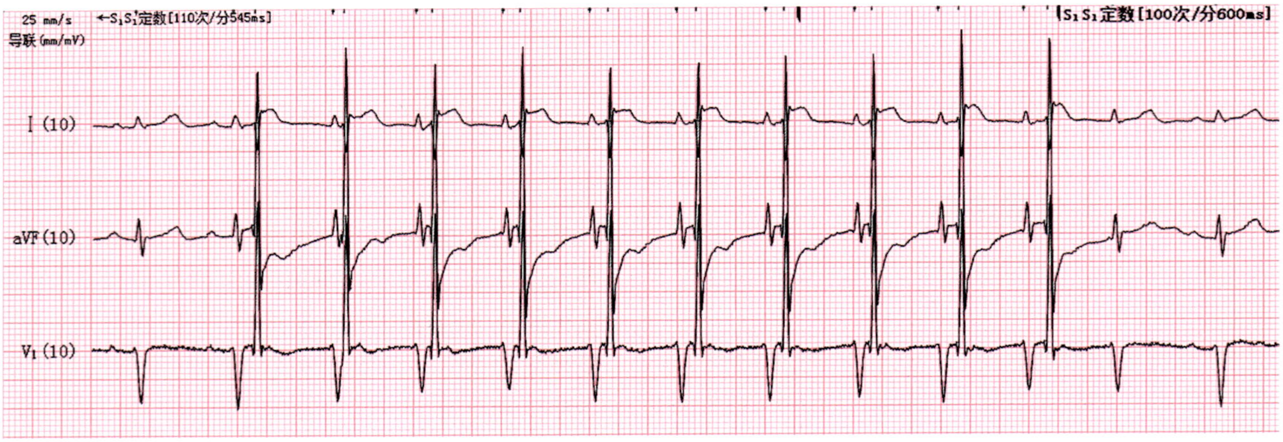

B

图 9-4　房室结双径路传导的蝉联现象。(A)窦性心律时 P-R 间期正常。给予频率为 100 次/分的心房 S_1S_1 刺激 10 次，第 1 次 S 波出现在窦性搏动的 T 波后，其后所有的 S-R 间期 200ms，激动均沿房室结快径路前向传导，说明 600ms 的刺激周长要长于快径路不应期。(B)给予相同频率(100 次/分)的心房 S_1S_1 刺激 10 次，第 1 次 S 波出现在窦性搏动的 ST 段上，其后所有的 S-R 间期均延长至 450ms 甚至 520ms，激动均沿房室结慢径路前向传导，虽然刺激频率与图 A 相同。但因第 1 次 S 波落在快径路的不应期后沿慢径路传导，并反复在慢快径路间产生隐匿性传导，快径路始终处在不应期，激动持续沿慢径路传导形成的长 P-R 间期直至刺激结束止。

路顺向传导，第 1 次激动从快径路传导，慢径路传导被掩盖，S-R 间期较短；第 2 次激动落入快径路有效不应期后改从慢径路传导，S-R 间期发生成倍延长；第 3 次激动落入慢径路有效不应期后传导受阻，同时快径路则受到来自上一次慢径路的隐匿性逆向传导无法顺向传导，房室传导中断后 QRS 波脱落。

2)4:3 等更高比例房室传导：开始心房激动落在房室结快径路的相对不应期中，S-R 间期逐渐延长。随后心房激动落在快径路有效不应期沿慢径路顺向传导，S-R 间期发生成倍延长。下一次激动落入慢径路有效不应期后传导受阻，同时快径路则受到来自上一次慢径路的隐匿性逆向传导无法顺向传导，房室传导中断。在刺激频率不变时，以上改变会周而复始发生(图 9-6 和图 9-7)。

(2)房室结双径路的 2:1 房室传导。

1)长 S-R 间期的 2:1 房室传导：刺激周长短于快径路不应期，第 1 次激动从快径路传导，慢径路传导被掩盖。第 2 次激动落入快径路有效不应期后改从慢径路传导，出现长 S-R 间期。第 3 次应从快径路下传的激动因心室激动后处于有效不应期，或出现慢径路至快径路的隐匿性传导无法显示快径路。在刺激周期长度不变时，始终不能显示出快径路的传导，出现长 S-R 间期的 2:1 房室传导现象(图 9-8)。

2)短 S-R 间期的 2:1 房室传导：S_1S_1 刺激周期长度进一步缩短后，第 1 次激动从快径路传导，慢径路传导被掩盖。第 2 次激动落入快径路有效不应期后改

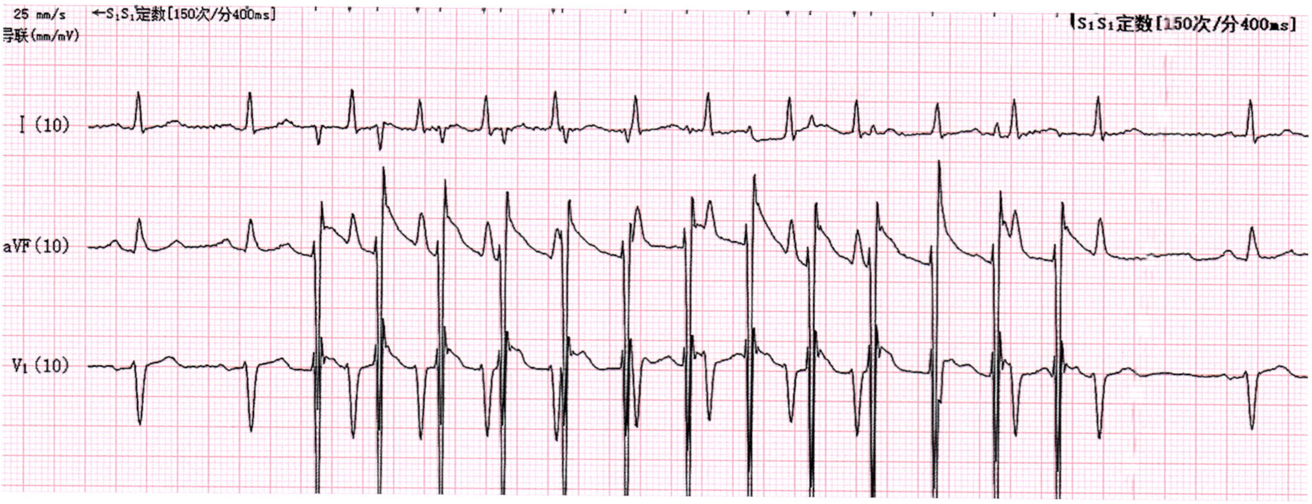

图 9-5　房室结双径路双文氏型房室传导。S_1S_1 定数刺激为 150 次/分，第 1~4 个刺激沿快径路前传心室，并逐渐落入快径路前传相对不应期，形成快径路文氏型房室传导，S-R 间期 200~320ms。第 5、6 个刺激落入快径路不应期，沿慢径路缓慢前传心室，形成慢径路文氏型房室传导，S-R 间期 500~520ms。第 7 个刺激在慢径路进入不应期，激动传导中断。从第 8 个刺激开始又呈现房室结双径路双文氏型房室传导，直至刺激结束。

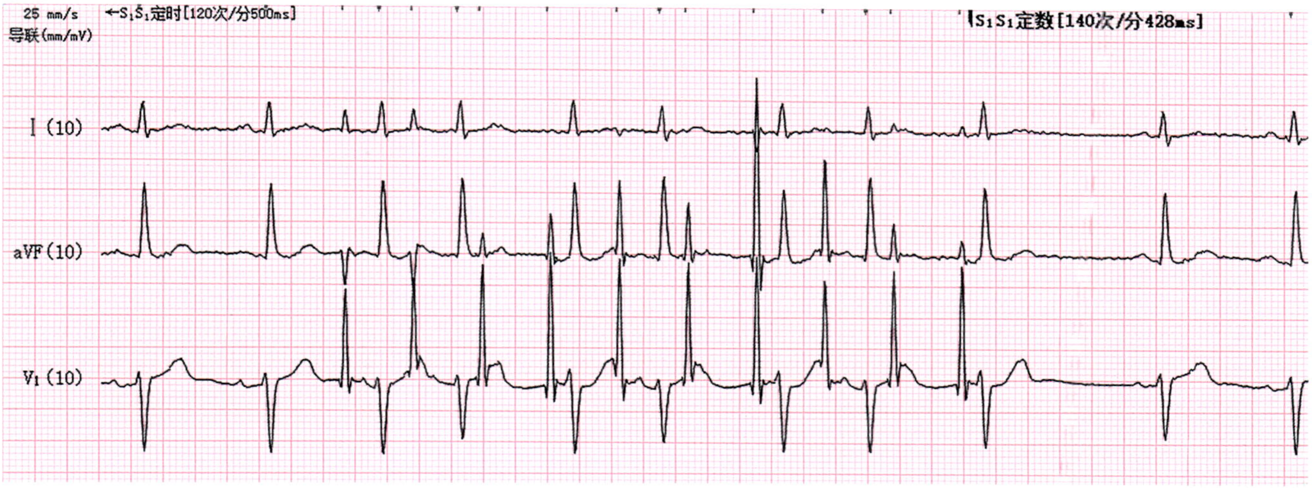

图 9-6　房室结双径路 4:3、3:2 房室传导。心房 S_1S_1 定数刺激 140 次/分。第 1、2 次刺激沿快径路前向传至心室，S-R 间期分别为 180ms、250ms。第 3 次刺激的 S-R 间期突然延长至 560ms，快径路进入有效不应期，激动沿慢径路前向传至心室。第 4 次刺激后 R 波消失，慢径路也进入有效不应期。在相同的频率下第 5~10 次刺激反复落入双径路的相对不应期和有效不应期，形成房室结双径路 3:2 房室传导。

从慢径路传导，只要慢径路传导速度足够慢，又无传向快径路的隐匿性传导，第 3 次激动从快径路下传后便能掩盖慢径路的传导，无法显示出长 S-R 间期。当刺激周长不变时，会反复出现短 S-R 间期的 2:1 房室传导。只有停止刺激，无快径路传导时才可以显示出慢径路传导的长 S-R 间期(图 9-9)。

3.远端共同径路或心室不应期长于房室结双径路。当 S_1S_1 刺激周期长度到达远端共同径路或心室有效不应期时，激动仍然可以从房室结双径路下传。因远端共同径路或心室处于有效不应期，无论快径路还是慢径路的传导到达心室只能显示出房室 2:1 传导。心电图便在房室 2:1 传导的基础上分别表现出长 S-R 或短 S-R 两种间期(图 9-10 至图 9-12)。

4. S_1S_1 刺激周期长度短于快径路有效不应期，慢

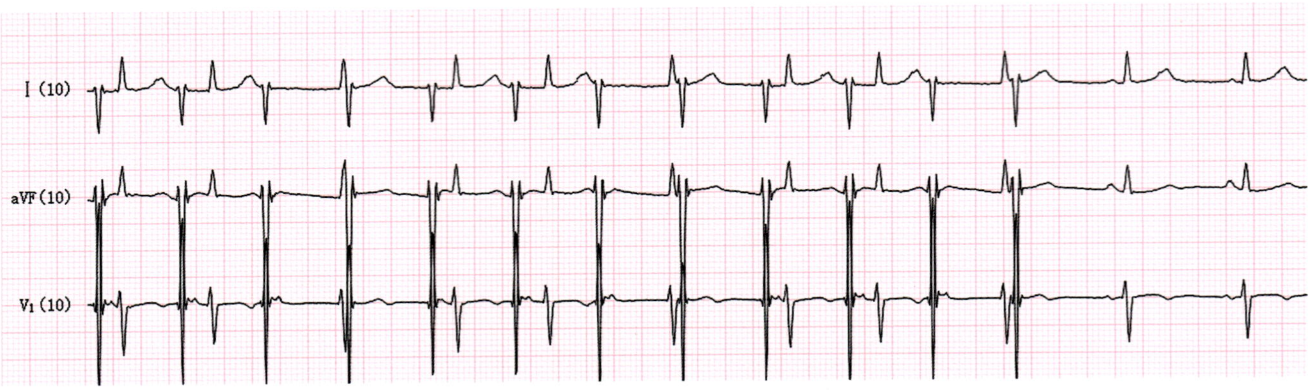

图 9-7　房室结双径路 4:3 房室传导。心房 S_1S_1 定数刺激为 100 次/分。第 1、2 次刺激沿房室结快径路前向传至心室，S-R 间期分别为 160ms、220ms。第 3 次刺激进入快径路有效不应期后沿慢径路前向传导，S-R 间期成倍延长至 520ms。第 4 次刺激后 QRS 波消失，房室结慢径路进入有效不应期。第 5 次刺激开始周而复始形成房室结双径路 4:3 房室传导直至刺激结束。

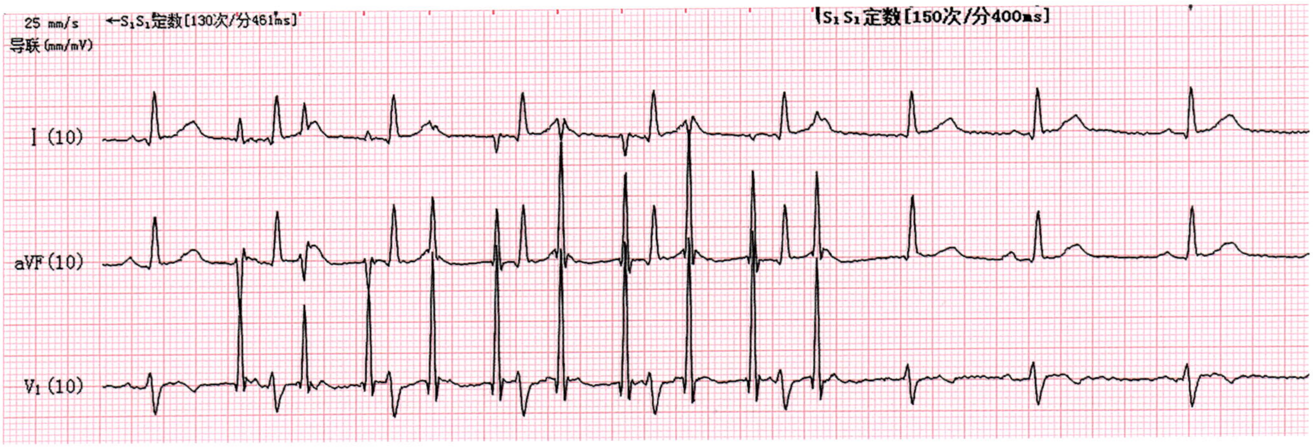

图 9-8　房室结慢径路传导掩盖快径路的 2:1 房室传导。心房 S_1S_1 定数刺激为 150 次/分，第 1 个刺激沿快径路前传，S-R 间期 200ms。第 2 个刺激因快径路处于有效不应期，激动沿慢径路缓慢前向传导，S-R 间期长达 560ms 并跨越下 1 个 S 波。第 3 个刺激落入心室不应期，或出现慢径路至快径路的隐匿性传导而前向传导阻滞。随后第 4~10 个刺激反复出现沿慢径路前向传导的长 S-R 间期伴 2:1 房室传导，直至刺激结束也无法显示快径路传导。

径路传导显著减慢及快径路能脱离逆向不应期。

刺激频率增快致激动落入快径路前传有效不应期，如激动沿慢径路传导足够缓慢，能使快径路脱离逆向不应期时，沿慢径路缓慢顺传的激动能从快径路逆传至心房便出现 P^- 波，形成 1 次显性慢-快房室结双径路折返。如果折返激动再次沿慢径路顺向传导即可诱发慢-快型房室结折返性心动过速（图 9-13 和图 9-14）。需注意在房室结慢径路顺向传导后出现的 P^- 波并非均为快径路逆传形成。因许多房室结双径路患者同时合并存在隐匿性房室旁路，在快径路逆向不应期较长的情况下，沿慢径路缓慢顺传的激动虽然无法形成快径路逆传，但可沿已脱离了逆向不应期的旁路形成 P^- 波或诱发顺向型房室折返性心动过速。S-R 间期延长后出现的 P^- 波究竟为何种途径逆传形成，要具体视各导联的 P^- 波形态和 R-P^- 间期而定（详见第 11 章第 5 节）。

5.房室结快径路不应期较短，快径路、慢径路的不应期相差不大，但传导速度差别却非常显著。

当慢径路存在逆向传导阻滞及希浦系统与心室肌不应期短于两条径路传导时间差时，可以形成 1 次心房激动分别沿房室结快、慢径路同步不等速下传心室，形成 2 次 QRS 波，这种 1:2 房室传导又称“双重心

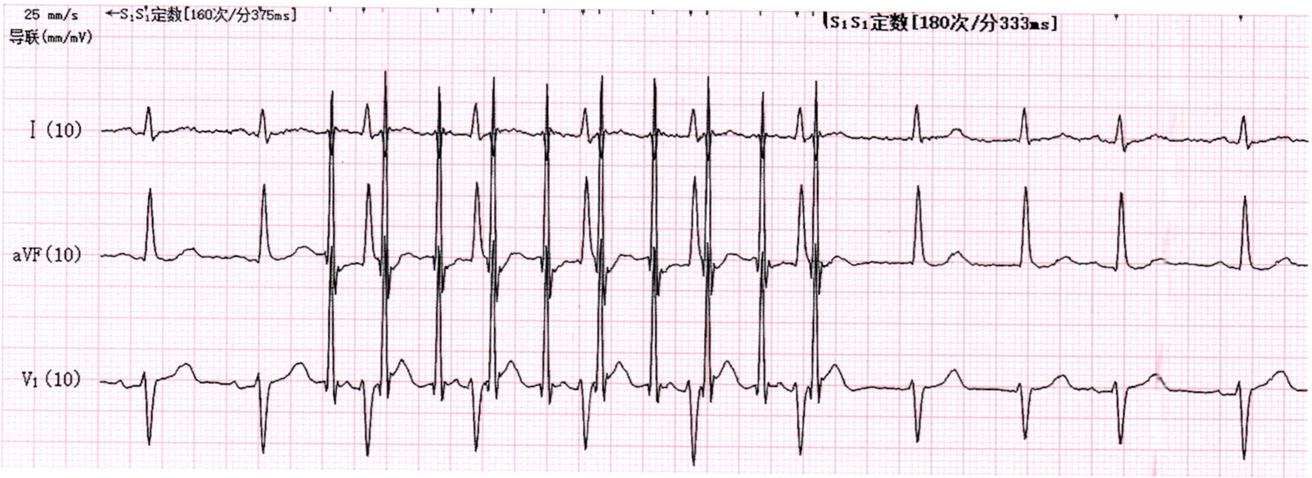

图 9–9　房室结快径路传导掩盖慢径路的 2:1 房室传导。心房 S_1S_1 定数刺激为 180 次/分，第 1、3、5、7、9 个刺激沿快径路前传心室，S–R 间期 170ms。第 2、4、6、8 个刺激后未见 R 波，无法判断是否存在慢径路。但第 10 个刺激的 S–R 间期长达 620ms，显示出激动沿慢径路缓慢前向传导。由此可以判断第 2、4、6、8 个刺激后无 R 波是因为快径路传导速度快于前一个激动沿慢径路的前向传导，抢先激动心室掩盖了慢径路传导。最后一次刺激因其后无快径路前向传导，暴露出慢径路的缓慢传导，从而证实存在房室结双径路传导。

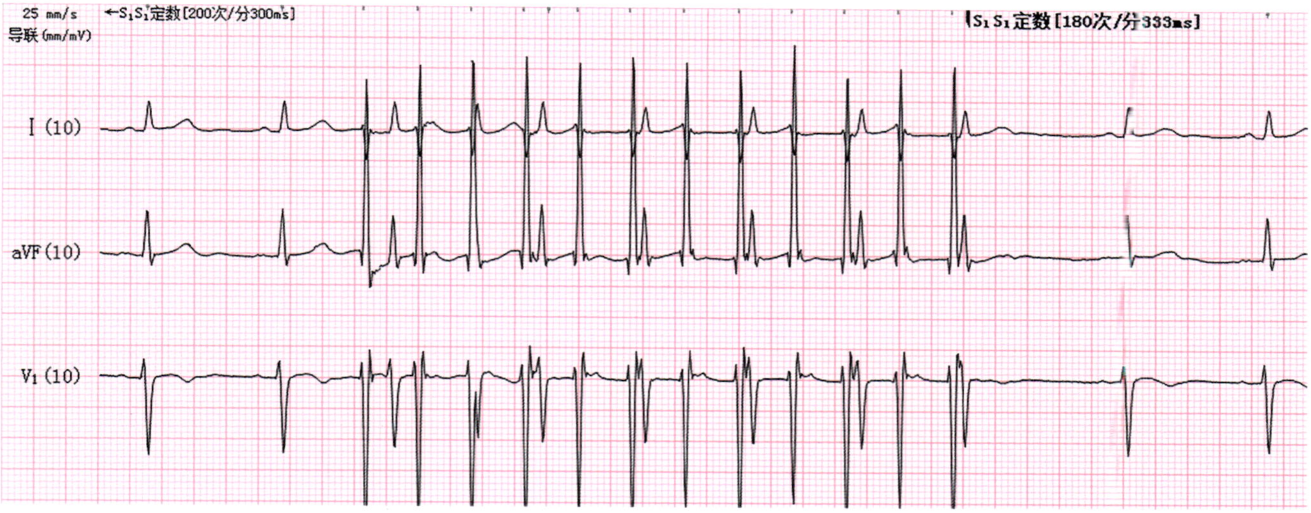

图 9–10　房室结慢径路传导掩盖快径路的 2:1 房室传导。心房 S_1S_1 定数刺激为 180 次/分，第 1 个刺激沿快径路前传心室，S–R 间期 160ms。第 2、3 个刺激沿慢径路缓慢前传心室，S–R 间期分别为 320ms、400ms。自第 5 个刺激后显示出房室 2:1 传导，下传的 S–R 间期 320ms 为慢径路下传，未能显示出快径路传导为远端共同径路或心室处于有效不应期所致。

室反应”。连续发生 1:2 房室传导即形成心室率成倍增加引起的非折返性阵发性室上性心动过速（详见第 12 章第 4 节）。

（二）心房 S_1S_2 程控期前刺激

1.快径路不应期长于慢径路，心室不应期短于房室结双径路。

此时心室全程可激动，能完整显示出房室结双径路传导的变化。采用 S_1S_2 负扫描，期前刺激偶联间期较长时，S_2 激动沿快径路前向传导，慢径路传导被掩盖。激动在快径路中由相对不应期晚期向早期过渡时，S_2–R 间期可逐渐延长。随着 S_1S_2 偶联间期的缩短，S_2 激动落入快径路有效不应期中，改从沿慢径路传导，S_2–R 间期突然出现增量>60ms 的房室结双径路

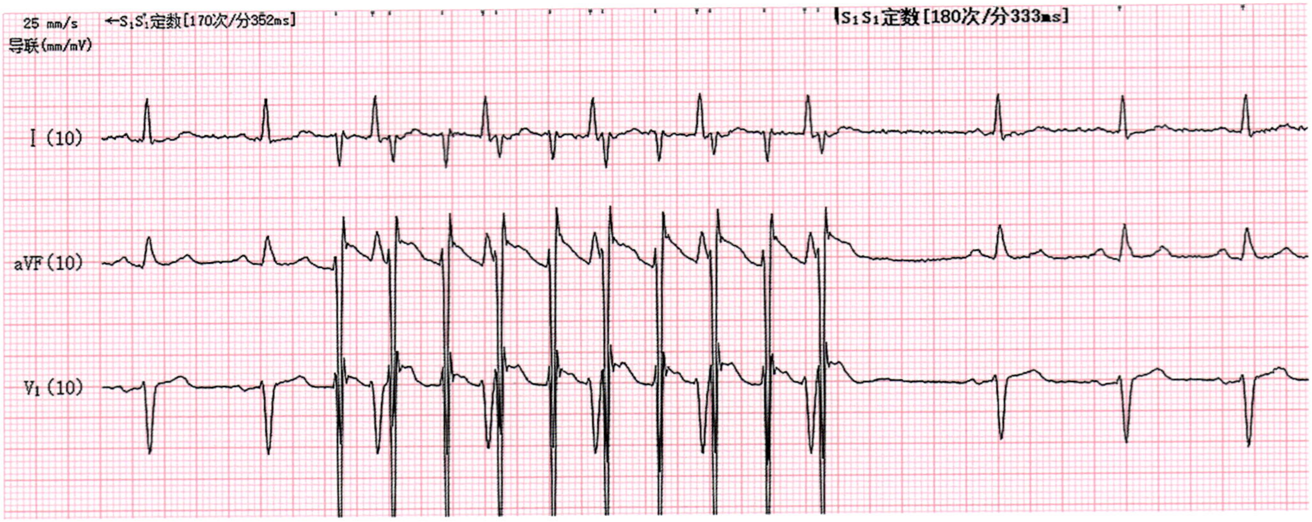

图 9-11 房室结快径路传导掩盖慢径路的 2:1 房室传导。心房 S_1S_1 定数刺激为 180 次/分，第 1、3、5、7、9 个刺激沿快径路前传心室，S-R 间期 240ms。第 2、4、6、8、10 个刺激后未见 R 波，房室传导中断。由于刺激周长短于远端共同径路或心室有效不应期，沿慢径路下传的激动无法再次激动心室，形成慢径路被掩盖的快径路 2:1 房室传导。

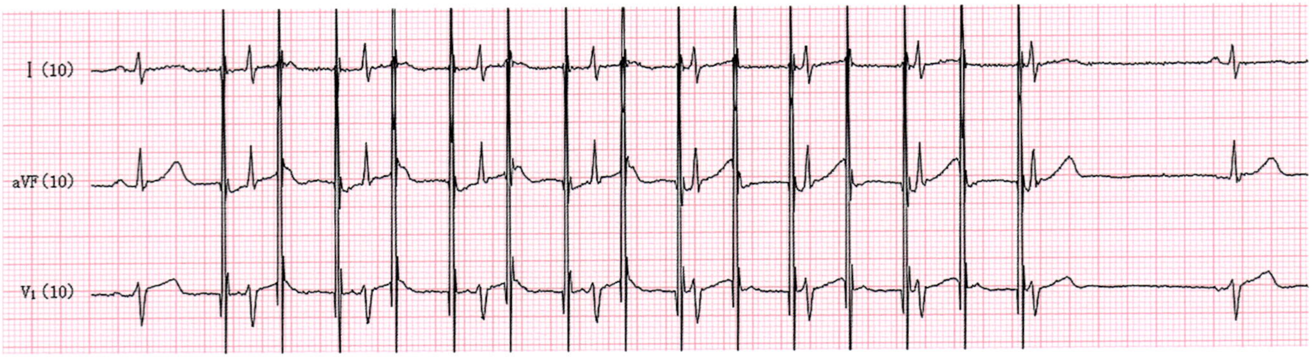

图 9-12 心室不应期长于房室结双径路形成的房室 2:1 传导。心房 S_1S_1 定数刺激为 150 次/分，见第 1~7 个刺激沿快径路发生 2:1 房室传导，下传的 S-R 间期 200ms。第 8~15 个刺激沿慢径路发生 2:1 房室传导，下传的 S-R 间期 480ms 并跨越下一个 S 波。在心房相同频率刺激下，激动分别沿快、慢径路前向传导时均出现房室 2:1 传导，说明远端共同径路或心室不应期长于房室结双径路。

跳跃现象。如果慢径路传导速度足够慢，快径路脱离逆向传导不应期后即可诱发折返。随着 S_1S_2 偶联间期继续缩短，激动会在慢径路中由相对不应期晚期向早期过渡，跳跃后的 S_2-R 间期也会逐渐延长。当 S_1S_2 偶联间期缩短至慢径路有效不应期时，房室传导中断，S_2 后 QRS 波消失，表现出典型房室结双径路传导的电生理特征(图 9-15 和图 9-16)。

2.慢径路不应期长于快径路。

因房室结慢径路传导速度慢且不应期长，当 S_1S_2 偶联间期长时，慢径路传导速度慢被快径路掩盖，当 S_1S_2 偶联间期短时，又因激动容易落入慢径路有效不应期无法传导，故心房刺激不易显示此类房室结双径路。

3.房室结双径路不应期相近。

少数情况下房室结快、慢径路的前向不应期接近，慢径路递减传导能力较弱，造成双径路传导时差减小，心房程控期前刺激时 S_2-R 间期不会出现>60ms 的跳跃现象。此时应用较短基础周长的 S_1S_2 期前刺激或快频率的 S_1S_1 定数刺激，可以改变双径路的不应期显示出跳跃现象。尤其快频率的 2 次或 3 次心房刺

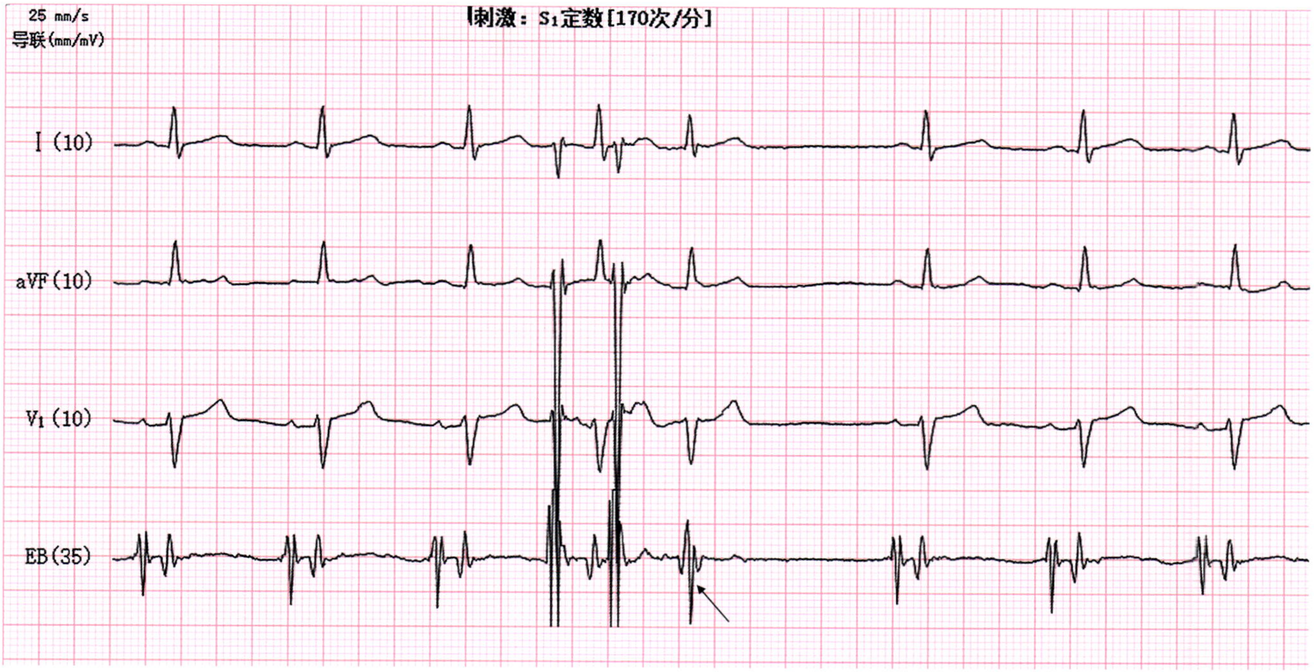

图 9-13　房室结双径路慢-快型折返性心房回波。心房 S_1S_1 定数刺激为 170 次/分，第 2 个刺激沿慢径路缓慢前向传导至心室，S-R 间期 400ms。同时激动沿快径路逆传心房，形成一次慢-快型房室结折返性心房回波（箭头所示）。逆行 P 波隐埋在 QRS 波中，V_1 导联 QRS 波的终末部可见假性 r 波，食管导联中 $R-P^-$ 间期<70ms。

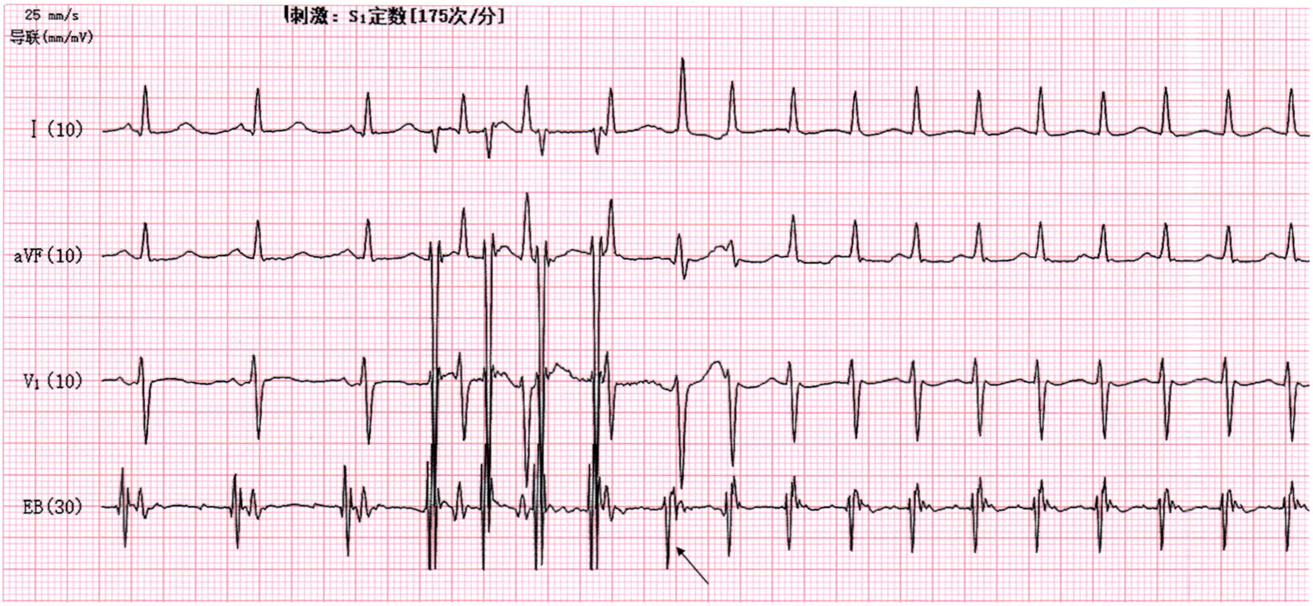

图 9-14　S_1S_1 定数刺激诱发慢-快型房室结折返性心动过速。心房 S_1S_1 定数刺激为 175 次/分，第 1、2 个刺激沿快径路前向传导，第 3 个刺激进入快径路有效不应期后沿慢径路前向传导至心室，S-R 间期 400ms。第 4 个刺激的 S-R 间期延长至 480ms，慢径路的缓慢传导使得快径路和心房脱离不应期后形成逆行 P 波（箭头所示），再次沿慢径路前向传导后便形成慢-快型房室结折返性心动过速。

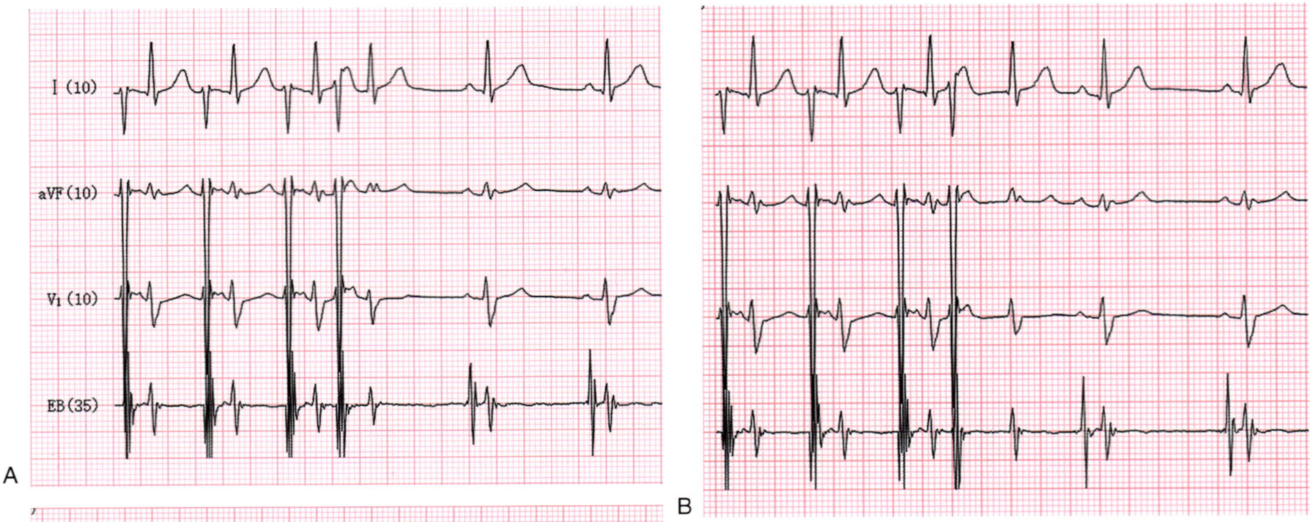

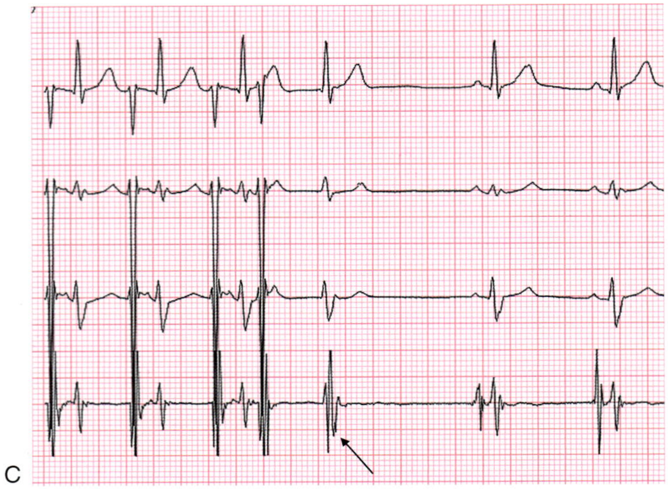

图 9–15 房室结双径路跳跃现象伴慢–快型折返逆行 P 波。基础周长 600ms 的心房 S_1S_2 期前刺激，(A，B)S_1S_2 偶联间期由 380ms 缩短到 370ms 时快径路处于有效不应期，激动在快径路发生前向传导阻滞后沿慢径路传导，出现房室结双径路传导的“跳跃现象”。(C)S_1S_2 偶联间期缩短至 360ms，激动落入慢径路相对不应期，S_2–R 间期进一步延长，激动沿快径路逆传至心房，形成房室结双径路折返性逆行 P 波(箭头所示)。

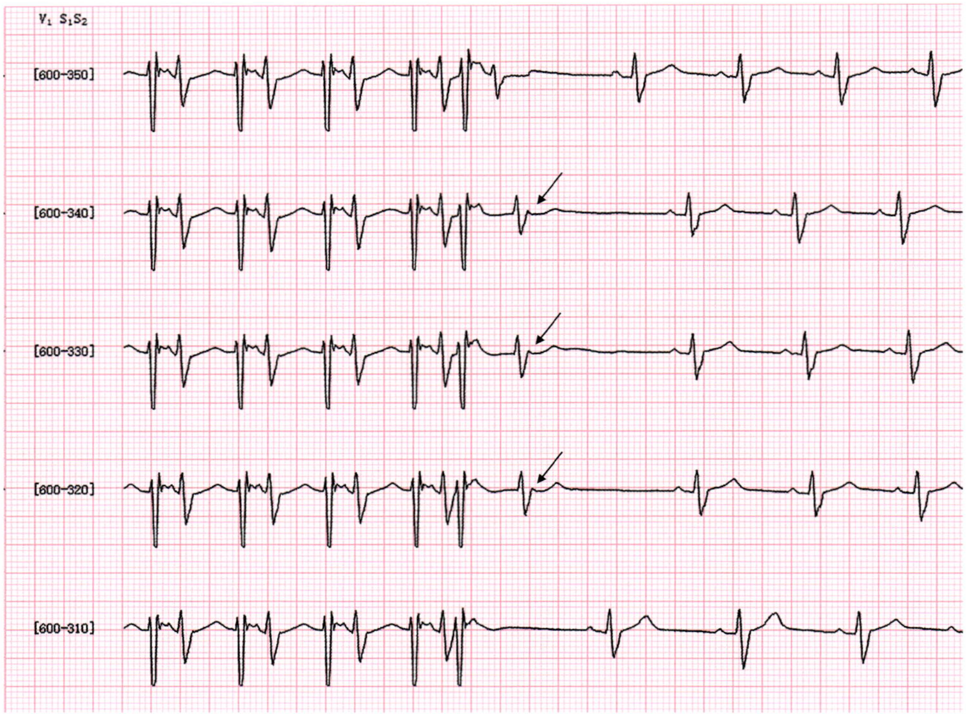

图 9–16 房室结双径路传导伴慢–快型折返逆行 P 波。基础周长 600ms 的心房 S_1S_2 期前刺激，S_1S_2 偶联间期 340ms 时快径路进入有效不应期，出现房室结双径路跳跃现象。S_1S_2 偶联间期 340~320ms，时激动沿慢径路前向传导，均形成快径路逆向传导的慢–快型折返性逆行 P 波(箭头所示)。S_1S_2 偶联间期缩短至 320ms 时，慢径路进入有效不应期，房室传导中断。

激，更容易延长快径路的不应期，从而显示出双径路传导。此外，通过诱发慢–快型房室结折返性心动过速也可诊断房室结双径路传导。

4.心房或心室不应期长于房室结双径路，是心房刺激时不容易显示房室结双径路的主要原因之一。

（1）心房不应期长于房室结双径路。S_1S_2 负扫描，在 S_2 激动到达快径路的有效不应期前，先落在心房有效不应期时，心房未激动就无法显示房室结双径路传导。

（2）心室不应期长于房室结双径路。S_1S_2 负扫描时，S_2 激动先落入心室有效不应期，心室无法激动。虽然房室结双径路未进入有效不应期仍能传导，但心室处于有效不应期中，无法形成 QRS 波，不会显示房室结双径路传导的特点（图 9–17A）。

1）心室不应期长于房室结快径路。S_1S_2 偶联间期较长时激动沿快径路下传，S_1S_2 偶联间期到达心室有效不应期时 R_2 波消失，房室传导中断。S_1S_2 偶联间期缩短到快径路有效不应期时，如果房室结慢径路的传导速度足够慢到心室能够脱离不应期时，便可在房室传导中断后出现显著延长的 S_2–R 间期，从而显示出房室结慢径路传导。这也是房室传导裂隙现象中的常见表现（图 9–17B 和图 9–18A）。

2）心室不应期长于房室结慢径路。S_1S_2 偶联间期较长时激动沿快径路下传，S_1S_2 偶联间期缩短到达心室有效不应期时 R_2 波消失，因房室传导中断而掩盖了快径路有效不应期，也无法显示慢径路传导。

（3）显示房室结双径路传导跳跃现象。可采用缩短基础周期长度的心房 S_1S_2 期前刺激，或者在相同的基础周长时改用缩短 S_1S_2 间期的心房 $S_1S_2S_3$ 期前刺激，这些方法均因缩短前心动周期长度而缩短了心房与心室不应期，心房与心室恢复激动后可显示出房室结双径路传导（图 9–17C 和图 9–18B）。

5.房室结双径路传导重叠现象。详见第 12 章第 14节。

（三）心房 RS_2 程控期前刺激

与 S_1S_2 期前刺激法相似，从舒张晚期开始负扫描刺激。当 S_2 激动进入快径路相对不应期时，S_2–R 间期开始逐渐延长，S_2 激动进入快径路有效不应期时，S_2–R 间期突然发生跳跃式延长，表现出房室结双径路传导现象。当 S_2 激动进入慢径路有效不应期时，房室传导发生中断，R_2 波消失（图 9–19）。因为心动周长的改变会影响其后房室结双径路不应期，故在窦性心律不齐时，RS_2 刺激法检测房室结双径路传导时不如 S_1S_2 刺激法准确，甚至会掩盖房室结双径路传导的电生理特征。

（四）形成房室结双径路折返的必需条件

房室结双径路是在电生理检查中常见的现象，多数仅表现出不应期不一致，传导速度不等的电生理特性。如在电生理检查中能诱发房室结折返心搏或折返性心动过速还需以下条件：

1.共同径路

房室结双径路上、下部共同径路分别连接心房和心室。房室结双径路存在下部共同径路已有公认，房室结折返性心动过速时伴房室结或希氏束下各种传导阻滞时并不影响心动过速均可说明下部共同径路的存在。虽然对上部是否存在共同径路仍有争议，但近年来出现不少存在上部共同径路病例的报道。例如，逆行 P 波延迟出现或消失均不影响房室结折返性心动过速周长，心动过速时逆行 P 波与 R 波同时消失也未影响心动过速周长，说明不同个体存在差异。房室结双径路共同径路的存在可使房室结折返性心动过速时心房、心室不参与折返，在折返环路外的部位发生逆向传导或前向传导阻滞均不影响心动过速（图 9–20）。

2.前向传导速度

出现慢–快型房室结折返性心动过速时，激动沿慢径路前向传导的速度要慢，足够的时间差才能使快径路脱离逆向不应期形成折返。基础周长较短的心房期前刺激与频率稍快的定数刺激容易使激动在慢径路发生传导缓慢，慢径路足够慢的前向传导有利于快径路脱离逆向传导不应期而发生逆向传导。

3.逆向不应期

（1）慢–快型房室结折返性心动过速：快径路逆向不应期较短时，沿慢径路缓慢前向传导的激动才能从快径路逆向传导形成折返，如快径路逆向不应期较长则不易形成逆向传导。少数房室结慢径路不应期长于快径路，心房期前刺激不易诱发心动过速。在希浦系统和房室结快径路的逆向不应期短，传导功能好的情况下，心室刺激从快径路逆向传导，再沿慢径路前向传导后能诱发慢–快型房室结折返性心动过速。

（2）快–慢型房室结折返性心动过速：需要快径路逆向不应期比慢径路长，心室刺激会先在快径路发生逆向传导阻滞，便沿慢径路缓慢逆向传导，形成长 R–P^-间期的快–慢型房室结折返性心动过速。

4.诱发因素

诱发折返需要折返环路中的一条径路发生前向传导延缓，另一条径路能形成逆向传导。前向传导的速度越慢，逆传径路就越容易脱离不应期形成逆向传导，所以适时的期前刺激或定数刺激是重要的诱发因素（见图 9–13 至图 9–16）。

（1）心房期前刺激：多数房室结快径路不应期长于慢径路，房性期前刺激容易落入快径路有效不应期改沿慢径路前向传导，如快径路能脱离逆向不应期，即可形成慢–快型房室结折返性心动过速。

（2）室性期前刺激：因希浦系统与房室结快径路的逆向不应期较长，室性期前刺激时容易遇到希浦系统与快径路逆向不应期，不易发生逆传。而对于逆向型房室结双径路来说，室性期前刺激则易在快径路发生逆向传导阻滞，可沿逆向不应期较短的慢径路缓慢逆向传导，缓慢的传导可沿恢复不应期的快径路前向传导，形成快–慢型房室结折返性心动过速（图 9–21）。

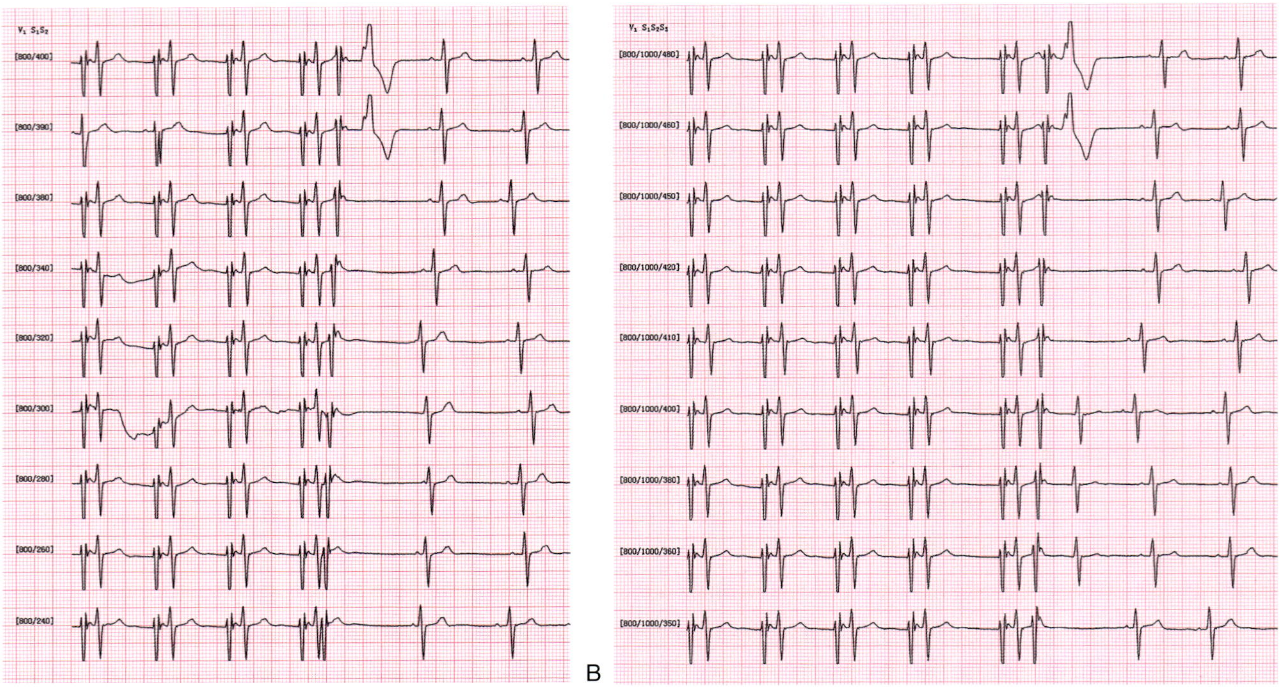

图 9–17 缩短心室有效不应期显示房室结双径路跳跃现象。(A)基础周长 800ms 的心房 S_1S_2 期前刺激，S_1S_2 偶联间期 400ms、390ms 时右束支处于不应期，呈完全性右束支传导阻滞图形。S_1S_2 偶联间期 380ms 时房室传导中断。S_1S_2 偶联间期缩短至 240ms 也未见 QRS 波，虽然发生了明显的房室传导中断，但无法判断传导中断的部位。(B)基础周长 800ms，S_1S_2 间期 1000ms 的 $S_1S_2S_3$ 期前刺激，S_2S_3 偶联间期 480ms 至 460ms 时右束支处于不应期，呈完全性右束支传导阻滞图形。S_2S_3 偶联间期 450ms 至 410ms 时房室传导中断，S_2S_3 偶联间期 400~360ms 时房室突然恢复传导，出现延长的 S_3–R 间期，表现为房室结双径路参与的房室裂隙现象。S_2S_3 偶联间期 350ms 时房室传导再次中断。虽然在延长前心动周长时缩短了慢径路不应期，但是也进一步延长了心室有效不应期，无法显示快径路传导。（待续）

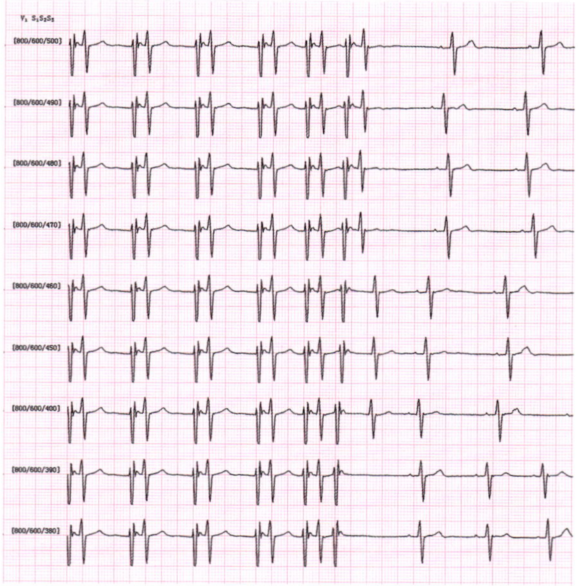

C

图 9–17(续)　(C)基础周长 800ms，S_1S_2 间期 600ms 的 $S_1S_2S_3$ 期前刺激，S_2S_3 偶联间期 500ms 至 470ms 时房室传导正常。S_2S_3 偶联间期 460ms 时 S_3–R 间期突然出现增量达 200ms 的房室结双径路跳跃现象，激动沿慢径路前向传导，S_3–R 间期持续延长。S_2S_3 偶联间期 390ms 时慢径路进入有效不应期，房室传导中断。在明显缩短前心动周长时，既缩短了心室有效不应期也适当延长了快径路有效不应期，从而显示出房室结双径路传导。

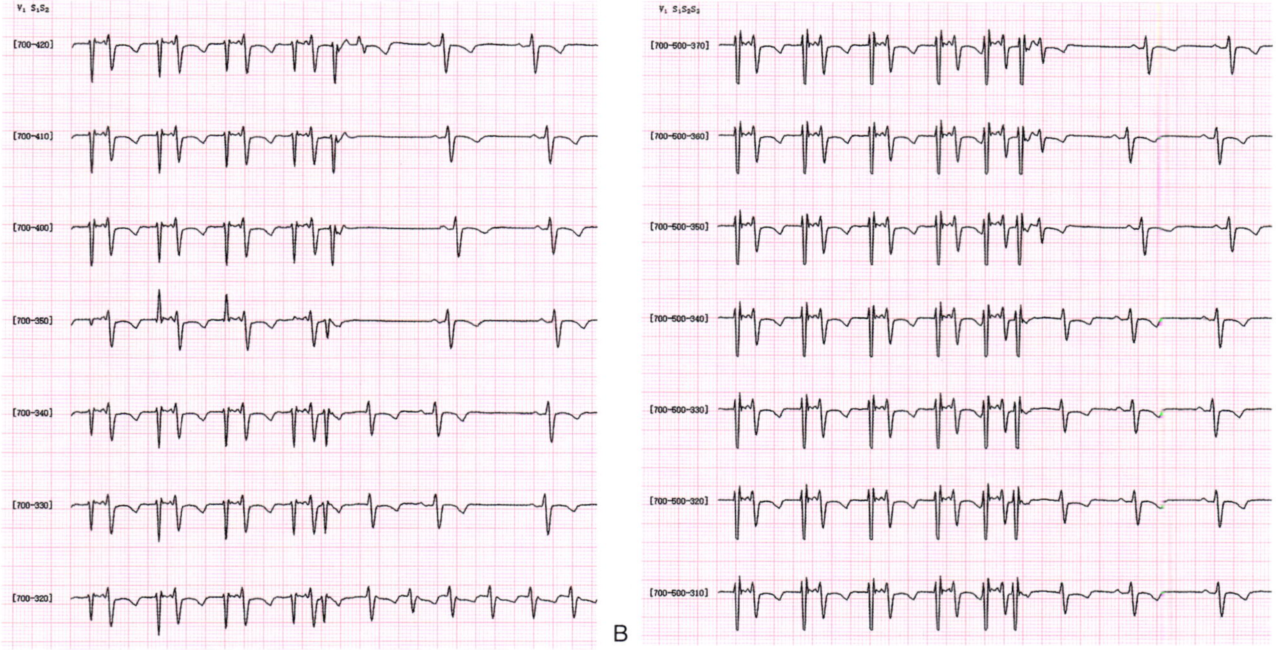

A　B

图 9–18　缩短心室有效不应期显示房室结双径路跳跃现象。(A)基础周长 700ms 的心房 S_1S_2 期前刺激，S_1S_2 偶联间期 420ms 心室处于相对不应期，R_2 波呈心室内差异性传导图形。S_1S_2 偶联间期 410ms 至 350ms 时房室传导中断，S_1S_2 偶联间期 340ms 至 320ms 时房室再次传导，出现显著延长的 S_2–R 间期，表现为房室结双径路参与的房室裂隙现象。虽然 S_1S_2 偶联间期 320ms 时诱发出慢–快型房室结折返性心动过速，但是无法显示双径路的跳跃现象。(B)基础周长 700ms 不变，S_1S_2 间期缩短至 500ms 的心房 $S_1S_2S_3$ 期前刺激，S_2S_3 偶联间期 370ms 至 350ms 时 S_3–R 间期 220ms 至 200ms。S_2S_3 偶联间期 340ms 时 S_3–R 间期突然跳跃式延长至 480ms，S_3 刺激在快径路进入有效不应期后沿慢径路传导，S_2S_3 偶联间期持续至 310ms 仍然沿慢径路传导。在缩短其前刺激的前周长后，缩短了心室不应期，从而显示出房室结双径路传导。

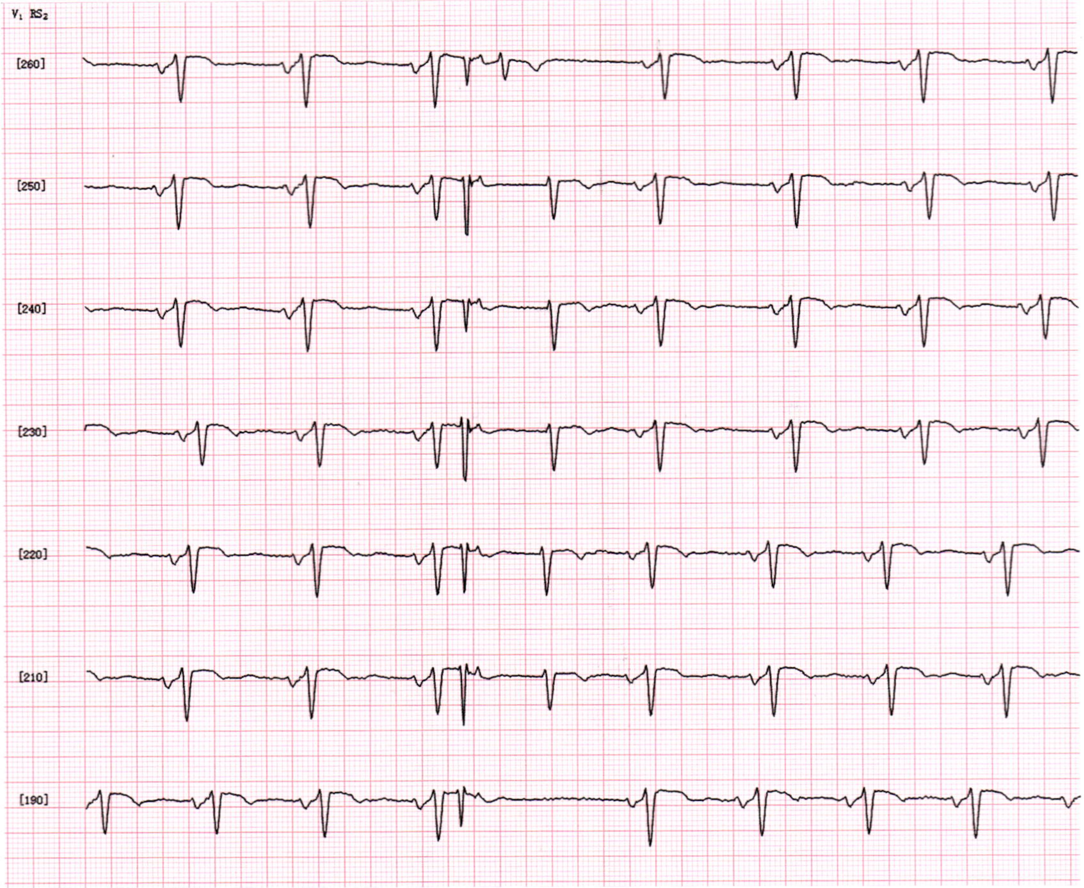

图 9-19 RS_2 刺激显示房室结双径路传导。RS_2 期前刺激负扫描。RS_2 偶联间期 260ms 时 S_2-R 间期 220ms，RS_2 偶联间期缩短至 250ms 时，S_2-R 间期出现显著跳跃式延长至 660ms，S_2 激动在快径路进入有效不应期后沿慢径路缓慢前向传导。RS_2 偶联间期持续至 210ms 时 S_2 激动仍沿慢径路传导，直至 RS_2 偶联间期 190ms 时慢径路进入有效不应期，传导中断。

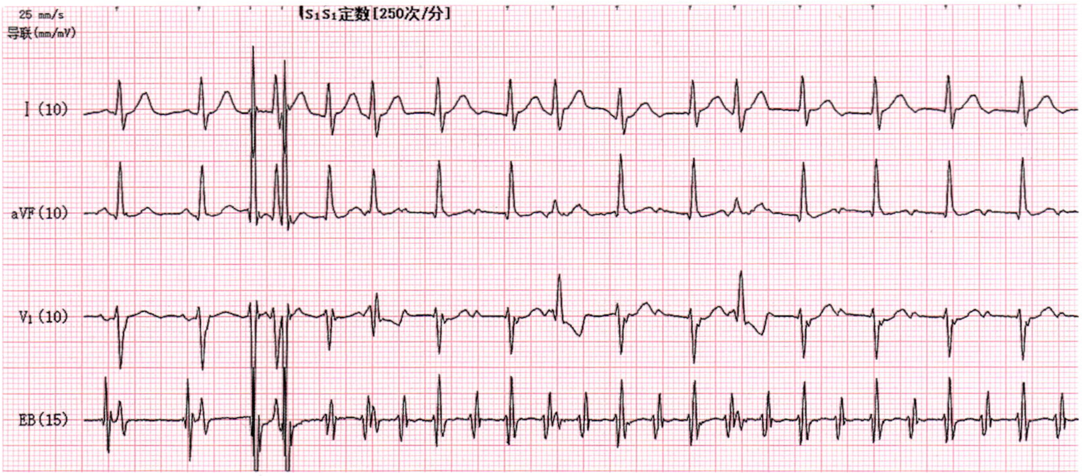

图 9-20 慢-快型房室结折返性心动过速伴下部共同径路文氏型房室传导与 2:1 传导阻滞。图示心房 S_1S_1 定数刺激为 250 次/分的 2 次心房刺激，第 2 个刺激后 S-R 间期成倍延长后诱发慢-快型房室结折返性心动过速。逆行 P-P 间期 280ms，频率 214 次/分。心动过速中大多出现 2:1 房室传导，部分出现文氏型房室传导。第 2、5、8 次 QRS 波呈右束支传导阻滞，是因为发生 3:2 房室传导形成长短心动周长后造成的心室内差异性传导。心动过速时，无论发生房室传导阻滞还是束支传导阻滞均未影响 P^--P^- 间期，表明折返环路外存在下部共同径路。

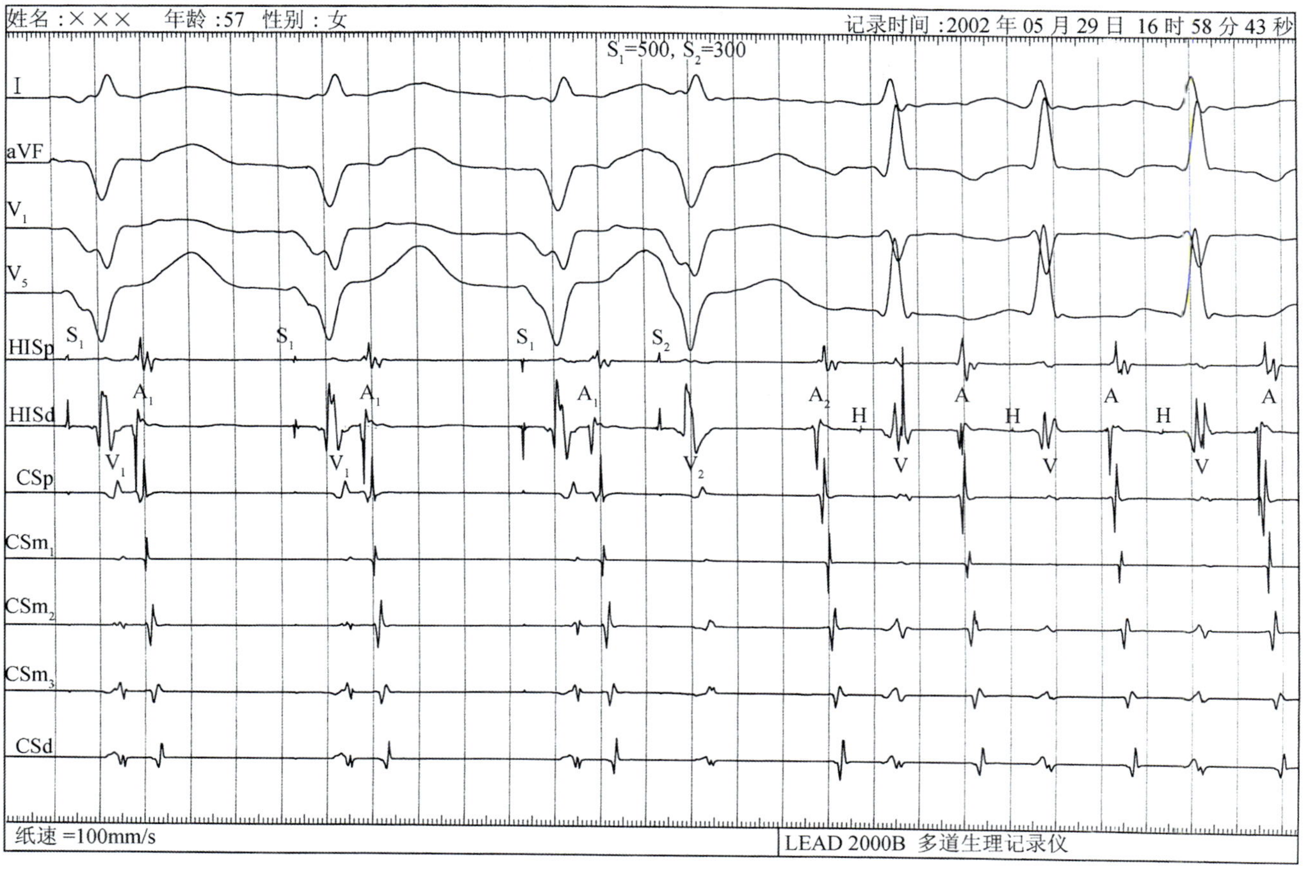

图 9-21 心室 S_1S_2 期前刺激诱发快-慢型房室结折返性心动过速。图示基础刺激周长 500ms，S_1S_2 偶联间期 300ms 的右心室程控期前刺激，见 V_1 波后的 A_1 波在 HISd 处领先，V-A 间期 100ms，激动沿快径路逆传。V_2 波后 V-A 间期突然延长至 300ms，A_2 波在 HISd 与 CSp 处同时领先，激动改从慢径路逆传。随后诱发出窄 QRS 波心动过速，A 波激动顺序同前，A-H 间期 120ms，H-V 期 50ms，逆行 P 波在 aVF 导联倒置，$R-P^-$间期>P^--R 间期，表现出快-慢型房室结折返性心动过速电生理特征（纸速：100mm/s）。

第 2 节 房室结多径路

房室结多条传导径路的不应期和传导速度均不同，对期前刺激会产生不同的反应。在心房程控期前刺激时，S_2-R 间期出现 2 次跳跃现象表明存在房室结三径路，如出现 3 次跳跃现象则可诊断为房室结四径路，在不同基础刺激周期长度的期前刺激中出现 2 次或 3 次跳跃，诊断更为可靠。

一、房室结三径路

房室结三径路少见。与诊断房室结双径路一样，需显示出房室结三径路的传导特性才能明确诊断，即在心房程控期前刺激时存在 3 种不同的 S_2-R 间期，房室传导曲线出现 2 次中断。

房室结三条径路的传导能力决定了诱发房室结折返性心动过速的类型，假如三条径路均能前向传导和逆向传导，可组成 6 种不同的折返环路。但是各条径路之间可能存在隐匿性传导，使某条径路丧失传导能力，难以构成如此复杂多变的折返环路。

心房程控期前刺激时，随着 S_1S_2 偶联间期的缩短，S_2 激动落在快径路的前向有效不应期，改从不应期较短的慢径路前向传导，S_2–R 间期发生一次跳跃式延长。如 S_1S_2 偶联间期继续缩短，S_2 激动落在慢径路的前向有效不应期中，改从更慢径路前向传导，S_2–R 间期再次发生跳跃现象(图 9–22)。S_2–R 间期跳跃后，如另外两条径路存在逆向传导能力，便能诱发房室结折返性心动过速。

一般情况下，诱发一条慢径路或一条更慢径路前向传导和快径路逆向传导的慢–快型多见(图 9–23)。快径路前向传导和慢径路逆向传导的快–慢型少见，一条慢径路前向传导和另一条慢径路前向传导的慢–慢型更少见(见图 9–25、图 11–31 和图 11–32)。如三条径路均无逆向传导能力，只能表现出两次跳跃现象而不能诱发心动过速。

需强调诊断三径路时，在 S_1S_2 偶联间期缩短的情况下，每条径路必须保持两次以上的连续传导能力，否则容易将慢径路进入功能不应期时的 S_2–R 间期明显延长误认为存在三径路。

二、房室结四径路

房室结四径路罕见。电生理特征为随着心房程控期前刺激偶联间期的缩短，S_2–R 间期出现三次跳跃现象，显示出四条径路的传导特性。

由于房室结四径路可组成更为复杂的折返环路，其前向和逆向的传导速度又不同，与房室结三径路一样，在条件适合时会诱发复杂多变的房室结折返性心动过速，但因多条径路之间存在隐匿性传导，容易造成慢径路逆向传导阻滞，通常诱发的多为慢–快型房室结折返性心动过速(图 9–24)。

三、存在房室结多径路传导的诊断线索

房室结多径路因不应期与传导速度不同，在心房程控期前刺激时可以出现多次跳跃现象。但因为多条传导径路之间存在隐匿性传导，一条径路传导会掩盖另一条径路，以致心房程控期前刺激时，多径路传导的跳跃现象不典型。如果在电生理检查或房室结折返性心动过速出现以下情况时，要考虑存在房室结多径路传导。

(1)特别长的 S–R 间期诱发慢频率房室结折返性心动过速。由于最慢径路的不应期最短及传导速度最慢，常被另外两条径路掩盖而无法显示。当适当的心房激动频率或期前激动在不应期较长其他两条径路中传导受阻，便沿最慢径路缓慢前传，如果快径路脱离逆向不应期诱发频率缓慢的慢–快型房室结折返性心动过速，或者另一条慢径路能脱离逆向不应期诱发频率缓慢的慢–慢型房室结折返性心动过速，即可诊断房室结存在三径路(图 9–25 和图 9–26)。

(2)慢–快型房室结折返性心动过速时出现两种不同周期长度的 R–R 间期。心动过速时快径路逆向传导，慢径路顺向传导，通常 R–R 间期规则，逆行 P 波出现在 QRS 波中。如果出现 P^-–R 间期、R–R 间期长短交替或不规则时，要考虑存在房室结多径路前向传导(图 9–27)。

(3)慢–快型房室结折返性心动过速和快–慢型或慢–慢型房室结折返性心动过速并存。

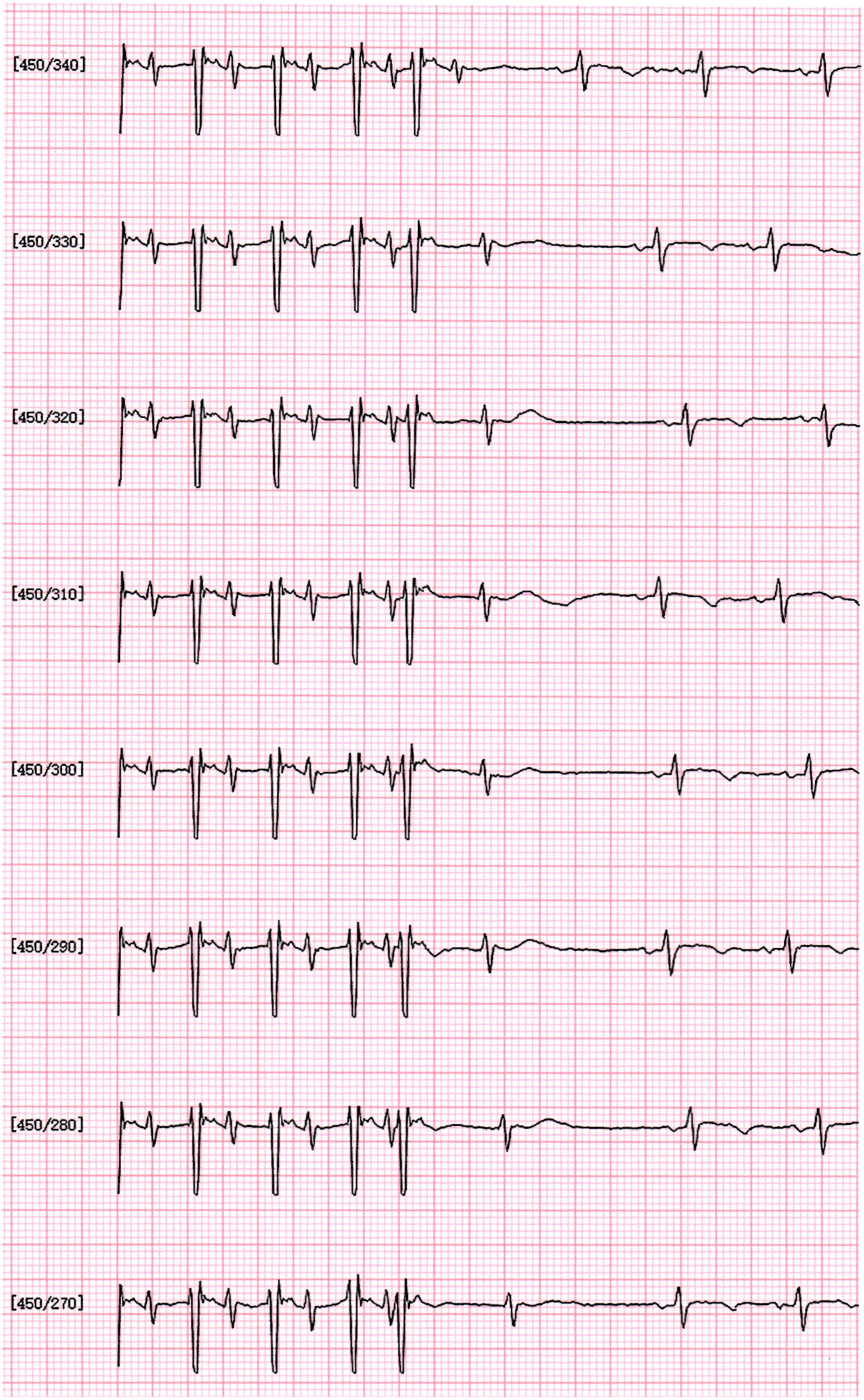

图 9-22　心房 S_1S_2 期前刺激显示房室结三径路传导。图示基础周期长度 450ms 的心房 S_1S_2 程控期前刺激，S_1S_2 偶联间期 340ms 时，S_2-R 间期 220ms，激动沿房室结快径路前向传导。S_1S_2 偶联间期 330ms 至 290ms 时，S_2-R 间期跳跃式延长至 390ms 甚至 430ms，激动沿房室结慢径路前向传导。S_1S_2 280ms 至 270ms 时 S_2-R 间期再次出现跳跃式延长至 560ms 甚至 580ms，激动沿房室结最慢径路前向传导，显示出房室结三径路传导特征。

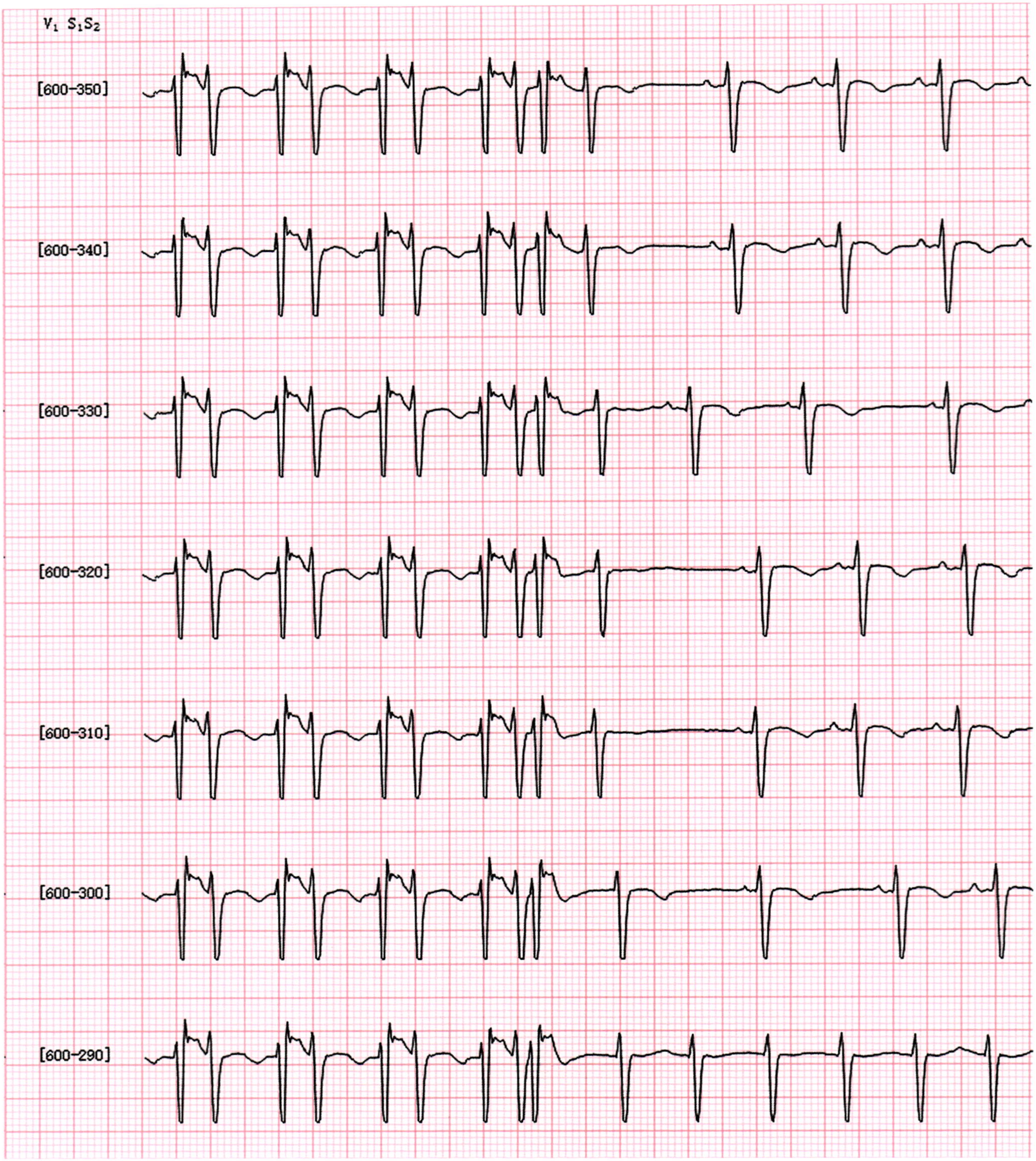

图 9–23 心房 S_1S_2 期前刺激显示房室结三径路诱发慢–快型房室结折返性心动过速。图示基础周期长度 600ms 的心房 S_1S_2 程控期前刺激，S_1S_2 偶联间期 350ms、340ms 时 S_2–R 间期 250ms、260ms，激动沿房室结快径路前向传导。S_1S_2 偶联间期 330ms 至 310ms 时 S_2–R 间期跳跃式延长至 340ms，激动沿房室结慢径路前向传导。S_1S_2 300ms 时 S_2–R 间期再次出现跳跃式延长至 480ms，激动沿房室结最慢径路前向传导。S_1S_2 290ms 时 S_2–R 间期 490ms，并诱发出频率为 143 次/分的慢–快型房室结折返性心动过速。

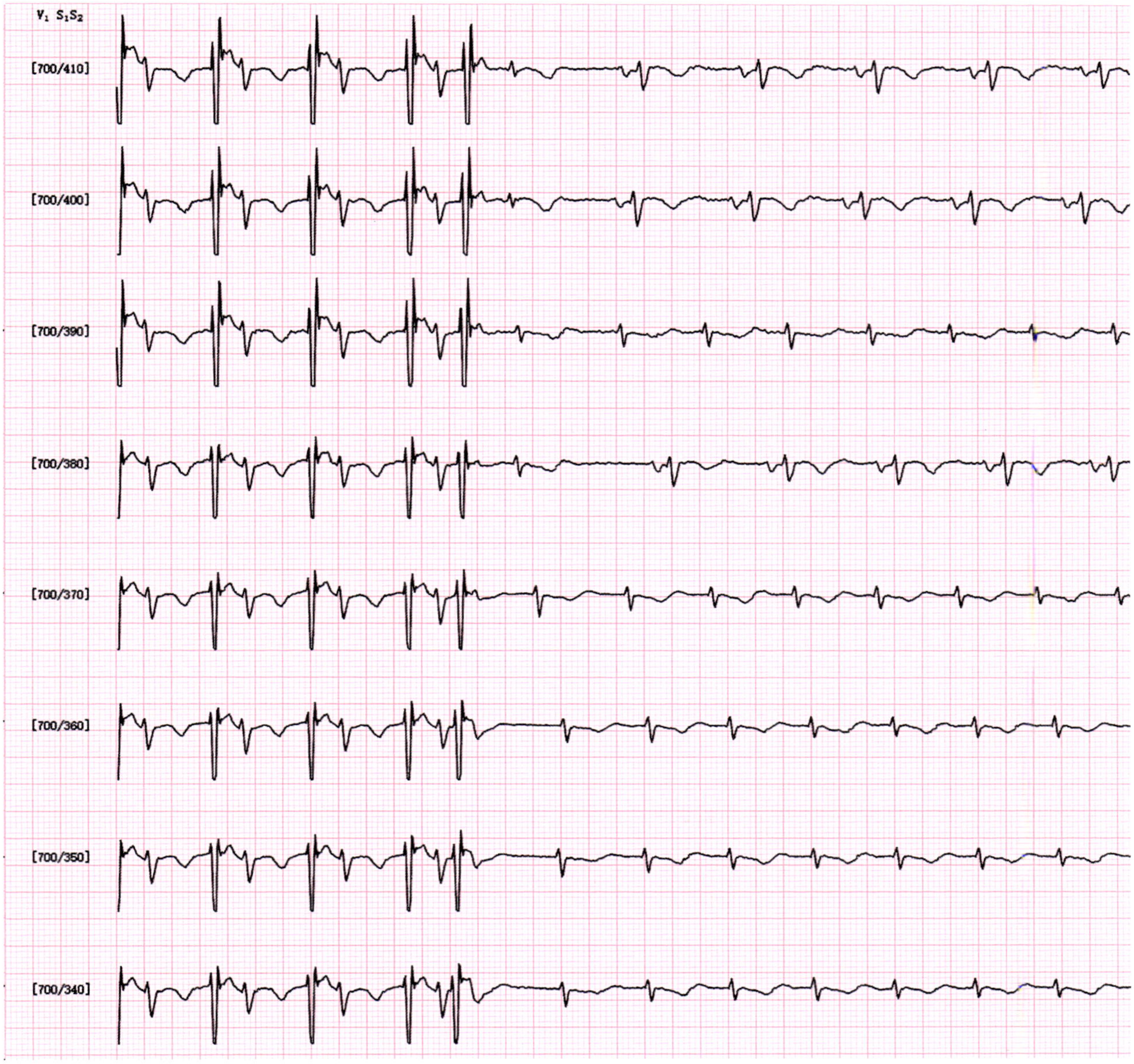

图 9-24　心房 S_1S_2 刺激显示房室结四径路诱发慢-快型房室结的返性心动过速。图示基础刺激周长 700ms 的心房 S_1S_2 程控期前刺激。S_1S_2 偶联间期 400ms 时 S_2-R 间期 320ms，S_1S_2 偶联间期 390ms 时 S_2-R 间期 400ms，出现第 1 次跳跃现象。S_1S_2 偶联间期 380ms 时 S_2-R 间期 420ms，在 R_2 波中出现 1 次慢-快型逆行 P 波。S_1S_2 偶联间期 370ms 时 S_2-R 间期 560ms，出现第 2 次跳跃现象，并诱发频率为 95 次/分左右的慢-快型房室结折返性心动过速。S_1S_2 偶联间期 360ms 时 S_2-R 间期显著延长至 760ms，出现第 3 次跳跃现象。S_1S_2 偶联间期 360ms 至 340ms 时 S_2-R 间期持续延长并诱发频率相同的慢-快型房室结折返性心动过速。

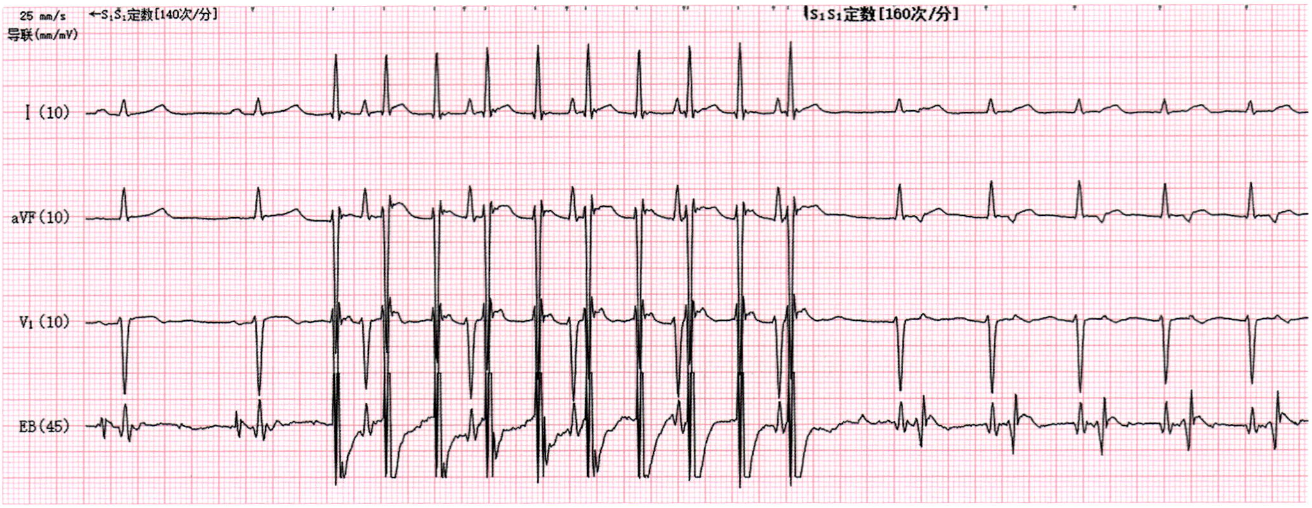

图 9-25 房室结三径路诱发慢-慢型房室结折返性心动过速。S_1S_1 定数刺激为 160 次/分，刺激时出现房室结快径路前向传导的 2:1 房室传导，下传的 S-R 间期在 200~260ms。因快径路传导速度较快，形成的不应期或者隐匿性传导致房室结多径路被掩盖。最后一个 S-R 间期长达 790ms，并诱发频率仅为 91 次/分的慢-慢型房室结折返性心动过速，这是因为其刺激停止后无快径路前向传导，隐匿性传导消失后最慢径路传导得以显示。

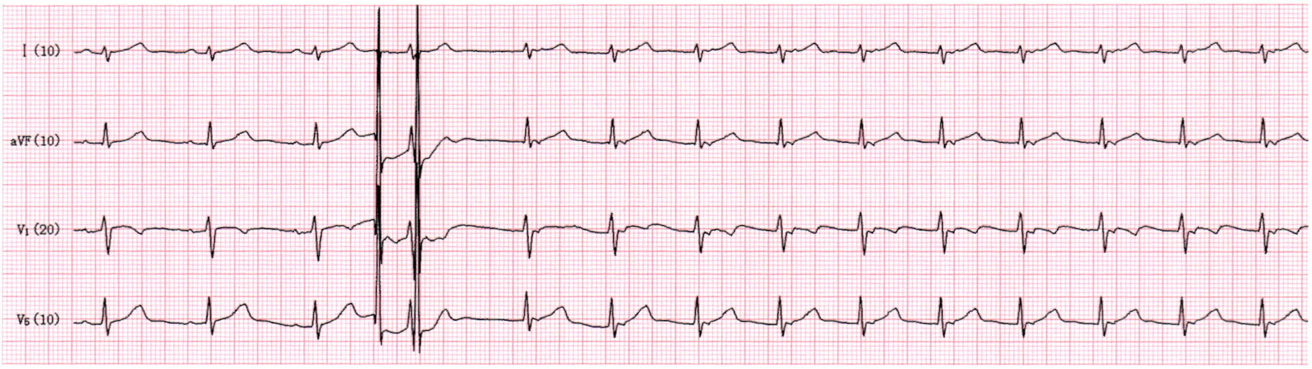

图 9-26 定数刺激超长 S-R 间期诱发慢-快型房室结折返性心动过速。房室结三径路患者，窦性心律 65 次/分。给予频率为 180 次/分的 2 个定数刺激均夺获心房，第 1 个 S 波后的 P-R 间期 200ms，第 2 个 S 波后的 P-R 间期突然显著延长到 880ms，随后诱发出频率为 83 次/分的窄 QRS 波心动过速。逆行 P 波在 Ⅰ 导联直立，aVF、V_1、V5 导联倒置，R-P⁻间期 80ms。提示第 2 个刺激的心房激动沿房室结最慢径路前向传导，从快径路逆向传导，再沿慢径路前向传导，形成频率较慢的慢-快型房室结折返性心动过速。

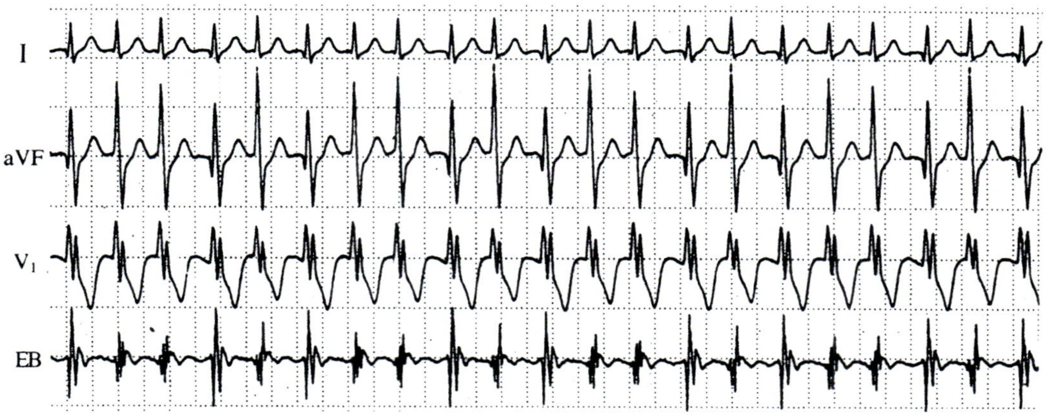

图 9-27 两条慢径路前向传导的慢-快型房室结折返性心动过速。房室结多径路患者,在心房程控期前刺激时诱发出慢-快型房室结折返性心动过速。食管导联中逆行 P 波隐埋在 QRS 波中,R-P⁻间期<70ms,P⁻波振幅成比例高低交替,QRS 波呈不完全性右束支传导阻滞。Ⅰ、aVF 导联中出现 QRS 电交替及假性 q 波,并交替出现 350ms、400ms 两种不同的 R-R 间期,提示折返激动从快径路逆向传导,分别沿两条慢径路前向传导。

第 3 节 逆向性房室结双径路

逆向性房室结双径路远较顺向性房室结双径路少见,在电生理检查中也根据不应期的长短及传导速度分为快径路和慢径路。通常快径路逆向不应期长,逆向传导速度快;慢径路逆向不应期短,逆向传导速度缓慢。心室激动通过快径路逆向传导时,最早的逆行激动点出现在 Koch 三角的顶部(HIS 处电极记录到的 A 波领先)。当心室激动改从慢径路逆传时,最早的逆行激动点出现在 Koch 三角的基底部(冠状窦口处电极记录到的 A 波领先),此时应注意与后间隔房室慢旁路逆传形成的 A 波鉴别。

1.心室非程控刺激诊断逆向性房室结双径路传导

(1)当心室 S_1S_1 刺激周长短于快径路逆向有效不应期,改从慢径路逆向传导时,心腔内各记录点中最早的逆行激动点由希氏束处突然改为冠状窦口处领先,H-A(R-P⁻)间期明显延长。

(2)当心室 S_1S_1 刺激周长明显缩短时,心室激动可分别从房室结快、慢径路逆向传导,室房间出现 3:2 逆向传导。第 1 次心室激动从快径路逆向传导,出现短 H-A(R-P⁻)间期;第 2 次心室激动落在快径路逆向有效不应期后改从慢径路逆向传导,H-A(R-P⁻)间期发生成倍延长;第 3 次心室激动落入慢径路有效不应期后逆向传导受阻。如心室刺激频率不变,以上改变会循环发生,如无第 3 次心室激动,快径路的隐匿性传导消失后便能诱发快-慢型房室结折返性心动过速(图 9-28)。与出现窦性心律时体表心电图能够显示顺向性房室结双径路传导不同,因受到心室肌与希浦系逆向传导不应期等因素的影响,以及需出现连续且规则室性激动的限制,体表心电图中极少会显示出逆向性房室结双径路传导现象。

2.心室程控期前刺激诊断逆向性房室结双径路传导

当心室程控期前刺激 S_1S_2 偶联间期长于房室结逆向快径路不应期时,期前刺激沿快径路逆传,H_2-A_2(R_2-P_2)间期正常,随着 S_1S_2 偶联间期的缩短,期前刺激进入快径路相对不应期,H_2-A_2(R_2-P_2)间期逐渐延长,P⁻波常被 QRS 波或 ST 段、T 波掩盖。当 S_1S_2 偶联间期缩短 10ms,心室激动遇到逆向快径路有效不应期沿逆向慢径路缓慢逆传后,H_2-A_2(R_2-P_2)间期出现跳跃延长,逆行心房激动顺序呈现中心性的电生理改变。下壁导联中倒置的 P 波常出现在 QRS 波前,表现出逆向性房室结双径路传导现象。在多数情况下,因慢径路逆向传导速度不够慢,逆行心房激动易落入快径路的顺向有效不应期,以及受到两条径路间形成

4.顺向型房室折返性心动过速

由房室结双径路合并房室旁路形成的顺向型房室折返性心动过速，常在心房激动沿慢径路前向传导时发生，S_2-R 间期的跳跃延长恰给房室旁路脱离逆向不应期创造了条件。当发生心动过速时，房室结快、慢径路分别构成房室折返环路中一部分，可形成两种频率的顺向型房室折返性心动过速：①快径路-房室旁路型，激动沿快径路前向传导至心室，从房室旁路逆向传导至心房，P⁻-R 间期相对短，心动过速的频率较快；②慢径路-房室旁路型，激动沿慢径路前向传导至心室，从旁路逆向传导至心房，P⁻-R 间期相对长，心动过速的频率较慢，常<150 次/分；③快-慢径路交替前向传导型，激动分别沿快、慢径路交替前向传导心室，从房室旁路逆向传导至心房，心动过速时出现 P⁻-R 间期短、长交替，R-P⁻间期不变的特殊改变（图 11-59、图 11-84 至图 11-86）。

二、缓慢性心律失常

1.假性房室传导阻滞

（1）一度房室传导阻滞：当激动连续沿房室结慢径路下传并隐匿性传导至快径路，造成快径路持续的功能性阻滞时，心电图便形成一度房室传导阻滞的改变。若心率发生改变或发放期前刺激能恢复正常房室传导，或者发生双径路折返便终止一度房室阻滞，可以诊断房室传导阻滞系房室结双径路传导造成（图 9-30 和图 9-31）。

（2）二度Ⅰ型房室阻滞：当房室结快、慢径路发生

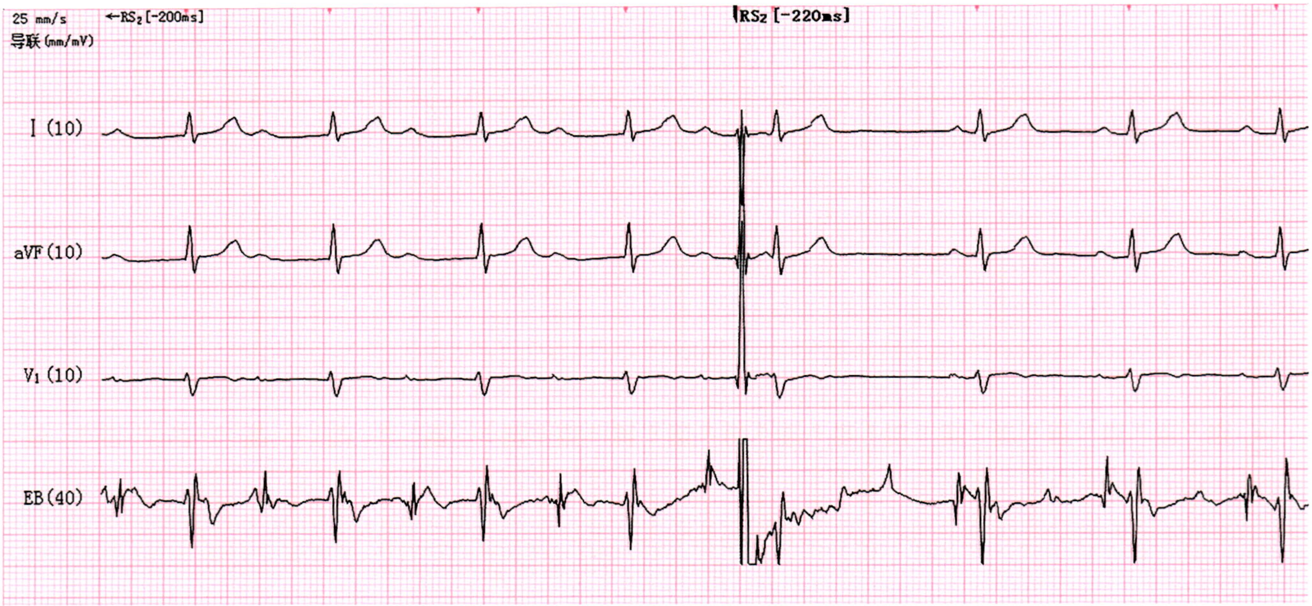

图 9-30 房室结慢径路持续传导形成的假性一度房室传导阻滞。前 5 个窦性激动持续沿慢径路前传，P-R 间期 460ms，酷似一度房室阻滞。第 5 个 P 波后发放一次心房 RS_2 刺激，提前夺获心房后激动均落在房室结双径路的前传不应期中，房室传导中断。随后的窦性 P-R 间期恢复正常。在窦性激动规则的情况下，一次房性期前刺激消除了一度房室阻滞，表明存在房室结双径路传导。

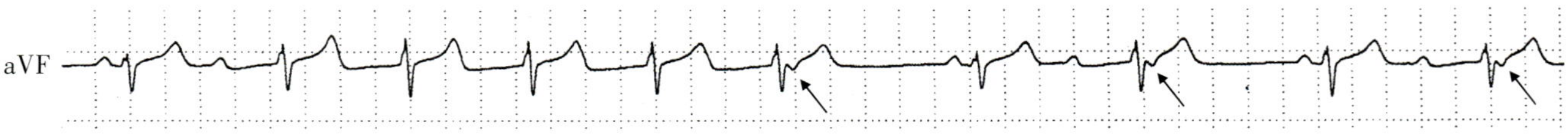

图 9-31 房室结慢径路持续传导形成一度、二度Ⅰ型房室传导阻滞。图为 aVF 导联记录，前 6 次窦性 P-P 间期规则，第 2~6 个 P-R 间期成倍延长至 360ms 甚至 450ms，第 6 个 QRS 波终末出现倒置的逆行 P 波，酷似一度房室传导阻滞。第 8、10 次 P-R 间期成倍延长至 380ms 后在 QRS 波终末又出现倒置的逆行 P 波，酷似二度Ⅰ型房室传导阻滞。在 P-R 间期延长到一定程度后出现慢-快型房室结折返性心房回波（箭头所示），可以证实一度与二度Ⅰ型房室传导阻滞心电图改变为房室结双径路传导引起。

3:2 交替传导或者双文氏型房室传导时，心电图可表现出不典型二度Ⅰ型房室传导阻滞的改变(见图 9-5 和图 9-6)。

2.房室结双径路参与的束支裂隙现象

在心房程控期前刺激中,当一侧束支有效不应期长于房室结快径路有效不应期时,束支先发生传导阻滞。当期前刺激偶联间期缩短至快径路有效不应期时,激动改从房室结慢径路传导,突然延长的缓慢传导有助于束支脱离不应期而恢复传导。房室结慢径路在束支裂隙现象中作为近端传导延缓区域,起着重要的诱发作用(图 9-32,详见第 12 章第 1 节)。

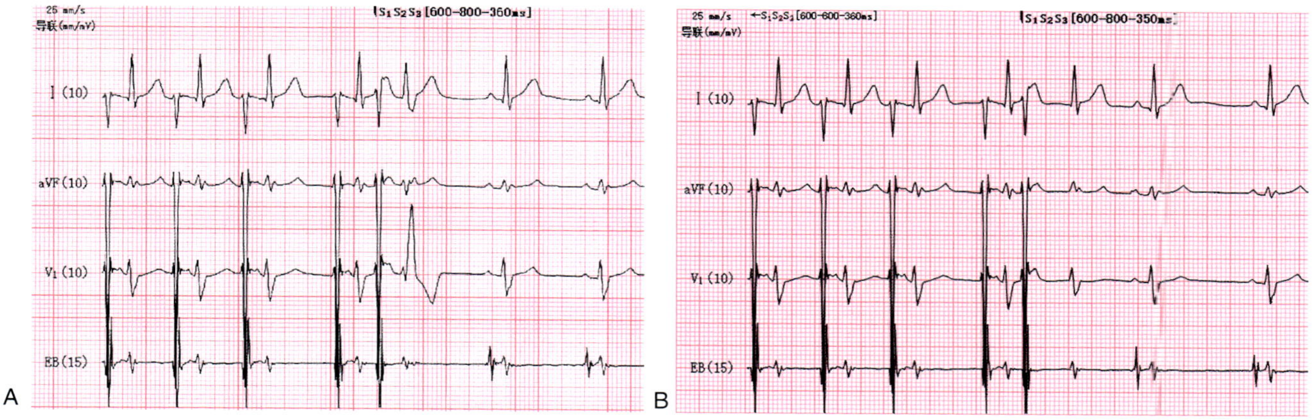

图 9-32　房室结双径路参与的右束支裂隙现象。图示基础周长 600ms,S_1S_2 间期 800ms 的 $S_1S_2S_3$ 心房期前刺激,(A)S_2S_3 偶联间期 360ms 时 S_2-R 间期 200ms,激动沿房室结快径路下传。R_2 呈右束支传导阻滞形,右束支已进入不应期。(B)S_2S_3 偶联间期 350ms 时 S_2-R 间期突然跳跃式延长至 390ms,房室结快径路进入前传有效不应期,激动改从房室结慢径路缓慢下传,右束支脱离不应期后恢复传导,R_2 波形正常,表现出右束支传导的裂隙现象。

第 10 章　预激综合征电生理检查

预激综合征是指起源于窦房结或心房的激动，除沿着正常的房室传导系统下传激动心室以外，同时快速通过异常的传导束（房室旁路、房束旁路等）提前激动一部分或全部心室肌，引起特殊的心脏电生理改变，并且极易伴发快速性心律失常。通过食管及心腔内心脏电生理技术对预激综合征进行较全面的检查，能够显著提高诊断的准确性。不仅在确定旁路部位、了解旁路电生理特性、旁路参与的心动过速形成机制等方面提供了重要诊断依据，而且还是临床上指导治疗和判断预后的一项重要的手段。

第 1 节　旁路解剖特点及类型

房室旁路是房室环发育不良导致的先天性异常引起。正常情况下胚胎早期房室心肌是相连接的，在发育过程中，心内膜垫和房室沟组织形成中央纤维体及房室环，心脏骨架纤维组织构成了心房与心室之间的电学隔离屏障。除了房室结-希浦系统以外，一些遗留的散在心肌连接在出生后通过细胞凋亡机制逐渐自行退化。但在少数人中，这些散在心肌并未完全退化，而是形成了具有传导功能的“旁路”，预激综合征患者可同时存在一条或多条旁路。

旁路的解剖分布决定了心室和心房的激动顺序，通过心电图和心脏电生理检查出现异常的激动顺序可对旁路进行标测定位。不同类型、不同部位旁路引起的电生理改变及心律失常表现各异，包括了所有通过异常旁路引起的顺向心室激动和（或）逆向心房激动所致的心律失常。例如，通过旁路前传激动心室，希浦系统-房室结逆向传导激动心房的逆向型房室折返性心动过速；房室结-希浦系统前向传导激动心室，旁路逆向传导激动心房的顺向型房室折返性心动过速。近年来，随着心脏电生理技术、射频与冷冻等导管消融术的临床广泛应用及发展，根据旁路所处位置的两端所连接的组织及其电生理特性不同，将旁路分为典型与非典型两种类型。

一、典型房室旁路

房室旁路为连接心房肌和心室肌的异常附加传导束。起始于心房肌，多数以肌束的形式穿过房室沟内的脂肪垫插入心室，末端呈树根状着附于心室肌（图 10–1），形成典型的房室旁路，在临床上最常见。普通人群在常规心电图检查中，诊断房室旁路的比例为 0.1‰~3‰。房室旁路主要分布在除左、右纤维三角之外的房室环区域。除少部分位于房室交界区间隔部邻近房室结-希浦系统外，大多数位于房室环的左、右侧游离壁区域。从房室环纵切面可见房室旁路分布在靠近心内膜或心外膜处，深度有较大的差异。在房室环的水平面观察，房室旁路大致分布在 4 个解剖区域：①左侧游离壁；②右侧游离壁；③前间隔部；④后间隔部（图 10–2）。Gallagher 统计了 218 例经手术证实的房室旁路，结果为左侧游离壁旁路最多，约占 45%，其后依次为后间隔旁路占 26%，右侧游离壁旁路占 18%，前间隔旁路占 10%。

旁路的定位方法较多，按照心内电生理标测，以及成功射频消融的结果可将旁路定为 10 个部位（图 10–3）。

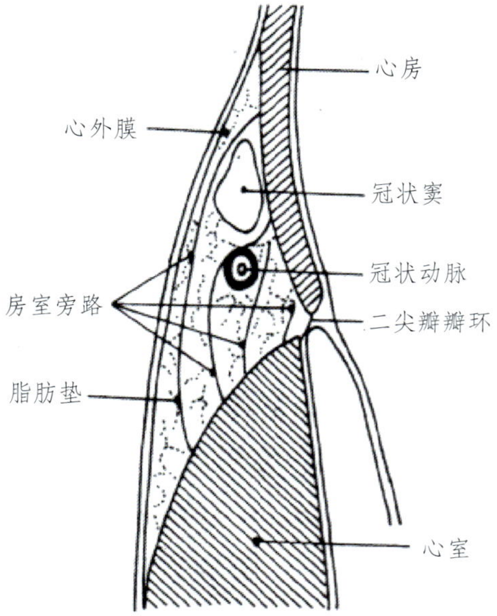

图 10-1　左侧房室环纵切面旁路解剖示意图。

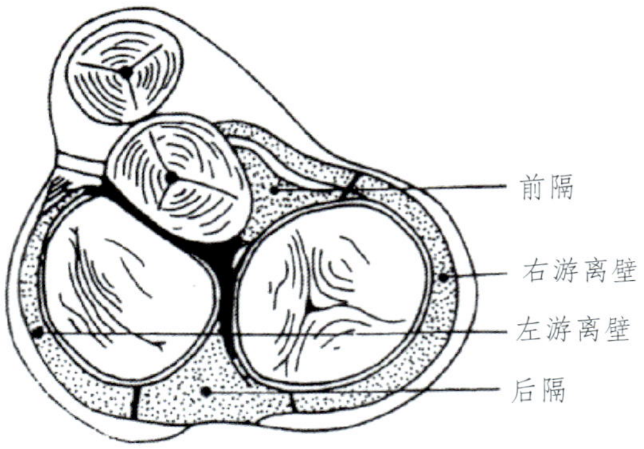

图 10-2　旁路 4 个区域定位示意图。

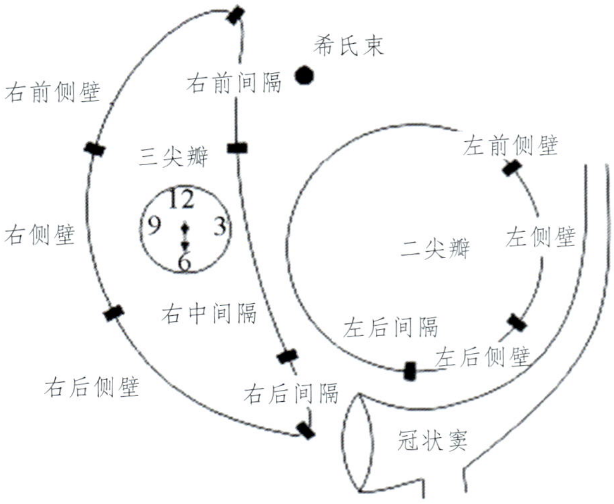

图 10-3　10 个预激部位示意图。

二、非典型旁路

1.变异型旁路(Mahaim 纤维)

1937 年，Mahaim 等通过解剖学发现了连接束支与间隔的心室肌纤维，按照其起点的位置分别称为结室(束)纤维和束室纤维，前者为房室结远端连接至心室肌或右束支的旁路纤维；后者为房室束支连接至心室肌的旁路纤维，后人将其称为 Mahaim 纤维。但是此后不少研究使传统的 Mahaim 纤维概念受到挑战。1982 年，Gillete 首先报道了手术分割右心室游离壁的房室沟可以终止结室纤维引起的心动过速，1984 年，Bhandari 用直流电消融具有 Mahaim 结-室传导特性的房室结后，发现依然存在相同的心室预激图形和递减传导特性，表明房室结与结室纤维无关。特别是近年来随着导管消融术开展和心脏电生理研究的不断深入，人们对传统的 Mahaim 纤维有了进一步的认识，并且不建议使用人名作为旁路的命名，而是依据旁路纤维连接的起止部位来命名(图 10-4)。

(1)房束旁路：位于三尖瓣瓣环游离壁连接右心房和右束支远端，具有前向递减传导功能，无逆向传导功能。因最早的心室激动发生在右心室尖部附近，当出现窦性心律时，预激 QRS 波形呈典型的左束支传导阻滞图形，但 QRS 时限相对较窄。近年来，已有发现左侧房束旁路的报道。

(2)结束旁路或结室旁路：少见。近端起自正常房室结，常合并房室结双径路。远端插入右束支附近的心室肌，主要解剖特征是其均位于房室结以下：①结束旁路心室插入点位于右心室心尖部附近，预激 QRS 形态与房束旁路相同；②结室旁路最早的心室激动邻近三尖瓣瓣环，预激 QRS 波形更宽。

(3)束室旁路：罕见，起始希氏束并与右前间隔处心室肌连接，预激 QRS 波形相对窄。

2.具有递减传导特性的房室旁路

起始心房并插入右心室不同部位，与典型房室旁路不同的是该房室旁路具有递减传导电生理特性。

(1)长房室旁路：旁路束较长，心房端位于右心房游离壁，沿三尖瓣瓣环游离壁插入右心室心尖部心肌或右束支远端附近心室肌。

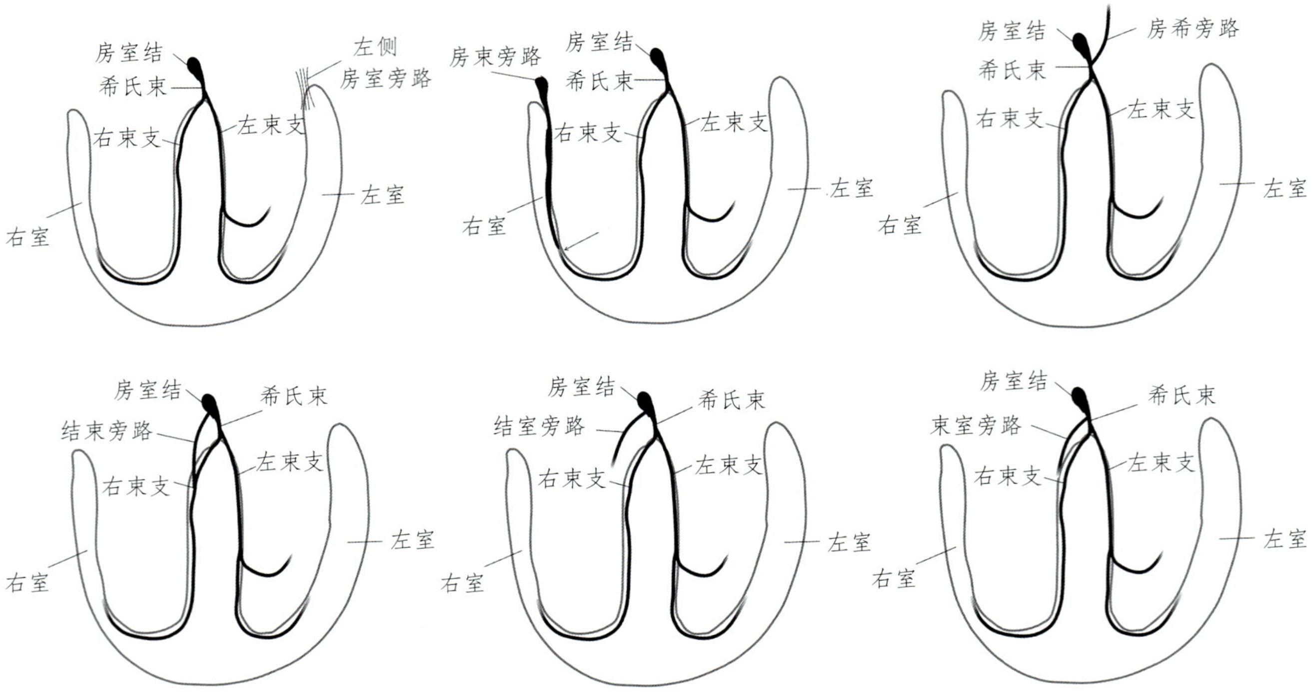

图 10–4　非典型旁路示意图。

（2）短房室旁路：少见。旁路束较短，心房端位于右心房游离壁，心室插入端位于三尖瓣瓣环下的右心室基底部。

3.房希 / 房结旁路（James 束）

由心房直接连接至希氏束，或由心房连接至房室结远端。

非典型旁路具有临床意义的是房束旁路前向传导，引起呈左束支传导阻滞型的逆向型房室折返性心动过速，少数房室折返性心动过速为递减传导性房室旁路引起，由结室旁路引起者少见，尚未见有束室旁路引起心动过速的报道。具有结室旁路或束室旁路心电图表现的心动过速大多为合并房室结双径路或典型房室旁路参与的房室结折返性心动过速和房室折返性心动过速，结室旁路或束室旁路仅作为“无辜者”出现在心动过速。采用导管消融术成功治愈房室旁路或递减传导性长房室旁路所引起的心动过速的报道逐年增多，为近年来预激综合征电生理研究中的进展之一。

三、慢传导房室旁路

在 20 世纪 70 年代以前，人们普遍认为房室旁路传导均呈“全或无”现象，即无递减性传导。然而，此后研究却发现有一部分房室旁路具有递减性传导特性，特别是 20 世纪 90 年代以来，随着导管射频消融术治疗快速性心律失常的临床应用，人们对慢传导房室旁路的电生理特性有了进一步的认识。既可表现为前向性慢传导特性，如长、短递减性房室旁路等；也可表现为逆向性缓慢传导和递减传导特性，如隐匿性房室慢旁路。1967 年，Coumel 描述了持续性交界性反复性心动过速（PJRT），现在已明确此心动过速形成机制即为经房室结前传，慢传导性房室旁路逆向传导引起的顺向型房室折返性心动过速。逆行心房激动的起始位于冠状窦口，Koch 三角的后间隔。因慢旁路具有递减性传导的电生理特征，不应期较长，递增性心室起搏时会出现逆向文氏型房室传导。故慢旁路参与的顺向型房室折返性心动过速 V–A 间期较长，心电图具有逆行 P 波在Ⅱ、Ⅲ、aVF 导联倒置，R-P 间期不固定的长 R-P 间期特点。此心动过速时 1:1 的房室关系是心动过速持续发作条件，一旦房室传导中断，心动过速立即终止。因多数为持续、反复性长期发作，称为无休止性心动过速，少数呈阵发性发作。约 40%的患者采用刺激迷走神经的方法能引起慢旁路逆向阻滞，从而终止顺向型房室折返性心动过速。发作频繁者容易导致心动过速性心肌病（TIC），心动过速经药物治疗效果不佳，导管射频消融术治疗有效。

四、短 P-R 间期综合征

短 P-R 间期综合征包括 LGL 综合征、James 束旁路及加速的房室结传导等。心电图表现具有短 P-R 间期、正常 QRS 波形。经心内电生理检查认为产生短 P-R 间期的机制为：①房室结加速传导；②交感神经张力增加；③解剖学为小房室结；④房希/房结旁路等。对 James 束旁路的解剖学及电生理表现则争议较大。一般认为是通过 James 束直接连接心房和房室结远端或希氏束，完成加速传导。尽管并没有功能上的证据支持这一结构的存在，但因这些心电图改变的共同特征为 P-R 间期<0.12 秒，QRS 波形正常，无预激表现，仅少部分患者有阵发性室上性心动过速病史，故将其统称为短 P-R 间期综合征。现在趋向于认为房室结加速传导的电生理改变是房室结双径路概念中快径路的极端表现，故有学者认为可以不必归纳到预激综合征中去。目前，通过临床电生理检查及射频消融术治疗，发现加速的房室结传导常与显性、隐匿性房室旁路或房室结双径路并存，并且认识到短 P-R 间期综合征患者伴发阵发性室上性心动过速的两种形成机制：①房室旁路参与的顺向型房室折返性心动过速，房室结顺向传导速度的加快使心室率明显增快；②房室结双径路参与的房室结折返性心动过速，短 P-R 间期可能为房室结快径路传导特性范围内的极限（见图 7-11）。

五、斜性房室旁路

旁路心房插入端与心室插入端并不是完全垂直于房室瓣环，绝大部分是呈斜形角度。在行旁路射频导管消融术电生理检查时，可以经心房起搏、心室起搏标测，旁路定位，寻找 VA（AV）融合可能为消融靶点。例如，右前间隔旁路，如果旁路斜度较大，心内电生理标测时心房插入点位于三尖瓣瓣环 1 点钟位置，心室插入点需要在 12 点钟位置去标测（见图 10-5）。85%以上的患者在心房起搏或心室起搏（靠近旁路部位）标测时，出现局部的 AV 或 VA 间期增加≥15ms 的现象，表明了旁路是斜形的。Kenichiro Otomo 进行了旁路传导研究，认为旁路具有斜形倾向，局部 VA 或 AV 间期的增加，可以促进旁路电位的识别。

六、多发性房室旁路

在心脏电生理检查中发现两条或更多的房室旁路，其位置间距≥1cm（排除斜性旁路），并且内部存在多部位的旁路称为多发性房室旁路，其发生率为 5%~10%。最常见的解剖位置在后间隔和右侧游离壁，可在左、右两侧游离壁或在同一侧房室之间存在多条显性或隐匿性房室旁路。多旁路中以同时存在 2 条多见，3 条少见，4 条罕见。多发性房室旁路往往引起复杂多变的心室预激图形和复杂心动过速，造成诊断困难。经研究证明，多旁路的发生率、逆向型房室折返性心动过速在 Ebstein 畸形患者中偏高。

七、心外膜旁路

在导管消融术的治疗中，发现部分旁路在解剖上走行于心外膜，可以分布在左、右房室间，冠状静脉窦是左侧心外膜旁路的组织学基础。Jackman 电生理实验室的研究显示后间隔心外膜房室旁路是冠状静脉

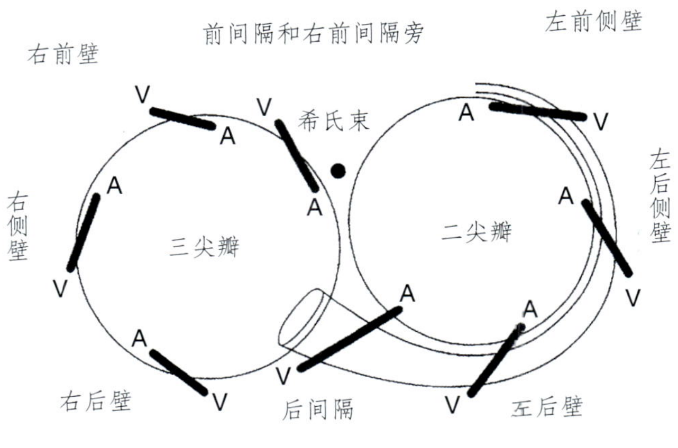

图 10-5 斜性房室旁路示意图。

窦及其分支系统参与的旁路，经心中静脉或者心后静脉与心室相连形成旁路。心房端是冠状静脉窦，心室端是其分支上的肌组织及与心室连接的肌束，约 20%的患者伴有憩室。另外，也有非后间隔的左侧心外膜旁路，可能是冠状静脉窦壁肌袖延伸至心后侧静脉，并且与心室产生连接所致。心耳与心室连接的心外膜旁路少见，报道多为连接右心耳和右心室之间的右侧心外膜旁路，而左心耳连接至左心室的心外膜旁路罕见。

第 2 节　旁路电生理特性

一、旁路的兴奋性

旁路组织对刺激发生反应的能力称为旁路的兴奋性，其兴奋性高低因旁路的类型不同而异。旁路在每次兴奋后也会产生不应期，但相对不应期很短，难以测出。测定旁路的前向有效不应期具有重要临床意义，因旁路不应期与刺激频率周期呈正相关，在测定旁路不应期时，应选择多个刺激频率或周长进行。

文献报道旁路的有效不应期变异范围较大，可>1000ms 或者<200ms。一般认为：①>1000ms 为超长有效不应期；②600~1000ms 为长有效不应期；③280~600ms 为短有效不应期；④≤280ms 为超短有效不应期。Wellens 等测定了 107 例房室旁路的前向有效不应期，91%≤350ms。国内有专家团队采用经食管心脏电生理检查，测得 69 例房室旁路的平均前向有效不应期为（362.8±234.2)ms，其中在 290~590ms 者占 47.8%，≤280ms 者占 40.6%，≥600ms 者仅占 11.6%。以上表明大多数房室旁路的不应期较短，常造成旁路参与折返的心动过速频率较快。旁路具有短不应期是合并心房颤动时发生极快心室率的电生理基础，此时，最短的预激形态 R–R 间期为激动能经旁路连续下传心室形成，可大致反映出旁路的前向有效不应期。旁路不应期超长或偏长则是形成隐匿性预激旁路和间歇性预激旁路的重要因素。与房室交界区的递减传导特性不同，绝大多数房室旁路的不应期不会随心脏刺激频率增快而延长。一般旁路的前向不应期比逆向不应期要长，使激动相对容易在房室旁路前向传导阻滞，而房室旁路发生逆向传导阻滞极少见，故预激旁路参与的房室折返性心动过速以顺向型多见。对于症状或无症状预激综合征患者旁路不应期的无创性试验评价时必要的，这有助于评估患者的心源性猝死危险分层。可以通过心房程控刺激（详见第 5 章第 2 节）、运动试验检测、抗心律失常药物等来测定旁路前向传导不应期。有研究显示，在运动试验中旁路发生阻滞的患者，其旁路不应期均>300ms。但需排除房室结加速传导而致心室预激不能显示的假性旁路阻滞。

二、旁路的传导性

(一)典型传导特性

(1)绝大多数典型房室旁路在电生理学特性上属于快反应纤维，表现为前向传导速度快、传导时间恒定，在心房递增刺激时 S–δ 间期不变，不随刺激频率增加而发生传导时间延长，无频率或周期依赖性递减传导，即“全或无”现象，通常不会发生传导延缓，罕见典型房室旁路呈缓慢递减性传导。旁路在刺激频率达到其有效不应期时便发生 2:1 传导：①旁路不应期长于房室结，在相同刺激频率下，出现心室预激性 QRS 波与正常窄 QRS 波交替或持续出现的现象，系旁路发生 2:1 传导或持续阻滞，而房室结尚未进入有效不应期能显示出其传导，当刺激频率进一步增快至房室结有效不应期时，房室结便出现文氏型房室传导或 2:1 传导（图 10–6)；②旁路不应期短于房室结，旁路在刺激频率达到有效不应期时发生 2:1 传导，因房室结不应期长于旁路，在旁路发生阻滞前就进入不应期，从而无法显示其传导特征（图 10–7）。

(2)随着心房刺激频率逐渐增快，在旁路传导的同时，房室结–希浦系传导速度逐渐减慢甚至出现传导阻滞，造成旁路下传成分增加，心室预激程度逐渐加重或者完全预激，但引起完全预激后再增加刺激频率不会改变预激程度。在靠近房室旁路心房插入端的

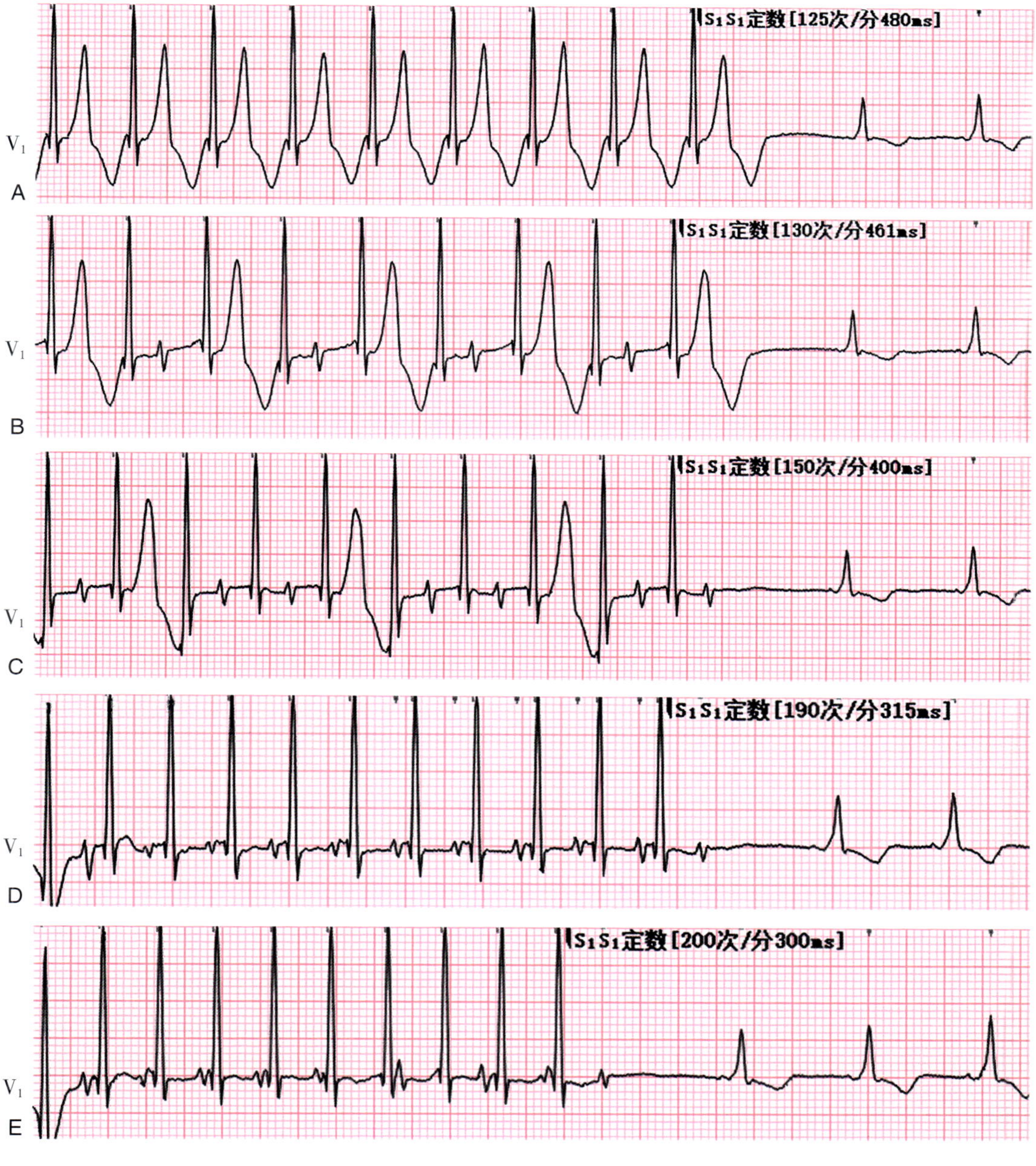

图 10–6　房室旁路不应期长于房室结，旁路呈 2:1、3:1 传导与房室结文氏型房室传导。(A)当心房 S_1S_1 刺激频率为 125 次/分时，心房激动经房室旁路 1:1 前向传导。(B)当心房 S_1S_1 刺激频率为 130 次/分时，房室旁路呈 2:1 前向传导，房室结与旁路交替下传心室。(C)当心房 S_1S_1 刺激频率为 150 次/分时，房室旁路呈 3:1 前向传导。(D)当心房 S_1S_1 刺激频率为 190 次/分时，房室旁路前传进入有效不应期，心房激动均经房室结前向传导至心室，心室预激图形消失。(E)当心房 S_1S_1 刺激频率为 200 次/分时，房室结呈文氏型房室前向传导。(A~E)显示出旁路有效不应期长于房室结有效不应期。

心房递增刺激时，可出现最大限度的心室预激和最短的 P–δ 间期。另外，当存在多旁路、旁路不应期长于房室结不应期、变异型旁路等特殊原因，造成心室最早激动出现变化时，心房刺激可能不会增加心室预激的程度。

（3）大部分旁路具有双向传导能力，既有前向传导能力，又有逆向传导能力。具有逆向传导能力的旁路有前向传导同样的电生理特性：①在心室刺激频率改变或进行程控期前刺激时，室房传导的 V–A 间期不变或稍延长在 25ms 以内；②心室起搏时，心房逆行激动顺序呈偏心性，即左侧房室旁路逆向传导时，左心房激动在先，右心房激动在后（图 10–24）；右侧房室

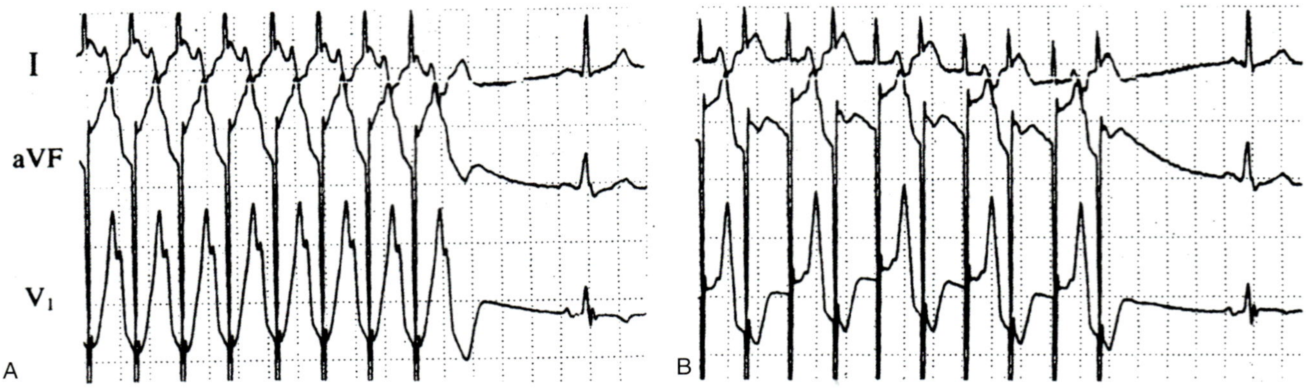

图 10-7 房室旁路不应期短于房室结时，房室旁路呈 2:1 传导。图示显性左侧房室旁路。(A)心房刺激频率为 190 次/分时，房室旁路呈 1:1 传导，未见传导延缓。(B)刺激频率增加至 200 次/分时，房室旁路突然呈现 2:1 传导，未见房室结传导。提示旁路有效不应期在 300ms，并短于房室结。

旁路逆向传导时，右心房激动在先，左心房激动在后(图 10-25)。但是当逆向传导呈中心性时，需要鉴别激动是由间隔房室旁路还是由希浦系统-房室结逆向传导至心房。在心内电生理检查中，可以通过心室起搏刺激时不同部位的 V-A 间期、心房激动顺序，希氏束处于不应期时的心室期前刺激是否激动心房等方法进一步明确鉴别诊断。

(二)不典型传导特性

1.旁路单向传导

旁路单向传导即旁路分别存在前向或逆向传导阻滞，这是预激综合征中较常见的电生理现象。一部分旁路只有前向传导而无逆向传导能力，这部分患者不会发生顺向型房室折返性心动过速。另外，单条旁路患者虽然具有很好的前向传导能力，但因为大多数房室结-希浦系统的逆向传导能力较差而无法形成逆向传导，故极少发生逆向型房室折返性心动过速。对仅有逆向传导能力的房室旁路称为隐匿性房室旁路，虽然无心室预激表现，但易与房室结-希浦系统共同构成房室大折返环路，在期前刺激等因素下诱发顺向型房室折返性心动过速。

2.慢传导性旁路

绝大多数旁路传导速度快而固定，但少数旁路为慢反应纤维，表现出具有像房室结一样的对自主神经张力有反应，以及频率依赖性递减传导的特性，称为慢传导特性旁路。绝大多数的慢旁路仅有逆向传导功能，在心室递增刺激时会出现逆向文氏型房室传导，少数慢旁路虽然有前向传导功能，但因传导速度极慢，可能被房室结-希浦系传导掩盖无法显示。慢旁路参与的房室折返性心动过速有 R-P⁻间期逐渐延长的长 R-P⁻间期特点，因“无休止性”的长期发作，常造成心脏扩大和心功能不全，明确诊断和及时治疗具有重要的临床意义。

3.旁路递减性传导

典型的房室旁路传导速度快而固定，呈“全或无”传导现象。但在少数变异型旁路，例如，房束旁路、长递减房室旁路、短递减房室旁路、结束旁路、结室旁路等在电生理检查时，P-δ 间期或 R-P⁻间期随着刺激周期的缩短而逐渐延长，直至发生完全阻滞使 QRS 波恢复正常或逆行 P 波消失，即发生文氏型房室传导。心房程序刺激时可见心室预激程度渐增，H-V 间期渐短、S-δ 间期延长的前传递减的现象。房束旁路在心房起搏时呈递减性传导反应，但是无逆向传导功能，诱发心动过速时从房束旁路前向传导，沿希浦系统逆向传导，最早逆向心房激动发生在希氏束区域。

4.间歇性心室预激

心电图上记录到的时隐时现的预激 QRS 波称为间歇性心室预激。常表现为房性期前收缩心搏或心房刺激时显示心室预激图形，以及窦性心律时心室预激间歇或交替出现(图 10-6、图 10-9 至图 10-12)。间歇

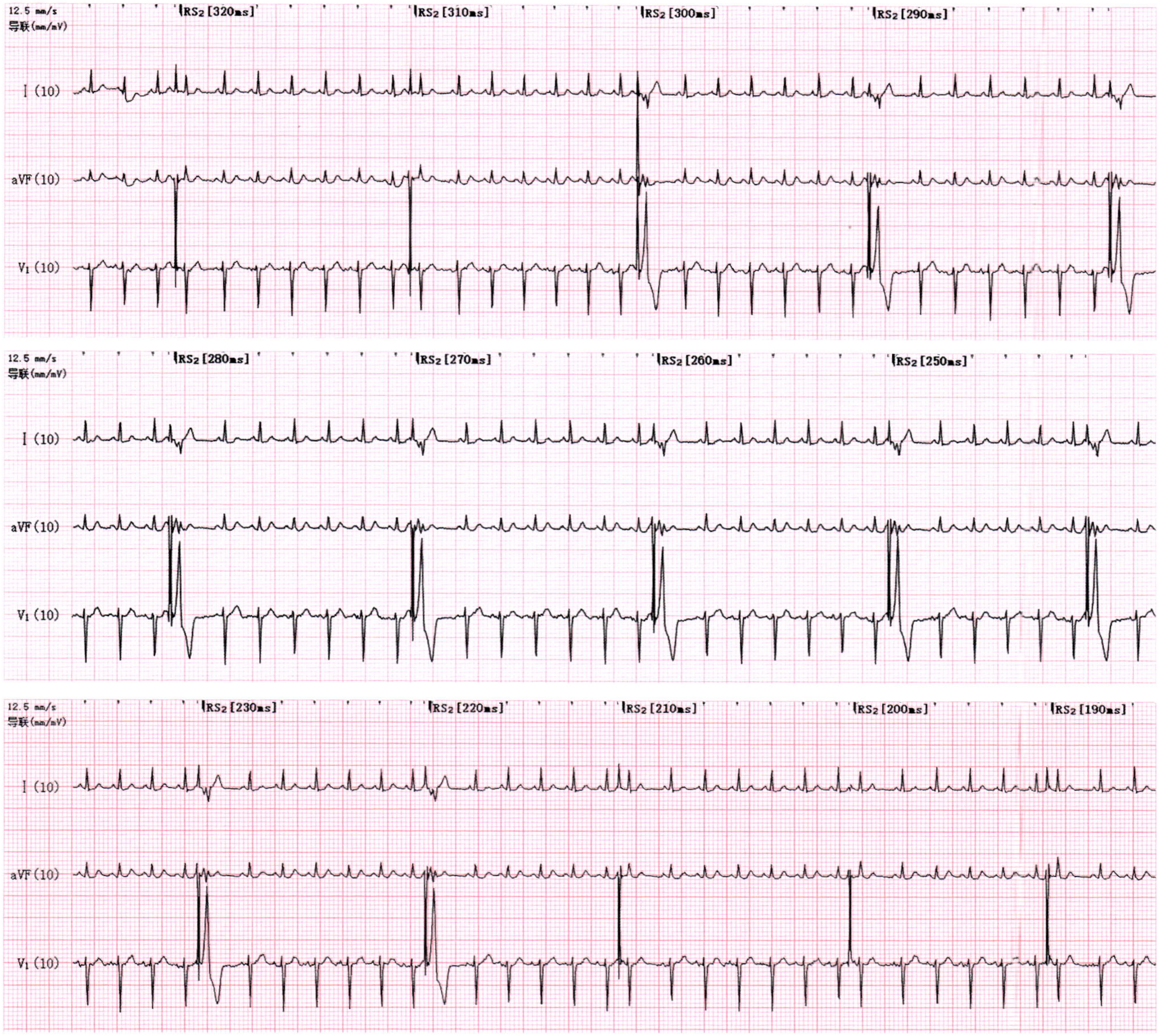

图 10–8　心房 RS_2 刺激显示左侧房室旁路三相、四相传导阻滞。窦性心律时心电图无心室预激表现。(A)心房 RS_2 刺激偶联间期 320ms、310ms 时激动经房室结下传，无心室预激图形；当 RS_2 偶联间期缩短至 300ms、290ms 时出现显性左侧心室预激图形。(B)RS_2 偶联间期 280ms 至 240ms 时继续呈显性心室预激图形。(C)心房 RS_2 偶联间期 230ms、220ms 时继续呈现显性心室预激图形，RS_2 偶联间期进一步缩短为 210ms 至 190ms 时显性心室预激图形消失。本图显示出心房 RS_2 刺激偶联间期较长与较短时，房室旁路均无前向传导能力，只在 RS_2 偶联间期 3000ms 至 220ms 表现出前向传导，显示出房室旁路的三相、四相传导阻滞(纸速：12.5mm/s)。

性心室预激的机制尚不清楚，但可能与旁路的不应期和旁路内的细胞连接有关。

自主神经张力改变、旁路的不应期较长或存在超常传导、电阻抗不匹配等电生理特性造成旁路前向传导功能较差：①当交感神经张力增强时，房室结传导速度加快，预激程度减小或预激消失。迷走神经张力增强对房室结传导有显著的抑制作用，导致激动从旁路下传成分增多，预激程度增大；②旁路不应期长于房室结；③起搏点位置的改变，位于旁路附近的房性期前收缩沿旁路提前下传至心室引起预激。而房室交界性期前收缩直接沿希浦系统下传会致心室预激消失(图 10–75)；④左、右两侧各存在一条旁路，当激动沿两条旁路同时下传时，造成 P–R 间期虽然较短，但 QRS 波基本正常、δ 波消失的现象；⑤旁路不典型传

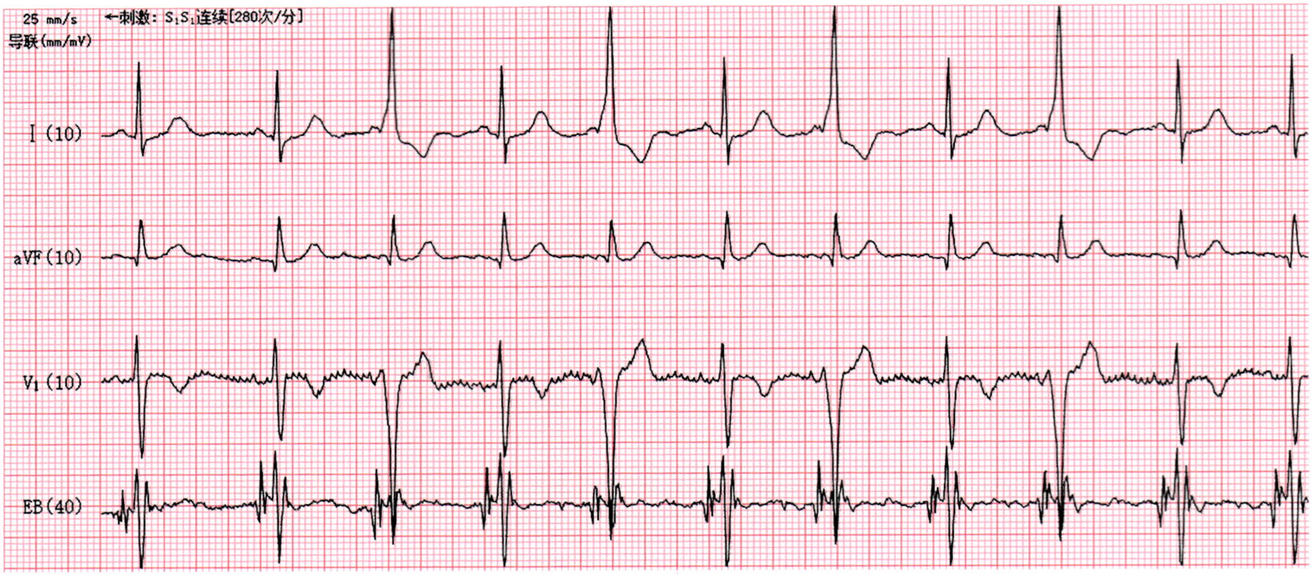

图 10-9　窦性心律时显现交替性心室预激。图示窦性激动在右侧旁路发生间歇性 2:1 前向传导，预激 QRS 波与正常 QRS 波交替出现。

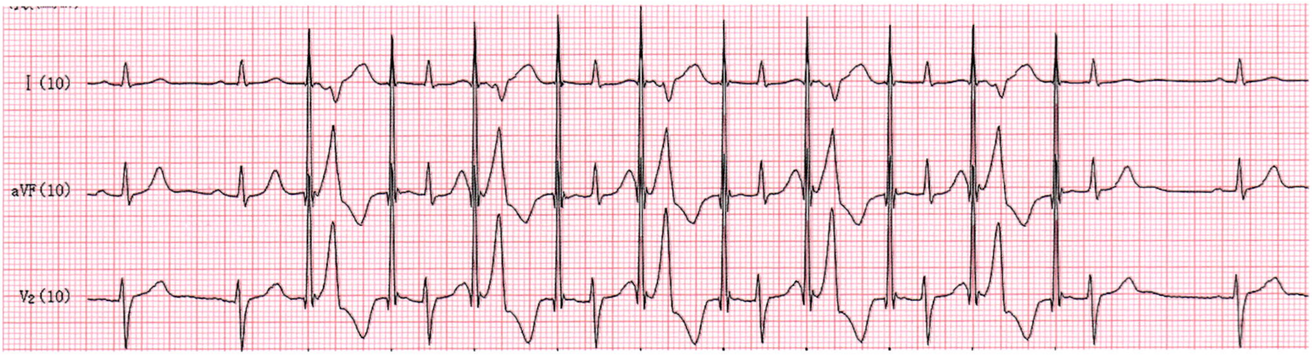

图 10-10　心房刺激时左侧房室旁路交替传导。图示窦性心律时无心室预激图形，心房 S_1S_1 刺激频率为 100 次/分时，由于起搏点离左侧房室旁路近，以及旁路不应期长于房室结的原因，显现出房室旁路与房室结呈交替下传心室的心电图表现。

导特性中的三、四相传导阻滞、前向性或逆向性隐匿性传导、裂隙现象等因素均可造成旁路的间歇性传导。

（1）旁路不应期长于房室结：当旁路有效不应期长于心房激动的 P-P 间期或刺激偶联间期时，旁路出现传导阻滞或不同比例的正常房室传导（见图 5-1 和图 10-6）。

（2）旁路三、四相传导阻滞：与不应期发生改变有关，电生理表现为心房刺激频率增快与减慢到一定程度，或者心房期前刺激偶联间期缩短与延长时 δ 波消失、P-R 间期及 QRS 波恢复正常。前者为旁路发生三相阻滞，后者与旁路发生四相阻滞有关（见图 10-8，详见第 12 章第 8 节）。诊断旁路三相阻滞有时需要使用异丙肾上腺素后，才能显示旁路的前向传导与逆向传导。旁路四相阻滞也可发生于旁路自律性增加时，例如，当发生心房颤动时可见加速的、规律的宽 QRS 波，其图形与预激 QRS 波形态一致。旁路的三、四相传导阻滞改变也可能与发生在旁路插入心室端附近、与频率相关的异位激动有关，因为最早形成的心室激动与经旁路下传的 QRS 波形态相似而误诊。

（3）旁路隐匿性传导：旁路发生隐匿性传导主要与不应期有关，在一部分旁路有效不应期长于房室结的预激综合征患者中，激动可沿着房室结-希浦系统前向传导，然后隐匿性传导至房室旁路，造成旁路持续性阻滞。在旁路有效不应期短于房室结的预激综合

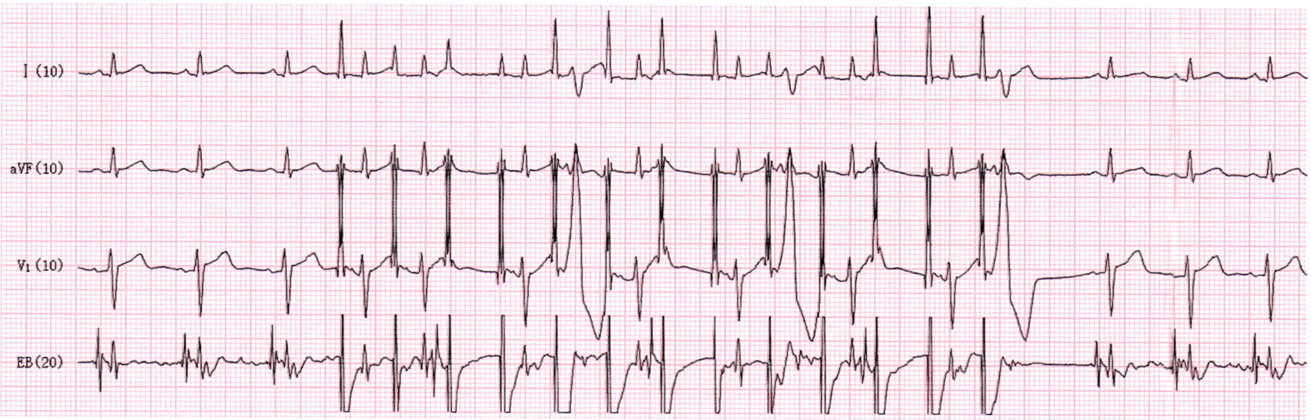

图 10-11　心房刺激揭示隐性左侧房室旁路。图示窦性心律时无心室预激图形。心房 S_1S_1 刺激频率为 140 次/分时，前 3 次 S-R 间期表现房室结文氏型房室传导，第 5、9、13 次 S-R 间期明显缩短并见心室预激图形，为左侧房室旁路前向传导形成。心房刺激下传的第 2、5、8 次 S-R 间期轻微延长，致房室旁路脱离了逆向不应期，在窄 QRS 波后见到 I 导联倒置，aVF 导联直立的逆行 P 波，食管导联中 R-P 间期 140ms。由于逆行心房激动产生了不应期，造成紧跟其后的 S 波无法激动心房。左侧房室旁路在心房刺激下显示出间歇性前向传导与逆向传导现象。

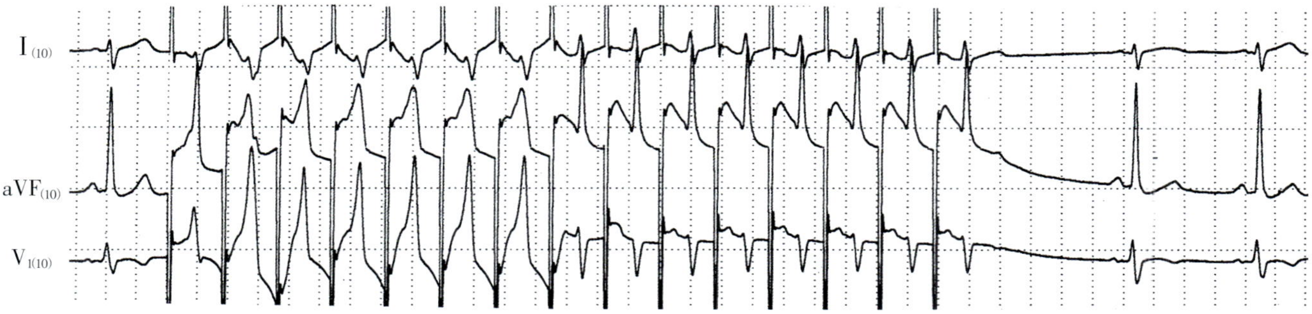

图 10-12　房室旁路隐匿性传导。图示显性左侧房室旁路，窦性心律时显示轻微心室预激。心房 S_1S_1 刺激频率为 170 次/分时，第 1~7 次 S 波后呈现左侧房室旁路前向传导形成的预激性宽 QRS 波，从第 8 次 S 波起 S-R 间期与 QRS 波恢复正常并持续至刺激结束。旁路发生传导阻滞后，在刺激频率相同的情况下无法显示传导，这是由在房室结与房室旁路之间形成了连续的隐匿性传导造成旁路持续前向传导阻滞。

征患者中，激动沿着房室旁路前传，然后隐匿性传导至房室结-希浦系统，使后者形成持续功能性阻滞（见图 10-12，详见第 12 章第 2 节）。

（4）旁路裂隙现象：裂隙现象的形成与旁路的不应期有关，也是心脏多层阻滞的表现。在心房程控期前刺激时，表现为长偶联间期的激动能沿旁路前传，偶联间期缩短至旁路有效不应期时激动传导受阻。当偶联间期进一步缩短时，激动在心房等近端区域遇到相对不应期发生传导延缓，使激动能脱离远端旁路有效不应期并再次前传（详见第 12 章第 1 节）。

三、旁路自律性改变

多年来，也有旁路自律性改变的报道，表现为起源于旁路的各种自律性异位激动。

1.旁路性期前收缩

提前发生的 QRS 波比窦性时更加宽大畸形，在各导联与心室预激波形一致，逆行 P 波隐埋在 QRS 波中或后可排除房性期前收缩沿旁路下传（图 10-13）。

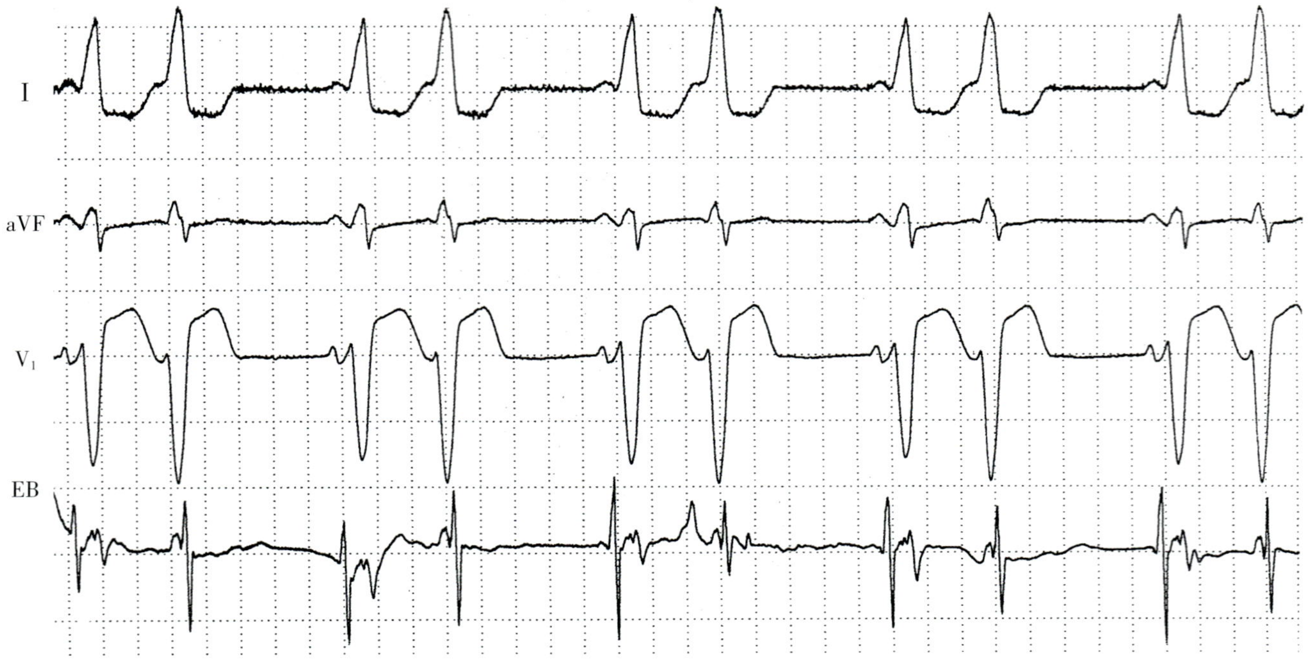

图 10-13 旁路性期前收缩。图示 B 型心室预激发生室性期前收缩二偶联，提前出现的 QRS 波形态与窦性时完全一致，双极食管导联中可见逆行 P 波隐埋在 QRS 波终末，说明室性期前收缩起源于房室旁路或者旁路的心室肌插入部。

2.旁路性并行心律

起源于旁路的激动与经房室结-希浦系统前向传导的窦性激动共同形成较罕见的室性融合波。

3.旁路性逸搏

发生在长间歇后的，比窦性心搏预激程度更重的 QRS 波，其前后无相关 P 波。

4.旁路性加速的逸搏心律

QRS 波呈预激波形的加速性逸搏心律。旁路的自律性表现也可能与旁路插入部位的心室肌激动有关。已观察到射频消融导管在右侧房室旁路心室端触发的室性期前收缩和室性心动过速，与窦性下传的心室预激形态完全一致的表现。提示旁路插入心室部位的心肌因自律性改变，心室形成的最早激动与窦性激动经旁路下传的部位相同，从而形成了貌似旁路性期前收缩或逸搏的心室预激图形（图 10-14）。

四、旁路功能性纵行分离

与房室交界区一样，旁路也可因不应期和传导速度不同而存在功能性纵向分离现象。1983 年，Belhassen 等报道 1 例后间隔房室旁路快径路和慢径路的前向传导时间分别为 115ms 和 195~230ms，而逆向传导时间相等。我们见到 1 例房室旁路的逆行纵向分离现象，心内电生理特征为 1 次室性期前收缩后发生 2 次逆行激动顺序完全一致的左侧偏心性 A 波，并诱发顺向型房室折返性心动过速，心动过速时逆行心房激动顺序与室性期前收缩时一致（图 12-53）。

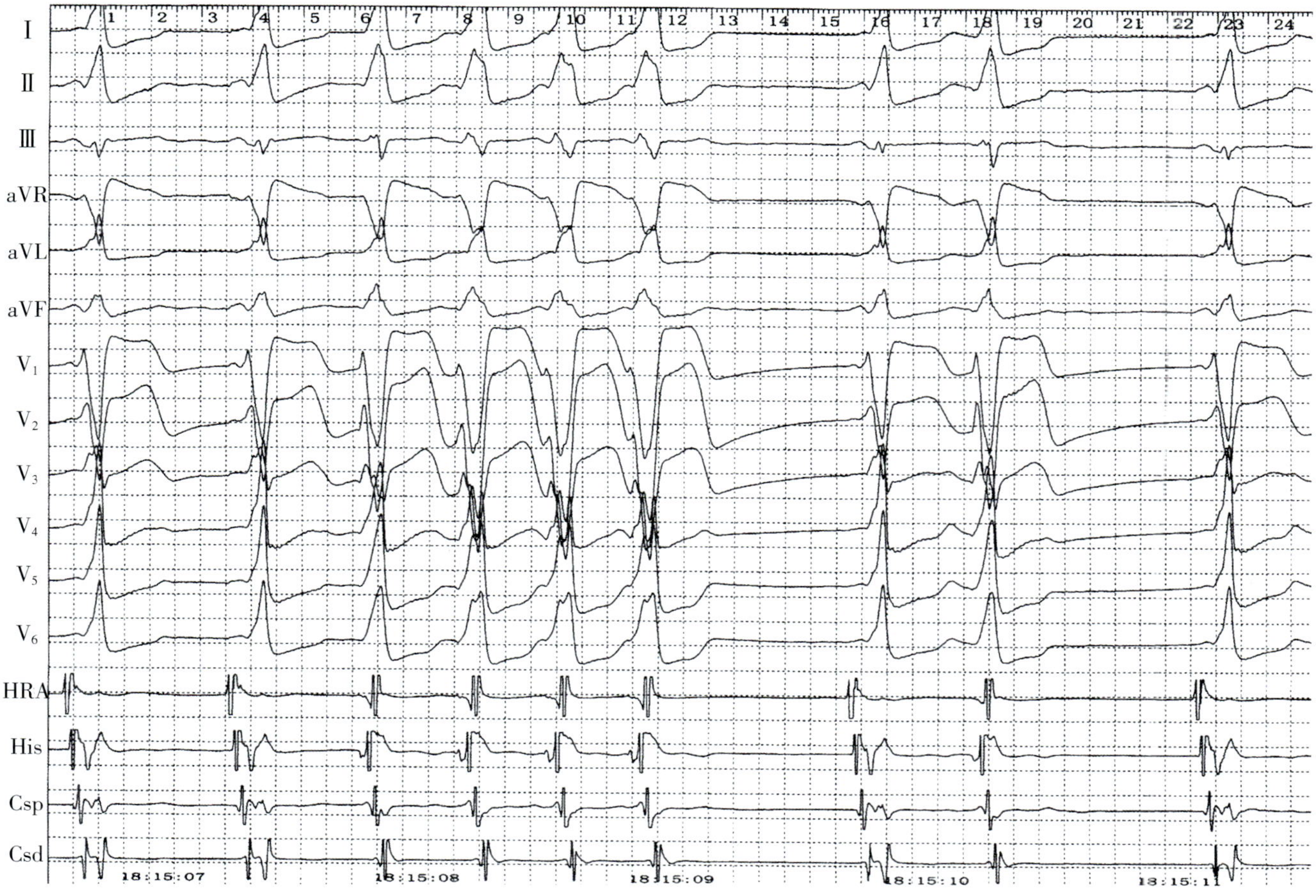

图 10–14　射频消融导管在显性右前间隔房室旁路插入心室端触发的室性期前收缩与室性心动过速。图示第 3 次与第 8 次 QRS 波提前出现，为形态在各导联与窦性心律时一致的室性期前收缩。第 3 次 QRS 波后诱发形态与室性期前收缩一致的短串室性心动过速，并形成室房传导。逆行 P 波隐藏在 QRS 波中，最早逆行心房点在 HIS 处。室性期前收缩与室性心动过速的 QRS 波形态与窦性相同，说明激动起源于旁路插入心室端部位，容易误认为旁路自律性增强引起（纸速：50mm/s）。

第 3 节　旁路电生理检查

对预激综合征患者进行电生理检查的主要临床意义如下。

①明确存在预激旁路；②对旁路进行定位；③证实旁路参与心动过速及参与折返环路的部位；④了解心动过速的诱发及终止机制；⑤测定旁路不应期和了解致命性心律失常的潜在危险性；⑥有助于导管消融术前筛选患者和术后了解疗效等。

一、心电图表现

（一）典型旁路

1. 显性房室旁路心电图特征

（1）P–R 间期<0.12s。

（2）QRS 波增宽，时限≥0.12s。

（3）QRS 波起始部有预激波（δ 波）。

（4）P–J 间期正常。

（5）继发性 ST–T 改变。

（二）非典型旁路（Mahaim 束旁路）

1.房束旁路心电图特征

（1）P–R 间期正常或轻微延长。

（2）QRS 波在Ⅰ导联呈 R 型，Ⅲ导联呈 rS 型，V_1 导联呈 rS 型或 QS 型（图 10–15A）。

（3）QRS 波电轴在 0~75°，胸导联 R/S 移行在 V_4 导联或更后。

（4）QRS 波正常或呈左束支传导阻滞图形，起始部预激波较小，亦可无预激表现。

（5）常伴发类似左束支传导阻滞型伴电轴左偏（一般<30°）的宽 QRS 心动过速，可伴继发性 ST–T 改变（图 10–15B）。

2.结束旁路或结室旁路心电图特征（图 10–16）

通常可观察到Ⅰ导联呈单相波，V_1 导联呈 rS 型，与结束旁路相比，结室旁路 QRS 波更宽并且左束支传导阻滞图形不典型。

（1）P–R 间期正常或延长。

（2）QRS 波显著宽大畸形，呈不典型左束支传导阻滞图形，预激波不明显或很小。

（3）QRS 波电轴与胸导联 R/S 移行区与房束旁路相似。

（4）常合并存在房室结双径路，诱发房室结折返性心动过速时旁路不参与折返。

3.束室旁路心电图特征

（1）窦性心律时 P–R 间期正常或轻度缩短，房室结传导加速时也可出现短 P–R 间期。P–R 间期发生动态改变时，预激 QRS 波形及宽度不变是束室旁路的特点。

（2）具有正常的额面电轴及预激波电轴。

（3）各导联心室预激波不明显，V_1 导联预激波低平或负向。V_1 导联 QRS 波呈 QS 型，时限<120ms。呈 qrS 形时 r 波振幅较低，其 r 波宽度<35ms，而前间隔房室旁路中 60%的患者 V_1 导联 r 波宽度>35ms（图 10–17 和图 10–47）。

（4）房室交界区期前收缩同样出现心室预激波，可排除房室旁路。

（5）胸导联 R/S 移行区出现在 V_2~V_3 导联。

（三）短 P–R 间期综合征心电图特征

（1）P–R 间期<0.12s。

（2）QRS 波形态正常。

（3）QRS 波起始部无预激波（图 10–18）。

二、体表心电图定位

（一）显性房室旁路

1.体表心电图

当心房激动沿房室旁路快速下传时，旁路插入端心室肌先激动形成除极向量，投影在某导联上即形成 QRS 波起始 40ms 的预激波（δ 波）。当预激向量由该导联负极向正极投影时，预激波为正相，以“＋”表示；当投影方向相反时，预激波为负相，以“–”表示。显性旁路定位方法较多，一般以预激波、QRS 波的方向以及胸前导联 R/S>1 移行部位来定位。在形成最大心室预激，即 QRS 波时限≥0.12s 时定位较准确。当预激程度较轻不易判断时，可通过药物或心房刺激的方法减慢房室结传导，以获得最大心室预激。

（1）初步定位：1945 年，Rosenbaum 根据胸导联心电图变化将心室预激粗略分为 A、B 两型，因简单易行，一直沿用至今。①A 型心室预激，反映左侧房室间存在旁路。左心室形成的预激向量在水平面从左后指向前方，投影在 V_1~V_6 正端，预激波正相，QRS 主波向上；②B 型心室预激，反映右侧房室间存在旁路。右心室形成的预激向量在水平面从右前指向左后，V_1~V_3 的预激波呈负相或正相，QRS 主波向下为主；V_4~V_6 的预激波呈正相，QRS 主波均向上。

（2）步骤定位：初步定位虽然方便，但过于简单不够准确，无法满足临床需要。根据心内电生理区分的旁路部位及其心室预激向量投影在相关导联的心电图改变，可采用步骤定位的方法，先将房室旁路分为左前、左后、右前、右后 4 个区域，然后再在不同的区域内进一步细定具体部位（图 10–19）。

1）根据 V_1 导联定左右：根据心室预激向量投影在水平面 V_1 导联轴的方向可分出左右：①预激波在

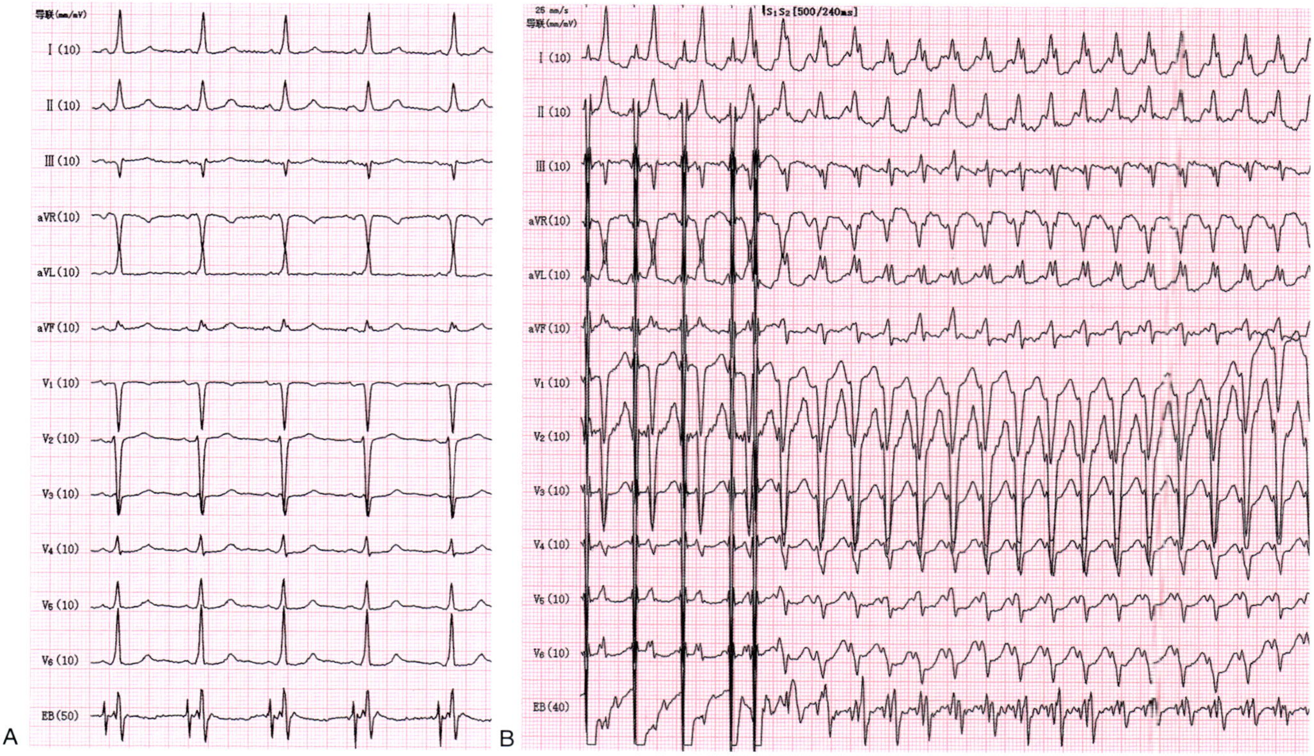

图 10–15 房束旁路心电图特征。(A)示窦性心律时 P–R 间期 120ms，各导联 QRS 波起始可见轻微预激波，Ⅰ导联呈 R 型，Ⅲ导联呈 Qr 型，V_1 导联呈 QS 型。(B)基础刺激周长 500ms 的心房程控期前刺激，S_1S_1 激动均沿旁路下传。S_1S_2 偶联间期 240ms 时见 S_2–δ 间期轻微延长后诱发频率 240 次/分，呈完全性左束支传导阻滞图形的宽 QRS 波心动过速，R/S 移行区发生在 V4 导联之后。食管导联中 QRS 波后可见逆行 P 波，R–P⁻间期 120ms。为房束旁路前向传导的逆向型房室折返性心动过速。

V_1 导联呈正相，QRS 形态呈 R 或 Rs 型，R/S>1 时旁路位于左侧；②预激波在 V_1 导联呈负相，QRS 形态呈 QS 或 rS、RS 型，R/S<1 时旁路位于右侧。少数右后房室旁路 V_1 导联预激波也可呈正相，但 R/S>1 出现在 V_2 导联。

2)根据Ⅲ、aVF 导联定前后：额面Ⅲ、aVF 导联可反映房室旁路在瓣环前后的位置。①预激波在Ⅲ、aVF 导联呈正相，房室旁路位于前方；②预激波在Ⅲ、aVF 导联呈负相，房室旁路位于后方。结合 V_1 导联便可大致分出左前、左后和右前、右后 4 个区域。

3)根据Ⅰ、aVL 导联细分左侧房室旁路：左侧除了左后间隔外均为游离壁旁路，相对右侧要简单。不同部位房室旁路产生面对或背离Ⅰ、aVL 导联正端的预激向量，形成不同的预激波和 QRS 波形态：①预激波在Ⅰ、aVL 导联呈负相或负正双相，房室旁路位于左侧游离壁。Ⅰ、aVL 导联 QRS 形态呈 QS 型时房室旁路位于左前侧壁，aVL 导联 QS 波越深，房室旁路位置越偏向左前。QRS 形态呈 qR 型时房室旁路位于左侧壁；②预激波在Ⅰ、aVL 导联呈正相或等电位线，R 波较低或呈 Rs 型时房室旁路位于左后侧壁；③预激波在Ⅰ、aVL 导联呈正相，结合Ⅲ、aVF 导联预激波负相，房室旁路位于左后间隔(需根据 V_1、V_2 导联 QRS 波形态排除右后间隔)；④预激波在Ⅰ、aVL 导联呈正相，R 波高大时房室旁路位于右侧。

4)根据 V_1、Ⅲ、aVF 导联细分右侧房室旁路：在确定为右侧房室旁路后，需先区分旁路位于间隔部还是游离壁，再根据Ⅲ、aVF 导联分出前后：①V_1 导联预激波呈负相，QRS 波形态呈 QS 型时旁路位于右侧间隔部。呈 RS 型，R/S<1 时位于右侧游离壁；②Ⅲ、aVF 导联预激波呈正相，旁路位于右前间隔或右前侧壁。Ⅲ、aVF 导联预激波呈负相，旁路则位于右后间隔或右后侧壁；③V_1 导联 R/S<1，但 V_2 立即呈 R、Rs 型，R/S>1 是右后间隔旁路的特点，可区别左后间隔旁路；④右侧间隔部位旁路的 aVF 导联预激波呈正负双相或等电位线时，提示为右中间隔旁路，右侧游离壁旁路的 aVF 导联预激波呈正负双相或等电位线时，提示为右

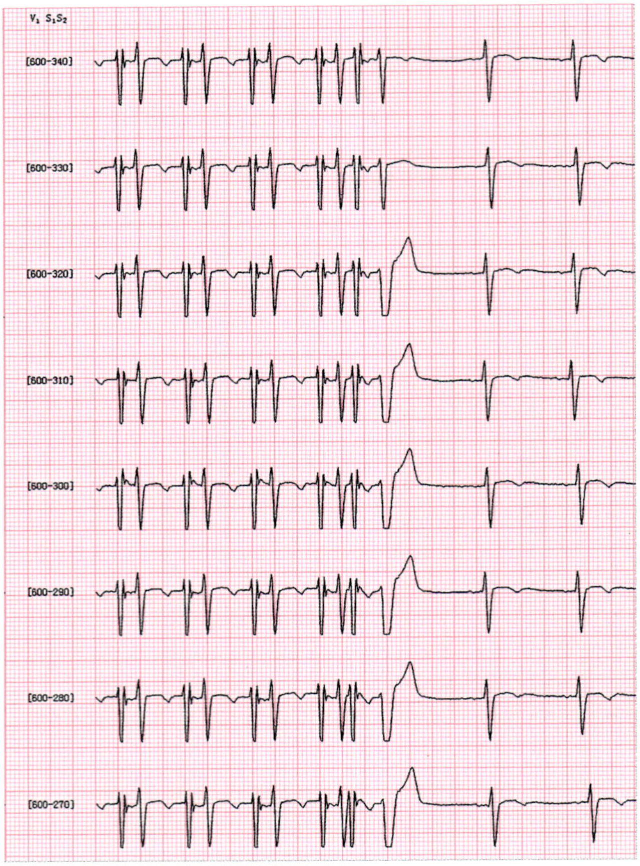

图 10–16 结室旁路。图示基础刺激周长 600ms 的心房期前刺激，S_1S_2 偶联间期 340ms、330ms 时 S_2–R 间期 220ms，R_2 呈 rS 型，S_1S_2 偶联间期 330ms 至 270ms 时 S_2–R 间期逐渐延长至 300ms，R_2 呈 rS 型，QRS 波时限 140ms，表现完出全性左束支传导阻滞形。

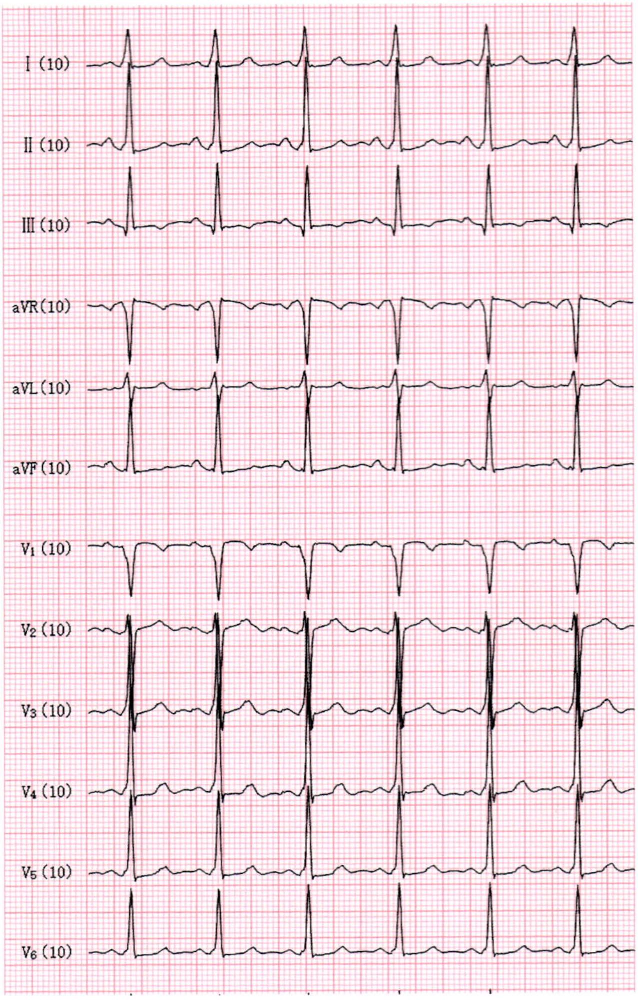

图 10–17 束室旁路。图示窦性心律时 P–R 间期 120ms，QRS 波时限 100ms，起始处见预激波，V_1 导联呈 QS 型，R/S 移行区出现在 V_3 导联。

侧壁旁路。

(二)隐匿性房室旁路

隐匿性房室旁路因无前向传导功能，无论窦性心律还是心房起搏时从不显示心室预激波，仅表现出正常心电图，此时无法证实存在房室旁路。但该类旁路却具有良好的逆向传导功能，可以在心室起搏或诱发顺向型房室折返性心动过速时，根据逆行 P 波证实存在房室旁路。同时逆行心房激动投影在各导联形成的 P 波形态与 R–P⁻间期，可对旁路部位做出初步判断（图 10–20）。一般旁路插入心房端的部位最早形成逆行激动，然后向其他部位传导。当心房激动在某导联由负端向正端投影时，即表现出直立的逆行 P 波；由正端向负端投影时，表现出倒置的逆行 P 波。此外，食管导联能显示出高尖的逆行 P 波，在心动过速时对隐匿性旁路的初步定位颇有帮助。

1.右侧房室旁路

（1）旁路位于右侧时，右心房激动在前，左心房激动在后，V_1 导联逆行 P 波早于食管导联出现。

（2）逆行 P 波在 I、aVL 导联直立，V_1 导联倒置时旁路位于右侧：①逆行 P 波在Ⅱ、Ⅲ、aVF 导联深倒置时，旁路位于右后间隔；②逆行 P 波在Ⅲ、aVF 导联直立时，旁路位于右前间隔；③逆行 P 波在Ⅲ、aVF 导联平坦或浅倒置时，旁路位于右侧壁。

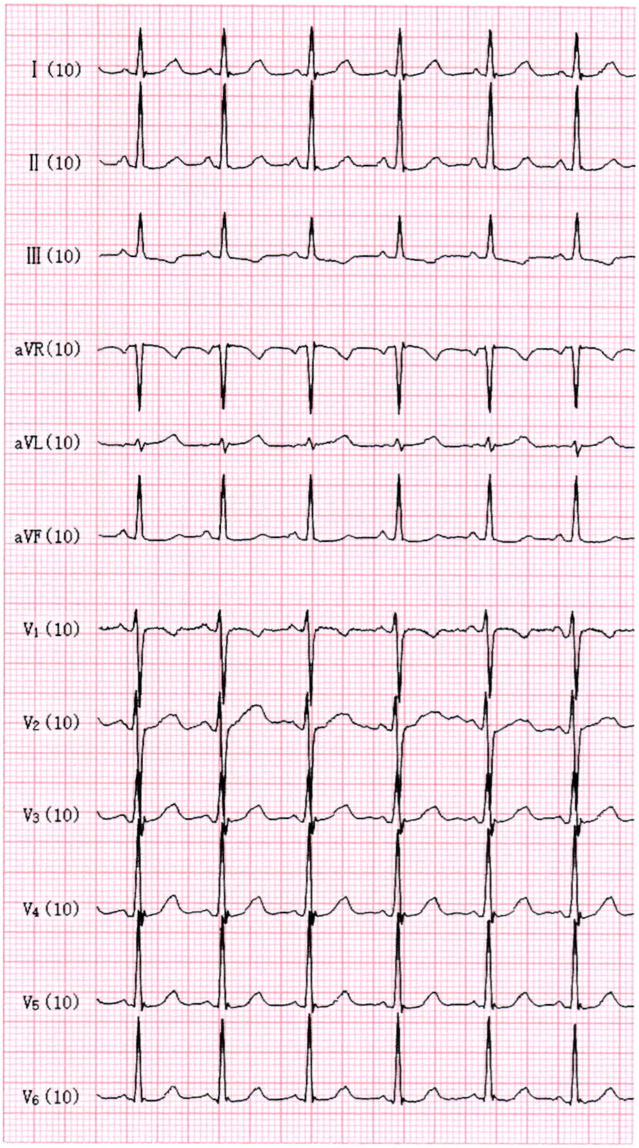

图 10–18　短 P–R 间期。窦性心律时 P–R 间期 100ms，QRS 波时限 80ms，未见预激波。

2.左侧房室旁路

（1）旁路位于左侧时，左心房激动在前，右心房激动在后，食管导联逆行 P 波早于 V_1 导联出现。

（2）逆行 P 波在 V_1 导联直立，Ⅰ、aVL、Ⅱ、Ⅲ、aVF 导联倒置，旁路位于左侧壁。当逆行 P 波在Ⅰ、aVL 导联深倒置，Ⅲ或 aVF 导联直立时旁路位于左前侧壁。

（3）逆行 P 波在Ⅰ、aVL、V_1 导联直立，Ⅱ、Ⅲ、aVF 导联深倒置，旁路位于左后间隔。

精确的旁路定位需采用心内膜标测法，导管消融术即在心内膜标测的指引下定位，通过射频电能来阻断旁路的传导。

三、心内电生理定位

（一）房室旁路的分区

房室旁路主要沿着房室瓣环分布，大部分位于左侧或右侧游离壁，少部分位于间隔部。

从 X 线、心内膜标测、射频导管成功消融等方面总结，可将房室旁路分为 10 个区域（见图 10–3）。

1.右侧房室旁路

采用钟点定位法，在 X 线左前位斜位 45°~60°投照，将三尖瓣瓣环假想成面对观者的时钟，冠状静脉窦口处为 5 点钟，希氏束顶端为 12~1 点钟。

（1）右前间隔旁路：位于希氏束上下 5mm 内，即 12~1 点钟。

（2）右中间隔旁路：位于希氏束下 5mm 至冠状静脉窦口上 5mm 之间，即 3 点钟附近。

（3）右后间隔旁路：位于冠状静脉窦口上 5mm 至三尖瓣瓣环 6 点钟，相当于 4~6 点钟。

（4）右后侧壁旁路：6~8 点半。

（5）右侧壁旁路：8 点半~9 点半。

（6）右前侧壁旁路：9 点半~12 点。

2.左侧房室旁路

采用 X 线右前位斜位投照。

（1）左后间隔旁路：距冠状静脉窦口向左 1.5cm 内。

（2）左后侧壁旁路：距冠状静脉窦口向左 1.5~3cm。

（3）左侧壁旁路：距冠状静脉窦口向左 3~5cm。

（4）左前侧壁旁路：距冠状静脉窦口向左 5cm 以上。

（二）窦性心律标测

显性心室预激时，常规放置右心房、希氏束、右心室、冠状静脉窦等部位的导管电极。电极导管到位后，同步记录窦性心律时呈现心室预激的心腔内各部位心电图，分析各部位 A 波与 V 波的激动顺序关系，找出最早心室激动点及最短的 A–V 间期，V 波最早出

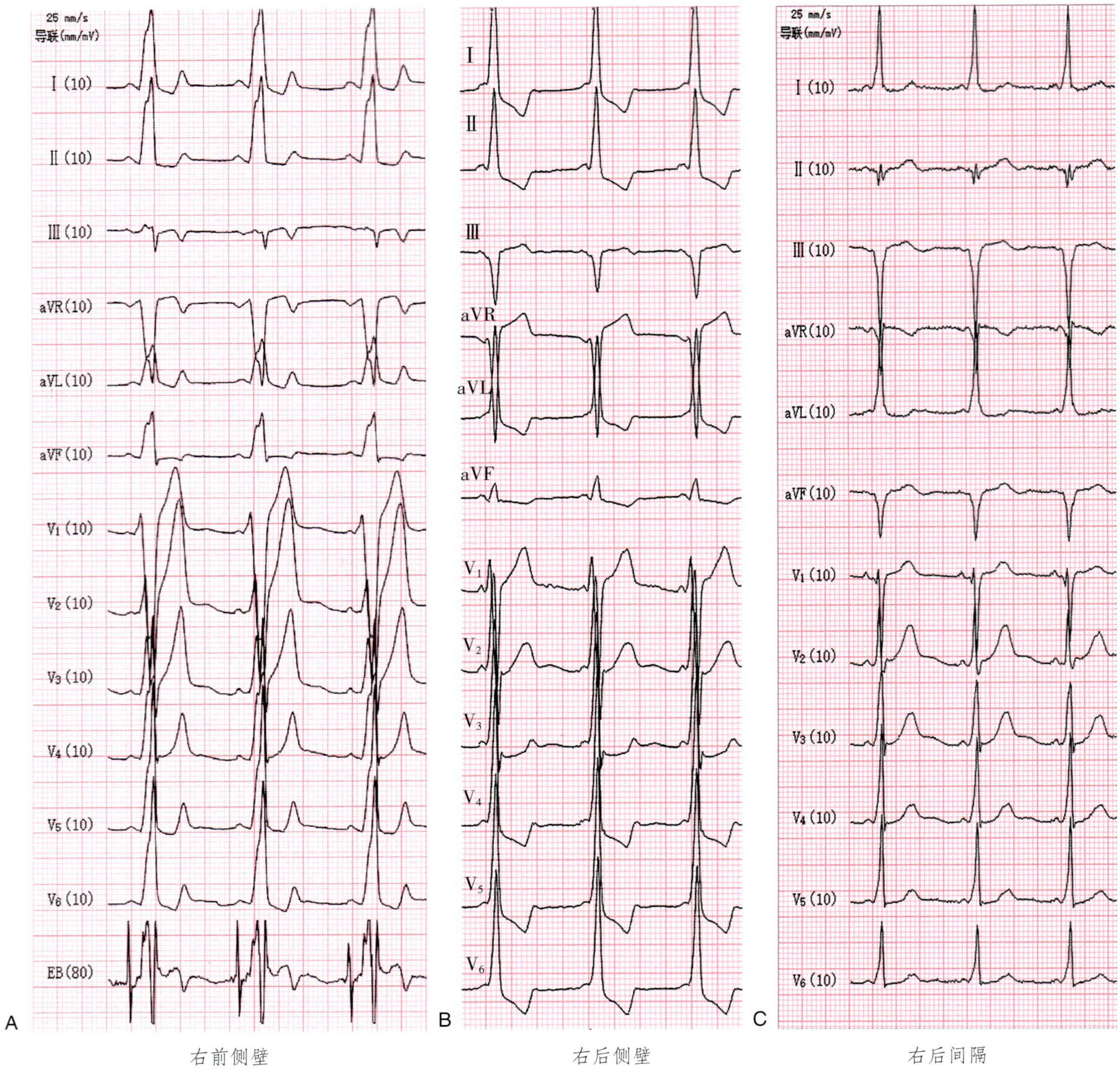

图 10-19 显性房室旁路步骤定位。(A) 右前侧壁旁路，V_1 导联 δ 波正相、QRS 波呈 rS 型，Ⅲ导联呈 rS 型，aVF 导联 δ 波正相、QRS 波呈 Rs 型。(B)右后侧壁旁路，V_1 导联 δ 波正相、QRS 波呈 rS 型，Ⅲ导联呈 QS 型，aVF 导联 δ 波负相、QRS 波呈 R 型。(C)右后间隔旁路，V_1 导联 δ 波负相、QRS 波呈 qrS 型，Ⅲ、aVF 导联 δ 波负相、QRS 波呈 QS 型，V_2 导联呈 Rs 型。(待续)

现的部位即是心室预激部位。记录到 AV 波融合、V 波提前并早于体表预激波 20ms 的电极所在部位为最接近旁路的部位，通常在该部位能记录到理想的消融靶点图。低位右心房电极记录到提前的 V 波、A-V 间期最短时，旁路位于右侧房室环部。用标测电极沿三尖瓣瓣环仔细寻找心室最早激动点，根据钟点定位法可进一步区分旁路部位。

(1)当希氏束远端部电极记录到提前的 V 波、A-V 间期最短或 A 波与 V 波融合时，旁路位于右前间隔(图 10-21A)。

(2)当希氏束近端部电极记录到提前的 V 波、A-V 间期最短或 A 波与 V 波融合时，旁路位于右侧壁(图 10-21B)。

(3)当冠状静脉窦近端电极记录到提前的 V 波、

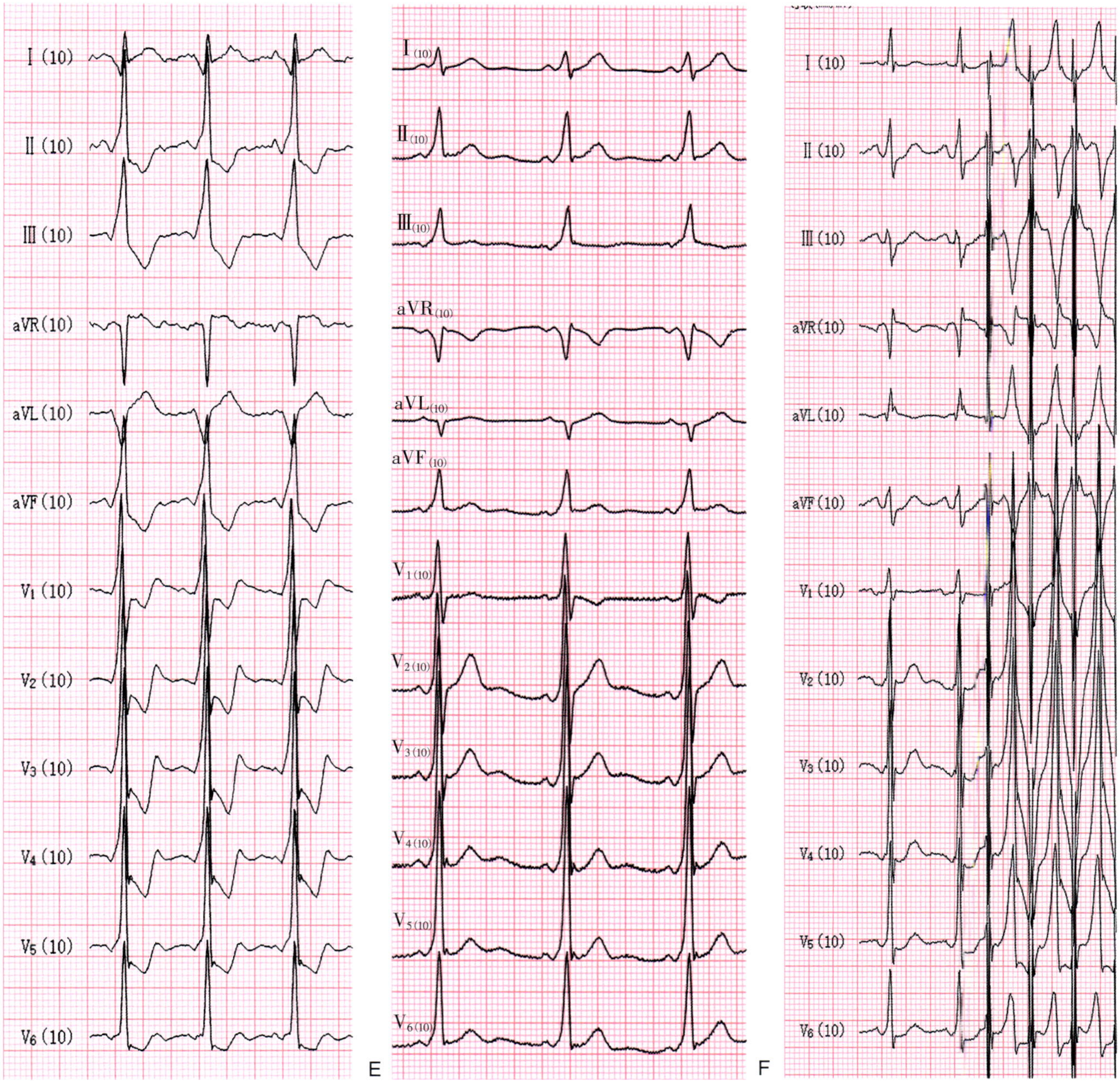

D 左前侧壁　E 左侧壁　F 左后间隔

图 10-19(续) (D)左前侧壁旁路，V_1 导联 δ 波正相、QRS 波呈 RS 型，Ⅲ、aVF 导联 δ 波正相、QRS 波呈 R 型；Ⅰ、aVL 导联呈 QS 型。(E)左侧壁旁路，V_1 导联 δ 波正相、QRS 波呈 RS 型，Ⅲ、aVF 导联 δ 波正相、QRS 波呈 R 型；Ⅰ呈 RS 型；aVL 导联呈 QS 型。(F)左后间隔旁路，窦性心律时心室预激不明显，心房 S_1S_1 刺激时 R 波呈心室预激图形，V_1、V_2 导联 δ 波正相、QRS 波呈 R 型，Ⅲ、aVF 导联 δ 波负相、QRS 波呈 QS 型。

A-V 间期最短时，旁路位于左后间隔(图 10-21C)。

(4)当冠状静脉窦中端电极记录到提前的 V 波、A-V 间期最短时，旁路位于左侧壁(图 10-21D)。

(5)当冠状静脉窦远端电极记录到提前的 V 波、A-V 间期最短时，旁路位于左前侧壁(图 10-21E)。

(6)当多部位电极均记录到提前的 V 波、无法辨别何处 V 波最早时，提示存在多条旁路。当其中一条旁路传导阻滞时，相对应记录点的 A-V 间期便恢复

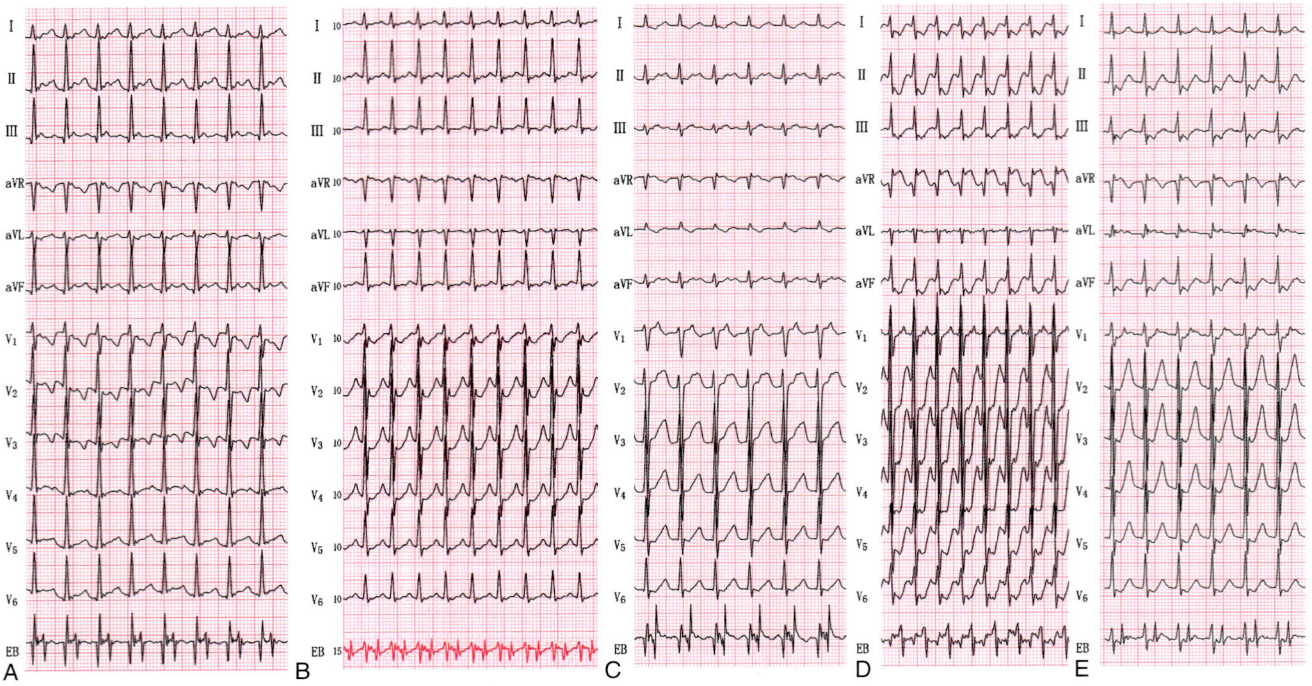

图 10-20 隐匿性房室旁路定位。(A)右前间隔旁路，逆行 P 波在Ⅰ、Ⅱ、Ⅲ、aVF 导联直立，aVR、V_1 导联倒置，$R-P^-V_1<R-P^-EB$。(B)右侧壁旁路，逆行 P 波在Ⅰ、Ⅱ、aVF 导联直立，aVR、V_1 导联倒置，Ⅲ、aVL 导联低平。(C)左前侧壁旁路，逆行 P 波在Ⅰ、aVL 导联倒置，Ⅲ、aVF、V_1 导联直立，$R-P^-EB<R-P^-V_1$。(D)左侧壁旁路，逆行 P 波在Ⅰ、aVL、Ⅱ、Ⅲ、aVF 导联倒置，V_1 导联直立；$R-P^-EB<R-P^-V_1$。(E)左后间隔旁路，逆行 P 波在Ⅰ、aVL、V_1 导联直立，Ⅱ、Ⅲ、aVF 导联深倒置；$R-P^-EB<R-P^-V_1$。

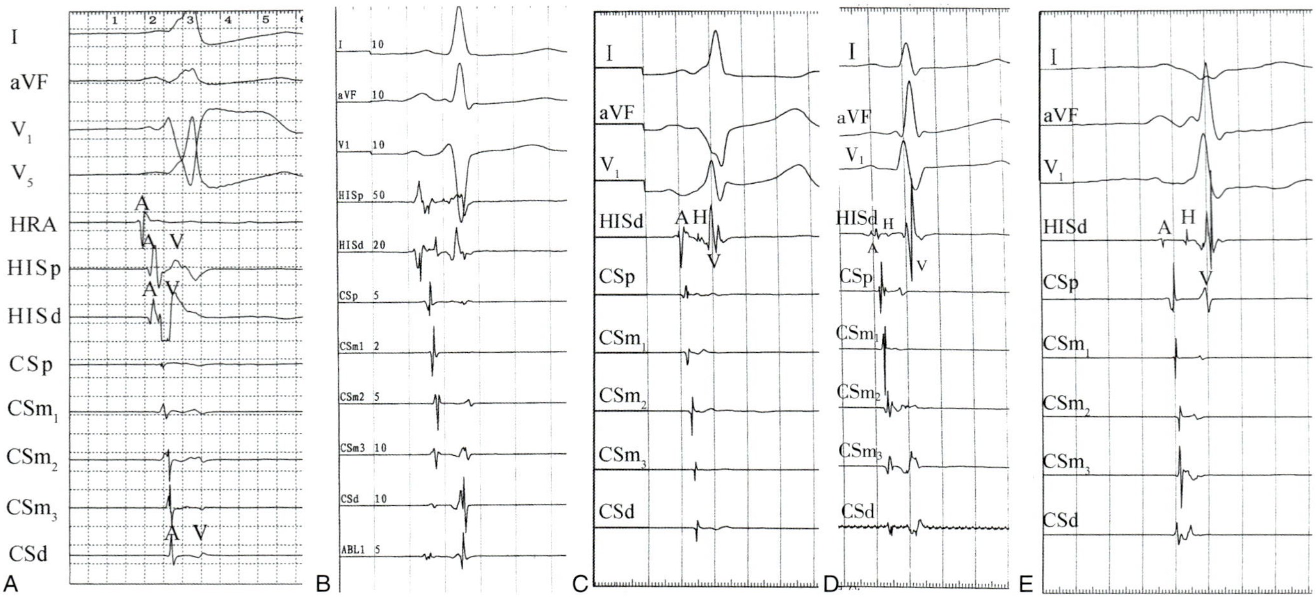

图 10-21 窦性心律时心导管标测的预激旁路定位(纸速：100mm/s)。(A)显性右前间隔房室旁路，HISd 处 A 波与 V 波融合。(B)显性右侧壁房室旁路，HISp 处 A 波与 V 波融合。(C)显性左后间隔房室旁路，CSp 处 A 波与 V 波融合。(D)显性左侧壁房室旁路，CSm_1、CSm_2 处 A 波与 V 波融合。(E)显性左前侧壁房室旁路，CSd 处 A 波与 V 波融合。

正常(图 10–22)。

(三)心房刺激标测

通常心室预激程度越大,对旁路的定位越准确。心房刺激可减慢房室结传导,使心室预激程度增加,故心房刺激标测特别适合心室预激波不明显的左侧旁路定位(图 10–19F)。心房刺激时在 A–H 间期正常的情况下出现 A–δ 及 A–V 间期明显缩短,此时与窦性心律标测时一样,找到最早心室激动点即可明确旁路部位。其次,在刺激频率不变的情况下改变刺激部位有利于快速找到旁路部位。例如,可分别刺激右心房、希氏束、冠状窦等部位,当起搏点位于旁路附近时会显示出心室完全预激图形。另外,在不同频率的心房刺激下标测,通过不同的最早心室激动点还可发现多旁路的存在(图 10–23)。

(四)心室刺激标测

心室刺激标测时,可通过位于心腔内各部位导管电极记录到呈偏心性的最早心房激动点、以及最短 V–A 间期进行旁路定位。心室刺激标测与心动过速时标测一样,是隐匿性房室旁路定位不可缺少的方法。

1.左侧房室旁路

心室激动首先逆向传导至左心房,然后向房间隔传播,最后到达右心房。冠状静脉窦电图中 A 波早于希氏束部,右心房处 A 波最后出现,逆行心房激动顺序呈左侧偏心性。根据冠状静脉窦电极不同部位的最早心房激动点可判断:①左前侧壁房室旁路,远端电

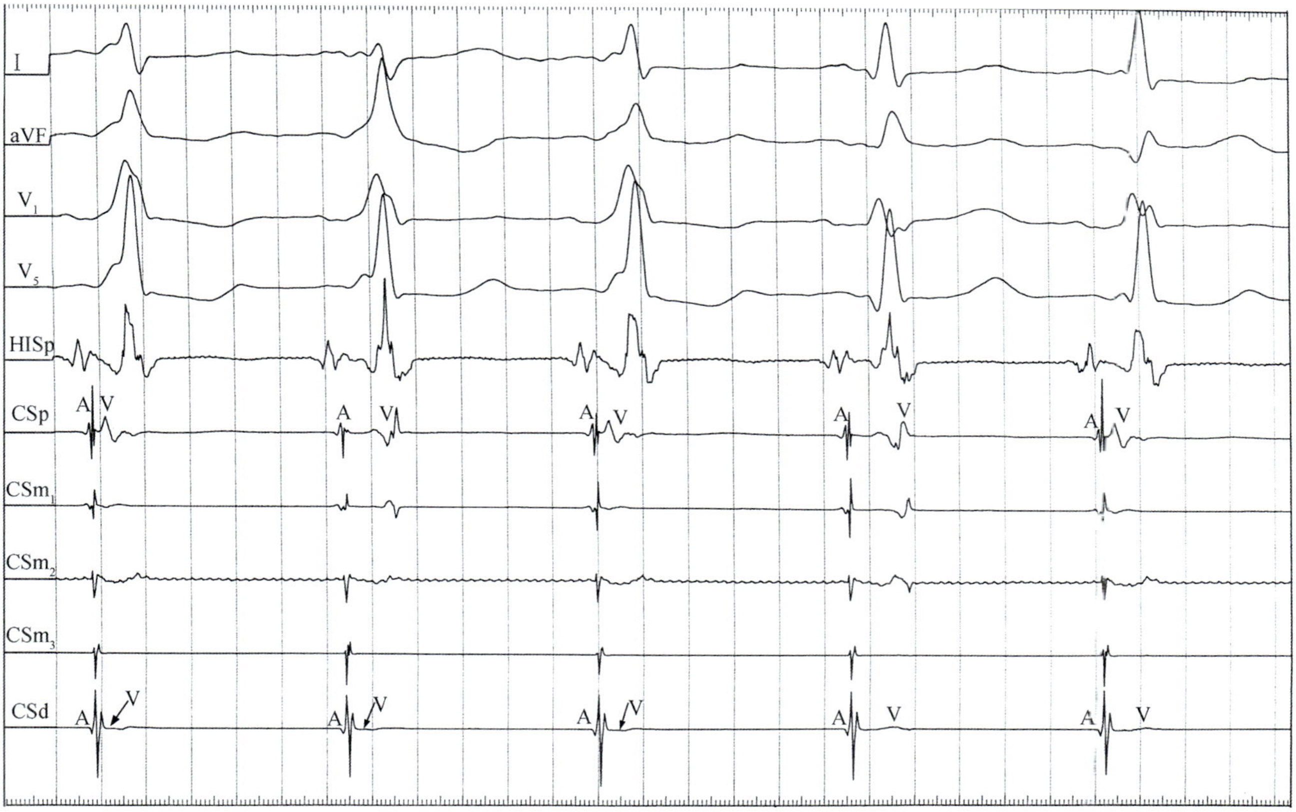

图 10–22　窦性心律时左侧房室多旁路标测(纸速:100mm/s)。图示窦性心律时 QRS 波及 A–V 间期呈现 4 种形态:①第 1 次及第 3 次 QRS 波呈完全预激图形,Ⅰ、aVF、V_1、V_5 导联中预激波呈正相,冠状窦各记录点中 A 波与 V 波均融合,为 3 条房室旁路同时前向传导形成;②第 2 次 QRS 波预激程度略减轻,CSp、CSm_1 中 A 波与 V 波分开,表明左后侧壁房室旁路传导中断,CSm_2、CSm_3 及 CSd 中 A 波与 V 波仍然融合,为左侧壁以及左前侧壁房室旁路前向传导形成;③第 5 次 QRS 波预激程度进一步减轻,aVF 导联预激波呈负相,CSp、CSm_1、CSm_2 中 A 波与 V 波融合,提示左后侧壁、左侧壁房室旁路存在前向传导,CSm_3 及 CSd 中 A 波与 V 波分开,表明左前侧壁旁路已发生传导阻滞;④第 4 次 QRS 波变窄,Ⅰ、V5 导联中出现 q 波,预激图形消失。冠状窦各记录点中 A 波与 V 波全部分开,说明此时 3 条房室旁路均已发生传导阻滞。射频导管消融术分别在距冠状窦口 1.5cm、4cm、5.5cm 处阻断 3 条房室旁路。

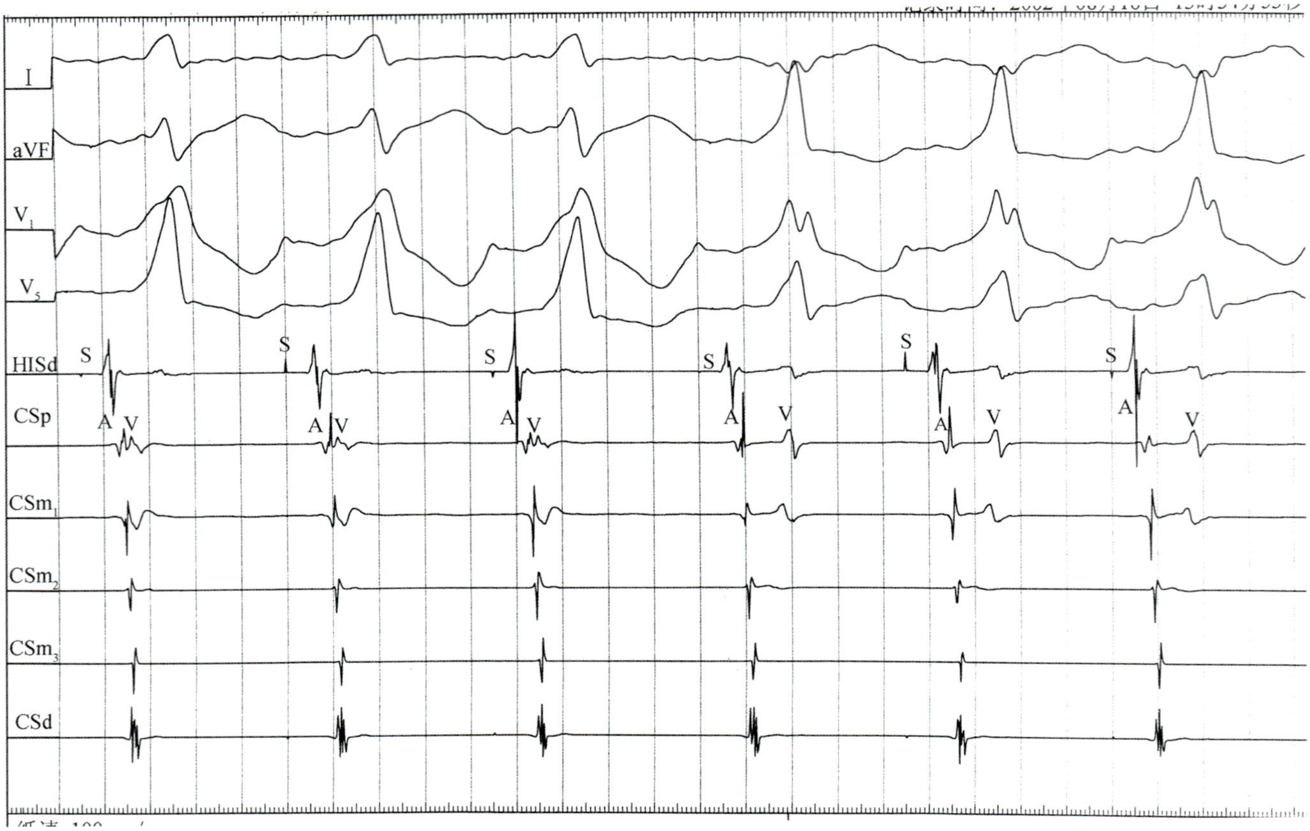

图 10-23 心房刺激显示左侧房室双旁路(纸速:100mm/s)。图示右心房 S_1S_1 周期长度 450ms 刺激,见 QRS 波及 A-V 间期呈现两种预激图形:①前 3 次 QRS 波在 I 、V_1、V_5 导联中预激波均呈正相,冠状窦各记录点中 A 波与 V 波均融合,表现出左后间隔、左侧壁两条房室旁路同时前向传导的特征;②后 3 次 QRS 波在 I 导联中预激波变为负相,CSp 及 CSm_1 处的 A 波与 V 波突然分开,但 CSm_2、CSm_3、CSd 处 A 波与 V 波仍然融合,表明左后间隔房室旁路已发生传导阻滞,呈现出左侧壁房室旁路传导的特征。射频导管消融术分别在距冠状窦口 1cm、4cm 处阻断两条显性房室旁路。

极中 A 波最早出现;②左侧壁房室旁路,远中端电极中 A 波早于近端及远端出现;③左后侧壁房室旁路,近中端电极中 A 波早于近端及远端出现; ④左后间隔房室旁路,近端电极中 A 波最早出现(图 10-24)。

2.右侧房室旁路

心室激动首先逆向传导至右心房,心房激动顺序与左侧房室旁路相反,右心房 A 波最早出现,通过房间隔向左心房传播, 逆行心房激动顺序呈右侧偏心性。采用标测电极沿房室环的心室侧或心房侧逐点记录,记录到 V-A 融合的部位即为旁路所在位置(图 10-25)。

3.间隔部旁路

心室激动沿后间隔部旁路逆向传导时,心房最早激动点位于冠状窦口附近,然后分别向右、左心房传播,逆行心房激动顺序中心性(图 10-24D、图 10-25D 和图 10-26E)。当旁路位于前间隔部时,希氏束部 A 波最早出现(图 10-25B 和图 10-26A),后间隔旁路逆行心房激动顺序与慢-快型房室结折返性心动过速时相似。当心动过速难以鉴别时,可在希氏束处于不应期时给予心室提前刺激。慢-快型房室结折返性心动过速时,心室激动无法沿希氏束逆向传导,如心室提前刺激能逆向传导至心房则表明存在间隔部房室旁路。

(五)心动过速标测

诱发顺向性房室折返性心动过速后,与心室刺激标测一样,同步记录心腔内各部位导管电极所记录到的最早 A 波及最短 V-A 间期来判断旁路部位, 标测点越多,准确性越高(图 10-26 和图 10-27)。对于逆向型房室折返性心动过速则需与窦性标测一样,通过记录到最早心室激动点来判断旁路部位。

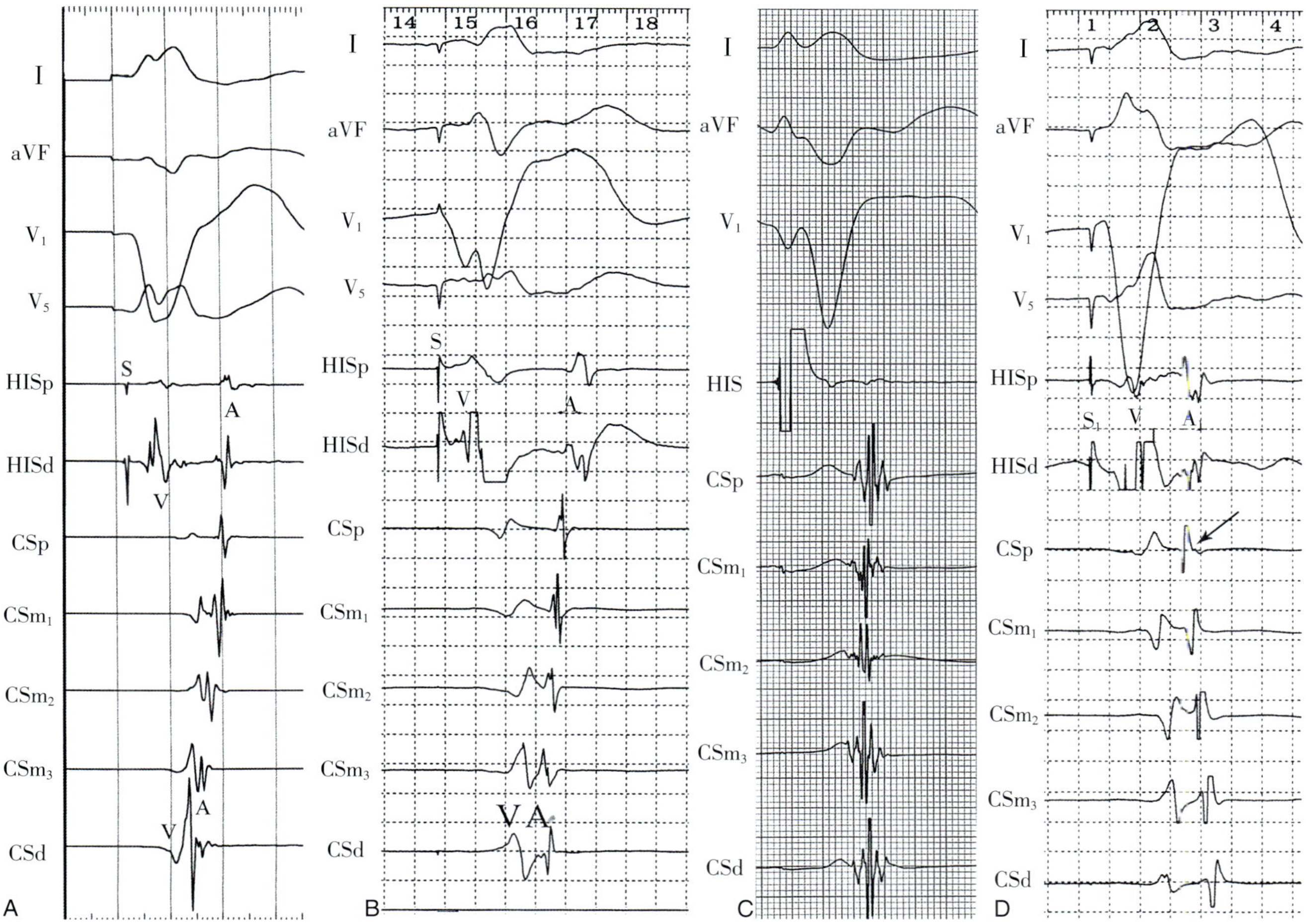

图 10-24　心室刺激时左侧房室旁路逆向传导心房激动顺序。图示在心内电生理检查中，心室刺激激动经左侧房室旁路逆向传导心房激动的标测顺序。(A)左前侧壁房室旁路，冠状窦电极显示心房最早激动位于 CSd，可见 VA 融合。(B)左侧壁房室旁路，冠状窦电极显示心房最早激动位于 CSd、CSm_3，可见 VA 融合。(C)左后侧壁房室旁路，冠状窦电极显示心房最早激动位于 CSm_2、CSm_3 处，出现 VA 融合。(D)左后间隔房室旁路，冠状窦电极显示心房最早激动位于 CSp(箭头所示)，心房激动顺序在冠状窦由近端向远端传导，希氏束处 A 波迟于 CSp。

四、影响心室预激程度的几种因素

预激综合征的 QRS 波是心房激动分别同时从房室旁路和房室结-希浦系统下传形成的室性融合波，预激程度的大小与下列因素有关，但最大影响因素是起搏点与旁路部位的距离和房室结传导速度(图 10-28)。

1.起搏点与旁路部位

旁路离心房内起搏点越近，预激程度越大，反之则越小。

(1)右侧房室旁路：窦性心律或右心房起搏时距右侧旁路较近，激动能较早地沿右侧旁路下传心室，预激程度要大于左侧旁路。有时经食管起搏左心房时，右侧游离壁旁路的预激程度和 QRS 波畸形程度反而会减小，是因为经食管起搏左心房时离右侧旁路较远，起搏激动到达房室结时间要比右侧旁路早，两者传导时差反而比窦性心律时小(图 10-29、图 10-36 和图 10-37)。

(2)左侧房室旁路：经食管心房起搏点位于左心房后壁，激动到达左侧旁路时间比房室结早，预激程度明显增大有利于显示左侧房室旁路。随着心房刺激频率的增加，房室结传导延缓会出现完全预激图形。窦性心律或右心房起搏时，由于激动点离左侧旁路有一定距离，以及激动在心房内传导延迟的原因，有时

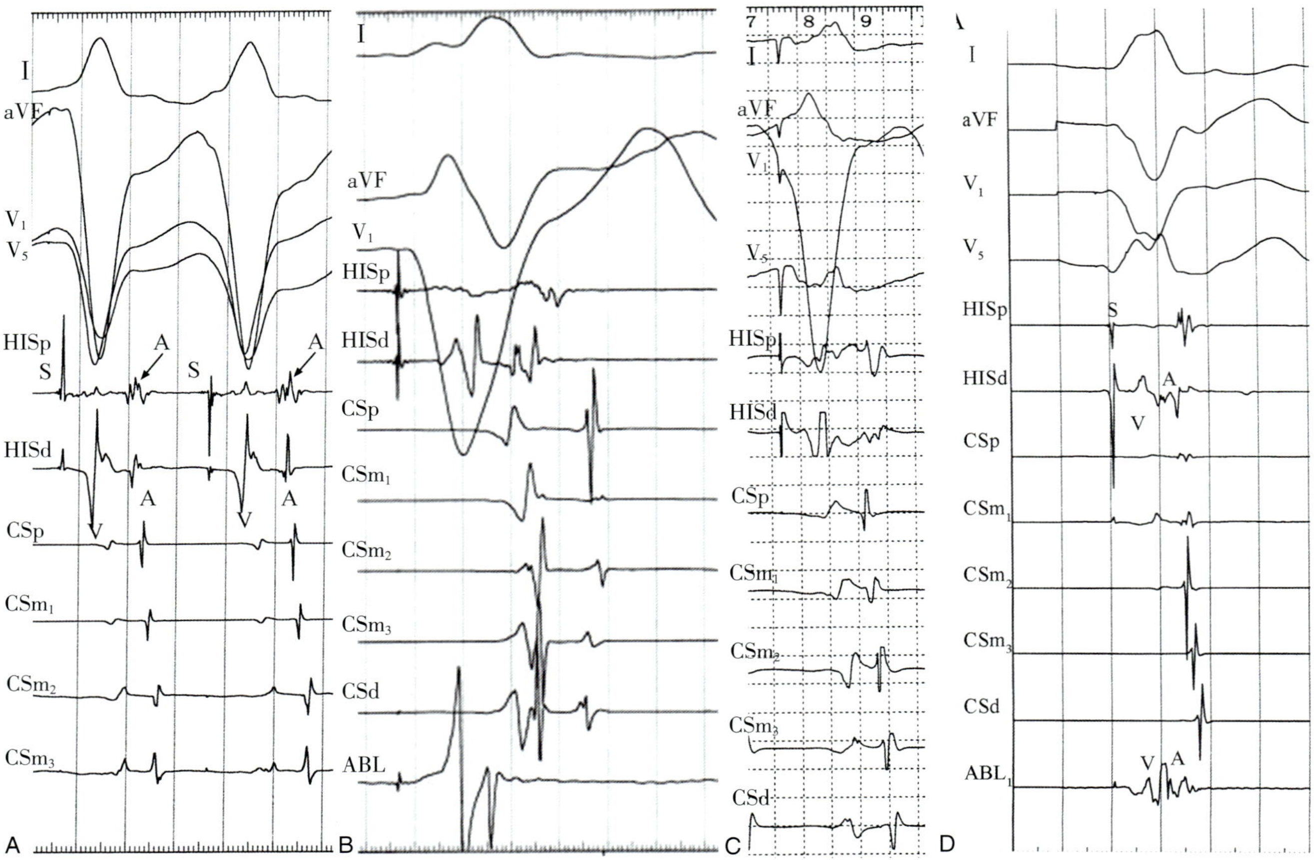

图 10-25　心室刺激时右侧房室旁路逆行心房激动顺序。(A)右前侧壁旁路，心室刺激经房室旁路逆传心房，心房最早激动位于HISp。(B)右前间隔旁路，逆行心房最早激动位于 HISd。(C)右后侧壁房室旁路，逆行心房最早激动位于 CSp(电极位于右后侧壁)。(D)右后间隔，逆行心房最早激动位于 HISd，ABL(位于后间隔)处见 VA 融合，为最佳消融靶点。

无法显示左侧旁路，或者预激程度较左心房起搏时要明显减轻。对于右侧、左侧均存在显性房室旁路者，往往在窦性心律时仅显示右侧房室旁路，左侧旁路被掩盖无法显示，但在经食管起搏左心房时，由于起搏点位于旁路附近，能显示左侧房室旁路的传导，右侧房室旁路反而被掩盖(图 10-30)。

2.心房内传导时间

激动在心房内传导到旁路的时间比房室结越早，预激程度越大，反之则越小。当心房在病理情况下发生弥漫性病变时，因房内传导延迟，自窦房结至旁路的传导时间显著延长，尤其当旁路位于左侧时，传导特性会被掩盖。

3.旁路传导时间

取决于旁路纤维的长度及激动在旁路内传导的速度，激动在旁路内传导越快，到达心室肌越早，预激程度越大，反之则越小。通常旁路传导纤维束短，传导速度快，容易显示预激。但对于具有递减传导特性的旁路，例如，房束旁路来说，其纤维细长、传导速度慢，在窦性心律时不会或者仅轻微显示出预激，只有在心房起搏引起房室结-希浦系统传导显著减慢，旁路下传成分增多时才会显示出房束旁路传导特性。

4.房室结传导速度

房室结传导速度越慢，预激程度越大，反之则越小。对部分房室结传导速度较快者，尤其左侧旁路离窦房结较远，窦性心律时不易显示预激。在心房刺激频率增快或者期前刺激偶联间期缩短时，可使房室结传导速度明显减慢，激动从旁路下传速度快于房室结，心室预激成分加大，甚至形成完全预激 QRS 波形，使可疑预激得以确诊。偶尔，由于自主神经变化引起房室结-希浦系统传导速度改变，在相同起搏频率下预激 QRS 波的宽度会发生不同的改变，有时呈现

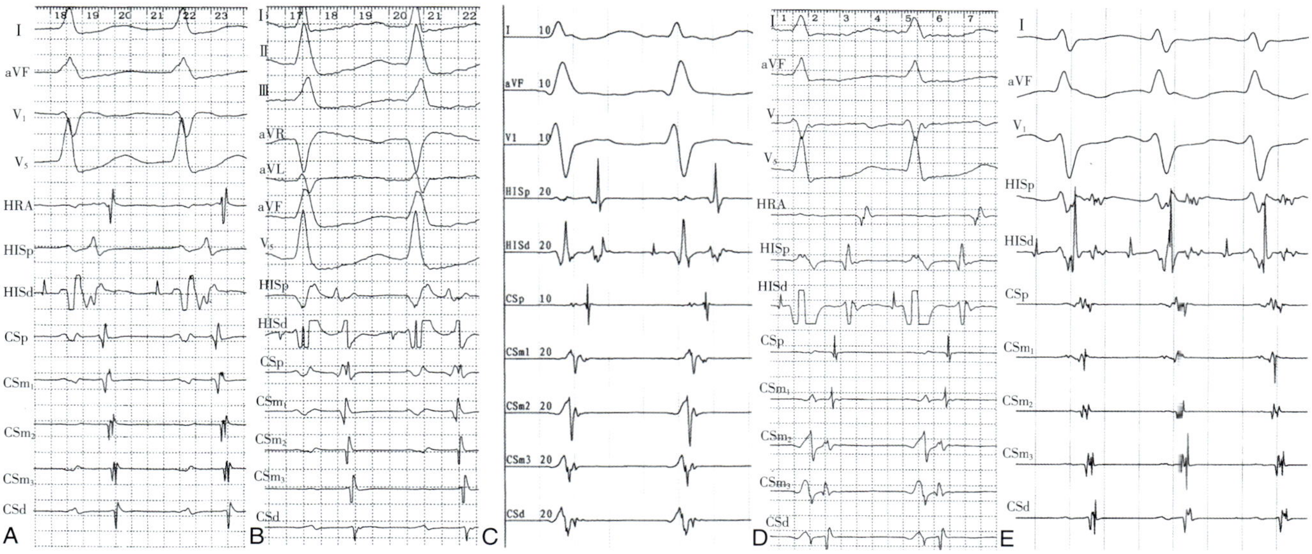

图 10–26　顺向型房室折返性心动过速时，不同部位的逆行心房激动点。(A)右前间隔旁路，逆向传导心房最早激动点位于 HISd，出现 VA 融合。(B)右侧壁旁路，逆向传导心房最早激动点位 HISp，心房激动呈右侧偏心现象。(C)左前侧壁旁路，逆向传导心房最早激动点位于 CS 远端，并见 VA 融合。(D)左侧壁旁路，逆向传导心房最早激动点位于 CS 中远端，早于近端。(E)左后间隔旁路，逆向传导心房最早激动点位于 CS 近端，可见 VA 融合。

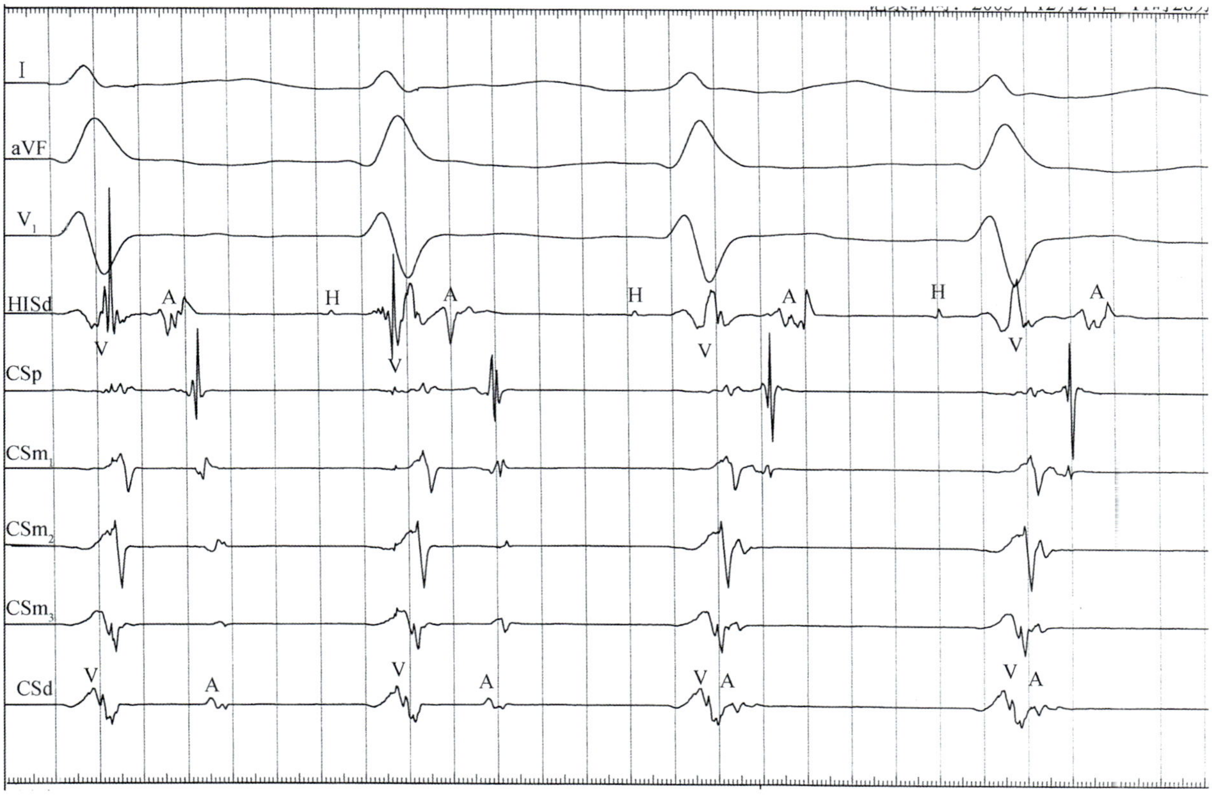

图 10–27　隐匿性右侧、左侧房室双旁路逆向传导性心房激动顺序（纸速：200mm/s）。患者心电图未见心室预激。图示顺向型房室折返性心动过速发作中，QRS 波后均见逆向传导的心房 A 波，心内电生理检查标测见第 1 个 QRS 波逆向传导的 A 波最早激动点位于 HISd，冠状窦处激动从 CSp 传向 CSd，逆行心房激动呈右侧偏心传导，为隐匿性右侧旁路逆向传导形成。第 2 个 QRS 波逆传的 A 波最早激动点依然在 HISd，但 CSd 处激动略早于 CSp，VA 间期已经缩短，表明左侧旁路开始逆向传导；第 3、4 个 QRS 波逆向传导的 A 波最早激动点出现在 CSd，并见 VA 融合，最迟激动点在 HISd，转变为隐匿性左侧旁路逆向传导心房。

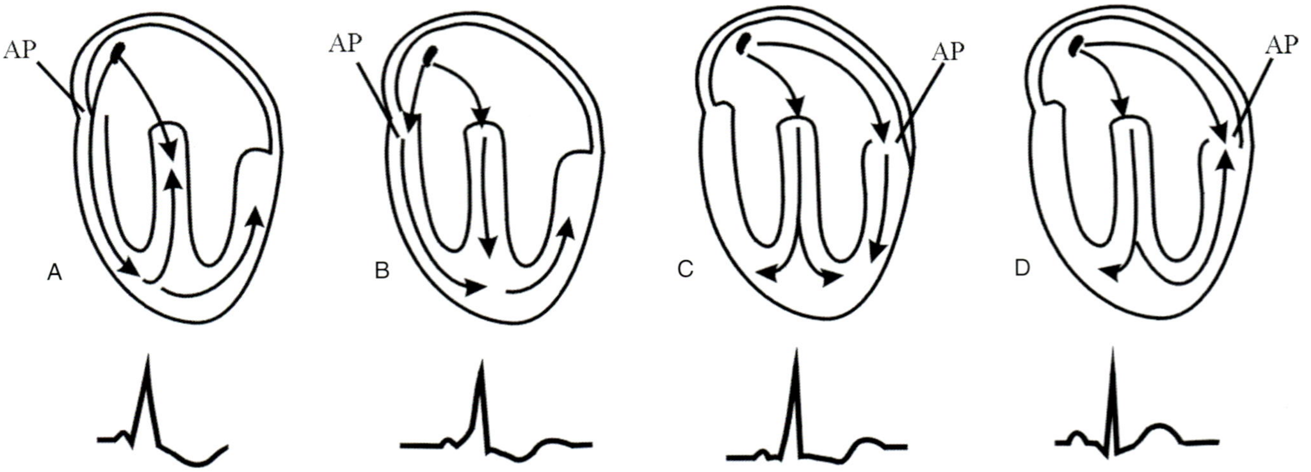

图 10–28 心室预激程度影响因素示意图。(A)窦性激动均从右侧旁路下传心室，沿房室传导系统下传的激动被干扰，形成最大预激。(B)窦性激动分别从右侧旁路和房室传导系统下传心室，以旁路下传为主，预激程度减轻。(C)窦性激动分别从左侧旁路和房室传导系统下传心室，以房室传导系统下传为主，预激程度进一步减轻。(D)窦性激动均从房室传导系统下传心室，沿左侧旁路下传的激动被干扰，心室预激消失，QRS 波恢复正常。

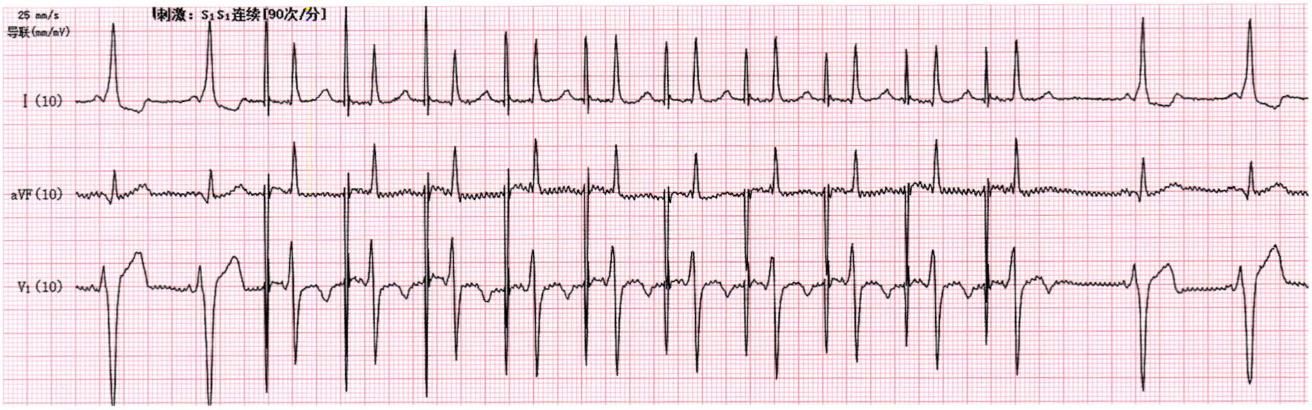

图 10–29 显性右侧旁路左心房刺激时 QRS 波变窄。窦性心律时显示出右侧房室旁路心电图改变。经食管心房刺激频率为 90次/分时，下传的 QRS 波时限变窄，心室预激程度减轻。

手风琴现象(图 10–31)。

五、诊断隐性(潜在性)预激旁路

隐性预激旁路是指其有前向传导能力，但由于某些原因并不显示出预激特征，有时会表现出交替性或间歇性心室预激。当预激图形消失时，在心电图上难以做出诊断。形成隐性预激的原因有：①旁路部位远离窦房结；②房内传导延缓；③房室结传导加速；④旁路传导延缓；⑤以上 4 种组合。例如，当部分旁路不应期偏长，传导速度慢于房室结时，窦性心律无法显示出旁路传导特性。有时窦性心律 P–R 间期正常，QRS 波起始模糊，不能明确预激，但诱发顺向型房室折返性心动过速时，QRS 波起始清晰可见 q 波，提示窦性心律时 QRS 波有预激成分。对一些预激波不明显的 QRS 波造成诊断困难时，可采用一些辅助的检查方法增加心室预激，从而明确诊断。

(一)P–R 间期

如前所述，预激旁路 P–R(δ)间期的长短受到众多因素的影响，不同部位房室旁路的 P–R 间期在同一导联，特别是 V_1 导联和食管导联中变化较大：①因

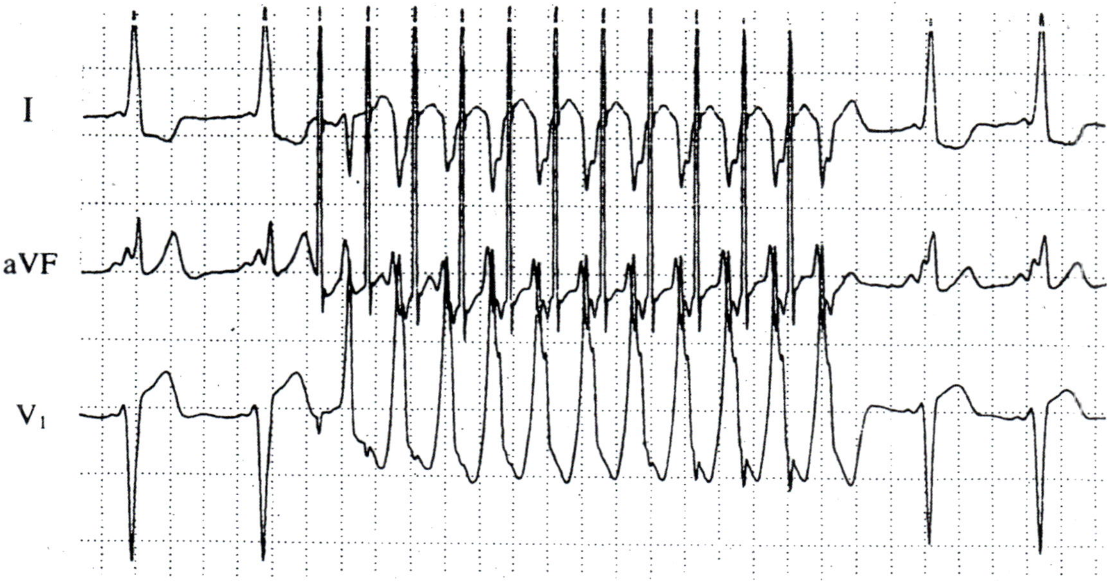

图 10-30　显性右侧房室旁路，经食管起搏显示左侧房室旁路。窦性心律时心电图显示 B 型心室预激，存在右侧房室旁路。经食管心房刺激频率为 210 次/分时，显示左侧房室旁路传导，右侧房室旁路却被掩盖。导管射频消融术分别在二尖瓣瓣环离冠状窦口 4cm 处和三尖瓣瓣环 9 点处阻断 2 条房室旁路。

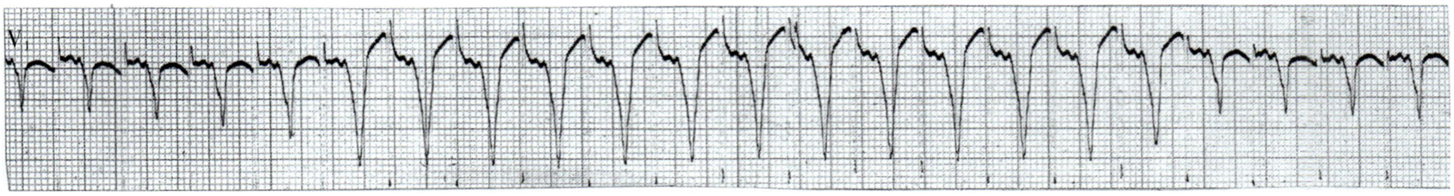

图 10-31　旁路传导的手风琴现象。B 型心室预激，给予频率为 140 次/分的 S_1S_1 心房起搏，QRS 波从不完全预激演变成完全预激，又逐渐恢复成不完全预激，呈现出预激综合征的手风琴现象。

右侧房室旁路离窦房结较近，窦性心律时 V_1 导联的 P-R 间期要明显短于左侧房室旁路，心室预激程度较大，食管导联中的 P-R 间期要长于 V_1 导联(图 10-32A)；②左侧房室旁路，当窦性激动到达左侧旁路较晚时，V_1 导联中 P-R 间期较长，无心室预激或预激波不明显，但是在食管导联中却能表现出相对短的 P-R 间期，有时甚至 QRS 波起始早于体表导联，这是因为食管导联“贴近”左心房、左心室。能较早反映出左心室激动，比体表导联更清楚地记录到预激波，这些特点对诊断隐性预激旁路及初步鉴别房室旁路的部位具有较高的临床价值(图 10-32B)。

(二)制造最大心室预激

在可疑心室预激时，常采用快于窦性频率的心房刺激来显示最大预激波，从而明确诊断。心房刺激频率的增快或期前刺激偶联间期的缩短，使激动落入房室结-希浦系统不应期中传导减慢或阻断，而旁路传导未受影响，心室预激成分增多后 QRS 即显示出预激图形。

1.分级递增刺激

随着刺激频率增快，S-R 间期缩短，QRS 波呈预激图形(图 10-33 和图 10-34)。

2.程控期前刺激

S_1S_2 期前刺激偶联间期逐渐缩短，房室结传导开始变慢，QRS 波增宽呈预激图形。但此时需与心室内差异性传导相鉴别，前者 S-R 间期短于正常，可见 δ

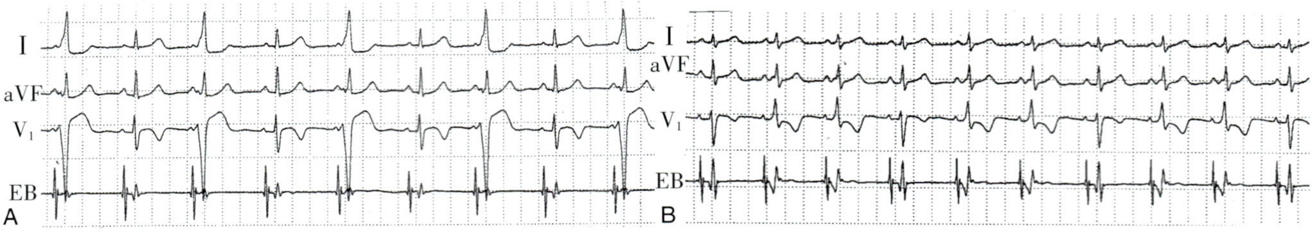

图 10–32 (A)间歇性 B 型心室预激。图示窦性心律时 QRS 波形态呈宽、窄交替出现，窄 QRS 波形态正常。宽 QRS 波呈心室预激图形，Ⅰ导联呈 R 型、V_1 导联呈 rS 型，显性右侧旁路交替前向传导。心室预激时体表心电图中 P–R 间期缩短，而食管导联中的 P–R 间期要长于 V_1 导联。(B)间歇性 A 型心室预激。图示窦性心律时 QRS 波呈两种形态，第 1、4、7 次心搏的 P–R 间期与 QRS 波形态正常。其余心搏 P–R 间期缩短，QRS 波增宽起始处见 δ 波，在Ⅰ导联呈 rs 型、V_1 导联呈 Rs 型，食管导联 QRS 波明显早于体表导联出现，显示左侧房室旁路传导。

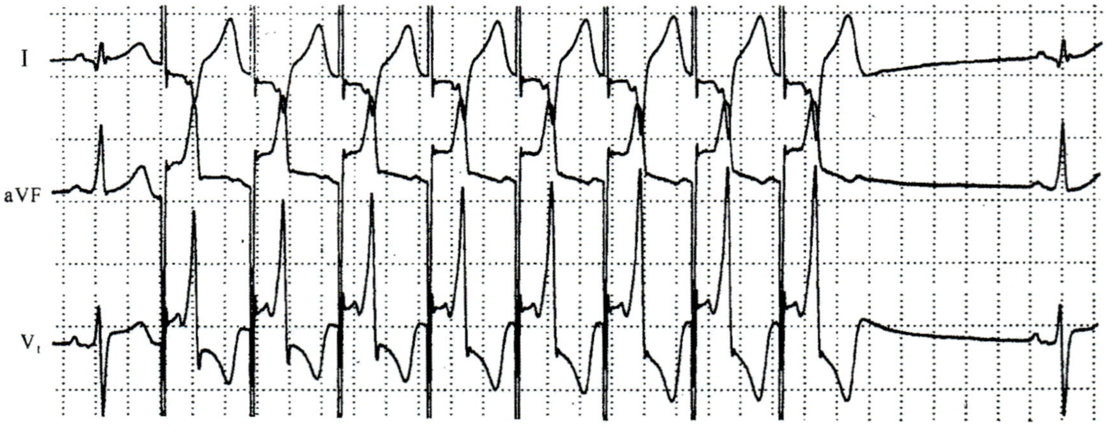

图 10–33 可疑心室预激经食管快速心房起搏揭示左侧房室旁路。图示窦性心律时Ⅰ导联出现 q 波，aVF 导联 QRS 波起始模糊，出现可疑心室预激图形。心房 S_1S_1 刺激频率为 115 次/分时，S 波后 P–R 间期缩短，QRS 波宽大畸形，在Ⅰ导联呈 QS 型，V_1 导联呈 R 型，显示出完全心室预激图形，经食管心房刺激揭示出左侧房室旁路传导。

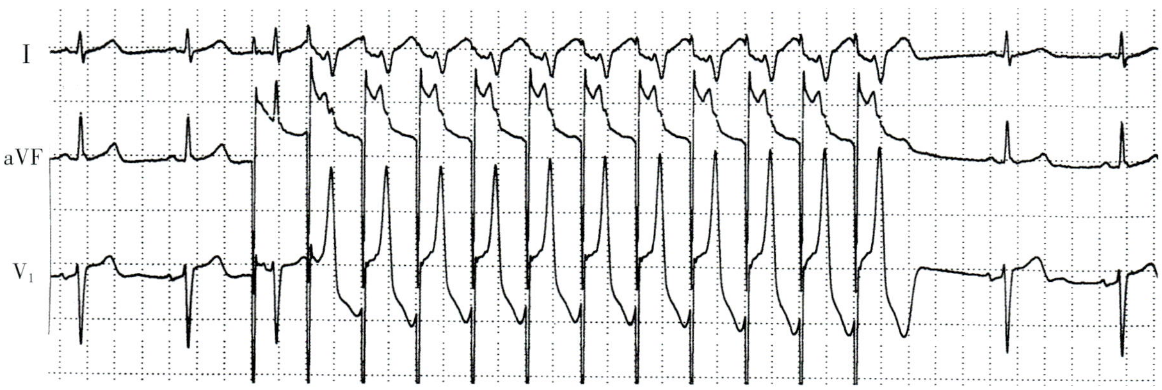

图 10–34 经食管心房刺激揭示左侧房室旁路。图示窦性心搏时无心室预激，心房 S_1S_1 刺激频率为 150 次/分时，S 波后 P–R 间期缩短，QRS 波宽大畸形，在Ⅰ导联呈 rS 型，V_1 导联呈 R 型，显示出完全心室预激图形，经食管心房刺激揭示出左侧房室旁路传导。

波；后者 S–R 间期长于正常，起始向量与窦性相似，无 δ 波，QRS 波多呈右束支传导阻滞型。

3.预激程度不能增大的原因

有时在心房起搏时并不能增大预激程度，其原因如下：①房室之间存在另外一条旁路，两条旁路同时下传反而造成 QRS 波接近正常（图 10–35）；②房室结加速传导，旁路传导速度相对减慢；③房室旁路不应期长于房室结，快频率起搏造成旁路传导阻滞，激动均从房室结–希浦系统传导，QRS 波形态正常（见图 10–6 和图 10–12）；④起搏点远离旁路，例如，窦性激动沿右侧房室旁路前向传导能显示较大程度的心室预激，而在慢频率左心房起搏时，激动通过房室结到达心室比右侧房室旁路要早，反而使预激程度减轻。起搏频率增快后，房室结–希浦系统传导发生延缓，心室预激程度又会加重（图 10–36 和图 10–37）。

4.疑为心室预激时应用药物

当疑诊为心室预激时，也可在心电监护下静注抑制房室结–希浦系统传导的药物，如维拉帕米、三磷酸腺苷来阻滞或减慢其传导，利于房室旁路传导显示心室预激。

六、诊断隐匿性预激旁路

临床上较常见的一部分房室旁路因无前向传导

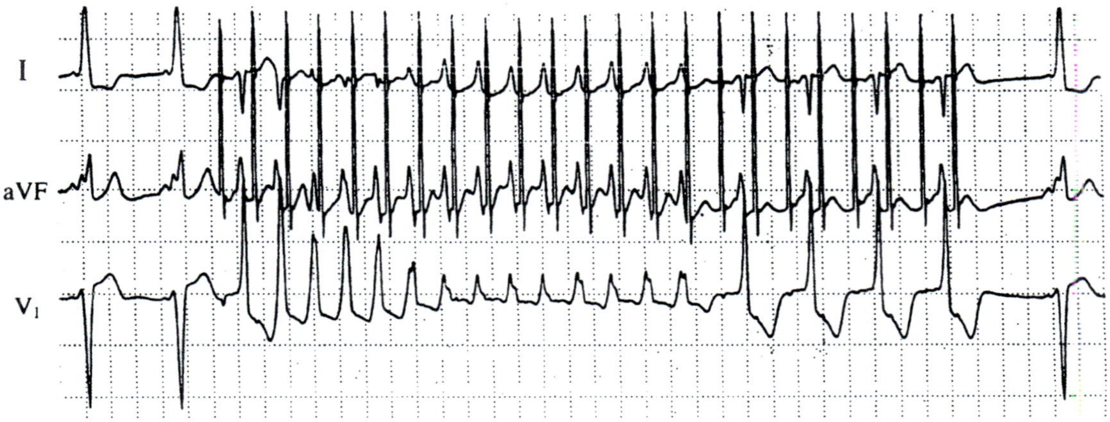

图 10–35　心房起搏时同时从左右双旁路下传。与图 10–30 为同一患者，窦性心律时显示 B 型心室预激，存在右侧房室旁路，快速心房起搏时显示左侧房室旁路。图示心房起搏频率为 230 次/分时，前半部分显示出左侧房室旁路传导，并且逐搏出现介于 B 型和 A 型心室预激之间的窄 QRS 波，系快速的心房激动从左、右双侧旁路同时下传形成特殊的室性融合波。

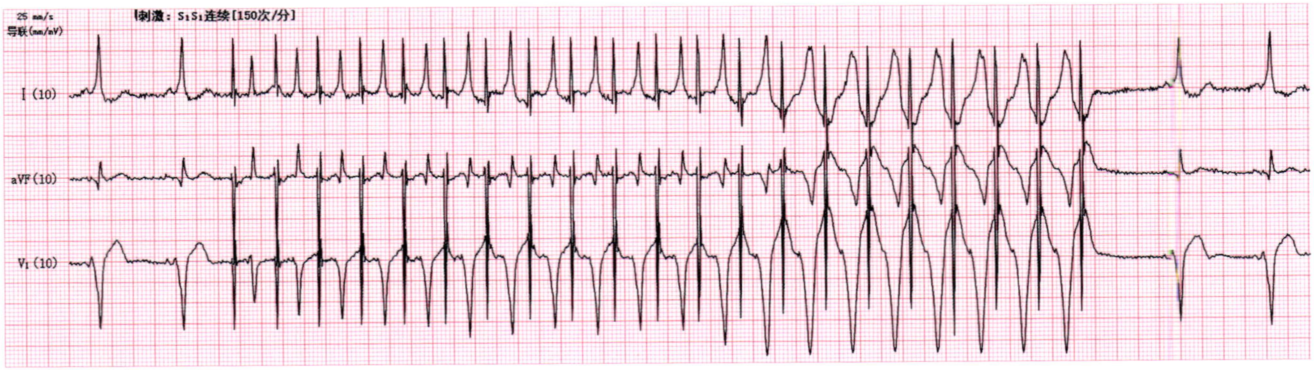

图 10–36　左心房起搏对右侧房室旁路心室预激的影响。图示窦性心搏时显示 B 型心室预激，存在右侧房室旁路。给予频率为 150 次/分的心房 S_1S_1 刺激，开始由于经食管起搏左心房离右侧旁路距离较远，心房激动下传的 QRS 波变窄。随着刺激时间的延长，房室结进入不应期后传导逐渐减慢，激动从旁路下传成分增多，从而显示出完全心室预激图形。

功能，无论窦性心律还是心房起搏时从不显示心室预激。但该类旁路却具有良好的逆向传导功能，心室激动能沿旁路逆向传导引起心房激动，并与房室结–希浦系统形成房室折返环，称为隐匿性预激旁路。

经食管心脏电生理检查可通过诱发出旁路逆向传导性P波或者顺向型房室折返性心动过速时，观察旁路逆传性P波形态而证实存在隐匿性预激旁路（图10–38），并可检测出旁路逆向传导窗口，以了解逆向传导的功能（图10–39）。根据逆行P波在各导联的不同形态及V_1与食管导联的R–P^-间期，可初步判断隐匿性房室旁路的心房端所在部位。例如，顺向型房室折返性心动过速时，逆行P波在Ⅰ导联直立、V_1导联倒置，R–P^-V_1<R–P^-E有利于隐匿性右侧旁路的诊断（图10–39至图10–41）。而逆行P性在Ⅰ导联倒置、V_1导联直立，R–P^-E<R–P^-V_1则有利于隐匿性左侧旁路的诊断（图10–42和图10–43）。多数隐匿性房室旁路位于左侧，经食管心脏电生理检查有利使其显示。此外，位于旁路同侧心室与对侧心室的室性早搏，由于离旁路的距离不同，除了旁路心房端附近的心房肌最早激动外，在不同的心房标测点与导联会形成不同的V–A（R–P^-）间期（图10–44）。除了能显示隐匿性房室旁路的逆向传导外，还可根据在各导联不同的逆

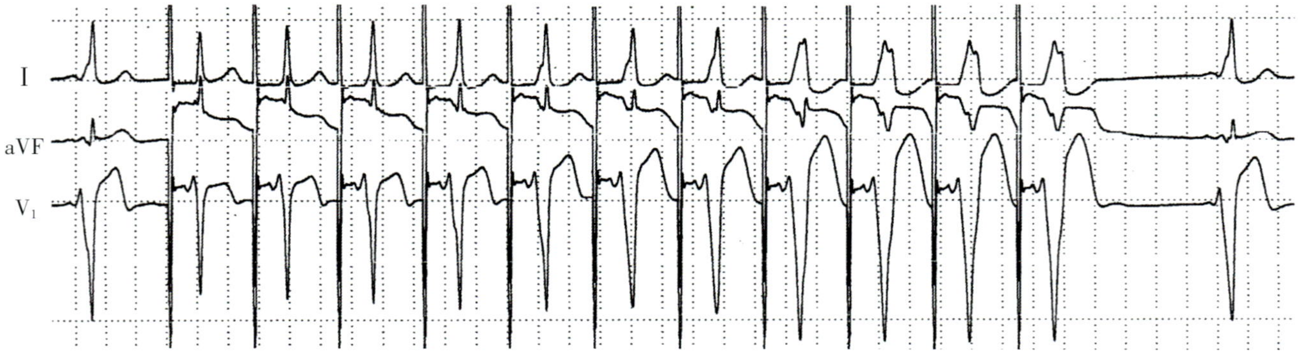

图10–37　经食管心房刺激对右侧房室旁路心室预激的影响。图示右侧显性房室旁路，窦性心律时心室预激程度较重。给予频率为110次/分的心房S_1S_1刺激，见前3次心室预激程度减轻；随着心房刺激的持续，房室结–希浦系统出现进行性传导延迟或阻滞，自第4次QRS波起畸形程度逐渐增大，最后4次心室预激程度超过窦性心律，QRS波时限达到180ms，其间P–δ间期始终为100ms，显示出不同起搏点以及房室结–希浦系统传导速度改变了心室预激程度。

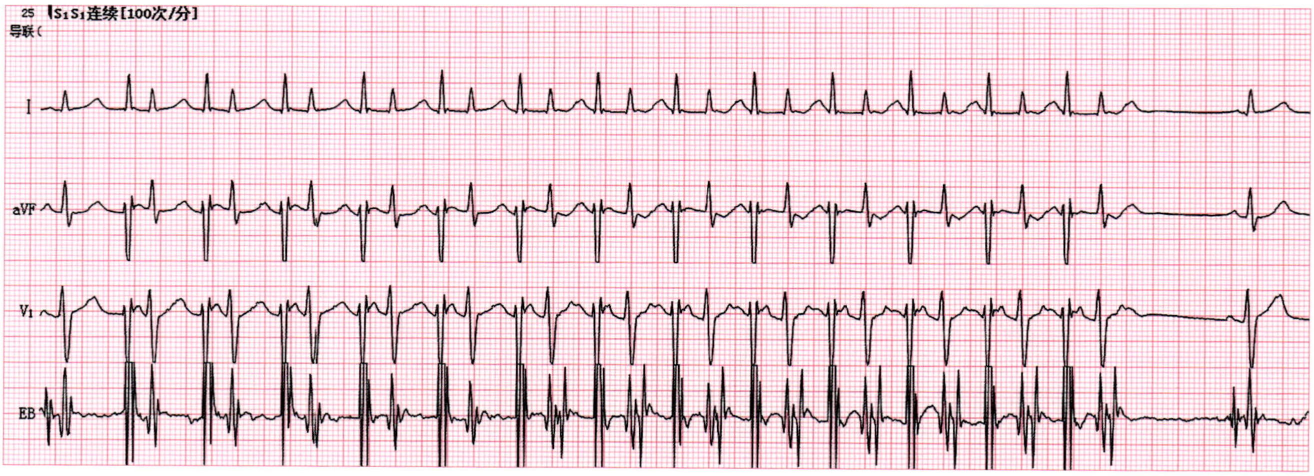

图10–38　心房S_1S_1刺激显示隐匿性左侧房室旁路持续逆向传导。图示窦性心律与心房起搏时未见心室预激。给频率100次/分的心房刺激，第6次S波起S–R间期延长到220ms甚至250ms，QRS波后均出现在Ⅰ、aVF导联倒置，V_1导联直立的逆行P波，食管导联中R–P^-间期120ms<V_1导联R–P^-间期180ms。表现出隐匿性左侧房室旁路逆向传导并持续到刺激结束。

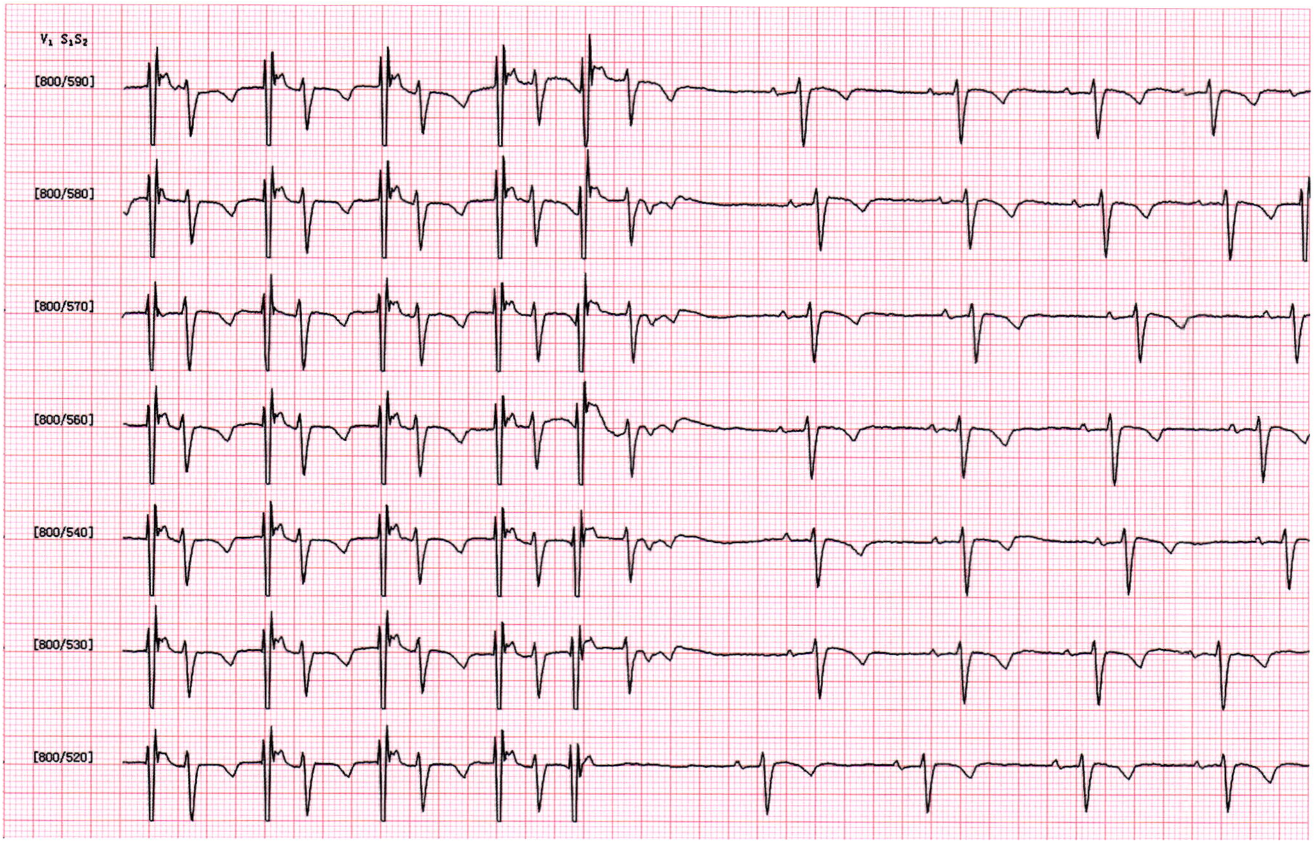

图 10-39　隐匿性右侧房室旁路逆向传导窗口。图示基础刺激周长 800ms 的心房程控期前刺激，V_1 导联记录。S_1S_2 刺激偶联间期为 580ms 至 530ms 时，S_2-R 间期未见跳跃，V_1 导联 R_2 波后均见逆行 P 波，R-P⁻间期 120ms。S_1S_2 偶联间期 520ms 时 R_2 波脱漏，房室结进入有效不应期，显示右侧房室旁路逆向传导窗口为 800ms/580ms 至 530ms。窦性心律及心房刺激时均未见心室预激。

行心房激动的顺序初步判断旁路部位。

七、诊断变异型预激旁路

(一)非典型旁路(Mahaim 型旁路)

1.房束旁路

电生理特性与房室结类似，具有递减传导特性。用腺苷能减慢或阻断其传导，在心房起搏频率增加或房性期前刺激时会表现出递减性传导，故称为类房室结样组织。一般情况下房束旁路传导慢于房室结，窦性心律时仅表现出正常的 P-R 间期和 QRS 波或轻度间歇出现心室预激波。随着心房起搏频率增快或者期前刺激偶联间期缩短，房室结传导慢于房束旁路或阻断时，在 P-R 间期延长的同时，心室预激程度逐渐增加直至完全预激图形(图 10-45)。右心房起搏能使预激程度增大，左心房起搏时则此变化不明显。预激的 QRS 波形态特征为典型的 LBBB，心电轴在 0°~75°，胸导联移行在 V_4、V_5 导联。应用频率较快的心房起搏可使原来呈 1:1 下传的房束旁路变为文氏型房室下传。心内电生理检查可见旁路递减传导现象，心房超速起搏刺激时先见 A-H 间期延长，当 QRS 波逐渐表现为完全预激图形时 A-δ 间期延长，A-H 间期延长的增量大于 A-δ 间期。H-V 间期随着刺激周长的缩短而减小，H 波逐渐融入 QRS 波中。当显示最大心室预激时，在三尖瓣瓣环侧壁至右心室之间的右心室游离壁可记录到旁路电位，此处是射频消融阻断旁路的最佳靶点图。房束旁路无逆向传导功能，在心室起搏时最早心房激动点位于希氏束区域，大多数房束旁路位于右侧，诱发旁路前向传导型心动过速时，QRS 波呈左束支传导阻滞型，并伴有 1:1 的逆行 P 波，一旦逆行 P 波消失，心动过速立即终止(图 11-52)。

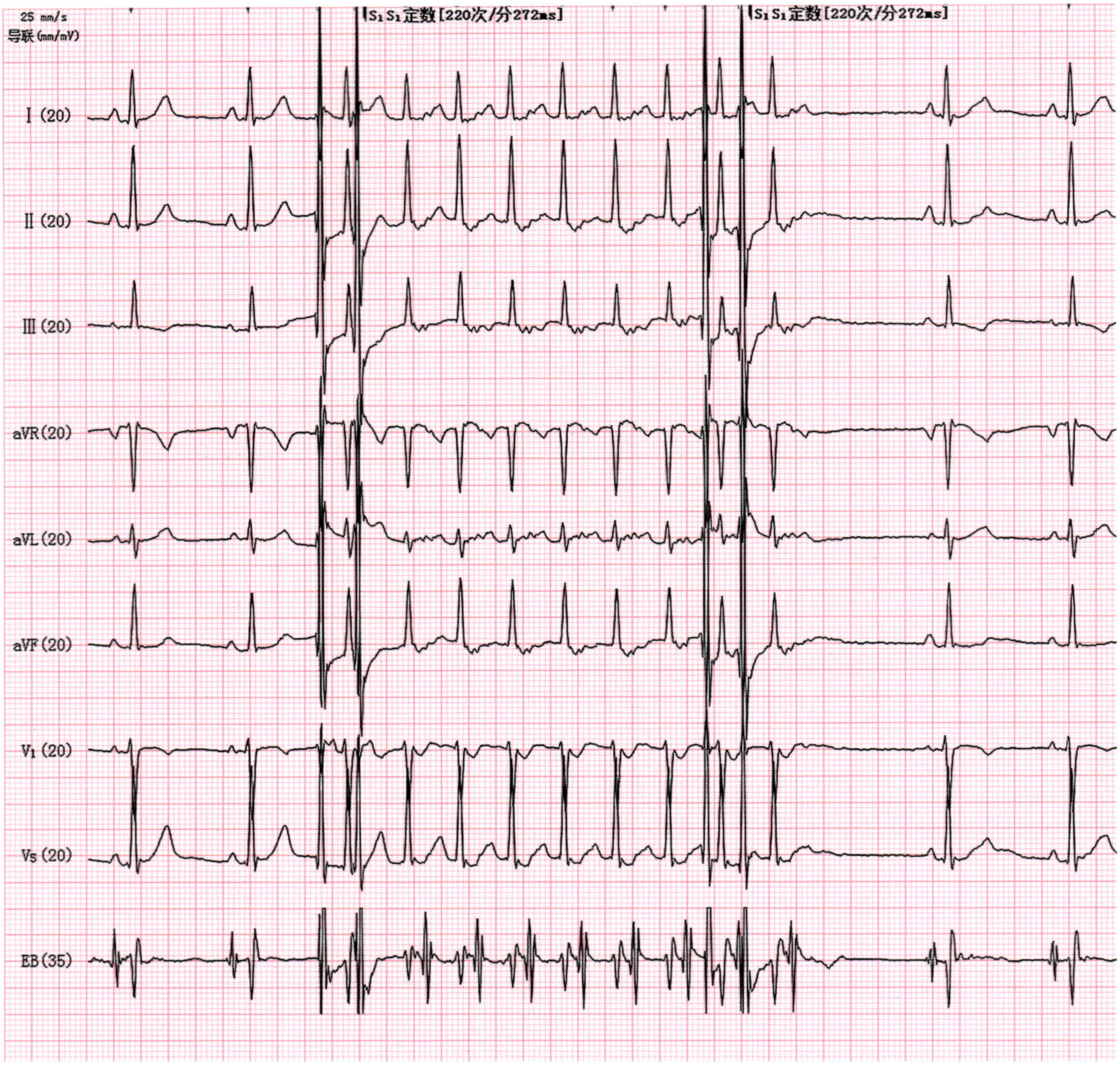

图 10-40 隐匿性右前侧壁旁路逆传的顺向型房室折返性心动过速。图示窦性心律时 QRS 波正常，未见心室预激。给予频率为 220 次/分的心房定数刺激，第 2 次 S-R 延长后诱发出频率为 150 次/分的窄 QRS 波心动过速，逆行 P 波在Ⅰ、Ⅱ、Ⅲ、aVL 导联直立，aVR、V_1 导联倒置，食管导联 R-P^-间期 160ms，R-P^-V_1<R-P^-EB，显示出匿性右前侧壁旁路逆向传导的顺向型房室折返性心动过速特征。

2.结束旁路 / 结室旁路

窦性心律心电图表现为 P-R 间期正常，QRS 波呈左束支传导阻滞型，心室预激程度较轻。心房起搏时随着刺激频率增加及期前刺激偶联间期的缩短，S-R 间期逐渐延长而预激程度不变。结束旁路/结室旁路常合并存在房室结双径路，诱发房室结折返性心动过速时激动容易沿旁路下传，显示出左束支传导阻滞型心室预激型心动过速（图 10-69 和图 10-70）。结束/结室旁路参与的顺向型房室折返性心动过速时，心房不是折返环路的参与部分，可出现室房分离现象，心动过速时的 H-V 间期=窦律时 H-V 间期。结室旁路

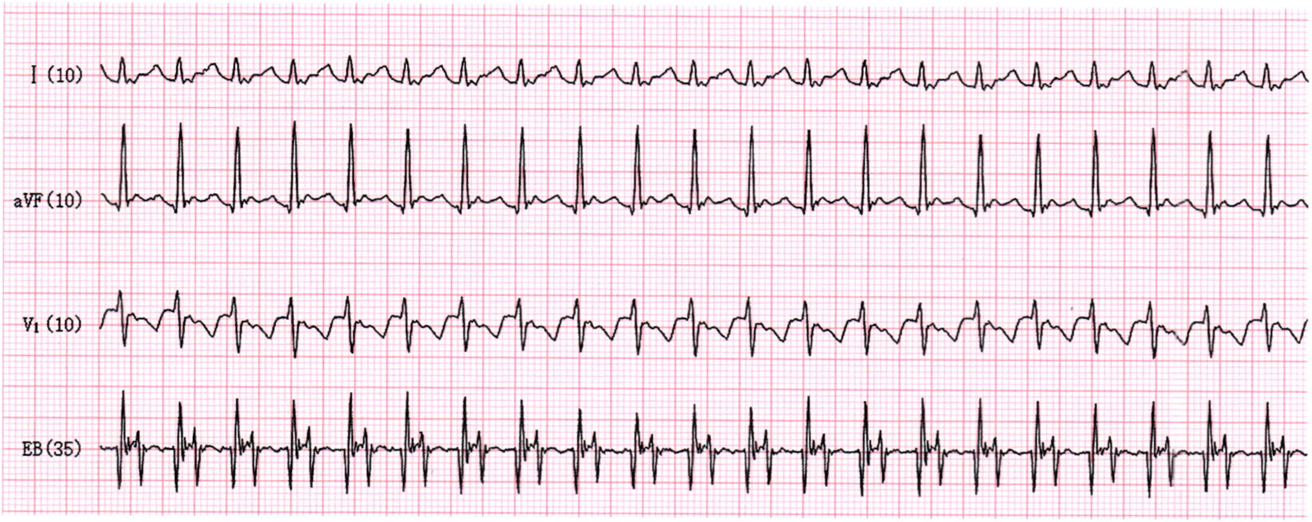

图 10-41 右前间隔房室旁路参与的顺向型房室折返性心动过速的心房激动。图示频率为 167 次/分的顺向型房室折返性心动过速，QRS 波后见到Ⅰ、aVF 导联直立，V_1 导联倒置的逆行 P 波，食管导联 R-P⁻间期 120ms，R-P⁻V_1<R-P⁻EB 呈右侧偏心现象。

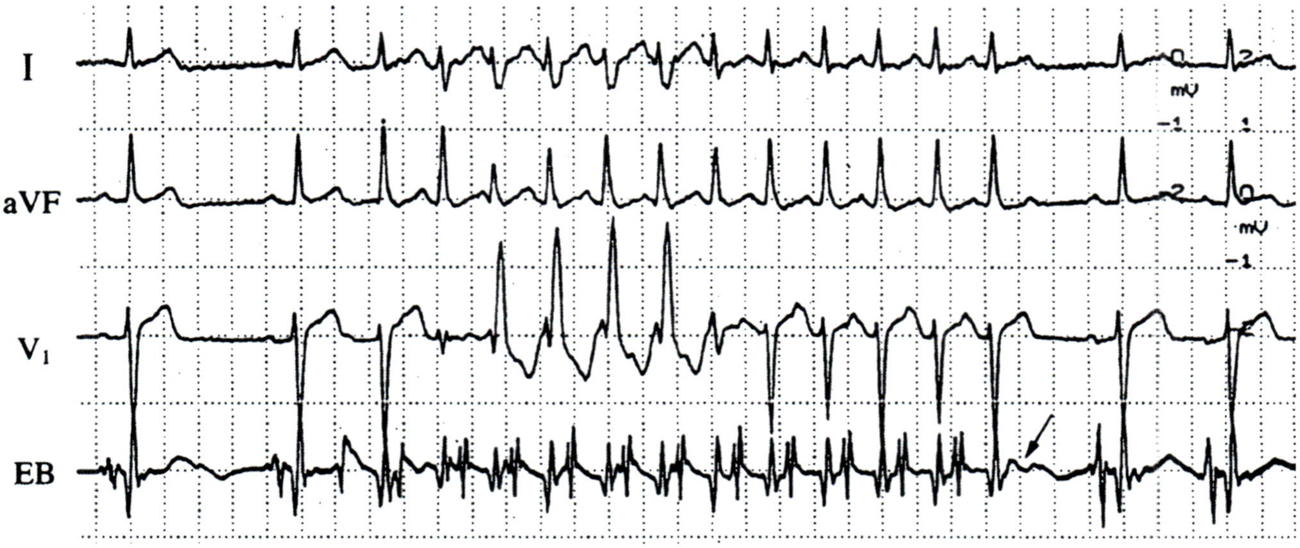

图 10-42 房性期前收缩诱发顺向型房室折返性心动过速显示隐匿性左侧房室旁路。窦性心律时未见心室预激，第 3 次 P 波为房性期前收缩并诱发出顺向型房室折返性心动过速，P 波在 V_1 导联直立，R-P⁻E<R-P⁻V_1，呈左侧偏心性激动，逆行 P 波消失后心动过速终止(箭头所示)。连续 4 次右束支传导阻滞型 QRS 波为心室内差异性传导，其 R-P⁻间期未变也证实心动过速为左侧房室旁路逆向传导所致。

诱发左束支传导阻滞型心动过速的同时伴有房室分离，心房不参与折返可与房束旁路诱发的左束支传导阻滞型心动过速鉴别。

3.束室旁路

窦性心律时 P-R 间期正常或轻微延长，QRS 波可见心室预激。因为束室旁路位于房室结以下，进行心房程控刺激时，随着偶联间期的缩短，房室结表现出递减传导特性，S_2-R 间期进行性延长，但心室预激程度与 QRS 波形态一般不会改变，这是束室旁路的电生理特点(图 10-46)。如果心房程控刺激时右束支先进入不应期发生传导延缓或中断，激动从束室旁路

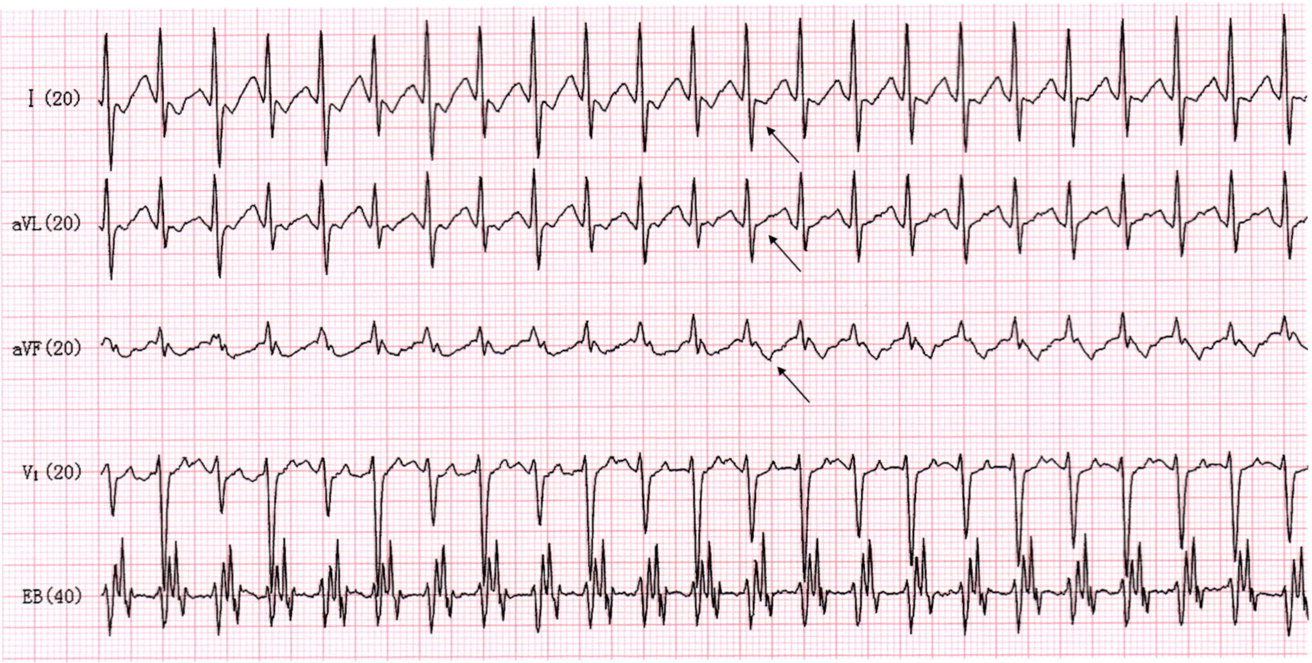

图 10–43　顺向型房室折返性心动过速时显示隐匿性左前侧壁、左后侧壁房室双旁路。图示顺向型房室折返性心动过速，心动过速频率为 176 次/分，QRS 波后见逆行 P 波。食管导联 $R-P^-$间期 120ms，V_1 导联 $R-P^-$间期 160ms，$R-P^-EB<R-P^-V_1$，呈左侧偏心性心房激动顺序。前半部分逆行 P 波在 V_1 导联直立，Ⅰ、aVL 导联倒置、aVF 导联平坦。自第 13 次 QRS 波开始（箭头所示），其后逆行 P 波在 V_1 导联依然直立，但Ⅰ导联倒置变浅，aVL 导联转为直立，aVF 导联转为深倒置。显示出左前侧壁房室旁路与左后侧壁房室旁路分别逆向传导，房室结–希浦系统顺向传导的顺向型房室折返性心动过速。

下传的成分增加，会出现心室预激程度增加及 QRS 波增宽。当束室旁路不应期长于房室结时，随着期前刺激偶联间期的缩短，束室旁路先进入有效不应期，激动沿希浦系下传心室，在 S_2–R 间期延长的过程中 R_2 心室预激图形消失（图 10–47）。束室旁路本身不参与心动过速，一旦诱发心动过速必定是房室结双径路或者房室旁路折返形成。合并房室结双径路时，S_2–R 间期跳跃前后及诱发房室结折返性心动过速时心室预激程度变化不明显（图 10–48）。合并房室旁路诱发顺向型房室折返性心动过速时心室预激程度也不会改变。

（二）慢传导特性房室旁路

窦性心律时 P–R 间期及 QRS 波形态正常，无预激表现。经食管心脏电生理检查依赖诱发出顺向型房室折返性心动过速，根据其电生理特性才能明确诊断。心内电生理检查的特点为：①顺向型房室折返性心动过速时室房传导时间长，一般 V–A 间期>100ms，$R-P^-$间期≥P^-–R 间期；②在分级递增或期前刺激时常发生 A–V 间期或 V–A 间期频率依赖性延长>30ms，表明旁路发生前向性或逆向性文氏型房室传导；③发生心动过速时心房激动顺序呈偏心性，最早激动点大多位于冠状静脉窦口及其附近；④心动过速时在希氏束处于不应期时进行心室刺激，可提前激动心房并且逆向传导激动点与心动过速时相同，表明心室刺激经旁路逆向传导。如提前的心室刺激未能影响心房激动则可排除房室旁路。

八、诊断短 P–R 间期综合征

短 P–R 间期综合征的心电图表现为窦性心律时 P–R 间期≤0.12s，QRS 波形态正常，因房室结加速传导以及 James 旁路传导等几种原因均可形成此种改变，故电生理检查对其鉴别诊断非常重要。如心房分级递增刺激≥200 次/分时房室仍保持 1:1 传导，并且 P–R 间期比在窦性心律下增加≤100ms，提示存在房

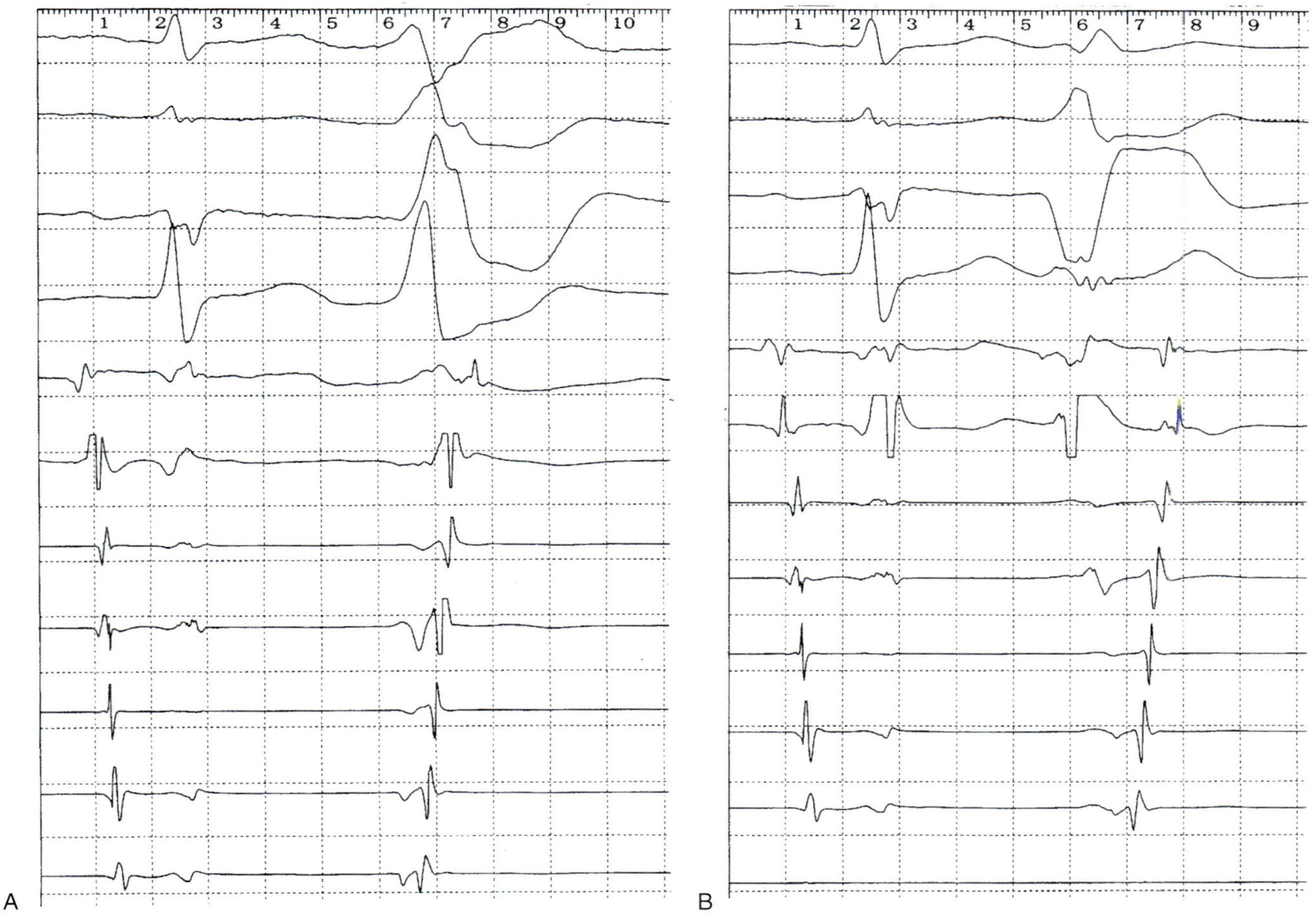

图 10–44　不同部位室性期前收缩在隐匿性左前侧壁房室旁路逆传时形成不同 V–A 间期（100mm/s）。图示窦性心搏心房激动顺序正常，图 A 中第 2 次 QRS 波宽大畸形呈右束支传导阻滞图形，为起源于左心室的期前收缩。其后逆向传导的最早心房激动位于 CSd，最迟心房激动位于希氏束近端，V–A 间期 140ms。图 B 中第 2 次 QRS 波宽大畸形呈左束支传导阻滞图形，为起源于右心室的期前收缩。其后逆向传导的最早心房激动不变，仍位于 CSd。最迟心房激动还是位于希氏束近端，但 V–A 间期延长至 200ms。(A，B）显示左心室期前收缩离左侧房室旁路近，逆行至心房时间短；右心室期前收缩离左侧房室旁路远，逆行至心房时间长，说明房室旁路同侧室性期前收缩的 V–A 间期要短于房室旁路对侧。

室结加速传导（图 10–49），但也不能完全排除旁路传导。静注维拉帕米后，如见房室阻滞点提前并且房室传导时间频率依赖性增加，表明为房室结加速传导。

九、诊断多发性房室旁路

房室旁路为房室环发育退化不全及其电生理特性改变形成，所以多旁路并不罕见，在 3.5%~15% 的预激综合征患者中可存在多条房室旁路。在窦性心律时通常只显示其中一条旁路，另外一条旁路传导特性被掩盖，偶尔可交替或间歇出现两种以上的预激 QRS 波（图 10–50）。左、右两侧同时存在房室旁路时，窦性心律显示出离窦房结较近的右侧旁路的预激图形，左侧旁路的传导被掩盖。经食管心房起搏时，起搏点离左侧旁路近，可就近沿左侧旁路下传而掩盖右侧旁路传导（图 10–51）。两条旁路同时传导时，常因预激波极性与 QRS 波形态多变造成定位困难。因多旁路的存在可构成非常复杂的房室折返环路，形成的心动过速变化非常大，极易误诊（图 10–52）。而且多旁路患者心室颤动的发生率较高，因此揭示多旁路的存在有重要的临床意义，并且也是心脏电生理检查的重要内容。由于各条旁路的解剖部位、不应期、传导特性及传

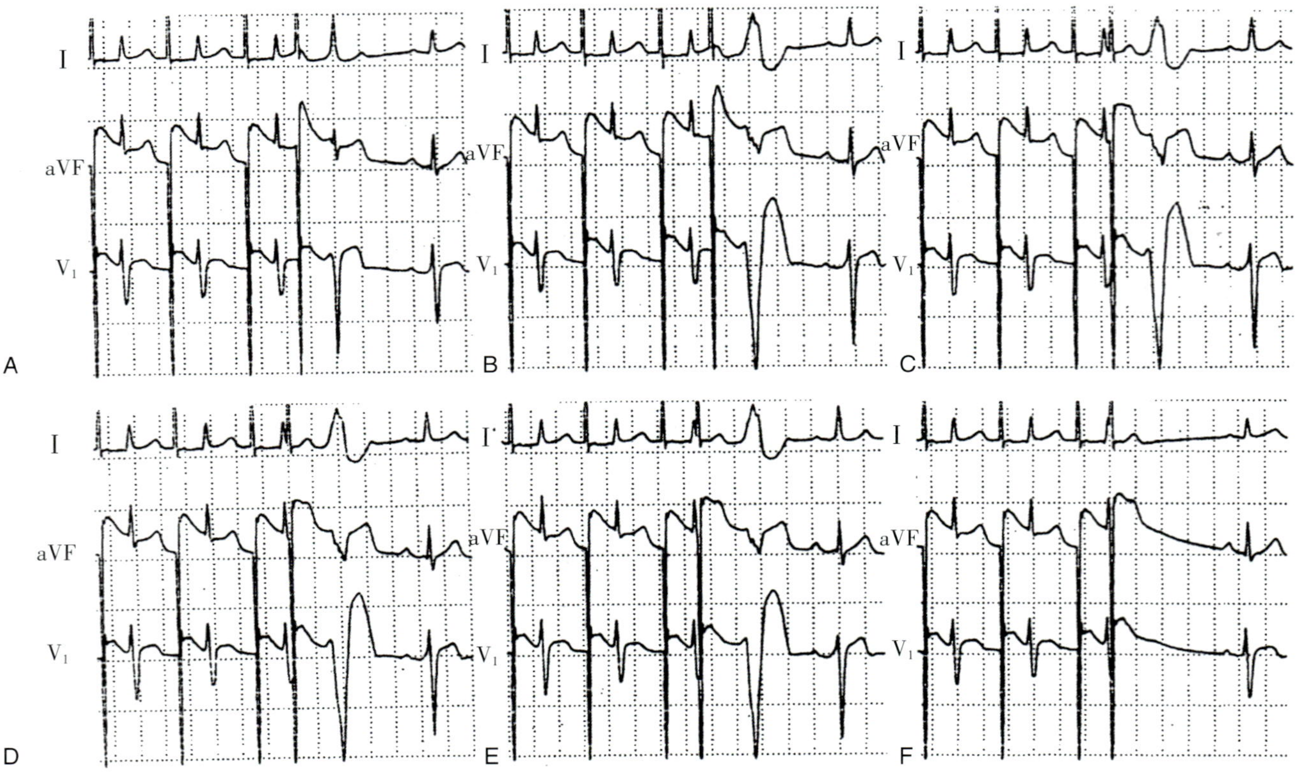

图 10-45 S_1S_2 心房期前刺激显示房束旁路。图为基础周期长度 600ms 的 S_1S_2 负扫描记录，见 S_1S_2 400ms 时 R_2 呈不完全性左束支传导阻滞型 (A)S_1S_2 390ms 至 270ms 时 R_2 均呈完全性左束支传导阻滞型，见明显 δ 波，S_2-δ 间期从 200ms 逐渐延长至 300ms (B~E)。其中 S_1S_2 280ms、270ms 时延长尤其明显(D，E)，表现出明显的旁路递减性传导特征。S_1S_2 260ms 时 R_2 波脱漏，旁路进入有效不应期(F)，窦性心律时 V_1 导联 QRS 可见轻微预激波。

导速度均不同，在经食管心脏电生理检查中通过改变心房刺激频率或程控期前刺激偶联间期，可以显示出不同部位或不同类型的旁路。心脏电生理检查提示存在多旁路的心电现象如下：①窦性心律或心房刺激时，心室显性预激的 δ 波和 QRS 波形态有不同变化(图10-50 和图 10-51)；②顺向型房室折返性心动过速发作时，逆向传导心房的途径不一，造成逆向传导 P 波形态多变，V-A 间期不固定(图 10-43)；③心室预激的定位与逆向传导心房部位显著不同(图 10-55)；④后间隔旁路发生显著预激图形心动过速。

(一)心房起搏刺激

心房刺激可以揭示有前向传导功能的多条房室旁路，对于隐匿性多条房室旁路则依赖心室起搏或通过诱发出顺向型房室折返性心动过速确诊。心房程序刺激评价旁路前向传导不应期时，因旁路不应期与刺激周期呈正相关，所以应选择多个刺激周长进行测定。

1.心房分级递增刺激

心房刺激频率较慢时，激动沿不应期偏长但传导速度较快的旁路前向传导，S_1 后表现出一种预激 QRS 波，此时可以是 1 条旁路前向传导形成，也可以是 2 条旁路同时前向传导形成。当心房刺激频率增快至不应期偏长旁路的前向有效不应期时，激动便改循另外一条不应期较短的旁路前向传导，S_1 后突然出现另外一种截然不同的预激 QRS 波或者预激程度减轻。前者常为左、右两侧各存在一条旁路或者同侧两条旁路相距较远的表现，后者常为相距较近的同侧双旁路的表现。故双旁路在不同刺激频率时分别出现两种或两种以上的预激 QRS 波，也可在同一刺激频率时交替或间隙出现两种预激 QRS 波(图 10-53)。如出现介于两种预激图形之间的 QRS 波，则更是双侧旁路同时

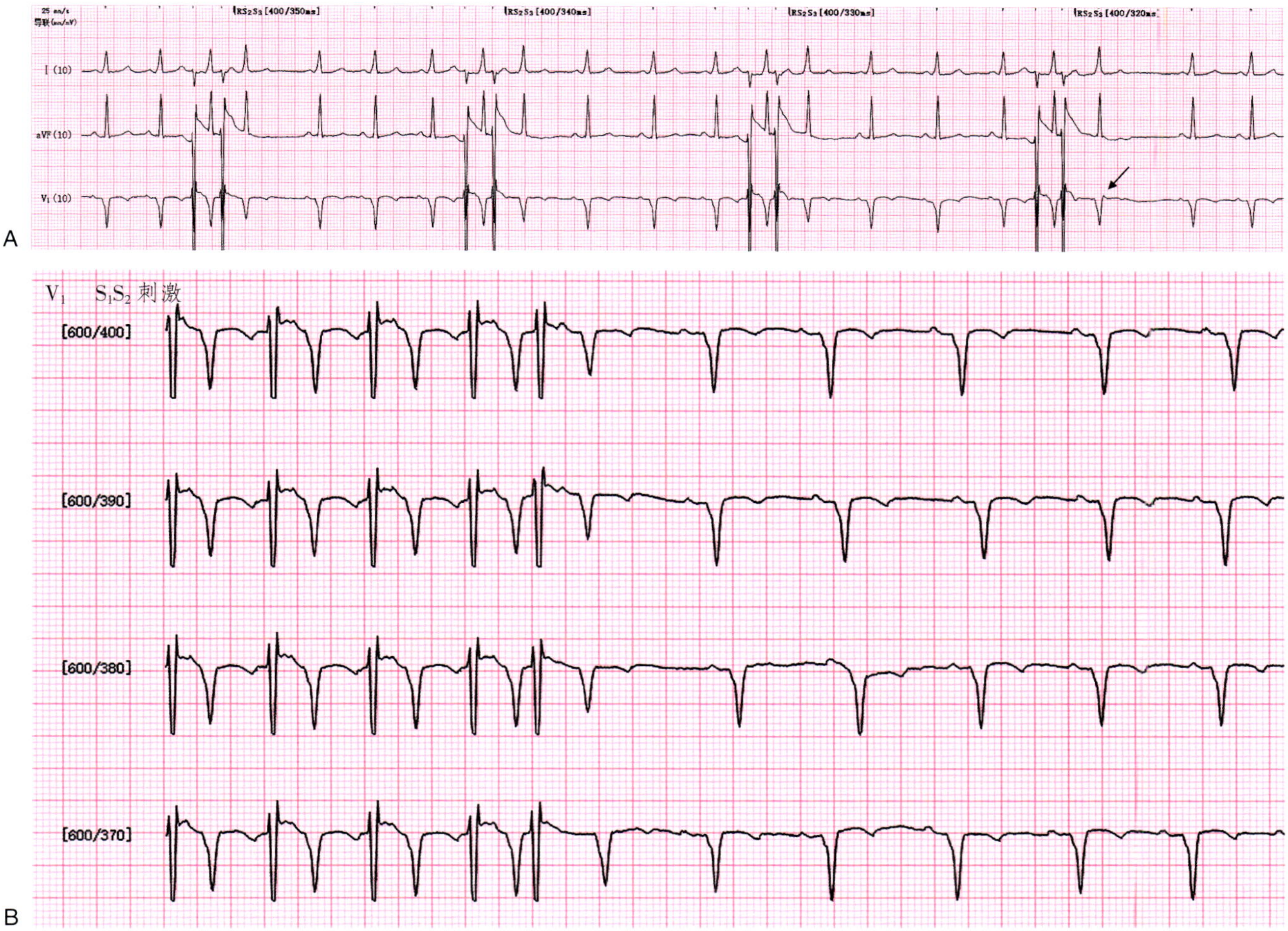

图 10–46　RS_2S_3 刺激显示 S_3–R 间期延长时心室预激程度不变。与图 10–17 为同一患者，合并存在房室结双径路。(A)给予心房 RS_2 固定为 400ms 的 RS_2S_3 程控期前刺激，RS_2S_3 在 350ms、340ms、330ms、320ms 时 S_3–R_3 间期从 260ms 逐渐延长至 400ms，但 QRS 预激程度与时限均未见改变，说明旁路在房室结以下部位。RS_2S_3 320ms 时 R_3 中出现 1 次逆行 P 波，在 V_1 导联中出现假性 r 波并造成窦性激动后移(箭头所示)，发生慢–快型房室结双径路折返时，心室预激程度不变也支持存在束室旁路。(B)在基础周长 600ms 的 S_1S_2 期前刺激时，显示随着 S_1S_2 偶联间期的缩短，S_2–R 间期延长，但心室预激程度不变。

前向传导的证据(图 10–35)。

2.心房程控期前刺激

采用程控负扫描，在期前刺激偶联间期较长时激动沿一条旁路前向传导，于 S_2 波后出现一种预激 QRS 波。当偶联间期缩短到该旁路的前向有效不应期时，激动改循另一条旁路前向传导，S_2 波后突然出现另一种预激 QRS 波(图 10–54)。在心房刺激或者顺向型房室折返性心动过速时，显示出两种不同形态的旁路逆行性 P 波则有利于隐匿性房室双旁路的诊断(图 10–56 和图 10–57)。不同基础刺激周期长度的期前刺激造成不应期的改变，对诱发不同的旁路有一定的帮助。在罕见的情况下，出现两种以上预激 QRS 波或逆行 P 波常提示房室间存在 3 条或更多条的旁路。

3.心房刺激部位

如前所述，刺激部位与旁路的传导有较大关系。在多发性房室旁路，激动容易沿离刺激部位近的旁路前向传导，掩盖了另外旁路或者使预激波形发生改变。但是发生较早的刺激会使离刺激点近的旁路发生传导阻滞，激动沿远离刺激点的旁路传导，从而揭示出多条旁路(图 10–54)。

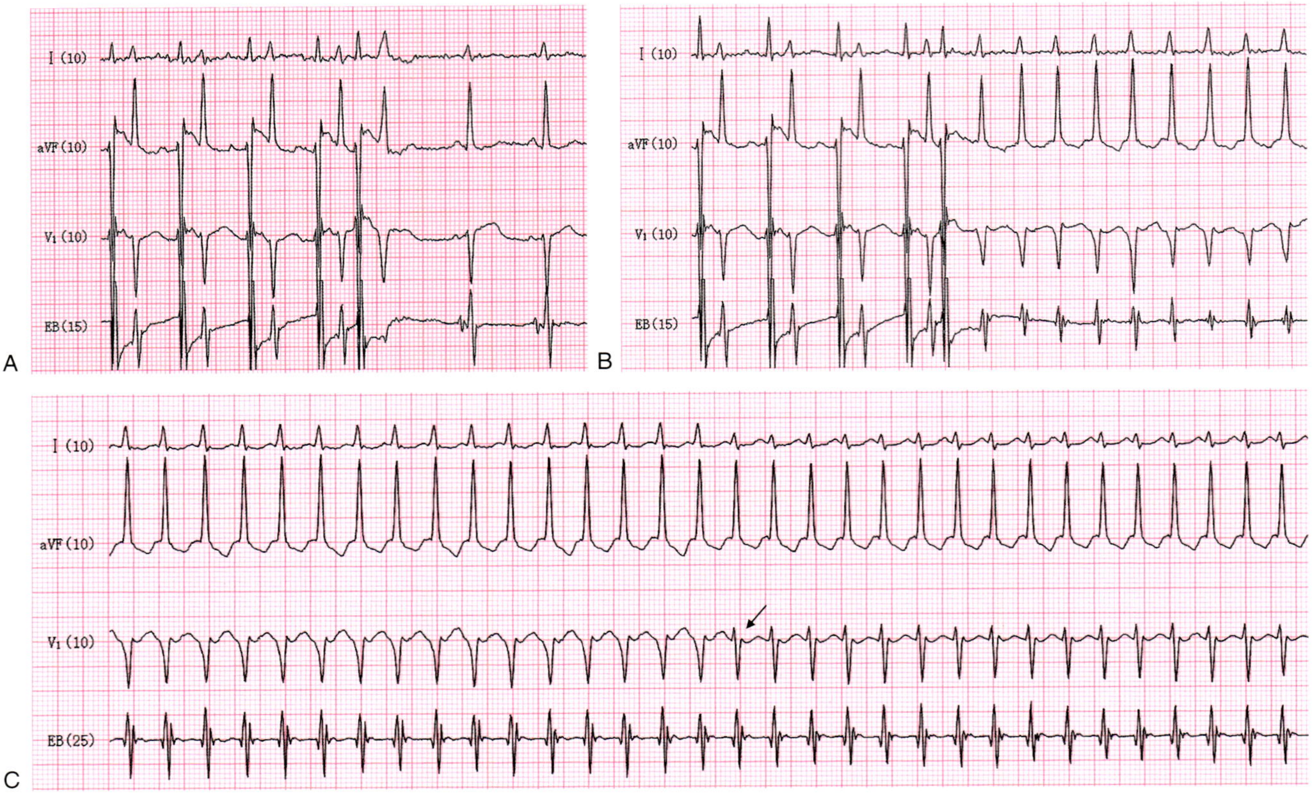

图 10-48 心房 S_1S_2 程控期前刺激诱发慢-快型房室结折返性心动过速沿束室旁路下传。(A)示窦性心律时 P-R 间期 120ms，QRS 波形态无异常。给予基础周长 600ms 的心房 S_1S_2 程控期前刺激，S_1S_2 偶联间期 360ms 时 S_2-R 间期 180ms，V_1 导联 R_2 呈 QS 形，起始可见轻度心室预激。(B)示 S_1S_2 偶联间期 350ms 时 S_2-R 间期跳跃性延长至 300ms，房室结快径路进入有效不应期，S_2 激动改从慢径路下传并诱发出与 R_2 波形态一致的预激型心动过速。沿慢径路下传的 R_2 波形态与沿快径型路下传的 R_2 波形相同，符合束室旁路电生理特征。心动过速时逆行 P 波隐埋在 QRS 波中，食管导联中 R-P⁻间期<70ms，为慢-快型房室结折返性心动过速沿束室旁路下传心室。(C)见预激型心动过速时逆行 P 波隐埋在 QRS 波中，食管导联中 R-P⁻间期<70ms。第 17 个 QRS 波突然变窄(箭头所示)，V_1 导联由 QS 形转变为 rS 形，心室预激消失，但是 R-R 间期不变，食管导联中 R-P⁻间期也不变。表明慢-快型房室结折返性心动过速时，束室旁路在下传过程中发生连续传导阻滞(旁路蝉联现象)，折返激动沿房室结-希浦系统下传形成窄 QRS。宽 QRS 波的慢-快型房室结折返性心动过速时束室旁路并未参与折返，仅起到将折返激动传递到心室的作用(无辜性旁路)。

心动过速时，房室结-希浦系统的前向传导时间也影响着 R-R 间期的改变，发生束支传导阻滞时造成 R-P⁻间期延长，可能导致 P-R 间期的缩短，使一部分预激综合征患者发生旁路同侧功能性束支传导阻滞时，常因房室结前向传导比前增快而造成 R-R 间期反而缩短的现象(图 12-58 和图 12-59)，所以当顺向型房室折返性心动过速时，测量室房传导的 R-P⁻间期和 P⁻波形态改变对多旁路判断的准确性更高。

4.不同的 P⁻ 波形态和 R-P⁻ 间期改变

(1)顺向型房室折返性心动过速时，逆行 P 波提示的旁路部位与显性预激部位不匹配常为多旁路的表现。例如，①窦性心律时显示出右侧房室旁路，而诱发顺向型房室折返性心动过速时，却表现出左侧房室旁路特征的逆行 P 波形态(图 10-55)；②窦性心律时在Ⅱ、Ⅲ、aVF 导联中 R 波与 δ 波均直立向上，而顺向型房室折返性心动过速时逆行 P 波却在Ⅱ、Ⅲ、aVF 导联深倒置，提示窦性心律时激动沿前壁旁路前向传导，顺向型房室折返性心动过速时，却从后间隔部旁路逆向传导；③顺向型房室折返性心动过速时同一导联存在不同 P⁻波形态(心房融合波)常是多旁路逆向传导的直接证据(图 10-43、图 10-57 至图 10-59)。

(2)顺向型房室折返性心动过速时，出现两种不同的 R-P⁻间期也提示存在多旁路。例如，①右侧旁路

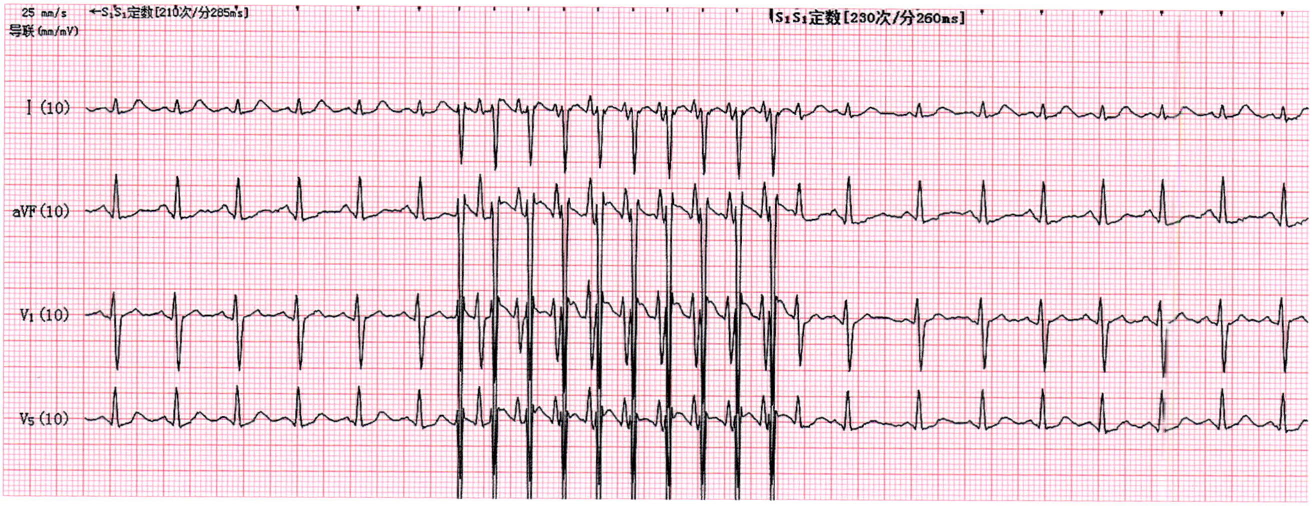

图 10-49　房室结加速传导。窦性心律时 P-R 间期 120ms，QRS 波正常。心房刺激频率达 230 次/分时房室仍呈 1:1 传导，P-R 间期 160ms，仅增加 40ms，QRS 波形态与窦性相似，显示房室结加速传导。

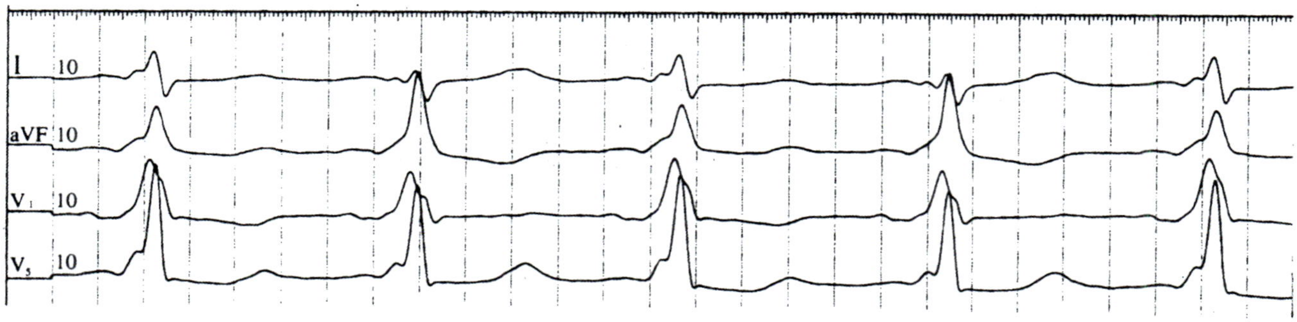

图 10-50　窦性心律下显示左侧房室双旁路(纸速:100mm/s)。心内电生理检查为左侧游离壁房室双旁路，并经导管射频消融成功阻断。窦性心律时显示左侧房室旁路的两种预激 QRS 波交替出现，Ⅰ、aVF 导联变化较明显。

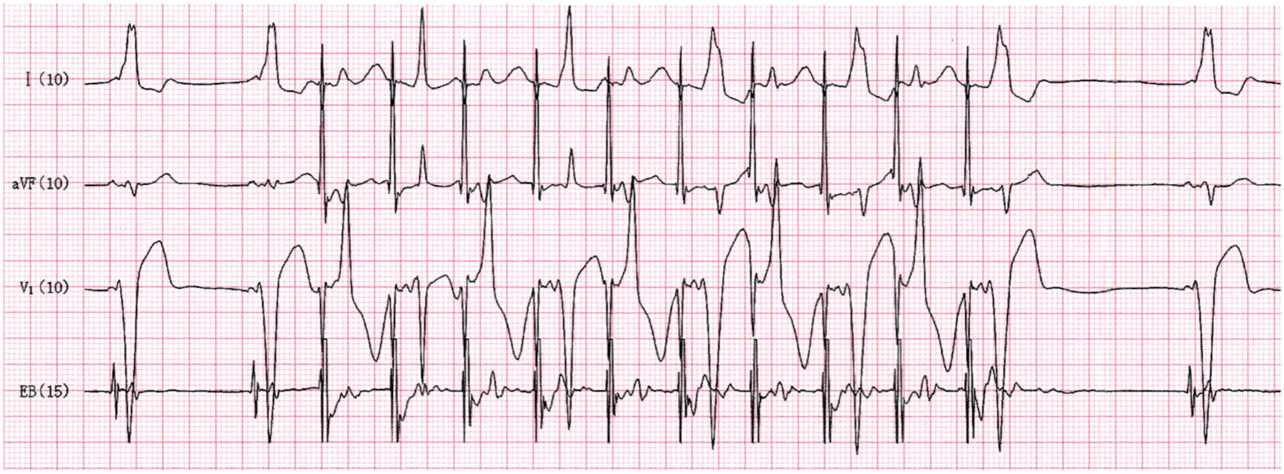

A

图 10-51　(A)显性右侧房室旁路心房刺激时揭示显性左侧房室旁路。图示显性右侧壁房室旁路，窦性心律时显示 B 型心室预激。经食管给予频率为 110 次/分的心房 S_1S_1 刺激，见每次 S 波均夺获心房，下传的 QRS 波呈 A 型与 B 型两种心室预激交替出现。(B)显性右侧房室旁路时心房刺激揭示显性左侧房室旁路。经食管心房 S_1S_1 刺激频率增快至 160 次/分时，心房激动均从左侧房室旁路下传，显示出 A 型心室预激。(待续)

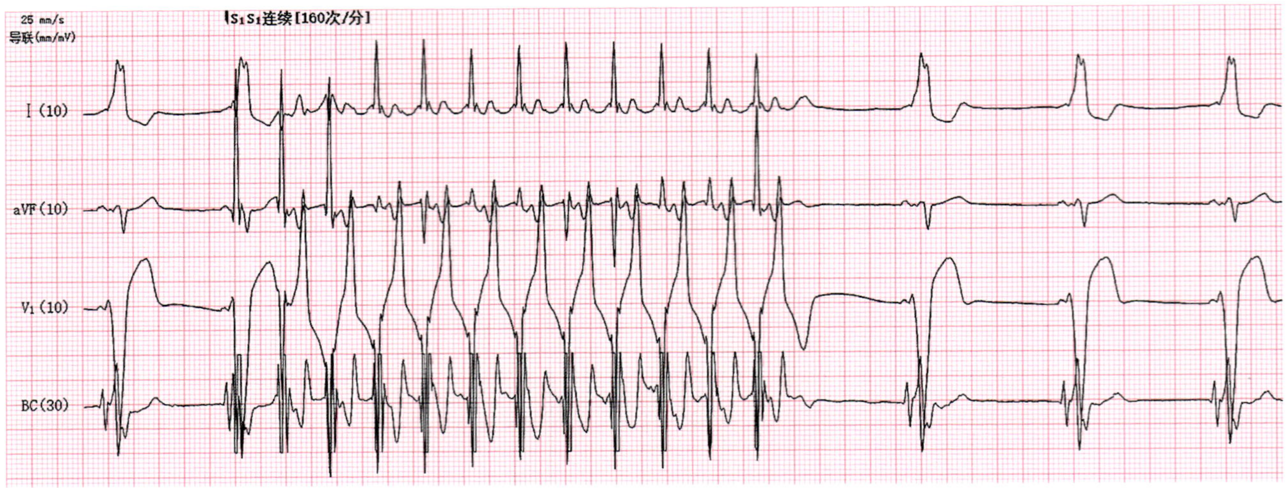

图 10-51(续)

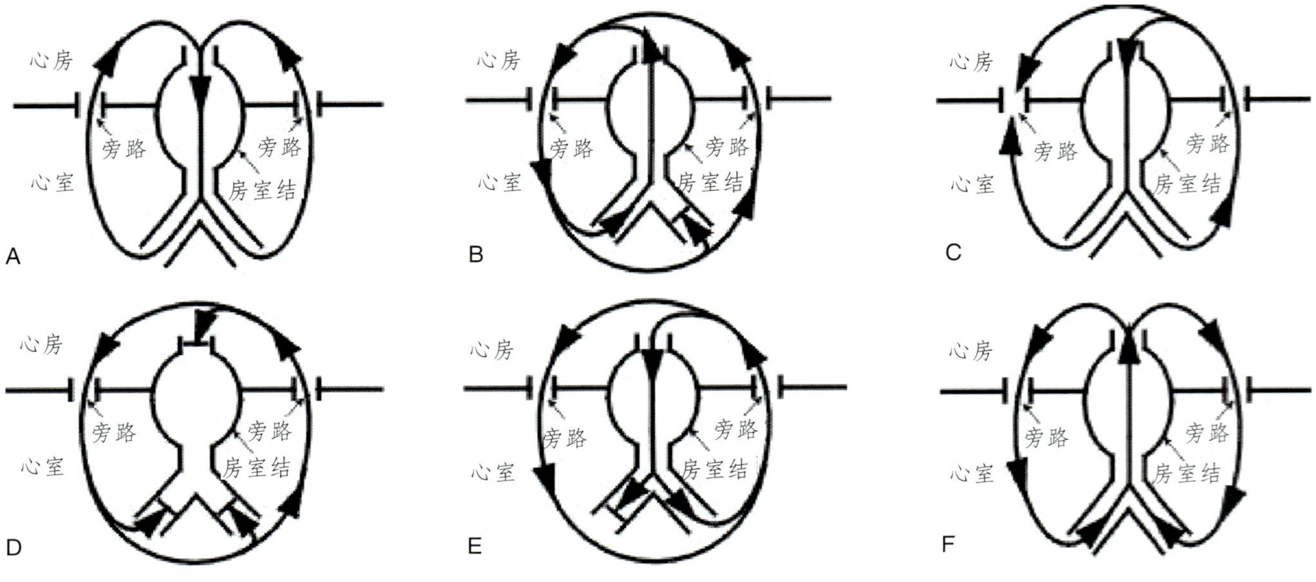

图 10-52 两条房室旁路参与构成不同的折返环路。(A)顺向型房室折返性心动过速时,心房激动由房室结前向传导,左侧房室旁路、右侧房室旁路共同参与心房逆向传导。(B)逆向型房室折返性心动过速,右侧房室旁路前向传导,由房室结、左侧房室旁路参与心房逆向传导。(C)左侧房室旁路参与顺向型房室折返性心动过速,右侧房室旁路未参与折返性心动过速。(D)心房激动经右侧旁路前向传导至心室,左侧旁路逆向传导至心房,形成逆向型房室折返性心动过速,房室结不参与折返环。(E)心房激动经右侧房室旁路和房室结前向传导,由左侧房室旁路逆向传导至心房。(F)心房激动分别经右侧房室旁路、左侧房室旁路前向传导共同激动心室,经房室结逆向传导至心房。

参与折返形成的顺向型房室折返性心动过速时,V_1导联中逆行 P 波倒置,R-P⁻间期<食管导联 R-P⁻间期,如在食管导联中间隙或交替出现 R-P⁻间期<V_1导联的特征,可考虑合并存在左侧房室旁路;②顺向型房室折返性心动过速发生同侧房室双旁路间歇或者交替逆向传导时,也会出现 R-P⁻间期改变(见图 10-43);③顺向型房室折返性心动过速伴旁路同侧功能性束支传导阻滞时,逆行心房激动理应延迟出现,并发生旁路同侧偏心性激动,对侧心房激动时间不延长,否则应考虑存在多条旁路逆向传导。例如,左侧房

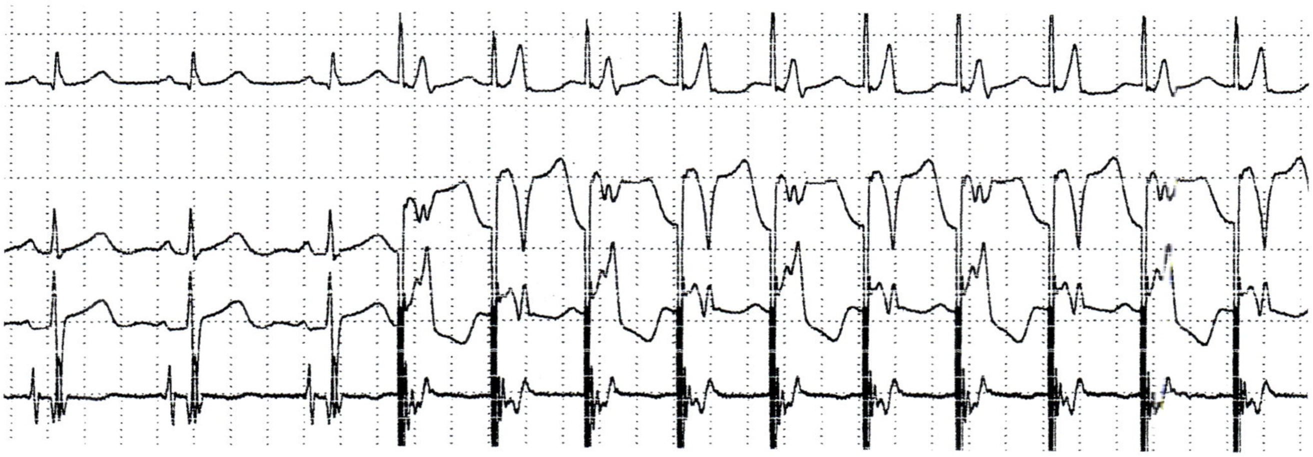

图 10–53 分级递增刺激显示左侧房室双旁路。图示窦性心律时未见心室预激图形，频率为 115 次/分的心房 S_1S_1 刺激时，可见在 V_1 导联呈 R、rsr' 型的两种心室预激图形交替出现，显示出后间隔和左侧房室双旁路。

室旁路参与的顺向型房室折返性心动过速伴功能性左束支传导阻滞时，不但食管导联 $R-P^-$ 间期延长，而且食管导联中 P^- 波要早于 V_1 导联出现，心房呈左侧偏心性激动。如果 V_1 导联中 P^- 波早于食管导联出现而且 $R-P^-$ 间期缩短，表明同时还存在右侧房室旁路的逆向传导。

对于存在多条房室旁路，而在经食管心脏电生理检查中未能揭示者，可能与刺激部位在食管离旁路距离较远有关，也可能与旁路之间存在隐匿性传导而使另一条旁路丧失前向传导功能有关。大多数的隐匿性房室双旁路因无前向传导功能，仅靠心动过速时出现不同的逆行 P 波形态和 $R-P^-$ 间期做出诊断，逆行 P 波形态不清时极易漏诊。需要重视的是斜性旁路，因旁路心室端与心房端存在一定的距离，尤其是间隔部位旁路，心室预激波的定位常因顺向型房室折返性心动过速根据逆行 P 波定位不同而被误诊为多旁路。

十、揭示房室旁路合并房室结多径路

患者同时存在房室旁路与房室结双径路并不少见，常因旁路的存在而掩盖了房室结双径路。但是旁路和房室结双径路的不应期及传导速度不同，可通过改变心房刺激频率或期前刺激的偶联间期来显示不同的房室旁路和房室结双径路。

（一）显性房室旁路合并房室结双径路

1.旁路不应期长于房室结双径路

因旁路传导速度快，心房刺激频率较慢或期前刺激偶联间期较长时激动从旁路下传，S–R 间期短，QRS 波呈预激图形，房室结双径路传导被掩盖。当刺激频率增快或期前刺激偶联间期缩短至旁路有效不应期时，激动在旁路受阻改从房室结快径路前传，S–R 间期和 QRS 波突然恢复正常。刺激频率进一步增快或期前刺激偶联间期缩短至快径路有效不应期时，激动改从慢径路前传，S–R 间期出现跳跃或成倍延长（图 10–61 至图 10–63），有时会诱发出慢–快型房室结折返性心动过速或顺向型房室折返性心动过速。前者 P^- 波埋在 QRS 波中，$R-P^-E<70ms$，后者 $R-P^-E$ 间期 >110ms。出现 R–R 间期或 P^--R 间期显著长短交替、$R-P^-$ 间期不变时，系折返激动分别从快、慢径路前传，旁路逆向传导所致。

2.旁路不应期短于快径路并长于慢径路

快径路因不应期偏长且传导速度慢于旁路而被掩盖无法显示。当心房期前刺激偶联间期到达旁路有效不应期时，激动改从不应期最短的慢径路前传，S_2–R 间期突然显著延长，QRS 波形恢复正常。旁路脱离逆向传导不应期后也可诱发顺向型房室折返性心动

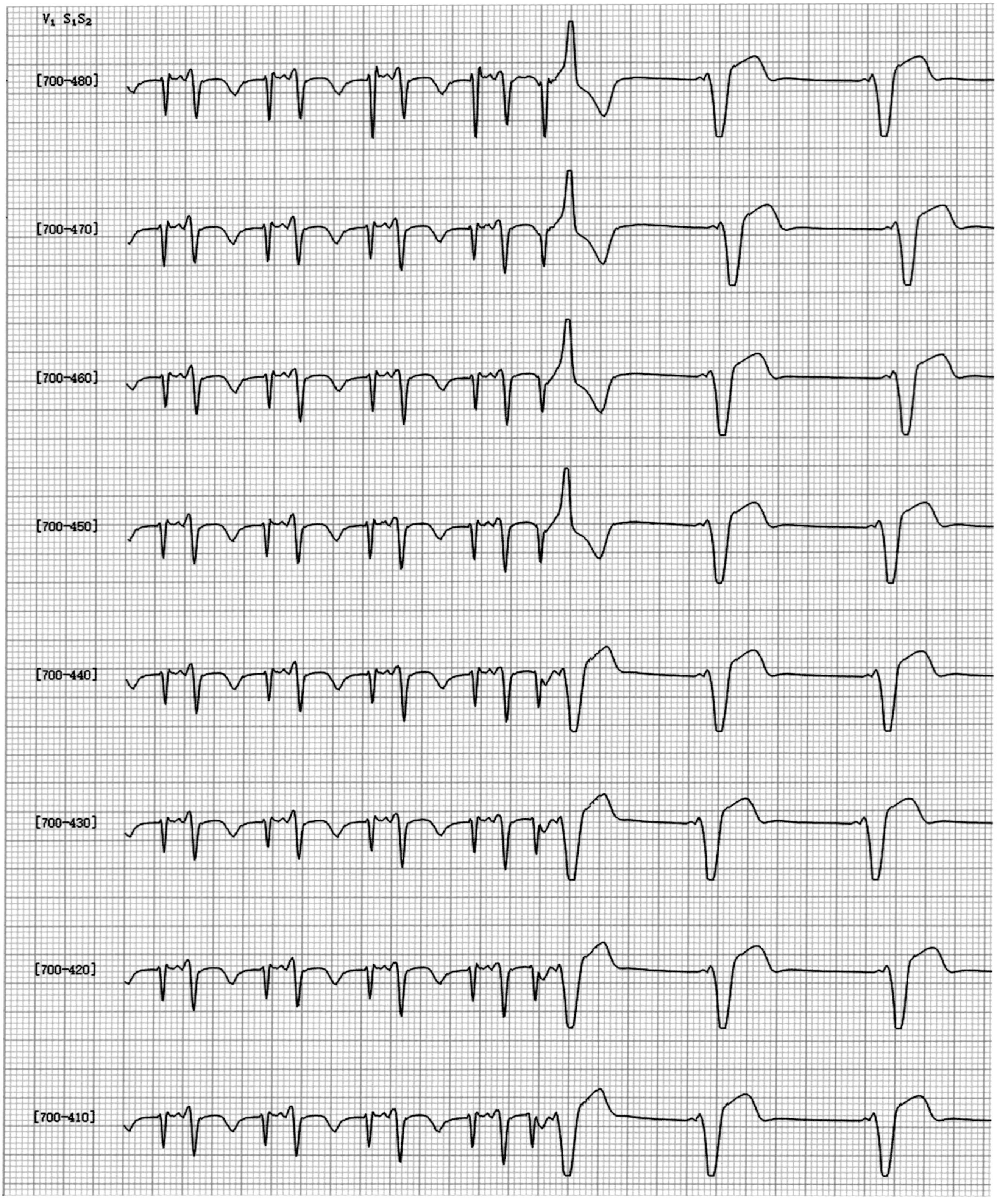

图 10–54 S_1S_2 期前刺激显示显性左侧、右侧两条房室旁路（5mm/mV）。图 10–51 同一患者，窦性心律时为显性右侧房室旁路。给予基础周长 700ms 的心房期前 S_1S_2 刺激负扫描，因起搏点距左侧旁路近，S_1S_2 偶联间期在 480ms 至 450ms 时，左侧房室旁路出现前向传导，R_2 波显示出 A 型心室预激图形。S_1S_2 偶联间期从 440ms 开始，左侧房室旁路前向传导进入有效不应期，QRS 波形态便显示为右侧显性旁路预激图形，右侧房室旁路前向传导有效不应期短于左侧房室旁路。

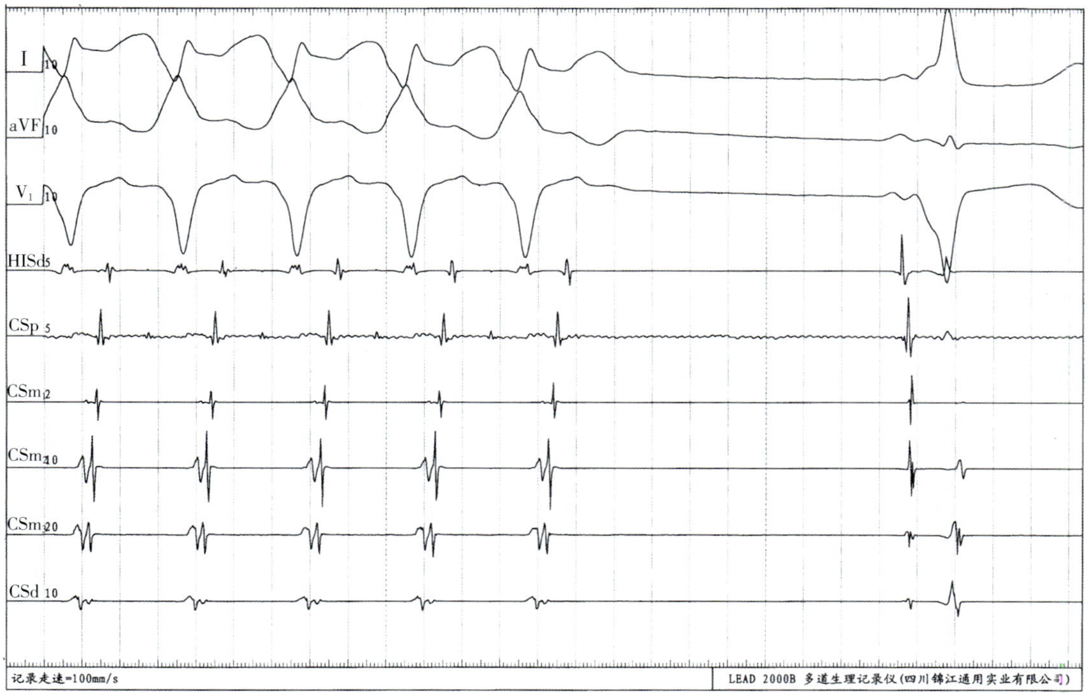

图 10-55　显性右侧房室旁路与隐匿性左侧房室旁路。图示心内标测时记录，顺向型房室折返性心动过速时逆行心房激动最早出现在 CSd、CSm_3 处，可见 VA 融合。逆行心房激动最迟出现在 HISd，表现出左侧房室旁路逆传的偏心激动顺序，V 波消失后终止了心动过速。窦性心律显示出右侧房室旁路表现，冠状窦未见 AV 融合，左侧房室旁路无前传功能。

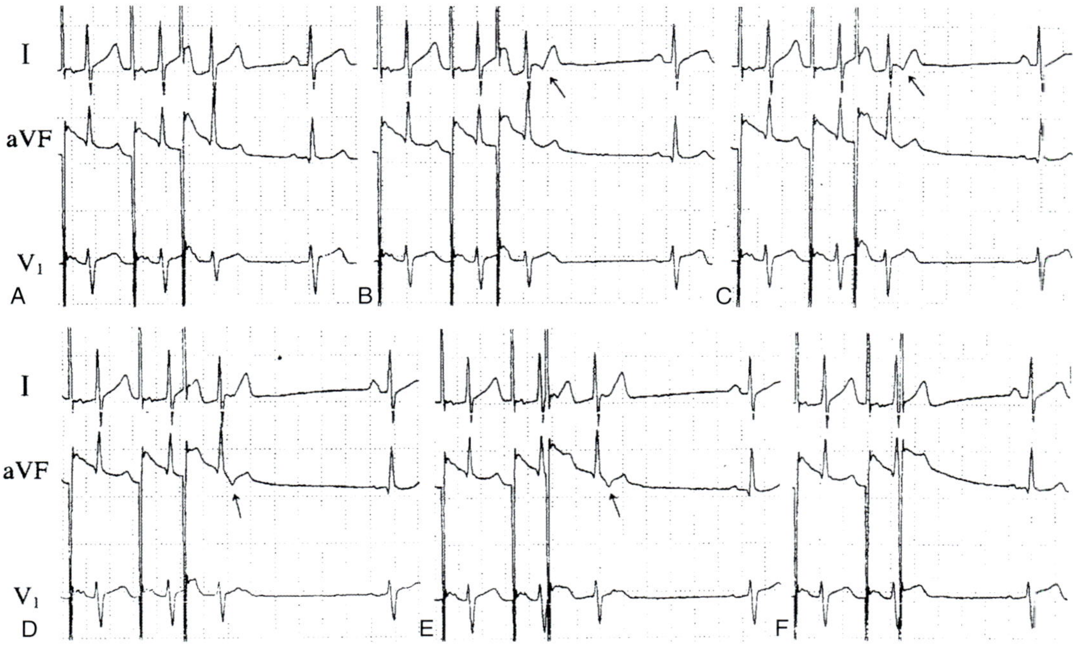

图 10-56　S_1S_2 显示逆行 P 波揭示隐匿性左侧双旁路。图示基础刺激周期长度 600ms 的程控心房期前刺激，窦性心律及心房刺激时均无心室预激表现。S_1S_2 偶联间期 400ms(A)时，R_2 后未见异常；S_1S_2 偶联间期 390ms、380ms(B,C)时，R_2 后出现逆行 P 波，P⁻波在Ⅰ导联深倒置(箭头所示)，在 aVF 导联倒置较浅，在 V_1 导联直立(R-P⁻间期 200ms)；S_1S_2 偶联间期 370ms 至 290ms(D,E)时，R_2 后逆行 P 波形态发生变化，P⁻波在 aVF 导联倒置程度明显增深(箭头所示)，而在Ⅰ导联倒置变浅，在 V_1 导联仍直立(R-P⁻间期 160ms)；S_1S_2 280ms(F)时，心房进入有效不应期。在程控心房期前刺激中出现两种不同 R-P⁻间期及不同形态的逆行 P 波，表明分别存在左前壁和左后壁两条隐匿性房室旁路，导管射频消融术已证实食管心脏电生理诊断。

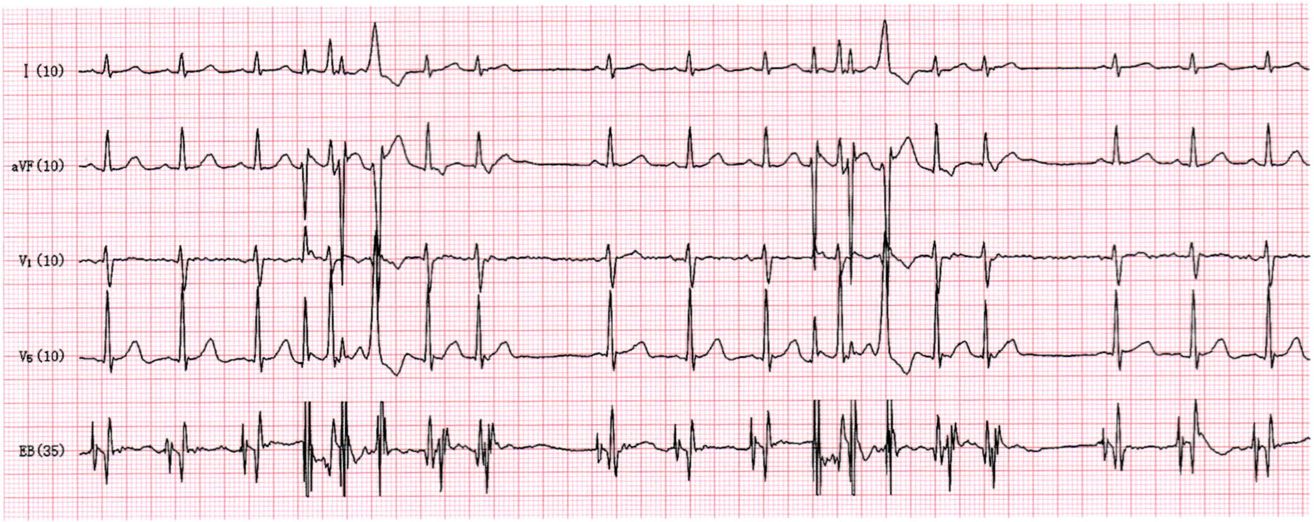

图 10–57 S_1S_1 定数刺激揭示隐性房室双旁路逆向传导性 P 波。图示窦性心律时未见心室预激图形。心房 S_1S_1 频率 190 次/分的 3 次刺激，第 2 个刺激波后 QRS 波呈显性左侧心室预激图形，第 3 次刺激波重叠在 QRS 波中，随后出现见两次折返，QRS 波呈室上性，逆行 P 波在 aVF 导联倒置，在 V_1 导联直立，食管导联 R–P^-间期分别为 160ms 与 120ms 不等，R–P^-EB 间期均 < R–PV_1 间期，显示出左侧房室双旁路逆向传导表现。

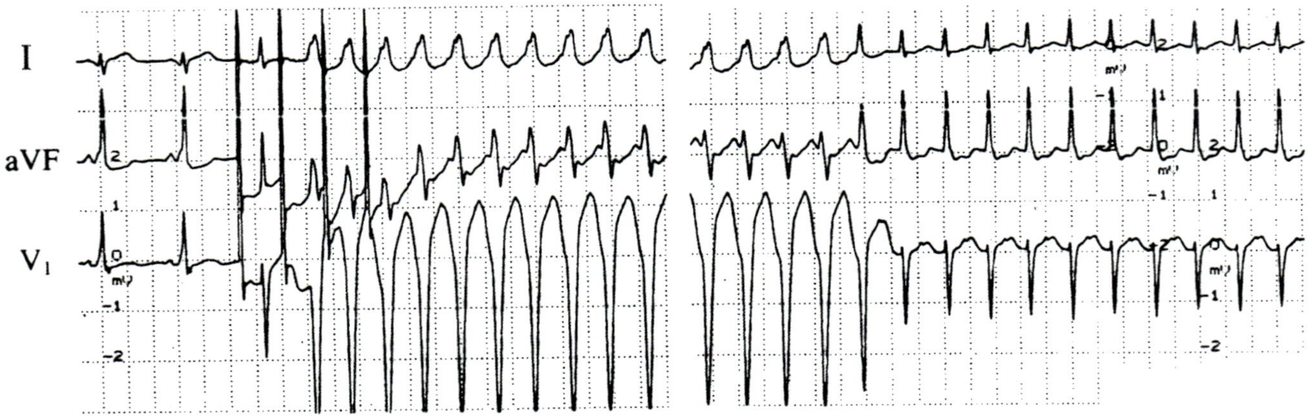

图 10–58 心动过速时 P^-波提示的部位与窦性预激显示的部位不同。窦性心律显示为显性左侧前壁房室旁路，aVF 导联中 δ 波直立。发放频率为 170 次/分的 4 次心房刺激波，第 2 次 S 波即诱发出左束支传导阻滞型顺向型房室折返性心动过速。aVF 导联清晰可见倒置的逆行 P 波，与窦性心律时 δ 波方向相反，提示为左侧后壁房室旁路逆向传导所致。当左束支传导阻滞消失后，R–R 周期长度非但未缩短，反而延长 20ms，逆行 P 波在 aVF、V_1 导联直立提示左侧前壁旁路逆向传导形成，导管射频消融术分别在距冠状窦口 2cm 和 5cm 处成功阻断两条房室旁路。

过速(图 10–64)。如果房室结快径路不应期略长于房室旁路，可以采用延长期前刺激周长的方法来延长旁路的不应期和缩短快径路的不应期，从而显示出快径路传导。

3.旁路不应期短于房室结双径路

因旁路传导速度快，不应期又短，在心房分级递增刺激或程控期前刺激过程中激动总是沿着旁路前

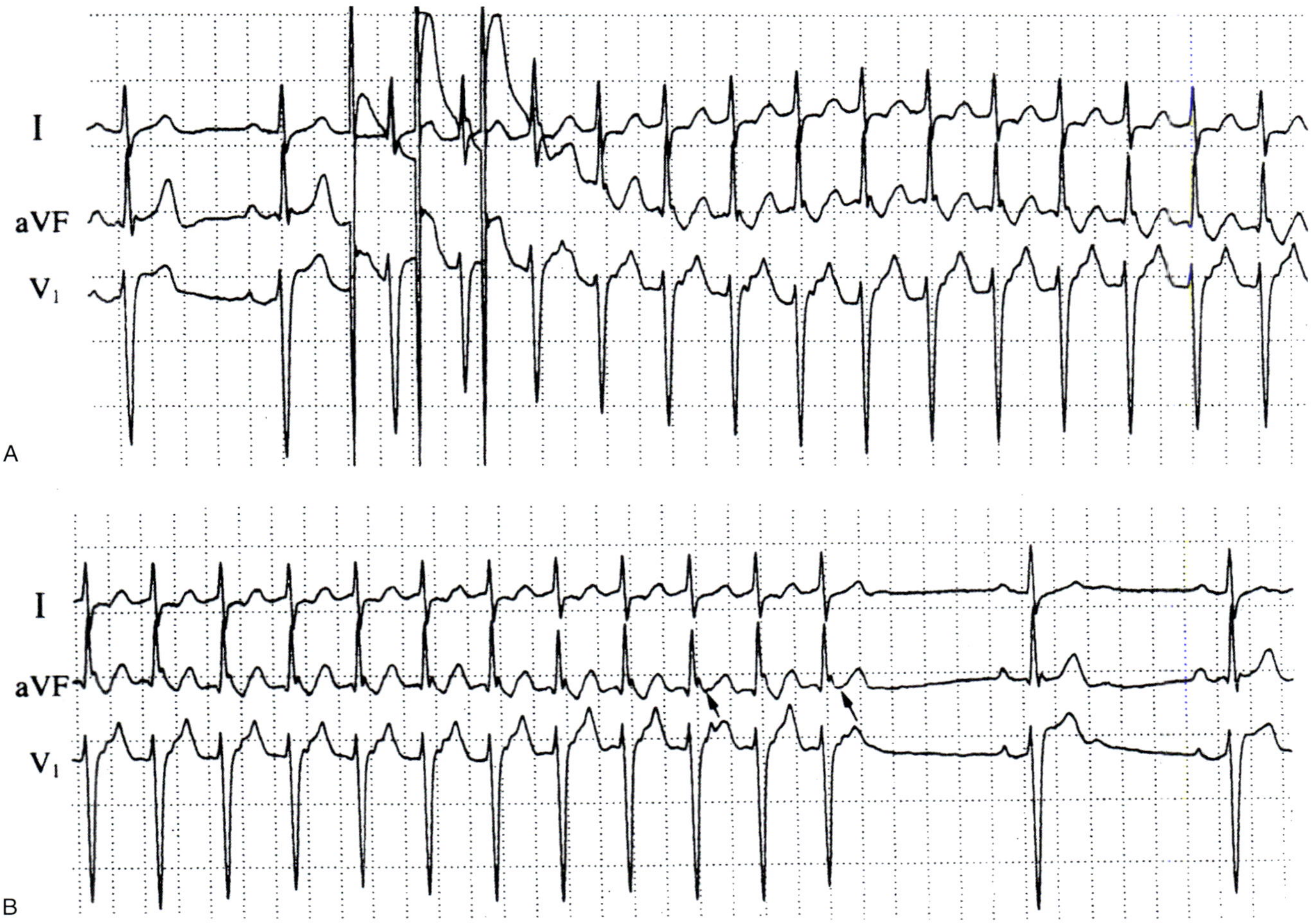

图 10–59　顺向型房室折返性心动过速时的心房融合波。图示隐匿性房室旁路患者，窦性心律及心房起搏时未见心室预激波。(A)给予 150 次/分的 3 次心房刺激诱发出顺向型房室折返性心动过速，可见Ⅰ、aVF 导联中 P^-波倒置，V_1 导联第 1 次 QRS 波后 P^-波直立，R–P^-间期 200ms。此后 P^-波呈负正负三相为心房融合波，R–P^-间期为 140ms，是多旁路逆向传导的表现。(B)最后 2 次逆行 P 波形态发生改变后(箭头所示)自行终止了心动过速，表明其中一条旁路已发生逆向传导阻滞。射频导管消融术证实在左侧壁和左后侧壁各存在一条隐匿性房室旁路。

向传导，QRS 波呈预激图形，房室结双径路传导被掩盖无法显示，只有应用使旁路不应期延长的药物或消融阻断旁路后才可能暴露出房室结双径路传导特性。如果能诱发出房室结折返性心动过速或折返心搏，也可表明存在房室结双径路。

(二)隐匿性房室旁路合并房室结双径路

(1)隐匿性房室旁路因无前向传导功能，在心房起搏时不能显示预激图形，只表现出房室结双径路传导特征。心房刺激频率较慢或期前刺激偶联间期较长时，激动沿快径路前向传导。当心房刺激频率增快或期前刺激偶联间期缩短至快径路有效不应期时，S–R 间期出现显著或跳跃式延长，激动改从慢径路前向传导。由于房室传导显著减慢，旁路脱离逆向有效不应期后，心室激动便沿隐匿性旁路逆向传导至心房，出现逆行 P 波或诱发出顺向型房室折返性心动过速(图 11–59)。如果无旁路折返性逆行 P 波的出现，食管心脏电生理检查就无法证实隐匿性旁路的存在。

(2)在隐匿性房室旁路合并房室结双径路患者中，有时诱发的顺向型房室折返性心动过速会出现 R–

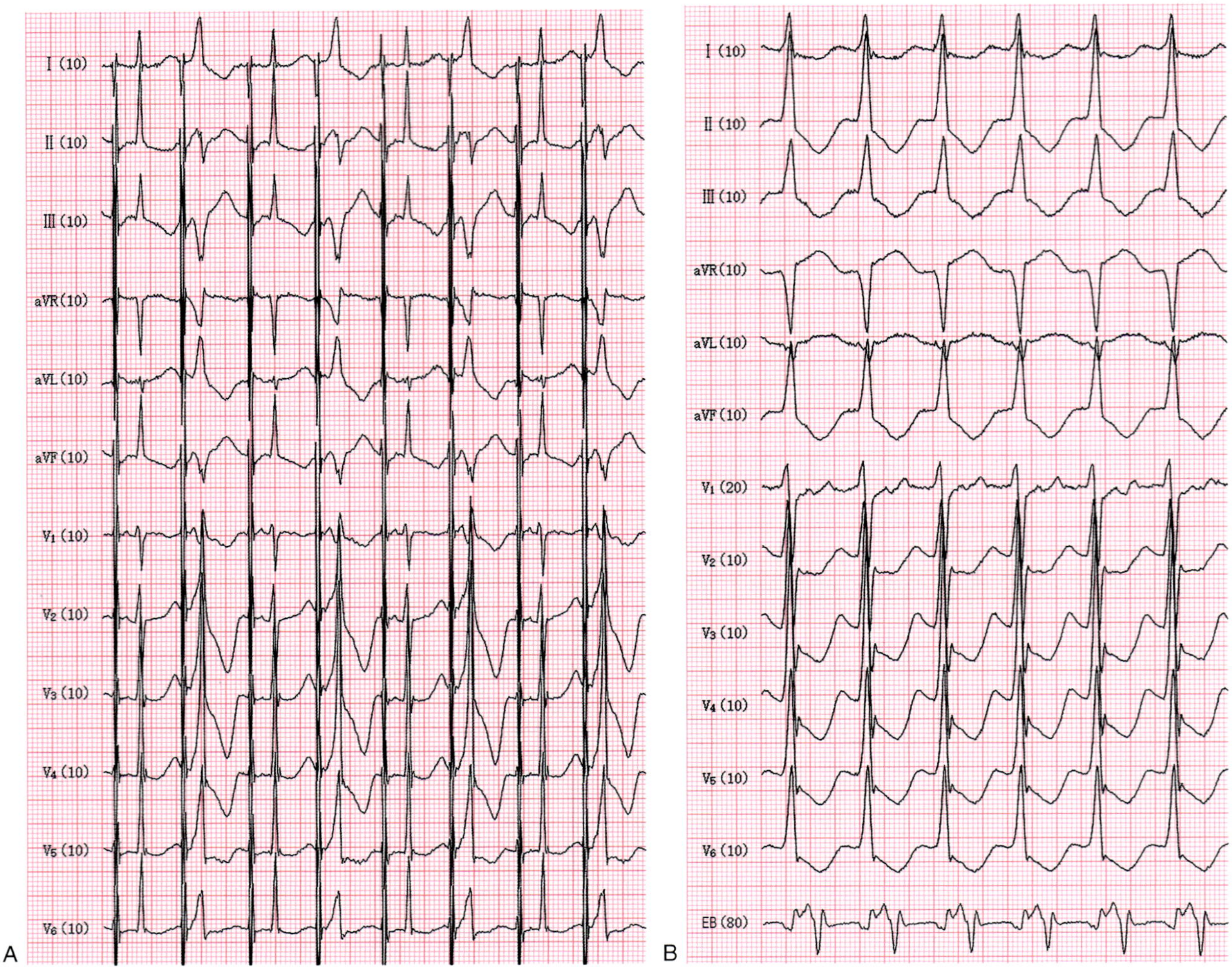

图 10–60 后间隔房室旁路。(A)右后间隔心室面;(B)左后间隔心房面(50mm/s)。(A)心房 S_1S_1 刺激时交替出现心室预激,V_1、Ⅲ、aVF 导联 δ 波负向,QRS 波呈 rS 型,V_2 导联 δ 波与 QRS 波突然转变为正向,显示出右后间隔房室旁路前向传导心电图特征。(B)顺向型房室折返性心动过速时逆行 P 波在Ⅰ导联浅倒置,在Ⅱ、Ⅲ、aVF 导联倒置,在 V_1 导联直立,R–P^-EB 间期为 90ms,显示出左后间隔房室旁路逆向传导心电图特征。

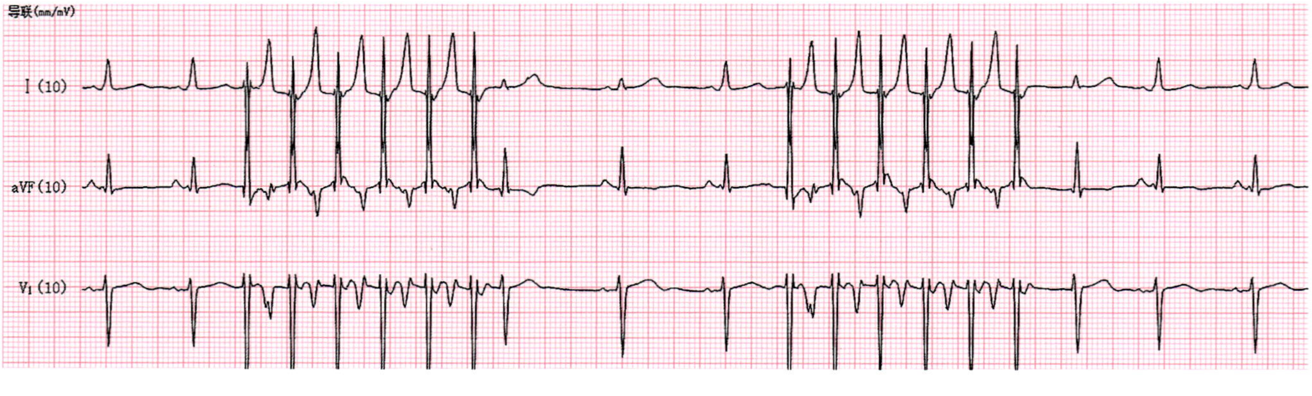

图 10–61 房室旁路合并房室结双径路。窦性心律时Ⅰ导联可见轻微心室预激波,存在显性房室旁路。图左侧给予 S_1S_1 频率 170次/分的 6 个心房定数刺激,前 5 次刺激波沿房室旁路下传心室,QRS 波呈心室预激图形。第 6 次刺激波突然沿房室结下传,S–R 间期 220ms,QRS 波形态恢复正常。图右侧给予相同频率的心房定数刺激,前 5 次刺激波仍沿房室旁路下传心室,第 6 次刺激波沿房室结下传时出现显著延长的 S–R 间期达 460ms。两次相同频率的定数刺激,在最后 1 次 S–R 间期表现出增量达 240ms 的成倍延长,表现出房室结双径路传导的心电图改变。

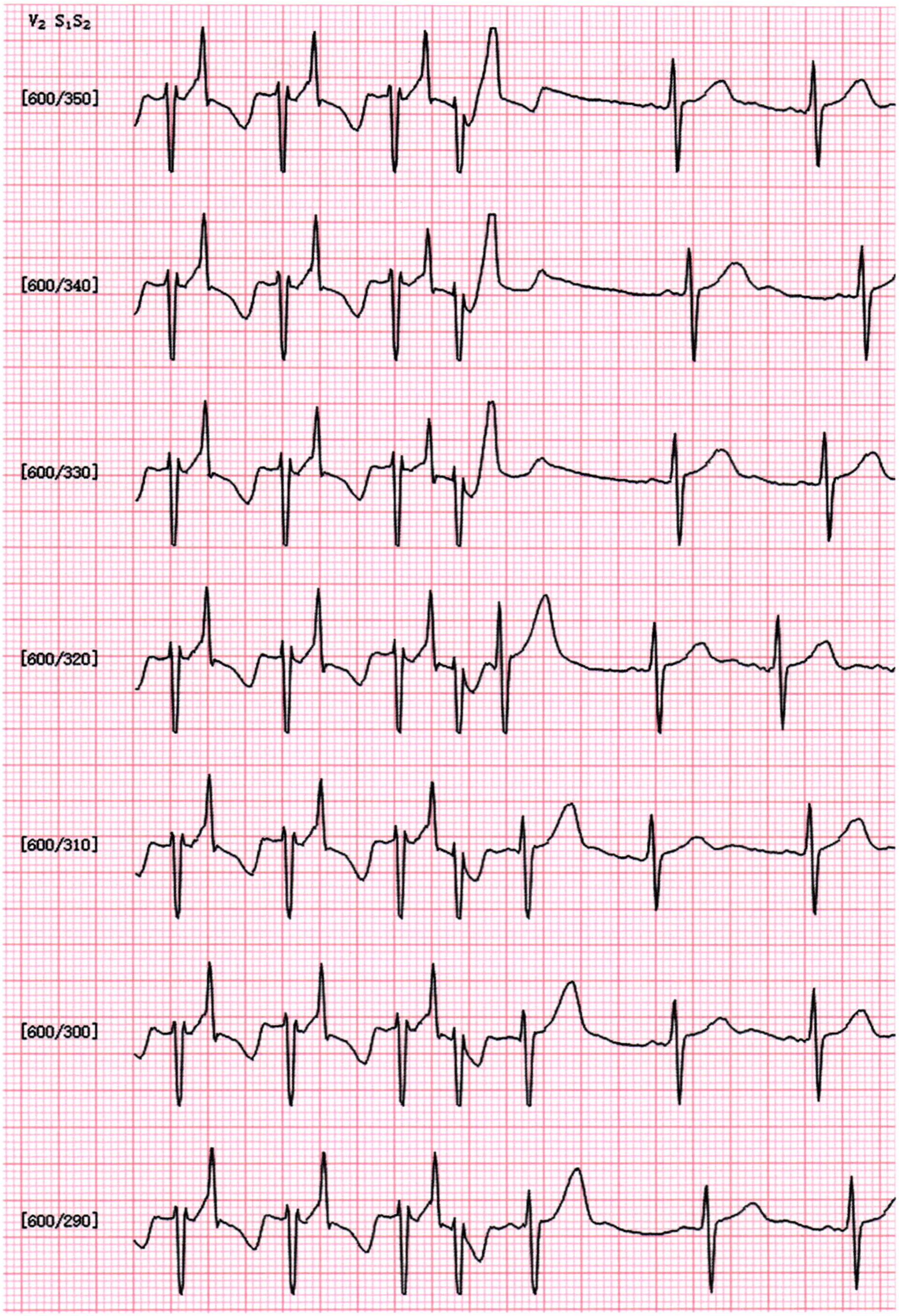

图 10-62　显性左侧旁路不应期长于房室结双径路（V_2 导联）。图为基础周长 600ms 的心房 S_1S_2 程控期前刺激。S_1S_2 偶联间期 350ms 至 330ms 时，S_2 后 QRS 波呈左侧房室旁路下传的心室预激图形。S_1S_2 偶联间期 320ms 时，心室预激波消失，S_2-R 间期 200ms，R_2 形态转为正常。其表明此时房室旁路进入前向传导的有效不应期，激动沿房室结前传。S_1S_2 偶联间期为 310ms 时，见 S_2-R 间期跳跃式延长至 340ms，增量达 140ms，表现出房室结双径路传导现象。S_1S_2 偶联间期 300ms、290ms 时，激动继续沿房室结慢径路传导。

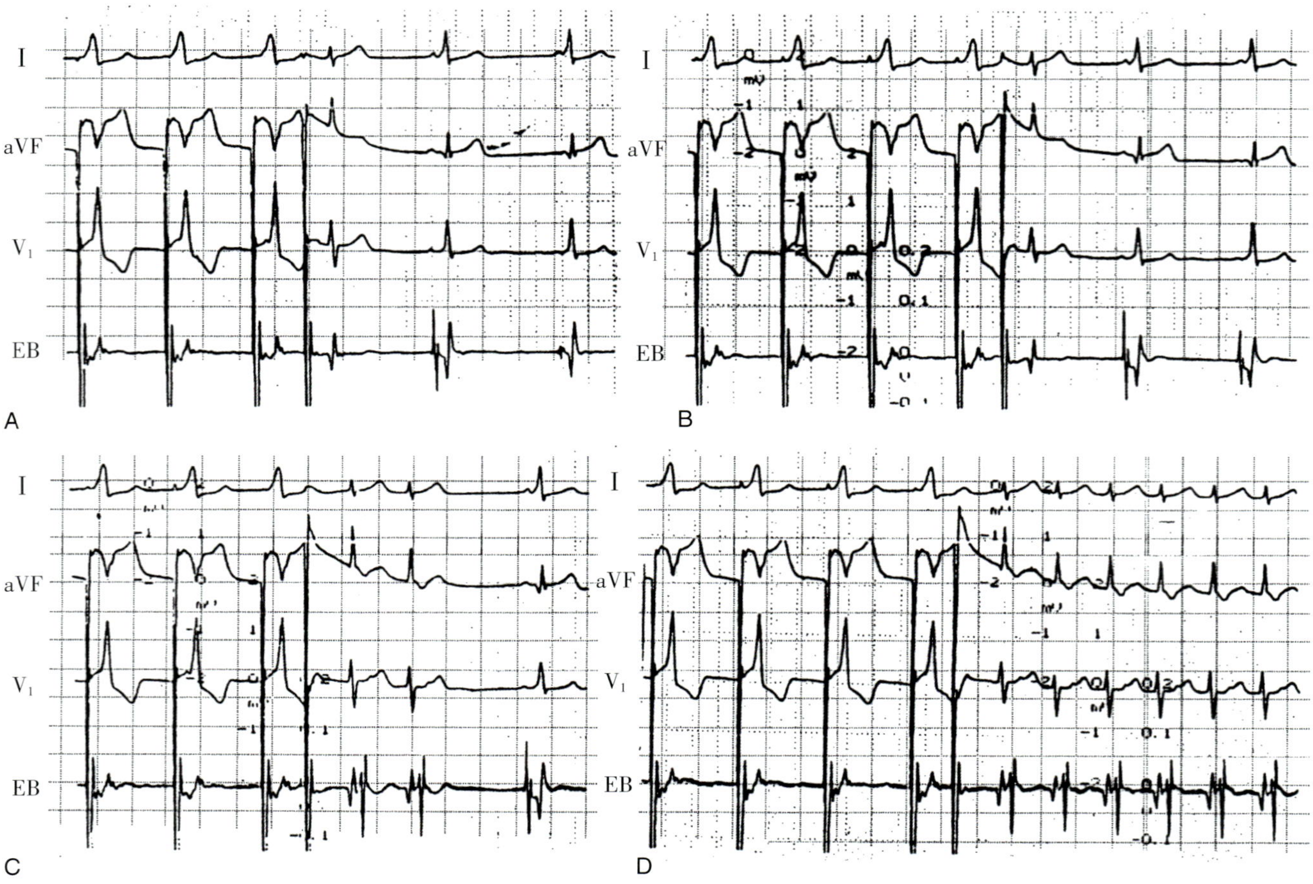

图 10-63 旁路有效不应期长于房室结双径路。显性左后侧壁房室旁路患者，图示基础刺激周期长度 700ms 的 S_1S_2 期前刺激。S_1S_2 400ms~350ms 时，旁路已进入前向有效不应期，激动沿房室结快径路传导，S_2–R 间期延长至 200ms，R_2 波群形态正常（A,B）；S_1S_2 340ms 时，S_2–R 间期突然跳跃式延长至 320ms，房室结快径路进入前向有效不应期，激动改从房室结慢径路传导，随之诱发出两次房室折返（C）；S_1S_2 330ms 时，S_2–R 间期延长至 360ms 后诱发出顺向型房室折返性心动过速，$R-P^-EB$ 间期 110ms<$R-P^-V_1$ 间期 160ms。aVF 导联 P^-波倒置，V_1 导联 P^-波直立（D）。

R 间期或 P^-–R 间期明显长短交替，而 $R-P^-$间期不变的现象，系激动分别沿房室结快、慢径路前向传导，从隐匿性房室旁路逆传所致（图 11-59、图 11-85 和图 11-86）。因为顺向型房室折返性心动过速与慢-快型房室结折返性心动过速在频率、QRS 波形态等方面较为相似，需根据各自的电生理和心电图特点相鉴别（鉴别点见第 11 章第 4 节）。

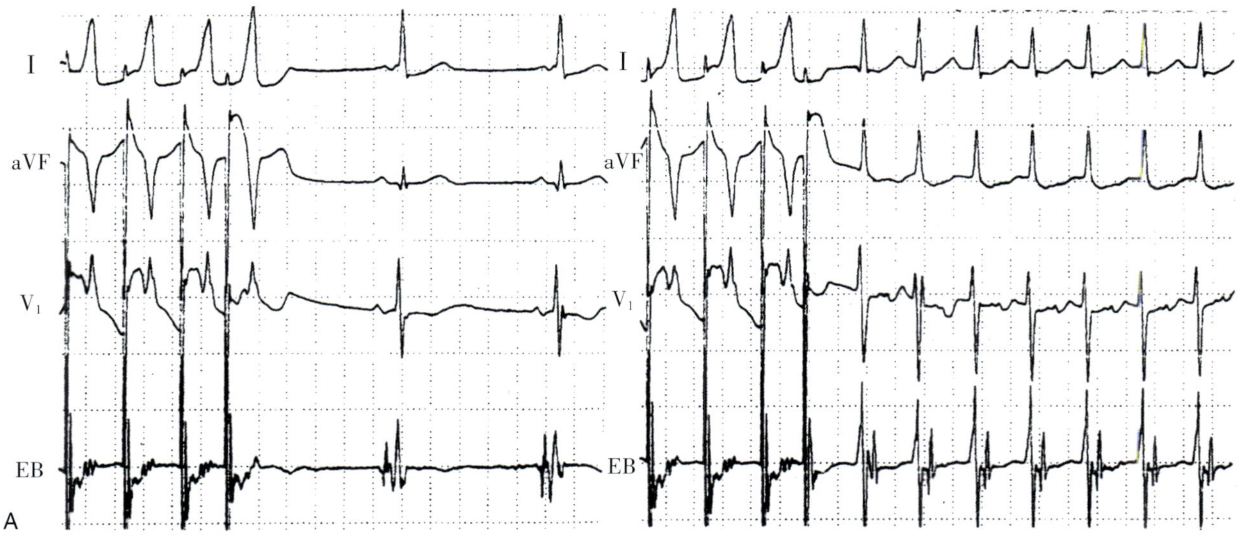

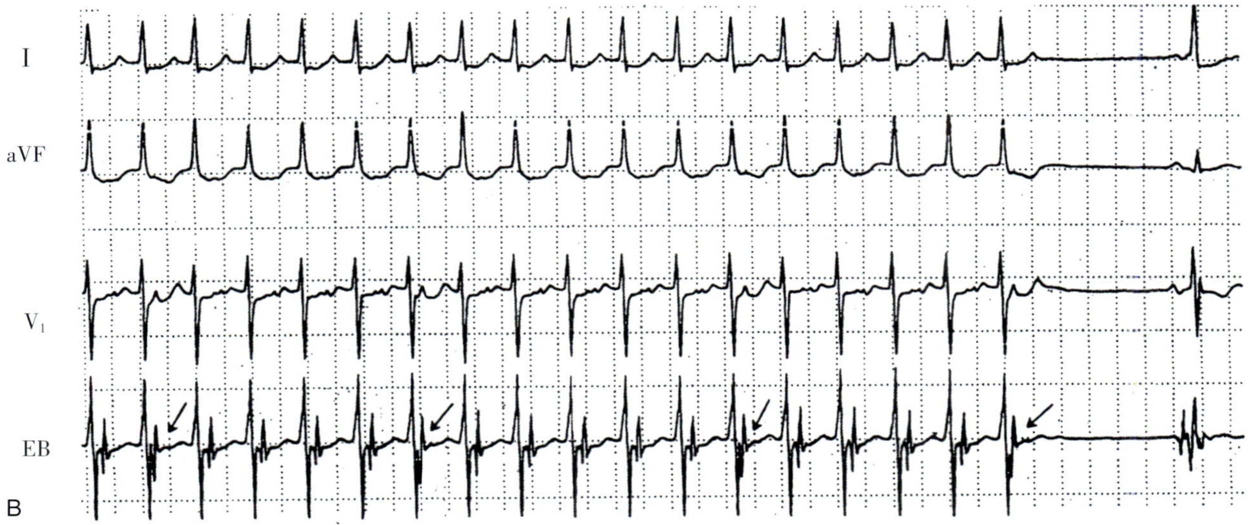

图 10-64　旁路有效不应期短于快径路且长于慢径路。(A)图示左后显性房室旁路，基础刺激周期长度 400ms 的心房期前刺激，S_1S_2 偶联间期 310ms 时 R_2 呈完全预激波形(左)，房室结快径路传导被旁路掩盖。S_1S_2 递减 10ms 时，旁路进入有效不应期，S_2-R 间期突然延长至 360ms，提示房室结快径路亦进入有效不应期，激动只沿慢径路前向传导，随后诱发出顺向型房室折返性心动过速(右)。(B)图示顺向型房室折返性心动过速出现两种不同的 P^-波形态及 R-P^-间期，一种 P^-波在 V_1 导联呈双峰状，食管导联中 R-P^-间期 100ms 为旁路逆向传导所致。另一种 P 波在 V_1 导联直立，R-P^-间期在食管导联中≤70ms 为房室结快径路传导性逆行心房激动(箭头所示)，表明房室旁路同时合并存在房室结双径路。

第 4 节　预激综合征合并的心律失常

一、旁路在心动过速中的作用

1.旁路参与折返

单条旁路或多条旁路与房室结-希浦系统之间折返，形成顺向型或逆向型房室折返性心动过速，此时旁路作为折返环的重要组成部分(参阅第 11 章第 4 节)。

2.旁路不参与折返

旁路有前向传导能力，在窦性或心房刺激时显示心室预激。但在各类心动过速时旁路并不参与折返，仅起到将激动传递到心室并显示出预激性心动过速的作用，此时称为无辜性旁路。

（1）快速性房性心律失常：①房性心动过速；②心房颤动；③心房扑动（图 10–65 至图 10–67）。

（2）房室结折返性心动过速：见图 10–48 和图 10–68。

3.旁路既不参与折返也不参与前传

旁路有前向传导能力，在窦性或心房刺激时显示心室预激。但在心动过速时无心室预激表现，说明心动过速时旁路既不参与折返，也不能前向传导，此时称为“旁观者旁路”（图 10–71）。

二、快速性心律失常

（一）房室折返性心动过速

预激综合征极易并发快速性心律失常，最常见的是房室折返性心动过速。房室旁路与房室结-希浦系统、心房及心室构成了完整的折返环路，其中 90%是

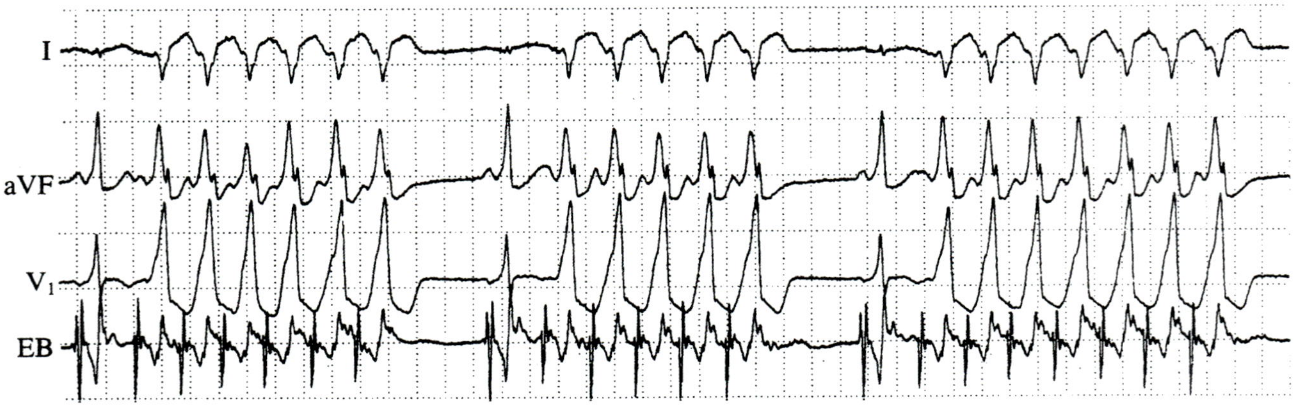

图 10–65 房性心动过速伴沿左侧房室旁路下传。图示窦性搏动时 QRS 波呈不完全心室预激图形；第 2 次、第 9 次、第 15 次 P 波为房性期前收缩，随后诱发出短阵房性心动过速，QRS 波在 Ⅰ 导联呈 rS 型，δ 波负向。QRS 波在 aVF、V_1 导联呈 R 型，δ 波正向，呈现完全性心室预激。

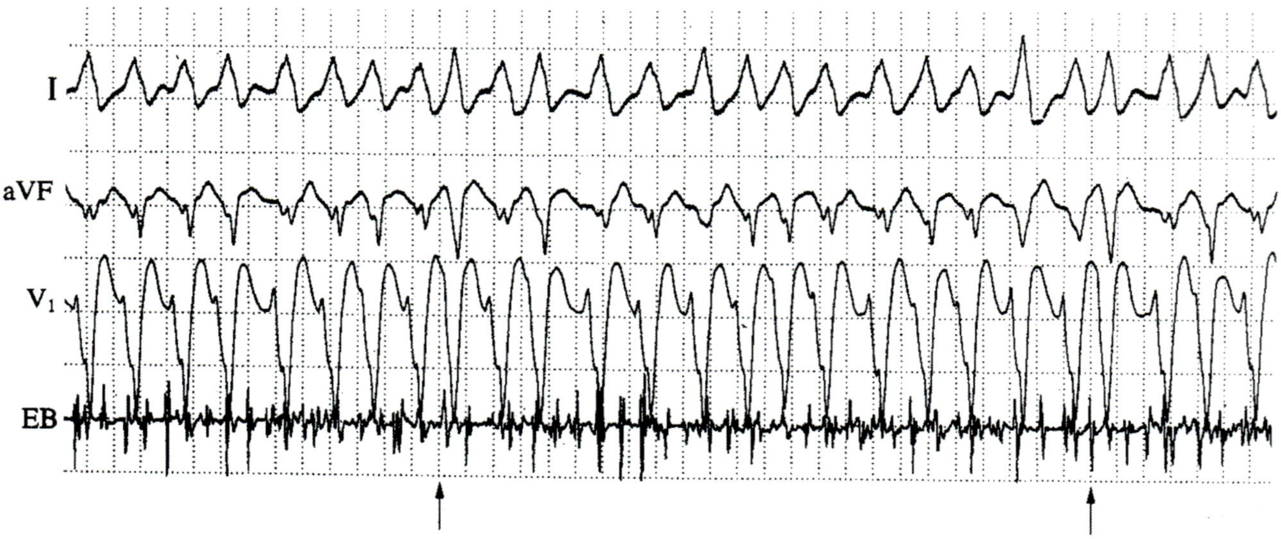

图 10–66 心房颤动沿右侧房室旁路下传。图示心房颤动，食管导联中见心房波绝对不规则，频率为 300~500 次/分，R–R 间期绝对不规则。QRS 波在 Ⅰ 导联呈 R 型，δ 波正向。QRS 波在 aVF、V_1 导联呈 rS 型，δ 波负向，呈显性右侧房室旁路前传心室预激图形。R–R 间期（箭头所示）仅 260ms，提示旁路前向有效不应期<260ms。

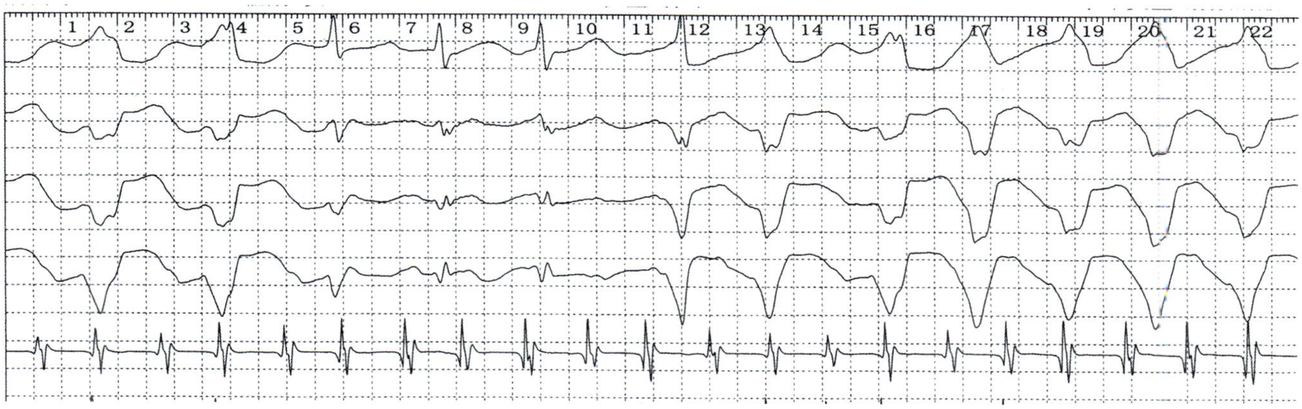

图 10–67　心房扑动伴左后房室旁路及房室结 2:1 传导（纸速：50mm/s）。图示心房扑动，食管导联 F 波频率为 300 次/分，房室呈 2:1 传导，除了第 3 次、第 4 次、第 5 次 QRS 波外，其余呈右侧显性房室旁路的心室预激图形。

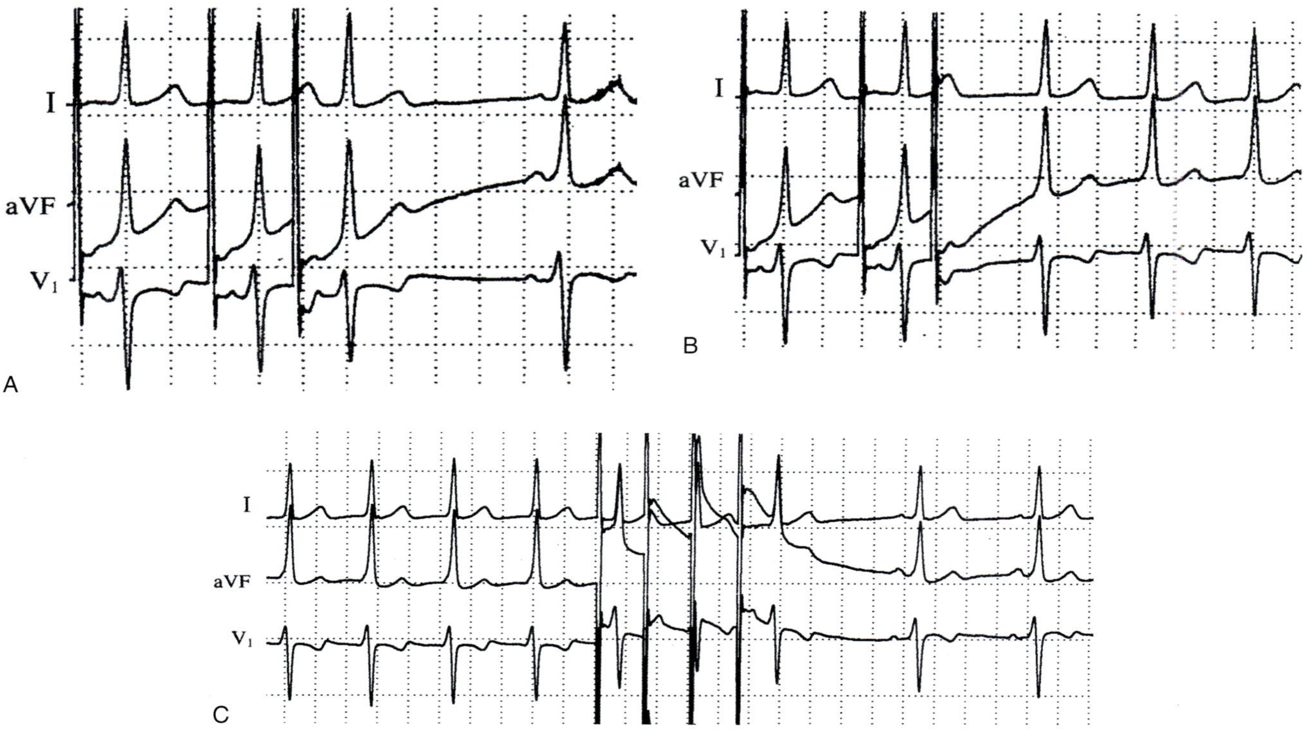

图 10–68　慢–快型房室结折返性心动过速沿右侧间隔房室旁路下传至心室。图示窦性心律时呈右侧间隔房室旁路心室预激图形，QRS 波起始可见轻微心室预激。(A)给予基础刺激周长 600ms 的 S_1S_2 程控期前刺激，(B)S_1S_2 偶联间期 330ms 时，S_2–R 间期跳跃式延长至 520ms，随之诱发出慢–快型房室结折返性心动过速，R–R 间期为 480ms，逆行 P 波隐藏在 QRS 波中，但是 QRS 波预激形态与窦性心律时完全相同。表明房室旁路在房室结折返性心动过速中是“无辜的”，仅起到将折返激动传到心室的作用。(C)给予心房超速定数刺激夺获心房后终止了慢–快型房室结折返性心动过速。

经房室结–希浦系统前向传导、房室旁路逆向传导的顺向型房室折返性心动过速，只有约 10% 为经房室旁路前向传导、房室结–希浦系统或者另一条旁路逆向传导的逆向型房室折返性心动过速（详见第 11 章第 4 节）。

（二）房性心律失常

显性预激综合征也可并发快速性房性心律失常，

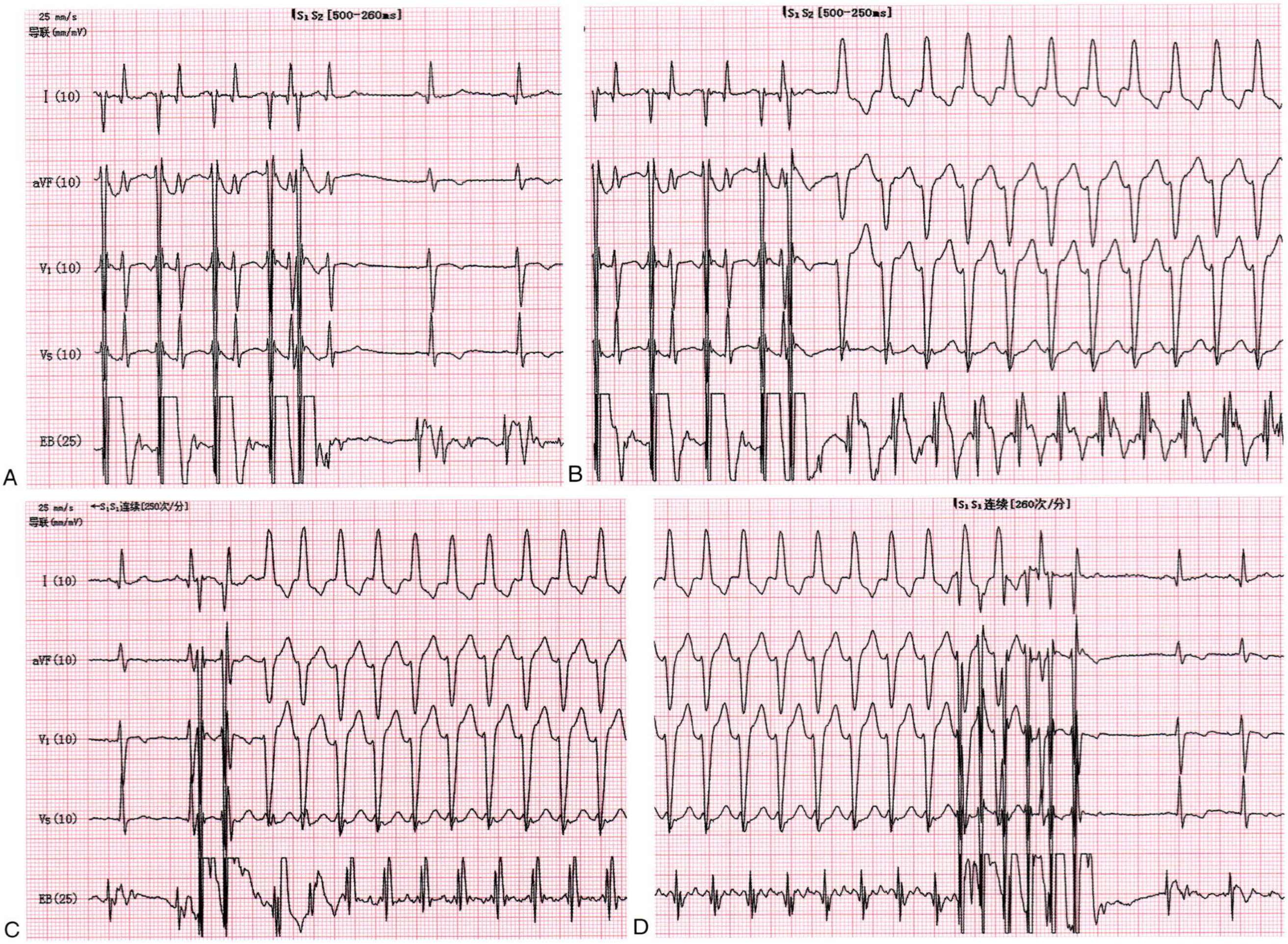

图 10-69 (A,B)心房 S_1S_2 期前刺激诱发慢-快型房室结折返性心动过速伴结室旁路前向传导。(A)图示窦性心律未见心室预激波，给予基础周长 500ms 的心房 S_1S_2 程控期前刺激，S_1S_2 偶联间期 260ms 时，S_2-R 间期 260ms，R_2 波正常。(B)S_1S_2 偶联间期 250ms 时 S_2-R 间期跳跃式延长至 400ms，并诱发左束支传导阻滞型的心室预激性心动过速，R-R 间期 380ms，逆形 P 波隐藏在 QRS 波中，食管导联中 R-P⁻间期 80ms，表明为慢-快型房室结折返性心动过速。窦性心律及心房刺激未见心室预激图形，仅在慢-快型房室结折返性心动过速中表现出结室旁路前向传导的特征，说明结室旁路并不参与折返，仅起到将折返激动传至心室的作用，此时结室旁路在心动过速中是“无辜的”。(C,D)心房 S_1S_1 定数刺激诱发与终止慢-快型房室结折返性心动过速伴结室旁路前向传导。(C)窦性心律时给予频率 250 次/分的 2 次心房刺激，第 2 次 S-R 间期长达 380ms，随后诱发出与图 B 相同的心室预激性心动过速。(D)心动过速时给予频率 260 次/分的 6 次心房刺激夺获心房，第 4 次、第 5 次 S 波后 QRS 波恢复正常后终止了心动过速。

如心房颤动、心房扑动。此时房室旁路虽然未直接参与心动过速的发生和维持，但是作为“无辜者”传导途径的存在，可形成心室预激形心动过速。如此时旁路不应期短于房室结不应期，使心房激动快速沿旁路下传，避开了房室结的“闸门”作用。心房激动经房室旁路前向传导可引起快速心室率，有发展成室性心动过速、心室颤动猝死的危险。

1.心房颤动

预激综合征合并心房颤动的发生率为 10%~30%，合并阵发性心房颤动在不合并结构性心脏病的年轻患者中多见。在无器质性心脏病患者中，其形成原因可能为：①房室结的生理性传导延迟作用避免心室期前收缩过早逆传心房，而室性期前收缩经房室旁路能快速逆向传导至心房，如恰好落入心房易颤期就可能诱发心房颤动；②在房室多旁路患者中，室性期前收缩或者顺向型房室折返性心动过速经多条旁路逆向传导至心房，造成心房肌多部位非均一性除极、局部形成微折返环而诱发心房颤动(图 10-72)；③房室折返性心动过速时心率过快引起心房压力升高，心肌相对缺血造成心房“易损性”增加，当心房激动顺序异常时诱发心房颤动。

预激综合征合并心房颤动时极快的心室率常造成严重的后果，心室率的快慢取决于房室旁路和房室结-希浦系统的前向传导功能：①房室旁路前向传导能力极强时，心房颤动时激动主要或者全部从房室旁路前向传导，心室率常>200 次/分，快而不规则，QRS 波呈完全预激图形。尤其旁路前向有效不应期<280ms 者，极快不规则的心室率使心室激动顺序异常，造成心室肌不应期和传导离散。当平均 R-R 间期≤250ms 或最短 R-R 间期≤200ms 时，易蜕变为心室颤动危及生命；②房室旁路前向传导能力较差或房室结-希浦系统前向传导能力较强时，心房颤动主要经房室结-希浦系统前向传导，当间歇经房室旁路前向传至心室时，心电图上便间歇出现完全或者不完全性预激图形，此类患者心室率相对较慢，临床意义与无房室旁路的心房颤动患者相似；③房室旁路无前向传导能力者，即隐匿性预激综合征，发生心房颤动时不会出现心室预激，此时患者的心室率取决于房室结-希浦系统的前向传导能力。

2.心房扑动

预激旁路合并心房扑动较少见，而且多数为发生心房颤动同一患者，常在发作期间与心房颤动互相转换，合并存在。与预激旁路合并心房颤动一样，心房激动沿房室旁路和房室结-希浦系统前向传导至心室，造成过快的心室率。另外，部分心动过速发作时表现为预激性心动过速，房室呈 1:1 传导时很难与室性心动过速相鉴别，可以经食管电生理检查，清楚记录到 F 波后明确诊断。给予超速心房刺激时可观察到心房与心室的传导比例变化，进一步明确诊断。大部分心房扑动经房室旁路 2:1 前向传导，心室率约为 150 次/分。少部分可发生经房室旁路 1:1 前向传导，造成约为 300 次/分的心室率，可诱发心功能不全及心源性

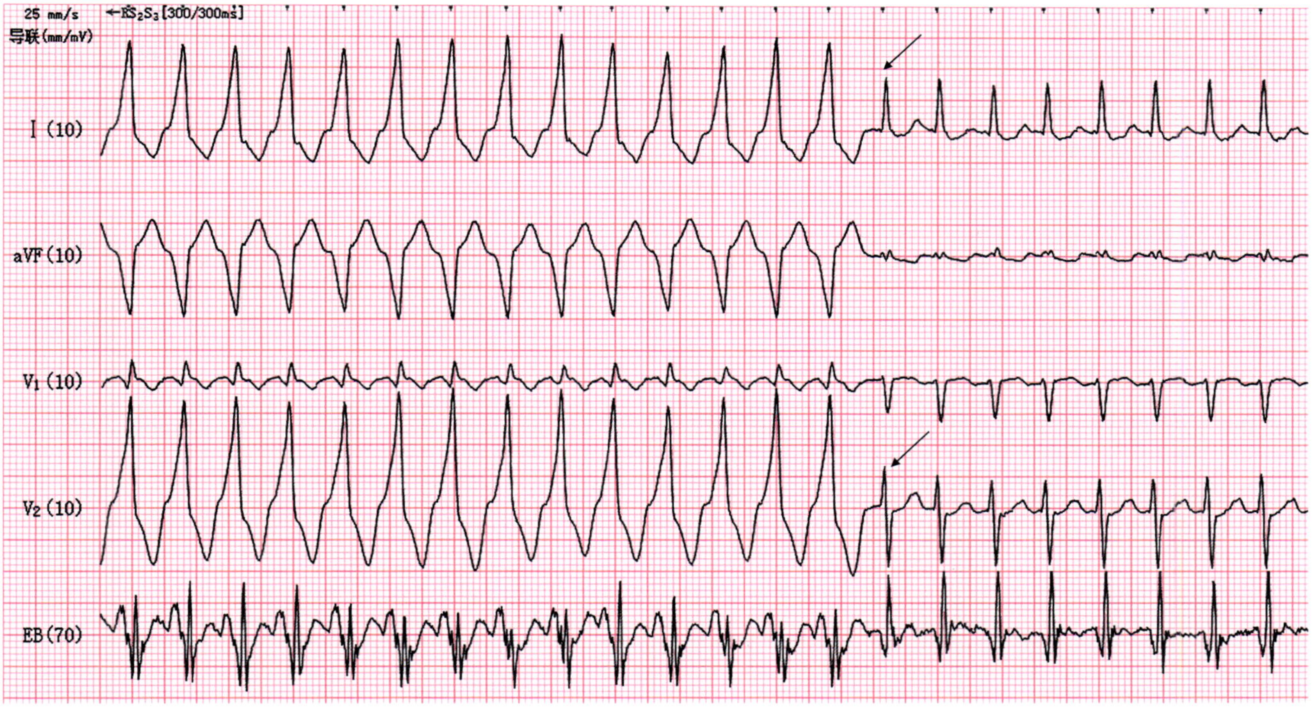

图 10-70 左侧结室旁路合并房室结双径路诱发慢-快型房室结折返性心动过速。图示心房 S_1S_2 程控期前刺激时诱发右束支传导阻滞型宽 QRS 波心动过速，QRS 时限 140ms，R-R 间期 360ms，心率 170 次/分，逆行 P 波隐藏在 QRS 波中。第 15 次 QRS 波突然恢复正常(箭头所示)，R-R 间期不变，仍为 360ms，逆行 P 波隐藏在 QRS 波中，食管导联中 R-P⁻间期<70ms，显示为慢-快型房室结折返性心动过速。窄 QRS 波心动过速的 R-R 间期及食管导联中 R-P⁻间期与右束支传导阻滞型宽 QRS 波心动过速时一致，提示宽 QRS 波心动过速为慢-快型房室结折返性心动过速时，激动沿结室旁路下传心室，此时旁路不参与折返，仅作为“无辜者”存在。

休克。

(三)房室结折返性心动过速

预激综合征合并存在房室结双径路时,可以出现多种类型的心动过速,造成心动过速复杂化,房室旁路既可参与折返,也可不参与折返。

(1)房室旁路参与折返可出现:①顺向型房室折返性心动过速时,房室旁路逆向传导,房室结双径路分别前向传导致心动过速周期短、长交替或间歇出现(图 11-84 至图 11-86);②激动沿房室旁路前向传导,沿房室结快径路或慢径路逆向传导形成逆向型房室折返性心动过速。

(2)旁路不参与折返仅作为“无辜者”存在,常见于结束/结室旁路、束室旁路。房室结折返性心动过速经结束或束室旁路传导至心室时,形成的预激性心动过速 QRS 波较窄(图 10-48),从结室旁路传导到心室时的预激性心动过速 QRS 波较宽(图 10-69 和图 10-70),此时需与逆向型房室折返性心动过速相鉴别。慢-快型房室结折返性心动过速诱发时有跳跃现象,心动过速频率相对慢,逆行 P 波隐藏在 QRS 波中(图 10-48)。合并结室旁路下传时,逆行 P 波出现在 ST 段上。一旦旁路发生前向传导阻滞,心室预激消失后心动过速的 R-R 间期及 P-P⁻间期不变(图 10-70)。逆向型房室折返性心动过速大多为游离壁房室旁路下传,心室预激程度远远大于前者,QRS 波形态与窦性时相同(图 11-64 和图 11-65)。

(3)诱发慢-快型房室结双径路折返性心动过速时,旁路既不参与折返,也无将激动传导至心室的功能,心动过速并不显示心室预激,此时旁路仅作为“旁观者”出现(图 10-71)。

三、缓慢性心律失常

(一)窦性心律失常

预激综合征患者可伴随窦性心动过缓及窦性心律失常,当房室旁路不应期偏长时,心室预激常随窦性心律失常而时隐时现,称为频率依赖性预激旁路。

(二)期前收缩

预激综合征患者并发期前收缩的发生率高于健康者,房性或室性期前收缩常是预激旁路诱发各种心律失常的主要因素。

1.房性期前收缩

预激综合征患者发生房性期前收缩时,心室预激

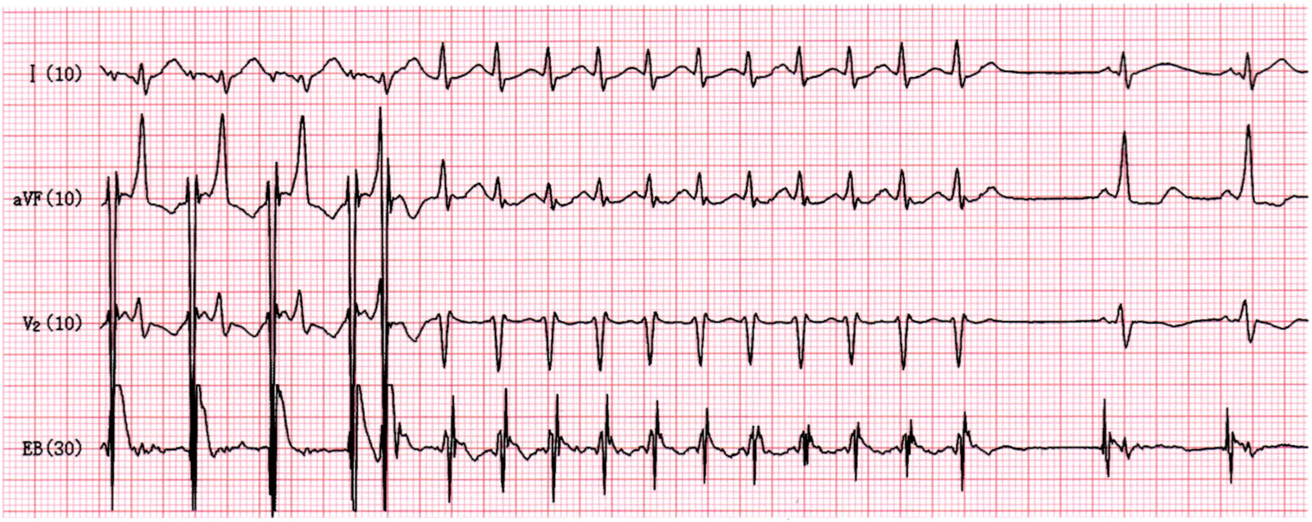

图 10-71 显性房室旁路合并房室结双径路诱发慢-快型房室结折返性心动过速。窦性心律为显性左侧房室旁路心电图改变。给予基础周长 500ms 的心房 S_1S_2 程控期前刺激,S_1-R 间期 80ms,R_1 波呈完全心室预激图形。S_1S_2 偶联间期 240ms 时 S_2-R 间期突然延长至 300ms,心室预激消失,随后诱发短阵窄 QRS 波心动过速,R-R 间期 320ms。逆行 P 波隐藏在 QRS 波中,食管导联中 R-P⁻间期<70ms,显示为慢-快型房室结折返性心动过速。此时显性左侧房室旁路既不参与折返,也不显示传导,表明房室旁路在慢-快型房室结折返性心动过速中仅作为“旁观者”出现。

程度与房性激动点的部位与旁路的距离相关。右侧旁路因距窦房结近，窦性心律时沿旁路下传成分多，心室预激程度已经较重，即使房性激动提前发生也无法明显增加预激程度（图 10–73）。左侧房室旁路因距窦房结远，窦性心律时心室预激程度较轻或不明显，提前的心房激动常在房室结–希浦系统中发生传导延缓或阻滞，此时沿旁路下传成分明显增加，引起心室预激成分增大或者显示完全预激。尤其对隐性预激旁路来说，房性期前收缩常是显示心室预激的原因，并且还是诱发顺向型房室折返性心动过速的主要因素。显性左、右房室双旁路在窦性心律时显示离窦房结距离近的右侧旁路，左侧旁路常被掩盖。经食管起搏左心房时距左侧旁路近，常可揭示左侧旁路传导（图 10–74）。在合并房室结双径路并且条件符合时，一次房性期前收缩可分别经房室旁路和房室结慢径路前向传导，引起两次心室激动，即预激旁路和房室结双径路共同参与的 1:2 房室传导（图 12–49 和图 12–50）。

2.房室交界性期前收缩

除了结束、结室、束室旁路外，由于提前发生的激动远离房室旁路无法抵达，但是可以迅速通过希浦系统下传到心室致预激消失（图 10–75）。

3.室性期前收缩

在预激综合征患者中，室性期前收缩是诱发旁路逆行心房激动或顺向型房室折返性心动过速的另一个重要因素（图 10–76 和图 10–77），尤其是房室旁路同侧的室性期前收缩更容易沿旁路逆向传导。此外，室性期前收缩沿房室旁路快速逆向传导使心房提前激动，是心室激动能够诱发窦房折返性心动过速的主要原因，从而形成多部位的折返性心动过速（详见第 11 章第 1 节）。

（三）房室传导阻滞

1.一度房室传导阻滞

房室结–希浦系统发生一度传导阻滞时，体表心电图常被预激旁路快速的传导掩盖而无法显示，心内希氏束电图可见 A–H 间期明显延长，甚至 H 波出现在 V 波之后。如果房室旁路发生一度传导阻滞，激动在房室旁路传导显著减慢，心室预激图形消失。当房室结–希浦系统和房室旁路均发生一度传导阻滞时，可出现 P–R 间期延长伴预激 QRS 波的改变。

2.二度房室传导阻滞

（1）二度Ⅰ型房室传导阻滞：①房室结–希浦系统发生二度Ⅰ型传导阻滞时，传导速度逐渐减慢，旁路传导速度比房室结–希浦系统相对加快，QRS 波由不完全性预激逐渐演变成完全性预激；②房室旁路发生二度Ⅰ型传导阻滞时，激动在旁路内传导速度逐渐减慢，造成房室结–希浦系统传导速度比旁路相对增快，P–δ 间期逐渐延长，QRS 波畸形减轻，直至 δ 波消失，P–R 间期和 QRS 波恢复正常。

（2）二度Ⅱ型房室传导阻滞：①房室结–希浦系统

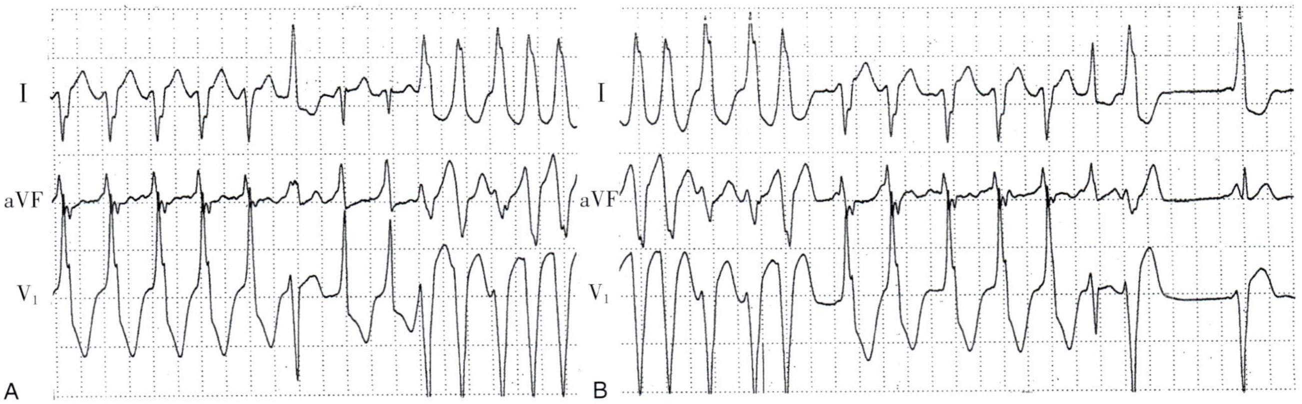

图 10–72 逆向型房室折返性心动过速时逆行心房激动诱发心房颤动合并房室多旁路前传。图 10–51 同一患者，(A)逆向型房室折返性心动过速时，出现一次房性期前收缩诱发了短阵心房颤动，QRS 波形态呈左侧及右侧心室预激图形。(B)图 A 的连续记录，显示心房颤动时分别沿左、右侧房室旁路下传，心室部分 QRS 波呈多旁路下传心室的融合波图形。

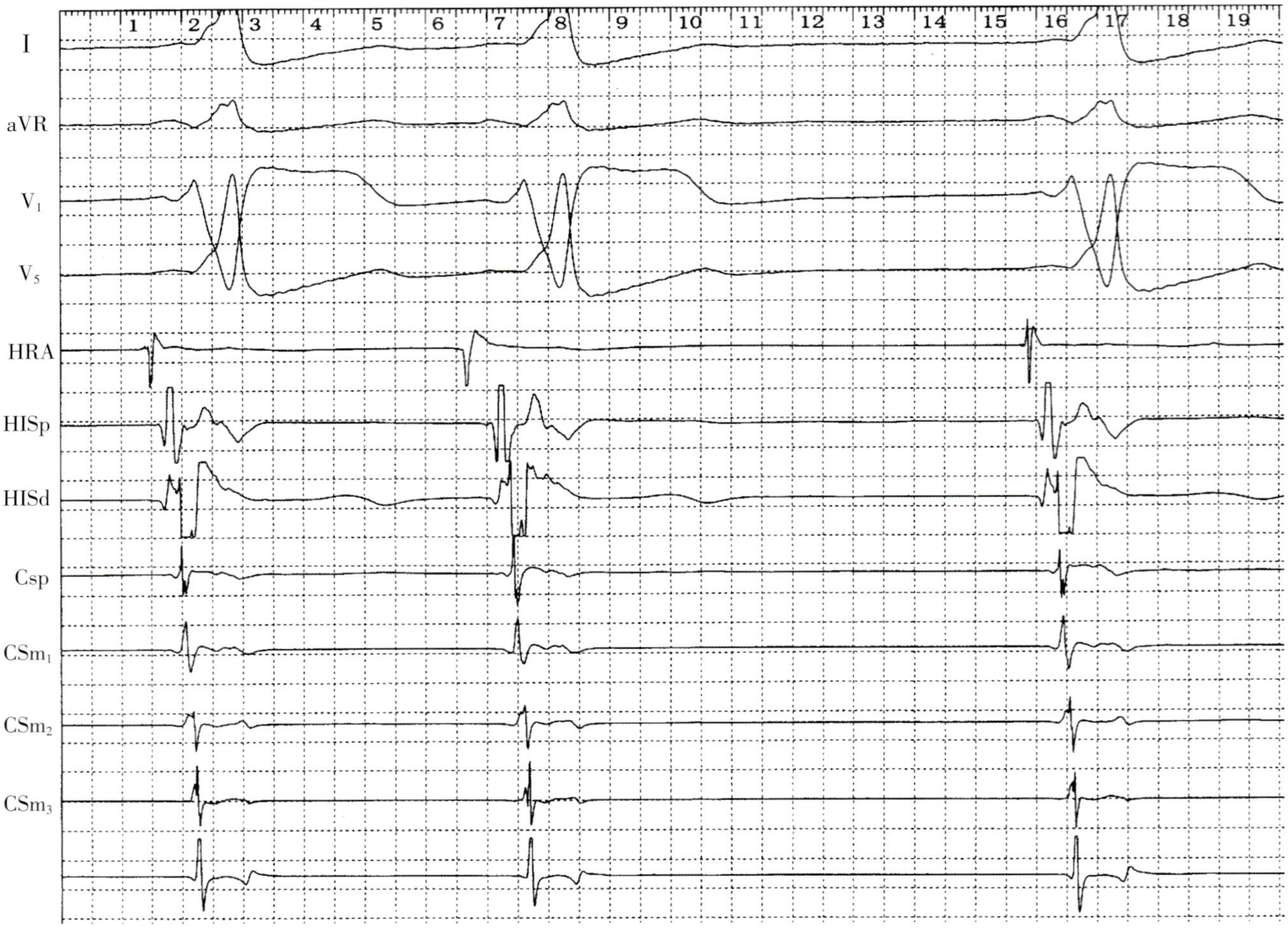

图 10-73 高位房性期前收缩从旁路顺传心室预激形态不变(纸速:100mm/s)。图示心内膜标测,见窦性心律呈显性右侧房室旁路心室预激图形,心房激动顺序由高位右心房、希氏束、冠状窦电极近端向远端传导。A 波与 V 波在 HISd 融合,房室旁路位于右前间隔。第 2 次心搏为高位右心房期前收缩,A 波与 V 波仍在 HISd 融合。因为房性期前收缩距右前间隔旁路较近,经房室旁路前传时无法增加心室预激程度,所以 QRS 波形态与窦性搏动相同。

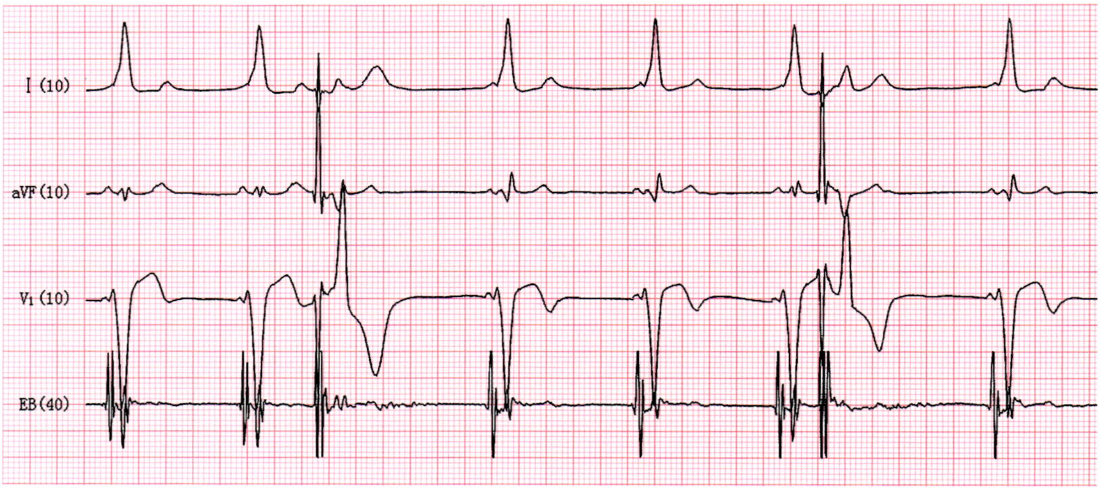

图 10-74 RS_2 房性期前刺激显示左侧预激旁路。图示窦性心律呈右侧房室旁路下传的 B 型心室预激图形,显性左侧旁路被掩盖。给予心房 RS_2 刺激时,由于起搏点位于左心房,激动能快速沿左侧旁路下传,QRS 波形态呈 A 型心室预激图形,而右侧旁路被掩盖。不同的起搏激动点揭示存在显性房室双旁路。

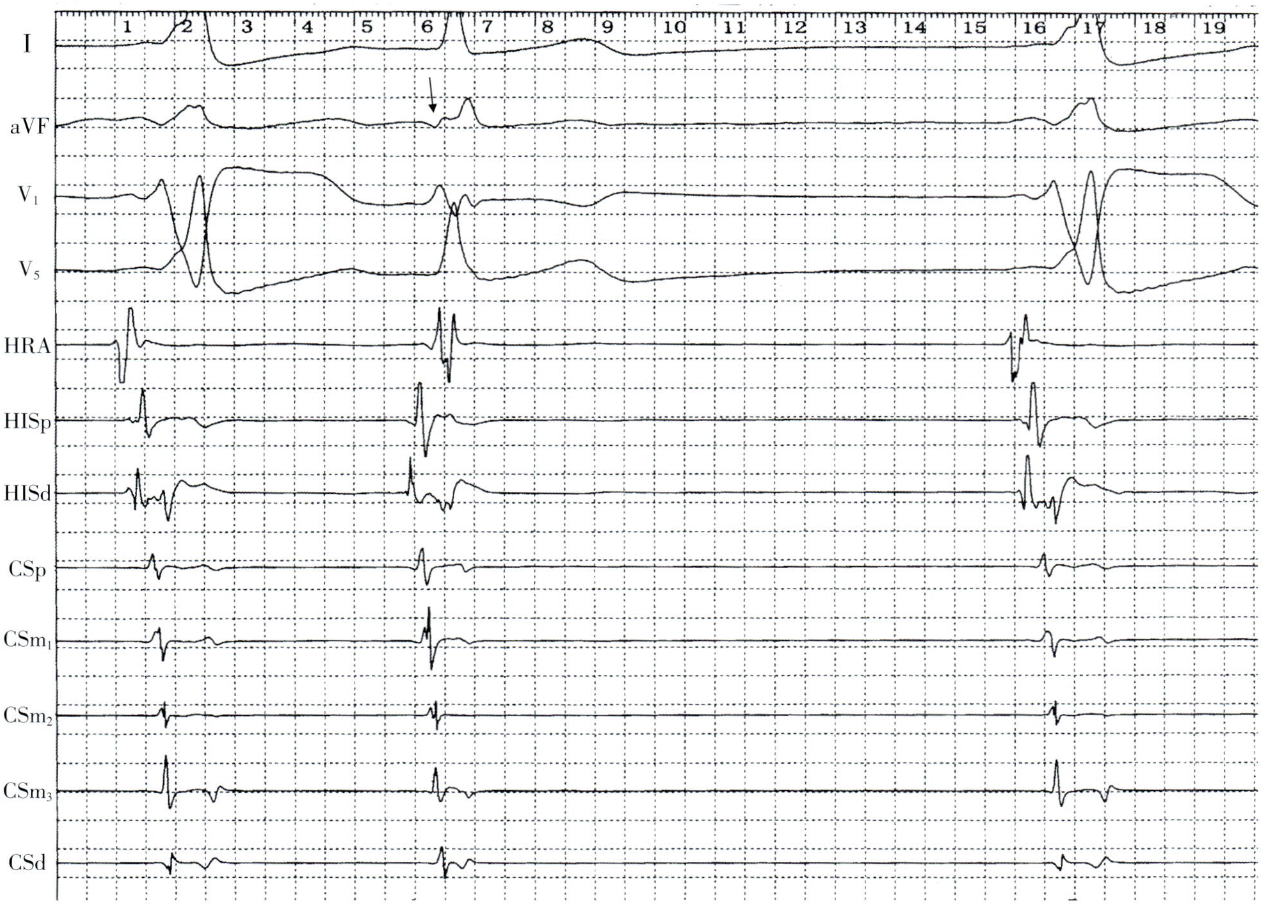

图 10–75　右侧房室旁路房室合并交界性期前收缩时心室预激波消失（纸速：100mm/s）。图 10–73 同一患者，示窦性心律呈显性右侧房室旁路下传的心室预激图形。第 2 次心搏为房室交界性期前收缩，见 aVF 导联 P 波倒置，P–R 间期仅 80ms（箭头所示），A 波最早出现在 HISd 处并领先高位右心房，冠状窦处激动顺序不变。其后的 QRS 波形变窄，心室预激波消失，表明房室交界性期前收缩沿希浦系统下传心室。

发生二度Ⅱ型传导阻滞时，表现出心室完全预激图形交替或成比例发生；②房室旁路发生二度Ⅱ型传导阻滞时，出现典型心室预激图形和正常 QRS 波交替或成比例的改变。

3.三度房室传导阻滞

①房室结–希浦系统发生三度传导阻滞时，激动均沿房室旁路前向传导，心电图上表现出心室完全预激图形；②若房室旁路发生三度传导阻滞，则 QRS 波恢复正常。

（三）束支传导阻滞

预激旁路可以分别与左、右束支传导阻滞共同存在，当房室旁路与束支传导阻滞不在同一侧时，QRS 波分别表现出起始向量与终末向量的异常，诊断比较容易。而房室旁路合并同侧束支传导阻滞时，常因旁路下传致同侧心肌提前激动，使束支传导阻滞不易被诊断，如果房室旁路出现间歇性或交替性传导，即可显示出旁路同侧束支传导阻滞（图 10–78）。

四、经食管心房起搏沿房室旁路下传与经食管起搏心室

预激旁路患者在经食管起搏了心室，出现 2 种宽大畸形的 QRS 波时容易误诊为房室双旁路。尤其是隐匿性房室旁路，原本无前向传导功能，却因起搏心室形成的宽大畸形 QRS 波易误诊为显性房室旁路（图 10–79 至图 10–81）。

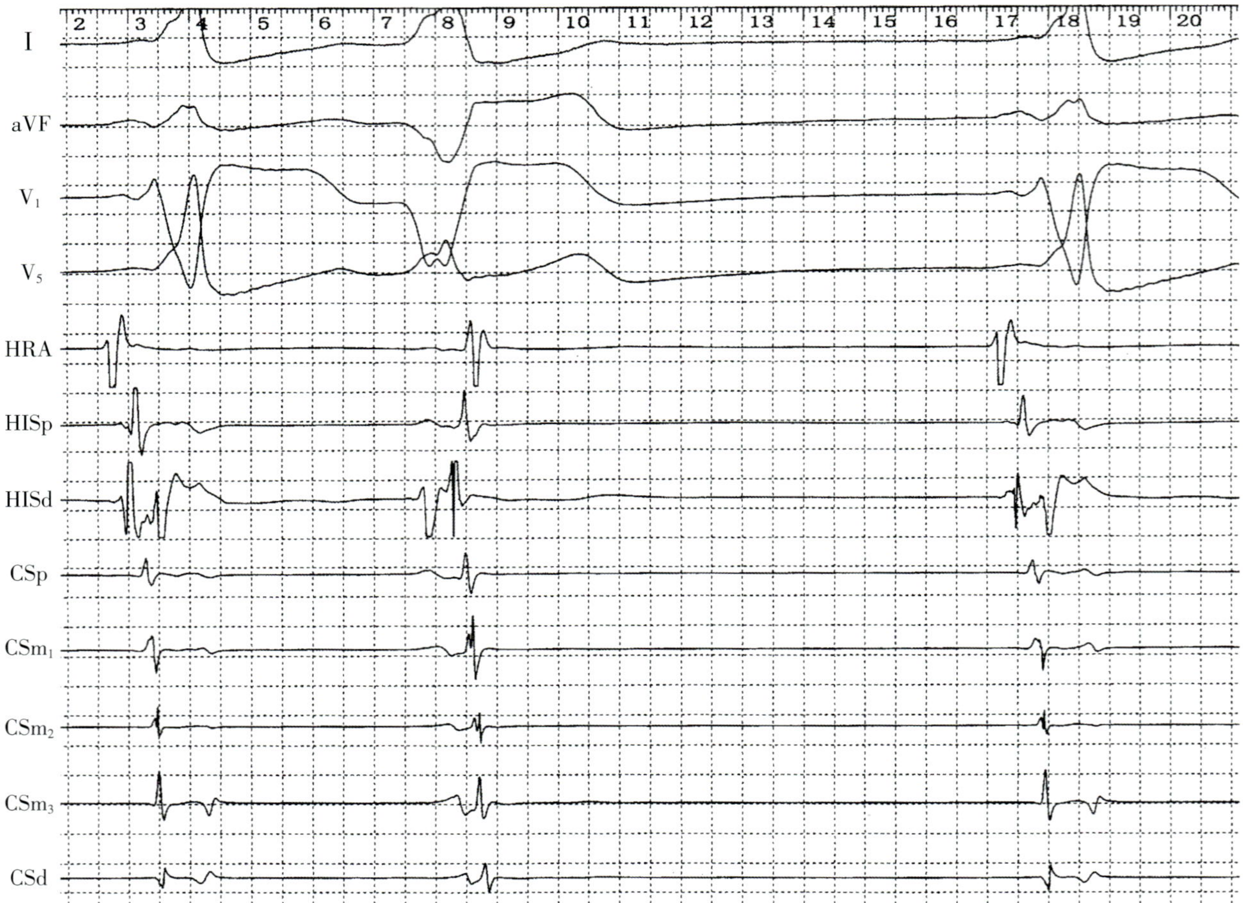

图 10–76 右侧房室旁路同侧室性期前收缩逆行心房激动顺序(纸速:100mm/s)。图 10–73 同一患者,图示窦性心律呈显性右侧房室旁路下传的心室预激图形。第 2 次心搏为右侧室性期前收缩,其后见在 HISd 处最早出现的室房逆传,逆行心房激动顺序由希氏束远端、希氏束近端向高位右心房逆向传导,冠状窦近端向冠状窦远端传导。

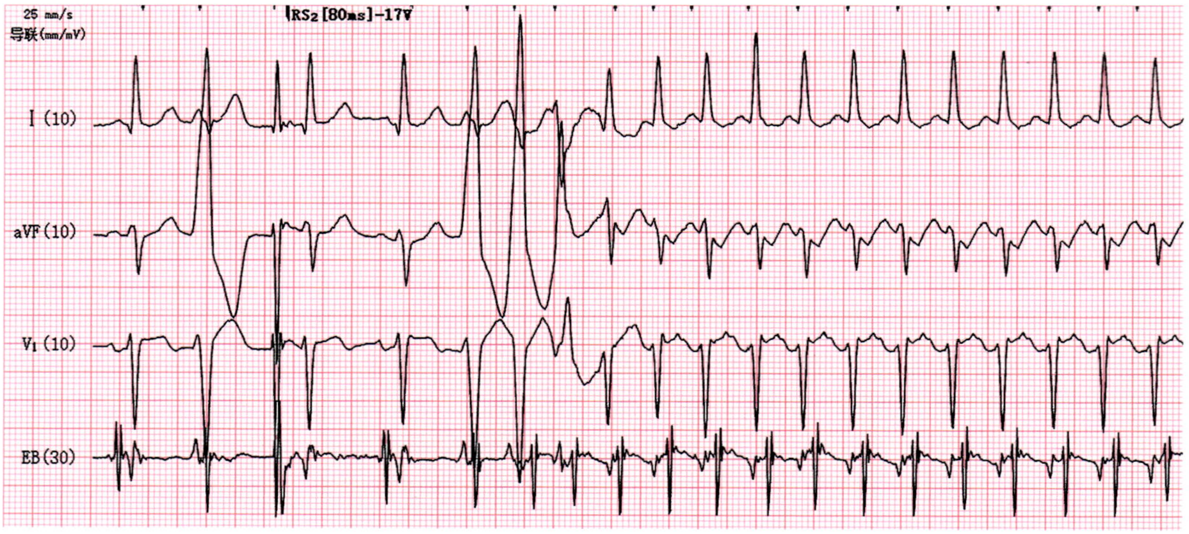

图 10–77 成对室性期前收缩诱发左侧旁路逆传的顺向型房室折返性心动过速。图示窦性搏动时未见心室预激图形。心房 RS_2 刺激时见室性期前收缩,成对出现时第 2 次心室激动经房室旁路逆传心房后诱发频率 170 次/分的顺向型房室折返性心动过速。逆行 P 波在 aVF 导联倒置,在 V_1 导联直立,食管导联 R–P^-间期 120ms,R–P^-EB 间期<R–P^-V_1 间期,逆行心房激动呈左侧偏心现象。

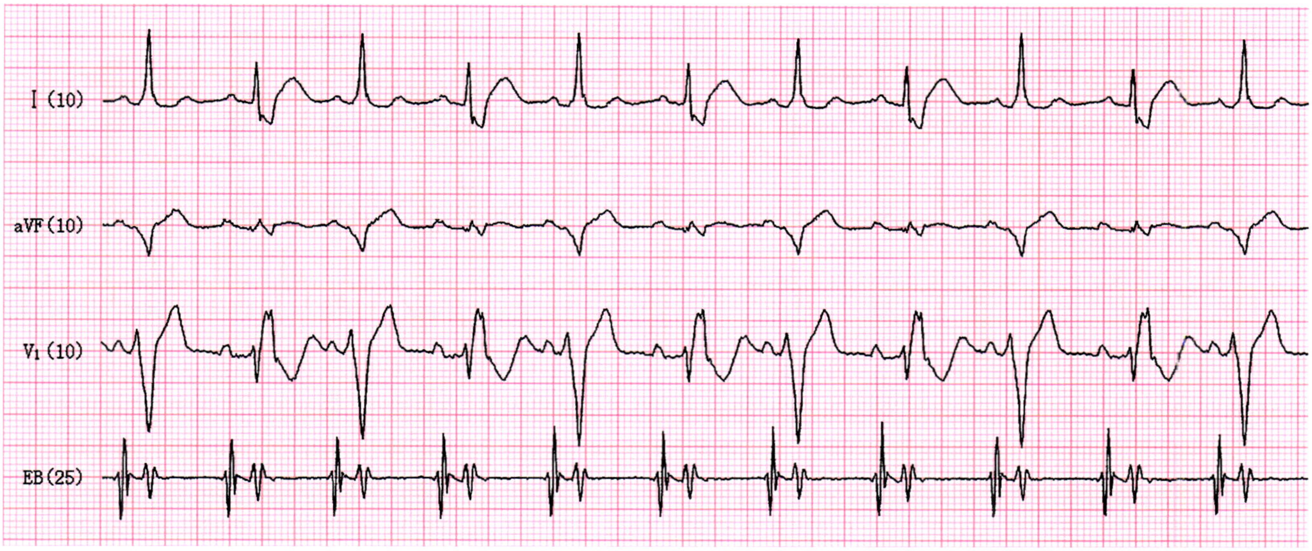

图 10–78　显性右侧房室旁路合并右束支传导阻滞，房室旁路 2:1 传导。图示窦性心律时见右侧房室旁路下传的 B 型心室预激图形与完全性右束支传导阻滞图形交替出现，房室旁路下传时掩盖了右束支传导阻滞。

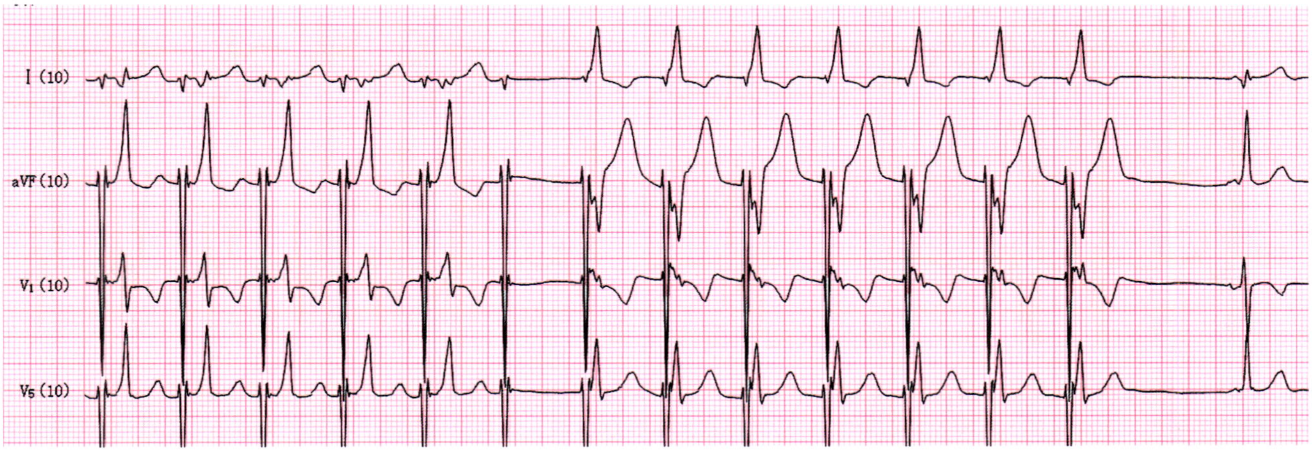

图 10–79　心房起搏显示心室预激与心室起搏。图示显性左侧房室旁路，在频率 100 次/分的经食管心房起搏时，前 5 次 S 波后均见完全心室预激形态的 QRS 波。第 6 次 S 波未能起搏心房形成了长间歇，第 7~13 次 S 波均见到紧跟其后无 S–R 间期的宽大畸形 QRS 波，酷似房室旁路下传的心室预激，实为刺激脉冲起搏了左心室而形成。

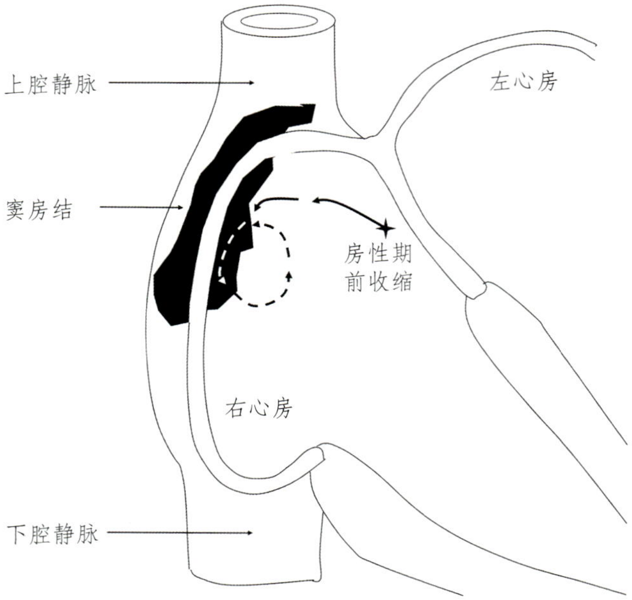

图 11-1 窦房折返示意图。

2.窦房传导通路之间发生折返

窦房结发出的激动，通过窦房结与心房肌相连的3~5个快速传导通路激动部分心房细胞，并扩布至其他心房肌。当窦性激动从一个窦房传导通路传出，并从其他窦房传导通路传入窦房结后再次传出，持续发生就形成折返环较大的窦房折返性心动过速。

3.窦房结内部结构不均一

正常人的窦房结中存在20%~70%的纤维组织，年龄增长或病理因素均会使纤维组织增加，导致激动在窦房结内传导速度不一致，使起搏细胞团发出的激动在窦房结内形成微折返。

4.心房与窦房结之间的裂隙现象

提前的心房激动逆向传导，落入窦房结有效不应期形成插入性搏动，即Ⅲ区反应。更早的心房激动则因心房肌处于相对不应期发生传导延缓，激动到达窦房结时，窦房结已脱离有效不应期，此时窦房结及心房肌的不均一的除极及传导速度将形成窦房折返，而形成Ⅳ区反应。因折返区域包括了窦房结及其周围心房组织，故称为窦房折返较为合适。

(二)发生窦房折返的部位与条件

1.折返环路部位

窦房折返的部位仅局限在窦房结及其周围心房组织，大部分的心房肌、房室结及心室肌均不参与折返，这决定了窦房折返的心房激动顺序及P波形态与窦性一致或相似，当心房内、房室结或心室肌发生传导阻滞时不会影响心动过速。

2.窦房结有效不应期

窦房结的有效不应期较长并超过其周围心房组织是发生窦房折返必备的条件。如果窦房结不应期短于其周围心房组织，当心房期前刺激逆向传导至具有应激性的窦房结时，则会重整窦房结节律，形成Ⅱ区反应，而当心房激动更提前时将落入心房不应期，致传导中断，窦房折返无法形成。

3.窦房结周围组织相对不应期较长

激动逆传过程中，在窦房结及其周围组织发生传导延缓，窦房结才有足够的时间恢复应激性并产生折返，并且缓慢的传导也使折返激动传出窦房结区域时，心房肌有充分的时间恢复应激性，使窦房折返性心动过速得以维持。

4.适当的房性期前刺激

窦性心律时起搏周期中一个适当范围的房性期前刺激可产生Ⅳ区反应，形成窦房折返，在此范围外或早或晚的房性期前刺激均不能诱发窦房折返。能引起窦房折返最长和最短的心房刺激偶联间期称为窦房折返诱发窗口。

5.刺激部位与窦房结的距离

一般说来，心动过速的诱发与刺激部位有关，刺激部位离窦房结距离越近，窦房结传导速度越慢，刺激越易进入折返环路。心内高位右心房刺激部位距窦房结最近，最容易诱发出窦房折返性心动过速，而食管刺激由于离窦房结较远，可能因为存在的房间传导延缓使激动不能适时在Ⅳ区进入窦房结，这是经食管心脏电生理检查不易诱发窦房折返性心动过速的主要原因。可以采用两个或多个心房期前刺激，第 1 个期前刺激使心房不应期缩短，第二个期前刺激则可能较早到达窦房结从而诱发折返。

6.室性期前刺激逆向传导途径

存在旁路或房室结双径路时，室性期前刺激能沿房室旁路或快径路快速逆向传导至心房，由于心房激动发生较早也可诱发窦房折返性心动过速。而在正常房室传导系统中，逆向传导速度缓慢，心房激动较迟，不可能使窦房结产生Ⅳ区反应。

二、电生理特点及心电图表现

(一)心动过速的诱发

1.心房程控期前刺激

窦房结对心房期前刺激具有 4 种反应，可分成 4 个区域。采用心房 S_1S_2 或 RS_2 法刺激时，随着心房程控期前刺激偶联间期从舒张晚期开始逐渐缩短，会先后呈现出完全性代偿反应（Ⅰ区，干扰区）、不完全性代偿反应（Ⅱ区，重整区）、插入性反应（Ⅲ区，窦房结有效不应期）。期前刺激偶联间期进一步缩短到一定程度时，心房期前刺激沿窦房结处于相对不应期的周围组织缓慢传导，当窦房结脱离不应期后，刺激激动便进入窦房结又重新传出。若此时心房也脱离了不应期便能再次激动心房，形成窦房折返（详见第 6 章第 3 节）。

采用不同基础周期长度的心房期前刺激，可使窦房结周围组织形成单向传导阻滞而加重传导延缓程度，有利于折返的形成。心室期前刺激或快速刺激也可以诱发或终止窦房折返性心动过速，但是必须存在以房室旁路或房室结快径路为基础的快速室房逆向传导，此时逆行 P 波起到类似房性期前刺激相同的作用（图 11–2）。大多数情况下窦房折返仅形成单个或数个回波，如能连续出现 3 次以上的窦性回波，便构成窦房折返性心动过速。

2.快速心房起搏刺激

当 S_1S_1 心房刺激频率达一定程度时，可能在房窦逆向传导过程中形成单向阻滞和传导延缓，一旦延缓的激动符合窦房折返的条件，便可诱发窦性回波或窦房折返性心动过速，诱发时与房室结及希浦系统传导延缓无关（图 11–3）。

(二)心房激动顺序及 P 波与 QRS 波的关系

1.窦房回波的心房激动顺序

窦房回波的心房激动顺序与窦性激动非常相似，心房标测时激动最早出现在高位右心房，然后是中位右心房，再是低位右心房和希氏束部，最后激动的部位是冠状静脉窦，与窦性激动顺序一致。

2. P 波与 QRS 波关系

窦房折返性心动过速时一般 P–R 间期短于 R–P 间期，频率增快或房室结相对不应期较长时，P–R 间期可长于 R–P 间期。因房室结和心室肌并不参与折返，发生二度房室传导阻滞 QRS 波脱漏时，并不影响

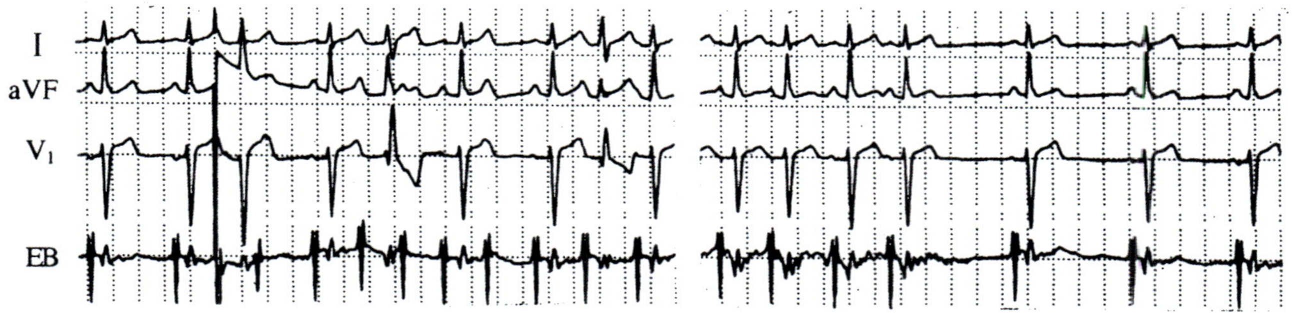

图 11–2　逆行 P 波诱发窦房折返性心动过速。左侧隐匿性房室旁路患者，图示 RS_2 法心房期前刺激。当 RS_2 220ms 时，R_2 波群后出现逆行 P 波，随后诱发出窦房折返性心动过速，P 波形态在Ⅰ、aVF、V_1、双极食管导联中与窦性心律时完全一致，发生 3:2 文氏型及 2:1 房室传导阻滞时心动过速不终止，心动过速终止后代偿间期略长于窦性周期，窦性心律呈温醒现象。

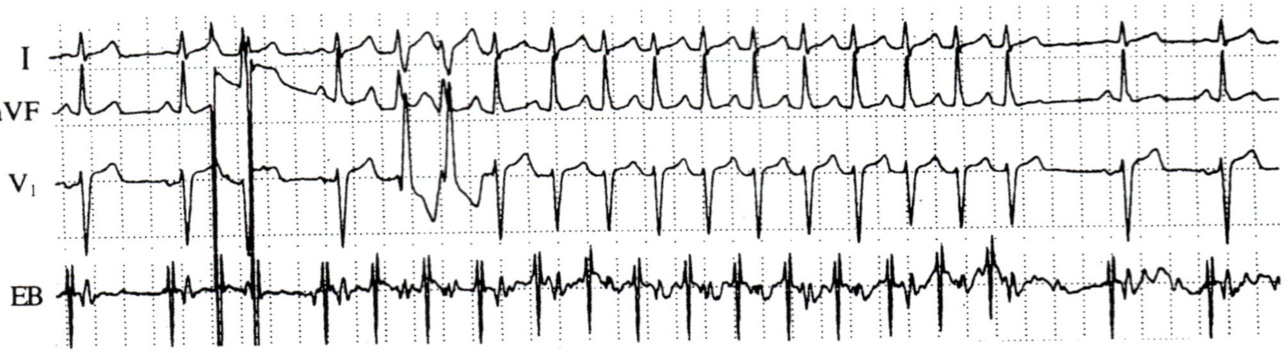

图 11–3 心房定数刺激诱发窦房折返性心动过速。图 11–2 同一患者，窦性心律时给予周期为 250ms 的 2 次心房期前刺激，第 2 次 S 波起搏心房后，虽然未能下传心室，但诱发出频率 170 次/分的窦房折返性心动过速，表明心动过速与房室交界区及心室无关。Ⅰ、aVF、V_1 及双极食管导联中 P 波形态与窦性 P 波一致，10 余次心搏后心动过速自行终止，代偿间期长度略长于窦性周期。2 次右束支传导阻滞型 QRS 波为心室内差异性传导。

心动过速的频率，也不会终止心动过速。

(三)心动过速的终止

大多数窦房折返性心动过速发作后不会长时间持续，一般在数次心搏或数秒后自行终止，在终止前出现逐渐延长的 P–P 间期系折返环路内发生传导延缓所致。对持续发作时间较长者采用快速心房起搏和心房程控期前刺激，激动侵入折返环路后即可终止。与诱发心动过速一样，心室起搏与期前刺激能否终止窦房折返性心动过速也依赖快速的室房逆向传导，如能沿旁路逆向传导形成较早的心房激动，则可能终止心动过速。采用药物或刺激迷走神经如 Valsalva 动作、压迫眼球、按摩颈动脉窦或刺激咽喉的方法，能延长窦房结及周围组织的不应期而终止心动过速。

(四)心动过速的电生理和心电图特征

(1)各导联 P 波形态、心房激动顺序与窦性激动非常相似，至少在 3 个互相垂直平面的Ⅰ、aVF、V_1、V_2 导联上，P 波形态与窦性 P 波几乎一样。

(2)因受到折返环路的不应期及传导速度影响，窦房折返性心动过速频率较慢且变化大，可为 80~200 次/分，平均为 130 次/分。

(3)P–R 间期根据心动过速的频率而变化，一般 P–R 间期正常，心率快时 P–R 间期可延长，少数持续性窦房折返性心动过速会发生房室文氏型或 2:1 传导阻滞。在同时合并房室结双径路的患者中，如房室传导时间明显延长，P 波位于前一个心动周期的 ST 段上则易诱发慢–快型房室结折返性心动过速。

(4)窦房折返性心动过速发作起始常伴心率逐渐增快的温醒现象，3~5 个心动周期后心率趋于稳定，终止前可出现心率逐渐减慢的冷却现象，兴奋迷走神经可减慢或终止心动过速。

(5)窦房折返性心动过速有自限性，常在短时间内自行终止。可能是较快的心室率引起迷走神经张力反射性增高，使折返激动在窦房结传导速度逐渐减慢，当折返周期长于折返环路的不应期时，心动过速即终止。

(6)窦房折返性心动过速终止后恢复间期略长于或等于窦性周期(图 11–2 和图 11–3)，取决于心动过速的最后一个心搏是否重整了窦性节律。

(五)鉴别诊断

窦房折返或窦房折返性心动过速需要与以下几种情况相鉴别。

1.与自律性增高的窦性心动过速相鉴别

(1)窦性心动过速由窦房结自律性增强引起，开始发作时心率常逐渐增快，终止前逐渐减慢，持续时间较长，而窦房折返性心动过速常突发突止，持续时间较短。

(2)采用刺激迷走神经的方法对窦性心动过速只能出现暂时性的心率减慢，而窦房折返性心动过速则突然终止。

(3)心房超速刺激或期前刺激无法诱发及终止窦性心动过速，但是可诱发及终止窦房折返性心动过速。

2.与心房内折返性心动过速相鉴别

一般情况下，心房内折返性心动过速的心房激动顺序及各导联 P’波形态与窦性 P 波明显不同，而窦房折返性心动过速则与窦性激动非常相似。心房内折返性心动过速终止时可见较长的恢复间期，窦房折返性心动过速终止时恢复间期略长于或等于窦性周期。大多数心房内折返性心动过速相对于窦房折返性心动过速而言，频率更快，持续时间更长。

3.与 AVNRT 或 AVRT相鉴别

房室结折返性心动过速或房室折返性心动过速与窦房折返性心动过速一样均能被房性期前刺激诱发和终止，但前者心房激动顺序绝大部分为逆行性，P^-波在Ⅱ、Ⅲ、aVF 导联倒置，R–P^-间期<P^-–R 间期；后者的心房激动顺序与窦性激动一致，P 波在Ⅱ、Ⅲ、aVF 导联直立，R–P 间期>P–R 间期。窦房折返性心动过速与房室结折返性心动过速或房室折返性心动过速合并存在时，所表现出的各自电生理特征性改变可资鉴别。

第 2 节　心房内折返性心动过速

心房内折返性心动过速(IART)是指起源于窦房结区域以外心房任何一个部位由折返机制形成的心动过速。房性心动过速占阵发性室上性心动过速的10%~15%，多合并心脏器质性病变，一部分发生在心房手术后，也可发生在心脏无器质性病变者中。

一、形成机制

(一)局灶性房性心动过速

房性心动过速的折返环局限在心房某个区域内(直径通常≤2cm)，兼有局灶和折返两种特征。激动标测结果提示心房的电激动从某一区域向周围心房肌呈离心性扩布，并且能进行隐匿性拖带。局灶性房性心动过速可起源于心房的任何部位，好发于界嵴、三尖瓣环、二尖瓣环及肺静脉等。心房颤动消融术后局限区域折返性房性心动过速的发生率可达 20%，其折返环常见于左心耳基底部、肺静脉前庭、左心房前壁或后壁等部位。局灶性房性心动过速常有明确的诱发和终止心动过速的刺激周期，静脉注射腺苷和维拉帕米常不能终止心动过速。

(二)大折返性房性心动过速

激动围绕左、右心房内某一固定解剖结构折返(直径>2cm)而形成的心动过速。其折返环路位于窦房结区域以外的心房任何部位，折返中心可以由正常的解剖结构(静脉或瓣膜)或异常结构(瘢痕)构成。一些病理情况，如冠心病、肥厚型心肌病、扩张型心肌病、心肌炎后遗症等，只要在心房内形成足够的瘢痕都是构成大折返性房性心动过速的基础，但临床上最常见还是心脏外科手术或射频消融术后出现的医源性房性心动过速。这些固定的解剖结构或功能性的各向异性传导，造成心房内组织的传导不均匀和不应期不一致而形成折返环路，是产生心房内折返性心动过速的电生理基础。心房内折返性心动过速多因适时的单个或多个心房期前刺激进入折返环相对不应期，发生传导延缓后诱发，快速心房起搏刺激时也可因发生房内传导延缓而诱发。心内电生理表现为刺激信号到刺激部位激动波的间期，或刺激部位至心房其他部位的传导延缓，即 S–A 间期的延长。食管电生理检查的 S–P 间期为刺激部位到达左心房肌的传导时间，不能代表心房内传导，但诱发心动过速时也可在期前刺激脉冲波后见到房间发生传导延缓而增宽的 P’波。因房室结与心室并不参与折返，在发生房室或束支传导阻滞时仍可诱发和维持房内折返性心动过速(图 11–4 和图 11–5)。一般情况下，室性期前刺激和快速心室起搏刺激不能诱发房内折返性心动过速，这与室房传导延迟或传导阻滞使逆行激动不易进入折返环路有关。但在合并房室旁路或房室结双径路患者中，当心室期前刺激能沿旁路或房室结快径路快速逆向传导至心房，起到与房性期前刺激相同的作用时也可诱发房内折返性心动过速。

二、电生理特点及心电图表现

(一)心动过速诱发

1.心房程控期前刺激

心房内折返性心动过速可被不同基础周期长度的心房程控期前刺激所诱发，当 S_1S_2 偶联间期缩短至心房折返部位的相对不应期时，S_2 激动在心房内发生足够传导延缓时即可诱发心动过速。刺激部位越接近折返环路，诱发窗口越宽就越容易诱发。反之，刺激部位距折返环路越远，偶联间期短的期前刺激较易诱发。对位于右心房的折返性心动过速，在食管部位刺激左心房，可能需要两个房性期前刺激或更短的基础刺激周期，才能形成折返需要的单向传导阻滞和传导延缓，否则不容易诱发。因诱发心动过速的心房刺激部位或房性期前收缩常在折返环路以外，其 P’波形态常与心动过速持续状态下的 P’波不同(图 11–4)。

2.心房快速起搏刺激

快速的 S_1S_1 心房起搏刺激能在心房折返部位形成文氏型传导延缓，当传导延缓至一定程度时，即可诱发心动过速。与期前刺激相同，刺激部位越接近折返环路越容易诱发。需要指出的是，快速心房起搏刺激常引起房室传导阻滞，但房室传导阻滞并不是诱发心房内折返性心动过速的必要条件(图 11–5 和图 11–6)。

(二)心动过速的终止

心房内折返性心动过速常由快速心房刺激和房性程控期前刺激所终止，刺激部位距折返环路越近，激动越容易进入折返环路中而终止心动过速。刺激部位距折返环路远，心动过速不易终止时，可采用 2 个或多个期前刺激，前一个刺激使折返部位不应期缩短，后一个刺激就容易进入折返环路终止心动过速。

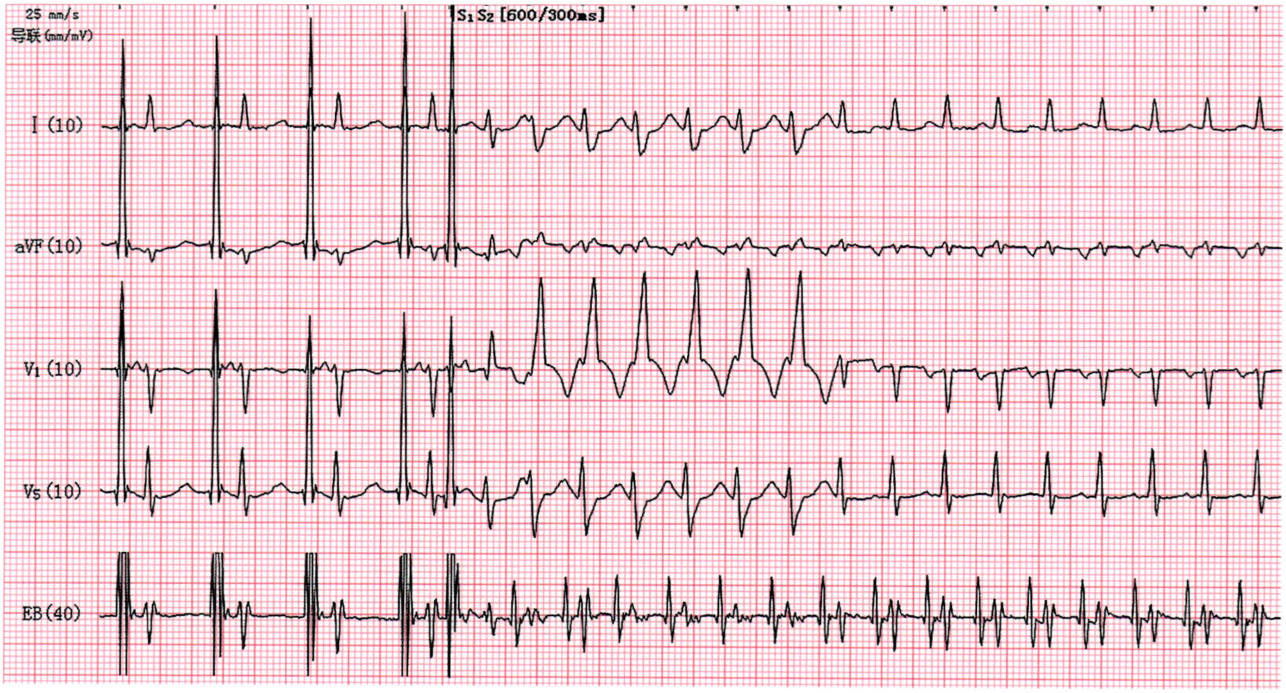

图 11–4　心房 S_1S_2 刺激诱发房性心动过速与心房超速刺激终止房性心动过速。(A)图示基础刺激周期长度 600ms 的心房期前刺激，S_1S_2 偶联间期 300ms 时，诱发出心房内折返性心动过速，P’波在 I、V_5 导联直立，在 V_1 导联呈正负双相，在 aVF 导联倒置。P’–P’间期相等、R–P’间期不等、R–P’间期>P’–R 间期，频率为 187 次/分。前半部分发生右束支传导阻滞型心室内差异性传导时，P’–P’间期不变。(B)图示心房内折返性心动过速时，给予 210 次/分的心房超速刺激，第 3 次 S 波夺获心房后终止了心动过速。(待续)

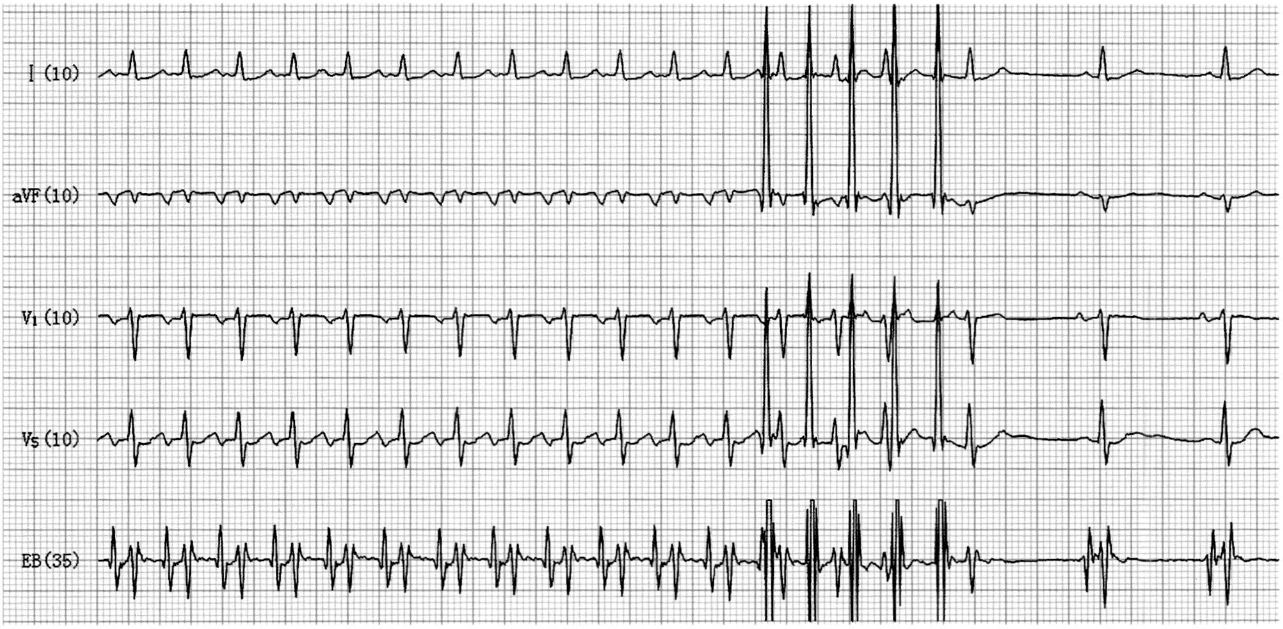

B

图 11-4(续)

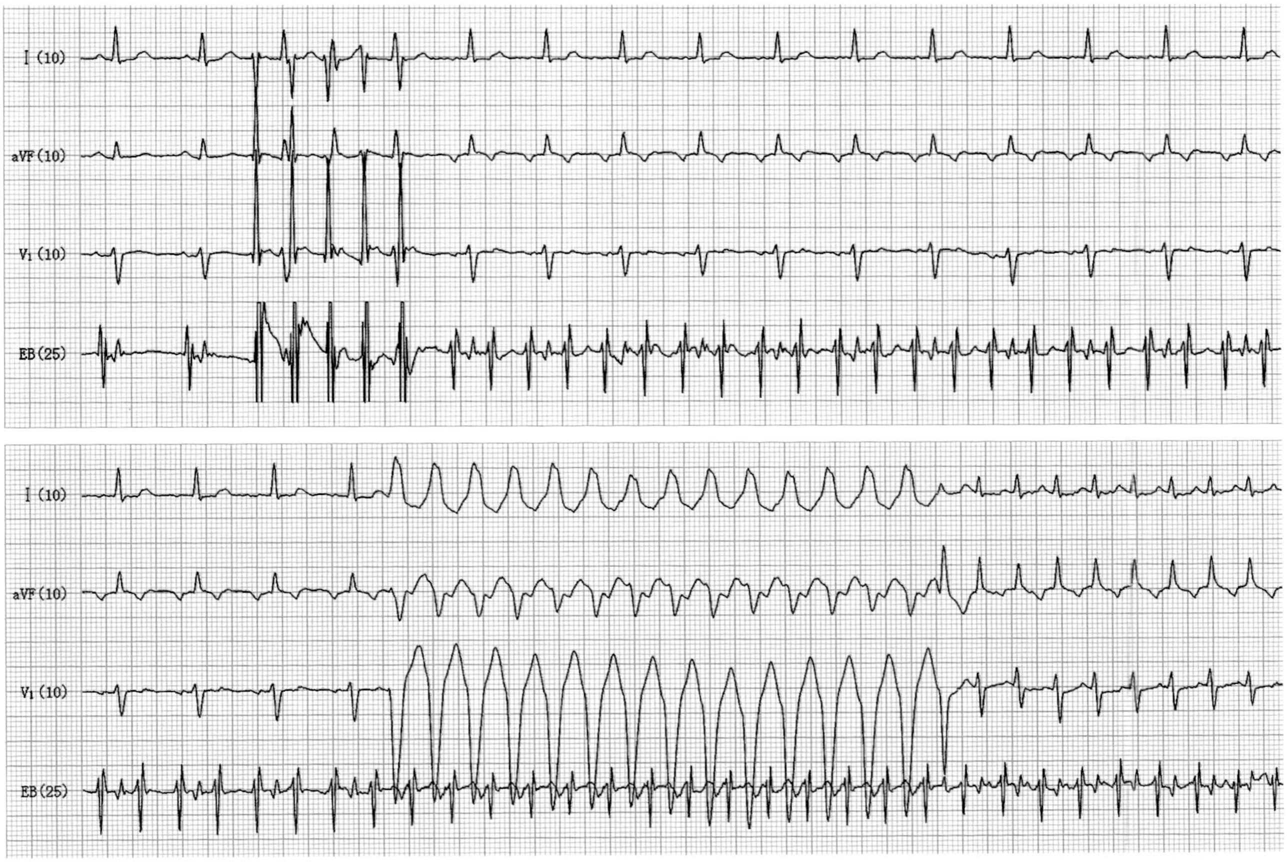

A

B

图 11-5　S_1S_1 定数刺激诱发房性心动过速合并 2:1 房室传导与左束支传导阻滞。(A)图示频率为 210 次/分的心房快速定数刺激均夺获心房，房室呈 3:2 传导。最后 1 次 S 波后诱发 P'–P'–R 序列、频率为 200 次/分的心房内折返性心动过速，F'波在 aVF 导联倒置，在 V_1 导联呈负正双相，房室呈 2:1 传导。(B)图示第 4 次 QRS 波后房室恢复了 1:1 传导，自第 5 次 QRS 波起发生了连续的功能性左束支传导阻滞，第 20 个 QRS 波起左束支传导阻滞消失。发生 2:1 房室阻滞与左束支传导阻滞时 P'–P'间期与 P'–R 间期不变，表明房室结与心室均不是折返部位。

快速性心房起搏刺激时激动较易进入折返环路，比期前刺激容易终止心动过速(图 11-4B 和图 11-7B)。

(三)心动过速时电生理及心电图特征

1.心房内折返性心动过速与房性期前刺激的关系

心房内折返性心动过速常被房性期前刺激诱发或终止。当期前刺激进入心房肌相对不应期，产生心房内传导延缓后诱发心动过速，有时可见诱发前的P'波增宽或切迹(图 11-4 和图 11-6)。

2.心动过速中心房激动顺序

心动过速中心房激动顺序与窦性心律不同，P'波形态的变化取决于房内折返部位及激动从折返环路传出的方向。鉴于房性心动过速的频率及房室传导比例的不同，P'波可能隐藏在 QRS 波或 T 波中。在没有消融或外科手术史的心脏病患者中，P'波形态多单一且具有稳定的周长，最早激动部位可视为折返环部位或激动传出部位：①激动传出部位在高位右心房及靠近窦房结时，P'波形态与窦性激动相近，在Ⅰ导联和aVL 导联 P'波正向；左心房起源 P'波在Ⅰ导联和aVL 导联常为负向；②激动传出部位在心房底部时，P'波在Ⅱ、Ⅲ、aVF 导联倒置，而正向 P'波常提示激动起源于心房的上部；③激动起源于右心房游离壁时，P'波在 V_1 导联常倒置，而起源间隔部或左心房时，在 V_1 导联 P'波常显示为双相或直立，P'波在 V_1 导联呈正向、食管导联 P'波出现早于 V_1 导联提示左心房先激动(图 4-17)；④房性心动过速起源于心房游离壁时，P'波形态较宽；起源于心房间隔部时，P'波形态较窄。在所有导联中的 P'波之间都存在明确的等电位线。然而，当心室率过快和(或)存在心房内传导阻滞时，P'波增宽，等电位线消失，此时心电图酷似心房扑动(图 4-15)。

3. P'波与 QRS 波的关系

心房内折返性心动过速的 P'波出现在 QRS 波之前。P'-R 间期的长短与心率改变相关，一般 P'-R 间期<R-P'间期，当心率较快或原先存在房室交界区传导延缓时，可出现 P'-R 间期>R-P'间期。因此，P'-R 间期可以短于、长于或者等于 R-P'间期，P'-R 间期可以等于 R-R 间期，P'波也可能落在其前的 QRS 波中，类似于慢-快型房室结折返性心动过速心电图表现。兴奋迷走神经和某些药物常引起二度Ⅰ型房室传导阻滞，但不影响心动过速的诱发和维持，如果发生 QRS 波脱漏后心动过速依然存在，可排除房室折返性心动过速。一旦 P'波消失，心动过速也随之终止(图 11-6)。

4.心动过速频率变化大

心动过速频率常为 120~240 次/分，有时心动过速自行终止前 P'-P'间期会逐渐延长，系折返环路内发生传导延缓所致。抗心律失常药物可以在不终止心动过速的情况下，造成房室传导阻滞而减慢心室率。

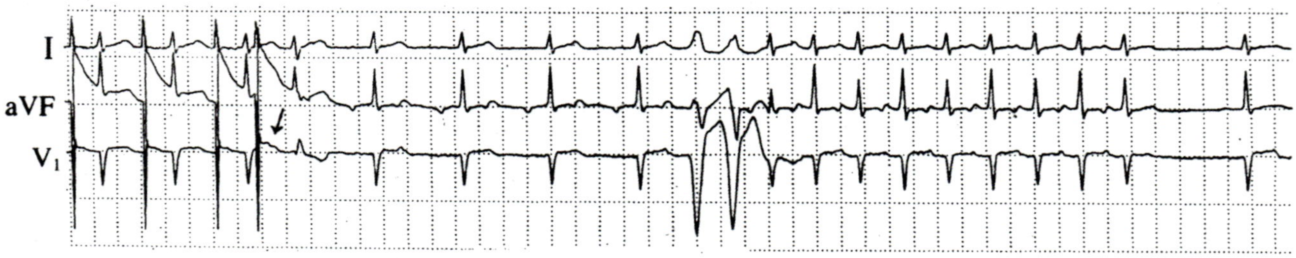

图 11-6 心房 S_1S_2 刺激诱发房内折返性心动过速。图示基础刺激周期长度 600ms 的房性期前刺激，S_1S_2 偶联间期 320ms 时，P'_2 波在 V_1 导联呈双峰状，心房内出现传导延缓(箭头所示)，随之诱发出心房内折返性心动过速，R-P'间期≥P'-R 间期，频率为 167 次/分。前半部分发生 2:1 房室传导阻滞时并未终止心动过速，2 次左束支传导阻滞型的室性期前收缩逆向传导致房室交界区不应期提前，即不应期剥脱现象后出现了 1:1 房室传导，当 P'波消失后心动过速即终止。

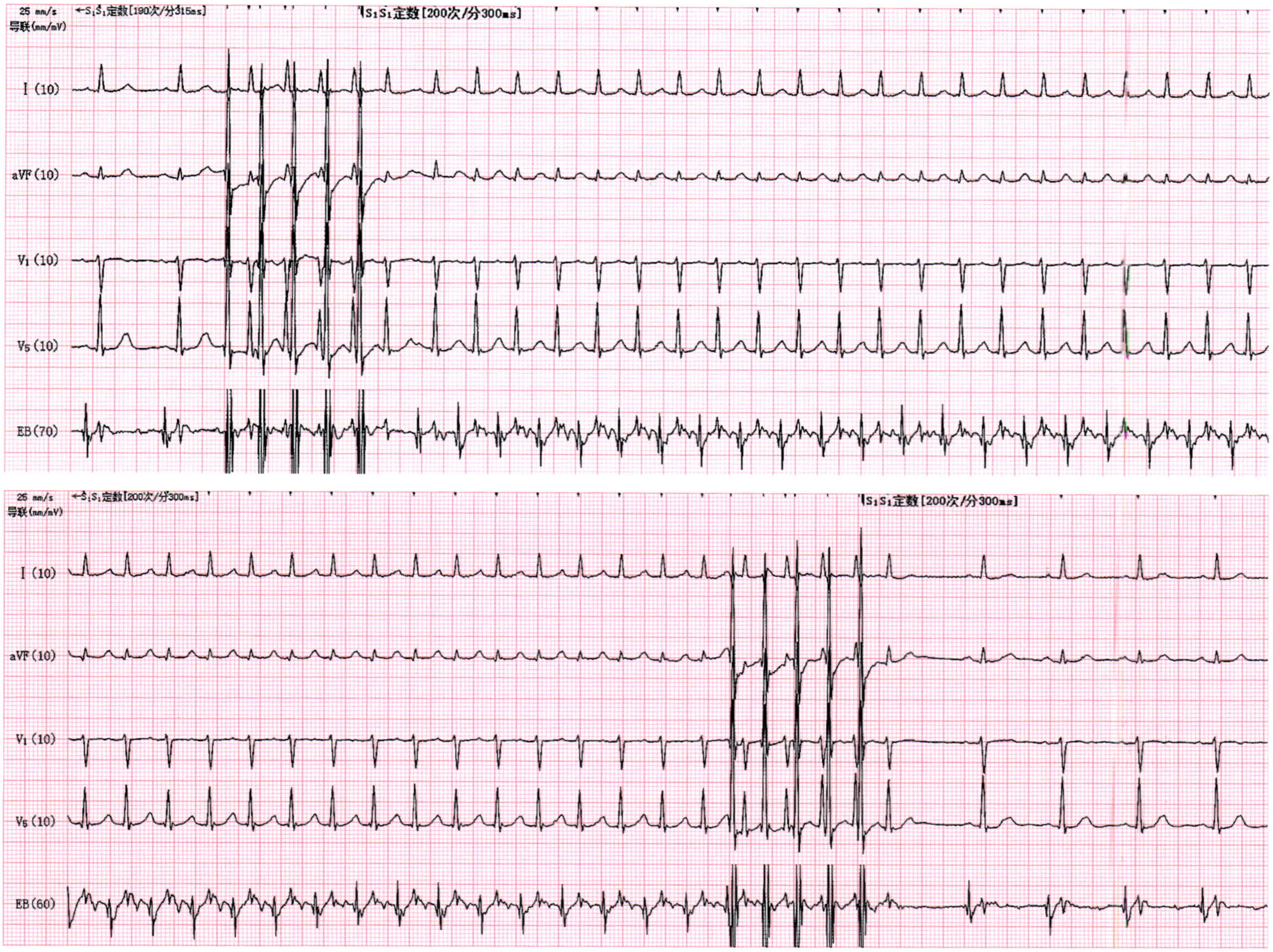

图 11–7　心房 S_1S_1 定数刺激诱发与终止房性心动过速。(A)图示频率为 200 次/分的心房快速定数刺激均夺获心房后诱发频率为 166 次/分的心房内折返性心动过速，P'波在 I、aVF、V_1、V_5 导联中直立，食管导联中 R–P'间期>P'–R 间期。(B)图示房性心动过速时给予 200 次/分的心房超速刺激，第 3 次 S 波开始夺获心房，刺激结束后终止了心动过速。

5.心动过速时快速心房起搏可形成拖带现象

显性拖带可见房性融合波，为刺激激动和房性心动过速激动在刺激区域发生碰撞干扰的结果。发生隐匿性拖带时体表心电图形态与原心动过速时一致，不会出现 P'波形态或房内激动顺序的改变，也不会终止心动过速。其表明所拖带的心房组织是折返环的一部分，刺激激动仅在折返环路内与环行运动发生碰撞，折返环路外心房肌除极顺序无变化，故通过隐匿性拖带能判断折返环路部位及激动传出部位，也是射频消融术的靶点。

(四)鉴别诊断

心房内折返心动过速需要与以下表现为长 R–P'间期的心动过速相鉴别。

1.自律性房性心动过速

其由异位心房灶自发性 4 相舒张期除极速率增快所引起，故不能被程控期前刺激所诱发或终止，但是可被超速起搏刺激所抑制。虽然与心房内折返性心动过速一样可发生房室传导阻滞，但心房内折返性心动过速具有的折返特征可鉴别。另外，自律性房性心动过速发作时频率逐渐加快的温醒现象是房内折返性心动过速不具备的。

2.窦房折返性心动过速

窦房折返性心动过速的 P 波与窦性 P 波相同，而大部分心房内折返性心动过速的心房激动顺序及 P'

波形态与窦性 P 波明显不同，可进行鉴别，少部分因折返环路靠近窦房结，心动过速时 P'波形态与窦性 P 波相近，在鉴别上有困难，但心房内折返性心动过速终止时所具有的代偿间期可进一步鉴别。

3.快－慢型房室结折返性心动过速

房内折返性心动过速的折返部位在低位房间隔时，心动过速的 P'波在Ⅱ、Ⅲ、aVF 导联倒置，需要与快–慢型房室结折返性心动过速相鉴别：①使用药物或刺激迷走神经，可以使快–慢型房室结折返性心动过速终止或频率减慢，如发生房室传导阻滞后，心动过速仍不终止，则需要考虑为房内折返性心动过速；②心室刺激时逆行心房激动顺序与心动过速时相同，提示为快–慢型房室结折返性心动过速，否则表明为房内折返性心动过速。

4.慢传导特性旁路参与的房室折返性心动过速

心动过速时折返环路包括了心房和心室，若给予心室期前刺激，不激动心房即终止心动过速，则表明为房室折返性心动过速。快速心房起搏时若发生房室传导阻滞不终止心动过速，则有利于房内折返性心动过速的诊断。

第 3 节　房室结折返性心动过速

房室结折返性心动过速（AVNRT）是指发生在房室结双径路或多径路的折返性心动过速。其是阵发性室上性心动过速中的常见类型，常见于没有结构性心脏病或缺血性心脏病的年轻人，国内外统计在正常人群中，亦可占 50%~77%，发病率随年龄增长而增加。由于性激素和自主神经张力等因素的影响，房室结折返性心动过速在女性中的发病率是男性的 2~3 倍。近年来随着心内电生理检查的深入开展及射频消融术的应用，人们对房室结折返性心动过速有了新的认识，认为心动过速的折返环路不仅局限在房室结致密部，而且包括了房室结及其周围的房室交界区域（详见第 9 章）。房室结折返性心动过速发作的典型表现为突然发生的心悸，可能伴有呼吸困难、头晕、血压降低，少见症状为晕厥。其可无明显诱因自发，也可因劳累、咖啡、茶及酒精等引起。心动过速的频率为 110~250 次/分，常为 180~200 次/分，如果慢径路传导速度很慢或慢–慢型房室结折返性心动过速时，心室率可以<100 次/分。房室传导阻滞不终止心动过速。房室结折返性心动过速不伴有室内差异传导或心室内传导阻滞时为窄 QRS 波心动过速（QRS 时限<120ms），有时可见与心动过速相关的 ST 段压低、QRS 波电交替等现象。如果心动过速由房性期前收缩所诱发，则房性期前收缩的 P' 波形态与心动过速的逆行 P 波不同。5%~10%的房室结折返性心动过速患者存在多径路。

一、形成机制

传统观点认为，房室结双径路的组织学基础是房室结内组织细胞的纵向分离。但近来的研究发现，在致密的真性房室结内细胞间存在纵向缝隙连接，横向缺乏侧–侧连接，导致激动纵向传导速度快于横向传导速度。而移行细胞的各向异性传导或电张力的变化引起传导非均一各向异性，是房室结双径路的主要发生基础。房室结移行部分可延伸至右心房和左心房的屏障区，右后延伸支相对较长，沿三尖瓣环并朝向冠状静脉窦口处走行。相对较短的左后延伸支朝向二尖瓣环方向走行。

目前认为，大部分右后延伸支及其相对应房室结区域是形成房室结折返性心动过速折返环路中的慢径路解剖学基础，一部分折返环路中的慢径路也可能涉及左后延伸支。快径路的定义尚不太明确，可能的解剖学基础是由位于致密房室结和移行细胞间交界处的致密房室结周围（位于 Koch 三角前部）的移行细胞层组成。总之，快径路位于致密房室结前上方邻近 Todaro 腱，慢径路位于右心房后间隔区域。解剖位置都在致密房室结之外。

在体表心电图上房室结折返性心动过速可分为典型和非典型两种：①房室结折返性心动过速的 90%以上是典型房室结折返性心动过速，包括所有慢–快型和大部分慢-慢型。心电图上 R-P⁻间期<P⁻-R 间期，逆行 P 波可完全埋于 QRS 波中，也可位于 QRS 波终末部，偶在 QRS 波前方形成假 q 波；②非典型房室结折返性心动过速的 R-P⁻间期>P⁻-R 间期，P⁻波在 QRS 波之前，在Ⅱ、Ⅲ、aVF 导联为负向、振幅较小、波形较窄，在 V_1 导联为正向。依据传导径路部位与电生理特性的不同，以及折返激动在环路内的不同运动方向，房室结折返性心动过速可分为：①慢-快型，激动沿慢径路顺向传导，从快径路逆向传导。②快-慢型，激动沿快径路顺向传导，从慢径路逆向传导。③慢-慢型，其常发生在房室结多径路中，激动沿一条慢径路顺向传导，从另一条慢径路逆向传导。房室结多径路可形成不同组合的折返环路，因折返径路多变，诱发出的心动过速变化较大。

(一)慢-快型房室结折返性心动过速

慢-快型房室结折返性心动过速最常见。大多数的房室结快径路前向不应期长，传导速度较快；慢径路前向不应期短，传导速度较慢。一般情况下，窦性激动可分别沿快、慢径路同时下传，由于慢径路传导速度较慢，当沿慢径路下传的激动到达下部共同径路时，在该区域遇到因快径路下传后形成的不应期而传导受阻。或者沿快径路下传的激动逆向传入慢径路，与沿慢径路缓慢下传的激动互相干扰，因此，慢径路的传导常被快径路传导所掩盖。

采用心房分级递增刺激和程控期前刺激时，当激动在不应期较长的快径路内传导受阻便沿慢径路缓慢下传，心电图上表现出突然延长的 S-R 间期或 P'-R 间期。在以 S_1S_2 偶联间期为横坐标、S_2-R_2 间期为纵坐标绘制的房室传导曲线呈现出不连续的中断现象。中断前的传导曲线为快径路传导，中断后的传导曲线为慢径路传导。少数房室结折返性心动过速患者因房室结双径路的不应期相近、双径路的传导时间差较小、心房不应期较长等因素，导致房室结前传曲线光滑并无传导中断和跳跃。极少数患者在窦性心律或心房刺激时，可呈 1:2 房室传导即心室双重反应。如果激动在慢径路产生足够的传导延缓，便可能沿已脱离不应期的快径路逆向传导至心房形成心房回波，最早的逆行心房激动点位于希氏束附近并呈离心性扩布，若激动能再次沿慢径路下传，便周而复始形成慢-快型房室结折返性心动过速(图 11-9 至图 11-11)。心动过速发作时 HA 间期较短(<60ms)，在希氏束不应期内的室性期前刺激不能逆传，脱离希氏束不应期的心室期前收缩刺激可逆传并产生与心动过速相同的心房波。

一些研究者基于消融成功的位点，对慢-快型房室结折返性心动过速进行进一步细分，可分为 3 种亚型：①最常见型。右下延伸参与的慢-快型房室结折返性心动过速，通常在 Koch 三角下侧消融成功。②不常见型。左下延伸参与的慢-快型房室结折返性心动过速，约占 5%。需要在冠状窦口开口水平以上，且靠近致密房室结的 Koch 三角内或 CS 近端顶部(距离冠状

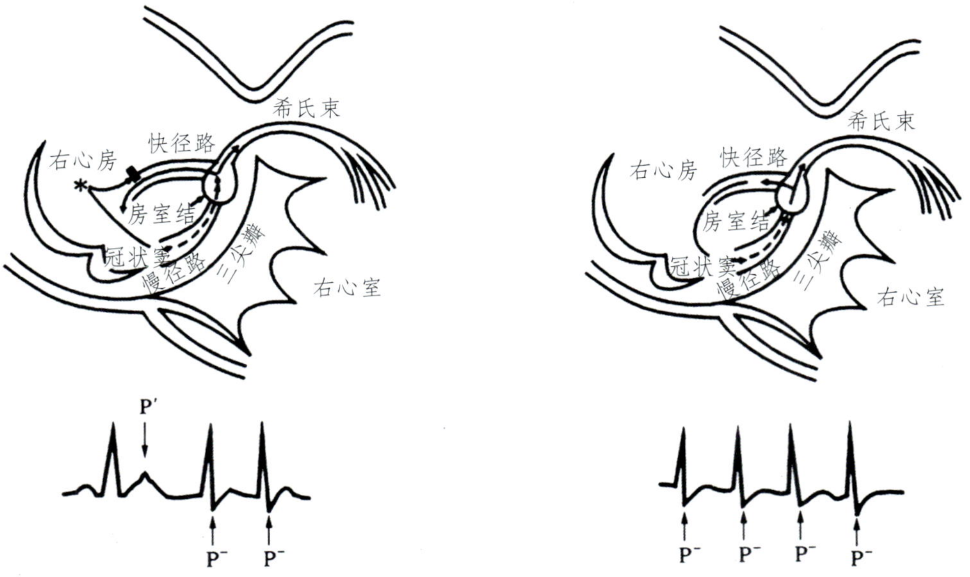

图 11-8　房室结双径路折返示意图。

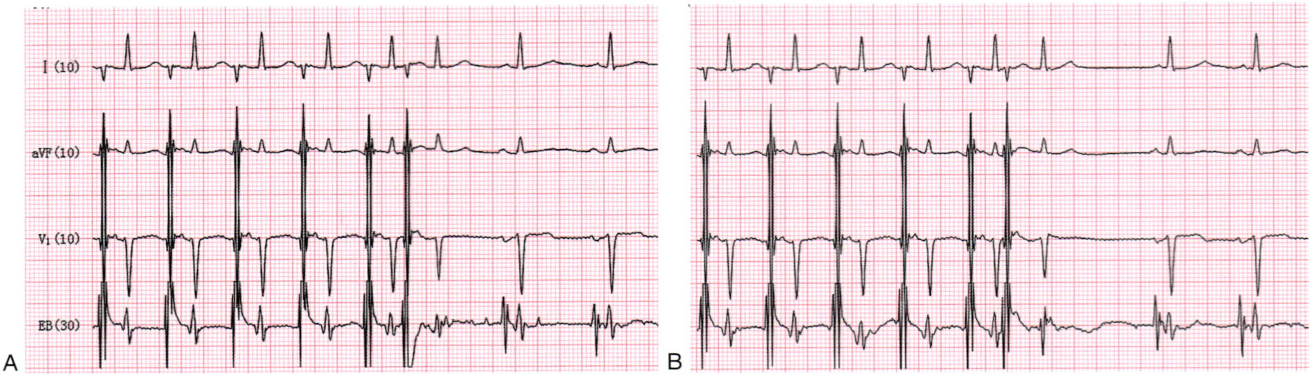

图 11–9 心房 S_1S_2 刺激诱发慢–快型房室结折返心搏。图示基础刺激周期长度 600ms 的心房期前刺激。(A)S_1S_2 偶联间期 340ms 时 S_2–R 间期为 220ms；(B)S_1S_2 递减 10ms，S_2–R 间期突然跳跃式延长至 280ms，并在 R_2 中出现叠埋在 QRS 波中的逆行 P 波，在 V_1 导联形成假性 r’波，食管导联 R–P^-间期<70ms。

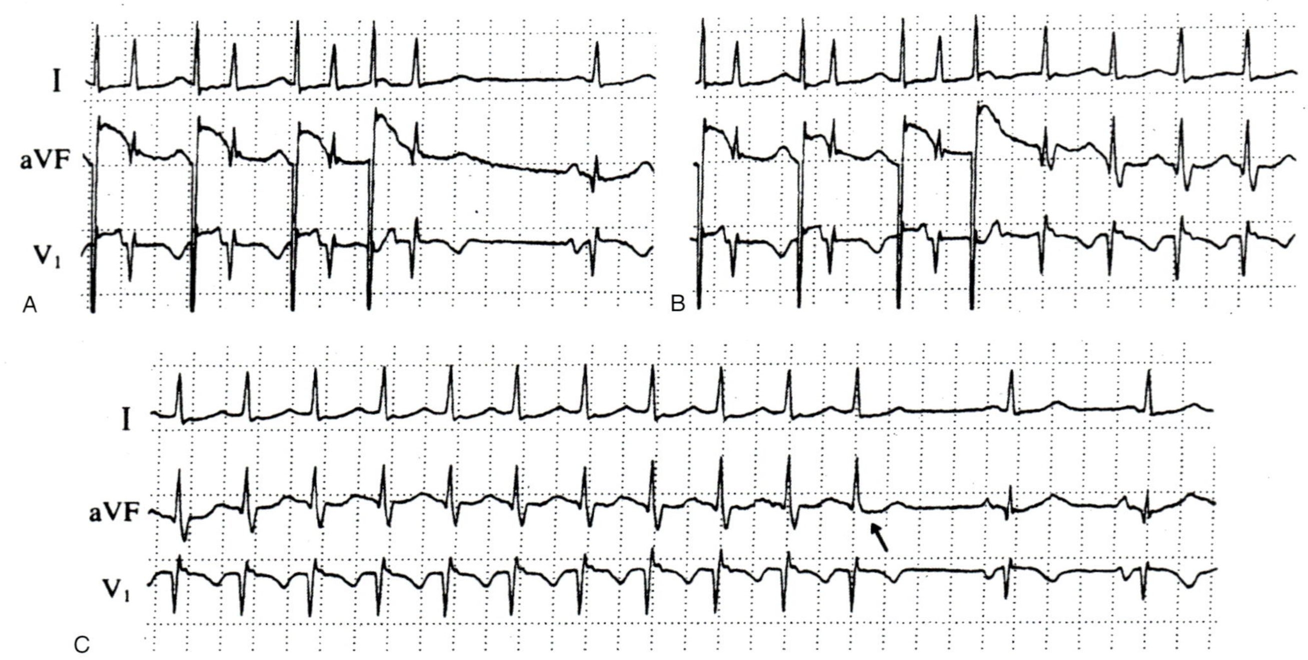

图 11–10 心房 S_1S_2 刺激诱发慢–快型房室结折返性心动过速。图示基础刺激周期长度 600ms 的心房期前刺激。(A)S_1S_2 偶联间期 450ms 时 S_2–R 间期为 260ms。(B)S_1S_2 递减 10ms，S_2–R 间期突然跳跃式延长至 420ms，随之诱发出慢–快型房室结折返性心动过速，R–R 间期 400ms，心率 150 次/分。(C)心动过速时逆行 P 波埋叠在 QRS 波终末，在 aVF 导联呈负向，形成“S”波，逆行 P 波消失后(箭头所示)心动过速立即终止。

窦开口 1~3cm)消融。③罕见型。左心房下外侧部参与的慢–快型房室结折返性心动过速，需要在左心房内接近二尖瓣环下外侧处消融，其 AH 间期和心动过速的周长较右侧慢–快型房室结折返性心动过速长，而 HA 间期通常很短(≤15ms)。首次消融的患者约 2% 合并 2 种或以上类型房室结折返性心动过速。

(二)快–慢型房室结折返性心动过速

快–慢型房室结折返性心动过速少见。电生理研究证实，在房室结双径路患者中，大部分快径路的前向不应期长于慢径路，只有极少部分快径路前向不应期短于慢径路。此类房室结双径路通常因快径路顺向

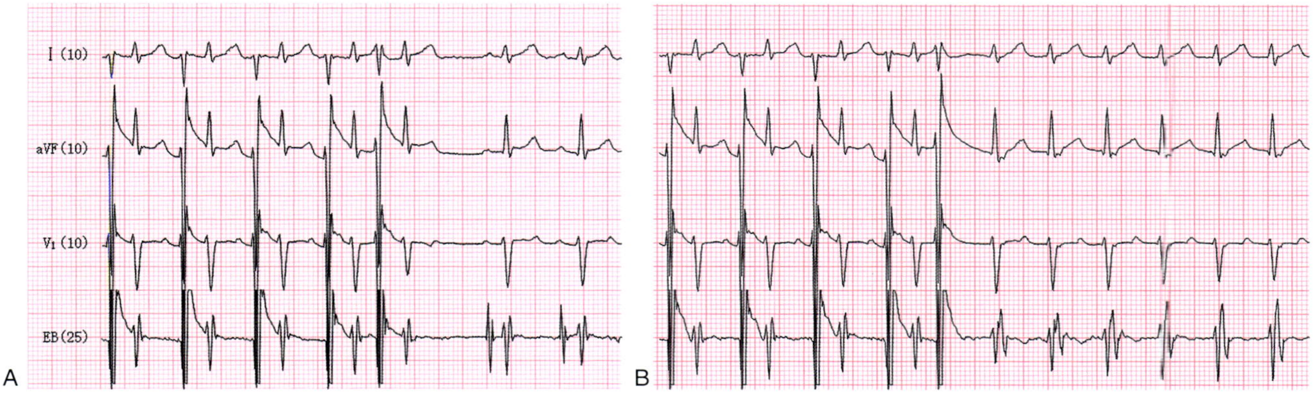

图 11-11　心房 S_1S_2 期前刺激诱发慢-快型房室结折返性心动过速。图示基础刺激周期长度 600ms 的心房期前刺激。(A)S_1S_2 偶联间期 420ms 时 S_2-R 间期为 200ms。(B)S_1S_2 递减 10ms，S_2-R 间期突然跳跃式延长至 420ms，随之诱发出慢-快型房室结折返性心动过速，R-R 间期为 440ms，心率 126 次/分，心动过速时逆行 P 波埋叠在 QRS 波终末。

传导速度快，不应期又短，无论在窦性心律还是心房期前刺激时激动均从快径路顺向传导，无法显示慢径路前向传导的“跳跃”特性。但是当沿快径路顺向传导的激动能沿已脱离不应期的慢径路逆向传导时，便有可能通过诱发出快-慢型房室结折返性心动过速而被证实。

此类房室结双径路的另一电生理特性是快径路逆向不应期长于慢径路，能形成房室结双径路逆向传导的跳跃现象，这种特征是诱发快-慢型房室结折返性心动过速的主要因素。在心室快速刺激或程控期前刺激时，提前的心室激动落在快径路逆向不应期中便沿慢径路逆向传导，当逆向传导的激动缓慢到达心房时即产生长 R-P⁻间期的心房回波，P⁻波在下壁导联倒置。若逆行激动能沿已脱离前向不应期的快径路下传，并再次沿慢径路逆向传导，即可形成快-慢型房室结折返性心动过速(图 9-21 和图 11-12)。

有研究表明，部分快-慢型房室结折返性心动过速中的顺向传导的快径路不同于慢-快型房室结折返性心动过速中的逆向传导的快径路。一些研究人员认为快-慢型房室结折返性心动过速由一条慢径路顺向传导、另一条慢径路逆向传导形成，快径路将折返激动前向传导至希氏束(造成短 AH 间期)，但不参与折返环路(类似于房室结折返性心动过速时的“无辜”旁路)。

值得注意的是，快-慢型房室结折返性心动过速患者，在心房期前刺激检查过程中往往出现多次 S_2-R 间期的跳跃，这与存在多条慢径路一致，也支持快-慢型房室结折返性心动过速可能是两条慢径路之间形成折返。慢径路逆传时最早的 A 波在冠状静脉窦口附近，AH 间期<200ms(平均为 90ms)，并常小于HA 间期。以心动过速相同的周长起搏心房、心室时，其 AH 间期大于心动过速的 AH 间期 40ms 以上，HA 间期大于心动过速的 HA 间期(说明存在共同径路)。

(三)慢-慢型房室结折返性心动过速

慢-慢型房室结折返性心动过速更少见，存在房室结多径路。快径路由于没有逆向传导或逆传不应期较长，不参与心动过速的形成，常可合并多种类型的房室结折返性心动过速。慢-慢型房室结折返性心动过速的折返环路由两条慢径路形成(常为房室结右下和左下延伸部)。这些患者在心房期前刺激检查时常出现多次 S_2-R 间期的跳跃，提示房室结存在 3 条或 4 条传导径路。此时，除了能诱发出慢-快型或快-慢型房室结折返性心动过速外，还能诱发多条径路不同组合的折返。如果激动沿一条慢径路前向传导、沿另一条慢径路逆向传导，便可诱发出慢-慢型房室结折返性心动过速。因折返激动在前向传导及逆向传导过程中速度均较慢，心电图上逆行心房激动的位置通常在慢-快型房室结折返性心动过速和快-慢型房室结折返性心动过速两种类型之间。另外，虽然慢-慢型房室结折返性心动过速的 H-A 间期(R-P⁻间期)通常比慢-快型房室结折返性心动过速更长，但少部分慢-慢型房室结折返性心动过速与慢-快型房室结折返性心动过速的逆传部位相似，H-A 间期(R-P⁻间期)可以

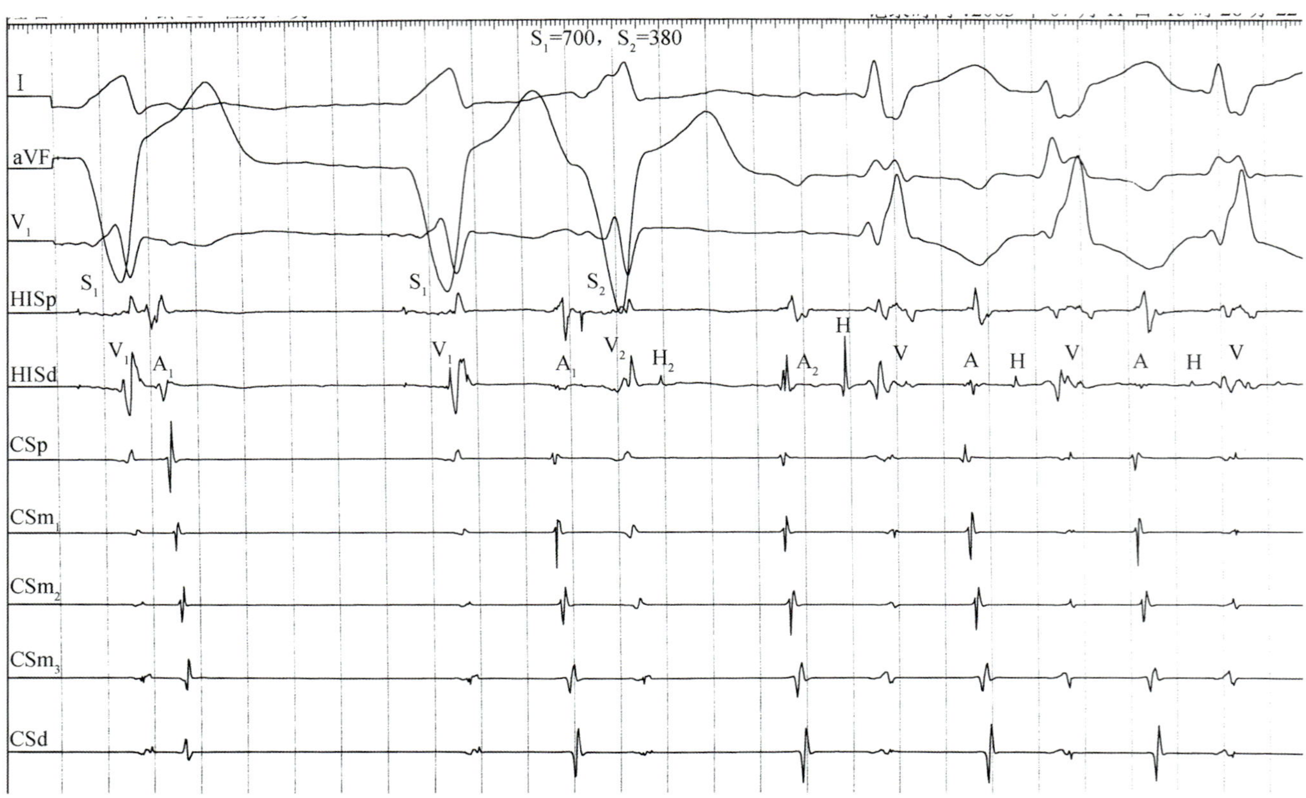

图 11-12 右心室 S_1S_2 刺激诱发快-慢型房室结折返性心动过速。图示基础周期长度 700ms 的右心室期前刺激，S_1S_2 偶联间期 380ms 时，希氏束电图中 V_2 波后见到逆传形成的 H_2 波，V_2-H_2 间期 120ms，H_2-A_2 间期长达 250ms，随后诱发出快-慢型房室结折返性心动过速伴功能性右束支传导阻滞。V-V 间期为 370ms，V-A 间期为 220ms，A-H 间期为 130ms，H-V 间期为 50ms，体表心电图中逆行 P 波在 aVF 导联倒置。这表明存在逆向型房室结双径路，心室期前刺激通过希氏束沿房室结慢径路逆向传导，再从房室结快径路顺向传导后便诱发快-慢型房室结折返性心动过速。纸速：100mm/s。

类似慢-快型房室结折返性心动过速，在经食管心脏电生理检查中无法区别。心内电生理中慢-慢型房室结折返性心动过速最早逆传心房激动点位于冠状静脉窦口，心动过速的诱发依赖于慢径路逆传时的某一特定 H-A 间期。

(四)形成房室结折返性心动过速的条件

尽管许多患者在心脏电生理检查时有房室结双径路跳跃现象，但未能诱发出房室结折返性心动过速，主要与房室结双径路不应期的长短及传导速度有密切关系。

1.适时的心房期前刺激

心房期前刺激 S_1S_2 偶联间期的长短直接影响着房室结双径路传导，采用心房程控期前刺激能显示出房室结双径路传导或诱发出房室结折返性心动过速。

(1)偶联间期较长的房性期前刺激时，激动沿处于应激期的快径路先下传，只表现出正常或轻微延长的 S_2-R 间期，慢径路因传导速度较慢被掩盖。

(2)偶联间期太短的房性期前刺激易落在快、慢径路的前向有效不应期中，造成激动在房室结双径路同时传导受阻，无法形成折返。

(3)偶联间期在一定范围内的房性期前刺激进入快径路前向有效不应期，因慢径路不应期短，激动便沿慢径路下传，S_2-R 间期出现跳跃式延长。随后沿快径路逆向传导形成折返，如折返持续发生，便形成慢-快型房室结折返性心动过速。能诱发房室结折返性心动过速时的最长期前刺激偶联间期与最短期前刺激偶联间期的差值便为“诱发窗口”(图 11-13)。

2.快径路的逆向传导功能

快径路要有逆向传导功能，并且逆向不应期要

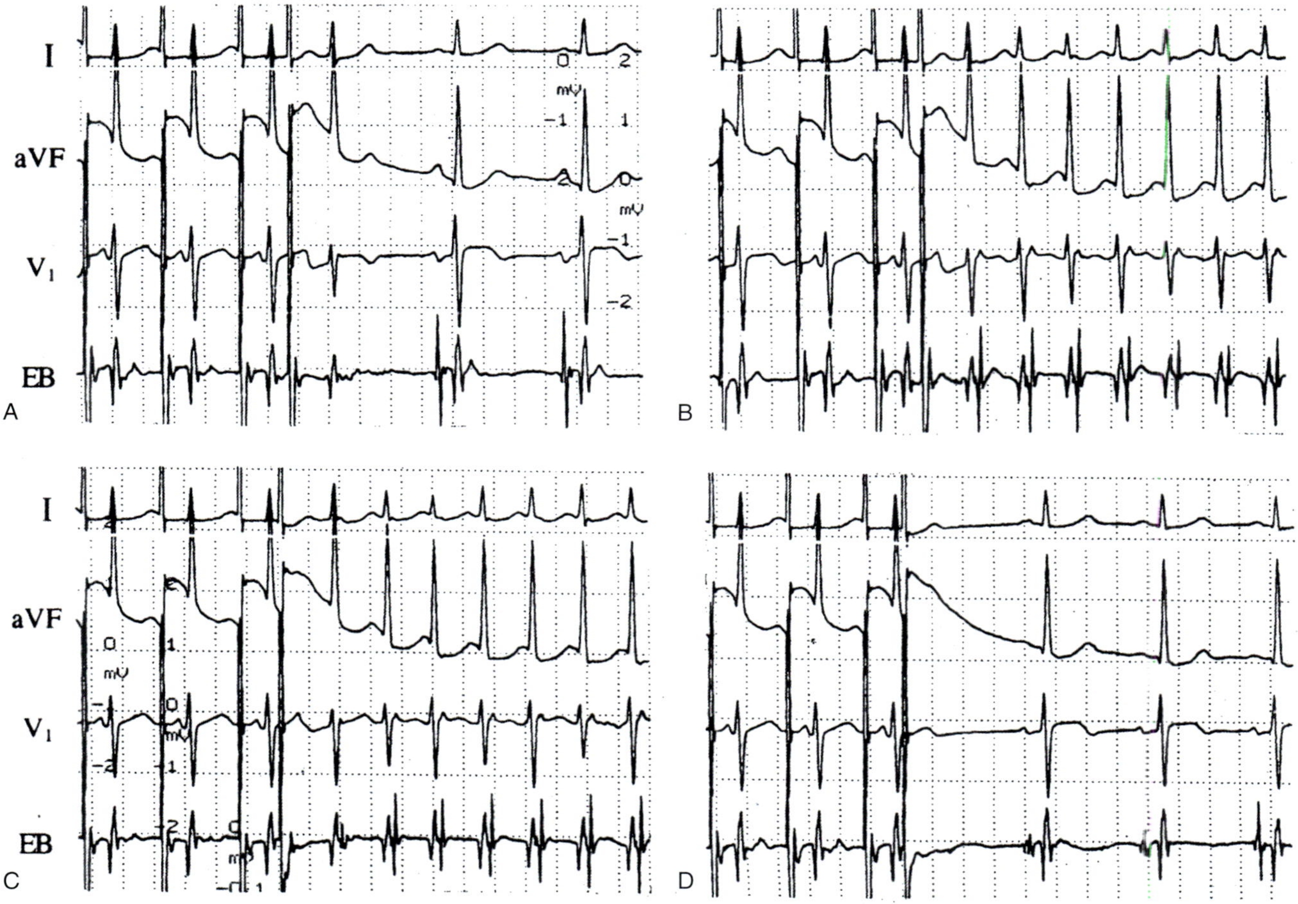

图 11-13　心房 S_1S_2 刺激显示慢-快型房室结折返性心动过速“诱发窗口”。基础刺激周期长度 500ms 的心房期前刺激。(A)S_1S_2 偶联间期 320ms 时 S_2-R 间期为 260ms。(B)S_1S_2 缩短 10ms 时 S_2-R 间期为 300ms，增量仅 40ms 却诱发出慢-快型房室结折返性心动过速，逆行 P 波在 V_1 导联形成假性 r’波。(C)S_1S_2 偶联间期缩短至 260ms 仍可诱发出慢-快型房室结折返性心动过速，诱发窗口 500ms/260ms~310ms。(D)S_1S_2 250ms 时心房进入有效不应期，P’$_2$ 波消失，房室结慢径路前向有效不应期≤250ms。

短，这样激动才能沿快径路逆向传导。如果快径路逆向不应期太长，或者房性期前刺激后激动在快径路内形成隐匿性传导，使快径路形成新的功能性不应期，这时，即使慢径路前向传导速度较慢，激动也无法通过快径路逆传，这是大多数在电生理检查中具有前向性房室结双径路传导现象，而不能诱发慢-快型房室结折返性心动过速的主要原因。

3.慢径路前向传导

慢径路前向传导速度要慢，才能使激动到达快径路时，快径路脱离逆向不应期形成折返。有些房室结双径路患者在 S_2-R 间期出现跳跃式延长后并不能马上诱发折返，而是慢径路传导速度进一步减慢后才诱发出折返心搏或心动过速，说明慢径路的前向传导速度关系到快径路能否脱离逆向不应期形成折返（图 11-14）。

4.房室结快、慢径路的共同径路

房室结快、慢径路的下部有连接的共同径路，否则，沿慢径路前向传导的激动无法逆向传导至快径路，也就无法形成折返。

5.房室结双径路不应期及传导速度

不同部位的刺激可造成房室结双径路不应期及传导速度的差异，这是形成心动过速的条件之一。一般来说，刺激点离折返环路越近，越容易形成传导延缓。右心房刺激点距房室结双径路较近，要比经食管刺激左心房更容易诱发房室结折返性心动过速。这也

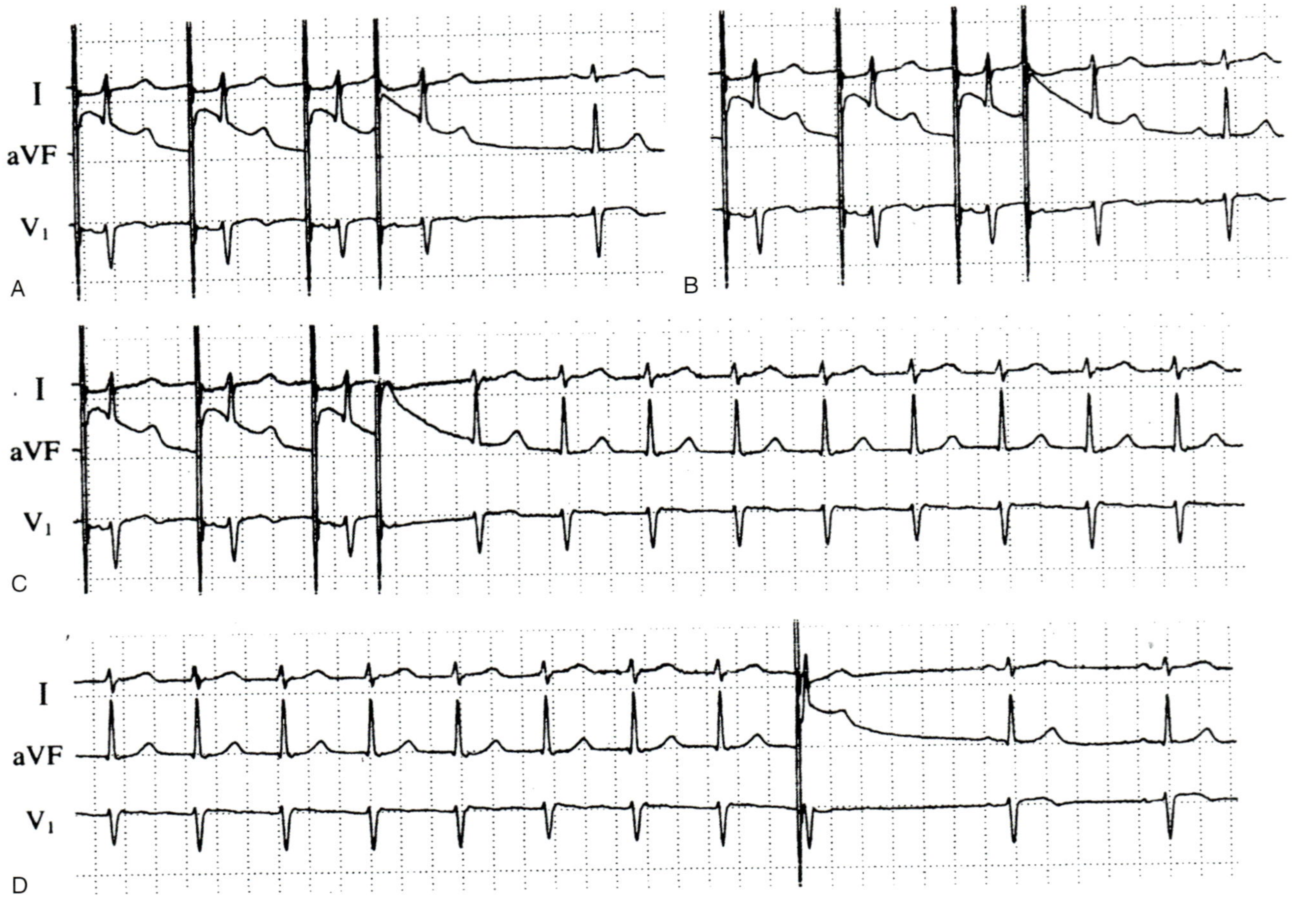

图 11–14 慢径路传导进一步减慢后诱发慢–快型房室结折返性心动过速。图示基础刺激周期长度 750ms 的心房期前刺激。(A)S_1S_2 偶联间期 460ms 时 S_2–R 间期 280ms。(B)S_1S_2 偶联间期 450ms 时 S_2–R 间期突然跳跃式延长至 430ms，增量达 150ms，但是未诱发心动过速，也未见逆行 P 波。(C)S_1S_2 缩短至 410ms 时，S_2–R 间期进一步延长至 640ms，随后诱发出慢–快型房室结折返性心动过速。R–R 间期为 560ms，心率为 107 次/分，逆行 P 波隐埋在 QRS 波末。(D)心动过速时给予 RS_2 的心房刺激落在 QRS 波起始，提前夺获心房后终止了心动过速。

是在经食管心脏电生理检查中一些房室结折返性心动过速的患者仅表现出房室结双径路的传导特性而不易诱发心动过速的原因之一。

6.其他条件

能否在房室结双径路间形成持续的折返，除了上述条件外还需具有：①快径路有反复逆向传导的能力；②慢径路反复前向传导的能力；③双径路之间的传导时间与不应期必须有协调的临界关系，才能形成持续的房室结双径路折返性心动过速。

(五)隐性房室结双径路传导的原因

一些临床上有慢–快型房室结折返性心动过速的患者，在电生理检查中不能显示房室结双径路传导及诱发心动过速的原因可能有以下 3 种。

1.快、慢径路的不应期

当快、慢径路的不应期非常接近时，在相同的刺激频率或偶联间期下，快径路发生传导阻滞的同时慢径路也发生传导阻滞，房室传导中断。此时既无跳跃现象也不能诱发折返现象，可采用不同基础周期长度的多个心房期前刺激，使快、慢径路的不应期差别加大，增加显示房室结双径路与诱发心动过速的机会。

2.基础刺激周期长度

在基础刺激周期较短时快径路已经发生传导阻滞，激动只沿慢径路前向传导，期前刺激不能显示双径路跳跃现象。改用接近窦性周期的基础刺激时，快径路可恢复前向传导能力，心房期前刺激就容易显示房室结双径路跳跃现象。

3.心房或心室不应期

心房或心室不应期长于或等于房室结快径路前传不应期时，心房刺激未能激动心房或者心房激动前传后无法激动心室，不能显示房室结双径路。因心房与心室的不应期随前心动周期长度变短而缩短，所以此时可采用：①缩短基础刺激长度或期前刺激的前周长，以缩短心房或心室不应期，在心房或心室脱离有效不应期后即可显示出房室结双径路传导；②采用 2 个或 3 个心房期前刺激，因前一个期前刺激可以缩短心房及心室不应期，后一个期前刺激即可较早地进入房室结双径路，从而显示出传导特性或诱发心动过速（图 11-15 和图 11-16）。

二、形成折返环路的部位

多年来关于房室结折返性心动过速时折返环路是否完全在房室结内，折返环路是否存在上部与下部共同径路，心房或希氏束的某些部位是否参与折返等问题，一直存在共识与争议。

(一)下部共同径路

长期的研究认为房室结折返性心动过速不需要希氏束或心室肌参与，即在折返环路下部存在一条共同径路，关于这一点已无争议。电生理表现为：①房室结折返性心动过速时用心室期前刺激或出现室性期前收缩时，希氏束提前激动，心动过速仍维持及不影响其频率（图 11-17）；②发生顺向文氏型或 2:1 房室传导阻滞时，房室结折返性心动过速仍然存在并保持频率不变（图 11-18 至图 11-20）；③以心动过速的周长进行心室起搏可产生比心动过速时更长的“H-A”间期；④在房室结折返性心动过速时用比心动过速慢的频率起搏心房，可以发生房室结文氏传导；⑤发生室房阻滞或室房分离时，房室结折返性心动过速仍然维持不变；⑥房室结折返性心动过速时给予心房期前刺激，在频率不变的基础上使希氏束激动延迟发生，提示下部共同径路发生传导延缓。

(二)上部共同径路

对于折返环路是否存在上部共同径路，也就是房室结折返性心动过速是否需要心房肌参与的问题存在争议。

1.存在上部共同径路

部分学者认为房室结折返性心动过速不需要心房肌参与，即存在上部共同径路。其理由为：①发生室房阻滞或室房分离时，房室结折返性心动过速仍然维持不变（图 11-20 至图 11-22）；②房室结折返性心动过速时给予心房期前刺激，心房提前激动并不影响心动过速频率（图 11-23）；③在无心房回波的情况下可以诱发房室结折返性心动过速（图 11-24）；④采用与房室结折返性心动过速相同的周期长度进行心房刺

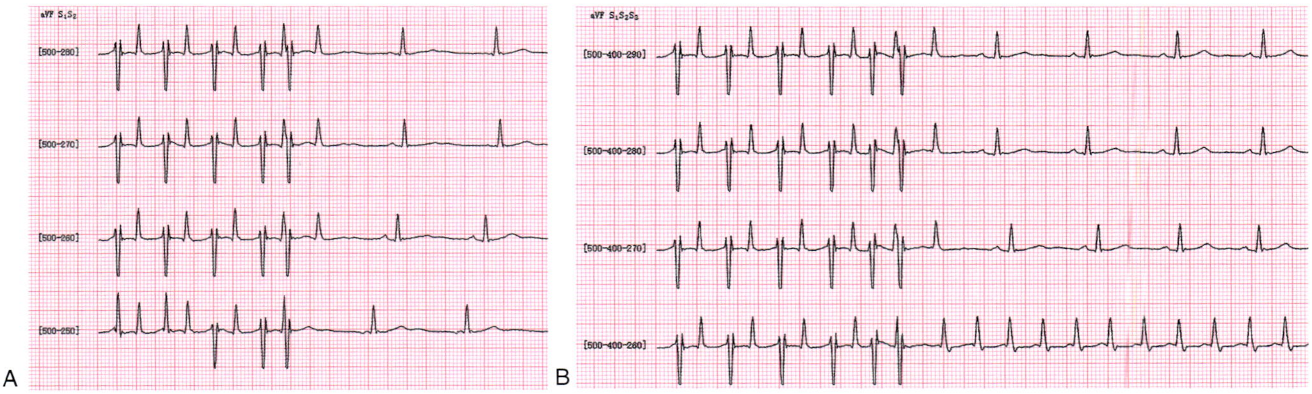

图 11-15　$S_1S_2S_3$ 刺激缩短心房不应期后诱发慢-快型房室结折返性心动过速。(A)图示基础周期长度 500ms 的 S_1S_2 刺激，当 S_1S_2 负扫描至 250ms 时心房进入了不应期，P_2 及 R_2 波消失。(B)图示采用基础周期长度为 500ms、S_1S_2 间期 400ms 的 $S_1S_2S_3$ 刺激，缩短的前周长使心房不应期缩短，当 S_2S_3 偶联间期负扫描至 260ms 时，房室结快径路进入有效不应期，激动沿慢径路下传后诱发出慢-快型房室结折返性心动过速。

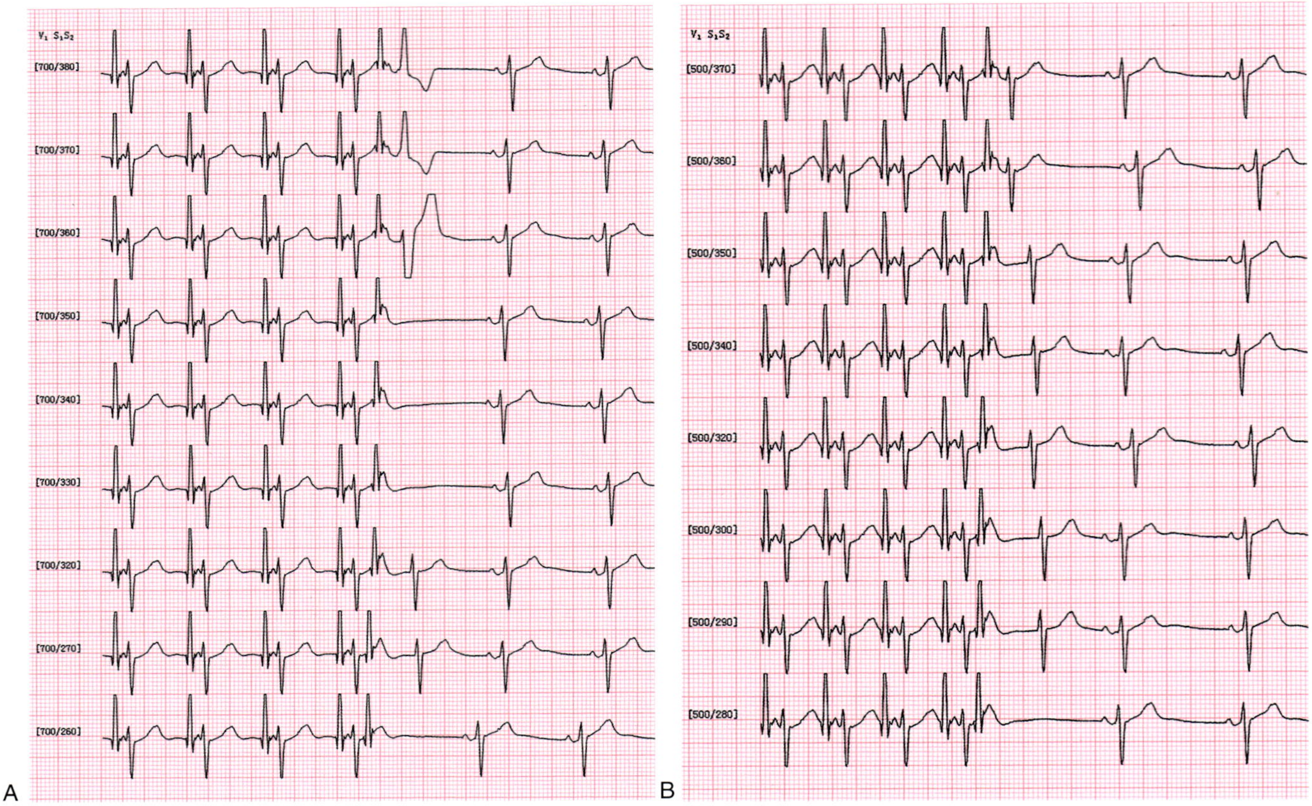

图 11-16　缩短基础周期长度后房性期前刺激显示出房室结双径路的跳跃现象。(A)图示基础周期长度 700ms 的心房期前刺激负扫描检查，S_1S_2 偶联间期 380ms 至 370ms 时 R_2 呈右束支传导阻滞图形，S_1S_2 偶联间期 360ms 时呈左束支传导阻滞图形，S_2-R 间期为 160~190ms。S_1S_2 偶联间期 350ms 至 330ms 时 R_2 脱漏，房室间发生传导中断。S_1S_2 偶联间期 320ms 至 270ms 时出现 R_2 波，S_2-R 间期延长至 360~440ms，S_1S_2 偶联间期 260ms 时 R_2 再次脱漏，未能显示出房室结双径路跳跃现象。(B) 图示基础周期长度缩短至 500ms 的心房期前刺激检查，S_1S_2 间期 370ms 至 360ms 时 S_2-R 间期 160ms，S_1S_2 间期 350ms 时 S_2-R 间期突然跳跃式延长至 320ms，增量达 160ms，房室结快径路进入有效不应期，激动沿慢径路前向传导。S_1S_2 间期一直缩短至 290ms，心房激动均沿房室结慢径路前向传导。基础周期 700ms 相对于基础周期 500ms 而言，心室有效不应期更长而房室结双径路的不应期更短，说明图 A 中 R_2 波的消失是激动落入心室不应期，而图 B 是激动落入双径路的不应期。图 B 表明缩短基础周期长度后，心室不应期也缩短了，从而显示出房室结双径路跳跃现象。

激时，会形成比房室结折返性心动过速更长的 A-H 间期。这是因为房室结折返性心动过速时，激动直接经慢径路前传与心房起搏时激动要经过上部共同径路和慢径路前传是不同的，A-H 间期延长提示存在上部共同径路；⑤采用长于房室结折返性心动过速周期长度的心房刺激时，会形成房室传导的文氏现象及诱发房室结折返性心动过速，提示存在上部共同径路；⑥诱发房室结折返性心动过速的 A-H 间期长于心动过速周期长度时，也提示存在上部共同径路的传导延缓(图 11-25 和图 11-26)。

2.不存在上部共同径路

也有学者根据详细标测及射频消融治疗的结果认为，房室结周围组织与部分心房肌参与了房室结折返性心动过速。依据为：①房室结折返性心动过速时，在不伤及房室结的情况下经冷冻手术损伤心房组织即可消除心动过速，这表明部分心房肌参与了折返；②采用手术破坏心房至房室结的连接组织后，心室起搏时的房室结逆向传导出口发生了改变，提示折返环路包括了心房与房室结的连接组织；③房室结折返性心动过速在周长未发生改变的情况下，可以在心房标测到多个最早激动点与逆向激动时间，说明至少部分心房肌是组成折返环路的一部分(图 11-35)；④尤其在导管射频消融治疗房室结折返性心动过速时，在不损伤致密房室结的情况下，可以分别在由 Todaro 腱、三尖瓣环、冠状静脉窦口 3 个解剖标志组成的 Koch

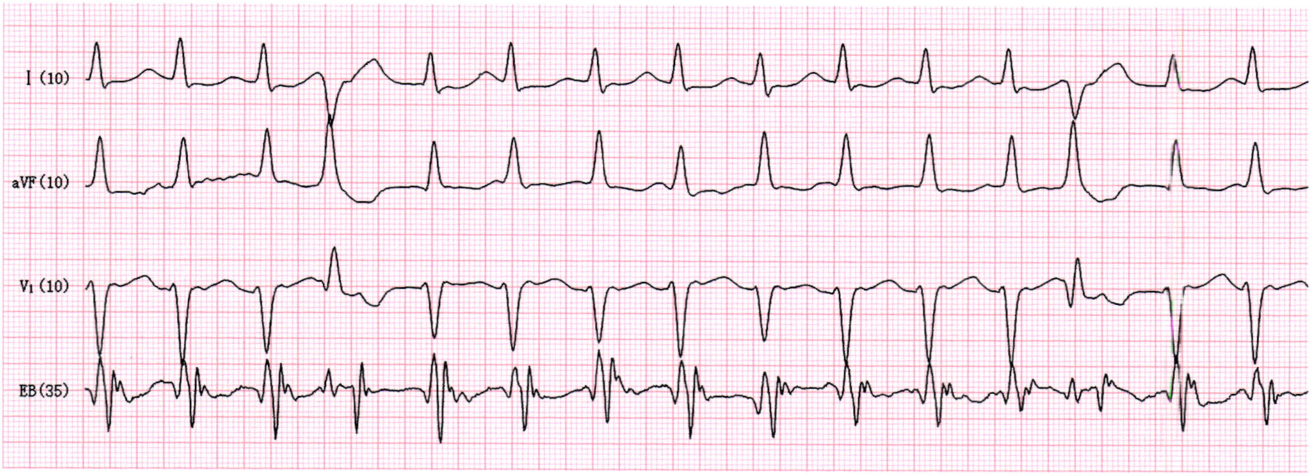

图 11–17 室性期前收缩未影响慢–快型房室结折返性心动过速周长。图示慢–快型房室结折返性心动过速，R–R 间期为 310ms，频率为 193 次/分，逆行 P 波出现在 QRS 终末，V_1 导联形成假性 r’波，食管导联 R–P^-间期<70ms。其中第 4 次、第 13 次呈不完全性右束支传导阻滞型的 QRS 波提前出现，为室性期前收缩。但是室性期前收缩的出现未能改变 R–R 间期与 P^-–P^-间期长度，提示慢–快型房室结折返性心动过速时心室并非折返环路组成部位。纸速：50mm/s。

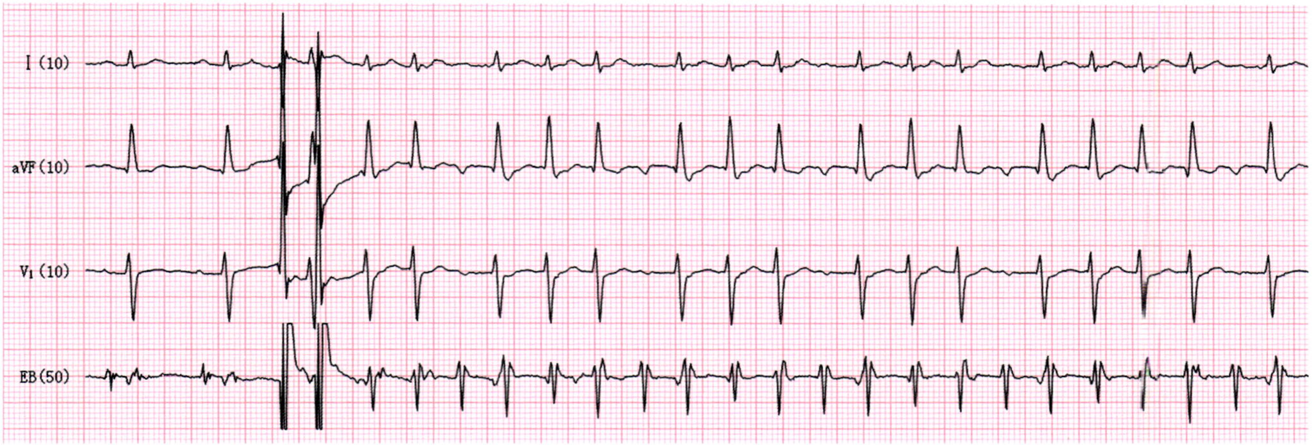

图 11–18 慢–快型房室结折返性心动过速伴下部共同径路不同比例阻滞。慢–快型房室结折返性心动过速合并房室文氏型传导时未影响心动过速周长。图示频率为 250 次/分的 S_1S_1 定数刺激，第 2 次 S 波后 S–R 间期明显延长至 300ms 并诱发出慢–快型房室结折返性心动过速。食管导联中清晰显示 P^-–P^-间期规则，频率为 170 次/分。逆行 P 波在 aVF 导联形成假性 s 波，QRS 波消失时显示出倒置的逆行 P 波。房室呈 5:4~3:2 文氏型传导并未影响心动过速周期长度，表明房室结折返性心动过速时存在下部共同径路。

三角顶部（希氏束附近）和 Koch 三角底部（冠状静窦口附近），选择性地消融房室结快径路及慢径路，从而使房室结折返性心动过速得到根治。这就说明损伤的仅仅是房室结周围组织，房室结折返环路并不局限在房室结内，也无法证实存在上部共同径路，这与电生理检查时分别标测到房室结快、慢径路的出口一致。

3.解剖学概念

最近的一些研究结果表明，解剖学上真性房室结与覆盖心房周围组织的电生理房室结的概念和区域并不一致。结周心房组织由移行细胞组成，与其他心房肌之间存在相对的电屏障区。外科手术分离 Koch 三角顶部、冷冻消融真性房室结周心房组织、导管射频消融冠状静脉窦口上方均可根治房室结折返性心动过速，这表明结周组织参与了房室结的折返，而普通心房肌不参与。有报道心动过速发作过程中出现室房逆传阻滞，说明心房及心室包括希氏束均不是房室结折返性心动过速折返环的必要组成部分。

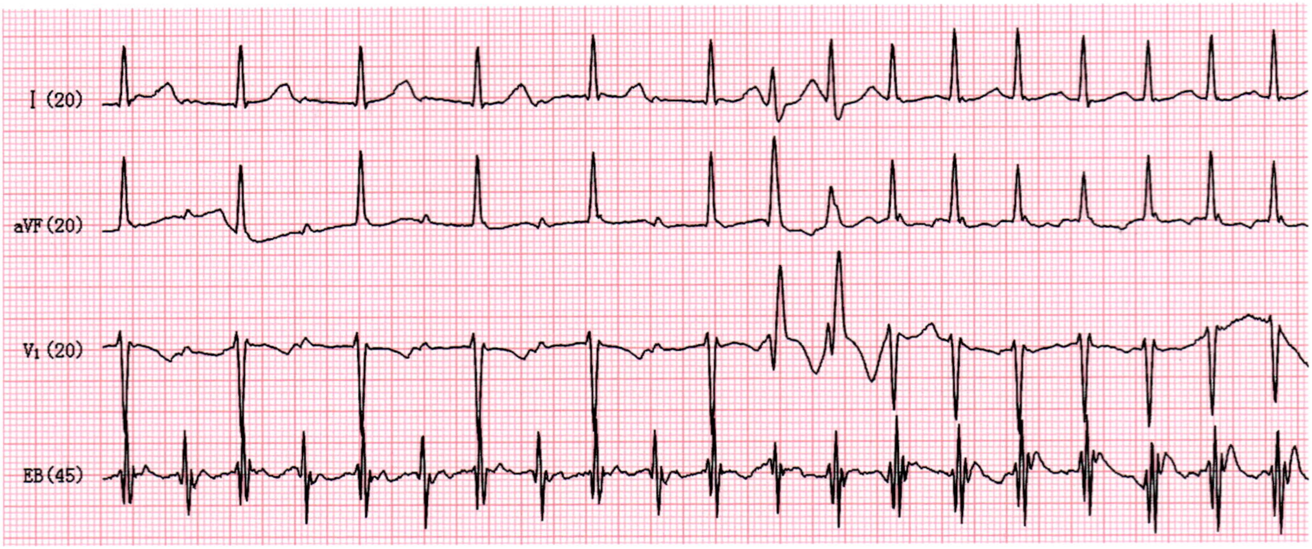

图 11-19 慢-快型房室结折返性心动过速合并房室 2:1 传导与束支传导阻滞未影响心动过速周长。图示慢-快型房室结折返性心动过速，心房率为 166 次/分，食管导联中清晰显示前半部分房室呈 2:1 传导，心室率为 83 次/分。从第 7 次 QRS 波开始房室恢复了 1:1 传导。房室发生 2:1 传导与第 7 次、第 8 次 QRS 波呈不完全性右束支传导阻滞的 R-P^-间期及 P^--P^-间期均不变。房室结折返性心动过速时发生房室及心室内传导阻滞并不影响心动过速周长，说明存在下部共同径路，此时的 P^--P^-间期代表了慢-快型房室结折返性心动过速的周期长度。

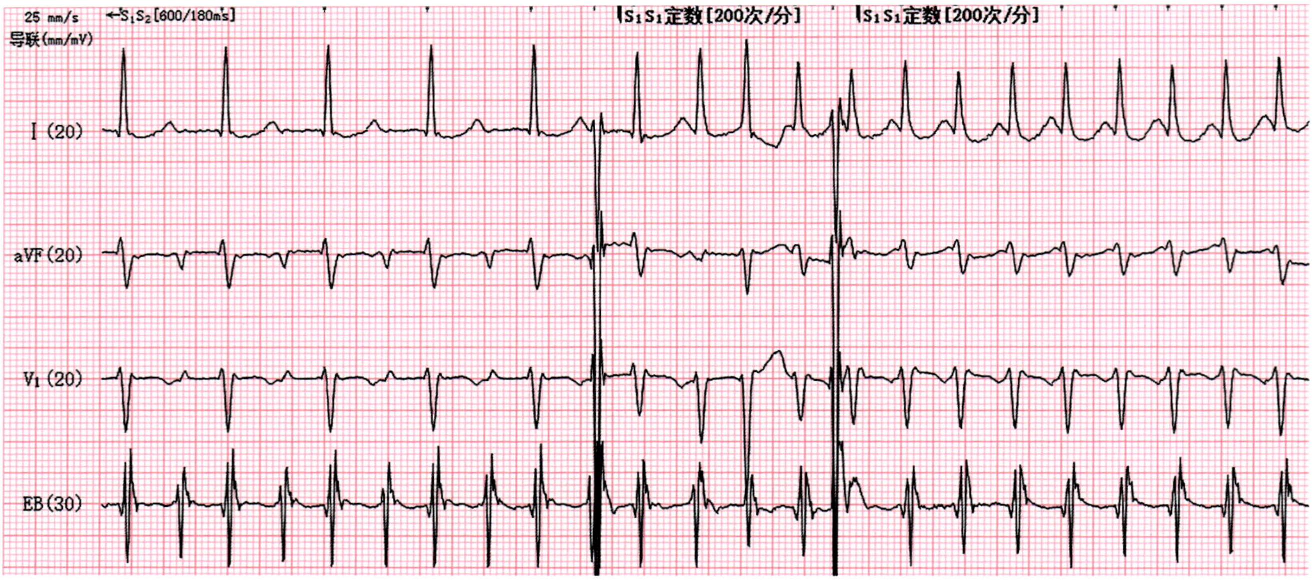

图 11-20 慢-快型房室结折返性心动过速显示上部与下部共同径路。图示慢-快型房室结折返性心动过速。食管导联中见心房率为 176 次/分，房室呈 2:1 传导，心室率为 88 次/分。QRS 波消失后显示出逆行 P 波在 aVF 导联倒置。R-P^-间期相等，给予 S_1S_1 定数刺激 200 次/分，第 1 次 S 波终止房室 2:1 传导，心动过速恢复了房室 1:1 下传时未改变 P^--P^-间期，说明存在下部共同径路。第 2 次 S 波落在 QRS 波前，提前夺获心房后并未影响心动过速周长（P^--P^-间期与 R-R 间期均未改变），说明心动过速的维持不需要心房肌的参与，即存在上部共同径路。

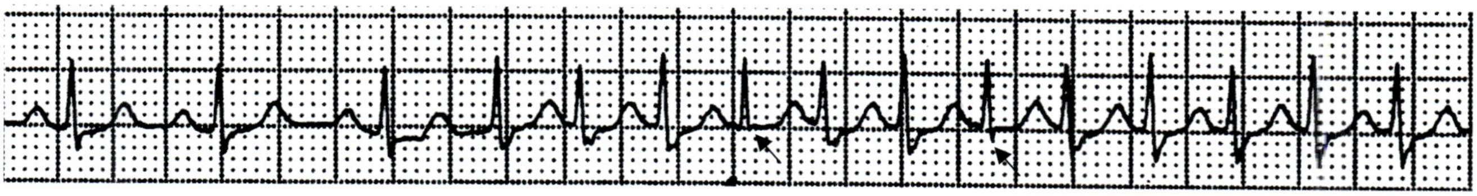

图 11-21 逆行 P 波消失未影响慢-快型房室结折返性心动过速周期长度。图示窦性心律时心电图正常，第 4 次 P' 波提前出现为房性期前收缩，并沿慢径路前传心室产生 QRS 波，沿快径路逆传心房产生 P⁻波，周而复始形成慢-快型房室结折返性心动过速。倒数第 6 个、第 9 个 QRS 波终末的逆行 P 波消失（箭头所示），但未影响心动过速周长，说明存在上部共同径路，心房并未参与折返环路。

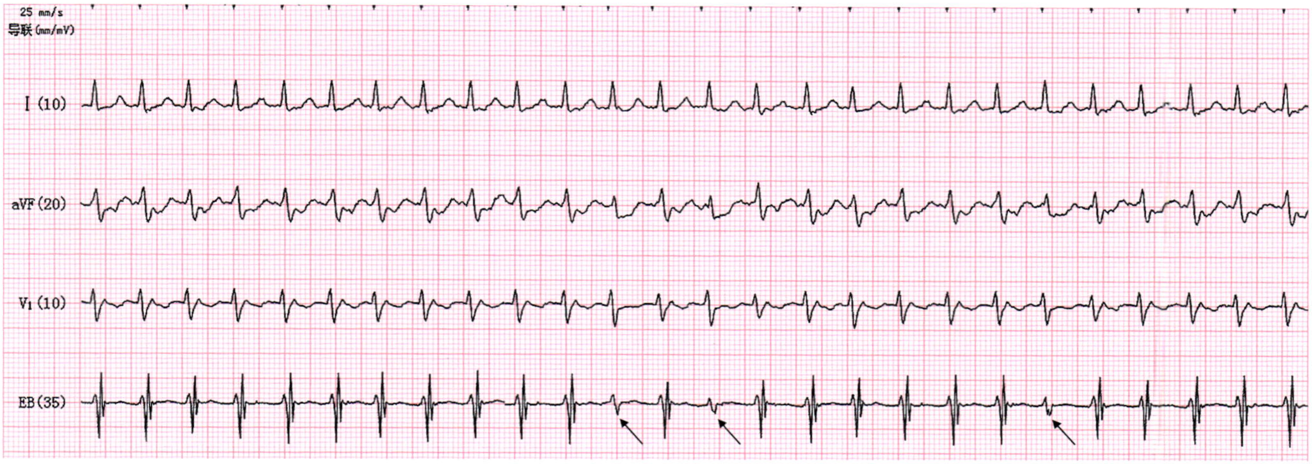

图 11-22 逆行 P 波消失未影响慢-快型房室结折返性心动过速周长。图示慢-快型房室结折返性心动过速，R-R 间期为 380ms，心率为 158 次/分。逆行 P 波叠埋在 QRS 波终末，在 aVF 导联形成假性 S 波，在 V_1 导联形成假性 r' 波。食管导联 R-P⁻间期<70ms。第 12 次、第 14 次、第 21 次 QRS 波中的逆行 P 波消失（箭头所示），但是未能影响 R-R 间期，说明心房并不参与折返，提示房室结双径路存在上部共同径路。

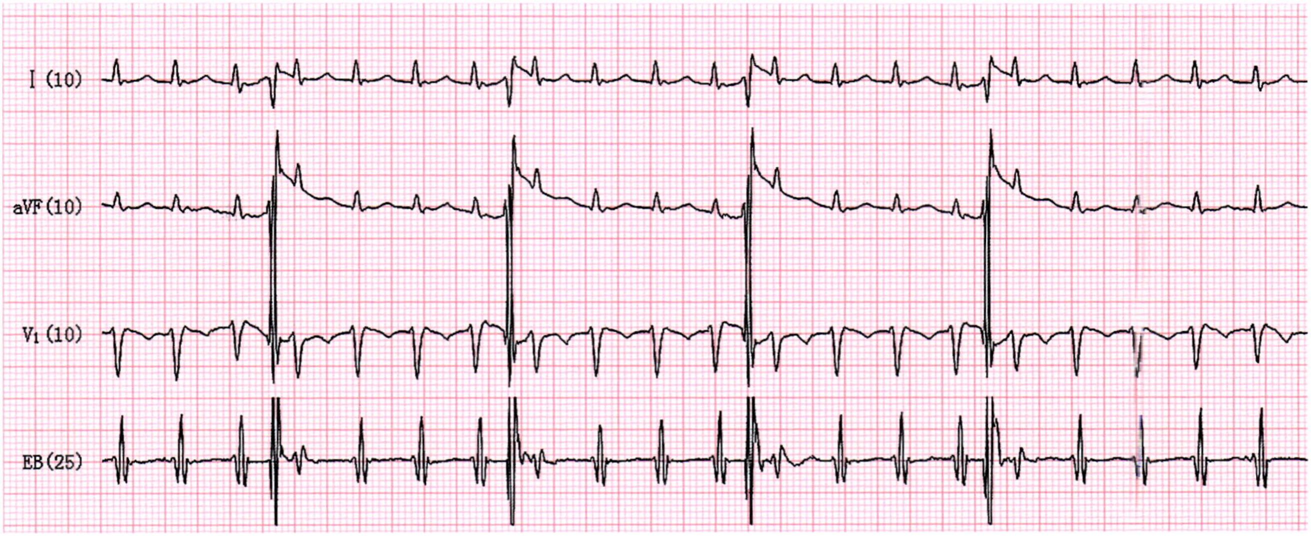

图 11-23 RS_2 期前收缩刺激夺获心房未影响慢-快型房室结折返性心动过速周期长度。图示频率为 158 次/分的慢-快型房室结折返性心动过速，逆行 P 波叠埋在 QRS 波中，在 V_1 导联形成假性 r' 波，食管导联中 R-P⁻间期<70ms。给予心房 RS_2 刺激时均夺获了心房，食管导联中可见叠埋在 QRS 波中的逆行 P 波消失，但 R-R 间期未变。心房期前收缩刺激夺获心房后不影响心动过速的周长，提示心房并不是折返环路的组成部分。

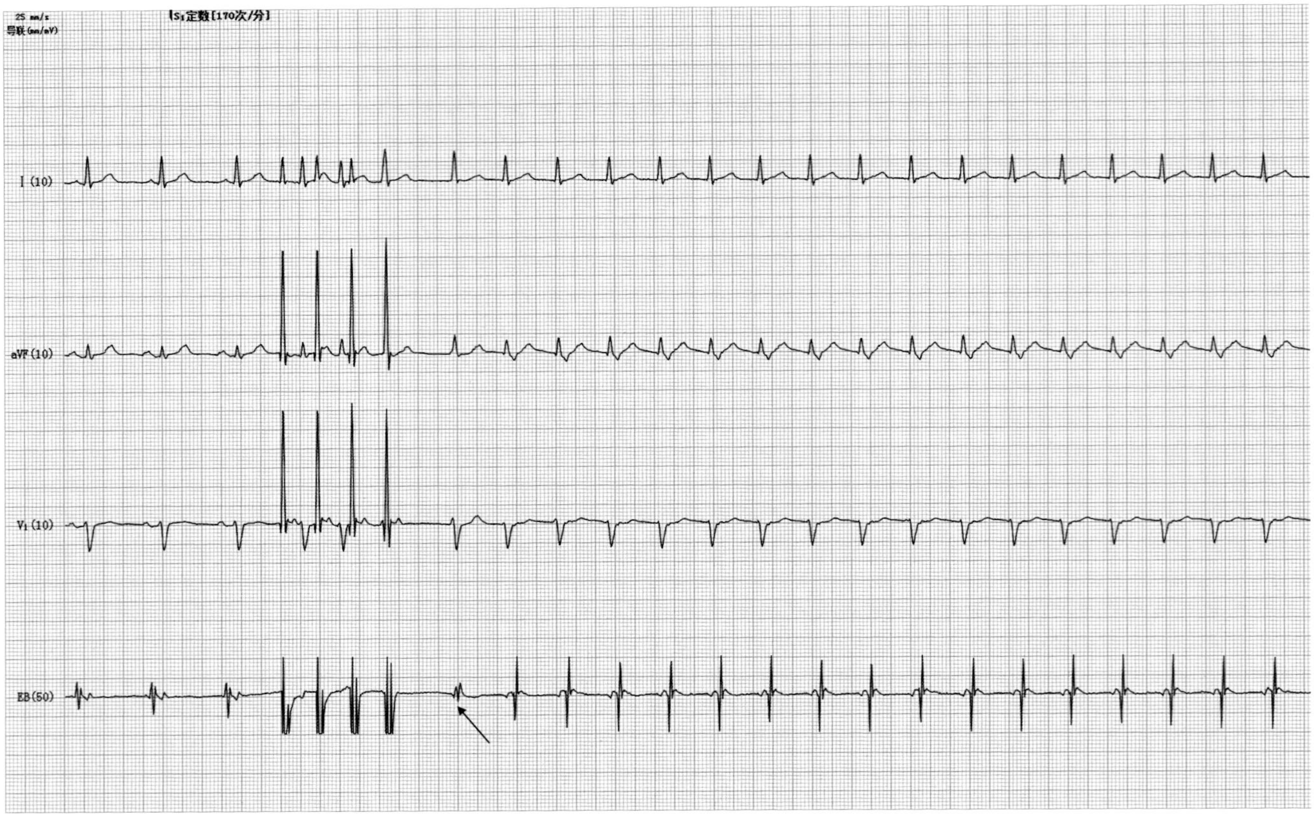

图 11–24　S_1S_1 定数刺激在无心房回波的情况下诱发慢–快型房室结折返性心动过速。图示窦性心律时给予频率为 170 次/分的 S_1S_1 定数刺激，第 1 次至第 3 次 S 波沿房室结快径路下传，第 4 次 S 波落入快径路有效不应期后沿慢径路缓慢下传，P–R 间期长达 600ms 后诱发了频率为 120 次/分(周长 500ms)的慢–快型房室结折返性心动过速。逆行 P 波出现在 QRS 波终末，aVF 导联中形成假性 s 波，食管导联中 R–P^-间期为 70ms。但是第 4 次 S 波下传的 R 波中未见到逆行 P 波(箭头所示)，在心房不激动的情况下能诱发慢–快型房室结折返性心动过速，诱发心动过速的 S–R 间期长于心动过速周期长度均提示折返环路存在上部共同径路。

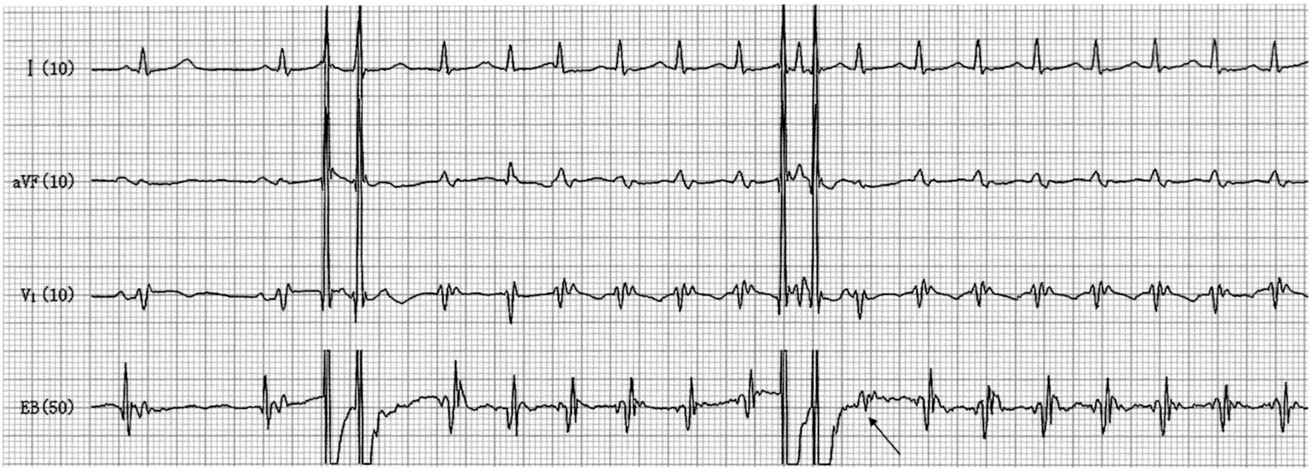

图 11–25　S–R 间期长于心动过速周长，逆行 P 波消失不影响心动过速周长。图示窦性心律时给予频率 250 次/分的 2 次心房定数刺激，第 2 次 S–R 间期长达 580ms，随后诱发出频率为 143 次/分的慢–快型房室结折返性心动过速，R–R 间期为 420ms，逆行 P 波在 aVF 导联形成假性 s 波，在 V_1 导联形成假性 r'波，食管导联中 R–P^-间期<70ms。第 2 次定数刺激后的 QRS 波中逆行 P 波消失(箭头所示)，但 R–R 间期未发生改变。诱发心动过速的 S–R 间期长于心动过速周期长度与逆行 P 波消失不影响心动过速周长，均提示折返环路存在上部共同径路。

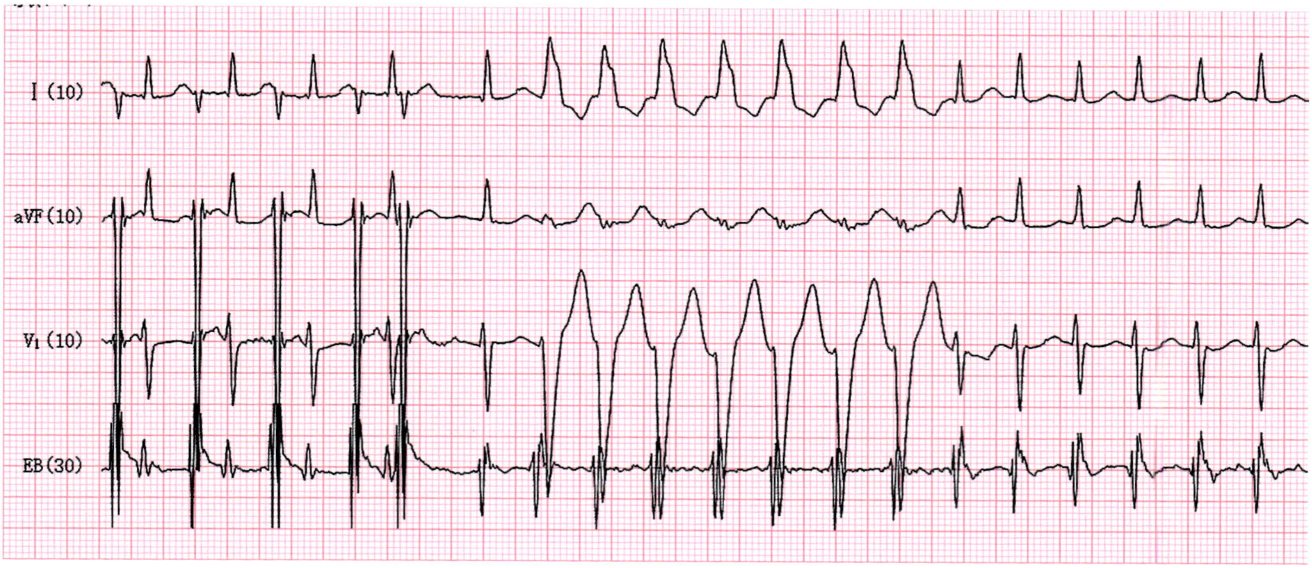

图 11-26　诱发慢-快型房室结折返性心动过速时的 S_2-R 间期长于心动过速周长。图示基础周期长度 500ms，S_1S_2 偶联间期 300ms 的心房期前刺激，S_2-R 间期长达 480ms 并诱发出周长 370ms、频率为 162 次/分的慢-快型房室结折返性心动过速，逆行 P 波叠埋在 QRS 波中，食管导联中 R-P^-间期<70ms。心动过速的第 1 次 QRS 波正常，由于存在长短周期，自第 2 次 QRS 波起左束支发生了功能性传导阻滞，第 9 次 QRS 波起左束支传导阻滞图形消失。心动过速时无论是否发生束支传导阻滞，R-R 间期与 P^--P^-间期均未发生改变，提示存在下部共同径路。诱发心动过速时的 S_2-R 间期长于心动过速周长，提示存在上部共同径路的传导延缓。

三、电生理特点及心电图表现

(一)房室结折返性心动过速的诱发

1.心房程控期前刺激

各种方式程控期前刺激，无论是 S_1S_2、$S_1S_2S_3$ 还是 RS_2、RS_2S_3 法刺激均可有效诱发房室结折返性心动过速(图 11-10 至图 11-14 和图 11-27)。

(1)慢-快型房室结折返性心动过速：

1)心房期前刺激诱发时出现跳跃现象：绝大多数的慢-快型房室结折返性心动过速均可由心房期前刺激诱发，不同基础周期长度的 S_1S_2 刺激时，多数在 S_1S_2 偶联间期递减 10ms，S_2-R 间期增量跳跃式延长>60ms，激动沿慢径路下传后即可诱发心动过速。少数 S_2-R 间期发生跳跃后并不立即诱发心动过速，而是 S_1S_2 偶联间期需继续缩短，慢径路传导进一步减慢至快径路逆向不应期消失，发生逆向传导后才能诱发出心动过速(图 11-14)。一般来说，S_2-R 间期跳跃值的增量越大，慢径路传导速度越慢，快径路越容易脱离逆向不应期诱发出慢-快型房室结折返性心动过速。

2)心房期前刺激诱发时无明显的跳跃现象：一部分房室结双径路患者在心房程控期前刺激诱发慢-快型房室结折返性心动过速时，并无明显的 S-R 间期跳跃式延长(图 11-13)，即房室结传导曲线光滑无中断现象。这可能与在自主神经张力的影响下，房室结双径路不应期相接近，快径路有效不应期仅稍长于慢径路或房室结慢径路的递减传导能力较弱，造成传导时间差值减小有关，发生的心动过速频率也相对快一些。如采用改变基础刺激周期长度或多个期前刺激的方法，使房室结双径路不应期差别加大，便可能发生 S_2-R_2 间期跳跃现象，暴露出不连续的房室结传导曲线。

3)房室 1:2 传导诱发：罕见的情况下，房室结双径的传导速度差异显著，适时偶联间期的心房期前刺激可以同步不等速分别经快径路和慢径路同时下传心室，即形成房室 1:2 传导。如果慢径路传导速度非常慢，与快径路传导有足够的时差，激动即可沿已脱离逆向不应期的快径路逆向传导，诱发出慢-快型房室结折返性心动过速。存在房室结三径路时，发生房

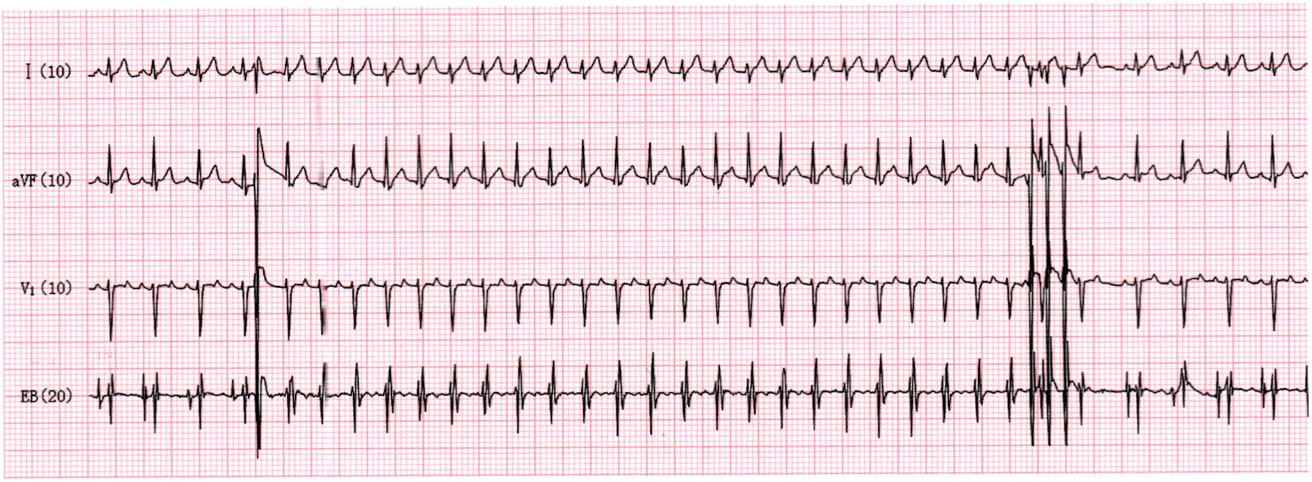

图 11-27 RS_2 诱发与定速刺激终止慢-快型房室结折返性心动过速(纸速:12.5mm/s)。图示窦性心律时给予心房 RS_2 刺激,S_2-R 间期显著延长后诱发出慢-快型房室结折返性心动过速,R-R 间期为 480ms,心率为 125 次/分,逆行 P 波隐埋在 QRS 波终末,食管导联中 R-P⁻间期<70ms。给予频率为 250 次/分的 S_1S_1 定速刺激,第 3 次 S 波夺获心房后终止了心动过速。

室结快、慢径路 1:2 传导后 逆行激动也可沿已脱离逆向不应期的慢径路逆向传导,再从另一条慢径路前向传导,诱发慢-慢型房室结折返性心动过速。

(2)快-慢型房室结折返性心动过速:此类患者因慢径路的前向不应期长于快径路,激动均沿快径路下传,所以一般心房程控期前刺激诱发心动过速时不会出现 S_2-R 间期跳跃式延长现象。由于快径路的不应期短于慢径路,前向传导速度又快,只要慢径路逆向传导功能好,基本上能满足形成折返的要求。故心房期前刺激能否诱发快-慢型房室结折返性心动过速取决于慢径路的逆向不应期和逆向传导能力,一旦沿快径路下传的激动能脱离慢径路的逆向不应期便能形成折返,而快径路所具有的快速传导能力保证了心动过速的持续。此外,在房室结多径路患者中,当心房期前刺激进入快径路有效不应期改从慢径路前向传导时,S_2-R 间期会出现 1 次或 2 次跳跃现象。如快径路无逆向传导功能,激动可沿另一条慢径路逆向传导,再沿快径路前向传导诱发出快-慢型房室结折返性心动过速(图 11-28 至图 11-30)。

(3)慢-慢型房室结折返性心动过速:心房期前刺激进入快径路前向有效不应期后,便沿一条慢径路顺向传导,再沿另一条慢径路逆向传导,可能快径路无逆向传导能力,造成了激动在两条慢径路间折返,心房刺激诱发慢-慢型房室结折返性心动过速时可见显著延长的 S-R 间期(图 11-31 和图 11-32)。此外,心房激动从快径路前传,沿一条慢径路逆向传导,再沿另一条慢径路前向传导也可诱发慢-慢型房室结折返性心动过速。

2.心房快速刺激

(1)慢-快型房室结折返性心动过速:当心房 S_1S_1 刺激频率达到快径路不应期时,常出现 S-R 间期明显或成倍延长的房室文氏型传导,系激动在快径路前传阻滞后沿慢径路下传形成。同时,快速刺激也缩短了快径路的逆向不应期,一旦发生快径路逆向传导,再沿慢径路前向传导即可诱发心动过速。

(2)快-慢型房室结折返性心动过速:仅发生在 S-R 间期轻微延长后,由于激动沿快径路前向传导,从慢径路逆向传导,诱发心动过速时 S-R 间期不会发生跳跃式延长。

(3)慢-慢型房室结折返性心动过速:通常随着心房刺激频率的增快,激动会在不应期较长的快径路内阻滞,沿一条慢径路前向传导,再从另一条慢径路逆向传导便可诱发心动过速。但是在多个快速心房刺激时,房室结快径路传导常会干扰慢径路前向传导,从而无法诱发心动过速。一旦快径路前传导中断,慢径路恢复前向传导后即可诱发慢-慢型房室结折返性心动过速(图 11-32)。

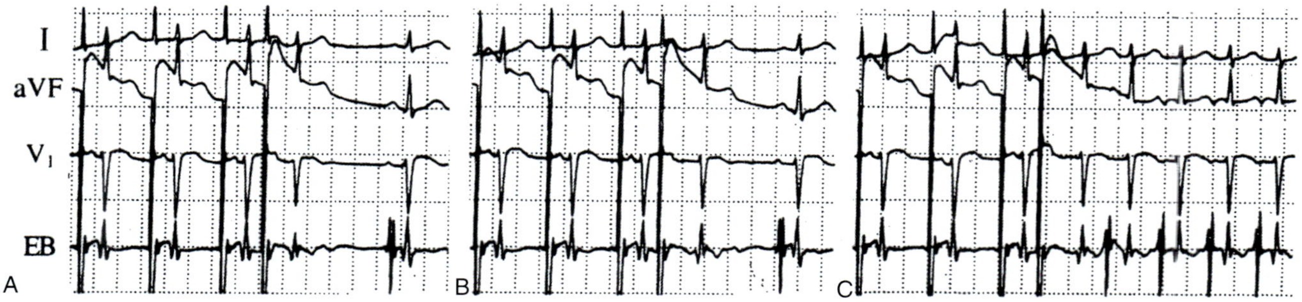

图 11-28 房室结三径路诱发快-慢型房室结折返性心动过速。图示基础刺激周期长度 600ms 的心房程控期前刺激。(A)S_1S_2 350ms 时 S_2-R 间期为 240ms，激动已在快径路传导阻滞并沿慢径路顺向传导。(B)S_1S_2 340ms 时 S_2-R 间期再次跳跃式延长至 330ms，激动从第 2 条慢径路传导。(C)S_1S_2 330ms 时 S_2-R 间期延长到 350ms，随后诱发出心动过速，逆行 P 波在 aVF 导联倒置、在 V_1 导联呈负正双相，R-P⁻间期>P⁻-R 间期，P⁻-R 间期正常。这表明 S_2 激动从一条慢径路前传后沿另一条慢径路逆向传导，然后再沿快径路前传形成快-慢型房室结折返性心动过速。

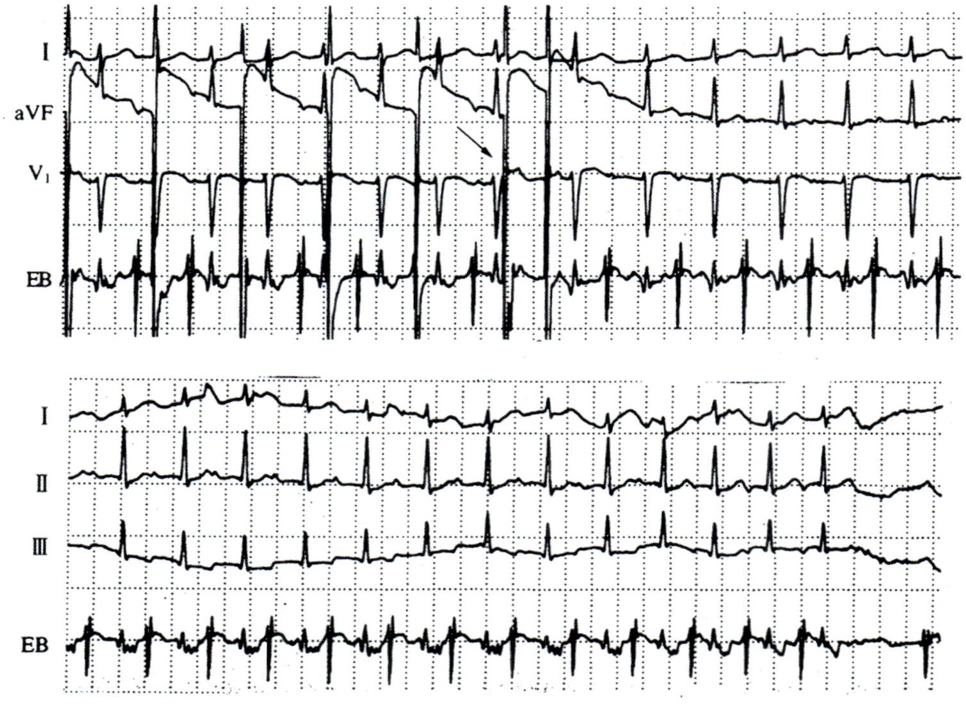

图 11-29 房室结三径路诱发快-慢型房室结折返性心动过速。为图 11-28 同一患者。上图心房 S_1S_2 期前刺激时第 1 次 S_1 诱发出快-慢型房室结折返性心动过速，R-P⁻间期>P⁻-R 间期。第 6 次 S_1 落在前一心搏的 ST 段上，夺获心房未下传终止了心动过速(箭头所示)。S_2 激动沿快径路前传后诱发出频率稍慢的心动过速，逆行 P 波在 aVF 导联呈负正双相，V_1 导联及双极食管导联中形态与前一致，R-P⁻间期=P⁻-R 间期，提示为慢-慢型房室结折返性心动过速。下图示慢-慢型房室结折返性心动过速转变为快-慢型房室结折返性心动过速后终止。

3.心室刺激

一般心室期前刺激诱发慢-快型房室结折返性心动过速的成功概率明显低于心房刺激，因为心室期前刺激极易在希浦系统内发生逆向传导阻滞。在希浦系统和快径路具有良好的逆向传导能力时，心室刺激才能诱发出慢-快型房室结折返性心动过速。但是心室短阵快速刺激却可以明显提高诱发成功率，因为前几

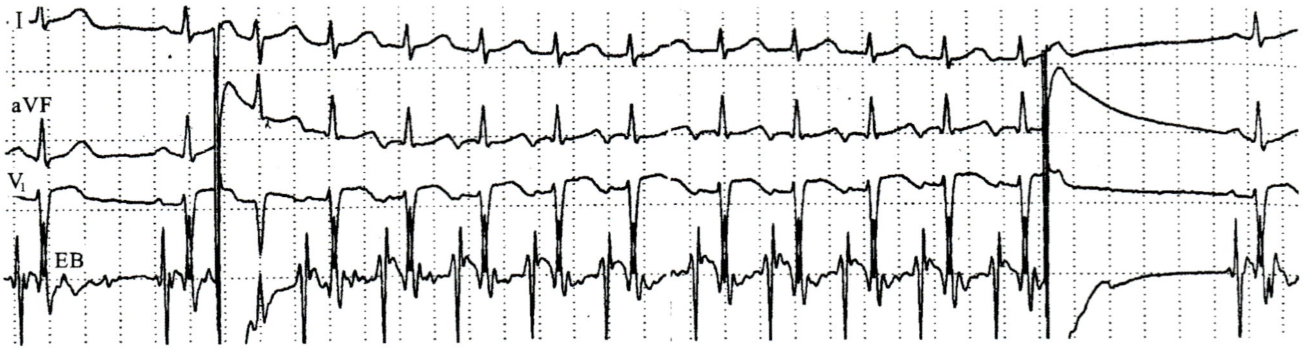

图 11-30 RS_2 刺激诱发及终止快-慢型房室结折返性心动过速。图示心房 RS_2 偶联间期为 160ms 时，诱发出频率为 135 次/分的快-慢型房室结折返性心动过速，逆行 P 波在 aVF 导联倒置、在 V_1 导联呈负正双相，$R-P^-$间期>P^--R 间期，P^--R 间期正常。第 2 次 RS_2 刺激提前夺获心房后终止了心动过速。

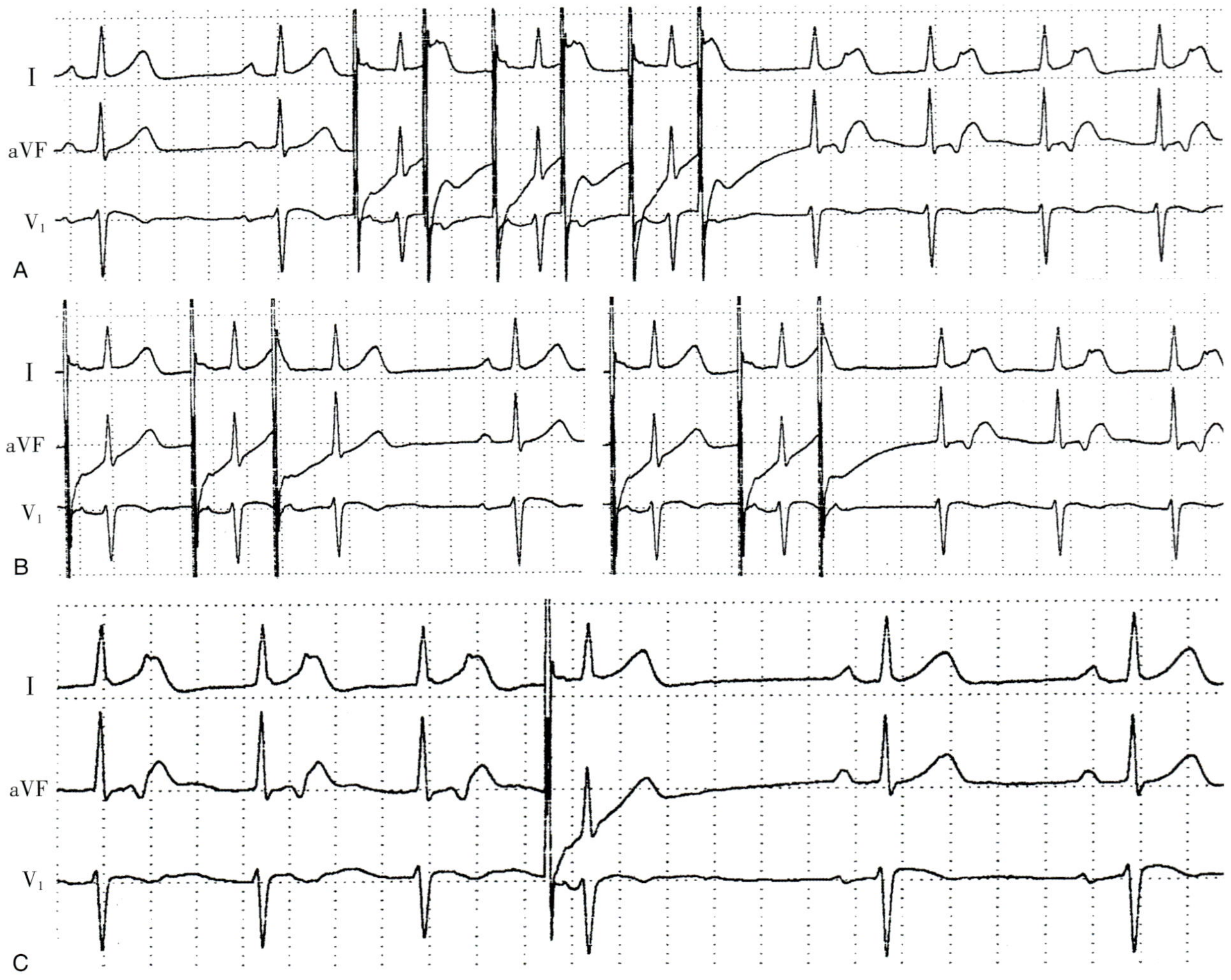

图 11-31 心房刺激诱发与终止慢-慢型房室结折返性心动过速。房室结多径路患者。(A)图示给予频率为 150 次/分的 S_1S_1 定数刺激时出现快径路的 2:1 传导，慢径路传导被快径路掩盖。最后一次 S 波因快径路传导中断从慢径路前向传导，S-R 间期长达 650ms，然后从另一条慢径路逆向传导诱发出频率为 88 次/分的慢-慢型房室结折返性心动过速。(B)图示基础周期长度 700ms 的心房期前刺激检查，S_1S_2 偶联间期为 430ms 时 S_2-R 间期 400ms，激动在快径路传导阻滞并沿慢径路顺向传导，S_1S_2 偶联间期 420ms 时 S_2-R 间期再次跳跃式延长至 680ms，激动改从第二条慢径路传导，并诱发慢-慢型房室结折返性心动过速；(C)图示偶联间期为 500ms 的 RS_2 刺激夺获心房后终止了心动过速。

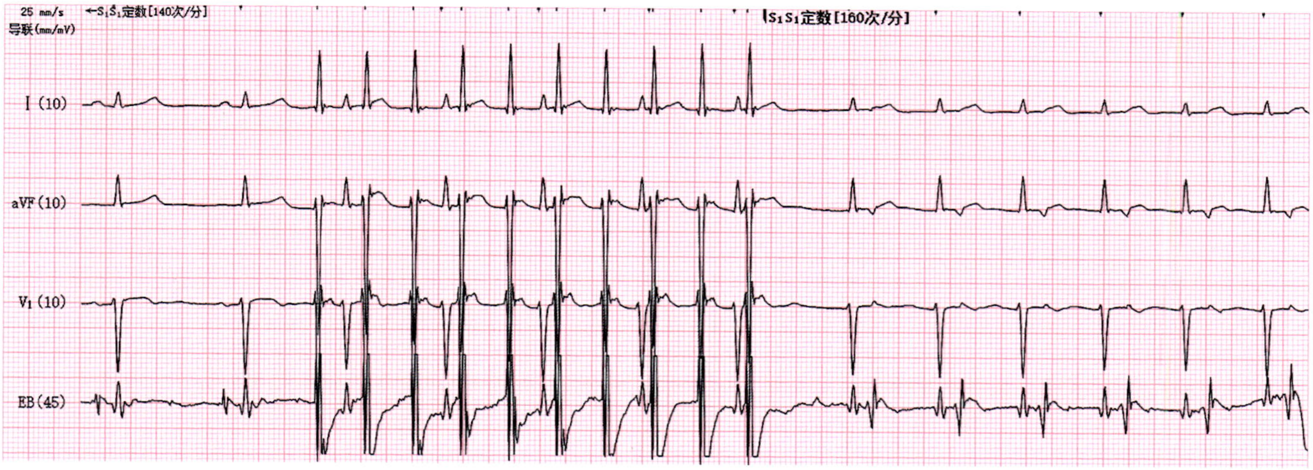

图 11-32 快径路干扰消失后诱发慢-慢型房室结折返性心动过速。图示窦性心律时给予频率为 160 次/分的 S_1S_1 定数刺激时，出现房室结快径路的 2:1 传导，慢径路传导被快径路传导掩盖而无法显示。最后一次 S 波因刺激结束，快径路传导中断后激动从慢径路前向传导，出现 800ms 的长 S-R 间期，然后从另一条慢径路逆向传导，诱发出频率为 91 次/分的慢-慢型房室结折返性心动过速，逆行 P 波在 aVF 导联倒置，在 V_1 导联直立。

个刺激缩短希浦系统的逆向不应期后可致逆向传导能力增强，从而诱发慢-快型房室结折返性心动过速。而心室刺激却是诱发快-慢型房室结折返性心动过速的常见方式，存在逆向型房室结双径路时，心室刺激在逆向不应期较长的快径路内传导受阻，便沿逆向不应期较短的慢径路逆向传导，出现明显延长的 R-P⁻间期。因快径路的前向传导能力较强，沿慢径路逆向传导的激动几乎均能从快径路前向传导，从而形成快-慢型房室结折返性心动过速(图 11-12 和图 11-34)。

(二)逆行心房激动顺序及 P⁻波与 QRS 波的关系

1.心房激动顺序

(1)慢-快型房室结折返性心动过速的最早逆行心房激动多见在 Koch 三角顶点的希氏束附近，继之激动出现在冠状静脉窦口及卵圆窝处，然后分别向左、右心房的其他部位呈中心性放射状传播。最早逆行心房激动也可出现在 Todaro 腱和欧氏嵴后方的前房间隔处。体表心电图多导联同步记录时，逆行 P 波在代表左心房激动的食管导联和代表右心房激动的 V_1 导联中同时出现，呈“垂直线”状。因为是中心性逆传，在发生房室文氏型或 2:1 传导时，可观察到暴露出的逆行 P 波形态明显窄于窦性 P 波，并且在Ⅱ、Ⅲ、aVF 导联倒置(图 11-20)。

(2)在慢-慢型房室结折返性心动过速或快-慢型房室结折返性心动过速中，由于激动自慢径路逆向传导，最早的心房逆行激动先出现在冠状静脉窦口及其附近。由于逆行 P 波出现较晚，可观察到心动过速发作时逆行 P 波在Ⅱ、Ⅲ、aVF 导联呈负向，在 aVL、V_1 导联直立。由于激动沿慢径路逆传速度慢，所以逆行 P 波出现在 QRS 波后。因 R-P⁻间期较长，心电图表现易与后间隔房室旁路引起的顺向型房室折返性心动过速混淆。但是以下特点有利于慢-慢型房室结折返性心动过速的诊断：①诱发时会出现>600ms 的超长 S-R 间期；②心动过速频率缓慢，有时低于 100 次/分；③心动过速时逆行 P 波在 aVF 导联中负向更深，通常负向振幅>0.16mV(图 11-31 和图 11-32)。

2.逆行 P 波与 QRS 波的关系

(1)慢-快型房室结折返性心动过速：折返激动在顺向传导至心室形成 QRS 波的同时逆向传导至心房，心房和心室几乎同时激动。近 1/3 的逆行 P 波出现在 QRS 波终末部，在下壁导联形成假性 s 波，在 V_1 导联形成假性 r'波，在体表心电图中 R-P⁻间期<90ms，在食管导联中 R-P⁻间期<70ms。如果逆传过程中最早心房激动点出现变化或者出现逆向的传导延缓，逆行 P 波出现的时间及频率会发生轻微变化(图 11-35)，出现在 ST 段上时需要与顺向型房室折返性心动过速相鉴别。多于 1/3 的逆行 P 波隐藏在 QRS 波中无法

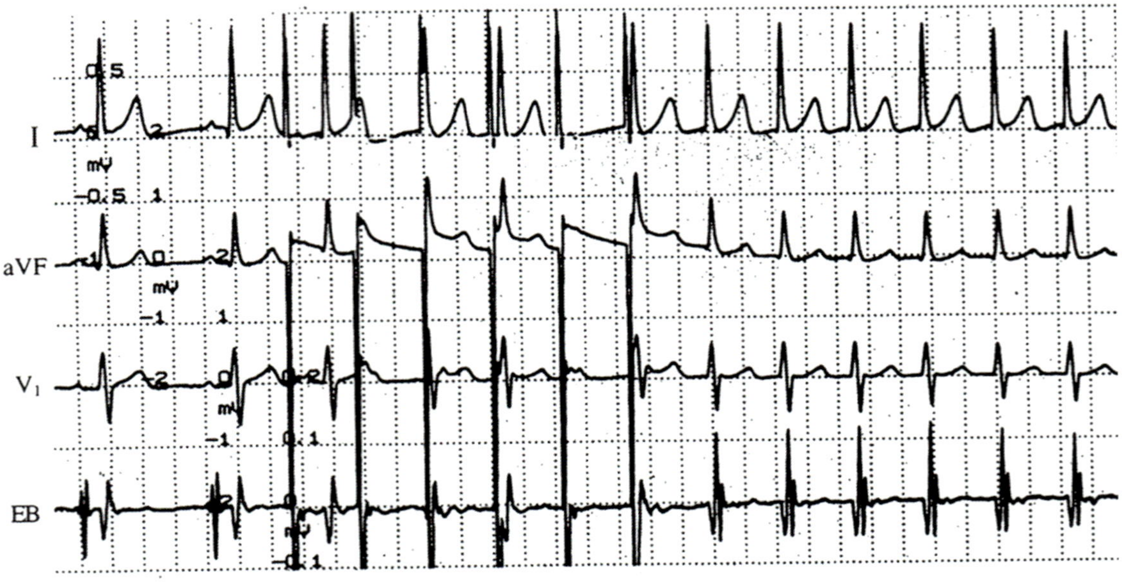

图 11-33 S_1S_1 快速刺激诱发慢-快型房室结折返性心动过速。图示频率为 140 次/分的快速心房刺激，自第 2 次 S 波起 S-R 间期即出现成倍延长，激动沿慢径路下传并干扰了快径路的逆向传导。当刺激结束，对快径路的干扰消失后即诱发出慢-快型房室结折返性心动过速，双极食管导联中清晰可见逆行 P 波隐埋在 QRS 波中，R-P⁻间期<70ms。

辨别，只有极少部分逆行 P 波出现在 QRS 波起始部形成假性 q 波，这种心电图改变是慢-快型房室结折返性心动过速少见但具有特异性的表现(图 11-41)。在发生文氏型或 2:1 房室传导阻滞时，体表心电图可暴露出上述逆行 P 波特点，食管导联可清晰显示隐藏在 QRS 波中的逆行 P 波(图 11-18 至图 11-20)。

(2)快-慢型房室结折返性心动过速：逆行 P 波出现在 QRS 波前，形成长 R-P⁻间期，一般 P⁻-R 间期正常，少见情况下也可发生 2:1 房室传导阻滞，阻滞区域常发生在希氏束以下部位(图 11-47)。

(3)慢-慢型房室结折返性心动过速：逆行 P 波出现在相邻两个 QRS 波中间，大多位于 ST 段或在 T 波中，R-P⁻间期与 P⁻-R 间期均延长(图 11-31 和图 11-32)。

(三)心动过速的终止

1.心房超速刺激

这是一种常用的终止方式，对慢-快型、快-慢型、慢-慢型房室结折返性心动过速均有效，采用快于心动过速频率 30%~50%的 3~5 个刺激脉冲效果最佳(图 11-36 至图 11-38)。心房不应期的长短直接影响着刺激能否进入折返环内，比心动过速频率快的超速刺激，常因第 1 次、第 2 次刺激缩短了心房不应期，使后面的刺激较易进入折返环路从而终止心动过速。对于频率较慢的房室结折返性心动过速，采用亚速刺激，使激动在适当的间期内起到期前刺激的作用也能有效终止。通常超速刺激能否终止心动过速与电脉冲是否落在心动周期的某个时相(可激动间歇)有关，而与刺激持续时间无关。故不宜采用长时间的刺激，否则在心动过速已经终止的情况下会再次诱发。在超速刺激或亚速刺激过程中，若发生拖带或重整现象，则表明了折返机制(详见第 12 章第 3 节)。如果房室结折返性心动过速终止在逆行 P 波消失后，提示部分心房肌也参与了折返(图 11-43)。终止心动过速的过程中或者恢复窦性心律后，若见到激动沿慢径路下传形成的长 S-R 间期或长 P-R 间期，则有利于房室结双径路的诊断(图 11-38)。

2.心房程控期前刺激

终止心动过速的前提为期前刺激能否有效夺获心房。如单次刺激无法激动心房，可采用两次期前刺激，第 1 次刺激缩短心房不应期后，第 2 次刺激便较容易进入折返环路(图 11-39)。心房期前刺激能否终止心动过速不但取决于期前刺激偶联间期的长短，而且还与刺激点至折返环路的距离有关。一般采用心房

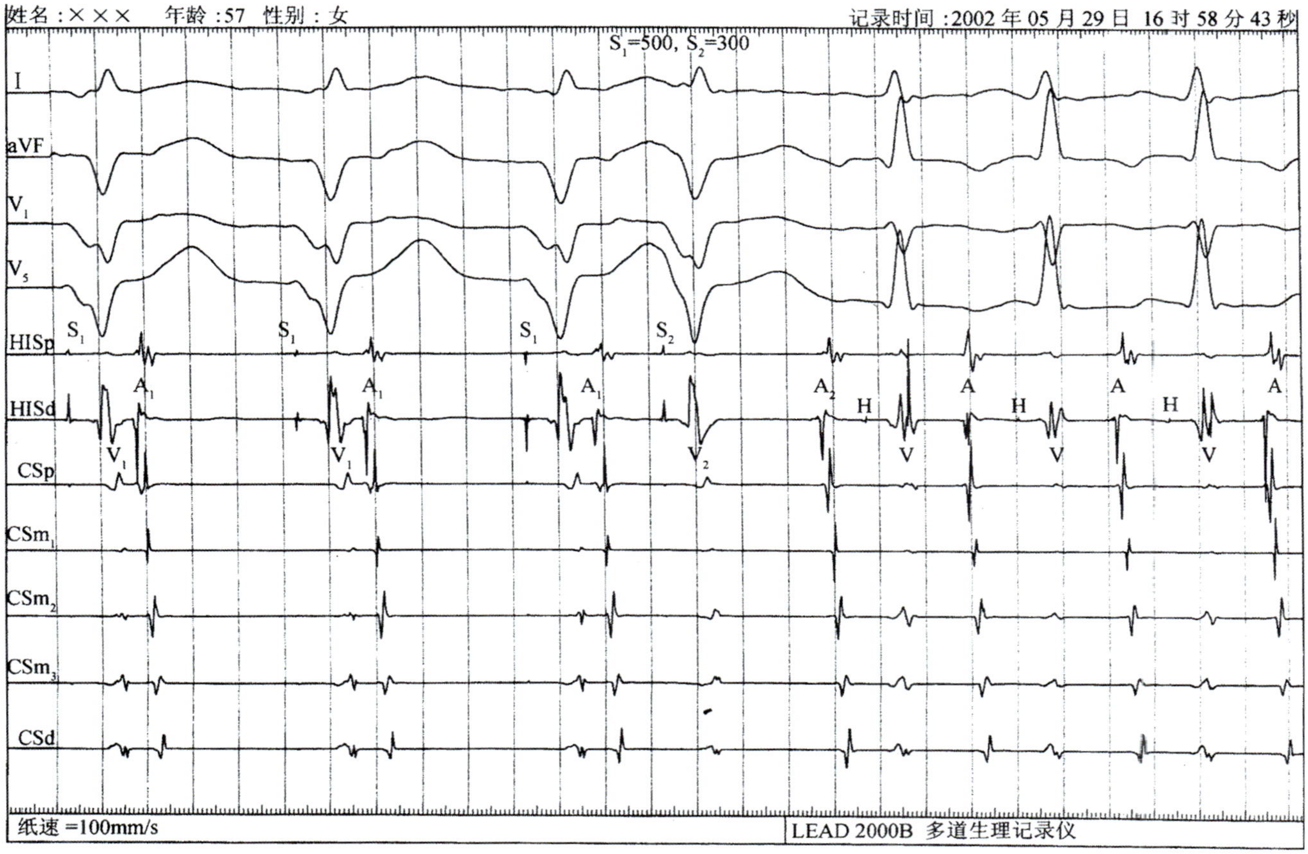

图 11-34　右心室 S_1S_2 刺激诱发快-慢型房室结折返性心动过速。图示基础周期长度 500ms 的心室期前刺激。S_1S_2 偶联间期 300ms 时，希氏束电图中见 V_2 波后的 V_2-A_2 间期 300ms，A_2 波最先于希氏束远端出现，随后诱发出频率为 187 次/分的快-慢型房室结折返性心动过速，逆行 P 波在 aVF 导联倒置，A-H 间期为 120ms，H-V 间期为 50ms。纸速：100mm/s。

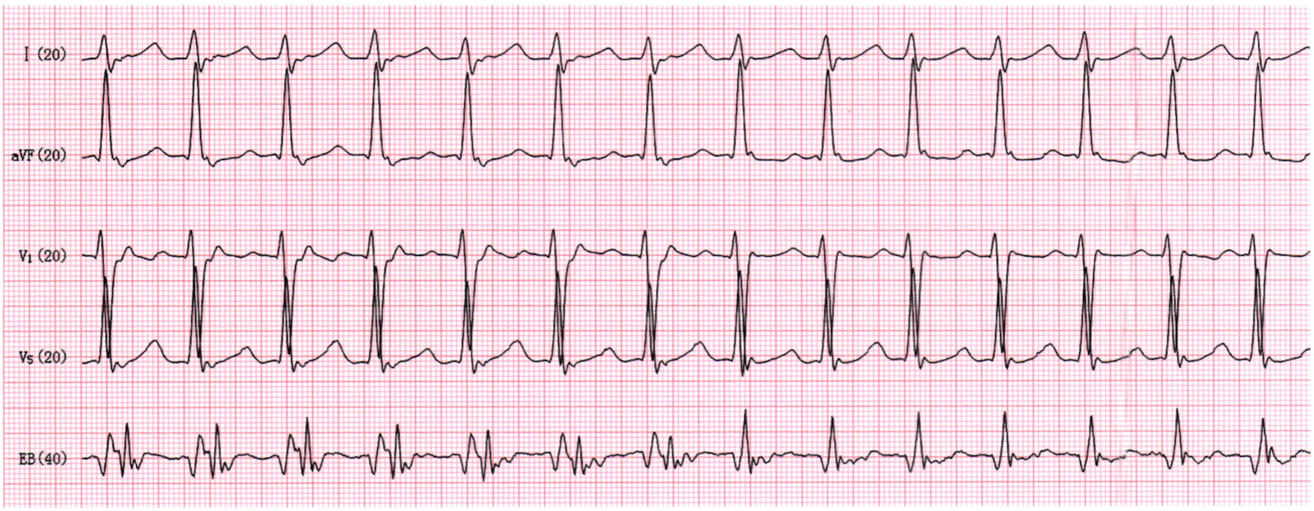

图 11-35　慢-快型房室结折返性心动过速时 R-P⁻间期发生改变。房室结双径路患者。图示频率为 170 次的慢-快型房室结折返性心动过速。前半部分可见逆行 P 波出现在 ST 段起始，在 aVF 导联呈正负双相，在 V_1 导联直立，食管导联 R-P⁻间期 100ms。自第 8 次 QRS 波起，其后的 R-P⁻间期突然缩短，食管导联中 R-P⁻间期仅 40ms，逆行 P 波隐埋到 QRS 波中，而 P⁻-P⁻间期、R-R 间期及 QRS 形态与前半部分相同未发生改变。说明慢-快型房室结折返性心动过速的折返环路与下传至心室的顺序未变，只是逆行心房的最早激动点发生了改变，提示部分心房肌参与了折返环路（50mm/s）。

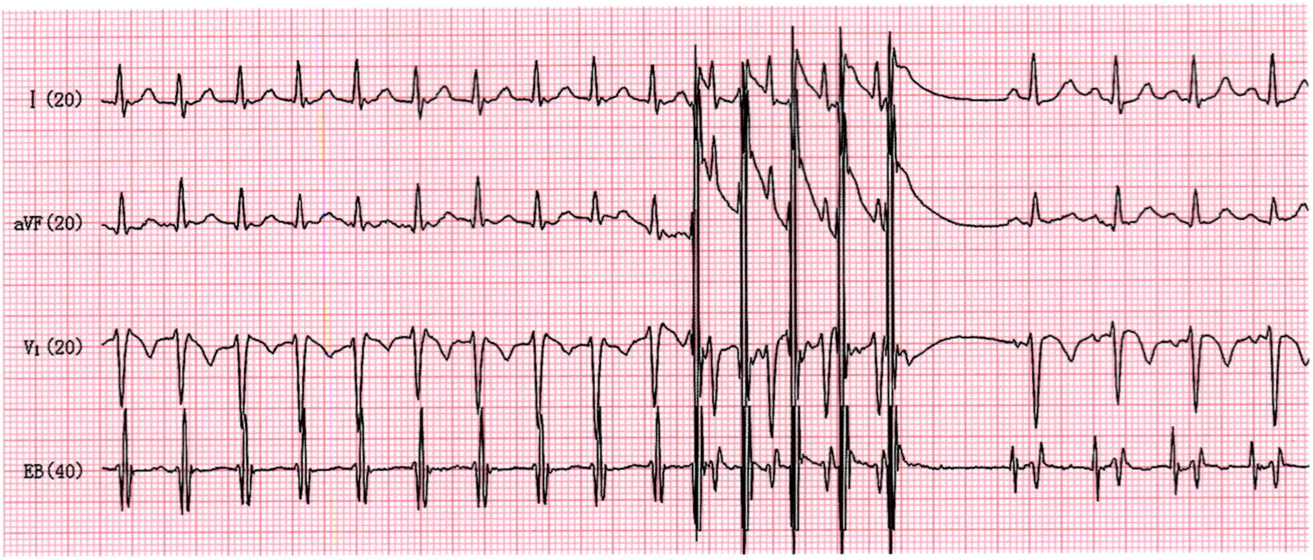

图 11-36 心房超速刺激终止慢-快型房室结折返性心动过速。图示频率为 170 次/分的慢-快型房室结折返性心动过速，逆行 P 波在 V_1 导联中形成假性 r’波，食管导联中 R-P$^-$间期<70ms。给予频率为 200 次/分的心房定数刺激，5 次刺激均夺获心房，食管导联 QRS 波中的逆行 P 波消失。第 3 次、第 4 次 S 波后的 QRS 波略提前出现，表明激动已经进入折返环路。第 5 次 S 波后 QRS 波消失后终止了心动过速，说明激动在慢径路发生前向阻滞并在快径路中干扰了逆行激动，发生双向阻滞后终止了慢-快型房室结折返性心动过速。

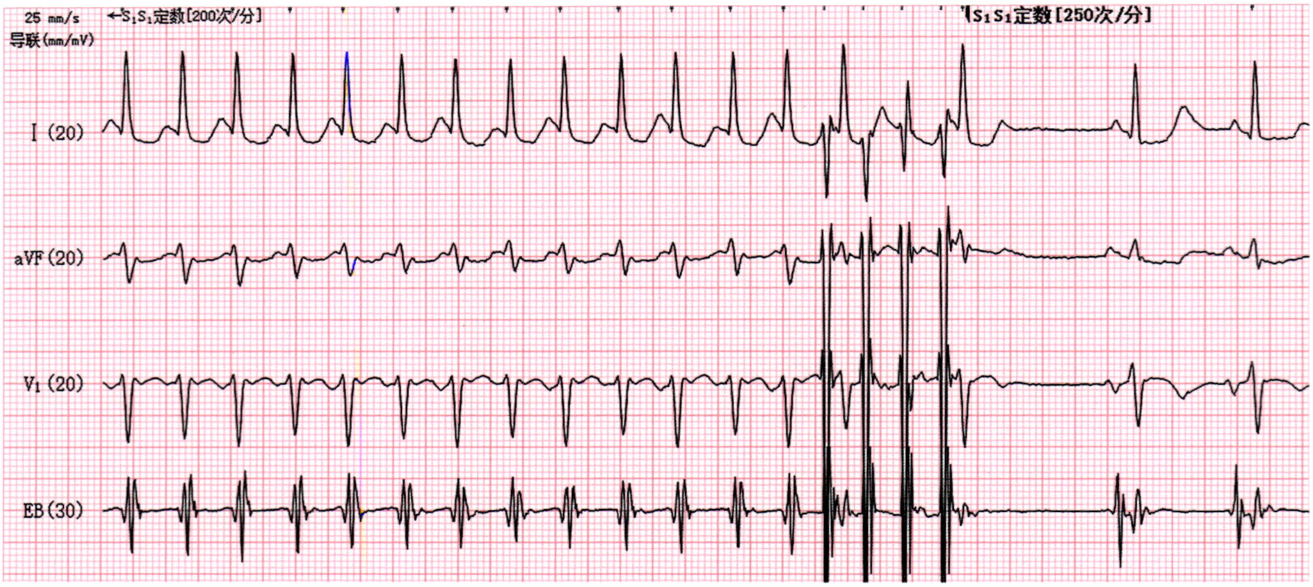

图 11-37 心房超速刺激终止慢-快型房室结折返性心动过速。图示频率为 176 次/分的慢-快型房室结折返性心动过速，逆行 P 波在 V_1 导联中形成假性 r’波，食管导联中 R-P$^-$间期<70ms。给予频率为 250 次/分的心房定数刺激时，第 1 个刺激即夺获心房终止了心动过速，QRS 波中的逆行 P 波消失。第 2 个刺激夺获心房后沿房室结下传心室，形成延迟出现、形态略不同的 QRS 波。第 3 个刺激夺获心房跨越 S 波下传心室，第 4 个刺激夺获心房但未能下传心室，从而终止了心动过速。

RS_2 期前刺激法负扫描：①当 RS_2 偶联间期较长时，S_2 激动因出现晚无法进入折返环路，心动过速的 R-R 周期长度不会改变；②RS_2 偶联间期缩短到一定程度时，S_2 激动常进入折返环路内并重整心动过速；③RS_2

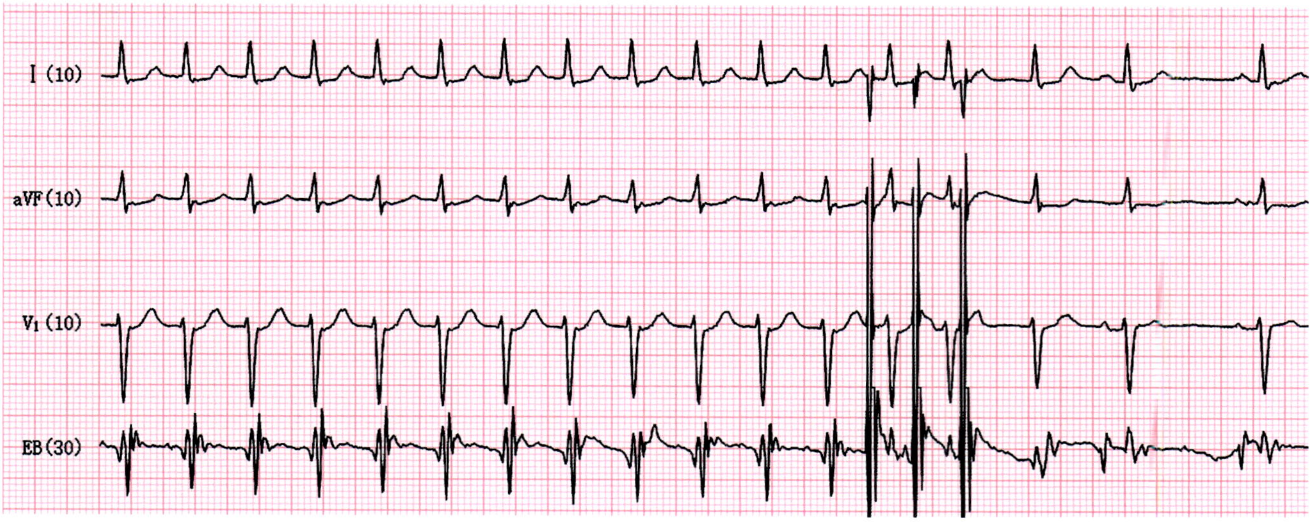

图 11-38　心房超速刺激终止慢-快型房室结折返性心动过速。图示频率为 158 次/分的慢-快型房室结折返性心动过速，逆行 P 波隐埋在 QRS 波中，食管导联中 R-P′间期<70ms。给予频率为 200 次/分的心房超速刺激，第 1 次 S 波即夺获心房终止了心动过速，食管导联中可见隐埋在 QRS 波中的逆行 P 波消失。第 2 次 S 波沿房室结快径路下传，P-R 间期为 160ms，第 3 次 S 波沿慢径路下传，P-R 间期为 380ms，显示出房室结双径路传导。

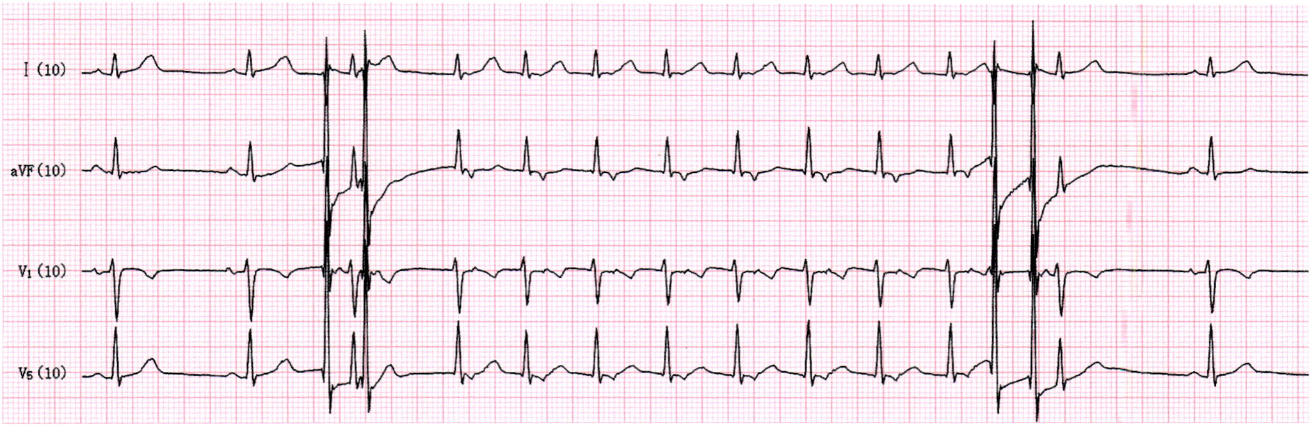

图 11-39　成对心房刺激诱发及终止慢-慢型房室结折返性心动过速。图示窦性心律时给予频率为 200 次/分的 S_1S_1 定数刺激均夺获心房，第 2 次刺激后 S-R 间期长达 700ms 并诱发出频率为 110 次/分的窄 QRS 波心动过速，ST 段上可见在 aVF 导联倒置、V_1 导联呈负正双相的逆行 P 波，为慢-慢型房室结折返性心动过速。再次给予频率为 200 次/分的 S_1S_1 定数刺激，第 2 次刺激夺获心房后终止了心动过速。

偶联间期进一步缩短后，激动进入折返环路后常在慢径路发生前向传导阻滞，并干扰了快径路中的逆行激动，即发生双向阻滞后终止心动过速（图 11-40 和图 11-41）。

3.影响因素

心房期前刺激终止房室结折返性心动过速的能力取决于以下因素：①心动过速周长。周长<350ms 的房室结折返性心动过速因为频率快，折返环的可激动间隙小，很少能被一个心房期前刺激终止。②心房刺激部位与房室结的距离，刺激点距离房室结越近，刺激越容易侵入折返环而终止心动过速，反之不易终止。这是有时经食管单个期前刺激夺获左心房后，无法终止房室结折返性心动过速的原因之一（图 11-42）。③心房不应期较长，刺激不易进入折返环，可通过发放多个房性期前刺激来缩短心房不应期加以克服。

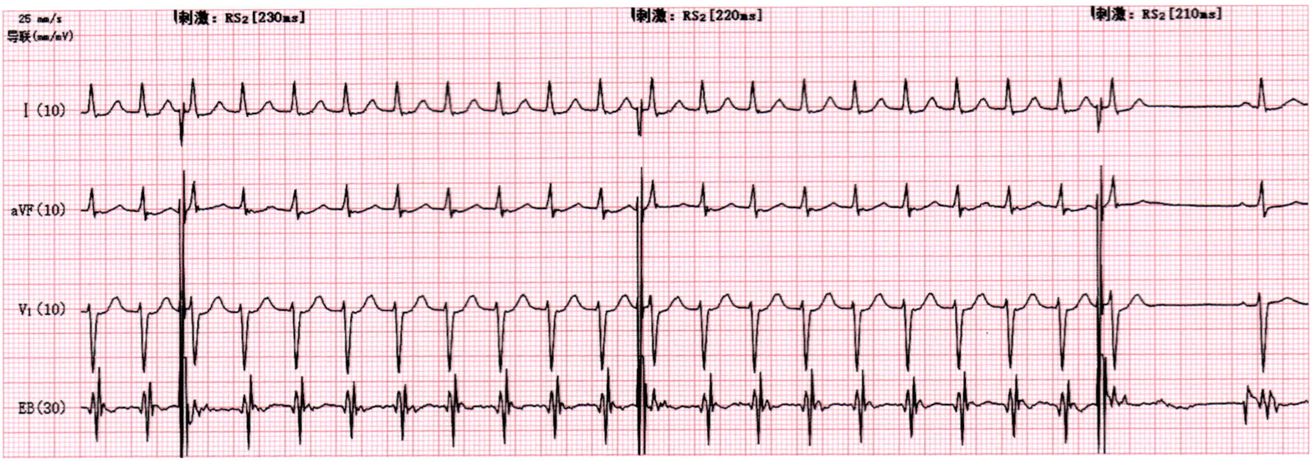

图 11-40 不同偶联间期的 RS_2 夺获心房后终止慢-快型房室结折返性心动过速。图示频率为 150 次/分的慢-快型房室结折返性心动过速，逆行 P 波隐埋在 QRS 波中，食管导联中 R-P⁻间期<70ms。发放 RS_2 期前刺激时 3 次 S 波均夺获心房，QRS 波中的逆行 P 波消失。第 1 次、第 2 次 RS_2 刺激虽夺获了心房，但 R-R 间期未发生改变，表明心房激动未能进入折返环路。第 3 次 RS_2 刺激进一步缩短偶联间期后进入折返环，在慢径路发生前向传导阻滞，并干扰了快径路中的逆行激动，终止了慢-快型房室结折返性心动过速。

④刺激在心房的传导速度。传导速度越快激动越容易进入折返环。⑤折返环中可激动间隙的大小。可激动间隙越大越容易终止心动过速。

(四)心动过速时心电图特点

1.慢 – 快型房室结折返性心动过速

折返激动沿慢径路顺向传导，快径路逆向传导，阵发性发作，突然发作突然终止。

(1)其常由心房期前收缩诱发，诱发时出现明显延长的 P'-R 间期，为提前的心房激动落在房室结快径路不应期后沿慢径路下传所致，激动在慢径路内的传导延缓有助于快径路脱离逆向不应期而诱发折返。

(2)因房室结慢径路前向传导速度的不同，心动过速频率变化较大，P⁻-R 间期的长短决定着频率的快慢。多数为 150~200 次/分，少数情况下可>250 次/分

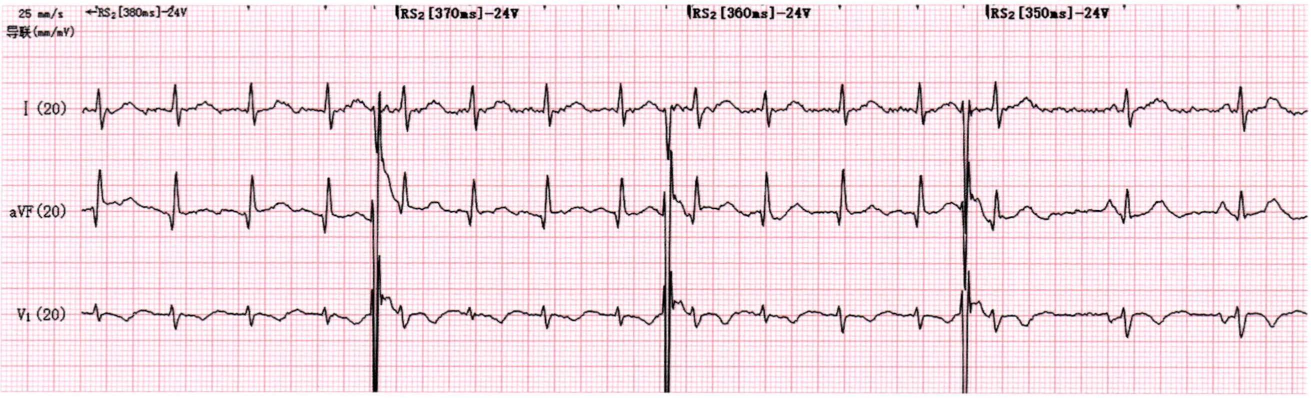

图 11-41 RS_2 激动进入折返环路内重整并终止慢-快型房室结折返性心动过速。图示频率为 103 次/分的慢-快型房室结折返性心动过速，逆行 P 波在 aVF 导联形成假性 q 波。为了终止心动过速发放 RS_2 期前刺激，RS_2 偶联间期 370~350ms 时，S 波后可见 P 波，q 波变浅，表明均已夺获心房，第 1 次、第 2 次刺激夺获心房后虽然未能终止心动过速，但经房室结下传心室产生的 QRS 波提前出现，说明已重整了心动过速的周长。第 3 次刺激的偶联间期进一步缩短，进入折返环后在慢径路发生前向传导阻滞，并干扰了快径路中的逆行激动，双向阻滞后终止了心动过速。

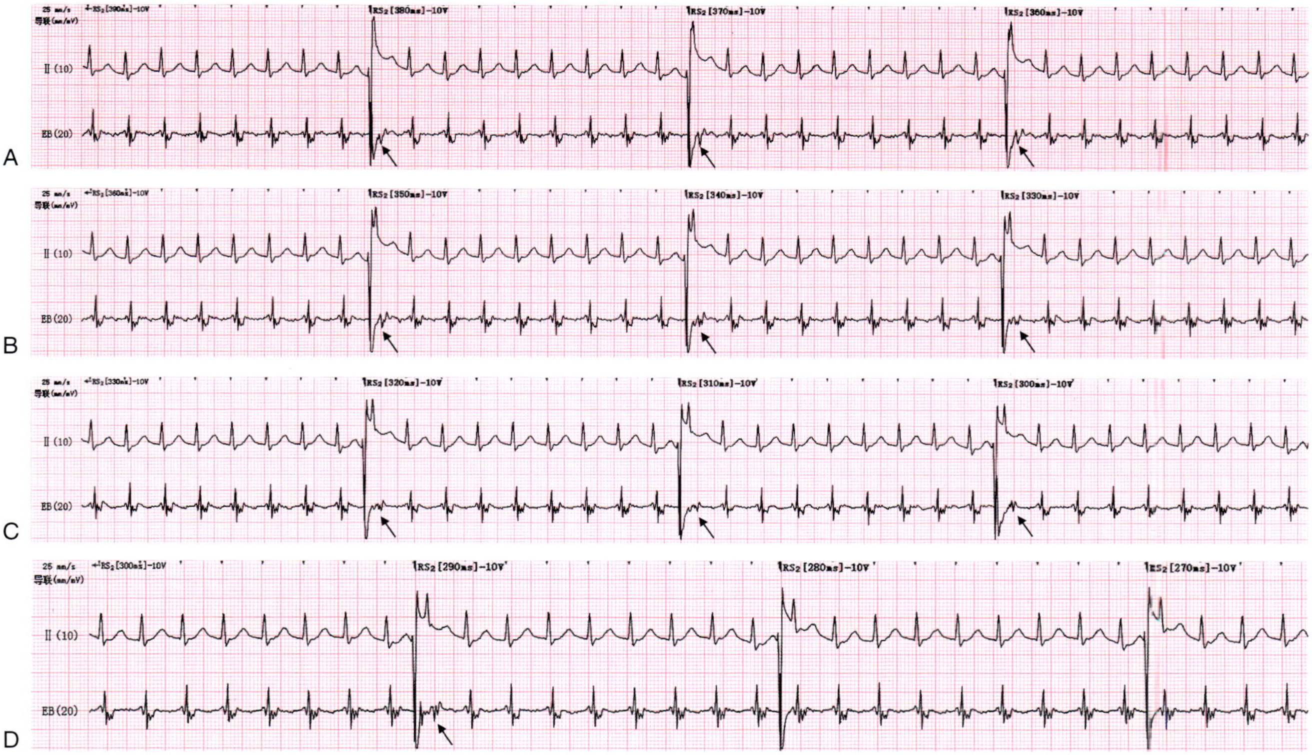

图 11–42 RS_2 刺激夺获心房未能终止慢–快型房室结折返性心动过速。(A~D)为心房 RS_2 刺激连续记录，显示慢–快型房室结折返性心动过速(周长：440ms，心率：136 次/分)。逆行 P 波埋藏在 QRS 波中，R–P⁻间期<70ms。RS_2 刺激偶联间期从 380ms 缩短至 290ms 时，S_2 均有效夺获心房，食管导联中清晰可见 QRS 波中的逆行 P 波均消失(箭头所示)。而在这期间 R–R 间期未发生改变，提示期前刺激形成的左心房激动由于距慢–快型房室结折返性心动过速的折返环路较远，加上心房间的传导延缓，致激动未能侵入折返环路的可激动间隙。RS_2 刺激偶联间期从 280ms 开始进入心房有效不应期，无法夺获心房，S_2 后的 QRS 波中又出现逆行 P 波，心动过速未能终止。

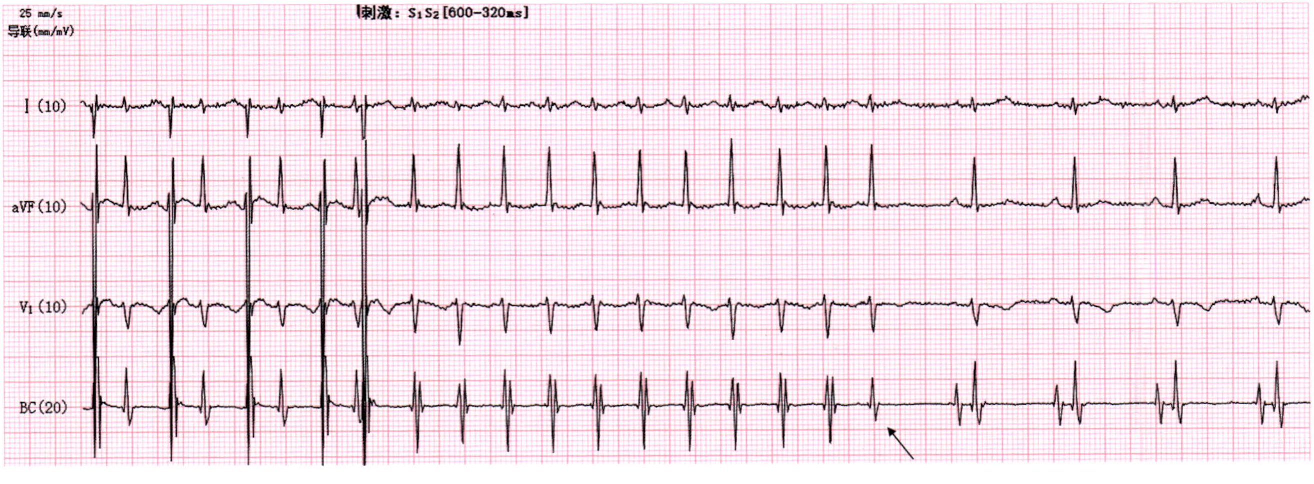

图 11–43 逆行 P 波消失后终止慢–快型房室结折返性心动过速。图示基础周长 600ms，S_1S_2 偶联间期为 320ms 的心房期前刺激，S_2–R 间期跳跃式延长后诱发频率为 166 次/分的慢–快型房室结折返性心动过速。逆行 P 波隐埋在 QRS 波中，食管导联中 R–P⁻间期<70ms，逆行 P 波消失后心动过速终止(箭头所示)。

或<150 次/分，甚至<100 次/分（图 9–24、图 11–14 和图 11–27）。

（3）QRS 波形态大多正常。因诱发时显著延长的 P'–R 间期造成 R–R 间期长于束支不应期，故较少发生功能性束支传导阻滞。但在合并房室传导阻滞时，一旦阻滞消失形成长短心动周期后，便可发生功能性束支传导阻滞，心动过速频率较快时也可发生功能性束支传导阻滞，但是 R–R 间期与 R–P⁻间期不会发生改变，QRS 波增宽不影响逆行 P 波在心动过速时的位置（图 4–40、图 11–44 和图 11–45）。

（4）逆行 P 波在Ⅱ、Ⅲ、aVF 导联中倒置，在 V_1 导联中呈负正双相，这个特点可在发生二度房室传导阻滞，QRS 波脱漏时观察到（图 11–18 至图 11–20、图 11–45）。

（5）因心房肌与心室肌几乎同时激动，而且逆行心房激动呈中心性，大部分逆行 P 波埋在 QRS 波中无法显现，约 1/3 出现在 QRS 波终末部，在下壁导联中形成假性 s 波，在 V_1 导联形成假性 r' 波，只有极少数逆行 P 波出现在 QRS 波前，形成假性 q 波（图 11–41）。

（6）食管导联中能清楚显示出逆行 P 波，R–P⁻间期<70ms。极少数发生逆向传导延缓或者逆行心房激动点发生改变时，R–P⁻间期可>70ms，易误诊为后间隔旁路诱发的顺向型房室折返性心动过速。

（7）因希氏束及心室肌不参与折返，远端共同径路发生文氏型或 2:1 传导阻滞不会影响心动过速的周长。2:1 传导阻滞时心室率成倍减慢，并能显示出逆行 P 波，此时 P⁻波与隐藏在 QRS 波中 P⁻波的 P⁻–P⁻间期和发生阻滞前的 R–R 间期完全一致，下壁导联中狭窄倒置的 P⁻波规则出现在两个 QRS 波之间强烈提示为慢–快型房室结折返性心动过速（图 11–19 和图 11–20）。罕见在上部共同径路发生室房逆传阻滞，食管导联中可清晰显示逆行 P 波消失，但 R–R 间期不会改变（图 11–21 和图 11–22）。

2.快 – 慢型房室结折返性心动过速

（1）其多见于青少年和儿童。

（2）房性期前收缩或窦性周期缩短可以诱发，诱发时因激动沿快径路前向传导，P'–R 间期不会延长，心室刺激诱发时，则出现明显延长的 R–P⁻间期。

（3）心动过速反复发作，持续时间较短可自行终止，有时间隔几次窦性心律后又可发作。

（4）心动过速频率常为 170~250 次/分，除了发生心室内差异性传导外，QRS 波形态基本正常。

（5）逆行 P 波出现在 QRS 波前，R–P⁻间期>P⁻–R 间期，P⁻波在Ⅰ导联直立，在Ⅱ、Ⅲ、aVF、V_5 导联倒置，

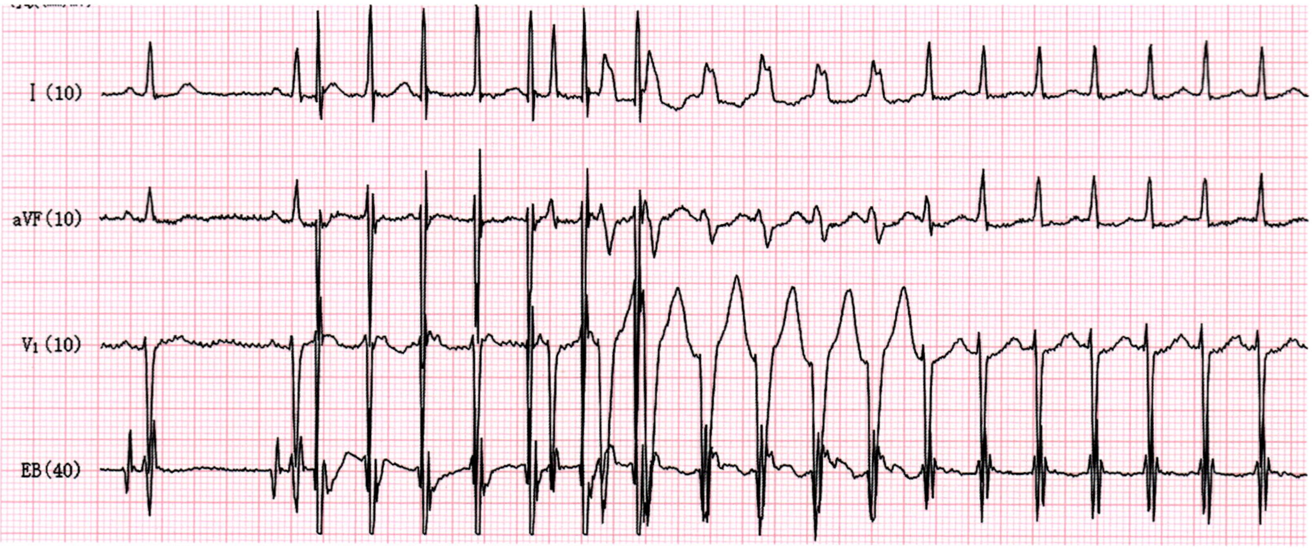

图 11–44 心房 S_1S_1 刺激诱发慢–快型房室结折返性心动过速伴功能性左束支传导阻滞。图示给予频率 200 次/分的心房 S_1S_1 刺激，第 4 次 S 波诱发出频率为 176 次/分的左束支传导阻滞心动过速，逆行 P 波隐埋在 QRS 波中，食管导联中 R–P⁻间期<70ms。第 8 次 QRS 波形态恢复正常后的 R–R 间期、P⁻–P⁻间期、R–P⁻间期均不变。

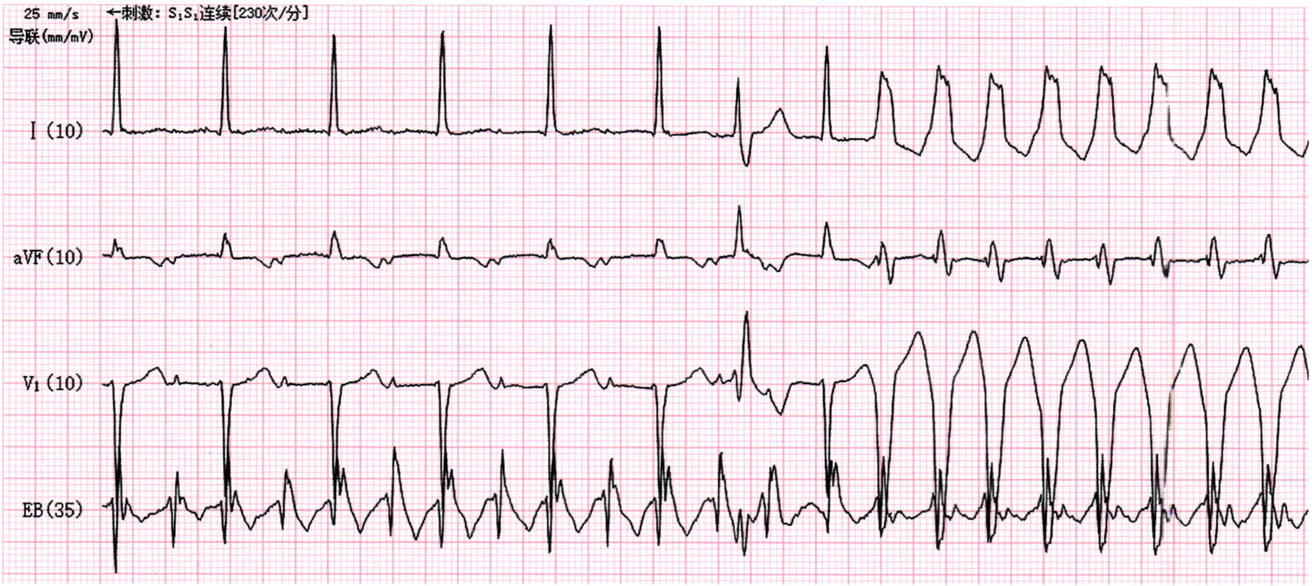

图 11-45　慢-快型房室结折返性心动过速伴 2:1 房室传导与功能性左束支传导阻滞。图示慢-快型房室结折返性心动过速，逆行 P^--P^-间期为 330ms，前半部分房室呈 2:1 传导，R-R 间期为 660ms。第 7 次 QRS 波提前出现为右束支传导阻滞图形的室性期前收缩，其后心动过速恢复 1:1 房室传导合并完全性左束支传导阻滞图形，R-R 间期与 P^--P^-间期均为 330ms。无论是 2:1 房室传导还是 1:1 房室传导伴左束支传导阻滞，逆行 P^--P^-间期与 R-P^-间期不变，表明房室结下部共同径路传导阻滞与左束支传导阻滞时未能影响心动过速。

在 V_1 导联呈正负双相或倒置。

(6)发生房室文氏型或 2:1 传导阻滞时不会终止心动过速，以 2:1 房室传导阻滞多见(图 11-46 和图 11-47)。

3.慢 - 慢型房室结折返性心动过速

心房刺激时 S-R 间期显著延长，在 600ms 以上，甚至可达到 1000ms 后诱发，因前向传导和逆向传导均发生在慢径路内，故 R-P^-间期与 P^--R 间期均较长，心动过速频率较慢，可以慢至低于 100 次/分。R-P^-间期常<P^--R 间期，逆行 P 波出现在 ST 段或者 T 波中，在下壁导联呈负向，在 V_1 导联呈正向。此类心动过速在心电图上不易与后间隔房室慢旁路引起的频率较慢的顺向型房室折返性心动过速相鉴别，虽然这两种心动过速的心房最早激动部位均在后间隔，但是由于慢-慢型房室结折返性心动过速从后间隔到希氏束的传导时间要明显长于顺向型房室折返性心动过速，因此，前者在 V_1 导联的 R-P^-间期较长，造成 V_1 导联与Ⅲ导联的 R-P^-间期差异增大，如果两者之间互差>20ms，则有利于慢-慢型房室结折返性心动过速的诊断。另外，心房程控期前刺激时，S_2-R 间期出现 2 次或 3 次跳跃现象，并且延长的量成倍增加，即房室结存在 2 条或 3 条慢径路的情况下发生上述心动过速，则更利于慢-慢型房室结折返性心动过速的诊断(图 11-31、图 11-32、图 11-39、图 11-48 和图 11-49)。

(五)鉴别诊断

1. 房室结双径路合并房室旁路引起的顺向型房室折返性心动过速

由于存在房室结双径路，在心房程控期前刺激时，常因房室结快径路进入前向有效不应期，激动沿慢径路传导致 S-R 间期跳跃式延长，此时房室旁路容易脱离逆向不应期而诱发顺向型房室折返性心动过速。但房室折返性心动过速是发生在房室

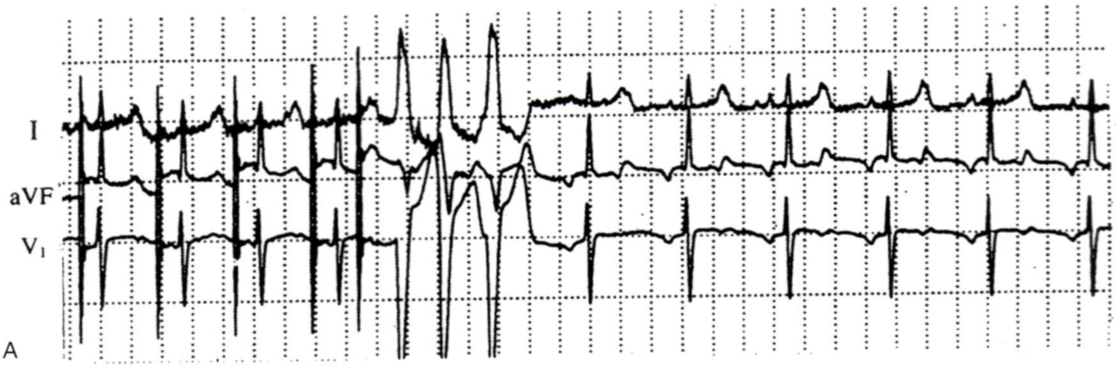

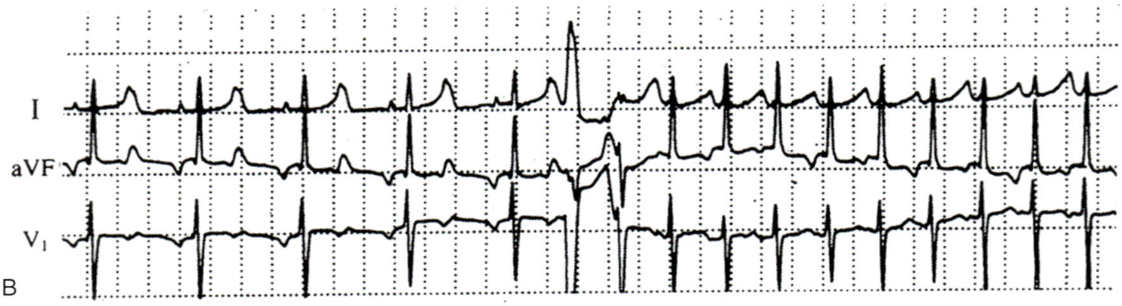

图 11-46 快-慢型房室结折返性心动过速伴 2:1 房室传导。(A)图示基础刺激 S_1S_1 周期长度 500ms，S_1S_2 间期为 300ms 时诱发出快-慢型房室结折返性心动过速。开始 3 次 QRS 波呈左束支传导阻滞图形，1:1 房室传导。其后发生 2:1 房室传导时逆行 P 波在 I 导联直立，在 aVF、V_1 导联倒置，P^--P^-间期 350ms，出现 P^-波倒置深浅交替。(B)图示心动过速在室性期前收缩后突然恢复 1:1 房室传导，仍然存在 P^-波电交替。

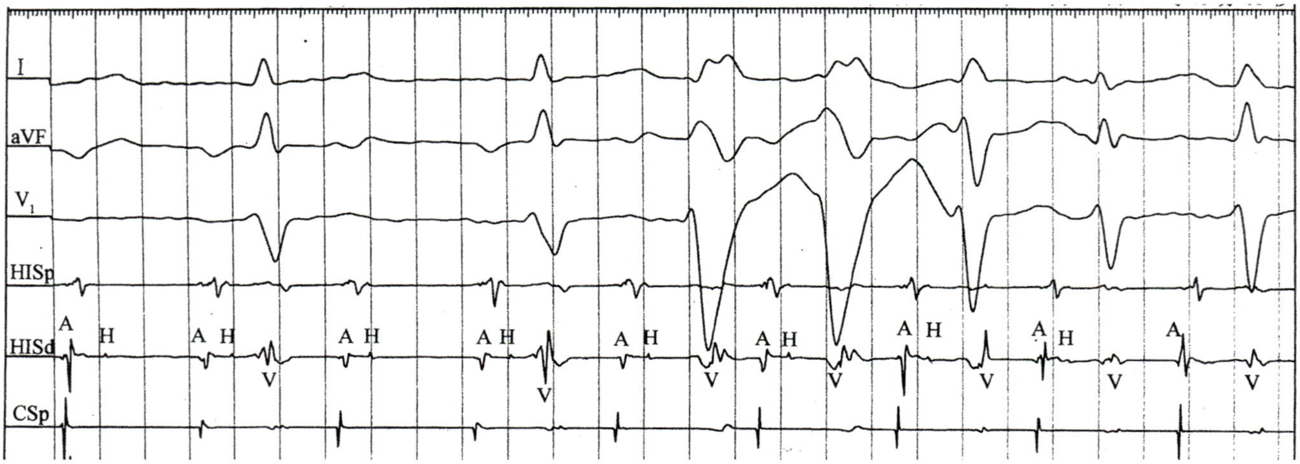

图 11-47 快-慢型房室结折返性心动过速伴下部共同径路 2:1 传导阻滞及左束支传导阻滞。图示右心室 S_1S_2 期前刺激诱发的快-慢型房室结折返性心动过速，逆行 P 波在 aVF 导联倒置，希氏束电图中见 A-A 间期为 300ms，A-H 间期为 70ms，H-V 间期为 50ms。第 1 次、第 3 次 A 波后可见 H 波，未见 V 波。这表明发生了 2:1 房室传导，阻滞区域位于希氏束以下部位。第 5 次 A 波起恢复了 1:1 房室传导，前 2 次 QRS 波呈完全性左束支传导阻滞图形，系发生长短周期后形成的功能性束支传导阻滞。心动过速发生房室与束支传导阻滞时 A-A 间期与 H-H 间期均不变，显示出希氏束与心室均不是折返环路所需部位(纸速：100mm/s)。

之间，房室结双径路仅作为折返环路中的一部分参与折返，心动过速时不同的电生理特征可鉴别（详见第 4 节）。

2.房室结双径路合并房室旁路引起心室预激图形的房室结折返性心动过速

此类患者诱发出房室结折返性心动过速后，房室旁路并不参与折返，折返激动只沿房室旁路顺向传导至心室，引起 QRS 波呈预激图形的心动过速，酷似逆向型房室折返性心动过速。此时房室旁路对形成心动过速来说是“无辜者”（图 10-48）。

3.慢传导旁路引起的顺向型房室折返性心动过速

由于此类心动过速与快-慢型房室结折返性心动过速及心房底部折返的房性心动过速一样表现为长 R-P⁻间期，在心电图上鉴别较为困难（鉴别点见第 4 节）。

4.房性心动过速

位于右后间隔或左后间隔的房性心动过速心电图表现类似于快-慢型房室结折返性心动过速或慢-慢型房室结折返性心动过速。通过以下各点可基本排除房性心动过速：①心动过速诱发时出现显著延长的 P'-R 间期；②诱发心动过速时第 1 个 R-P⁻间期与其后的 R-P⁻间期一致；③房室结折返性心动过速周长发生变化时，R-P⁻间期恒定不变；④心房起搏拖带心动过速结束时，R-P⁻间期固定。

5.自律性房室交界性心动过速

自律性房室交界性心动过速（加速性房室交界性心律）为非折返性，不能由程序刺激诱发或终止，没有突发、突止的特点。

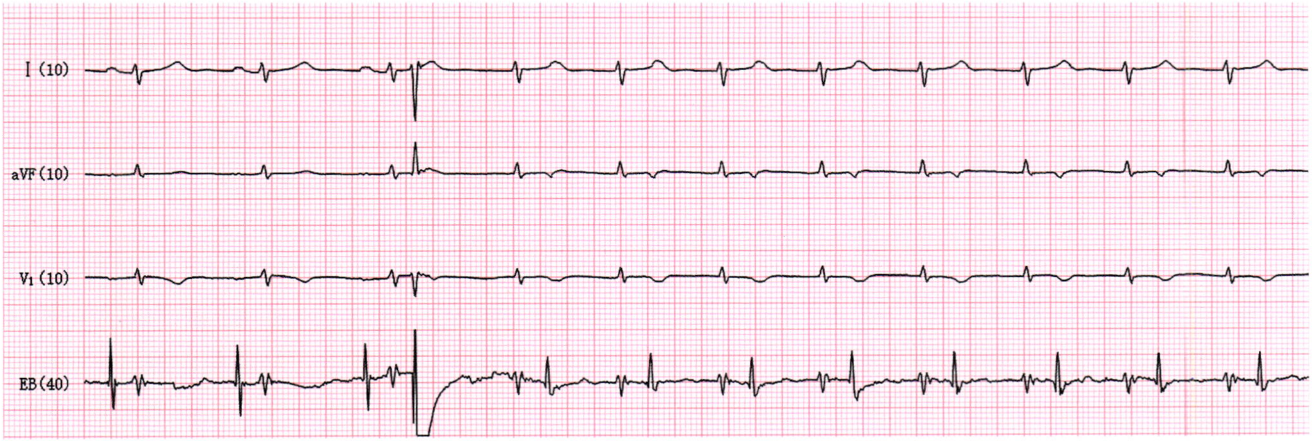

图 11-48　RS_2 刺激诱发慢-慢型房室结折返性心动过速。图示偶联间期 200ms 的 RS_2 刺激，S_2-R 间期长达 760ms 并诱发出频率为 80 次/分的窄 QRS 波心动过速，QRS 波后可见在 aVF 导联倒置，在 V_1 导联呈正负双相的逆行 P 波，R-P⁻间期为 240ms，为慢-慢型房室结折返性心动过速。

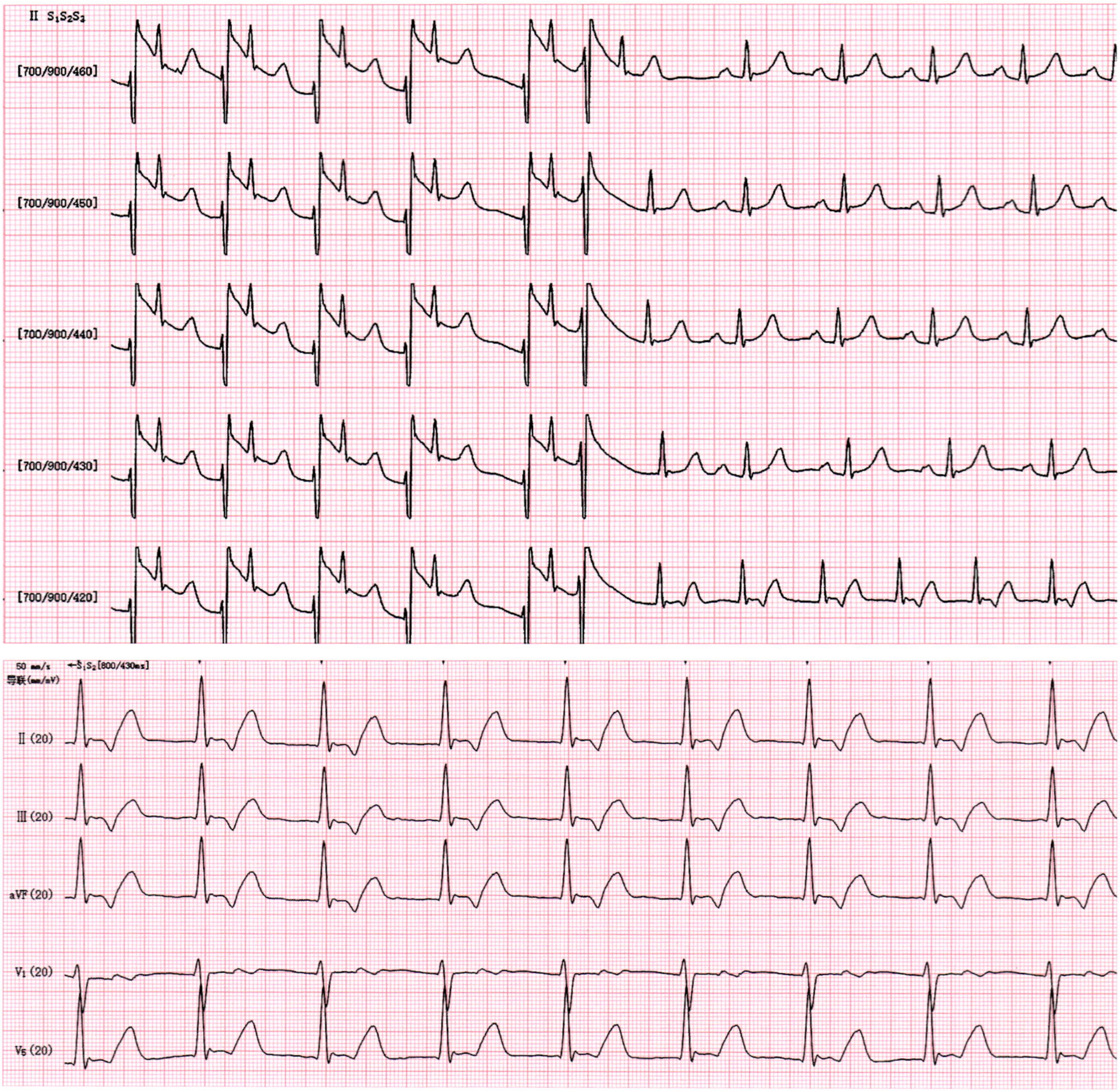

A

B

图 11-49 (A)心房 $S_1S_2S_3$ 刺激显示 S-R 间期 2 次跳跃并诱发慢-慢型房室结折返性心动过速。(A)图示基础周长 700ms，S_1S_2 间期 900ms 的 $S_1S_2S_3$ 心房期前刺激，S_2S_3 偶联间期 460ms 时 S_3-R 间期 270ms，S_2S_3 偶联间期 450ms、440ms 时 S_3-R 间期跳跃式延长至 480ms。S_2S_3 偶联间期 430ms、420ms 时 S_3-R 间期再次跳跃式延长至 600ms，S_2S_3 偶联间期 420ms 时诱发出频率为 97 次/分的慢-慢型房室结折返性心动过速。(B)慢-慢型房室结折返性心动过速时，增益放大及走纸速度加快记录的心电图(50mm/s)，QRS 波后可见在Ⅱ、Ⅲ、aVF 导联倒置、V_1 导联正向的逆行 P^- 波，V_1 导联 R-P^- 间期长于Ⅲ导联 60ms。

第 4 节 房室折返性心动过速

房室折返性心动过速(AVRT)指心房肌和心室肌均为折返环必须部分的折返性心动过速,是预激综合征患者并发最常见的快速性心律失常,也是阵发性室上性心动过速的一种常见类型。国内有报道,房室折返性心动过速多于房室结折返性心动过速,占所有阵发性室上性心动过速的 45%~60%。

一、形成机制及分型

预激综合征患者除正常房室传导系统外,房室之间存在房室旁路(异常传导束)是在正常房室传导系统、房室旁路及心房肌和心室肌之间构成大折返环路内环行运动的解剖基础。

(一)房室折返性心动过速折返环路

房室折返性心动过速的折返环路组成部位有明确的解剖依据,包括了以下几部分(图 11-50)。

1.房室旁路

存在具有前传或逆传功能的房室旁路是诱发顺向型房室折返性心动过速和逆向型房室折返性心动过速的主要原因:①顺向型房室折返性心动过速发作时,房室旁路作为折返环路的逆传支参与折返(图 11-50B 左侧);②逆向型房室折返性心动过速发作时,房室旁路作为折返环路的顺传支参与折返(图 11-50B 右侧)。导管消融术即通过射频电能或冷冻破坏房室旁路的传导功能,阻断折返环路而根治房室折返性心动过速。

2.房室结 – 希浦系统

顺向型房室折返性心动过速时,房室结-希浦系统作为顺传支参与折返;逆向型房室折返性心动过速时,房室结-希浦系统或另外一条房室旁路作为逆传支参与折返。

3.旁路同侧的心房肌

顺向型房室折返性心动过速时,旁路同侧的心房肌作为折返环路的一部分参与折返,对侧心房肌并不参与(图 11-50A)。

4.旁路同侧的心室肌

顺向型房室折返性心动过速时,旁路同侧的心室肌是折返环路的组成部分,对侧心室肌并不参与折返。当旁路同侧束支发生传导阻滞,旁路对侧心室肌就参与了折返,否则心动过速立即终止。例如,左侧房室旁路参与的顺向型房室折返性心动过速,一旦发生左束支功能性传导阻滞,心动过速要维持下去,激动必须沿右束支传导至右心室,然后穿过室间隔传导至左心室,再沿左侧房室旁路逆向传导至左心房,心动过速的周期势必延长(图 11-50C)。

5.房室双旁路

在两条房室旁路均参与折返的房室折返性心动过速中,旁路插入部位的心房肌和心室肌均为折返环路的一部分。顺向型房室折返性心动过速时,激动沿房室结-希浦氏系统顺向传导至心室,然后分别或同时沿两条旁路逆向传导至心房。逆向型房室折返性心动过速时,一条旁路前向传导,另一条旁路逆向传导的同时房室结-希浦系统也可能参与逆向传导,此时,房室结是否参与逆向传导会造成心动过速出现不同的周期长度,尤其 R-P'间期的改变。

6.房室旁路合并房室结双径路

房室旁路合并房室结双径路传导形成顺向型房室折返性心动过速时,其前向传导支可分为两部分,一部分为房室结快径路,一部分为房室结慢径路,房室结快、慢径路分别参与折返会使心动过速的周期长度发生改变。折返激动沿快径路前向传导时心率较快,可称为快频率顺向型房室折返性心动过速;折返激动沿慢径路前向传导时心率较慢,可称为慢频率顺向型房室折返性心动过速(图 12-19)。

7.折返环路常见阻滞部位

根据房室折返性心动过速的形成机制,只要在以

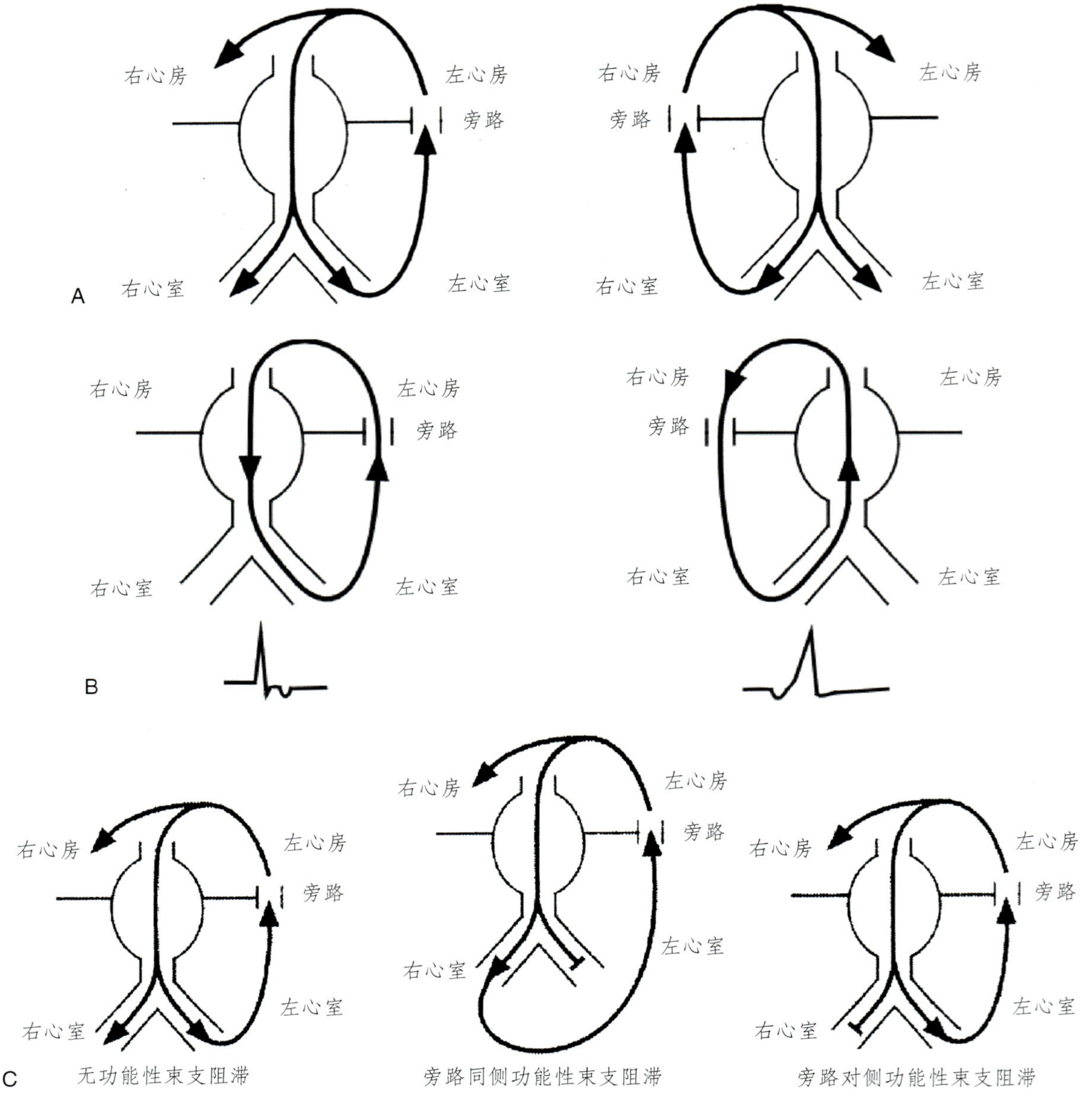

图 11-50 (A)房室折返环示意图。(B)房室折返性心动过速示意图。左侧为左侧房室旁路逆向传导,房室结-希浦系统前向传导形成的顺向型房室折返性心动过速;右侧为右侧房室旁路前向传导,房室结-希浦系统逆向传导形成的逆向型房室折返性心动过速。(C)旁路同侧束支传导阻滞示意图。

上构成折返环路的任何部位发生传导中断都可以终止心动过速。心房刺激终止房室折返性心动过速时,最常见的传导阻滞部位在房室结-希浦系统,因该部位的不应期要长于房室旁路,其次阻滞部位为房室旁路。

(二)房室折返性心动过速形成机制及分型

1.顺向型房室折返性心动过速

此型常见,占房室折返性心动过速的90%~95%,激动从心房沿房室结-希浦系统顺向传导至心室,然后从房室旁路逆向传导至心房，并再次从房室结–希浦系统顺向传导，周而复始，形成心动过速。提前的心房激动在房室旁路发生前向传导阻滞，从房室结–希浦系统缓慢前向传导，是经食管心脏电生理检查中诱发顺向型房室折返性心动过速的主要原因，常出现在以下几种情况中。

（1）旁路前传有效不应期长于房室结–希浦系统：当适时的心房期前激动进入旁路有效不应期时，便从房室结–希浦系统前向传导，只要房室结–希浦系统、心室肌这些部位的任何一处发生传导延缓，逆行激动可通过已脱离不应期的旁路到达心房，如果心房已脱离有效不应期，便可除极形成逆行 P 波。如果此时房室结–希浦系统已脱离前向不应期恢复传导，激动到达心室，即可形成一次顺向型房室折返。如果发生的房室传导延缓尚不能致旁路脱离逆向不应期，可以采用偶联间期更短的房性期前刺激使房室传导进一步延缓（图 11–51）。在合并房室结双径路的患者中，激动沿慢径路缓慢下传是旁路脱离逆向不应期诱发折返的重要因素。而旁路同侧束支传导阻滞时，激动从对侧束支下传再到达旁路同侧心室形成明显的传导延缓，同样是诱发折返的有利条件。折返能否持续形成顺向型房室折返性心动过速，则取决于折返环路中激动的波长与折返环路长度之间的关系，当波长短于折返环路长度，即折返环路中任何部位的有效不应期都短于折返环的周期长度时，折返激动才能够维持下去，反之折返将终止（详见第 12 章第 12 节）。

（2）旁路前传有效不应期短于房室结–希浦系统：因旁路不应期短，传导速度又快于房室结–希浦系统，激动总是从旁路前向传导，不易诱发顺向型房室折返性心动过速。采用快速心房刺激或偶联间期较短的心房期前刺激，造成旁路处于不应期，如果房室结–希浦系统已脱离不应期，则能诱发顺向型房室折返性心动过速（图 11–52）。快速的心室刺激及心室期前刺激易在不应期较长的希浦系统–房室结逆行阻滞，激动从房室旁路逆向传导至心房再从房室结–希浦系统前向传导，便可诱发出顺向型房室折返性心动过速（图 11–53）。

（3）隐匿性房室旁路：此类旁路无前向传导功能，却有较强的逆传功能。旁路总是处在单向阻滞的状态下，激动只能从房室结–希浦系统前向传导，当心房激

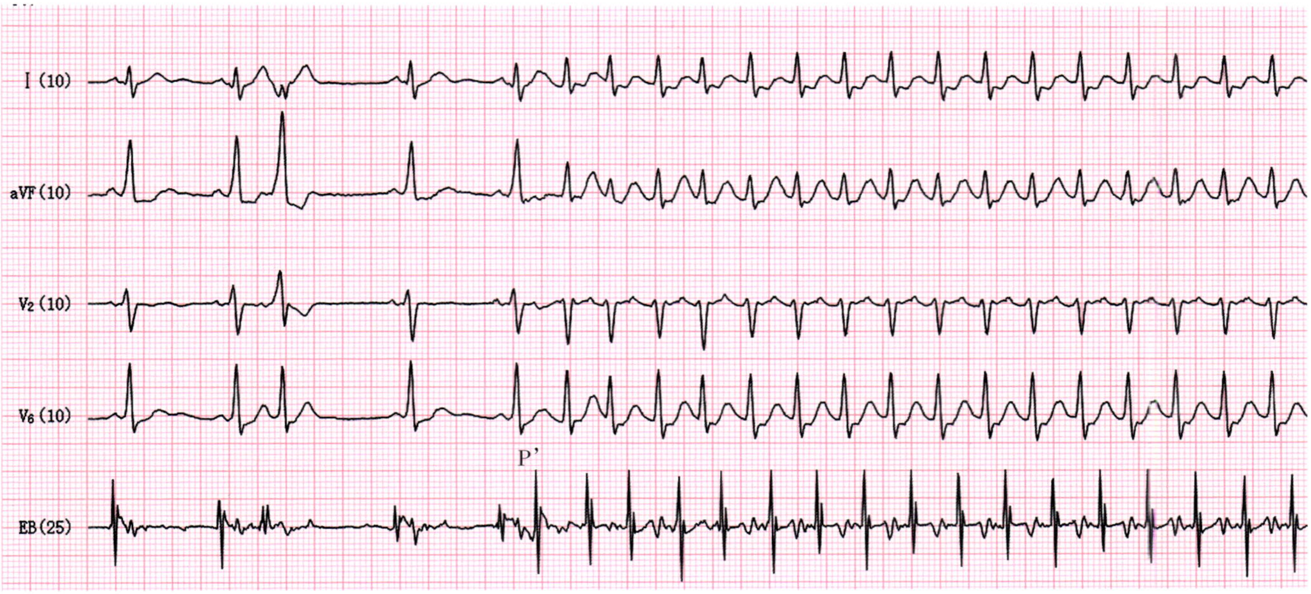

图 11–51　房性期前收缩诱发顺向型房室折返性心动过速。图示窦性心律时 P–R 间期 90ms 伴心室预激，在Ⅰ导联负向、aVF、V_2、V_6 导联正向，为显性左侧壁房室旁路。旁路不应期长于房室结–希浦系统：第 1 个房性期前收缩偶联间期 320ms，心室预激程度加重，但未产生足够的房室传导延缓。第 2 个房性期前收缩偶联间期 270ms，更早的激动落入房室旁路有效不应期. 在房室结–希浦系统发生传导延缓，P'–R 间期明显延长达 200ms，激动使心室除极形成窄 QRS 波，并从旁路逆传心房，诱发了顺向型房室折返性心动过速。心动过速时食管导联 $R-P^-$ 间期 160ms，V_2 导联 $R-P^-$ 间期 200ms，$R-P^-EB<R-P^-V_2$，Ⅰ导联 P^- 波倒置，V_2 导联 P^- 波直立，说明逆传旁路为同一条显性左侧壁房室旁路。

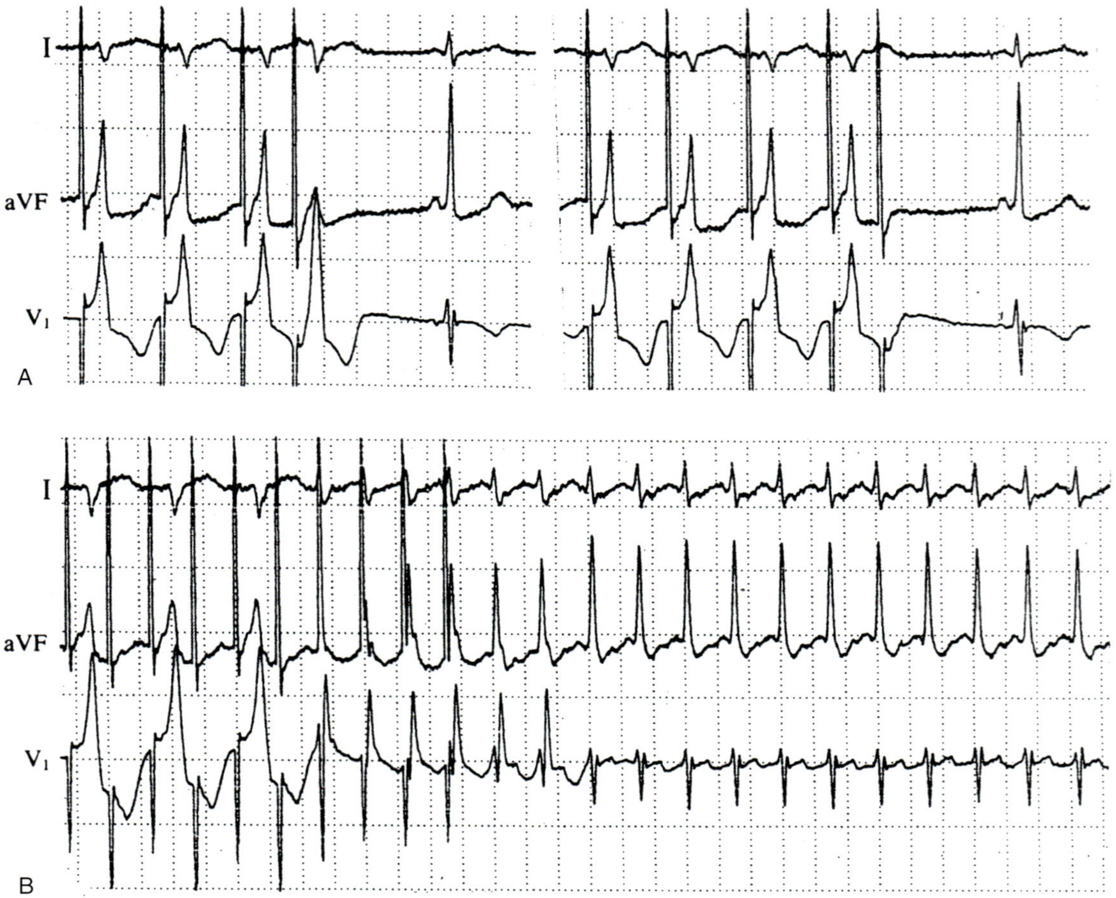

图 11-52 心房快速刺激诱发顺向型房室折返性心动过速。显性左侧房室旁路患者,(A)图示基础刺激周期 500ms 的心房程控期前刺激,左侧为 S_1S_2 间期 320ms,见 R_2 波呈完全预激图形。右侧 S_1S_2 间期递减 10ms(310ms)时 R_2 波消失,房室旁路和房室结-希浦系统均进入有效不应期,旁路有效不应期短于房室结-希浦系统未能诱发心动过速。(B)图示给予频率为 230 次/分的快速 S_1S_1 心房刺激,旁路出现 2:1 传导。自第 6 次 S 波起激动均从房室结-希浦系统传导,并出现功能性右束支传导阻滞,随后诱发出顺向型房室折返性心动过速。这表明在房室结-希浦系统不应期长于房室旁路的情况下,通过快速的心房刺激可以缩短房室结-希浦系统不应期,使激动能够从房室结-希浦系统前向传导而诱发心动过速。心动过速时频率 200 次/分,逆行 P 波在 I 导联倒置,在 V_1 导联直立,电生理特点符合左侧房室旁路逆向传导引起的顺向型房室折返性心动过速。

动在房室结-希浦系统发生传导延缓,延迟到达心室的激动在旁路和心房脱离有效不应期后,便可诱发顺向型房室折返性心动过速。因为隐匿性旁路从不显示心室预激,在经食管心脏电生理心房刺激时,只能依赖诱发出顺向型房室折返性心动过速或旁路逆传性 P 波才能明确诊断(表 11-1)。

(4)慢传导特性房室旁路:现在已经明确是一种位于房室后间隔,与房室结一样具有递减传导特性,逆向传导速度非常慢的房室旁路,亦可称为慢旁路。此类旁路因无前向传导功能或前向传导速度显著慢于房室结-希浦系统,从不显示心室预激,也可视为无前向传导功能。与常见的隐匿性旁路不同,其形成的心动过速逆向传导速度缓慢,最早的逆行心房激动发生在冠状静脉窦口附近,倒置的逆行 P 波出现在 QRS 波前,心动过速时常表现出 R-P⁻间期>P⁻-R 间期的特点。因心动过速易发、易止,近似无休止发作,曾称为持续性交界区反复性心动过速(PJRT,图 11-54)。

(5)1:2 房室传导:在房室旁路合并房室结双径路患者中,罕见的情况下 1 次心房期前刺激分别沿房室旁路和房室结慢径路同步不等速前向传导至心室,形成 2 个 QRS 波。如第 2 次心室激动能从已脱离不应期的旁路逆向传导,则能诱发顺向型房室折返性心动

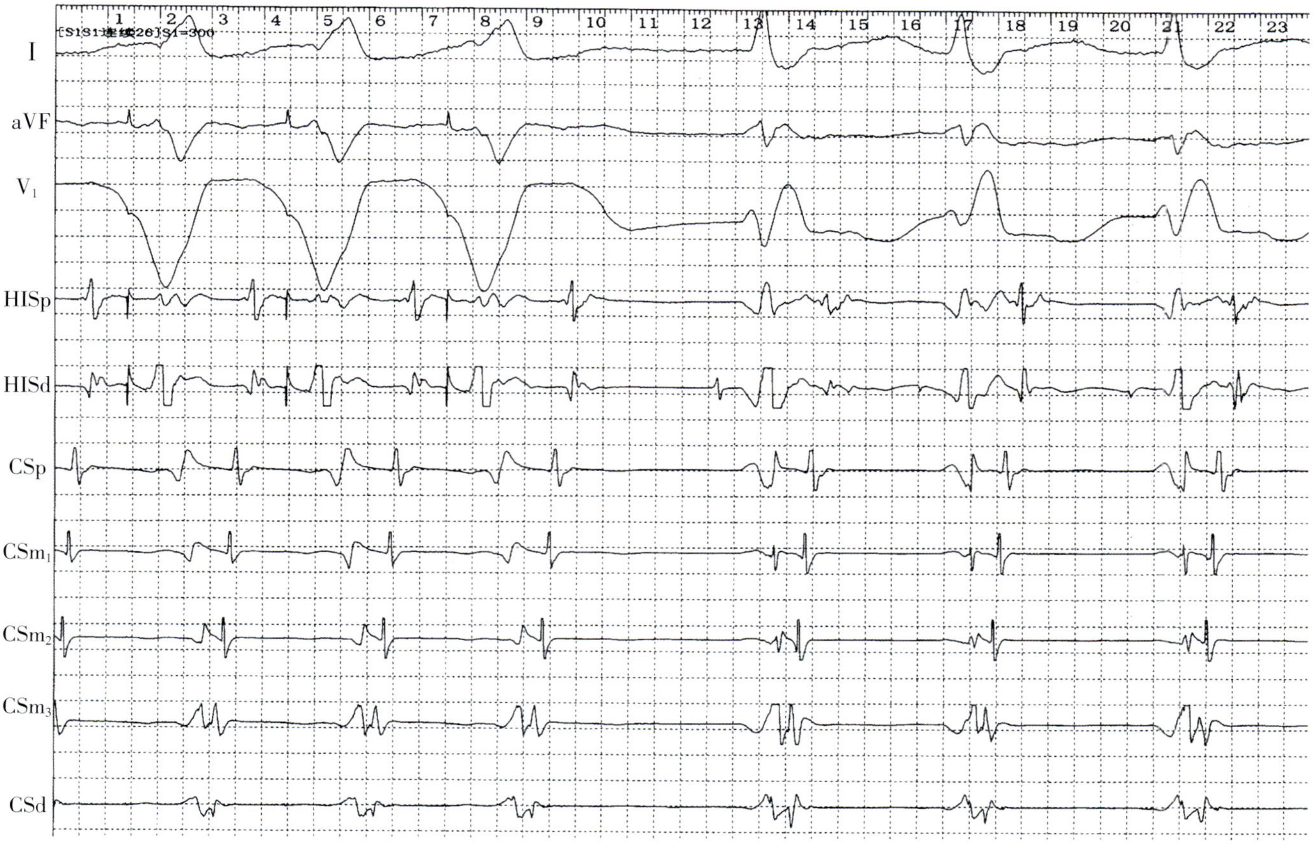

图 11-53　心室 S_1S_1 刺激周长 300ms 时诱发顺向型房室折返性心动过速。右心室 S_1S_1 刺激周长 300ms 时，最早逆行心房激动出现在冠状窦远端，呈现左侧旁路逆向传导的左偏心现象。刺激停止后，逆传激动从房室结-希浦系统前传，HIS 导联在 QRS 波前可见希氏束电位，随后诱发 QRS 波呈右束支传导阻滞图形的顺向型房室折返性心动过速，最早逆行心房激动顺序与心室刺激时相同（100mm/s）。

过速（详见第 12 章第 4 节，图 12-51）。

2.逆向型房室折返性心动过速

此型较少见，占 5%~10%，并且多为电生理检查中诱发。激动从心房沿房室旁路顺向传导至心室，再从希浦系统、房室结或者另一条房室旁路逆向传导至心房，形成逆向型房室折返性心动过速。文献报道的逆向型房室折返性心动过速大多数为 2 条旁路之间折返所形成。房室旁路的前传不应期短于房室结-希浦系统是诱发此类心动过速的前提，当房室旁路前向传导功能很好、房室结-希浦系统前向传导缓慢或阻滞，但逆向传导功能良好，或者存在另外一条具有逆传功能的房室旁路时，才可能诱发逆向型房室折返性心动过速。

（1）房室旁路的前传不应期短于房室结-希浦系统：提前的心房激动落在房室结-希浦系统前向有效不应期，激动从不应期较短的旁路顺向传导至心室，如果房室结-希浦系统已脱离逆向不应期，心室激动即能逆向传导至心房，再次沿旁路顺向传导，便形成逆向型房室折返性心动过速。此时，房室结-希浦系统需要具有很好的逆向传导功能，绝大多数应在心室起搏周期长度≤300ms 时仍保持 1:1 逆向传导，才有可能诱发逆向型房室折返性心动过速。而一般房室结-希浦系统的逆向不应期较长或逆向传导功能较差，不易形成逆向传导，这是临床及心脏电生理检查时逆向型房室折返性心动过速的诱发率远远低于顺向型房室折返性心动过速的重要原因。

（2）房室双旁路或多旁路：在房室双旁路或多旁路患者中，逆向型房室折返性心动过速诱发率较高，尤其在左侧和右侧各存在 1 条房室旁路的情况下，因折返环路相对增大、旁路不应期短、传导速度快等因素均有利于形成折返。此外，诱发并维持逆向型房室

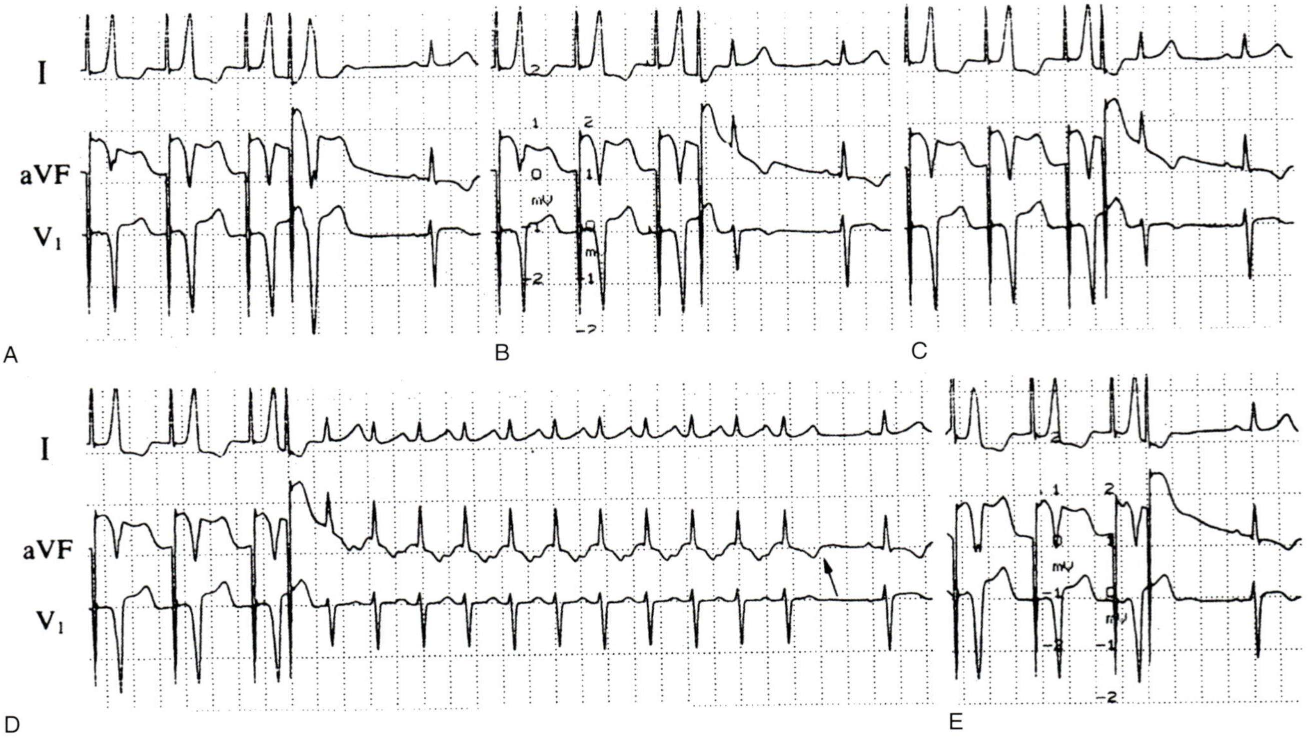

图 11-56　S_1S_2 诱发顺向型房室折返性心动过速。图示右后房室旁路患者，基础周期长度 600ms 的心房刺激，S_1S_2 偶联间期 330ms 时 R_2 呈完全预激波形(A)；S_1S_2 偶联间期 320ms 至 280ms 时旁路已进入有效不应期，S_2-R 间期和 R_2 波恢复正常，但未能诱发心动过速(B，C)；S_1S_2 270ms 时 S_2-R 间期由 220ms 延长到 280ms，R_2 波后出现逆行 P 波，随之诱发出顺向型房室折返性心动过速，第 11 次 QRS 波后逆行 P 波消失(箭头所示)终止了心动过速(D)；S_1S_2 260m 时心房进入有效不应期(E)。

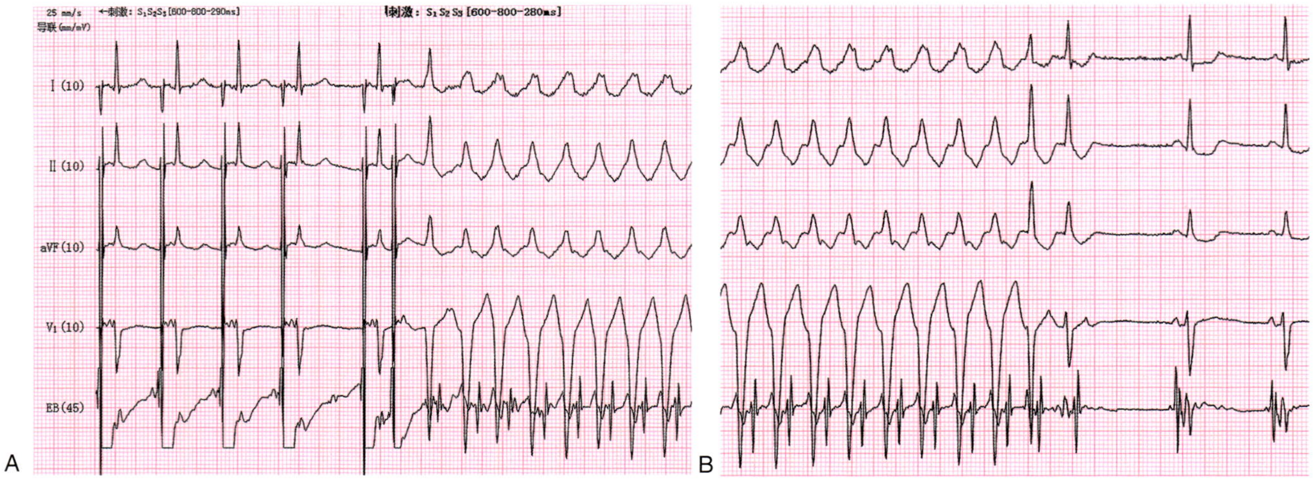

图 11-57　$S_1S_2S_3$ 诱发顺向型房室折返性心动过速伴功能性左束支传导阻滞。基础刺激周期长度 S_1S_1 间期 600ms、S_1S_2 间期 800ms 的 $S_1S_2S_3$ 心房程控期前刺激。(A)图示 S_2S_3 间期 280ms 时激动从房室结-希浦系统缓慢前向传导，S_3-R_3 间期 280ms，诱发出左束支传导阻滞图形的顺向型房室折返性心动过速。(B)图示心动过速时频率为 187 次/分，逆行 P 波在 Ⅰ 导联倒置，在 V_1 导联直立，食管导联宽 QRS 波 R-P^-间期为 160ms，心动过速第 1 个和第 17 个、第 18 个窄 QRS 波的 R-P^-间期为 120ms，R-P^-E 间期<R-P^-V_1 间期，符合左侧房室旁路逆向传导引起的顺向型房室折返性心动过速的 Coumel 定律。第 17 个逆行 P 波的 P^--R 间期延长至 200ms，房室结-希浦系统已进入相对不应期，第 18 个逆行 P 波落入房室结-希浦系统有效不应期，心动过速终止。短长短 R-R 间期造成左束支传导阻滞，S_3 激动沿右束支下传，到达左侧旁路的时间延长是诱发心动过速的原因之一。

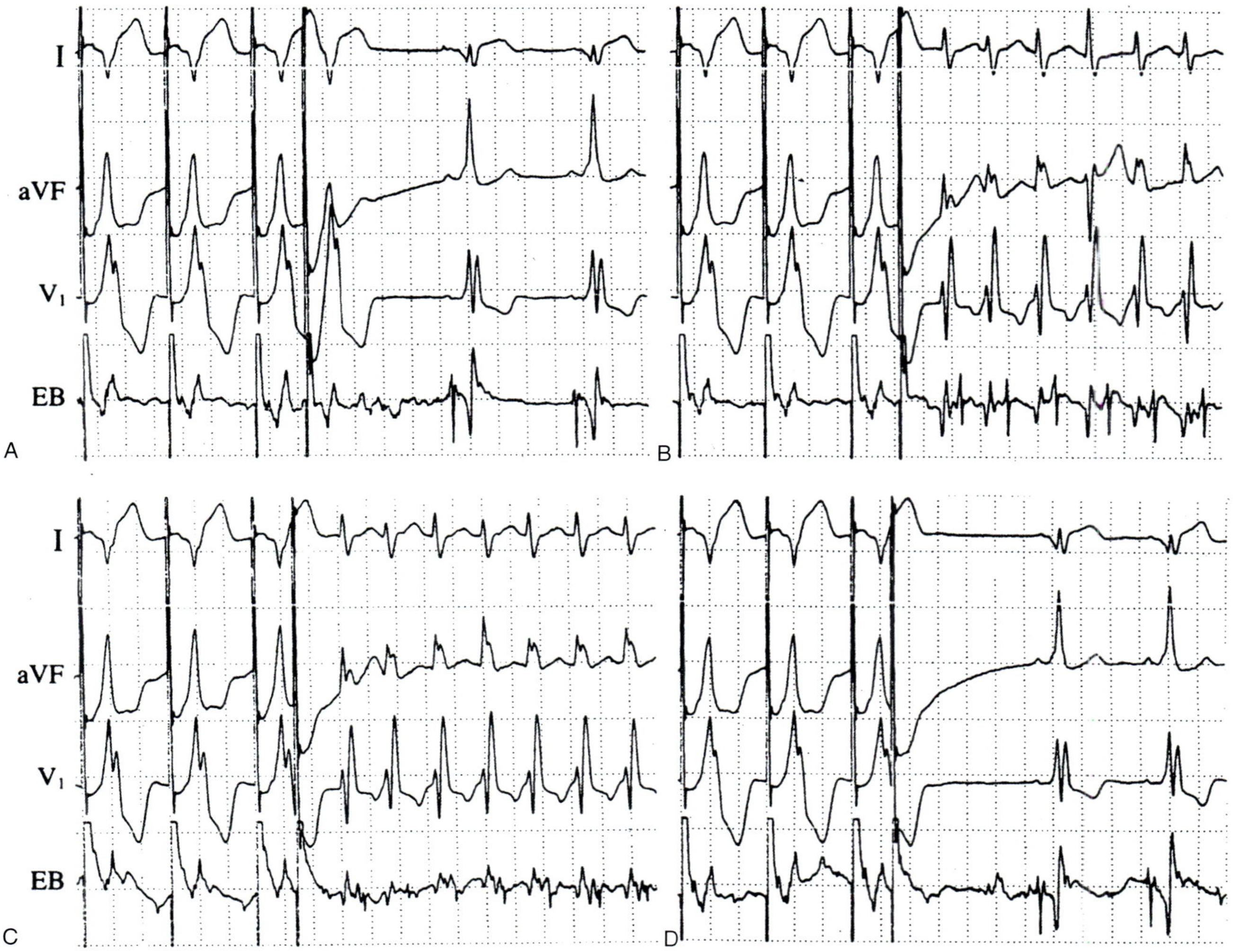

图 11-58 顺向型房室折返性心动过速诱发窗口。图示左前侧壁显性房室旁路合并完全性右束支传导阻滞患者，基础刺激周期长度 600ms 的 S_1S_2 心房程控期前刺激。(A)图示 S_1S_2 间期 360ms 时激动从房室旁路前向传导，QRS 波呈完全心室预激图形。(B)图示 S_1S_2 间期递减 10ms(350ms)时 R_2 波呈完全性右束支传导阻滞图形，S_2-R 间期恢复正常。房室旁路进入有效不应期，激动沿房室结-希浦系统下传心室后，诱发出右束支传导阻滞图形的顺向型房室折返性心动过速。(C)图示 S_1S_2 间期递减至 280ms 仍能诱发上述心动过速。(D)图示 S_1S_2 间期递减至 270ms 时其后代偿间期不完全，表明 S_2 仍能激动心房，房室传导中断系房室结-希浦系统进入有效不应期造成。诱发窗口 600ms/350ms 至 280ms。

延长了前心动周期长度，既能延长房室旁路的前向不应期，又缩短了房室结的前向不应期，有利于期前刺激从房室结下传诱发顺向型房室折返性心动过速。需要注意在基础刺激能夺获心房的前提下，应尽量应用周期较长的 S_1S_1 间期以贴近窦性激动时的各部位不应期。再选择合适长度的 S_1S_2 间期，若 S_1S_2 间期太长，则容易在 S_2 刺激脉冲前出现窦性激动，致 S_2 刺激失夺获。一般选择 S_1S_2 间期比 S_1S_1 基础间期长 200~300ms，此时能稳定的延长前周期长度。

3)房室旁路合并房室结双径路：显性或者隐匿性房室旁路合并房室结双径路患者，在检查中会表现出各自的电生理特性。由于存在两种不同的折返环路，既可诱发房室结折返性心动过速，又可诱发顺向型房室折返性心动过速。①隐匿性房室旁路合并房室结双径路。房室旁路无前向传导功能，但有良好的逆传功能。随着心房期前刺激偶联间期的缩短，房室结快径路或心室内发生的传导延缓能使房室旁路脱离逆传不应期，便能诱发顺向型房室折返性心动过速。但更多的情况是，房室结快径路进入有效不应期后，激动改从房室结慢径路缓慢下传，S_2-R_2 间期出现跳跃式延长时，更有利于房室旁路脱离逆向有效不应期而诱发顺向型房室折返性心动过速。心动过速时房室结快、慢径路分别作为房室折返环路中的前向传导支参与折返时，可出现 R–P⁻间期不变、P⁻–R 间期改变形成 R–R 间期长短交替或长短间歇性出现的情况（图 11–59）；②显性房室旁路合并房室结双径路。诱发顺向型房室折返性心动过速的前提是房室旁路顺向传导有效不应期长于房室结双径路，或房室结快径路顺向传导有效不应期长于房室旁路，但慢径路顺向传导有效不应期短于房室旁路。在心房期前刺激偶联间期缩短至旁路前向有效不应期时，激动沿房室结双径路或慢径路下传，便能形成上述隐匿性房室旁路合并房室结双径路一样的电生理与心电图改变。少见的情况下，1 次心房期前刺激可分别沿房室旁路和房室结慢径路顺向传导至心室，形成 1:2 房室传导。如果房室结慢径路所产生的传导延缓，能使房室旁路脱离逆行有效不应期即能诱发顺向型房室折返性心动过速（详见第 12 章第 4 节）。

（2）逆向型房室折返性心动过速：发生在房室旁路前向不应期短于房室结–希浦系统中，通常房室旁路前向传导速度快，诱发时不会出现 S–R（P'–R）间期延长。

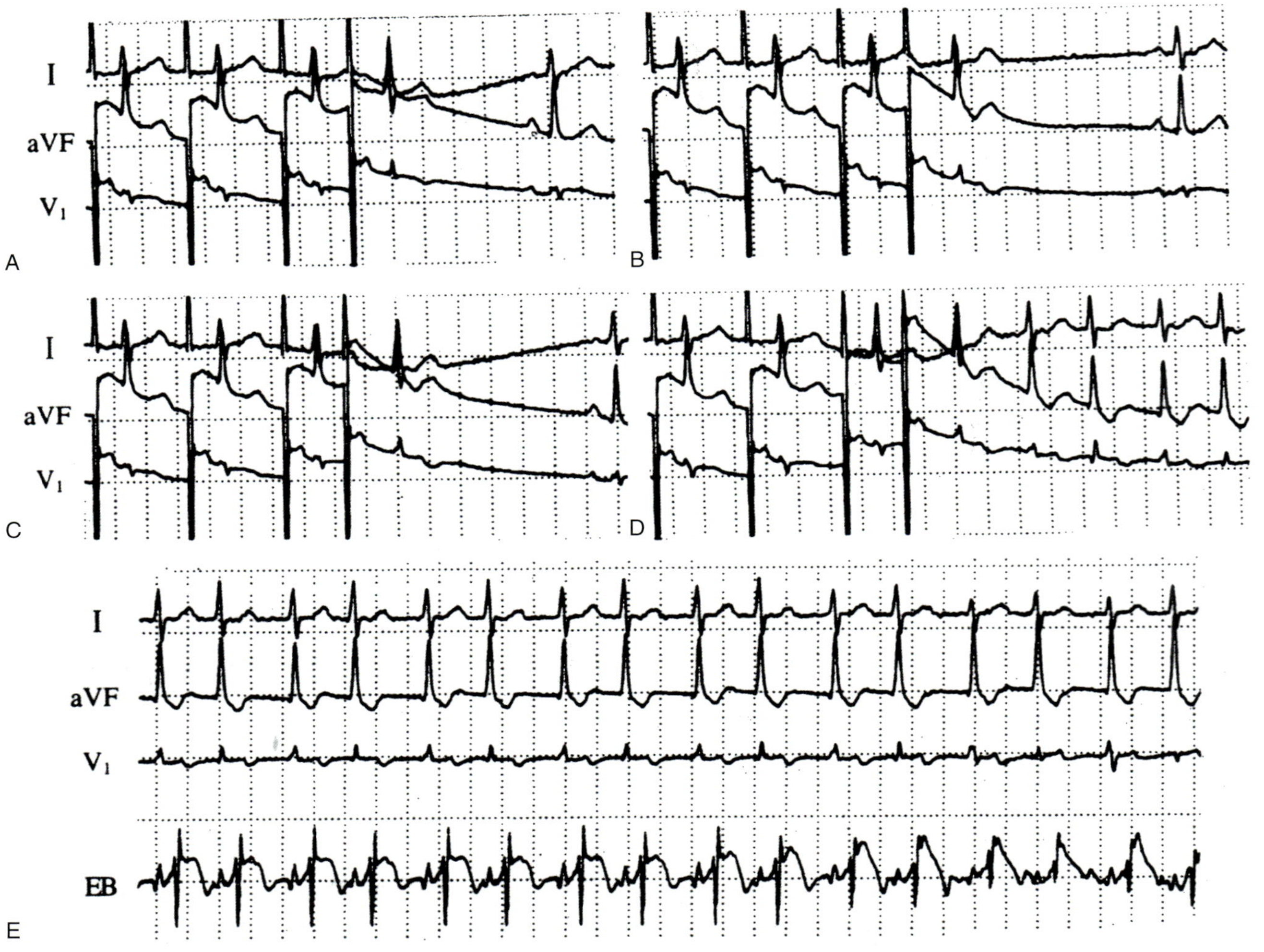

图 11–59 隐匿性房室旁路合并房室结双径路诱发顺向型房室折返性心动过速。图示隐匿性左后壁房室旁路合并房室结双径路患者，基础刺激 S_1S_1 周期长度 600ms 的心房程控期前刺激。(A)S_1S_2 偶联间期 430ms 时 S_2–R 间期为 220ms，激动从房室结快径路传导。(B，C)S_1S_2 偶联间期 420ms 至 390ms 时，S_2–R 间期分别延长到 290ms、300ms，激动改从房室结慢径路传导，R_2 后均出现 1 次房室旁路逆传性 P 波。(D)S_1S_2 偶联间期 380ms 时诱发出顺向型房室折返性心动过速。(E)心动过速时，逆行 P 波在 Ⅰ、aVF 导联倒置，在 V_1 导联直立，双极食管导联中 R–P⁻间期固定为 120ms。P⁻–R 间期为 260ms、360ms 短长交替致 R–R 间期短长交替。顺向型房室折返性心动过速时激动从房室旁路逆向传导，从房室结快、慢径路交替前向传导。

1）房室单旁路：房室旁路前向不应期短于房室结，并且房室结–希浦系统逆向不应期较短时，心房期前刺激从房室旁路快速前向传导至心室，又从逆向不应期较短、逆传功能较好的房室结–希浦系统逆行传至心房，再次从房室旁路前传即可诱发逆向型房室折返性心动过速（图 11–60）。因为大多数的房室结–希浦系统逆向传导功较差，所以单条显性房室旁路能诱发逆向型房室折返性心动过速少见。

2）房室多旁路：旁路既可前向传导，又可逆向传导，构成复杂多变的折返环路（图 10–52），常见有以下几种。①2 条显性旁路。其常见于左、右房室游离壁各存在 1 条旁路，此时左、右心房与左、右心室均为折返环路的一部分，折返环路增大更容易形成逆向型房室折返性心动过速。通常心房期前刺激沿距离较近且不应期较短的 1 条显性房室旁路快速前向传导至心室，从另外 1 条房室旁路逆向传导到心房，如果能再次沿房室旁路前向传导即可诱发逆向型房室折返性心动过。②房室多旁路合并逆传功能较好的房室结–希浦系统。心房期前刺激沿 1 条房室旁路前向传导至心室后，既能从另外 1 条房室旁路逆向传导至心房，又可以从房室结–希浦系统逆向传导至心房，从而诱发逆向型房室折返性心动过速。当 2 条或多条显性旁路不应期及传导速度接近时，前向传导可分别或同时沿多条房室旁路前向传导，形成预激形态多变的逆向型房室折返性心动过速，也可因逆传旁路不同导致 R–P⁻间期不等及 P⁻波形态不同。③显性房室旁路合并隐匿性房室旁路。显性房室旁路的快速前向传导与隐匿性房室旁路良好的逆向传导是诱发逆向型房室折返性心动过速最常见的组合。除了心房刺激外，心室刺激或室性期前收缩从隐匿性房室旁路逆行传至心房，再从显性房室旁路前向传导也是常见的诱发形式。房室多旁路的存在极容易诱发心室率非常快的逆向型房室折返性心动过速，属于高危旁路，临床需要加强重视。

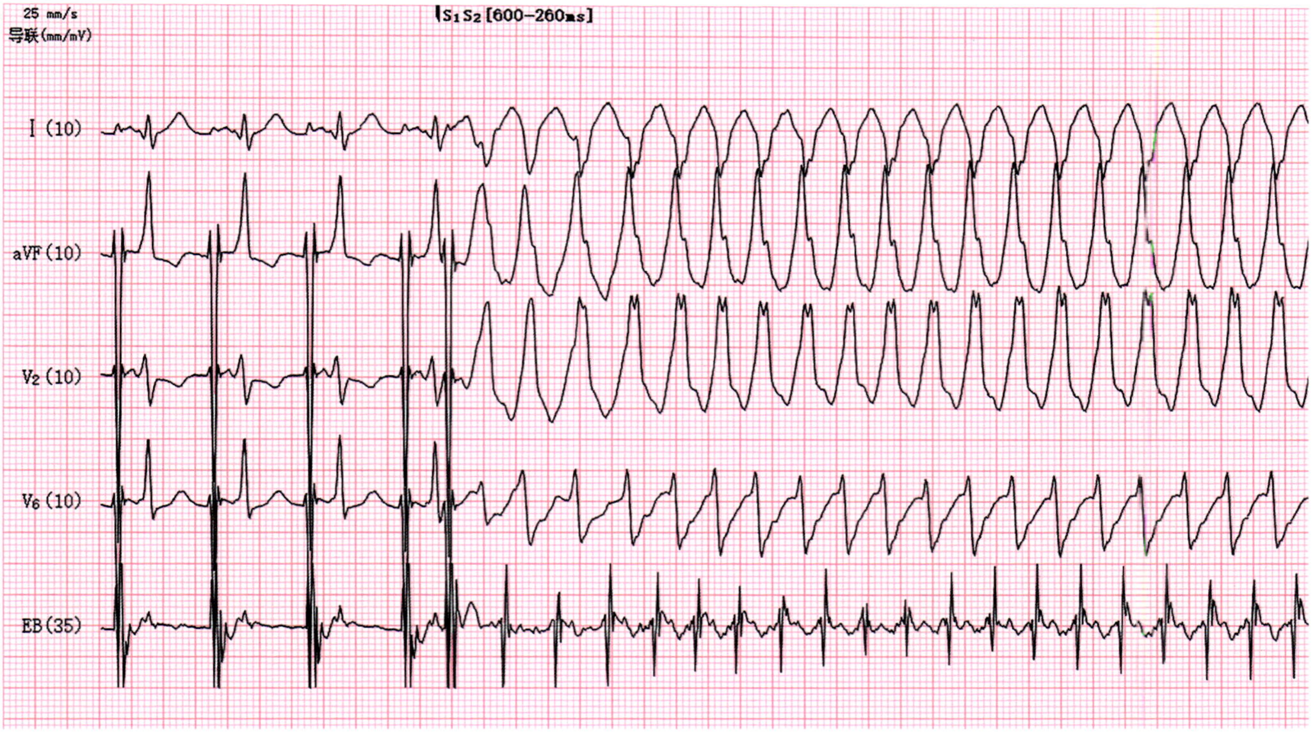

图 11–60　心房 S_1S_2 刺激诱发逆向型房室折返性心动过速。基础刺激 S_1S_1 周期长度 600ms 的心房程控期前刺激，S_1 从左侧壁旁路与房室结–希浦系统同步前传，S–R 间期为 90ms，QRS 波时限为 110ms，R_1 形成不完全性 A 型心室预激图形。S_1S_2 偶联间期 260ms 时，房室结–希浦系统进入有效不应期，激动仅从房室旁路前向传导，S–R 间期为 60ms，QRS 时限为 170ms，形成完全性 A 型心室预激图形，随后激动从脱离不应期的房室结–希浦系统逆传心房，诱发出逆向型房室折返性心动过速。逆行 P 波在 Ⅰ 导联、aVF、V_2 导联直立，双极食管导联中 R–P⁻间期（160ms）长于 P⁻–R 间期，提示折返环路前向支为房室旁路，逆向支为房室结–希浦系统。

(3)房束旁路折返性心动过速:房束旁路具有前向递减传导功能,无逆向传导功能。在静息状态下,能否显示心室预激需要视心房激动在房室结-希浦系统的传导速度而定,在传导速度快于房束旁路时,QRS波形态正常或仅显示出轻微的预激波。增强迷走神经张力或进行快速心房起搏时,房室结-希浦系统发生传导延缓后便可暴露出房束旁路缓慢传导的特征。随着心房起搏周期长度或期前刺激偶联间期的逐渐缩短,激动沿房束旁路下传心室的成分增多,S-R间期逐渐延长、QRS波预激程度加大。当激动全部从房束旁路下传心室后,若能从希浦系统-房室结逆向传导至心房,即可诱发左束支传导阻滞型的宽QRS波心动过速(图11-61)。

2.心房快速刺激

快速心房刺激诱发房室折返性心动过速的机制与心房程控期前刺激相同,刺激频率增快、周期缩短不但使刺激部位组织的不应期缩短,而且容易在折返环路内形成单向阻滞和传导延缓,从而诱发房室折返性心动过速。

(1)显性房室旁路:

1)房室旁路前向有效不应期长于房室结-希浦系统:心房快速刺激落入房室旁路前向有效不应期,从房室结-希浦系统前传至心室,如能从房室旁路逆传激动心房,并再次从房室结-希浦系统前传至心室,激动在折返环中持续传导形成顺向型房室折返性心动过速(图11-62)。

2)房室旁路前向有效不应期短于房室结-希浦系统:①由于房室旁路不应期短,固定基础周长的S_1S_2心房期前刺激时,房室结-希浦系统容易先进入不应期传导受阻。当房室旁路进入不应期后,房室传导发生中断无法出现折返。而采用心房快速刺激时,开始激动会沿着房室旁路前向传导至心室。一旦房室旁路进入前传不应期发生阻滞,房室结-希浦系统脱离前传不应期下传心室,并从恢复应激性的房室旁路逆向传导至心房,即可诱发顺向型房室折返性心动过速,这是房室旁路前向有效不应期短于房室结-希浦系统时的常见诱发方式(图11-63)。②快速的心房刺激沿不应期短的房室旁路前传至心室,如果能从脱离逆向不应期的另一条房室旁路或房室结-希浦系统逆传至心房,再沿房室旁路前传,即可形成逆向型房室折返性心动过速(图11-64)。

(2)隐匿性房室旁路:隐匿性房室旁路只具有逆传功能,不会显示心室预激。心房快速刺激使房室结不应期延长,当前向传导速度足够缓慢到达心室后,激动可从脱离不应期的隐匿性房室旁路逆传形成顺

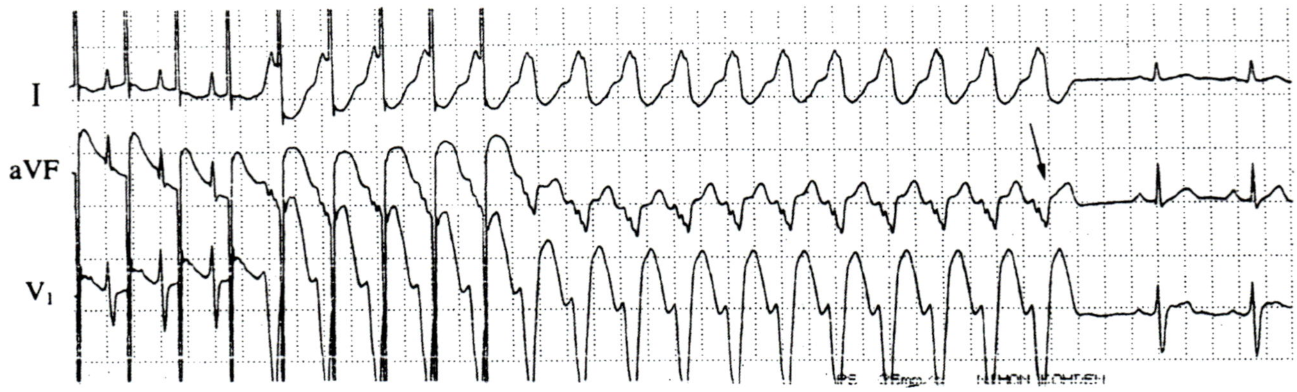

图11-61 房束旁路参与的逆向型房室折返性心动过速。图示S_1S_1分级递增170次/分刺激,第4次S波后诱发出QRS波呈左束支传导阻滞型的短阵心动过速,R-R间期为380ms,心率为158次/分。aVF导联可见倒置的逆行P波,R-P⁻间期200ms,P⁻-R间期180ms。最后一次T波前支上的逆行P波消失后(箭头所示)心动过速终止。心内电生理标测到右心室心尖部的V波早于希氏束部V波出现,心室起搏时最早心房激动点在希氏束部位。导管射频消融时在三尖瓣环上8点处标到比体表QRS波提前30ms的V波,AV之间见到尖锐的旁路电位,但AV不融合,在此放电后阻断旁路,心房快速起搏时QRS波正常并且不能诱发心动过速,证实为房束旁路前向传导的逆向型房室折返性心动过速。

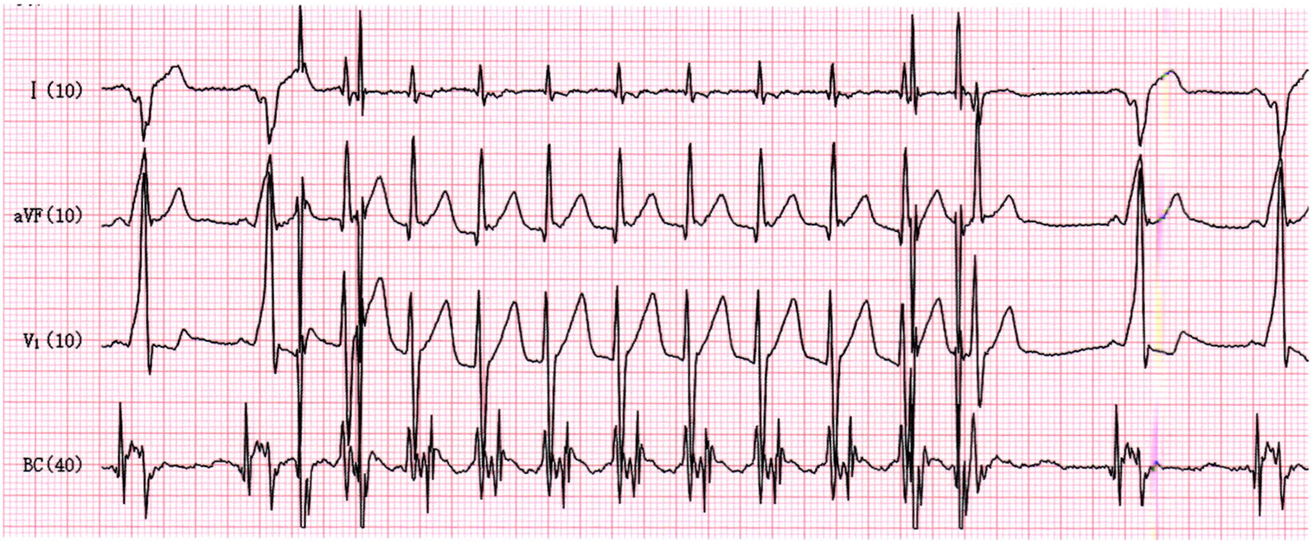

图 11-62　S_1S_1 定数刺激诱发与终止顺向型房室折返性心动过速。图 11-55 同一患者，给予频率 170 次/分的 2 个刺激，第 1 个 S 波落在旁路的有效不应期中，沿房室结-希浦系统下传心室后，诱发左侧房室旁路逆传的顺向型房室折返性心动过速。给予频率 200 次/分的 2 个刺激，第 2 个 S 波夺获心房后终止了心动过速。

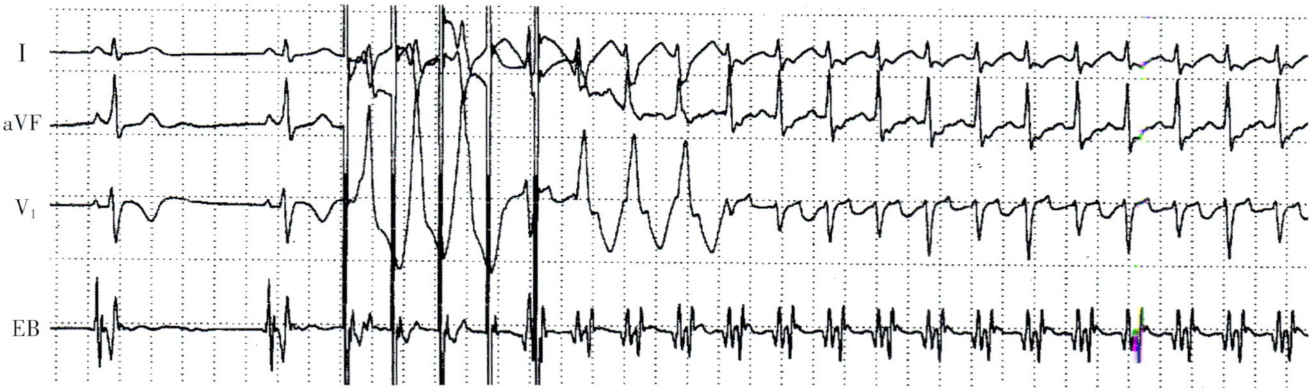

图 11-63　心房快速刺激诱发顺向型房室折返性心动过速。图示窦性心律为显性左侧房室旁路，给予 S_1S_1 定数 200 次/分的 5 次刺激，前 3 个 S 波从左侧壁房室旁路前向传导，形成完全心室预激图形，第 4 个 S 波落入旁路前传有效不应期，从房室结-希浦系统前向传导，S-R 间期延长至 240ms，QRS 波形态正常，第 5 个 S 波后诱发出 QRS 波呈右束支传导阻滞形的心动过速，R-R 间期为 310ms，心率为 193 次/分。食管导联 $R-P^-$ 间期为 100ms，P^--R 间期为 210ms，V_1 导联 $R-P^-$ 间期为 120ms，$R-P^-E$ 间期<$R-P^-V_1$ 间期，逆行 P 波在Ⅰ、aVF 导联倒置，在 V_1 导联直立，心动过速开始时的 3 个右束支传导阻滞图形 QRS 波的 $R-P^-$ 间期、R-R 间期与窄 QRS 波一致，为房室结-希浦系统前传，左侧壁房室旁路逆传的顺向型房室折返性心动过速。

向型房室折返性心动过速。

3.刺激部位

刺激点至折返环的距离决定了激动能否侵入折返环路的可激动间隙，不同部位的刺激诱发的折返性心动过速类型不同。

（1）心房刺激：心房刺激部位影响房室折返性心动过速的诱发，相同偶联间期的期前刺激在心房不同位置刺激时，在适合的条件下可分别诱发出不同类型的房室折返性心动过速。

1）刺激部位接近房室旁路心房端：激动至旁路的传导时间越短，越有可能落在房室旁路前向有效不应期中阻滞，激动则改从房室结-希浦系统缓慢前向传导而诱发顺向型房室折返性心动过速。食管心脏电生

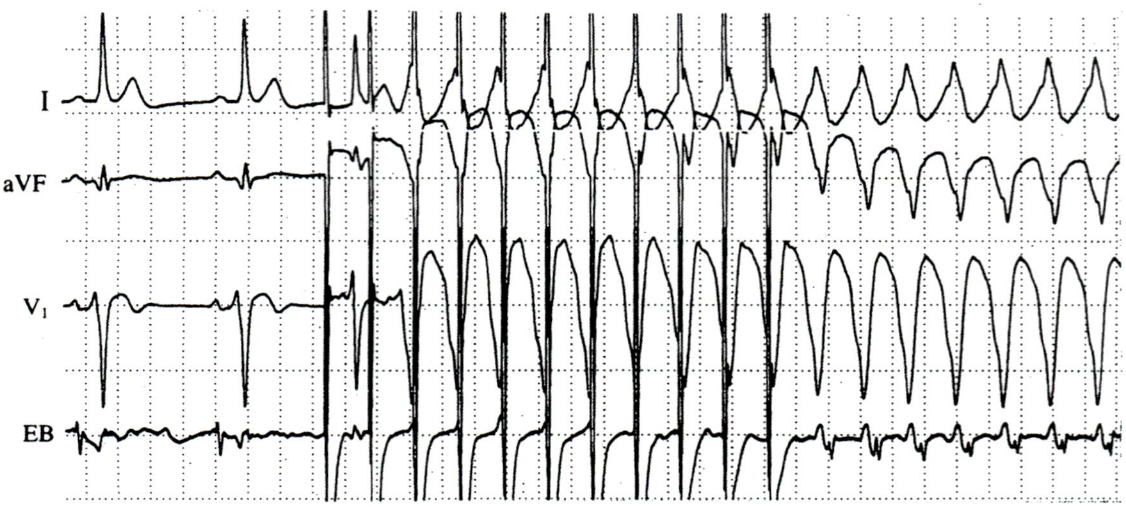

图 11-64 心房快速刺激诱发逆向型房室折返性心动过速。图示窦性心律时呈不完全性 B 型心室预激，给予心房 S_1S_1 定数 220 次/分的刺激。第 1 个 S 波后的 QRS 波预激程度减轻，第 2 个 S 波落入房室结-希浦系统有效不应期，从右后房室旁路前向传导并诱发逆向型房室折返性心动过速。食管导联 R-P⁻间期 120ms，提示为右后房室旁路前向传导，左侧房室旁路逆向传导的逆向型房室折返性心动过速。

理检查的刺激部位相当于左心房后壁，又因大多数无前向传导功能的隐匿性房室旁路位于左侧，所以此类患者在经食管心房刺激时很容易诱发顺向型房室折返性心动过速。而右侧房室旁路离食管刺激点较远，相对来说诱发率要低一些。刺激部位靠近房室结时容易造成房室结-希浦系统传导阻滞，激动从旁路前传便容易诱发出逆向型房室折返性心动过速。

2)房室多旁路：靠近房室旁路同侧位置的刺激容易造成该条旁路前向传导阻滞，从而诱发对侧房室旁路前向传导的逆向型房室折返性心动过速。同时，刺激部位房室旁路同侧的心房肌因激动得早，恢复应激也早，故有利于心室激动从刺激点同侧旁路逆向传导至心房而诱发逆向型房室折返性心动过速(图 11-65)。

(2)心室刺激：通常房室旁路逆向有效不应期短于房室结-希浦系统，而大多数房室结-希浦系统的逆向传导功能要比顺向传导功能差，心室刺激时通常会在房室结-希浦系统内发生逆行阻滞，从而更容易从房室旁路逆向传导。故在单条旁路的患者中，心室刺激诱发的房室折返性心动过速几乎均为顺向型房室折返性心动过速。

1)心室快速起搏刺激诱发顺向型房室折返性心动过速：心室快速起搏刺激引起的心室激动从旁路逆传至心房时，房室结的前向传导一定要形成足够的延缓，才有利于心室脱离前一次激动后形成的不应期而恢复应激性。如果逆行心房激动能从已脱离不应期的房室结-希浦系统及心室传导至房室旁路，再次逆向传导即可诱发顺向型房室折返性心动过速，这是心室快速刺激的常见诱发方式(图 11-66)。

2)心室程控期前刺激诱发顺向型房室折返性心动过速：较短偶联间期的心室程控期前刺激容易诱发束支传导阻滞，通常在右心室刺激时形成了激动到达左侧房室旁路前的左心室传导延缓，有利于房室旁路形成逆向传导。由于左束支激动延迟，其不应期也延迟，逆行心房激动下传至心室在左束支内阻滞，便沿右束支下传。右心室至左心室的传导可使房室旁路脱离不应期而诱发顺向型房室折返性心动过速(图11-67)。同理，左心室的刺激有利于右侧旁路逆向传导诱发心动过速，这是心室程控期前刺激诱发顺向型房室折返性心动过速时第 1 个 QRS 波常呈束支传导阻滞图形的原因。适时的对侧室性期前收缩也可起到期前刺激的作用，激动沿旁路逆向传导后即可诱发顺向型房室折返性心动过速(图 11-68)。

3)罕见的情况下，一次提前的心室激动可分别从房室旁路和房室结-希浦系统或者从纵行分离的旁路逆传，引起 2 次心房激动，若第 2 次心房激动能从已脱离不应期的房室结-希浦系统前传，即可诱发顺向

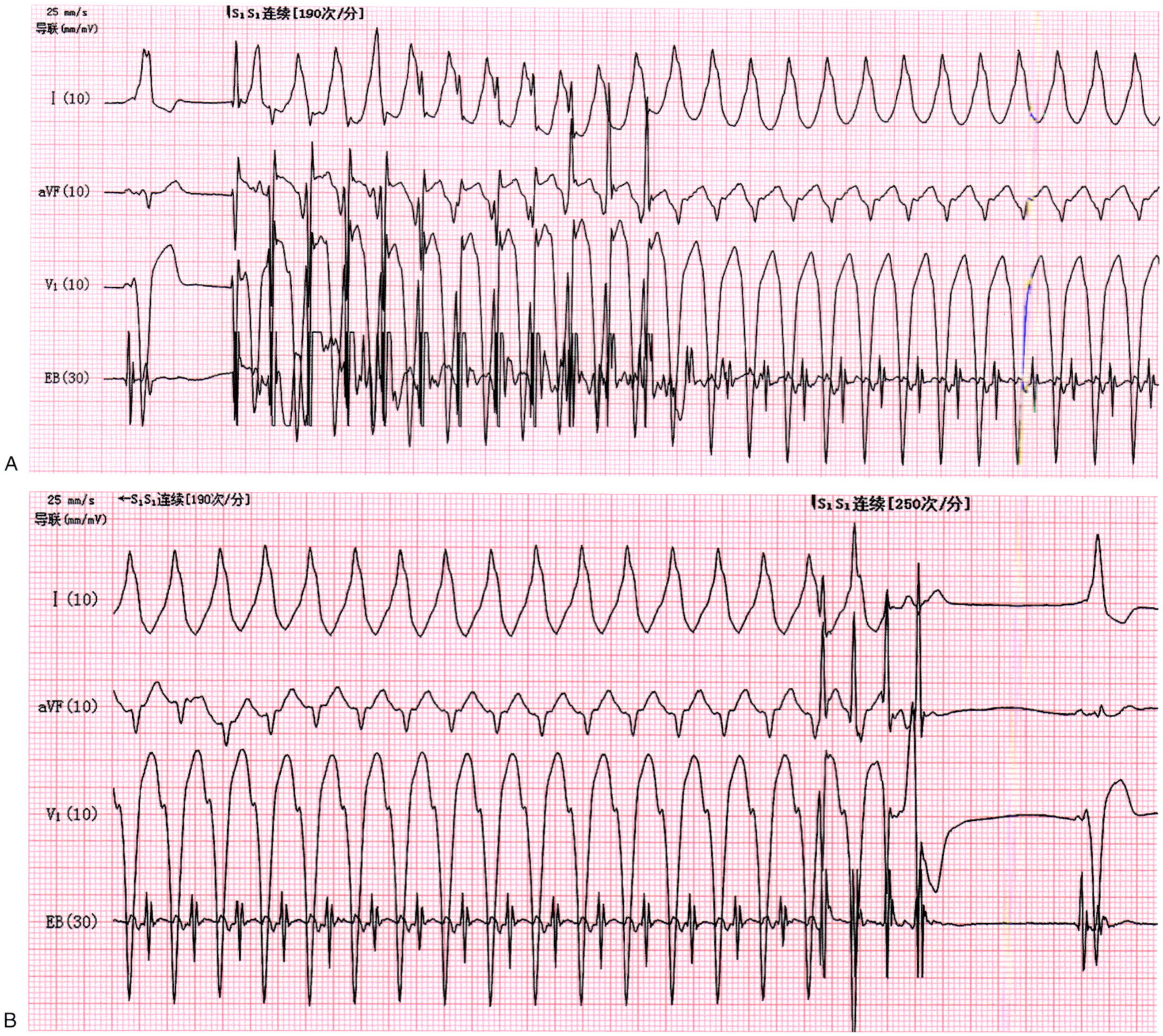

图 11–65 心房快速刺激诱发与终止逆向型房室折返性心动过速。图 10–51 同一显性房室双旁路患者，图见窦性心律时为显性右侧房室旁路，左侧旁路被右侧旁路掩盖。(A)给予食管心房 S_1S_1 190 次/分刺激时，激动从右侧旁路前向传导后诱发逆向型房室折返性心动过速，V_1 导联 QRS 波由 rS 转为 QS 形。心动过速频率为 176 次/分，逆行 P 波在 V_1 导联直立，$R–P^-$ 间期为 230ms，食管导联 $R–P^-$ 间期为 120ms，$P^-–R$ 间期为 220ms，$R–P^-E$ 间期 $<$ $R–P^-V_1$ 间期，出现左侧旁路逆传特征。此为右侧房室旁路前向传导，左侧房室旁路逆向传导的逆向型房室折返性心动过速。(B)给予频率 250 次/分 S_1S_1 4 次定数刺激时，第 1 个刺激夺获心房，食管导联中逆行 P 波消失后终止了心动过速。第 3 个刺激夺获心房从左侧房室旁路前向传导，表现为显性左侧房室旁路预激图形。第 4 次刺激夺获心房时左、右房室旁路均处于有效不应期中，心室激动消失。恢复窦性心律时仍表现为显性右侧房室旁路图形。

型房室折返性心动过速(图 12–53)。

(二)房室折返性心动过速的终止

由于房室折返性心动过速是心房和心室都参与的大折返环性运动，因此，无论心房还是心室刺激几乎均能侵入折返环路重整或终止心动过速。但是能否终止也与刺激部位到折返环路的距离、刺激点所在部位的不应期长短、刺激部位和折返环路之间的传导速度及可激动间隙的宽窄有关(图 11–69)。通常刺激部位的不应期越短，离折返环路越近，激动侵入折返环路所需的时间越短，越容易终止心动过速，反之越困难。另外，自主神经张力的改变对顺向型房室折返性

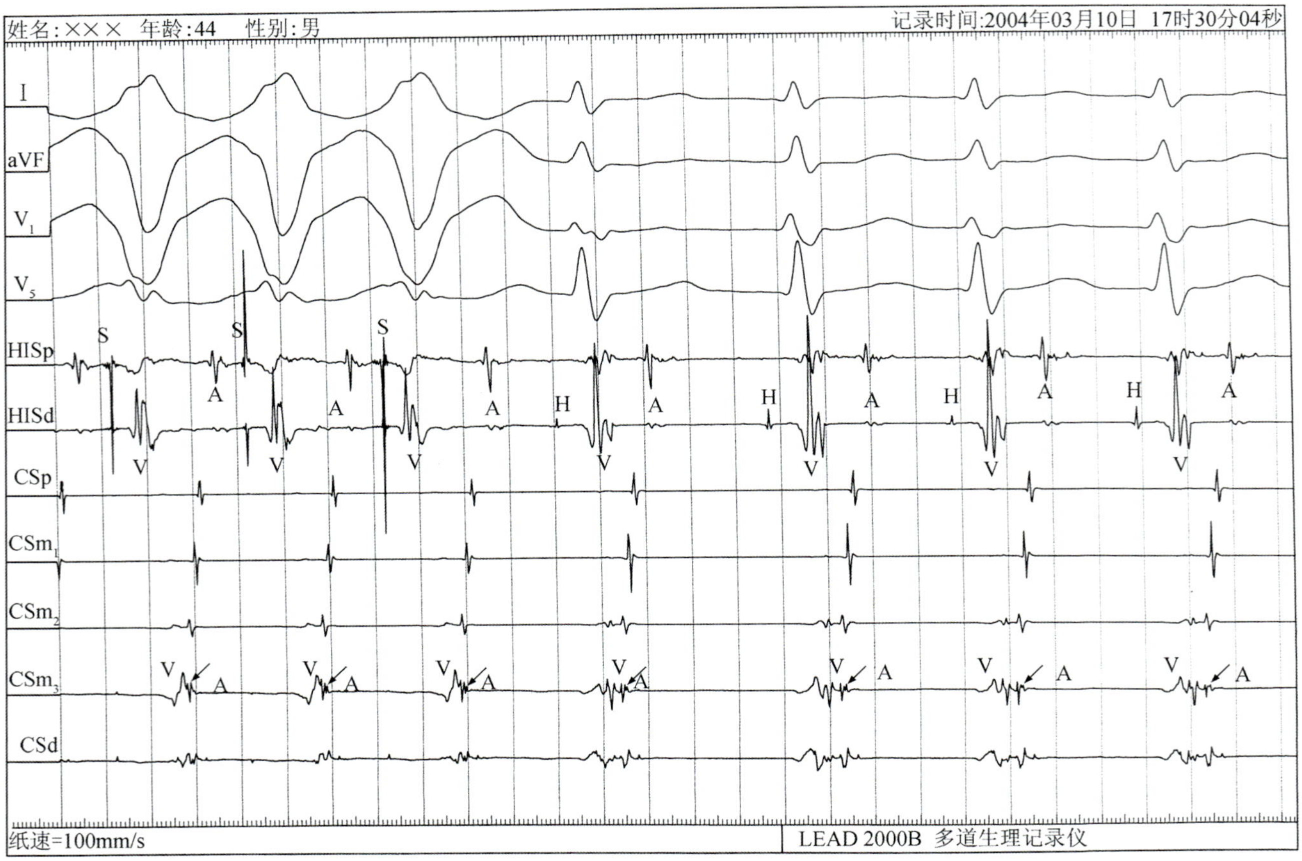

图 11-66 右心室 S_1S_1 刺激诱发顺向型房室折返性心动过速。图示右心室周期长度 300ms 的 S_1S_1 刺激，见 V 波后的 A 波在 CSm3 领先，VA 几乎融合在一起（箭头所示），随后 A 波出现在 CSd、CSm_2、CSm_1、CSp、HIS 部，逆行心房激动顺序呈左侧偏心性，旁路定位于左侧壁（消融电极在距冠状窦口 3cm 处标到 VA 融合的靶点图，消融后成功阻断旁路）。心室刺激结束后，逆行 A 波沿房室结-希浦系统顺向传导至心室后诱发出窄 QRS 波心动过速。V 波前可见 H 波，H-V 间期 60ms，逆行 A 波排列顺序与心室起搏时一致，表明心动过速为左侧壁旁路逆向传导，房室结-希浦系统顺向传导的顺向型房室折返性心动过速。此外，诱发心动过速时的 A-H 间期明显长于心室起搏时的 A-V 间期，提示沿心房下传的激动与刺激形成的心室激动两者在房室结发生了干扰，心室刺激结束后，干扰消失，心房激动便能下传心室诱发顺向型房室折返性心动过速（纸速：100mm/s）。

心动过速影响较大，交感神经兴奋时常使房室结-希浦系统前向传导能力增强，心动过速周期缩短，频率增快。而兴奋迷走神经常减慢或阻断房室结-希浦系统前向传导，从而终止顺向型房室折返性心动过速。多条旁路折返形成的逆向型房室折返性心动过速不易受自主神经影响，兴奋迷走神经常不易终止。

1. RS_2 期前刺激

以自身 QRS 波为基础，采用 R-R 间期的 40%~50%为初始刺激间期，步长 10ms 反扫：①给予较早的心房期前刺激时，夺获心房后激动遇到房室结-希浦系统不应期，或者激动心室后遇到旁路的逆向不应期及心房的有效不应期而终止心动过速，这是房室折返性心动过速的最常见终止机制（图 11-70）；②心房期前刺激前向进入旁路与从旁路逆向传导的激动发生碰撞，表现为逆行 P 波消失即终止心动过速；③心房期前刺激前向进入旁路与从房室结下传的激动在心室相遇，S_2 后出现不完全性心室预激后终止心动过速（图 11-71）；心室期前刺激逆行侵入房室结-希浦系统与顺向传导的激动发生碰撞，或者提前出现的逆行心房激动在房室结-希浦系统发生顺向传导阻滞而终止心动过速（图 11-72）；④心室期前刺激或自发室性期前收缩时，可因旁路或心房肌处于不应期而发生逆向传导阻滞，逆行 P 波消失后终止心动过速（图

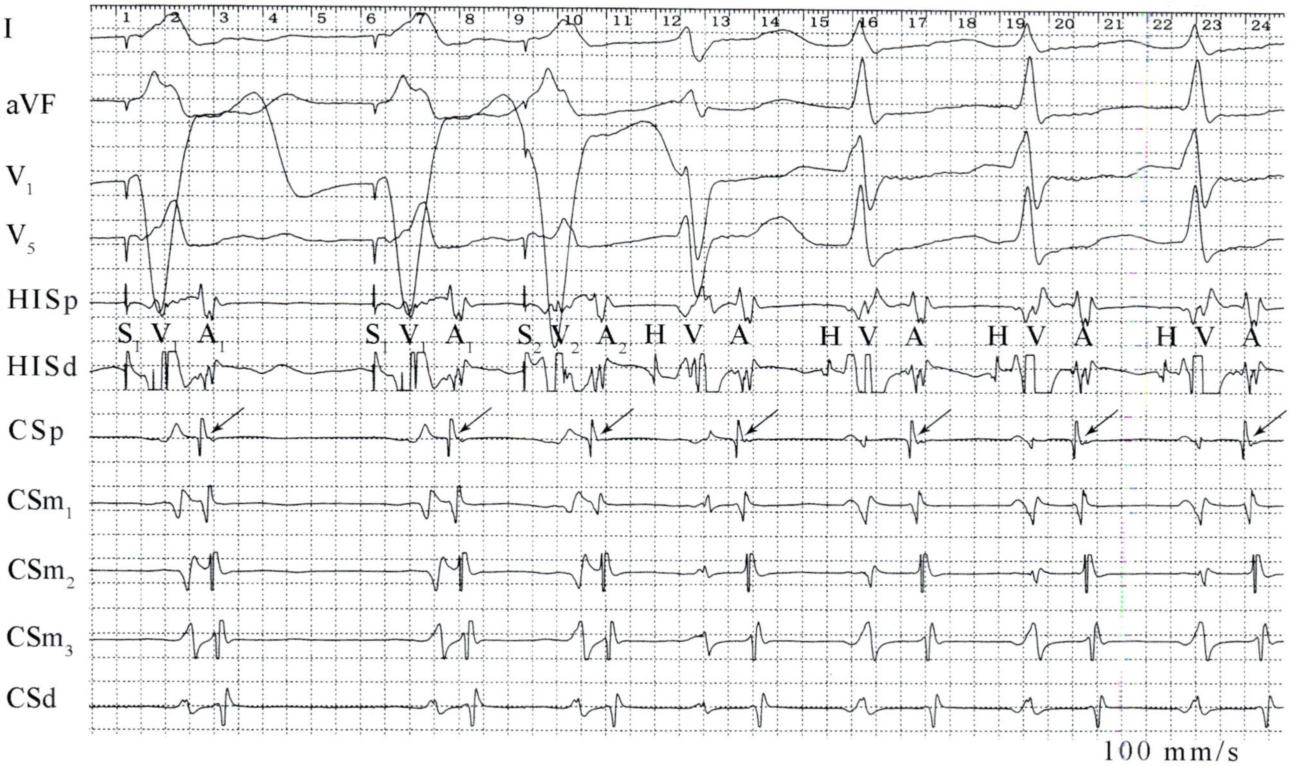

图 11-67　右心室 S_1S_2 程控刺激诱发顺向型房室折返性心动过速。图示基础刺激周长 500ms 的右心室程控期前刺激，V 波后可见逆行 A 波在 CSp 部位最早（箭头所示），然后出现在 HISd、HISp 及 CSm、CSd。S_1S_2 偶联间期 310ms 时，V_2 波后的最早逆行心房激动仍在 CSp 处，心房激动顺序未变，随后诱发出频率为 170 次/分的窄 QRS 波心动过速。HISd 中见第 1 次 A-H 间期为 120ms，H-V 间期为 70ms，QRS 波呈心室内差异性传导图形，H-V 间期的延长为诱发心动过速提供了关键的传导延缓。心动过速时呈 HVA 序列，A-H 间期为 170ms，H-V 间期为 40ms，逆行心房激动顺序与心室起搏时相同，表明为左后间隔房室旁路逆向传导形成的顺向型房室折返性心动过速。

11-73）。

2.定数刺激

定数刺激是终止折返性心动过速中最常用、效果最佳的刺激方法。

1）超速刺激：采用比心动过速频率快 30%~40% 的频率发放 3~5 次 S_1S_1 刺激，如果未能终止，可适当增加刺激次数或者增加刺激频率。但需要避免连续不停地发放刺激，以免心动过速在已经终止的情况下又被刺激诱发：①心房或心室快速刺激终止心动过速的机制与期前刺激相同，对于频率较快的心动过速，常需要超速刺激或猝发刺激，激动侵入折返路后才能终止（图 11-74 至图 11-76）；②快速起搏刺激诱发心动过速时发生拖带现象，说明刺激已经侵入折返环路的可激动间隙，此时只要在拖带频率的基础上适当增加刺激频率 10~20 次/分，即可终止心动过速（图 11-76，详见第 12 章第 3 节）。

2）亚速刺激：采用比心动过速频率慢 10%~20% 的频率发放数次 S_1S_1 刺激，刺激需要随机侵入心动过速的折返环路心肌组织的应激期中，形成新的不应期才能终止心动过速。亚速刺激可降低患者的不适感觉，但较难侵入快频率心动过速的折返环，对于频率较慢的心动过速有效（图 11-77 和图 11-78）。

3）起搏电压：对于较难终止的房室折返性心动过速，适当的增加起搏刺激的电压，有利于心房期前刺激同时前向侵入旁路与房室结，使折返环路的逆向激动无法形成从而终止心动过速的发作。急诊终止心动过速时可适当增加起搏刺激的电压，以快速有效地达到终止目的。

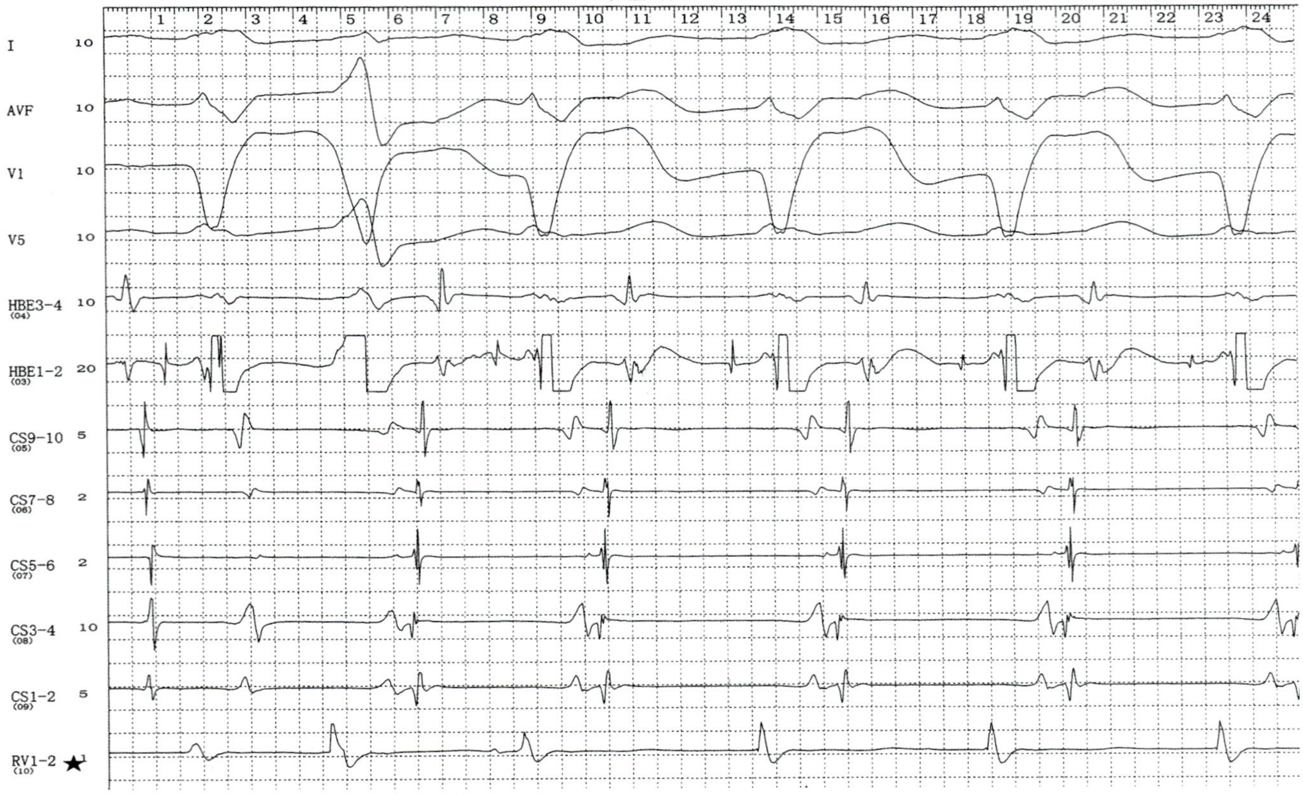

图 11-68 右侧室性期前收缩诱发左侧旁路逆向传导的顺向型房室折返性心动过速。

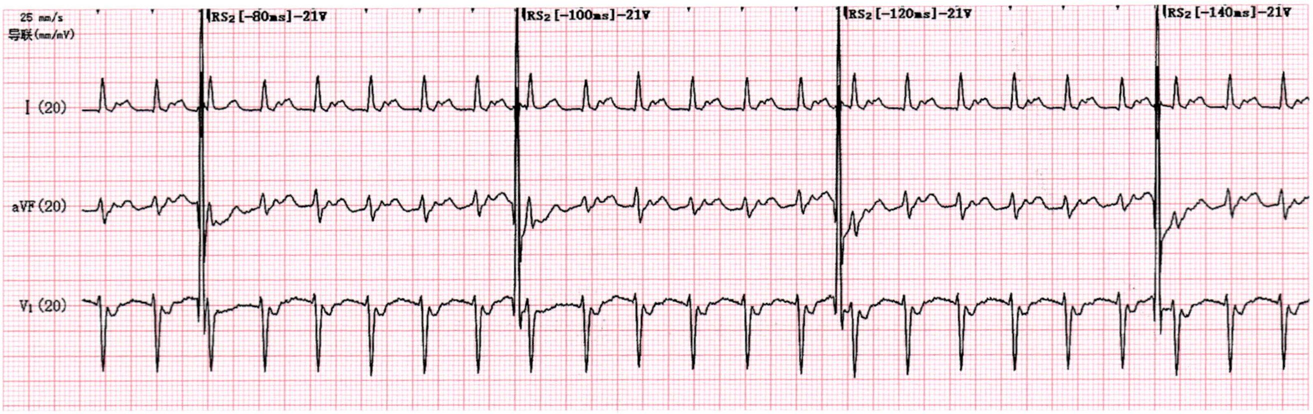

图 11-69 RS_2 刺激夺获左心房未能影响右侧旁路逆传的顺向型房室折返性心动过速。图示右前壁房室旁路逆向传导的顺向型房室折返性心动过速，逆行 P 波在Ⅰ、aVF 导联直立，在 V_1 导联倒置。前 2 次 RS_2 刺激夺获心房后，QRS 波后的逆行 P 波消失，但未影响逆行 P^-–P^-间期与 R–R 间期，表明心动过速时左心房不是折返环路的一部分。虽然经食管 RS_2 刺激提前激动了心房，但是因刺激部位离右心房参与的折返环路较远及心房间传导阻滞未能进入折返环路。后 2 次 RS_2 刺激时心房已处于有效不应期，因未能夺获心房而无法终止心动过速。

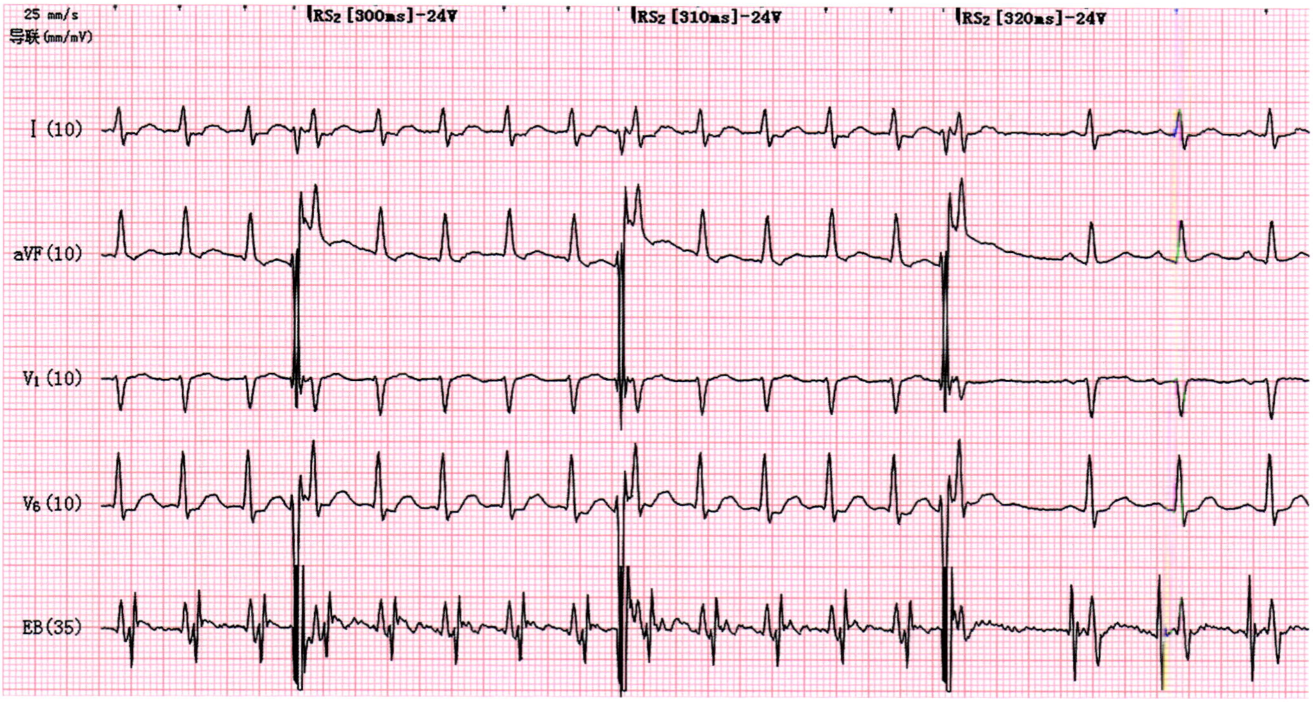

图 11-70　心房 RS_2 刺激终止顺向型房室折返性心动过速。图示心动过速频率为 150 次/分，食管导联 $R-P^-$ 间期为 80ms，P^--R 间期为 320ms，V_1 导联 $R-P^-$ 间期为 130ms，$R-P^-E$ 间期 < $R-P^-V_1$ 间期，逆行 P 波在 Ⅰ、aVF 导联倒置，在 V_1 导联直立，为房室结-希浦系统前向传导，左侧壁房室旁路逆向传导的顺向型房室折返性心动过速。采用 4:1 比例的 RS_2 刺激，步长 10ms 正扫，RS_2 间期 300ms、310ms 时，刺激未侵入折返环。RS_2 间期 320ms 时刺激夺获心房，QRS 波后逆行 P 波消失后心动过速终止，表明 RS_2 刺激夺获的心房激动因落在房室结-希浦系统有效不应期中，而从旁路逆向传导的激动落在心房有效不应期，双向阻滞终止了心动过速。

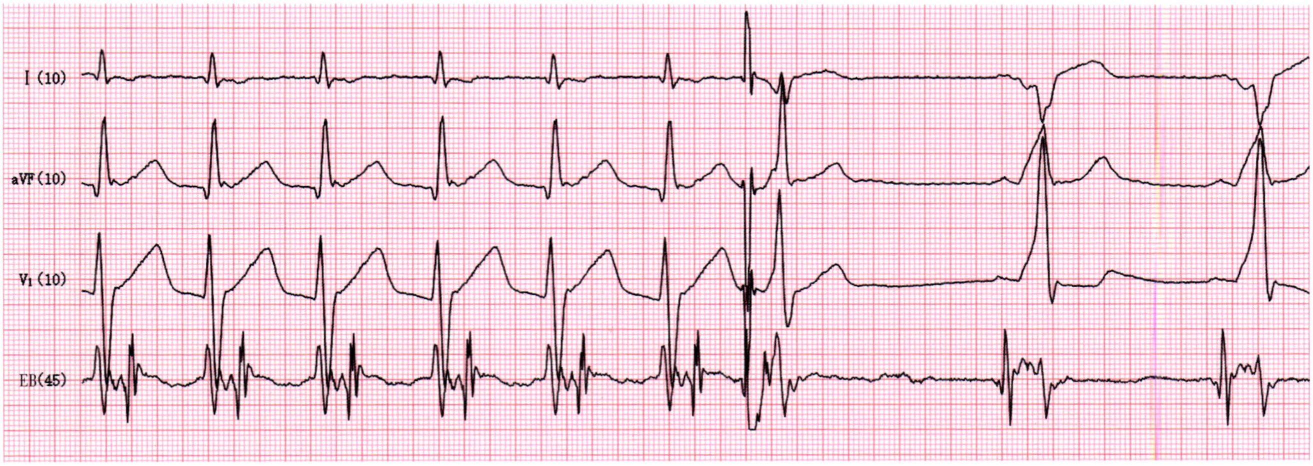

图 11-71　RS_2 刺激进入折返环双向阻滞终止顺向型房室折返性心动过速（纸速：50mm/s）。图示频率 140 次/分的窄 QRS 波心动过速，逆行 P 波在 Ⅰ 导联倒置，在 aVF、V_1 导联直立，食管导联 $R-P^-$ 间期 110ms < V_1 导联，为左侧壁房室旁路逆向传导的顺向型房室折返性心动过速。给予的 RS_2 刺激后出现不完全性心室预激形 QRS 波，说明 RS_2 激动进入折返环后形成双向阻滞终止了心动过速，窦性心律时表现出显性左侧房室旁路图形。

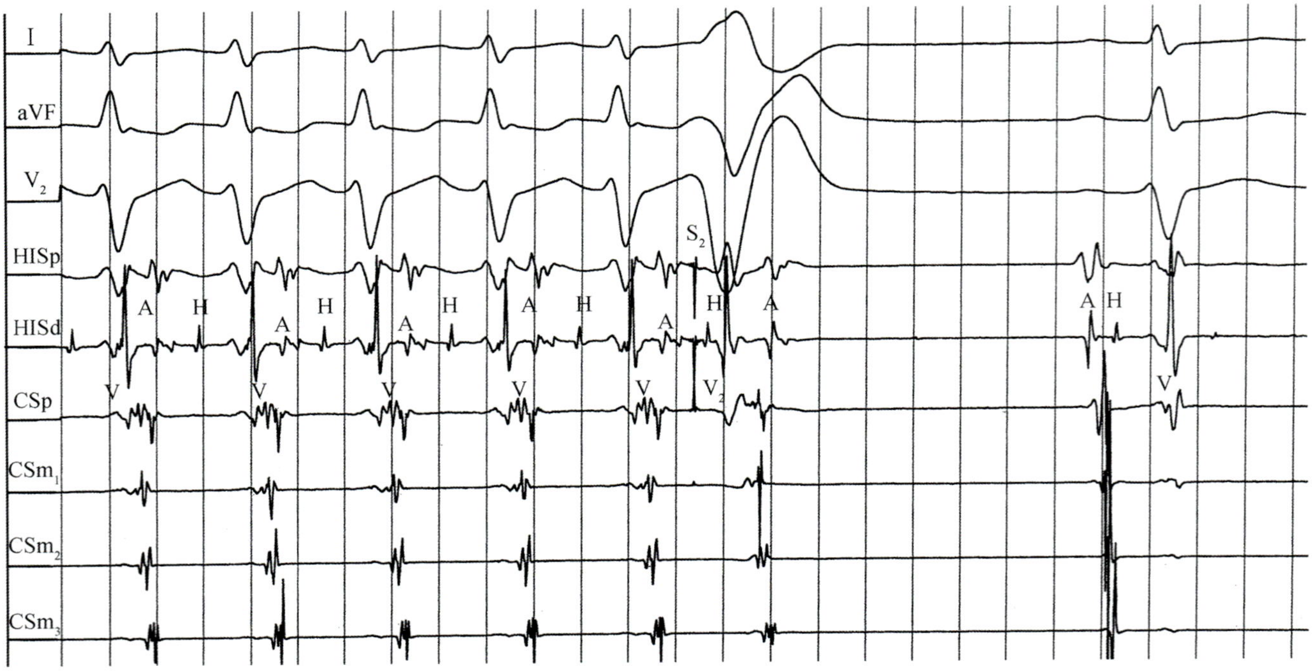

图 11-72 右心室 RS_2 刺激终止左后间隔逆向传导的顺向型房室折返性心动过速(纸速:100mm/s)。图示频率 226 次/分的窄 QRS 心动过速,V 波后可见逆行 A 波在 CSm_1 部位最早,然后出现在 CSm_2、CSm_3,同步沿 CSp、HISd、HISp 传导。HISd 中见 A-H 间期为 90ms,H-V 间期为 60ms,V-A 间期为 115ms,为隐匿性左后间隔逆向传导的顺向型房室折返性心动过速。采用 RS_2 160ms 的右心室程控期前刺激,夺获右心室的 V 波前可见 H 波,H-H 间期与心动过速时相同,H 波仍是心动过速的逆传 P 波前传希氏束所形成,而 V 波后的 A 波提前出现,A 波出现的先后顺序与心动过速时相同,说明 A 波是 S_2 刺激夺获右心室并从左后间隔逆向传导所致,逆行 A 波后 H 波与 V 波均消失,折返激动在房室结发生前向传导阻滞后终止心动过速。

(三)心动过速的心电图表现

1.顺向型房室折返性心动过速

(1)多为心房期前刺激或快速心房刺激诱发,诱发时 P-R 间期无明显延长(合并房室结双径路者除外),只要房室结-希浦系统任何一处发生传导延缓,延迟到达的心室激动能沿已脱离逆向不应期的房室旁路逆传导,就能诱发心动过速。其也可为室性期前刺激或快速心室刺激诱发。

(2)心动过速常突然发作、突然终止,频率大多为 160~250 次/分。在合并房室结双径路患者中,折返激动沿快径路前向传导时频率较快,而沿慢径路前向传导时频率明显减慢,甚至可<100 次/分。

(3)通常 QRS 波形态正常。但是因为室房传导快,折返周期常短于束支不应期,尤其诱发间期较短,在心动过速开始时常伴有功能性束支传导阻滞(图 11-57)。心内电生理标测中可见旁路对侧束支传导阻滞时 V-V 间期与 V-A 间期不变;旁路同侧束支传导阻滞时 V-V 间期与 V-A 间期延长。因为顺向型房室折返性心动过速伴旁路同侧功能性束支传导阻滞时,折返激动需要沿对侧束支下传至心室,穿间隔传导至束支传导阻滞侧心室,再从旁路逆传至心房,折返环路增大造成环行运动时间延长,心动过速的周期势必延长。体表心电图表现为 $R-P^-$或 R-R 间期比未发生功能性束支传导阻滞时延长 35ms 以上,而顺向型房室折返性心动过速伴旁路对侧束支功能性阻滞时对折返环路大小并无影响,$R-P^-$间期或 R-R 间期不会发生变化,即 Coumel 现象(图 11-79 至图 11-81)。需要注意,有时快频率顺向型房室折返性心动过速可能使房室结-希浦系统一直处于相对不应期,而旁路同侧束支传导阻滞致室房传导时间延长,心房激动延迟到达已脱离不应期的房室结-希浦系统,传导得到改善后造成功能性束支传导阻滞时 R-R 间期无改变或

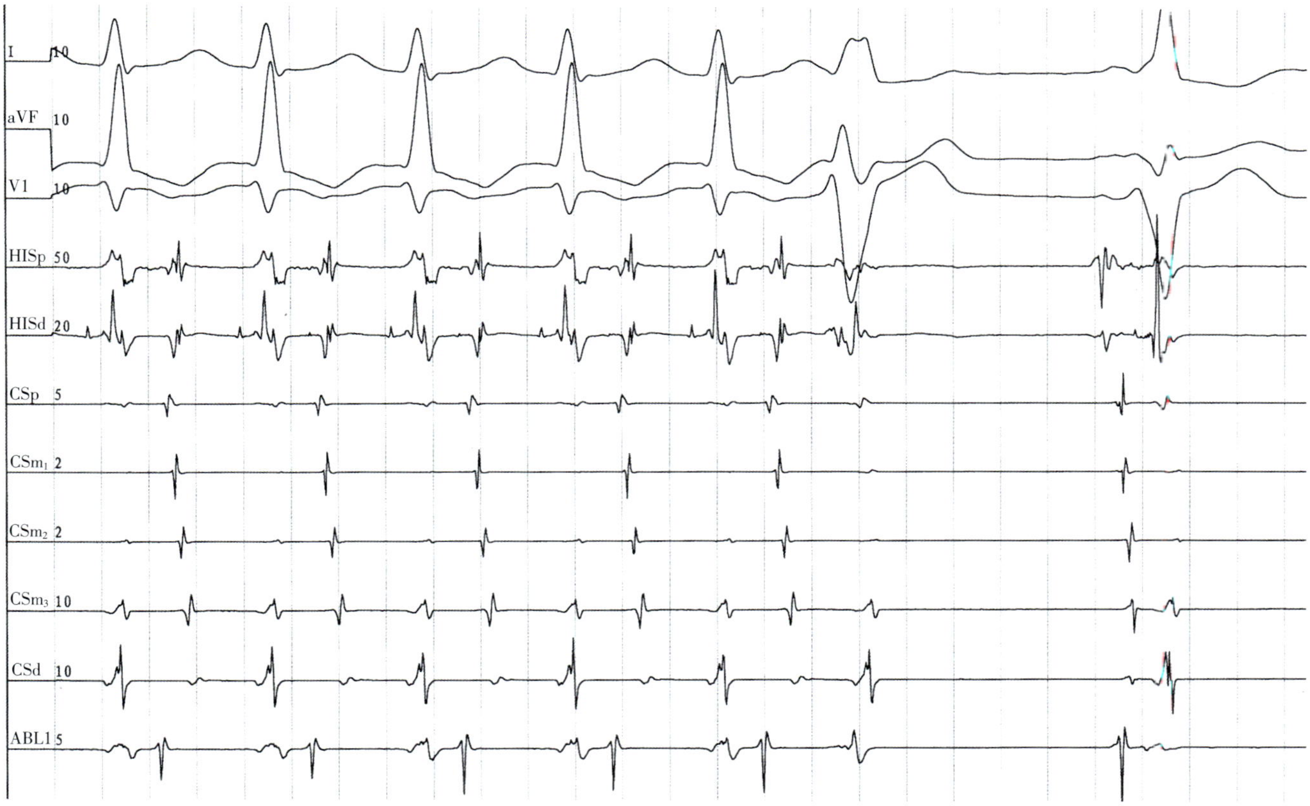

图 11-73　右侧旁路同侧室性期前收缩致旁路逆传阻滞终止顺向型房室折返性心动过速。

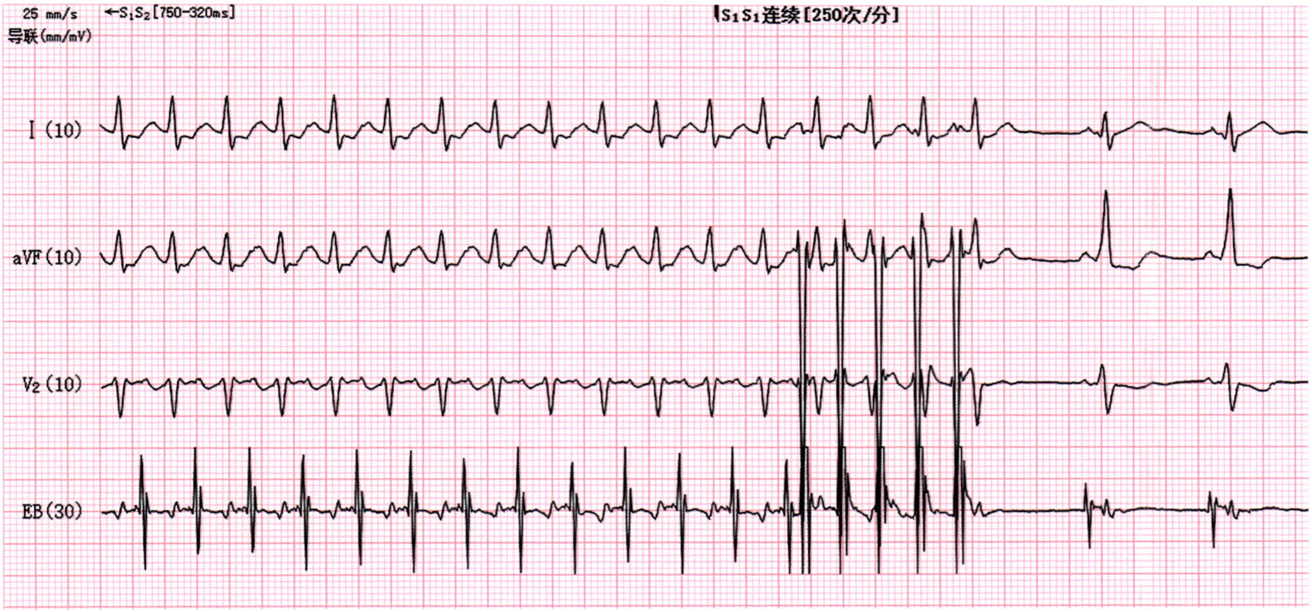

图 11-74　心房超速刺激终止顺向型房室折返性心动过速。图示心动过速频率为 187 次/分，逆行 P 波在Ⅰ、aVF 导联倒置，在 V_2 导联直立。食管导联 R-P⁻间期为 150ms，P⁻-R 间期为 170ms，V_1 导联 R-P⁻间期为 200ms，R-P⁻E 间期<R-P⁻V_2 间期，为房室结-希浦系统前向传导，左侧壁房室旁路逆向传导的顺向型房室折返性心动过速。采用 S_1S_1 250 次/分心房超速刺激，第 4 次、第 5 次刺激夺获心房，QRS 波后的逆行 P 波消失。第 5 次刺激在房室结-希浦系统及房室旁路均发生阻滞后终止了心动过速。窦性 P 波后显示出显性左侧房室旁路图形。

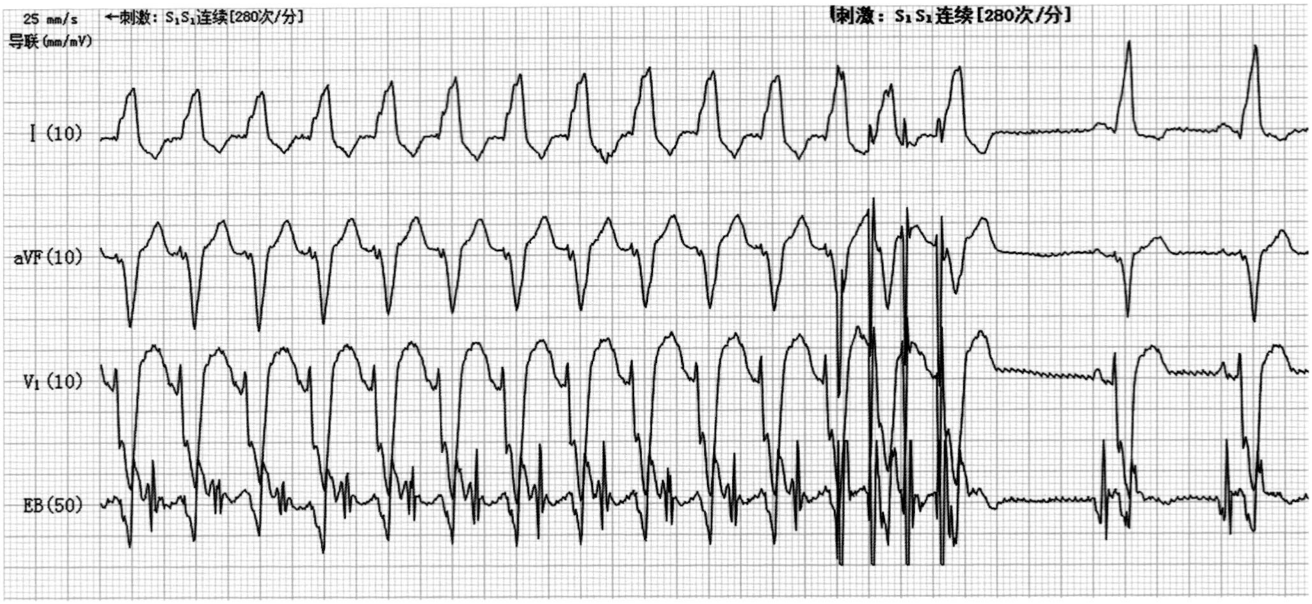

图 11–75 S_1S_1 超速刺激终止逆向型房室折返性心动过速。图示心动过速频率为 150 次/分，QRS 波宽大畸形 160ms，在Ⅰ导联直立，在 aVF、V_1 导联负向为主。逆行 P 波在Ⅰ导联倒置，在 V_1、aVF 导联直立，食管导联 $R-P^-$ 间期为 200ms，P^--R 间期为 200ms，V_1 导联 $R-P^-$ 间期为 240ms，$R-P^-E$ 间期 $< R-P^-V_1$ 间期，显示左侧偏心性逆行心房激动顺序。此为显性右后侧壁旁路前传，左侧壁旁路逆传的逆向型房室折返性心动过速。采用 S_1S_1 280 次/分超速刺激，第 1 次刺激即夺获心房致其后 R 波提前，随之终止了心动过速。

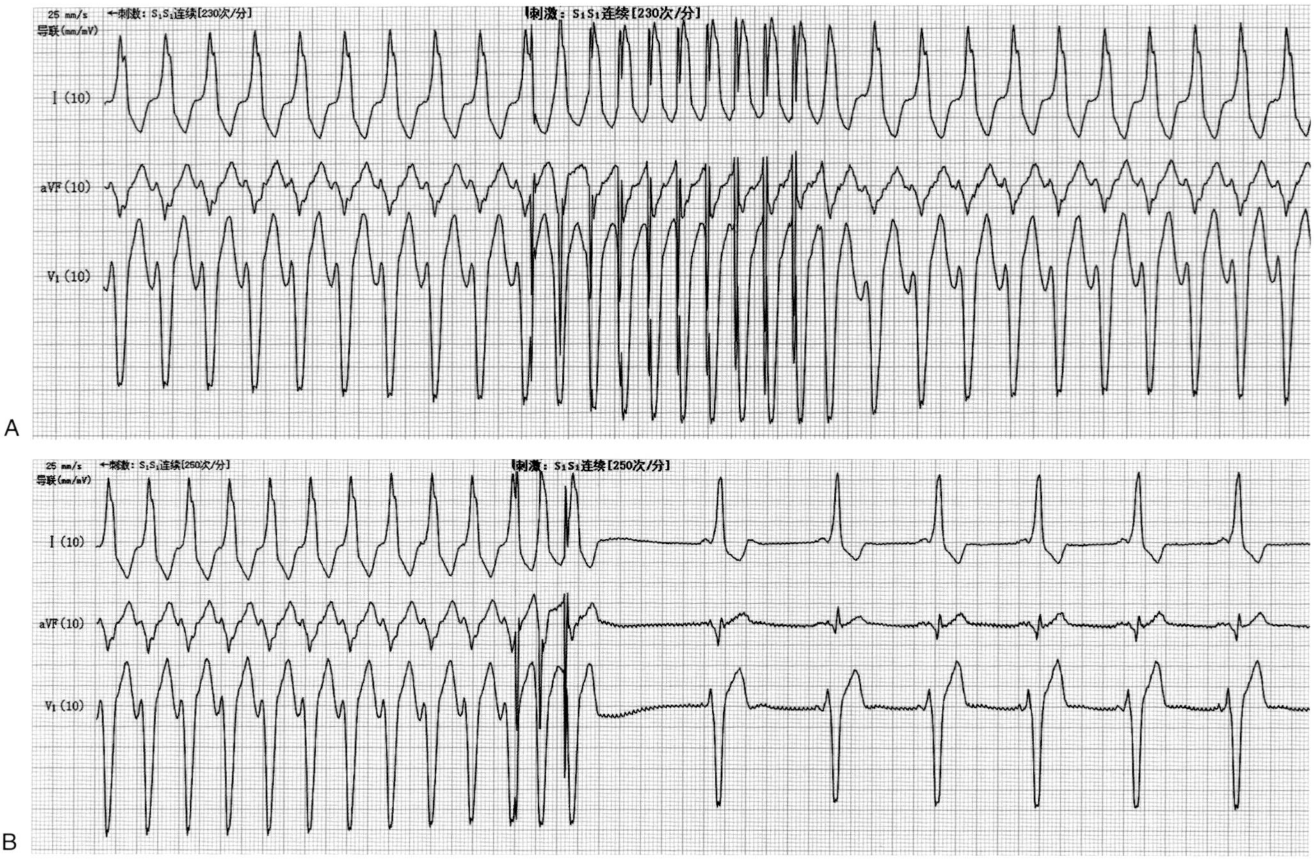

图 11–76 逆向型房室折返性心动过速时拖带与终止。(A)心动过速时发生拖带；(B)终止心动过速。

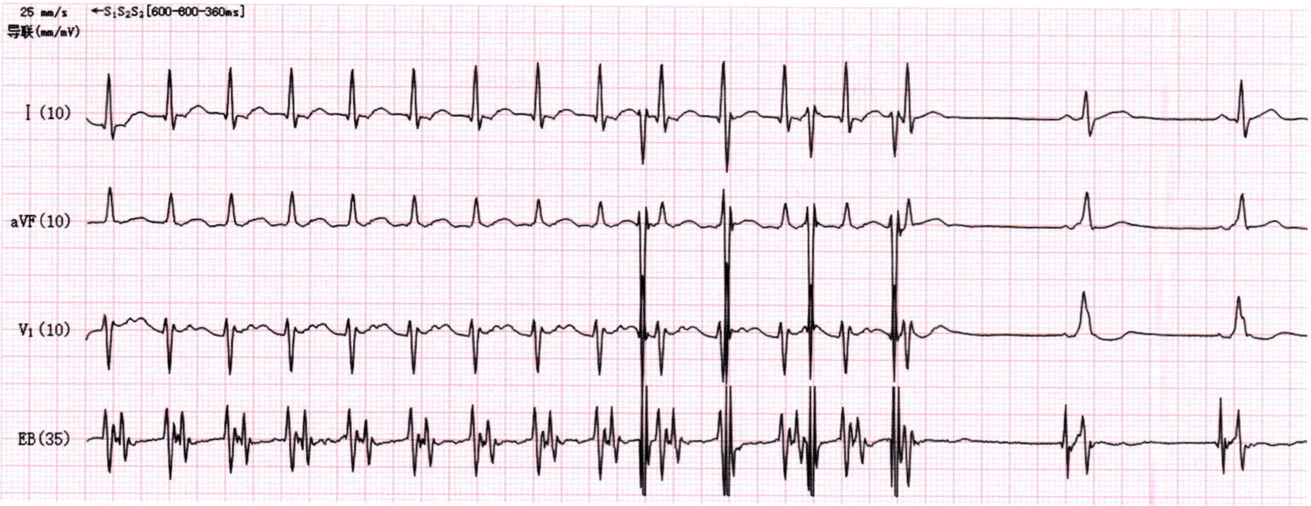

图 11-77 心房亚速刺激终止顺向型房室折返性心动过速。图示心动过速频率为 136 次/分，食管导联 R-P⁻间期为 110ms，P⁻-R 间期为 330ms，V_1 导联 R-P⁻间期为 160ms，R-P⁻E 间期<R-P⁻V_1 间期，逆行 P 波在 I、aVF 导联倒置，在 V_1 导联直立，为房室结-希浦系统前传，左侧壁旁路逆传的顺向型房室折返性心动过速。采用 S_1S_1 100 次/分亚速刺激，第 4 次 S_1 刺激夺获心房，落入房室结-希浦系统不应期中，并与旁路逆传激动互相干扰，折返环路被打断后心动过速终止。

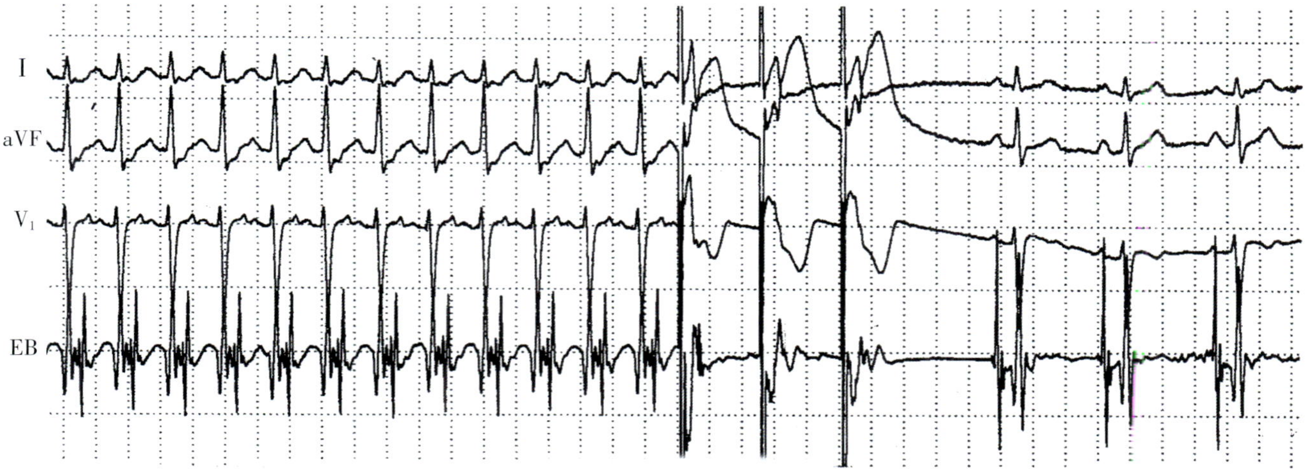

图 11-78 经食管心室亚速刺激终止顺向型房室折返性心动过速。图示心动过速频率为 187 次/分，逆行 P 波在 I、aVF 导联倒置，在 V_1 导联直立，食管导联 R-P⁻间期为 100ms，P⁻-R 间期为 220ms，V_1 导联 R-P⁻间期为 160ms，R-P⁻E 间期<R-P⁻V_1 间期，为房室结-希浦系统前向传导，左侧房室旁路逆向传导的顺向型房室折返性心动过速。采用 S_1S_1 120 次/分的亚速刺激起搏了左心室，S 波后紧跟 3 次右束支传导阻滞图形的宽 QRS 波，第 1 次 QRS 波形态介于窄 QRS 波与右束支传导阻滞图形之间，为折返激动沿房室结下传与心室起搏形成的室性融合波。因左心室是折返环路的组成部分，刺激夺获左心室形成不应期后终止了顺向型房室折返性心动过速。

缩短的矛盾现象。所以，引起 Coumel 现象的本质是由于心室内传导时间延长导致室房传导时间延长，即 R-P⁻间期的延长（详见第 12 章第 5 节）。故利用食管导联的高尖 P⁻波了解 R-P⁻间期改变比 R-R 间期改变更具有临床意义，不但可在顺向型房室折返性心动过速时做出诊断，也可在室性期前收缩或仅发生数次房室折返心搏时明确房室旁路部位。间隔部房室旁路逆传形成的顺向型房室折返性心动过速伴旁路同侧功能性束支传导阻滞时，因左右心室激动的时差较小，R-P⁻间期与 R-R 间期延长均<25ms（图 11-82）。

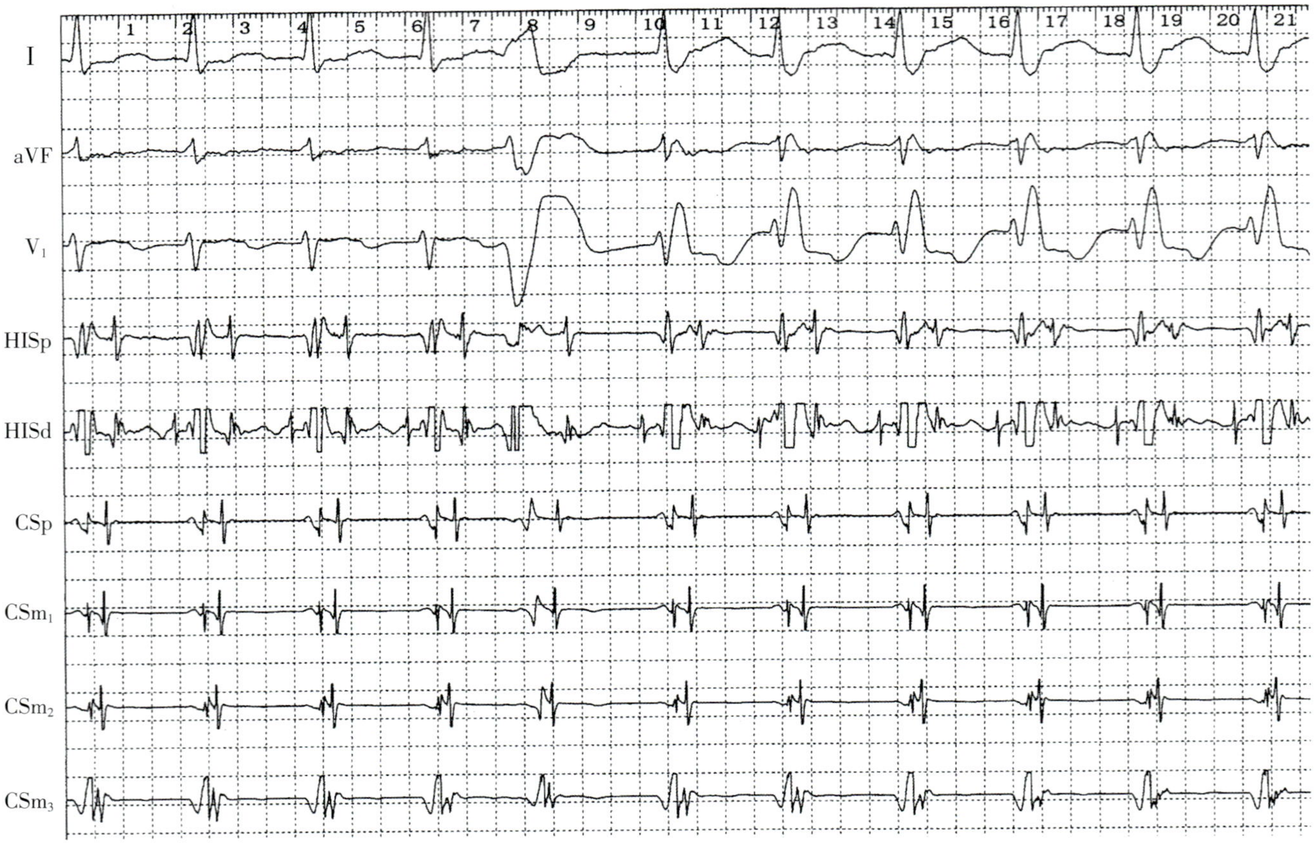

图 11-79　左侧旁路逆传顺向型房室折返性心动过速发生功能性右束支传导阻滞时，V-V 间期与 V-A 间期不变。图示前 4 次为频率 150 次/分的窄 QRS 心动过速，V 波后可见逆行 A 波在 CSm_3 部位最早，然后出现在 CSm_2、CSm_1、CSp、HISd、HISp。HISd 中见 A-H 间期为 220ms，H-V 间期为 50ms，V-A 间期为 130ms，为左侧旁路逆传的顺向型房室折返性心动过速。第 5 次 QRS 波宽大畸形为室性期前收缩，提前的心室激动落入右束支不应期，并形成束支蝉联现象。此时 R-R 间期和 A-A 间期激动及各传导顺序与右束支传导阻滞前一样，心动过速周长未发生改变，符合在顺向型房室折返性心动过速、旁路对侧束支传导阻滞时 VA 间期不变的 Coumel 定律（纸速：50mm/s）。

（4）心动过速的重整现象：发生适时的旁路同侧心房或心室期前收缩时，因提前激动发生在折返环路内，可出现心动过速重整现象或者终止心动过速，而旁路对侧心房或心室发生的期前收缩因远离折返环路，不易发生重整。

（5）顺向型房室折返性心动过速常伴有 QRS 波电交替或 R-R 周期长短交替。

1）QRS 波振幅交替现象：顺向型房室折返性心动过速发作时，任何导联上 QRS 波振幅相差≥0.1mV 称为 QRS 波振幅交替，其具体机制尚不完全清楚，可能是心动过速导致心脏传导系统的某一区域（如束支、浦肯野系统、心室肌等）形成功能性阻滞，当快速的激动到达时其仍处于不应期导致传导阻滞，而下一次激动到达时已恢复应激性，继而以震荡模式开启一个新的周期。顺向型房室折返性心动过速因频率较快，常伴有 QRS 波振幅高低电交替，心率越快合并电交替概率越大（图 11-83）。

2）R-R 周期长短交替：R-R 周期长短交替主要原因是折返激动落在房室结-希浦系统的相对不应期早期而出现 P^--R 间期延长，因此，折返周期也延长，使下一次激动落在房室结-希浦系统相对不应期晚期或不应期之外，P^--R 间期便相应缩短，因此，造成 R-R 周期长短交替。此外还见于房室多旁路或房室结多径路并存时。①P^--R 间期长短交替，长、短 P^--R 间期各自固定不变。房室结存在≥2 条径路时，心房激动沿传导速度显著不等的径路交替前向传导，使 P^--R 间期与 R-R 间期长短交替或分别出现。一般互差可达 100ms 以上（图 11-84 至图 11-86）。② R-P^-间期

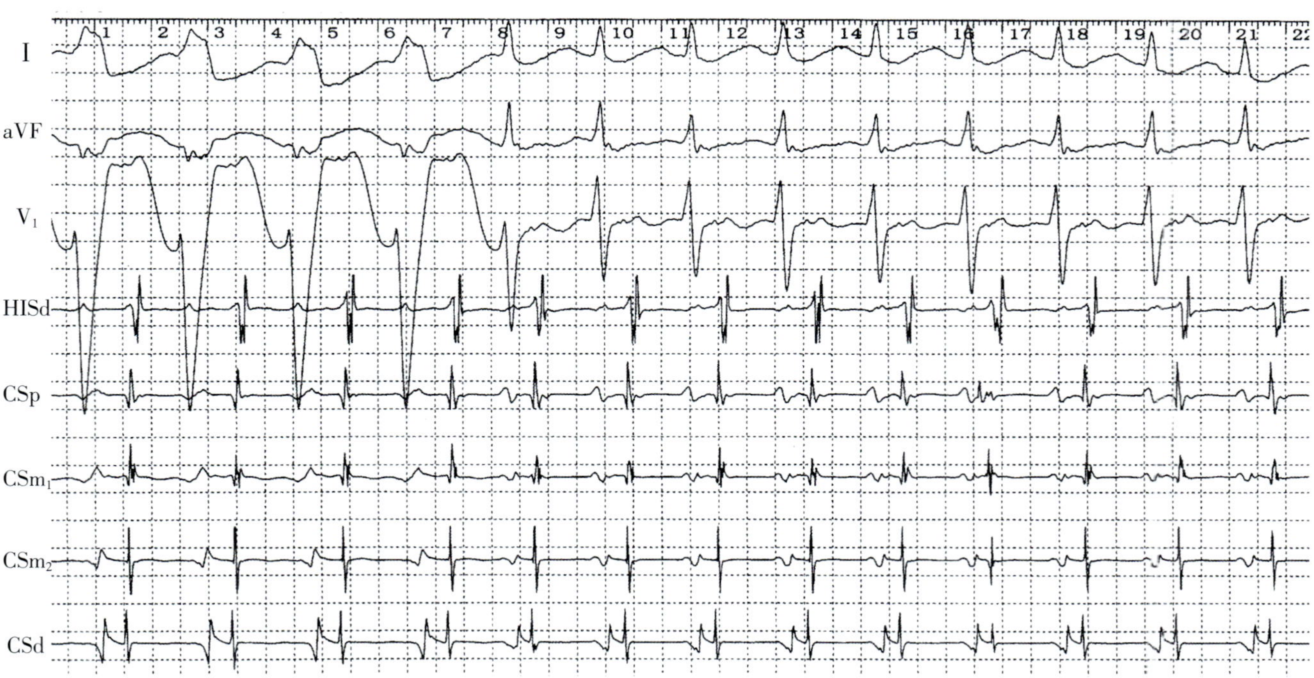

图 11–80　左侧旁路逆传顺向型房室折返性心动过速伴功能性左束支传导阻滞时 V–V 间期与 V–A 间期延长。图示前 4 次为频率 158 次/分的功能性左束支传导阻滞图形心动过速，V–V 间期 380ms，HISd 中 A–V 间期为 200ms，V–A 间期为 180ms，第 5 次心搏及其后 QRS 波形态恢复正常，频率增快至 193 次/分，V–V 间期为 310ms，HISd 中 A–V 间期为 200ms，V–A 间期为 110ms。两者腔内图中激动传导顺序一致，左束支传导阻滞时 V–V 间期与 V–A 间期延长 70ms，符合左侧旁路逆传的顺向型房室折返性心动过速的 Coumel 现象。窄 QRS 波心动过速激动折返顺序：心房–房室结–希氏束–左、右束支–左、右心室–左侧旁路–心房。宽 QRS 波心动过速激动折返顺序：心房–房室结–希氏束–右束支–右心室–室间隔–左心室–左侧旁路–心房。后者折返环路中逆传径路及激动传导时间明显延长。

长短交替或分别出现。长、短 R–P$^-$间期各自固定，说明存在≥2 条逆传旁路，激动从心室沿不同位置的房室旁路交替逆传致 R–P$^-$间期长短交替，此时，逆行 P 波形态因房室旁路在心房端位置不同而有所差异。③P$^-$–R 间期及 R–P$^-$间期均出现长短不等的现象。当多旁路或房室结多径路并存时，折返环的前传及逆传径路可出现不同组合，使顺向型房室折返性心动过速心电图表现非常复杂，需要与多源性房性心动过速相鉴别。

（6）激动从左侧房室旁路逆向传导时，大多数情况下可以清楚见到逆行 P 波位于 QRS 波后，R–P$^-$间期<P$^-$–R 间期，R–P$^-$间期<1/2 R–R 间期。食管导联中 R–P$^-$间期>90ms 可排除慢–快型房室结折返性心动过速。有时在 V_1 导联观察到 R–P$^-$间期>P$^-$–R 间期的反常现象，系激动从左侧房室旁路逆向传导到左心房，在向右心房传导过程中发生传导延缓，致右心房激动延迟所造成。

（7）顺向型房室折返性心动过速时旁路定位。心内电生理标测时最早的逆行心房激动点即是旁路插入心房的部位，可进行详细定位（图 11–79、图 11–80、图 11–87 和 11–88）。逆行的心房激动投影在体表心电图各导联的 R–P$^-$间期和 P$^-$波形态有助于旁路定位：①逆行 P 波在Ⅰ导联倒置，在 V_1 导联直立，食管导联 R–P$^-$间期<V_1 导联是左侧房室旁路参与折返的特征性改变。当旁路位于左前侧壁时，除了Ⅰ、aVL 导联逆行 P 波倒置外，还可在下壁导联，尤其在Ⅲ导联出现直立的逆行 P 波（图 11–89A）；②逆行 P 波在Ⅰ导联直立，在 V_1 导联倒置，食管导联 R–P$^-$间期>V_1 导联是右侧房室旁路逆向传导的特征，在Ⅱ、Ⅲ、aVF 导联直立是右前侧壁或右前间隔逆向传导形成（图 11–89B）；③逆行 P 波在Ⅱ、Ⅲ、aVF 导联呈深倒置为右或左后间隔房室旁路折返形成的特征；④如果同一导联出现两种 R–P$^-$间期或不同形态的逆行 P 波，或者出现心房融合波是多发性旁路参与折返的表现

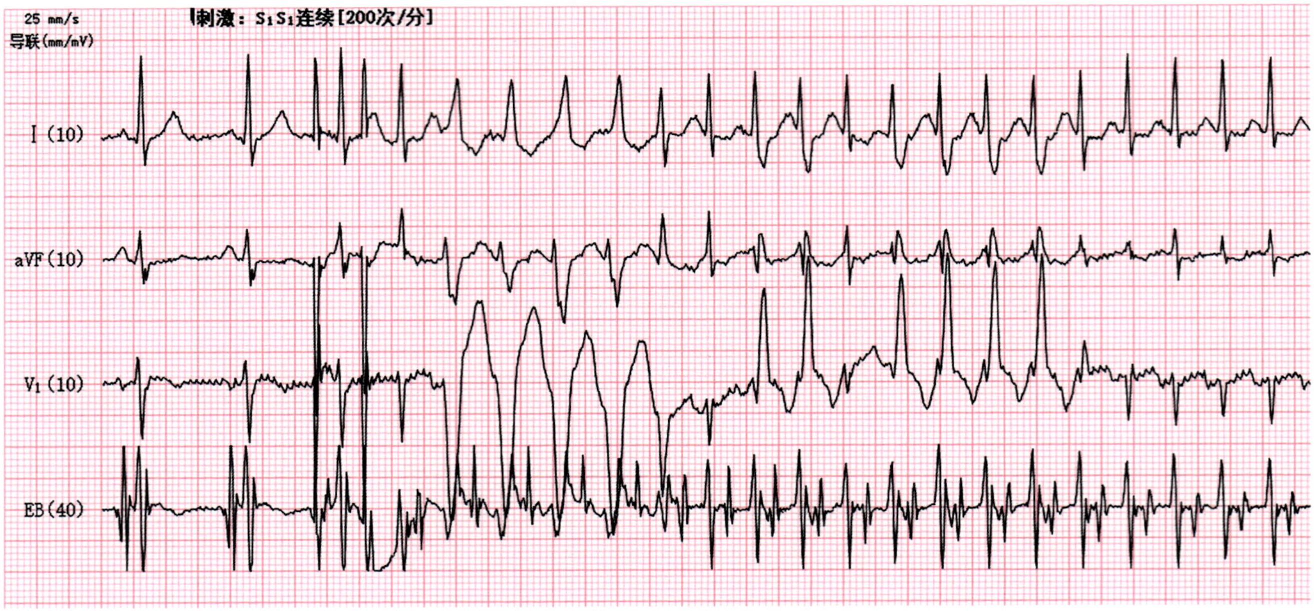

图 11-81 心房定数刺激诱发左侧房室旁路逆向传导的顺向型房室折返性心动过速伴功能性左、右束支传导阻滞。图示在窦性心律时，应用频率 200 次/分的心房定数刺激 2 次诱发心动过速，QRS 波分别呈左、右束支传导阻滞及正常 3 种图形。窄 QRS 波心动过速频率为 207 次/分，食管导联 R–R 间期为 290ms，R–P⁻间期为 120ms，P⁻–R 间期为 170ms，V_1 导联 R–P⁻间期为 180ms，R–P⁻E 间期<R–P⁻V_1 间期，逆行 P 波在 Ⅰ、aVF 导联倒置，在 V_1 导联直立，为房室结–希浦系统前传，左侧旁路逆传的顺向型房室折返性心动过速。右束支传导阻滞时食管导联各间期与正常形态时一致。左束支传导阻滞时频率为 180 次/分，食管导联 R–R 间期为 330ms，R–P⁻间期为 160ms，P⁻–R 间期为 170ms，R–P⁻间期及 R–R 间期延长 40ms，符合左侧房室旁路逆向传导的顺向型房室折返性心动过速的 Coumel 现象。

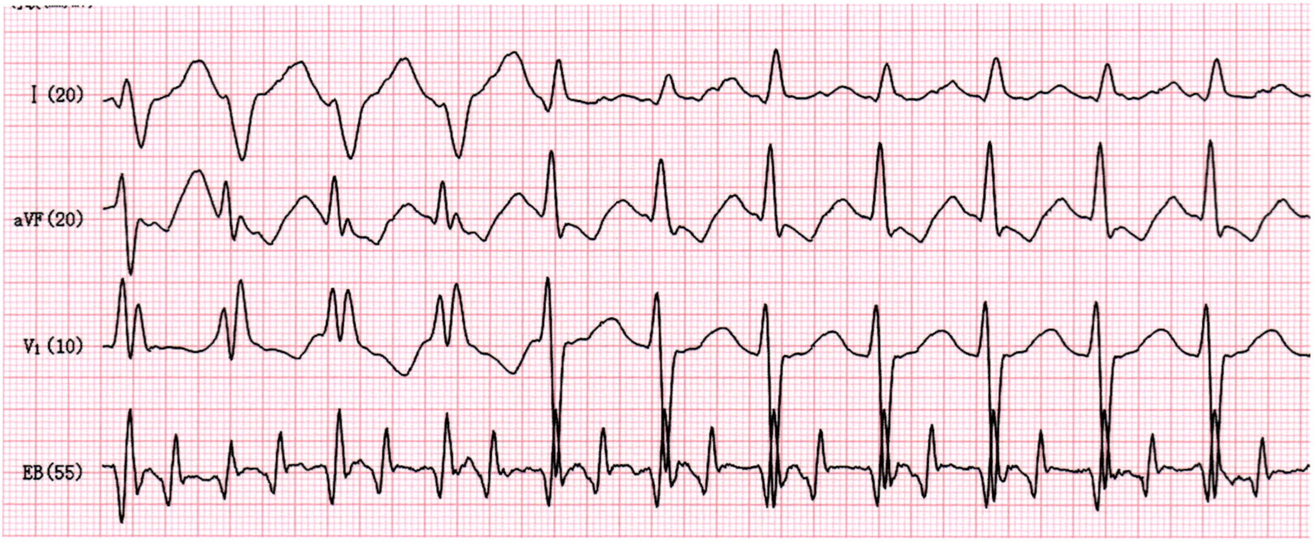

图 11-82 右后间隔房室旁路逆传的顺向型房室折返性心动过速伴右束支传导阻滞时 R–R 间期与 R–P⁻间期无改变。图示频率 176 次/分的心动过速，前 4 次 QRS 波呈右束支传导阻滞图形。其后的窄 QRS 波心动过速食管导联 R–R 间期为 340ms，R–P⁻间期为 160ms，P⁻–R 间期为 180ms，V_1 导联 R–P⁻间期为 160ms，R–P⁻E 间期=R–P⁻V_1 间期，逆行 P 波在 aVF、V_1 导联倒置，在 Ⅰ 导联直立，为房室结–希浦系统前传，右后间隔房室旁路逆传的顺向型房室折返性心动过速。功能性右束支传导阻滞时，前传激动沿房室结–希氏束–左束支–间隔支，心室最先除极的部位是室间隔左侧，激动很快到达右后间隔房室旁路并逆传心房，与右侧壁旁路不同，无须等待激动从左心室穿间隔传导至右心室后才能逆传，食管导联各间期与正常形态时无明显改变(纸速：50mm/s)。

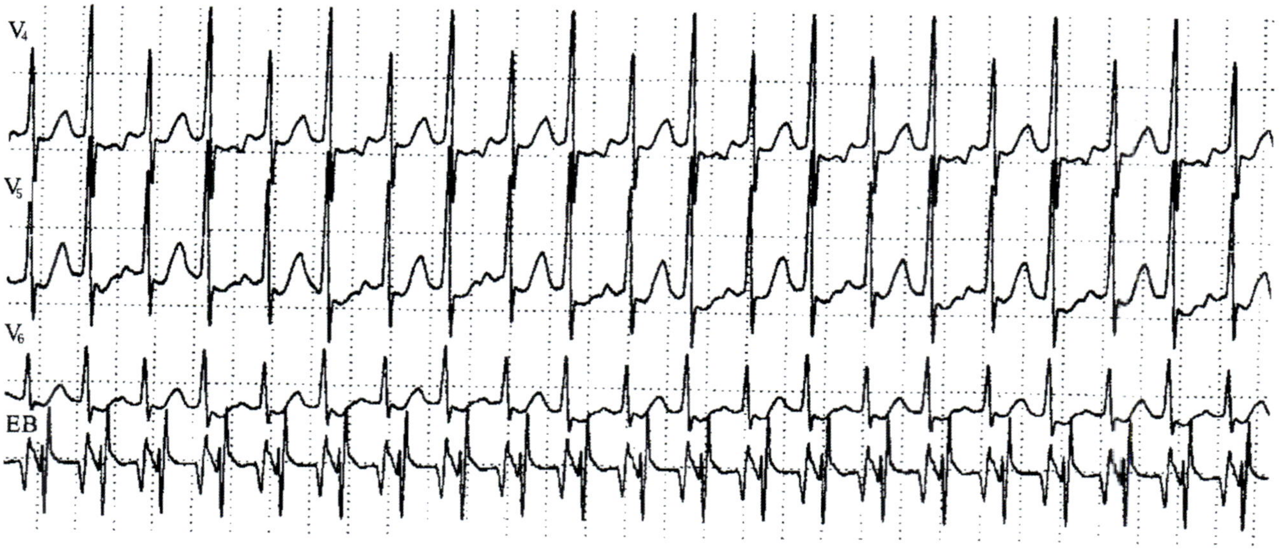

图 11-83　顺向型房室折返性心动过速 QRS 波与 T 波电交替。顺向型房室折返性心动过速时双极食管导联中 $R-P^-$ 间期为 120ms，R-R 间期为 300ms，心率为 200 次/分，发生显著的 QRS 波振幅与 T 波电交替。

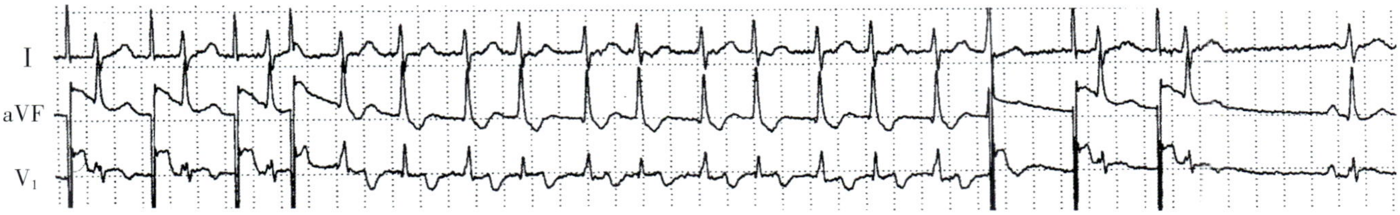

图 11-84　心房 S_1S_2 诱发隐匿性左侧房室旁路逆向传导，房室结快、慢径路交替前向传导的顺向型房室折返性心动过速。基础刺激 S_1S_1 周期长度 600ms 的心房程控期前刺激，S_1S_2 偶联间期为 260ms，S_2-R 间期为 320ms 时诱发左侧房室旁路逆向传导的顺向型房室折返性心动过速。激动由同一条旁路逆传，$R-P^-$ 间期固定为 130ms。前传激动由房室结快、慢径路交替前向传导，P^--R 间期长短交替为 260ms、320ms，导致 R-R 间期分别为 390ms、450ms。3 次频率 100 次/分的亚速刺激夺获心房后终止心动过速。

（图11-90 至图 11-93）；⑤根据逆行 P 波在不同导联的方向，将隐匿性房室旁路分成 4 个区域，可简明快速判断旁路部位（表 11-1）。

（8）发生二度房室或室房传导阻滞时，心动过速立即终止是顺向型房室折返性心动过速的特征性改变，这一特点可区别于慢-快型房室结折返性心动过速或心房内折返性心动过速。顺向型房室折返性心动过速折返环路包括房室旁路、房室结-希浦系统、旁路同侧的心房肌、旁路同侧的心室肌。折返环路中任何部位的心肌组织不应期短于折返波长是心动过速持续存在的必要条件，当激动到达房室旁路或房室结-希浦系统而其正处于不应期时，折返被中断，顺向型房室折返性心动过速即终止（图 11-94 至图 11-96）。慢-快型房室结折返性心动过速的折返环路为房室结双径路，不涉及心房肌及心室肌，房室之间有无传导阻滞，都不影响激动在折返环路中的传导，而心房内折返性心动过速的折返环局限在心房中。所以发生房

表 11-1　逆行 P^- 波方向对隐匿性房室旁路 4 个区域定位

右前区域：	左前区域：
V_1、V_2、aVR ↓	V_1、V_2、aVR ↑
Ⅱ、Ⅲ、aVF ↑	Ⅱ、Ⅲ、aVF ↑
Ⅰ、aVL ↑	Ⅰ、aVL ↓
aVR ↓	
右后区域：	左后区域：
V_1、V_2 ↓ 或 ↓ ↑	V_1、V_2 ↑ 或 ↓ ↑
Ⅱ、Ⅲ、aVF ↓	Ⅱ、Ⅲ、aVF ↓
Ⅰ、aVL ↑	aVR ↑

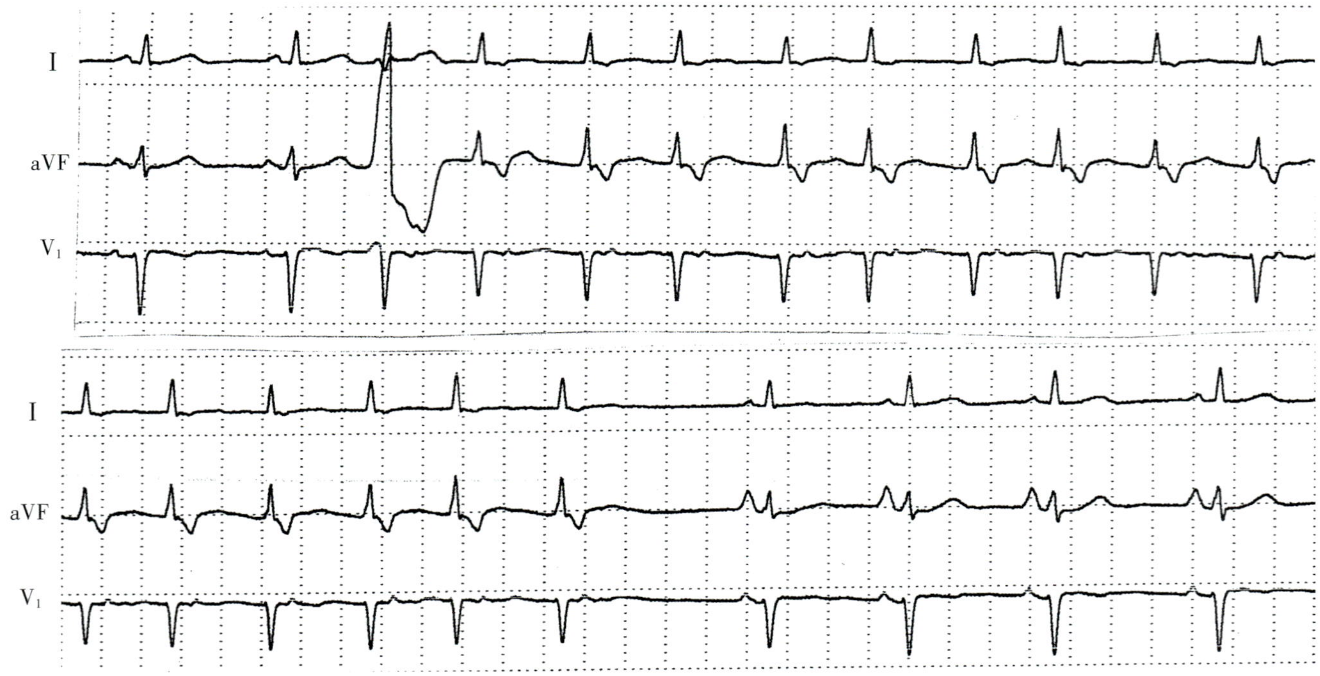

图 11-85 隐匿性左后间隔房室旁路逆向传导，房室结双径路交替顺向传导的房室折返性心动过速。窦性心律时未见心室预激，第 3 个提前出现的宽大畸形 QRS 波后诱发窄 QRS 波心动过速，逆行 P 波在 Ⅰ、aVF 导联倒置，在 V_1 导联直立。R-P⁻间期为100ms，P⁻-R 间期为 440ms 和 340ms 交替出现。折返激动从房室旁路逆向传导，沿房室结快、慢径路交替下传，造成 R-R 间期明显长短交替。

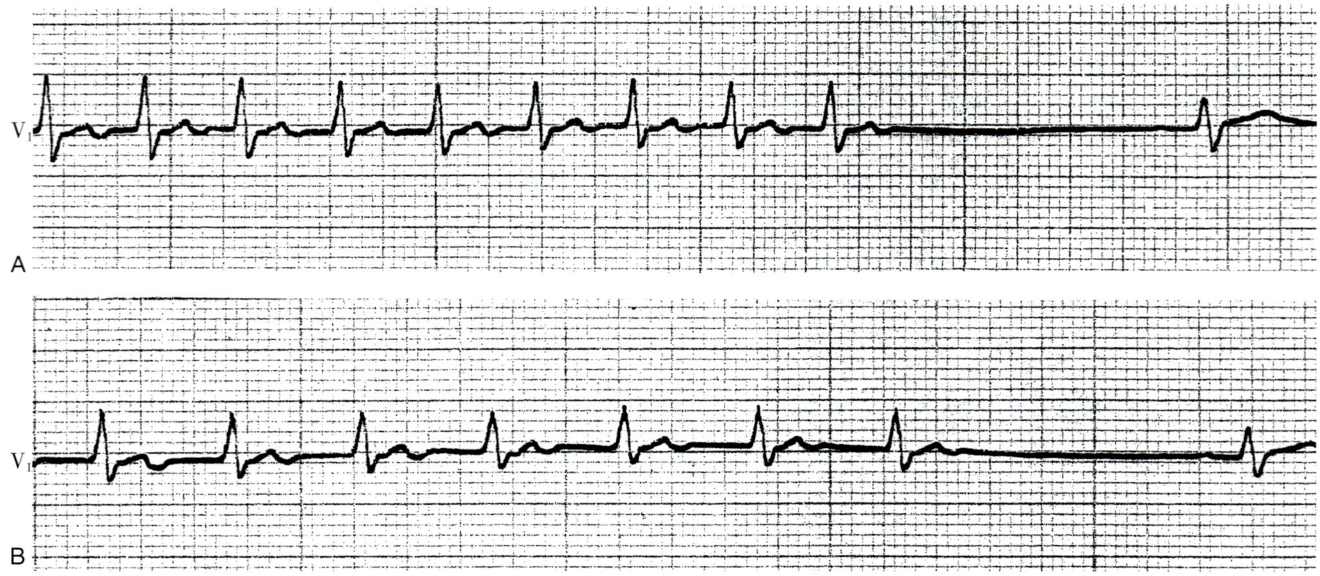

图 11-86 隐匿性左侧房室旁路逆向传导，房室结快、慢径路分别前向传导的顺向型房室折返性心动过速。上、下图为同一患者心动过速心电图，逆行 P 波在 V_1 导联直立，P⁻-R 间期<R-P⁻间期，为隐匿性左侧房室旁路逆向传导的顺向型房室折返性心动过速。(A)激动由房室结快径路前传，R-P⁻间期为 170ms、P⁻-R 间期为 190ms、R-R 间期为 360ms。(B)激动落入快径路不应期，由房室结慢径路前传伴快径路蝉联现象，R-P⁻间期为 170ms、P⁻-R 间期为 350ms、R-R 间期为 520ms。图 A 和图 B 中的心动过速都终止于房室结-希浦系统的前传阻滞。

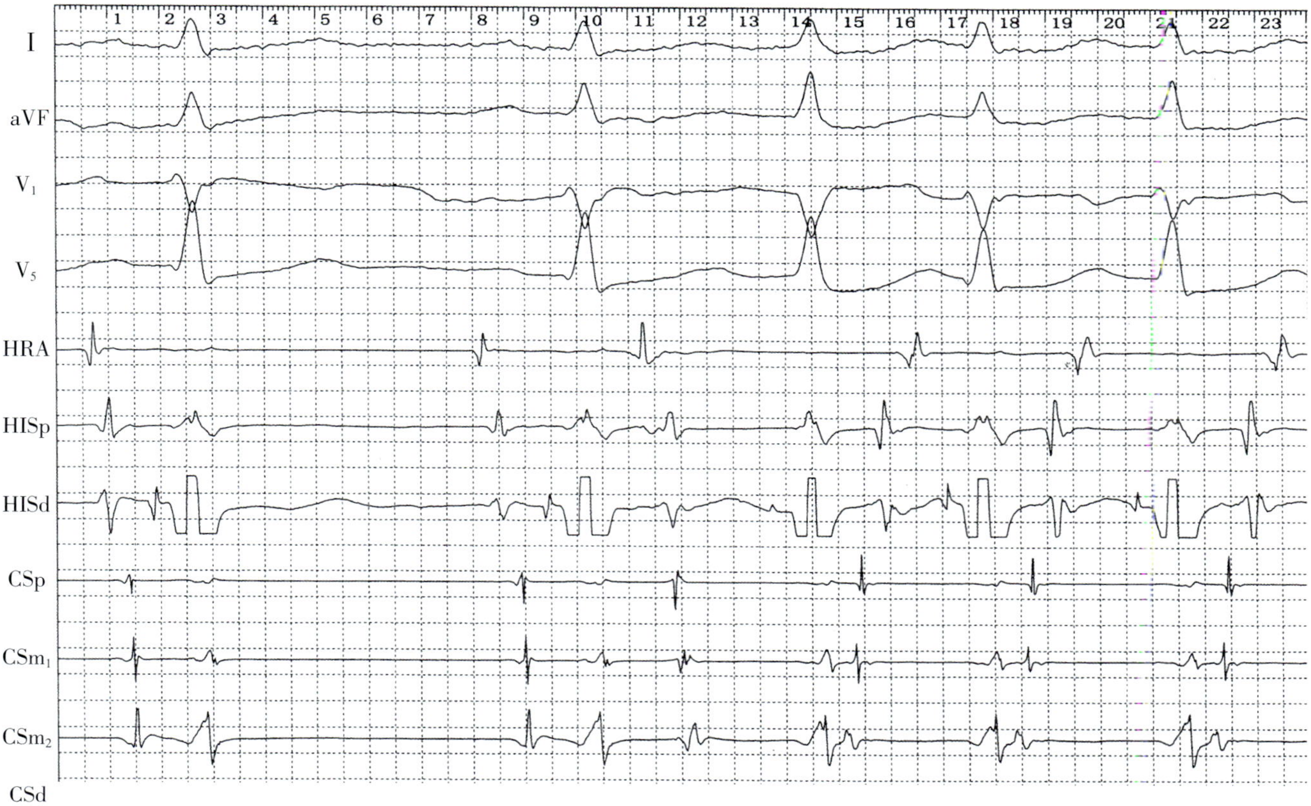

图 11-87　高位右心房期前收缩诱发隐匿性左侧壁房室旁路逆向传导的顺向型房室折返性心动过速（纸速：100mm/s）。图示第 3 个 P' 波最早出现在高位右心房，提前的右心房激动落入房室结相对不应期，A-H 间期延长达 220ms，延迟的激动从恢复应激的左侧旁路逆传，逆行 A 波在 CSm_2 部位最早，然后依次出现在 CSm_1、CSp、HISd、HISp、HRA，随后诱发频率 162 次/分的心动过速，HISd 中见 A-H 间期为 160ms，H-V 间期为 50ms，V-A 间期为 160ms，为左侧壁旁路逆传的顺向型房室折返性心动过速。

室或室房传导阻滞都不会终止这两种心动过速的发作。

2.递减传导特性房室旁路诱发的顺向型房室折返性心动过速

（1）窦性心律时 P-R 间期和 QRS 波形态正常。

（2）窦性心律频率增快无须期前收缩便可自行发作，心房快速刺激和期前刺激均可诱发或终止，诱发时 S-R 间期不延长（图 11-54）。心室期前收缩诱发时出现明显延长的 $R-P^-$ 间期（图 11-97）。

（3）心动过速常终止在 $R-P^-$ 间期逐渐延长、P^- 波消失后，显示出旁路逆向递减性传导的特性，或者发生二度房室传导阻滞时心动过速也立即终止。

（4）心动过速经常反复发作，频率相对较慢，常为 100~200 次/分，尤其在终止前频率更慢。

（5）逆行 P 波出现在 QRS 波前，在Ⅱ、Ⅲ、aVF 导联与 V_1~V_6 导联倒置，$R-P^-$ 间期 > P^--R 间期。

3.逆向型房室折返性心动过速

（1）心房期前刺激和快速刺激可诱发，诱发时 S-R 间期较短。

（2）心动过速时 QRS 波宽大畸形与窦性心律的预激波形相似。频率常>200 次/分，酷似室性心动过速。而前者保持 1:1 房室传导，后者常出现房室分离，有助于鉴别。

（3）$R-P^-$ 间期 > P^--R 间期，P^- 波在Ⅱ、Ⅲ、aVF 导联倒置。

（4）心房与心室均是折返环路中的一部分，发生二度房室或室房传导阻滞时心动过速立即终止。

（5）发生两种以上预激图形的宽 QRS 波心动过速，预激形态 QRS 波心动过速常与其中一条旁路图形相似。或者同一患者逆向型房室折返性心动过速的频率比顺向型房室折返性心动过速快，表明存在多条

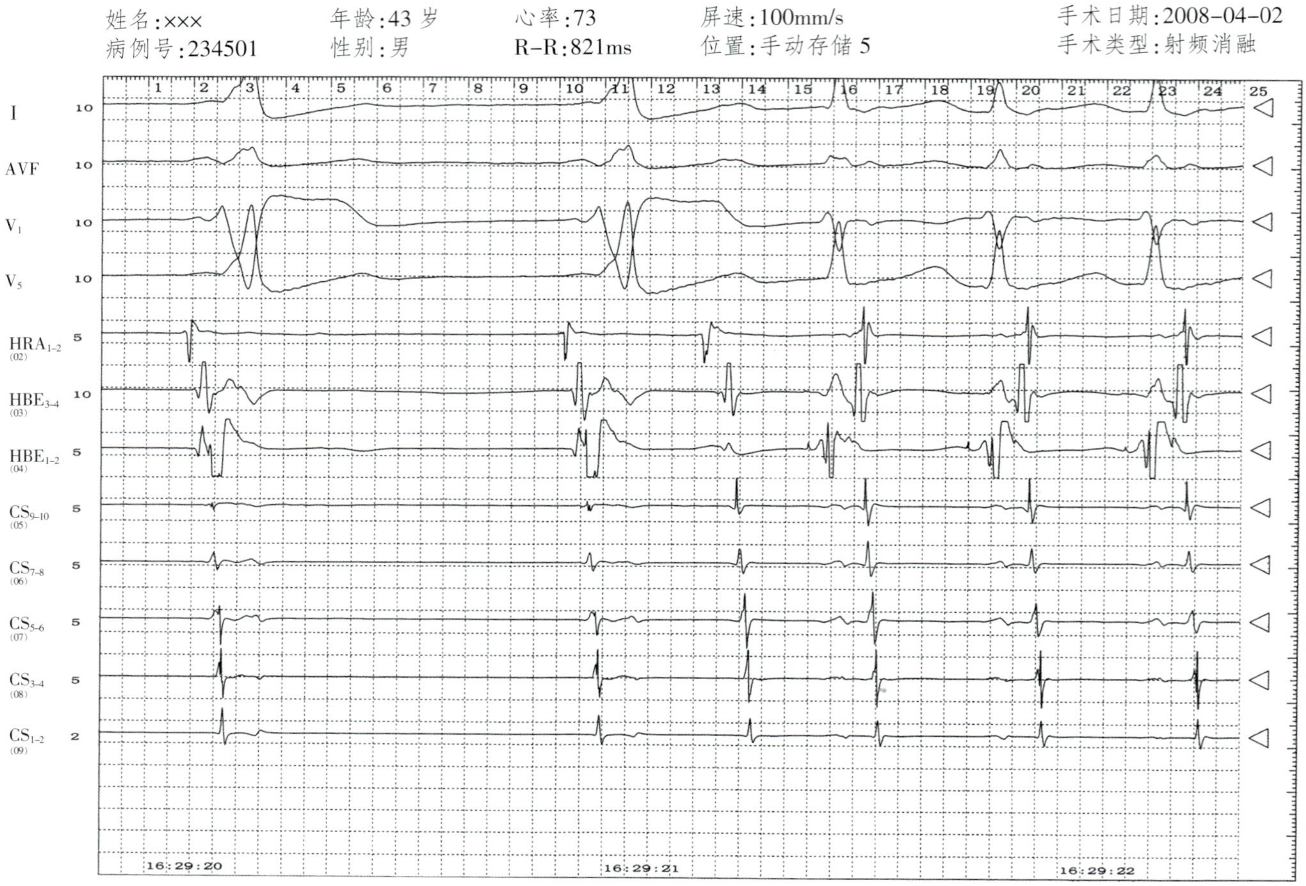

图 11-88 高位右心房期前收缩诱发显性右前间隔房室旁路逆传性顺向型房室折返性心动过速(纸速:100mm/s)。图示前 2 次窦性心律 P-R 间期为 60ms,呈 B 型心室预激。第 3 次期前搏动的 P'波最早出现在高位右心房 HRA_{1-2},提前的右心房激动落入显性右前间隔房室旁路有效不应期,从房室结-希浦系统前传,HBE_{1-2} 可见 A-H 间期为 180ms,H-V 间期为 20ms,V-A 间期为 65ms,逆行 A 波在 HBE_{1-2} 最早,然后出现在 CS_{9-10}、CS_{7-8}、CS_{5-6},同时从 HBE_{3-4}、HRA_{1-2} 逆传心房,随后诱发频率 187 次/分的心动过速,HBE_{1-2} 中见 A-H 间期为 240ms,H-V 间期为 20ms,V-A 间期为 65ms,为同一条右前间隔房室旁路逆传的顺向型房室折返性心动过速。心动过速 A-H 间期较房性期前收缩时延长 60ms,激动前传速度的延缓有利于旁路脱离不应期,从而使心动过速持续存在。

旁路参与折返。左、右两侧均存在显性房室旁路时,窦性激动容易沿右侧旁路下传心室,左侧旁路常被掩盖(图 10-30、图 11-99 至图 11-101)。

(6)房束旁路前向传导形成的逆向型房室折返性心动过速,QRS 波呈左束支传导阻滞图形伴电轴左偏,激动从具有递减传导特性的房束旁路前向传导,沿希浦系统-房室结逆向传导,前向与逆向传导速度均较慢,逆行 P 波在Ⅱ、Ⅲ、aVF、V_2-V_6 导联倒置(图 11-102)。

(四)鉴别诊断

1.顺向型房室折返性心动过速

(1)慢-快型房室结折返性心动过速:顺向型房室折返性心动过速与慢-快型房室结折返性心动过速是阵发性室上性心动过速中常见类型,因心动过速时在 QRS 波形态、频率等方面较接近,有时鉴别较为困难,可根据各自的电生理特征将其加以区分(表 11-2)。

此外,顺向型房室折返性心动过速伴有功能性束支传导阻滞时利用食管导联的 $R-P^-$ 间期还可与慢-快型房室结折返性心动过速合并功能性束支传导阻滞相鉴别。

1)顺向型房室折返性心动过速伴功能性束支传导阻滞:左侧房室旁路参与的顺向型房室折返性心动过速伴功能性左束支传导阻滞时,右束支及右心室成为折返环路的一部分,折返激动从右束支顺传至右心室,然后传至左心室,逆行心房激动发生在延迟的左心室激动之后(整个心室除极完毕)。P^- 波出现在宽

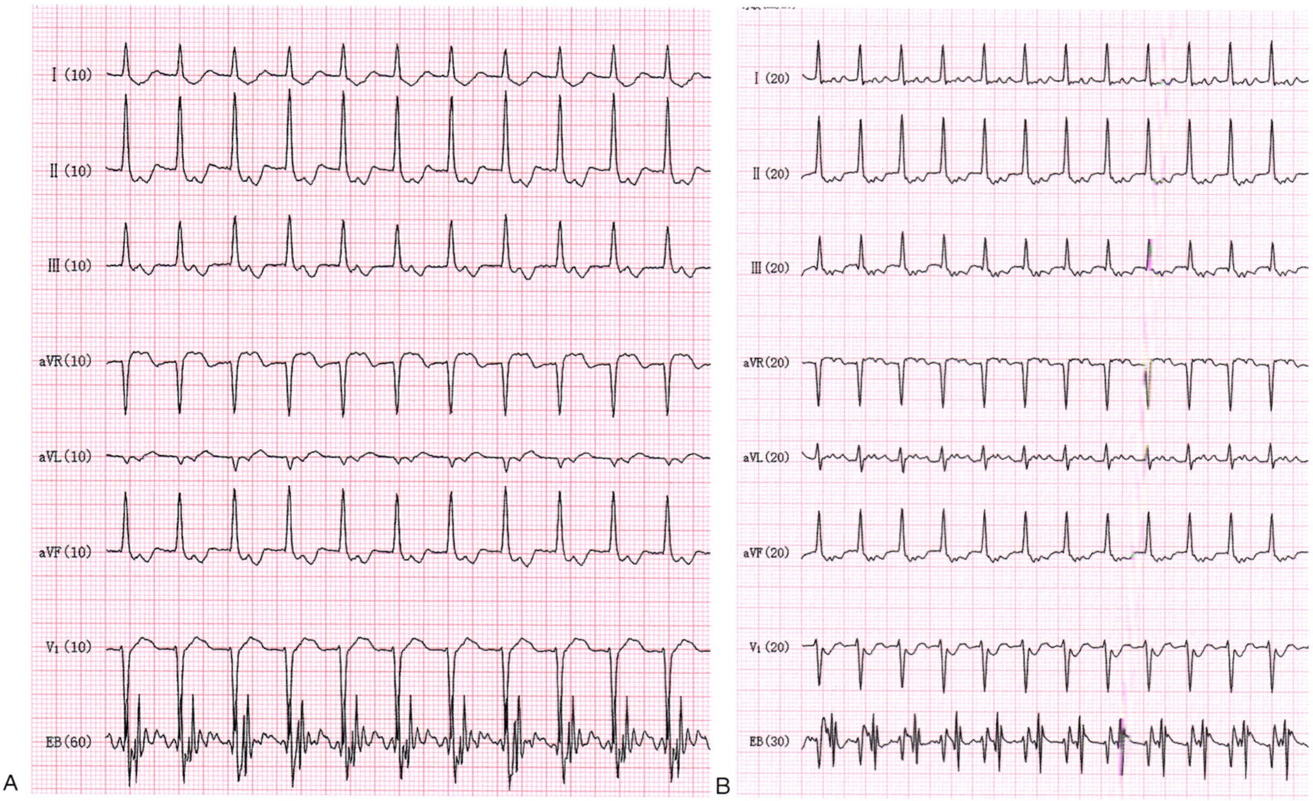

图 11–89 (A)左侧旁路性直立型逆行 P^-波。(B)右侧旁路性直立型逆行 P^-波。(A)图示频率 140 次/分的室上性心动过速，逆行 P^-波在Ⅰ导联倒置，在 V_1 导联直立，在Ⅱ、Ⅲ、aVF 导联直立，食管导联 R–P^-间期为 100ms，P^-–R 间期为 330ms，V_1 导联 R–P^-间期 140ms，R–P^-E 间期<R–P^-V_1 间期，腔内电生理检查证实，为距冠状窦口 5cm 的隐匿性左前侧壁旁路逆传的房室折返性心动过速。(B)图示频率 158 次/分的室上性心动过速，逆行 P 波在Ⅰ导联直立，在 V_1 导联倒置，在Ⅱ、Ⅲ、aVF 导联直立，食管导联 R–P^-间期为 120ms，P^-–R 间期为 260ms，V_1 导联 R–P^-间期为 90ms，R–P^-E 间期>R–P^-V_1 间期，腔内电生理检查证实，为右心房室环 11 点至 12 点的隐匿性右前侧壁旁路逆传的房室折返性心动过速。从心脏解剖位置而言，心房前壁位于心房的上方，如果旁路的心房端位于心房前壁，逆传激动在心房传导的方向即从上向下，投影在下壁导联轴的正侧，形成直立型逆行 P 波，而旁路心房端的前壁插入点位置决定了直立型逆行 P 波的形态。

QRS 波后，R–P^-间期较未发生左束支传导阻滞时延长 35ms 以上(图 11–103)。同理，右侧房室旁路参与的顺向型房室折返性心动过速伴功能性右束支传导阻滞时 R–P^-间期也延长 35ms 以上，两者在体表心电图大多可辨别出逆行 P 波。顺向型房室折返性心动过速合并左侧房室旁路伴功能性右束支传导阻滞或右侧房室旁路伴功能性左束支传导阻滞时，虽然心动过速的折返环路未发生改变，但因束支传导阻滞侧心室激动延迟，与先从旁路逆传至心房形成的 P^-波时差缩小，体表各导联中 P^-波隐埋在宽 QRS 波终末部不易显露，极易误诊为慢–快型房室结折返性心动过速。但顺向型房室折返性心动过速伴功能性束支传导阻滞时，旁路同侧心室激动后才能引起心房激动，P^-波只能出现在宽 QRS 波的终末部或 ST 段上，最早心室激动与逆行心房激动仍有一定的时距，食管导联中 R–P^-间期>110ms。有报道 90%的阵发性室上性心动过速伴功能性左束支传导阻滞是顺向型房室折返性心动过速形成。

2)因心室不参与折返，慢–快型房室结折返性心动过速伴功能性束支传导阻滞时逆行心房激动与最早心室激动几乎同时出现，无论是否发生束支传导阻滞，逆行 P 波总是隐藏在宽 QRS 波的前半部分，食管导联中 R–P^-间期仍<70ms，与未发生功能性束支传导阻滞时相同(图 11–104)。

(2)快–慢型房室结折返性心动过速：具有递减传导特性的慢旁路参与的顺向型房室折返性心动过速

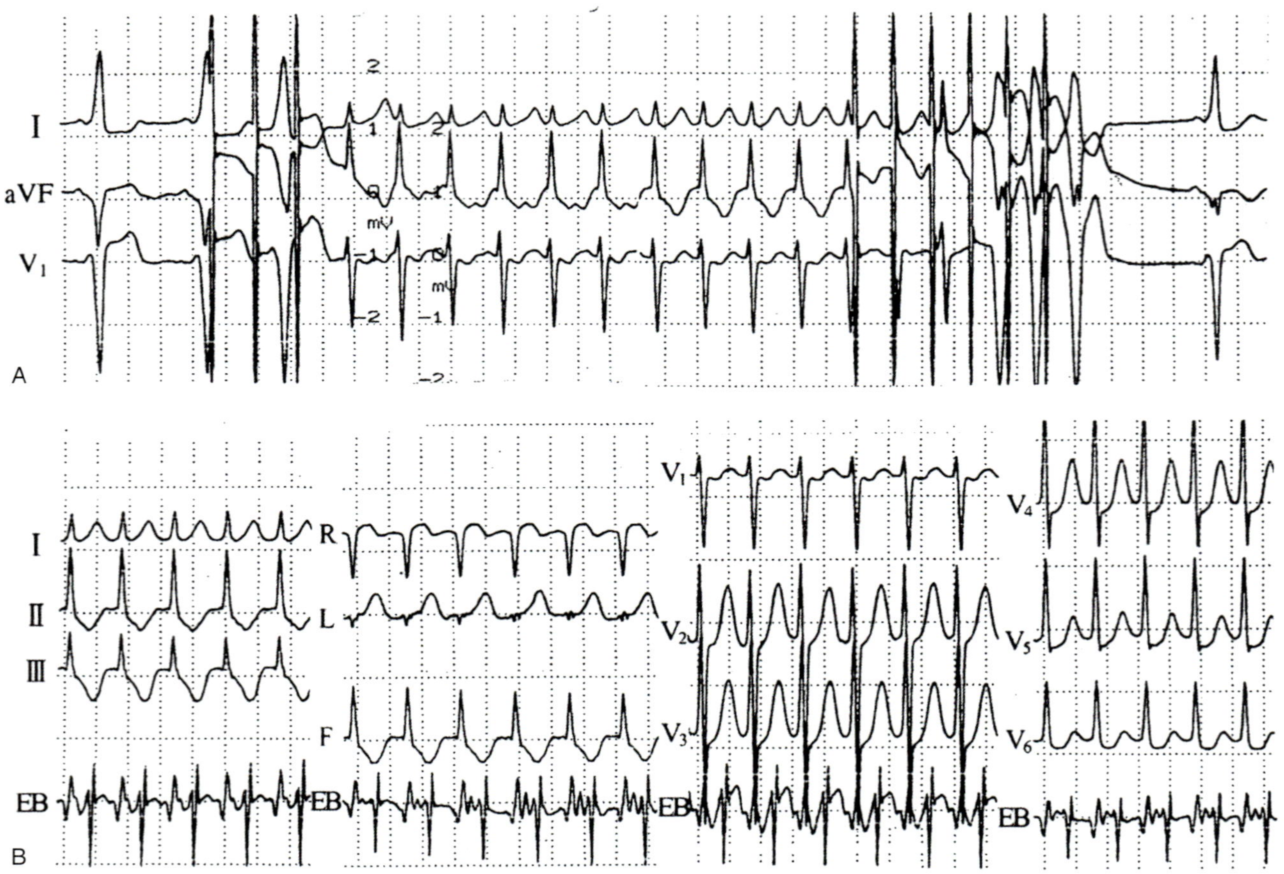

图 11–90 右侧双旁路所致顺向型房室折返性心动过速。右侧双旁路患者，心脏电生理检查证实在右侧游离壁和右后间隔旁各存在一条房室旁路，并经导管射频消融成功阻断两条旁路。(A)图示快速心房起搏第 3 次 S 波诱发出顺向型房室折返性心动过速，前 6 个 QRS 波后可见逆行 P 波，P⁻波在 aVF 导联直立，在 V_1 导联倒置。自第 7 次 QRS 波起，aVF 导联中逆行 P 波不清，V_1 导联中逆行 P 波倒置程度变浅，逆行 P 波形态的改变表明为两条旁路分别或同时逆向传导所致。经超速刺激终止了心动过速。(B)图示顺向型房室折返性心动过速时 12 导联与双极食管导联同步记录的心电图，心率为 176 次/分，P⁻波在 V_1 导联倒置并早于食管导联出现，符合右侧旁路逆向传导。

与快–慢型房室结折返性心动过速，在心电图上均表现为长 R–P⁻间期心动过速，P⁻波在Ⅱ、Ⅲ、aVF 导联呈负向。但前者心动过速期间在希氏束处于不应期时给予心室刺激可提前激动心房，一旦发生二度房室传导阻滞，心动过速立即终止。后者发生二度房室传导阻滞时不影响心动过速周期长度，也不会终止心动过速。

（3）窦房结折返性心动过速：窦房结折返性心动过速时 P 波形态接近窦性 P 波，R–P 间期>P–R 间期，在频率≥200 次/分时容易发生文氏型或 2:1 房室传导阻滞，房室传导阻滞时心动过速不终止。顺向型房室折返性心动过速时 P⁻波形态与窦性 P 波不同，R–P⁻间期<P⁻–R 间期，当发生房室传导阻滞时心动过速立即终止。

（4）房性心动过速：房性心动过速时 P’波形态与窦性激动不同，R–P’间期>P’–R 间期，R–P’间期不等，常由房性期前收缩诱发，可自行终止，自律性增高的房性心动过速发作时可见房性心率逐渐增快的温醒现象，在频率≥200 次/分时容易发生文氏型或 2:1 房室传导阻滞，房室传导阻滞时心动过速不终止。顺向型房室折返性心动过速时 R–P⁻间期<P⁻–R 间期，R–P⁻间期固定，当发生房室传导阻滞时心动过速立即终止。

（5）心房扑动 2:1 前向传导：心房扑动多见于器质性心脏病患者，多有心房颤动、心房扑动发作病史，心房扑动 2:1 前向传导时频率常为 150 次/分，F 波在

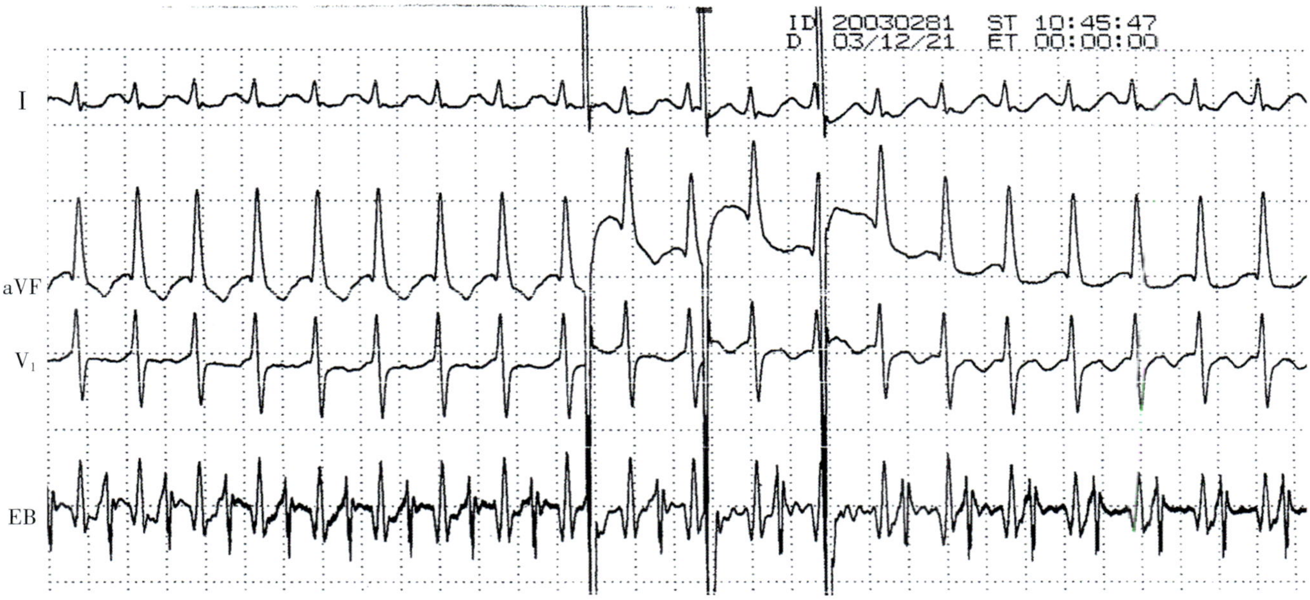

图 11-91　隐匿性右侧壁房室旁路与隐匿性左侧壁房室旁路逆向传导的顺向型房室折返性心动过速。图示心动过速前 9 次 QRS 波后逆行 P 波在Ⅰ导联直立，在 V_1、aVF 导联倒置，R-P⁻E 间期>R-P⁻V_1 间期，为隐匿性右侧壁房室旁路逆传的顺向型房室折返性心动过速。发放 3 次频率 100 次/分的食管心房亚速刺激，第 2 次 S 波刺激夺获心房，从房室结-希浦系统前传，同时隐匿性激动右侧壁房室旁路，激动逆传时右侧壁房室旁路仍处于不应期，改从另一条旁路逆传。食管导联 P-R⁻间期未变，R-P⁻间期由 160ms 缩短至 120ms，逆行 P 波在Ⅰ导联倒置，在 V_1 导联直立，R-P⁻E 间期<R-P⁻V_1 间期，转为隐匿性左侧壁房室旁路逆传的顺向型房室折返性心动过速。

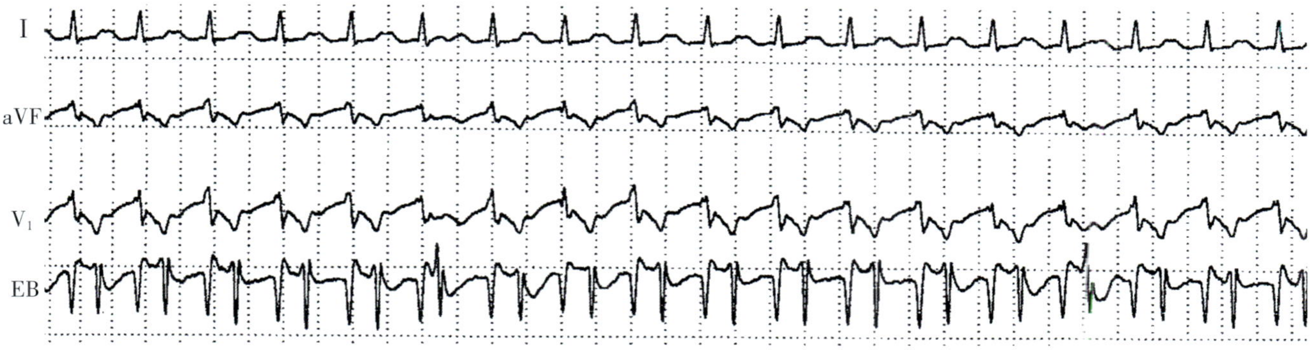

图 11-92　隐匿性右侧房室双旁路逆向传导的顺向型房室折返性心动过速。频率 150 次/分的窄 QRS 波心动过速，逆行 P 波在Ⅰ导联直立，在 V_1、aVF 导联倒置，食管导联 R-P⁻间期为 120ms，P⁻-R 间期为 280ms，V_1 导联 R-P⁻间期为 90ms，R-P⁻E 间期>R-P⁻V_1 间期，为右后侧壁旁路逆传的顺向型房室折返性心动过速。第 6 个逆行 P 波食管导联 R-P⁻间期为 90ms，在Ⅰ导联直立，在 V_1、aVF 导联低平，为右前间隔部旁路逆传。倒数第 4 个逆行 P 波，食管导联 R-P⁻间期为 110ms，体表心电图形态介于两者之间，为右后侧壁旁路与右前间隔部旁路共同逆传所形成的心房融合波。

R-R 之间，符合"Bix"法则。受房室结前向传导不应期影响，房室传导比例多变，此时在 R-R 间期之中可见 F 波。顺向型房室折返性心动过速患者多无器质性心脏病史，发作呈突发、突止，R-P⁻间期<P⁻-R 间期，R-P⁻间期固定，当发生房室传导阻滞时，心动过速立即终止。

2.逆向型房室折返性心动过速

（1）室性心动过速：室性心动过速患者多见于器质性心脏病，可见房室分离，由室性期前收缩诱发，自

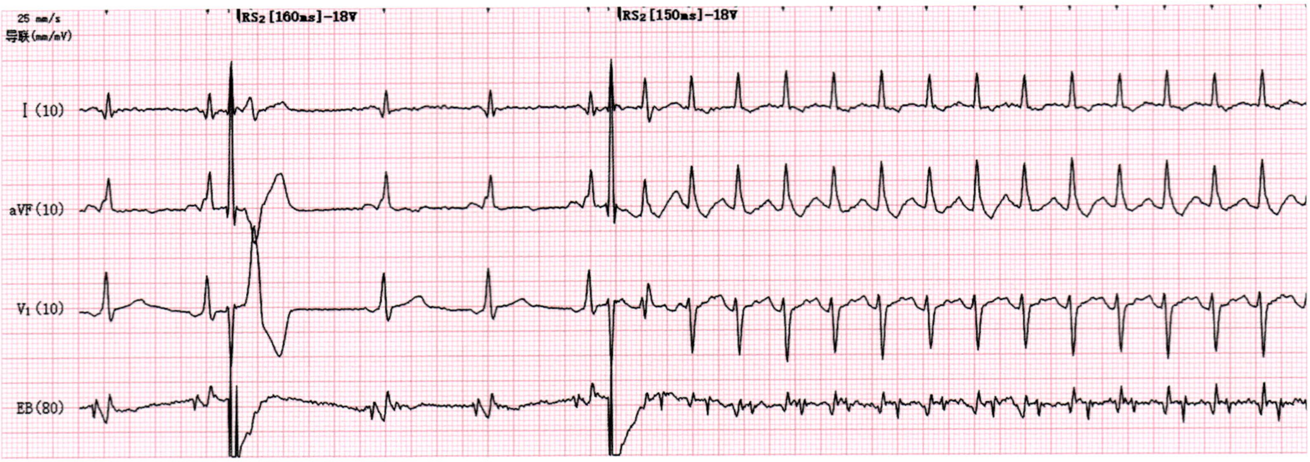

图 11-93 心房 RS_2 刺激诱发左侧双旁路交替逆传性顺向型房室折返性心动过速。窦性心律时显示 P-R 间期缩短，aVF、V_1 导联预激波与 R 波主波均向上，为显性左前侧壁房室旁路。RS_2 刺激 160ms 时下传的 R_2 波在Ⅰ、V_1 导联预激波与 R 波主波均向上，aVF 导联预激波与 R 波主波向下，为显性左后壁房室旁路。RS_2 刺激 150ms 时 S_2-R 间期恢复正常，R_2 呈不完全性右束支传导阻滞图形，随后诱发出窄 QRS 波心动过速。逆行 P 波在Ⅰ导联倒置，在 V_1 导联直立，aVF 导联交替出现倒置与平坦两种形态逆行 P 波。食管导联中 R-P⁻间期<V_1 导联，V_1 导联与食管导联 R-P⁻间期均出现长短交替。这表明心动过速为房室结前向传导，左前侧壁和左后壁房室旁路交替逆向传导的顺向型房室折返性心动过速。

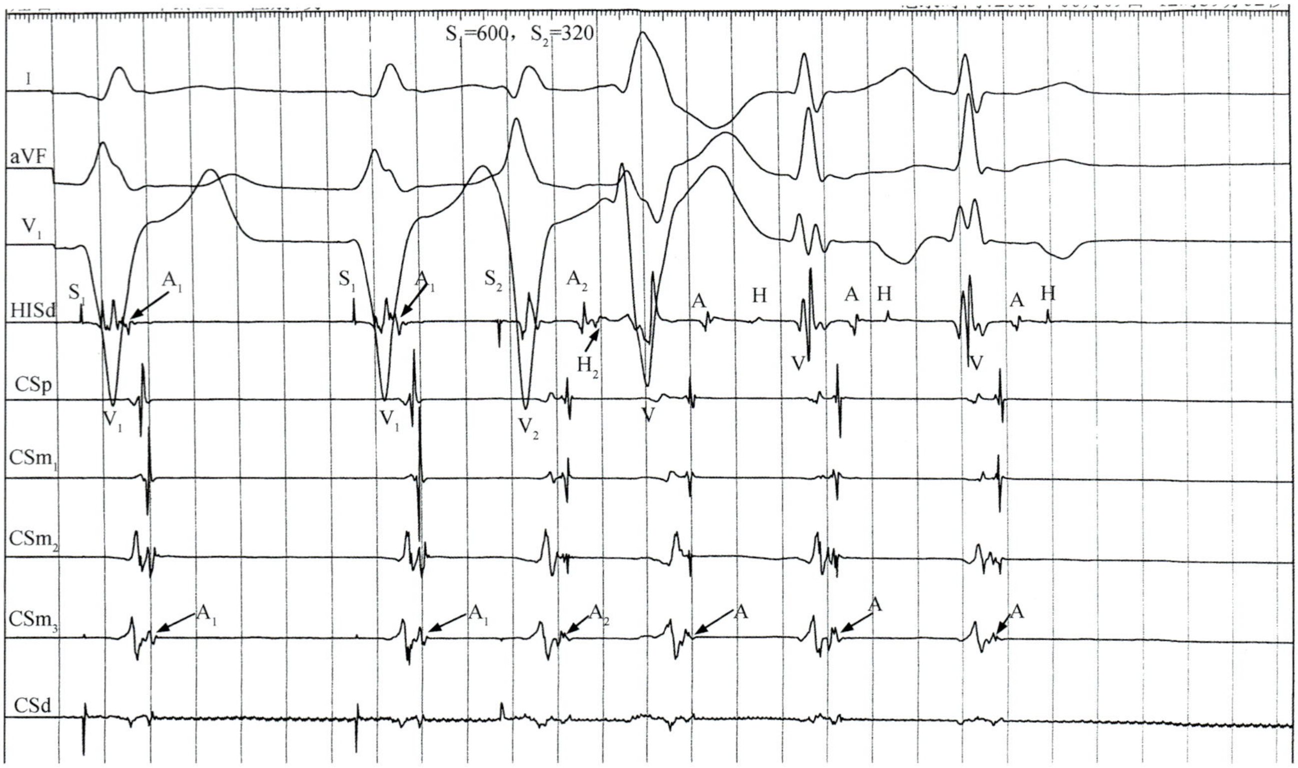

图 11-94 希氏束下部传导阻滞终止左侧壁房室旁路逆向传导的顺向型房室折返性心动过速。图示基础周期长度 600ms 的右心室期前刺激，逆行 A 波在 CSm_3 部位最早，然后出现在 CSm_2、CSm_1、CSp、HISd，激动从左侧壁房室旁路逆传。S_1S_2 320ms 时 V_2-A_2 间期为 80ms，A_2-H_2 20ms，H_2-V_2 30ms，QRS 波呈左束支传导阻滞图形，并诱发左侧壁房室旁路逆向传导的顺向型房室折返性心动过速。第 4 次到第 6 次 A-H 间期逐渐缩短，说明房室结传导功能逐步恢复，而提前到达的激动使希氏束下部传导减慢，H-V 间期逐渐延长，最终发生传导阻滞终止心动过速。

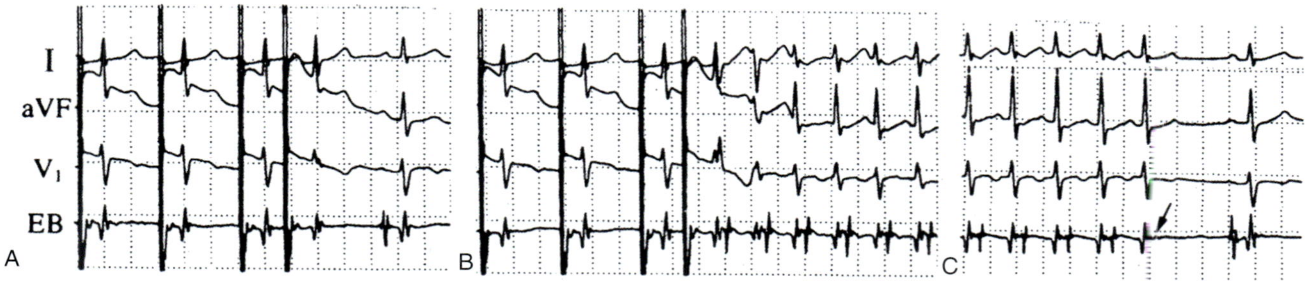

图 11-95　旁路逆向阻滞终止顺向型房室折返性心动过速。左侧隐匿性房室旁路患者，基础周期长度 600ms 的心房期前刺激，S_1S_2 间期 320ms 时 S_2-R 间期为 200ms（A）；S_1S_2 间期 310ms 时 S_2-R 间期仅延长 10ms 即诱发出顺向型房室折返性心动过速，逆行 P 波在 Ⅰ 导联倒置，在 V_1 导联直立，R-P^-EB 间期<R-P^-V_1 间期（B）；当 QRS 波后的逆行 P 波消失后心动过速立即终止（箭头所示）（C）。

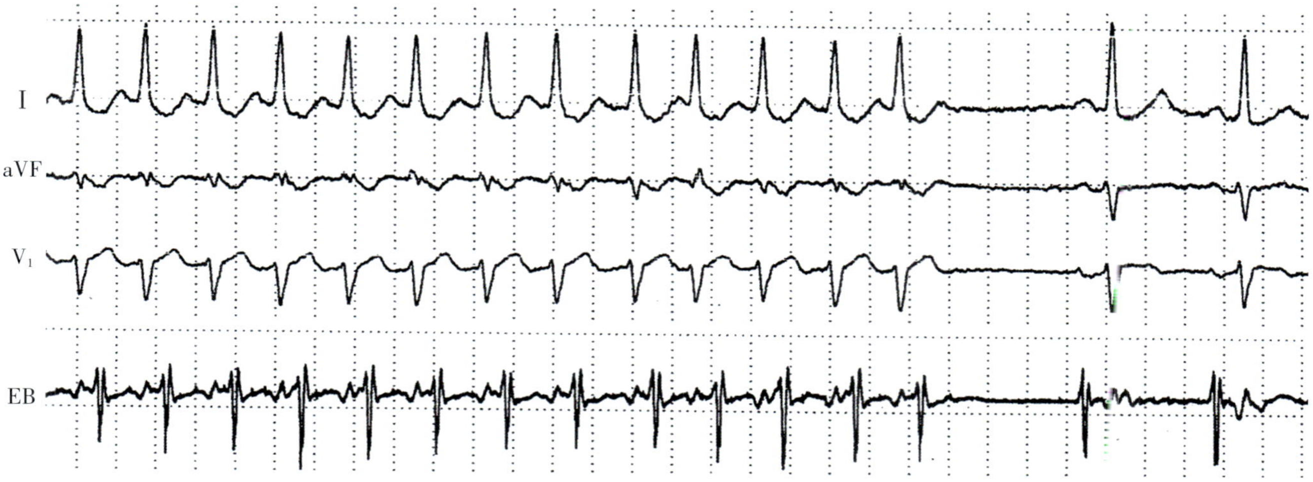

图 11-96　隐匿性左侧房室旁路，房室结传导阻滞终止顺向型房室折返性心动过速。图示窄 QRS 波心动过速，逆行 P 波在 Ⅰ、aVF 导联倒置，在 V_1 导联直立，食管导联可见两种 P^--R 间期：210ms 及 280ms，R-R 间期相应呈 320ms 及 390ms，R-P^-间期不受 R-R 间期变化的影响，固定为 110ms，说明为单旁路逆向传导。V_1 导联 R-P^-间期为 150ms，R-P^-E 间期<R-P^-V_1 间期。提示为隐匿性左侧房室旁路逆传，房室结快、慢双径路分别前传的顺向型房室折返性心动过速。房室结双径路前向阻滞终止顺向型房室折返性心动过速。

表 11-2　顺向型房室折返性心动过速与慢 - 快型房室结折返性心动过速鉴别点

电生理特征	顺向型房室折返性心动过速	慢-快型房室结折返性心动过速
诱发心动过速时 S-R 间期变化	S-R 间期无明显延长	S-R 间期出现跳跃式延长
功能性束支传导阻滞及对心动过速周期长度的影响	常见，发生旁路同侧功能性束支传导阻滞时 R-R 间期延长>35ms	少见，诱发时显著延长的 S-R 间期大多超过束支不应期，一般不会影响心动过速周长
逆行 P 波形态	P^-波在 Ⅰ 导联直立、V_1 导联倒置提示右侧旁路，P^-波在 Ⅰ 导联倒置、V_1 导联直立提示左侧旁路	P^-波在 Ⅱ、Ⅲ、aVF 导联倒置，易形成假性 s 波。P^-波在 V_1 导联直立，易形成假性 r' 波
食管导联中 R 波与 P^-波关系	P^-波在 R 波之后，R-P^-间期>90ms	P^-波埋在 R 波之中，R-P^-间期<70ms
房室传导阻滞对心动过速的影响	发生二度房室传导阻滞时心动过速立即终止	发生各类房室传导阻滞时心动过速不会终止
终止心动过速时 S-R 间期变化	无明显 S-R 间期长短改变	可见快、慢径传导的 S-R 间期跳跃现象

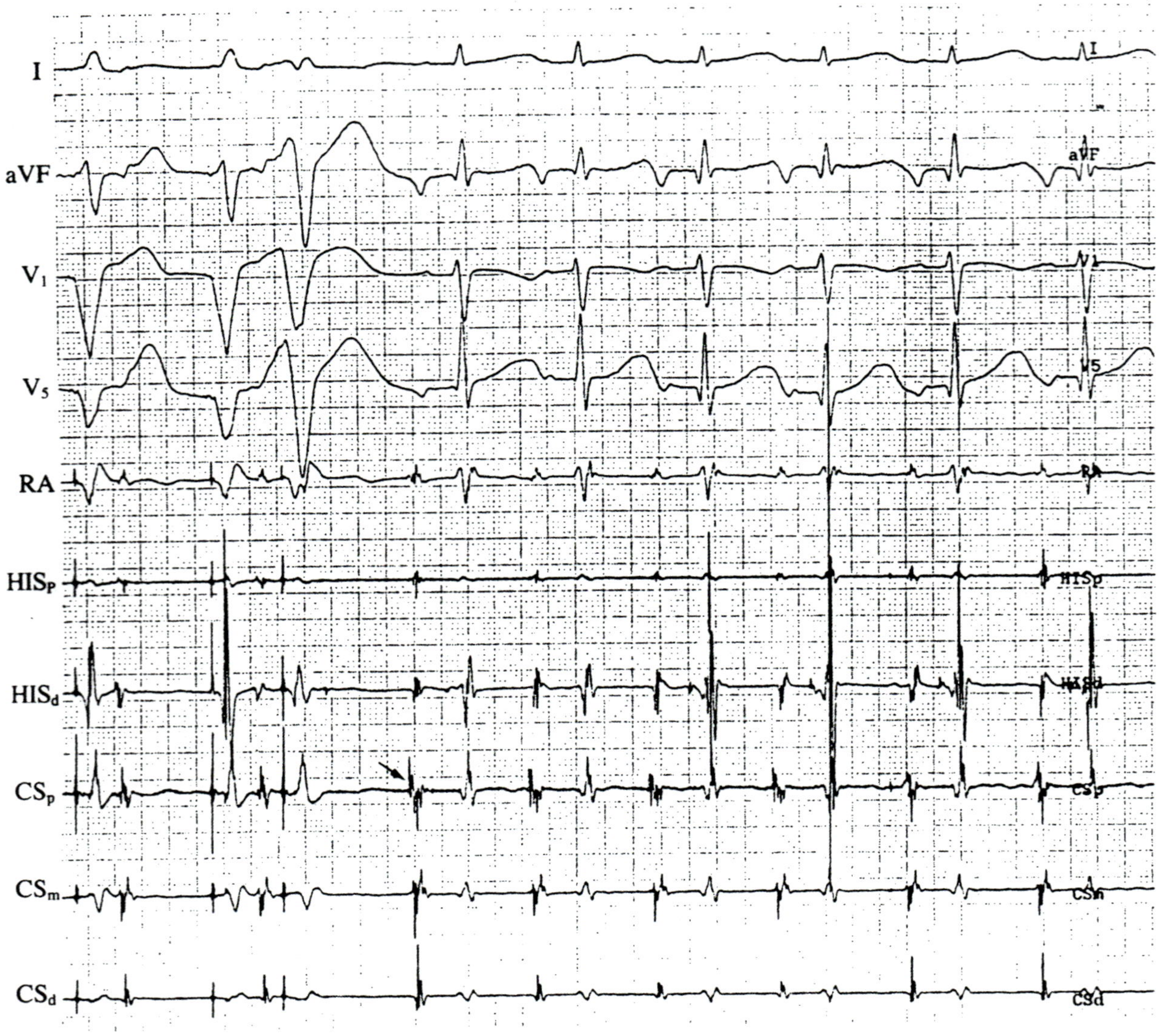

图 11-97 递减传导特性房室旁路诱发的顺向型房室折返性心动过速。图示基础刺激周期长度 500ms，心室期前刺激 S_1S_2 间期 260ms 时，V_1(R_1)波后的 V-A 间期为 100ms，最早逆行心房激动点在希氏束远端(HISd)，经希浦系统逆向传导。V_2(R_2)波后 V-A 间期显著延长至 440ms，最早逆行心房激动点在冠状窦近端(CSp)，激动沿慢旁路逆向传导，随之诱发出顺向型房室折返性心动过速。心动过速时逆行 P 波在 aVF、V_5 导联倒置，R-P⁻间期>P⁻-R 间期，P⁻-R 间期正常(纸速：50mm/s)。

律性增高的室性心动过速发作时可见室性心率逐渐增快的温醒现象。逆向型房室折返性心动过速患者多无器质性心脏病史，发作呈突发、突止，R-P⁻间期<P⁻-R 间期，R-P⁻间期固定，可通过心房刺激诱发及终止。

(2)房室结折返性心动过速伴功能性右束支或左束支传导阻滞：房室结折返性心动过速伴功能性右束支或左束支传导阻滞时，具有房室结双径路特征，心房刺激时可见 P'-R 间期跳跃现象，QRS 波呈典型束支传导阻滞图形。右束支传导阻滞图形在 V_1 导联呈 rsR'，各导联 QRS 波终末粗钝；左束支传导阻滞图形在 V_1 导联呈 QS 型或 rS 型，V_5 导联 QRS 波呈 R 型，多发生于心房刺激诱发的心动过速开始时，因其前的 R-R 间期长短周期现象，导致功能性束支传导阻滞图形，可伴蝉联现象出现持续性束支传导阻滞图形。束支不应期随着快速心室率的持续存在而缩短，束支传导阻滞现象可消失，QRS 波形由完全性束支传导阻滞转成不完全性束支传导阻滞直至恢复正常形态，其间 R-R 间期固定不变。QRS 波形态恢复正常后，其后可

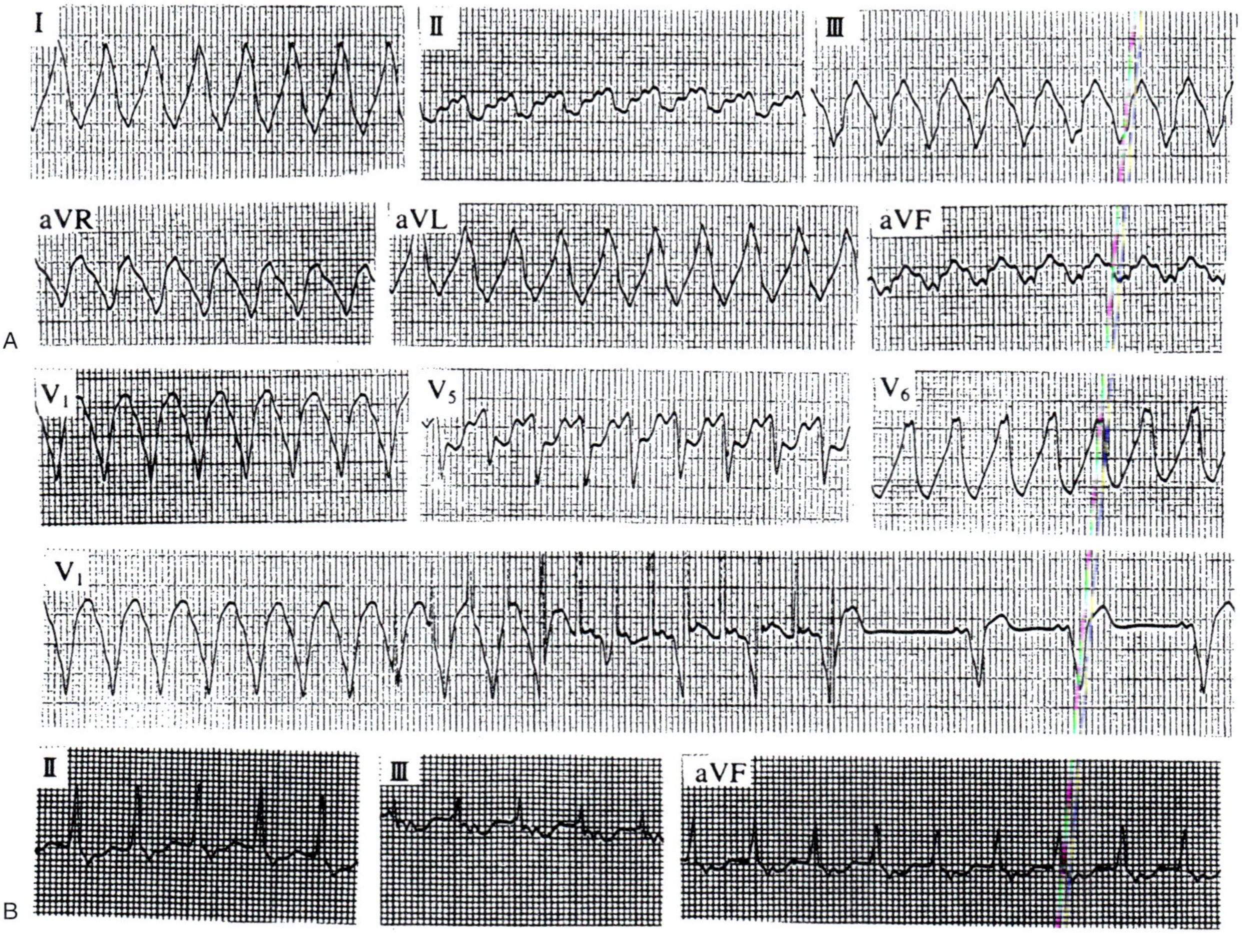

图 11–98　逆向型与顺向型房室折返性心动过速频率不一致。心脏电生理检查证实为右侧显性房室旁路合并左前壁隐匿性房室旁路，无房室结双径路。导管射频消融术阻断两条旁路后，心室起搏 100 次/分时即出现希浦系统–房室结逆向传导阻滞。(A)为与窦性心律时预激图形一致的逆向型房室折返性心动过速，R–R 间期为 310ms，V_5 导联中见到明显的 P^-波，超速刺激终止心动过速后显示出 B 型预激图形。(B)顺向型房室折返性心动过速时 R–R 间期 400ms，频率明显慢于逆向型房室折返性心动过速，P波在Ⅱ导联倒置，在Ⅲ、aVF 导联呈负正双相，提示各导联 P波为右侧、左侧两条房室旁路同时逆向传导形成的心房融合波。

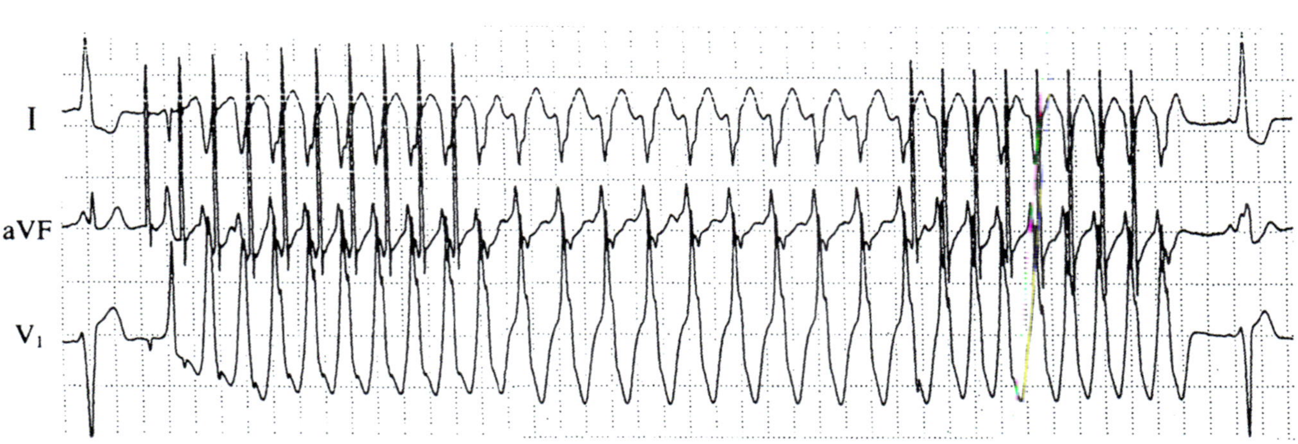

图 11–99　左、右房室双旁路致逆向型房室折返性心动过速。房室双旁路患者，窦性心律时显示右侧房室旁路。给予 210 次/分的快速心房刺激时显示出左侧房室旁路前向传导，刺激停止后诱发出左侧旁路前传的逆向型房室折返性心动过速，给予 230 次/分的超速刺激终止了心动过速。

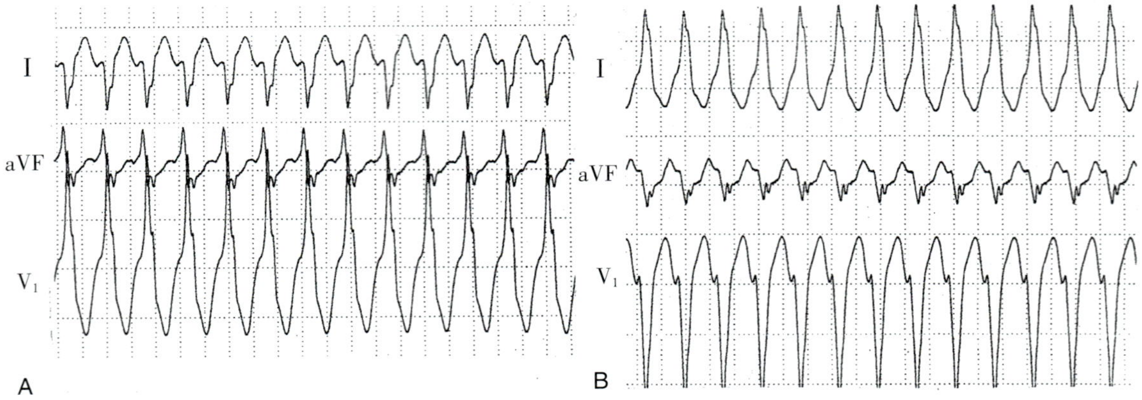

图 11–100 显性左、右房室双旁路前传的逆向型房室折返性心动过速。图 11-99 同一患者。(A) V_1 导联呈 R 型，Ⅰ导联呈 QS 型、aVF 导联呈 RS 型，为左前侧壁旁路前传的逆向型房室折返性心动过速。(B) V_1 导联呈 rS 型，Ⅰ导联呈 R 型、aVF 导联呈 QS 型，为右后侧壁旁路前传的逆向型房室折返性心动过速。两者频率均为 187 次/分。多旁路较单旁路更容易形成逆向型房室折返性心动过速，尤其是两条旁路位置相距较远导致折返环路周长增加，或同时存在显性及隐匿性旁路时，更易诱发。

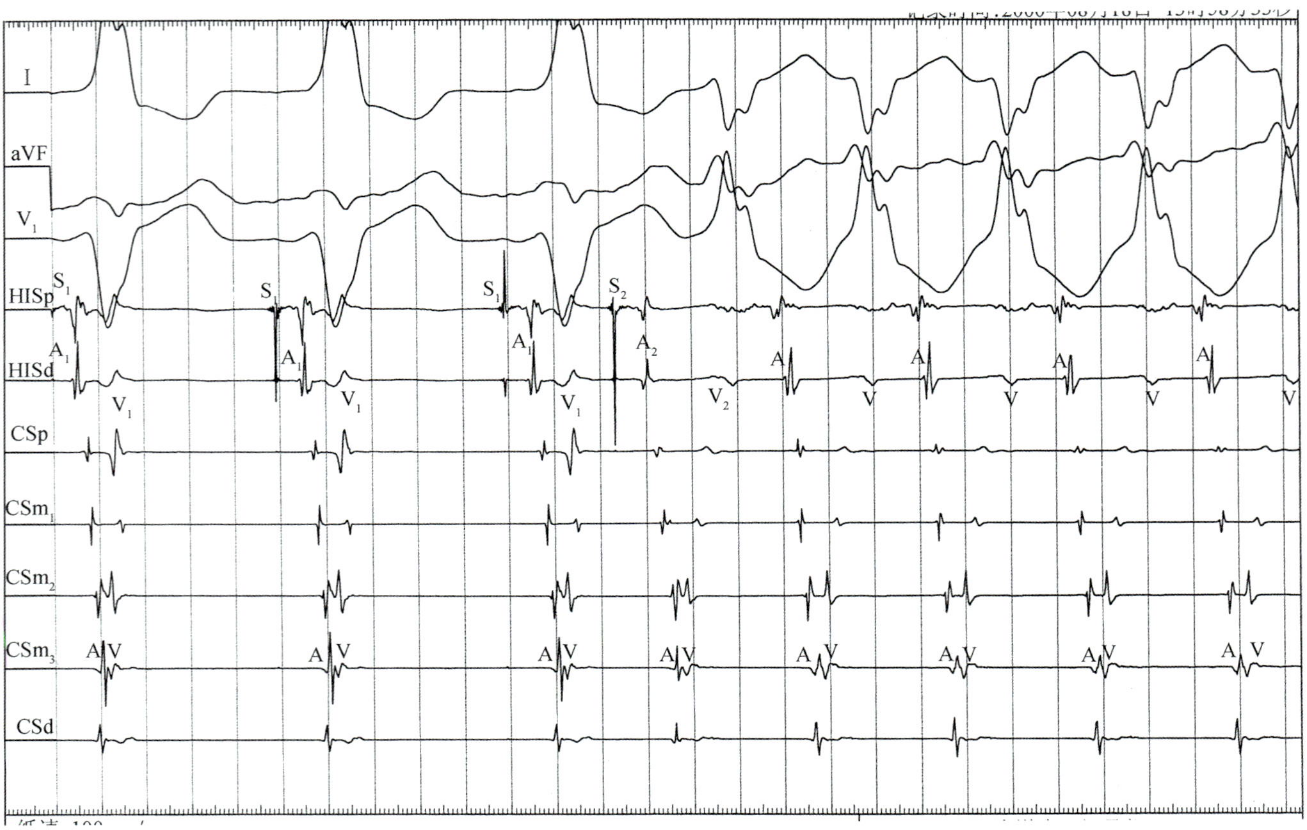

图 11–101 心房 S_1S_2 诱发房室双旁路逆向型房室折返性心动过速（纸速：100mm/s）。图示右心房 S_1S_2 期前刺激，基础刺激周期长度 500ms，V 波最早出现在 HISd 及 CSm_3，其后沿 CSm_2、CSm_1、CSp 传导，说明心房激动从右侧及左前侧壁房室旁路同步前传。S_1S_2 250ms 时右侧房室旁路处于前传有效不应期，S_2 从左前侧壁房室旁路前传，V 波最早出现在 CSm_3，可见 AV 融合。逆传激动从恢复应激性的右侧旁路逆传，P⁻波最早出现在 HISd，形成左前侧壁房室旁路前传，右侧房室旁路逆传的逆向型房室折返性心动过速。

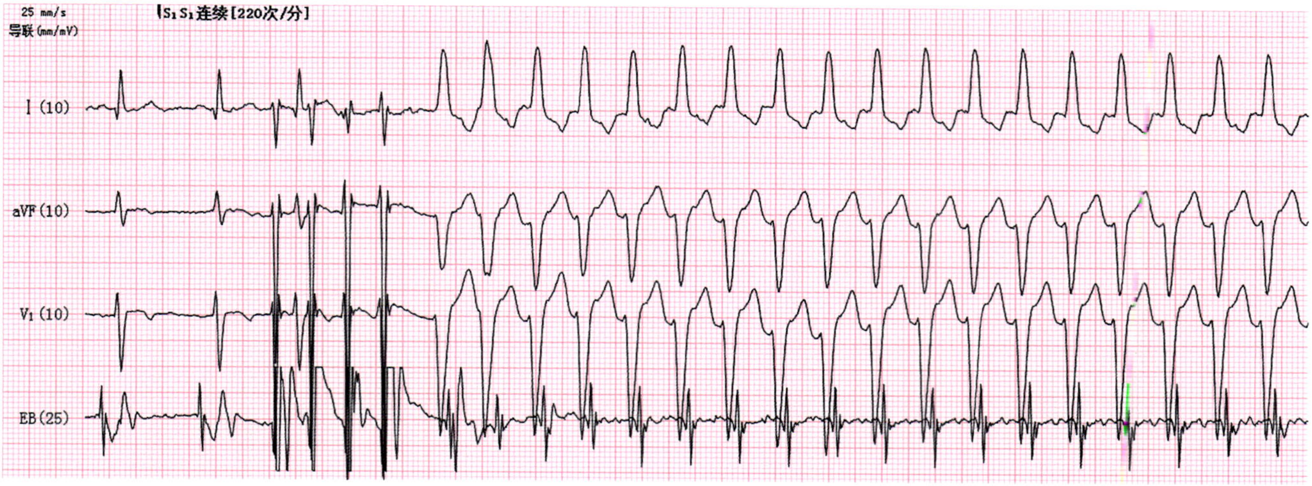

图 11-102　房束旁路前传逆向型房室折返性心动过速。窦性心律时给予频率为 200 次/分的 S_1S_1 刺激 4 次，刺激停止后诱发呈左束支传导阻滞图形的宽 QRS 波心动过速。S-R 间期为 320ms，QRS 波时限 140ms，QRS 波在 aVF、V_1 导联呈 rS 型，食管导联宽 QRS 波后均有逆行 P 波，R-P⁻间期为 100ms，说明右心室心尖部最先除极，为房束旁路前传的逆向型房室折返性心动过速。

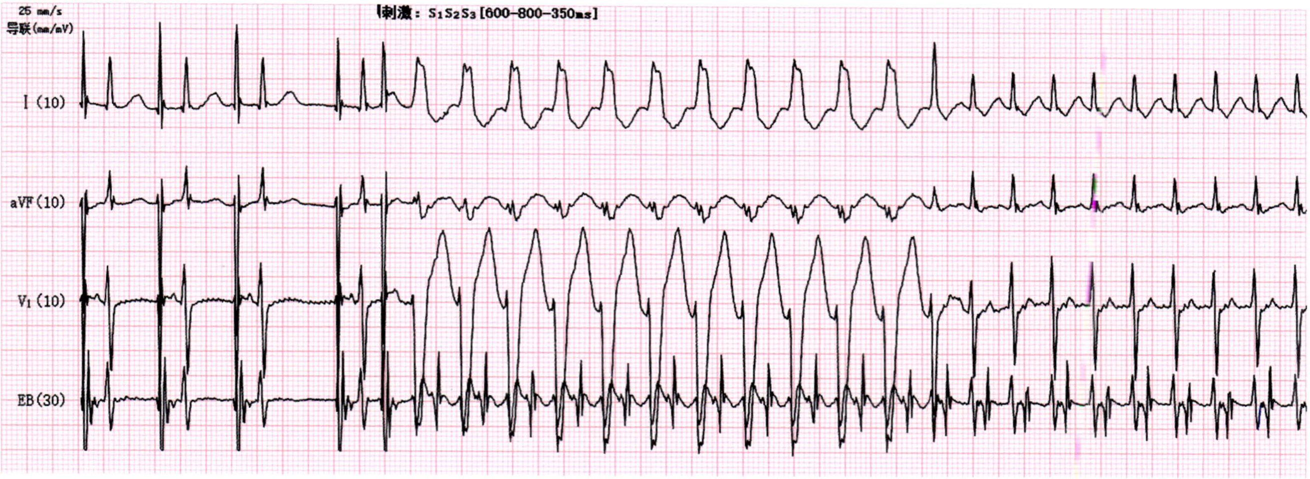

图 11-103　顺向型房室折返性心动过速伴左束支传导阻滞时 R-R 间期与 R-P⁻间期延长。图为基础刺激周长 600ms，S_1S_2 800ms，S_2S_3 偶联间期 350ms 的 $S_1S_2S_3$ 心房刺激诱发了顺向型房室折返性心动过速，窄 QRS 波心动过速时逆行 P 波在 Ⅰ 导联倒置，在 V_1 导联直立，食管导联中 R-P⁻间期<V_1 导联，为左侧壁房室旁路逆向传导形成。由于 S_1S_2 间期延长，左束支不应期延长，S_3 下传至心室时遇到左束支不应期后形成了连续的功能性阻滞。左束支传导阻滞时的 R-R 间期为 380ms，食管导联中 R-P⁻间期为 180ms，左束支传导阻滞消失后 R-R 间期为 320ms，食管导联中 R-P⁻间期为 120ms，符合顺向型房室折返性心动过速时，旁路同侧束支传导阻滞时 R-R 间期与 R-P⁻间期延长 35ms 以上的 Coumel 定律现象。

见逆行 P 波，R-P⁻间期<P⁻-R 间期，食管导联 R-P⁻间期<70ms。逆向型房室折返性心动过速时 R-P⁻间期<P⁻-R 间期，心动过速时 QRS 波形固定，与诱发的心室预激图形一致或增宽，可通过心房刺激诱发及终止。

（3）心房颤动、心房扑动伴房室旁路前向传导：心房颤动时，心电图及食管导联可见大小、形态、振幅、频率完全不同的 f 波，R-R 间期绝对不等，平均心室率可≥180 次/分，QRS 波起始部可见预激波。QRS 波形受房室结及房室旁路前向传导速度差的影响，当房室结比房室旁路传导速度快时，心房激动从房室结-希浦系统前向传导至心室肌的范围更大，QRS 波较窄。当房室结比房室旁路传导速度慢时，心房激动从旁路前向传导至心室肌的范围更大，则 QRS 波较宽。房室结及房室旁路前向传导速度差受自主神经张力、

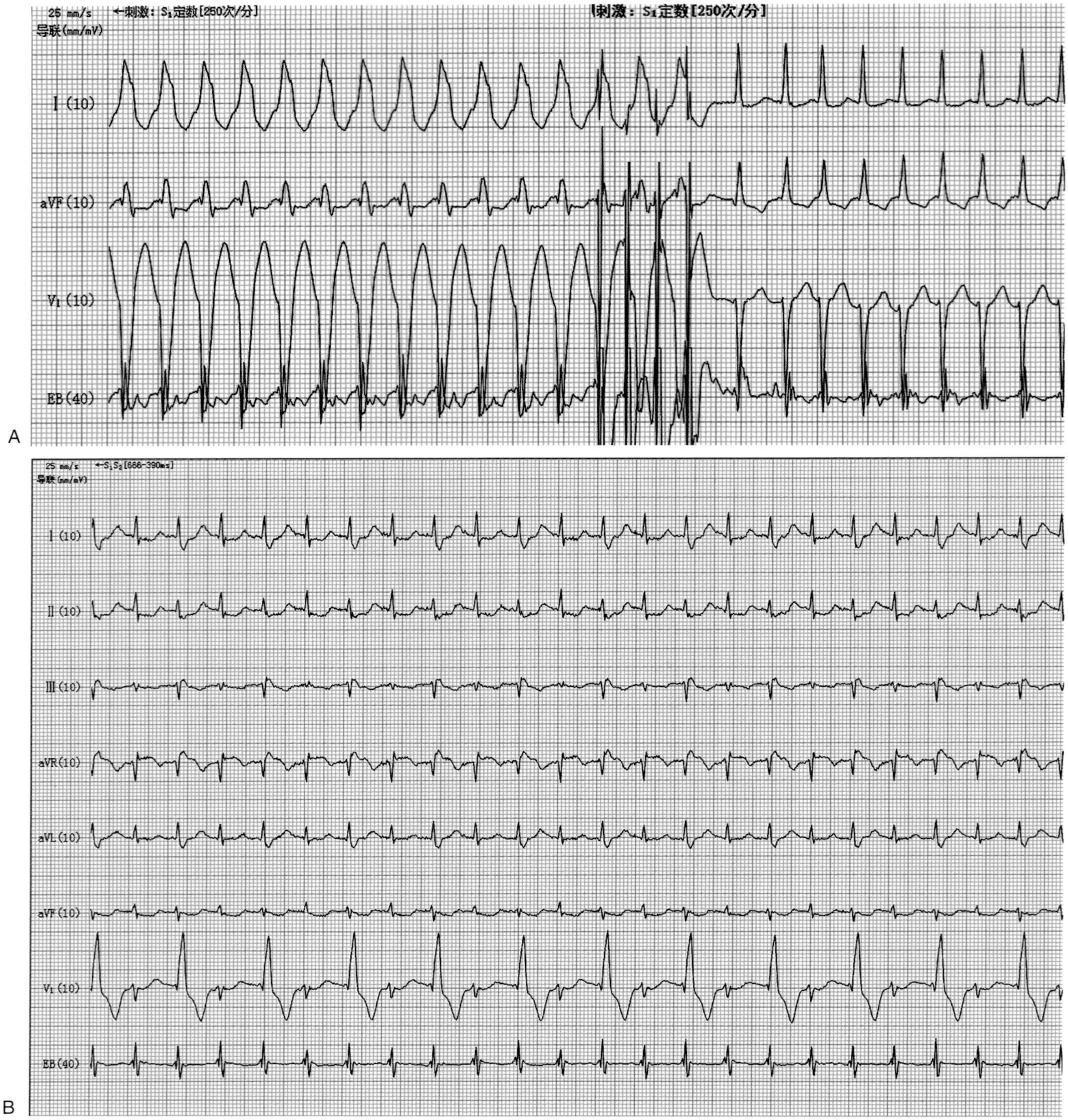

图 11-104　慢-快型房室结折返性心动过速伴功能性束支传导阻滞时 R-R 间期与 R-P⁻间期不变。(A)房室结双径路患者，心房刺激诱发出慢-快型房室结折返性心动过速伴功能性左束支传导阻滞时 R-R 间期 320ms，逆行 P 波出现在 QRS 波起始，食管导联中 R-P⁻间期<70ms。给予频率 250 次/分的定数刺激终止了心动过速，但第 4 次 S 波从慢径路下传后又诱发了频率与前相同的窄 QRS 波心动过速。R-R 间期为 320ms，逆行 P 波仍出现在 QRS 波起始，食管导联中 R-P⁻间期<70ms，表明仍是慢-快型房室结折返性心动过速，只是最后的 S-R 间期延长，使左束支脱离了不应期，QRS 波恢复了正常。(B)房室结双径路患者，心房刺激诱发出慢-快型房室结折返性心动过速，R-R 间期固定为 430ms，QRS 波正常与完全性右束支传导阻滞交替出现，无论是否出现右束支传导阻滞，逆行 P 波均在 QRS 波中，食管导联中 R-P⁻间期<70ms。

心动周期长度、药物等多种因素影响，导致 QRS 波宽窄不一，形态多变。心房扑动 2:1 前向传导时频率常为 150 次/分，F 波在 R–R 间期中间，符合“Bix”法则，心电图及食管导联可见大小、形态、振幅、频率相同的 F 波。逆向型房室折返性心动过速发作呈突发突止，R–P^-间期<P^-–R 间期，R–P^-间期固定，宽 QRS 形态一致，当发生房室传导阻滞时或 P^-波消失时心动过速立即终止。

（4）分支型室性心动过速：分支型室性心动过速时 QRS 电轴左偏（左后分支型室性心动过速）或右偏（左前分支型室性心动过速）伴右束支传导阻滞图形，两者在食管导联常见明显的房室分离，心室率>心房率，或者出现 1:1 室房逆向传导。当心室率较慢时，适时的心房刺激可通过房室结前向传导夺获心室，终止分支型室性心动过速（图 11–105 和图 11–106）。

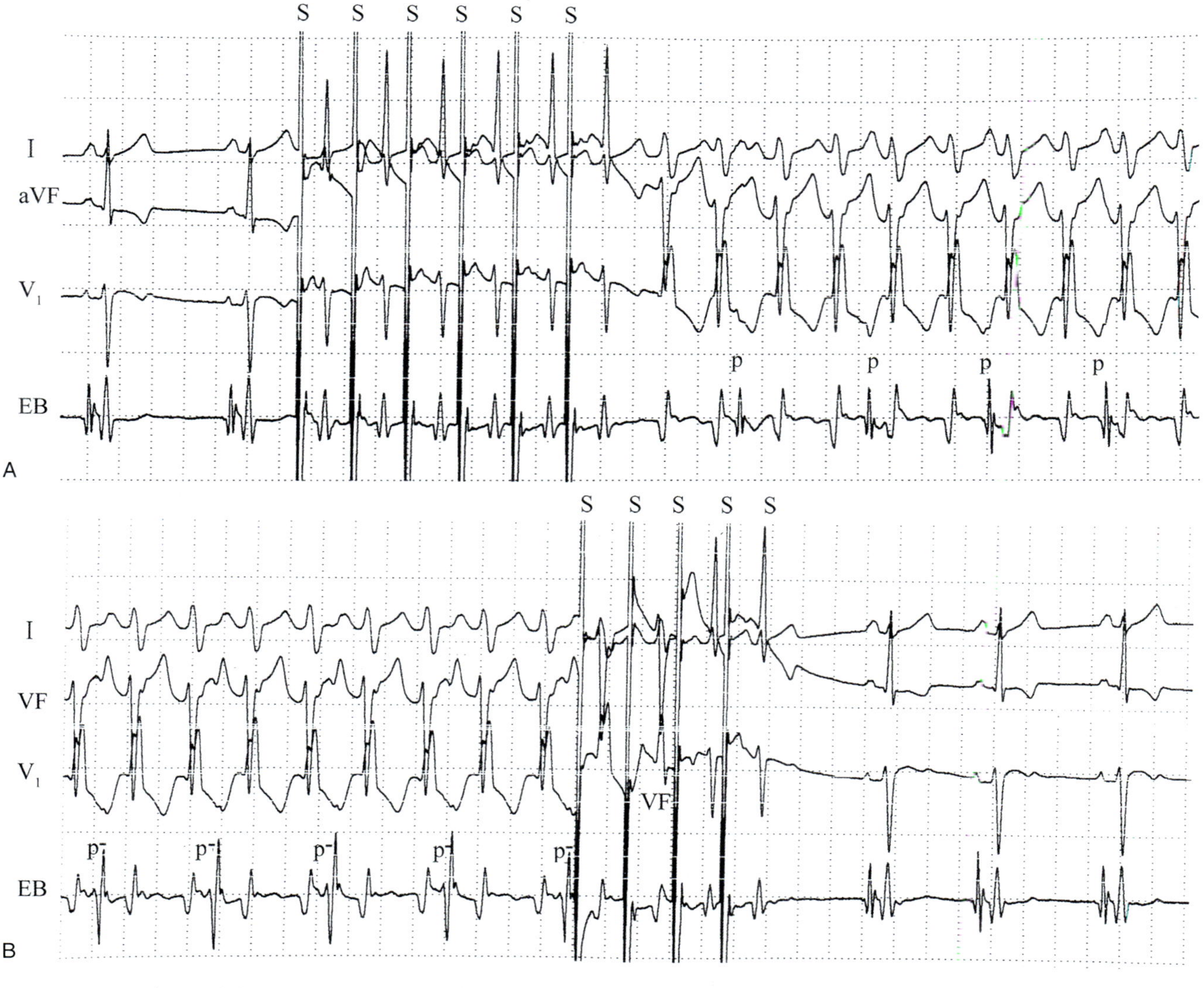

图 11–105　心房 S_1S_1 定数刺激诱发与终止分支型室性心动过速。（A）窦性心律时给予 180 次/分的心房定数刺激，P–R 间期由 120ms 逐渐延长到 160ms，刺激结束后诱发出完全性右束支传导阻滞伴电轴左偏的宽 QRS 波心动过速，R–R 间期 360ms。食管导联中可见最后一次心房起搏下传的窄 QRS 波与第 1 次宽 QRS 波之间无 P 波，心动过速时心房率慢于心室率，出现房室分离，显示出分支型室性心动过速的特征。（B）分支型室性心动过速每 2 个 QRS 波出现 1 次 P^-波，R–P^-间期固定，提示出现 2:1 室房逆向传导。给予频率为 200 次/分的心房定数刺激，第 2 次心房刺激即下传并部分夺获心室，形成形态介于室性与窦性两者之间的室性融合波（VF），第 3、4 次心房刺激完全夺获心室形成窄 QRS 波，刺激结束后终止了分支型室性心动过速。

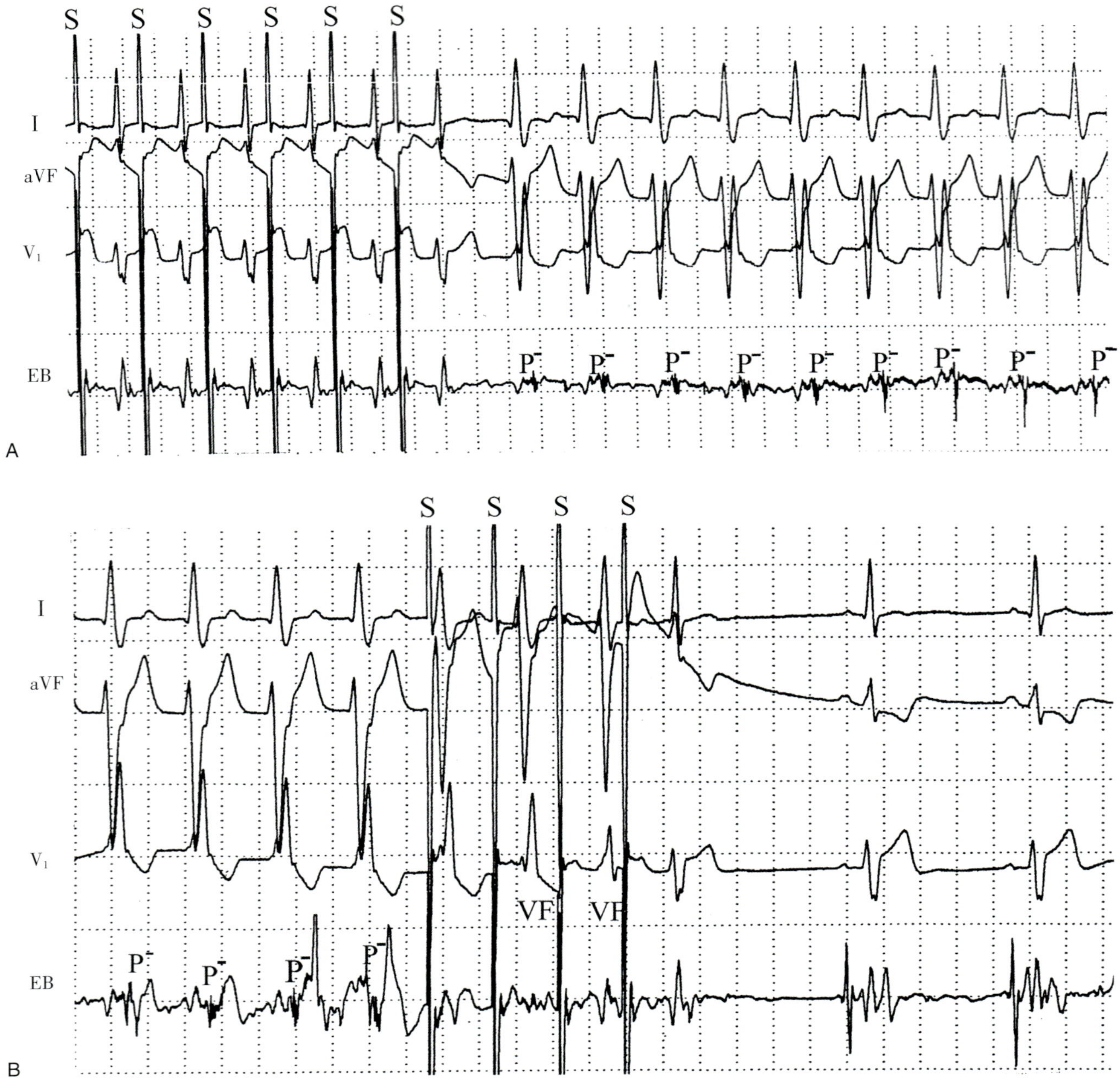

图 11-106 心房 S_1S_1 定数刺激诱发及终止分支型室性心动过速。(A) 窦性心律时给予 180 次/分的快速心房刺激，P-R 间期由 150ms 逐渐延长到 190ms，刺激结束后诱发出完全性右束支传导阻滞伴电轴左偏的宽 QRS 波心动过速，R-R 间期 440ms，心率 136 次/分。食管导联中可见最后一次心房起搏下传的窄 QRS 波与第 1 次宽 QRS 波之间无 P 波，显示出分支型室性心动过速的特征，QRS 波后均可见逆行 P^-波，R-P^-间期 120ms，为室房 1:1 逆传。(B)给予频率为 170 次/分的超速心房刺激，第 2 次、第 3 次心房刺激下传并部分夺获心室，形成形态介于室性与窦性两者之间的室性融合波（VF），第 4 次心房刺激完全夺获心室形成窄 QRS 波，刺激结束后终止了分支型室性心动过速。

第 5 节 复合型心动过速

心脏各部位存在不同的折返环路或异位节律点时，同一例患者可以存在两种或两种以上交替性或间歇性出现的心动过速。其中一种折返性心动过速为主，而其他心动过速可为折返性也可为自律性增高性心动过速时，称之为复合型心动过速。经食管心脏电生理检查中常会诱发不同类型和形态的心动过速，尤其是在房室折返性心动过速与房室结折返性心动过速共存时会造成诊断上的困惑，认识并鉴别这些不同的心律失常能提供正确的临床诊断。

一、顺向型房室折返性心动过速与逆向型房室折返性心动过速

(一)电生理特点及心电图表现

激动在房室折返环路中发生不同方向的连续折返即可形成窄与宽两种形态的 QRS 波心动过速：①折返激动沿房室结-希浦系统前向传导至心室，在心室内传导正常的情况下 QRS 波形态正常。从房室旁路逆向传导至心房形成逆行 P 波，连续的折返便形成顺向型房室折返性心动过速。②折返激动沿房室旁路前向传导至心室，形成预激宽 QRS 波。从另一条房室旁路或房室结-希浦系统逆向传导至心房形成逆行 P 波，连续的折返便形成逆向型房室折返性心动过速。显性房室旁路或合并存在多旁路是形成逆向型房室折返性心动过速的主要因素，而单独的隐匿性房室旁路因无前向传导功能，不会形成逆向型房室折返性心动过速(见图 11-50)。

1.顺向型房室折返性心动过速

(1)隐匿性房室旁路：是最常见的形成因素，隐匿性房室旁路无前向传导功能，却具有良好的逆向传导功能，心房激动沿房室结-希浦系统前向传导，从隐匿性房室旁路逆向传导形成顺向型房室折返性心动过速。存在多条隐匿性房室旁路时，心室激动可通过多条旁路分别或同步逆传心房，逆传速度及旁路在心房端位置的不同可形成 QRS 波形态正常，逆行 P 波形态与 R-P 间期不同的顺向型房室折返性心动过速(图 11-91 至图 11-93)。

(2)显性房室旁路：能够形成顺向型房室折返性心动过速要求房室旁路前向不应期长于房室结-希浦系统，当旁路先进入有效不应期，心房激动则沿房室结-希浦系统缓慢前向传导至心室形成窄 QRS 波。一旦房室旁路脱离了逆传不应期，逆向传导至心房的激动能再次沿房室结-希浦系统前传，即可诱发顺向型房室折返性心动过速。房室多旁路同样必须前向不应期长于房室结-希浦系统才能诱发顺向型房室折返性心动过速。从心动过速时形成的不同形态逆行 P 波和 R-P 间期可以了解到多条旁路是否参与了折返。

2.逆向型房室折返性心动过速

(1)一条显性房室旁路合并一条隐匿性房室旁路：这是常见诱发逆向型房室折返性心动过速的组合，通常发生在前向不应期短于房室结-希浦系统的显性房室旁路中。此时心房激动沿传导速度快的旁路前向传导至心室，形成完全预激 QRS 波，再从隐匿性房室旁路逆向传导至心房诱发逆向型房室折返性心动过速。

(2)两条显性房室旁路：两条旁路均有双向传导功能，而且不应期短于房室结-希浦系统：①心房激动在不应期长的旁路阻滞，从不应期短的旁路前向传导至心室，形成完全预激 QRS 波；如果前向传导阻滞的房室旁路能脱离逆传不应期，心室激动就能逆向传导至心房诱发逆向型房室折返性心动过速，此时 QRS 波形态与前向传导旁路的形态相同。②距心房刺激点近的旁路容易发生前向传导并形成预激 QRS 波，心室激动再从另外一条旁路逆向传导至心房。由于发生前向传导的旁路激动早，脱离不应期也早，当逆行心房激动到达时便可前向传至心室形成逆向型房室折返性心动过速(见图 11-99)。

(3)显性房室旁路前向传导合并房室结-希浦系统逆向传导：这种组合较少见，通常房室结的逆向不应期较长，逆向传导能力较弱，不易形成逆向型房室

折返性心动过速所需的逆向传导。只有在房室结的逆向不应期短于300ms且心室率为200次/分以上仍能1:1室房传导时，才可能形成逆向型房室折返性心动过速。多条显性房室旁路间歇性或交替性前传，可形成多种形态及频率的逆向型房室折返性心动过速。

3.顺向型房室折返性心动过速合并逆向型房室折返性心动过速

同一患者存在房室多旁路，尤其是存在显性旁路及隐匿性旁路时，由于每条旁路及房室结-希浦系统的不应期不同，在心房刺激频率或期前刺激的偶联间期不同时，可以诱发不同的房室折返性心动过速：①显性旁路的前向不应期长于房室结-希浦系统并存在隐匿性旁路 心房激动先在显性旁路中阻滞，沿房室结-希浦系统缓慢前向传导至心室，再从隐匿性旁路或已脱离不应期的显性旁路逆向传导至心房，形成顺向型房室折返性心动过速。②显性旁路的前向不应期与房室结-希浦系统差别不大并存在隐匿性旁路，在基础刺激缩短后，旁路的不应期缩短而房室结的不应期会延长，此时给予合适偶联间期的心房期前刺激，心房激动就容易在不应期缩短的房室旁路前向传导至心室，从隐匿性房室旁路或房室结逆向传导至心房形成逆向型房室折返性心动过速(图11-107)。

二、房室折返性心动过速与房室结折返性心动过速

(一)电生理特点及心电图表现

1.顺向型房室折返性心动过速与慢-快型房室结折返性心动过速

患者同时存在房室旁路与房室结双径路并不少见，因为房室旁路与房室结双径路的不应期及传导速度不同，在折返条件适合时可以形成不同类型的心动过速。顺向型房室折返性心动过速与慢-快型房室结折返性心动过速在频率、QRS波形态等方面较为相似，有时在逆行P波不清楚的情况下不容易明确诊断，可以根据两者在电生理检查中所具有的不同电生理特征与心电图表现进行鉴别。

(1)显性房室旁路前向传导有效不应期长于房室结双径路。

1)顺向型房室折返性心动过速：程控期前刺激时提前的心房激动落在房室旁路的有效不应期中，则沿不应期较短的房室结双径路下传。激动沿快径路下传诱发顺向型房室折返性心动过速时，S-R间期恢复正常、心室预激消失。当快径路的下传速度不足以使旁路脱离逆传不应期时，则无法诱发心动过速，但随着程控期前刺激偶联间期的缩短，提前的心房激动落在房室结快径路不应期中，即可沿不应期更短的房室结慢径路缓慢下传，容易沿已脱离逆传不应期的房室旁路逆传至心房，从而诱发顺向型房室折返性心动过速(图11-108)。此时R-P⁻间期<P⁻-R间期，食管导联R-P⁻间期>70ms，体表心电图R-P⁻间期>90ms可基本排除慢-快型房室结折返性心动过速。房室旁路在心房端的位置不同导致各导联逆行P波形态及R-P⁻间期存在差异：①左侧房室旁路在Ⅰ、aVL导联倒置、V_1导联直立，Ⅰ、aVL导联及食管导联R-P⁻间期<V_1导联；②右侧房室旁路在Ⅰ、aVL导联直立、V_1导联倒置，Ⅰ、aVL导联及食管导联R-P⁻间期>V_1导联。

2)慢-快型房室结折返性心动过速：通常房室结快径路前向传导有效不应期长于慢径路，程控期前刺激时提前的心房激动落在快径路有效不应期中，S_2-R间期出现跳跃延长后激动沿房室结慢径路缓慢前向传导。如果快径路逆传不应期较短，可从快径路逆传诱发慢快型房室结折返性心动过速。此时心电图中逆行P波出现在QRS波中，R-P⁻间期<P⁻-R间期，可以在V_1导联形成假性r'波，在Ⅱ、Ⅲ、aVF导联形成假性s波或假性q波，食管导联R-P⁻间期<70ms。发生房室传导阻滞时心动过速不终止，可以排除顺向型房室折返性心动过速。如果房室结快径路逆传不应期较长无法形成逆向传导，激动下传心室后可沿房室旁路逆传形成顺向型房室折返性心动过速。

(2)显性房室旁路前传有效不应期短于房室结快径路并长于慢径路。

1)顺向型房室折返性心动过速：房室结快径路因不应期偏长且前向传导速度慢于房室旁路，无法显示快径路传导。当心房期前刺激偶联间期到达房室旁路有效不应期时，因快径路已早处于有效不应中，激动沿不应期最短的慢径路前向传导，S_2-R间期突然显著延长，QRS波形恢复正常，房室旁路脱离逆向传导不应期后也可诱发顺向型房室折返性心动过速。因无法显示房室结双径路的跳跃现象，通常会漏诊房室结

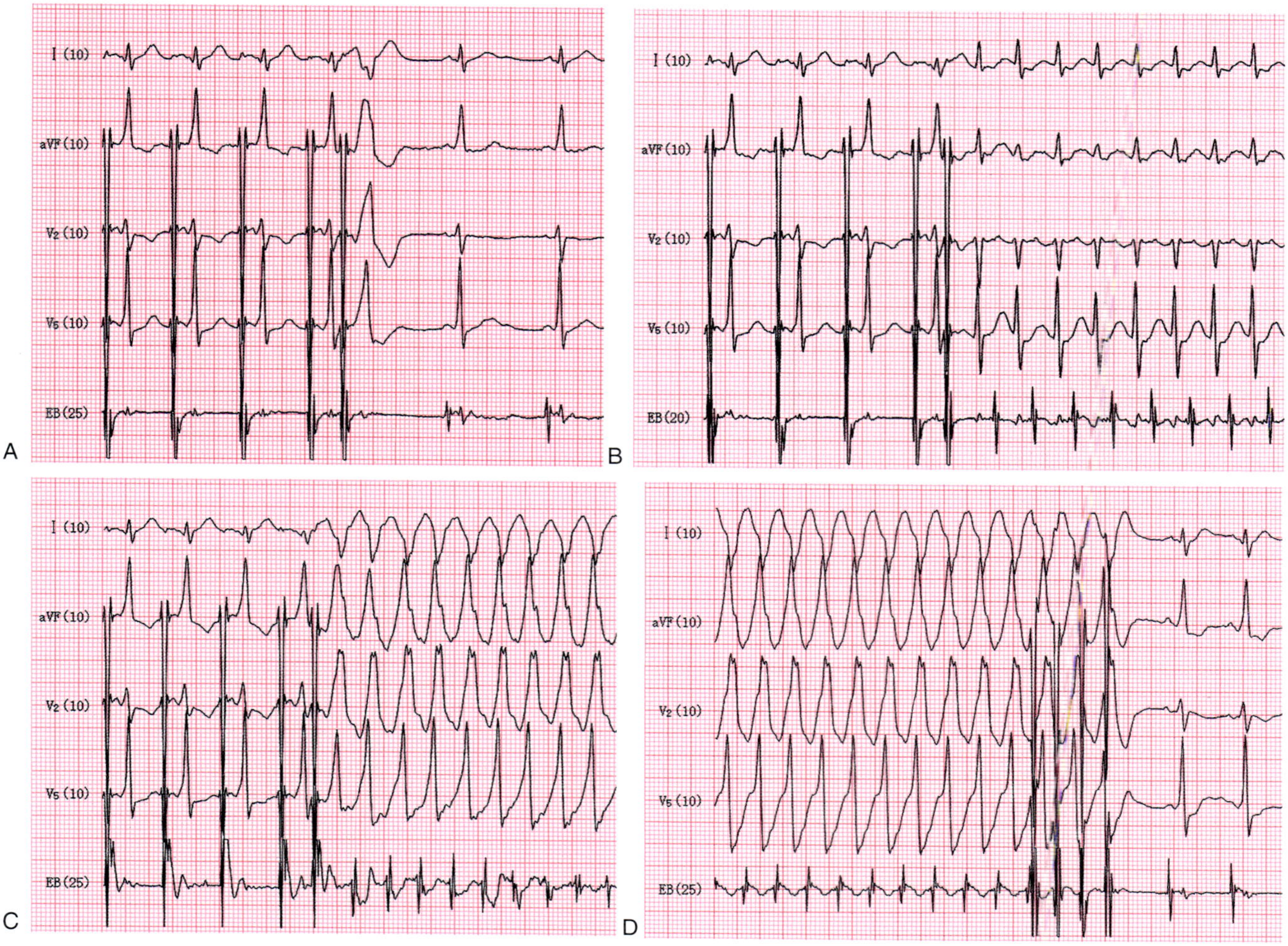

图 11-107 显性房室旁路合并隐匿性房室旁路分别诱发顺向型与逆向型房室折返性心动过速。(A)窦性心律时显示显性左侧壁房室旁路，给予基础周长 600ms 的心房程控期前刺激，S_1S_2 偶联间期 280ms 时 S_2–R 间期 120ms，R_2 呈完全性心室预激图形，说明激动全部沿房室旁路前向传导。(B)S_1S_2 偶联间期 270ms 时 S_2–R 间期 280ms，R_2 恢复正常，说明旁路处于有效不应期并发生阻滞，心房激动沿房室结–希浦系统前向传导至心室，随后诱发出频率为 176 次/分的窄 QRS 波心动过速。逆行 P 波在Ⅰ、V_5 导联倒置，aVF 导联负正双相，V_2 导联直立，食管导联 R–P⁻间期 160ms<V_2 导联，为左侧房室旁路逆向传导形成的顺向型房室折返性心动过速。(C)基础周长缩短至 500ms 的心房程控期前刺激，S_1S_2 偶联间期同样为 270ms 时却诱发出与图 A 的 R_2 波形相同的预激宽 QRS 波心动过速。R–R 间期 280ms，心率 215 次/分。逆行 P 波在 aVF 导联倒置，V_2 导联直立，食管导联中逆行 P 波与 V_2 导联同时出现，逆行心房激动呈现中心性。这表明其为显性左侧壁房室旁路前向传导，隐匿性后间隔房室旁路逆向传导的逆向型房室结折返性心动过速。(D)采用频率 300 次/分的定数刺激，第 4 个刺激夺获心房后终止了心动过速。

双径路。如果能诱发慢–快型房室结折返性心动过速或者有房室结双径路传导的其他证据，则有利于房室结快径路不应期长于房室旁路的诊断(图 11-108)。

2)慢–快型房室结折返性心动过速：虽然房室结快径路的前向不应期长于房室旁路而无法显示跳跃现象，但房室旁路进入有效不应期后激动会沿房室结慢径路下传。一旦快径路能脱离逆向有效不应期形成逆向传导，就可以诱发慢–快型房室结折返性心动过速：①因发生隐匿性传导，房室旁路暂时丧失了传导功能，慢–快型房室结折返性心动过速沿房室结–希浦系下传心室，心动过速时 QRS 波无心室预激表现，即形成“旁观者”旁路(见图 10-71)。②慢–快型房室结折返性心动过速沿房室旁路下传至心室，出现预激 QRS 波心动过速。此时的旁路并不参与折返，只是起到将激动传递到心室的作用，故称为“无辜者”旁路

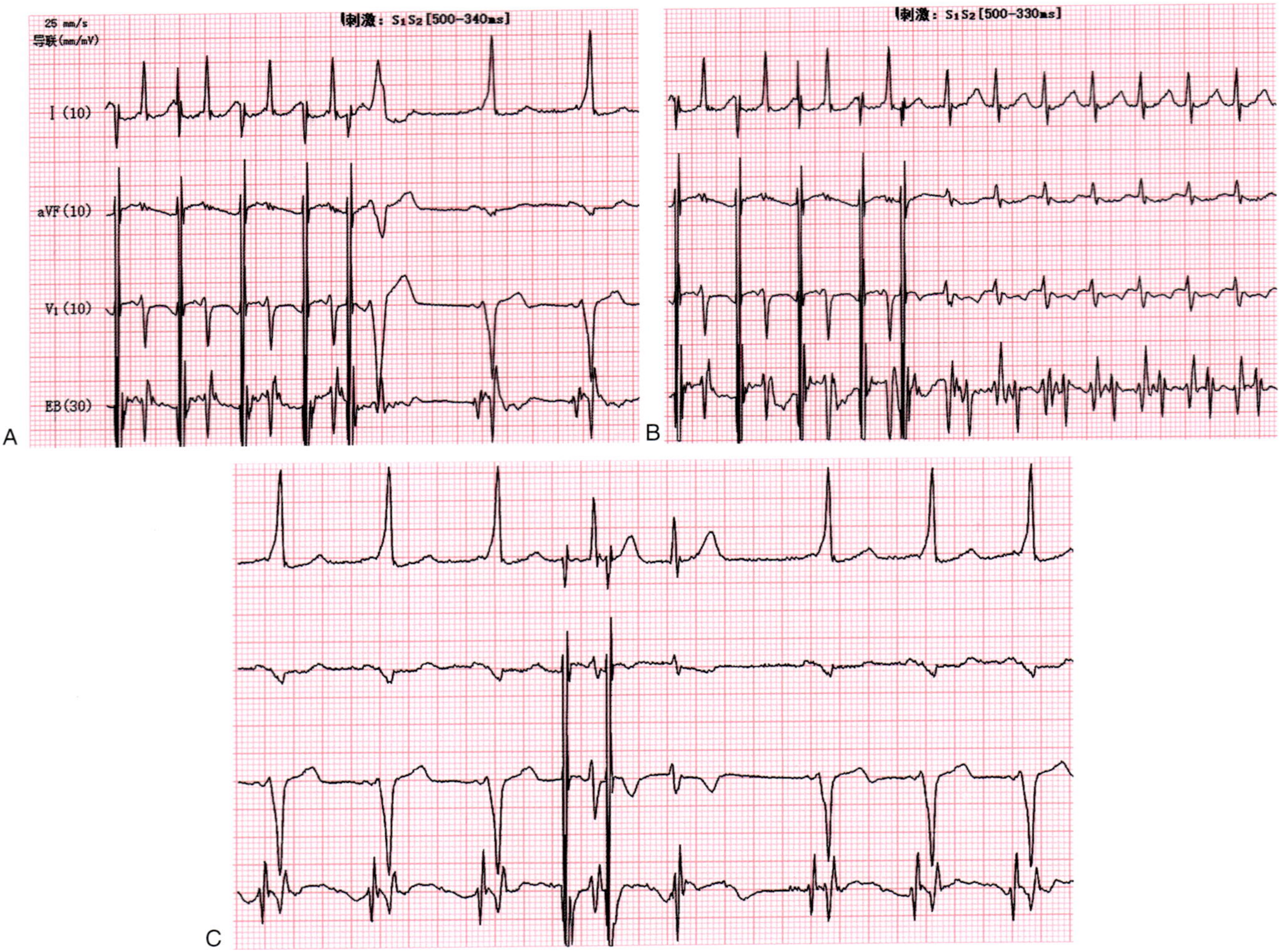

图 11-108　右侧旁路有效不应期短于快径路但长于房室结慢径路，诱发顺向型房室折返性心动过速。图示窦性心律时显性右侧壁房室旁路图形，给予基础周长 500ms 的心房程控期前刺激。(A)S_1S_2 偶联间期 340ms 时 S_2–R 间期 140ms，R_2 呈完全预激图形，说明房室结已出现传导延缓。(B)S_1S_2 偶联间期 330ms 时见 S_2–R 间期突然延长至 320ms，提示房室结快径路与房室旁路均已进入有效不应期。激动沿房室结慢径路下传，R_2 波形恢复正常并诱发出窄 QRS 波心动过速。R–R 间期 400ms，心率 150 次/分，R–P^-间期<P^-–R 间期。逆行 P 波在Ⅰ导联直立，aVF 导联平坦，V_1 导联倒置，食管导联 R–P^-间期>V_1 导联，为右侧房室旁路逆向传导形成的顺向型房室折返性心动过速。(C)窦性心律时给予频率为 200 次/分的 2 个心房刺激，第 1 个 S–R 间期 140ms，QRS 波变窄。第 2 个 S 波落在 ST 段上，S–R 间期突然延长至 400ms，QRS 波恢复正常并出现逆行 P 波，食管导联中 R–P^-间期<70ms。这是激动沿慢径路下传后从快径路逆传形成 1 次折返，提示存在房室结双径路。

（见图 10–68 和图 10–70）。

3）顺向型房室折返性心动过速与慢–快型房室结折返性心动过速并存：存在房室旁路与房室结双径路时可分别形成两个不同的折返环路，也可分别诱发不同类型的心动过速。此时不但均为窄 QRS 波心动过速，而且频率也极为相似，需要根据各自不同的电生理与心电图特点判断：①旁路前向有效不应期长于房室结双径路，激动才能沿房室结下传；②房室结慢径路前向传导速度足够慢，快径路或旁路才能脱离逆传不应期；③快径路的逆传能力强就会形成慢–快型房室结折返性心动过速，否则容易形成顺向型房室折返性心动过速（图 11–108 至图 11–111）。

（3）显性房室旁路前向有效不应期短于房室结双径路：由于房室旁路不应期短、传导速度快，无论心房程控刺激的偶联间期长或短，房室结双径路传导均被旁路掩盖，而且也无法诱发顺向型房室折返性心动过速。可采用 S_1S_1 分级递增刺激来改变房室旁路与房室结双径路的不应期，在适合的条件下可诱发顺向型房

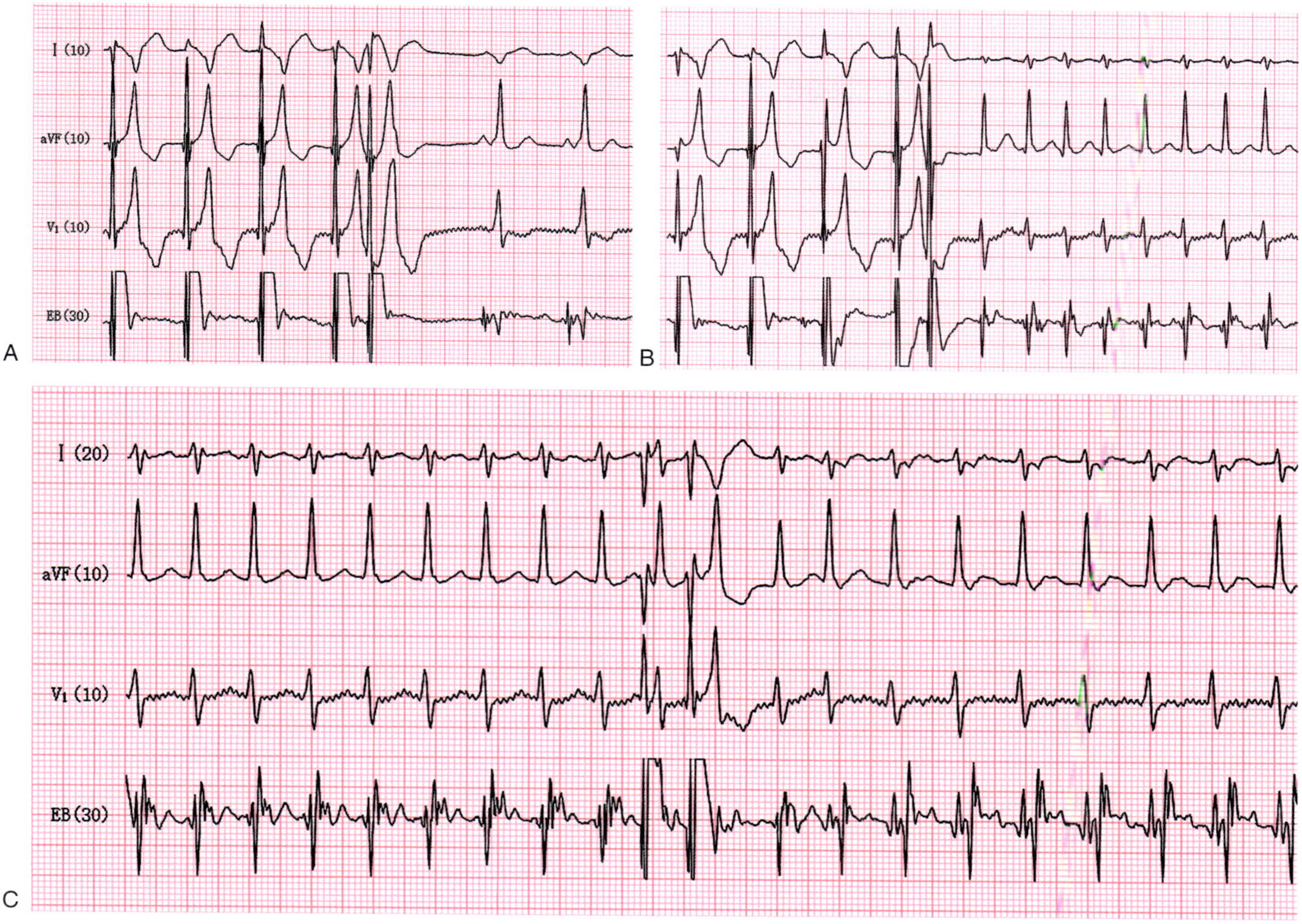

图 11-109　慢-快型房室结折返性心动过速定数刺激后转变为顺向型房室折返性心动过速。图示显性左侧房室旁路，给予基础周长 650ms 的心房程控期前刺激。(A)S_1S_2 偶联间期 300ms 时 S_2-R 间期 100ms，R_2 呈完全预激图形。(B)S_1S_2 偶联间期 290ms 时旁路进入前向有效不应期，S_2-R 间期突然显著延长到 450ms，R_2 波形正常后诱发出频率 170 次/分的窄 QRS 波心动过速。逆行 P 波隐藏在 QRS 波中，食管导联 $R-P^{-}$间期<70ms，为慢-快型房室结折返性心动过速。(C)慢-快型房室结折返性心动过速时给予频率为 200 次/分的 2 次刺激，第 2 次 S 波夺获心房后沿左侧房室旁路下传并终止了慢-快型房室结折返性心动过速。同时心房激动沿房室结慢径路缓慢下传诱发 1 次慢-快型折返心搏，逆行 P 波隐藏在 QRS 波中，形成 1:2 房室传导现象。随后发生频率 150 次/分的窄 QRS 波心动过速，逆行 P 波出现在 ST 段上，在 Ⅰ 导联倒置，aVF、V_1 导联直立，$R-P^{-}EB<R-P^{-}V_1$，为左侧房室旁路逆传的顺向型房室折返性心动过速。

室折返性心动过速或者慢-快型房室结折返性心动过速。

(4)隐匿性房室旁路合并房室结双径路。

1)房室旁路无前向传导功能不会出现心室预激，在心房程控期前刺激偶联间期到达房室结快径路不应期时，心房激动从房室结慢径路缓慢下传，如快径路能脱离逆传不应期，即可诱发慢-快型房室结折返性心动过速。如快径路逆传不应期较长，激动也可下传心室后沿已脱离逆传不应期的房室旁路逆传至心房，诱发顺向型房室折返性心动过速。能诱发哪种心动过速取决于房室结快径路是否能形成逆向传导，一旦激动沿快径路逆传便形成慢-快型房室结折返性心动过速，此时即便心室激动能从房室旁路逆向传导，也会遇到心房不应期无法形成房室折返(图 11-111)。

2)房室结快径路的逆传不应期始终较长或者逆传功能消失，心房程控期前刺激或快速刺激均无法出现快径路逆向传导，此时无论心房刺激沿快径路还是慢径路前向传导，只要旁路能脱离逆传不应期即可诱发出顺向型房室结折返性心动过速。但是，逆行心房激动分别沿房室结双径路前向传导时会出现：①旁路

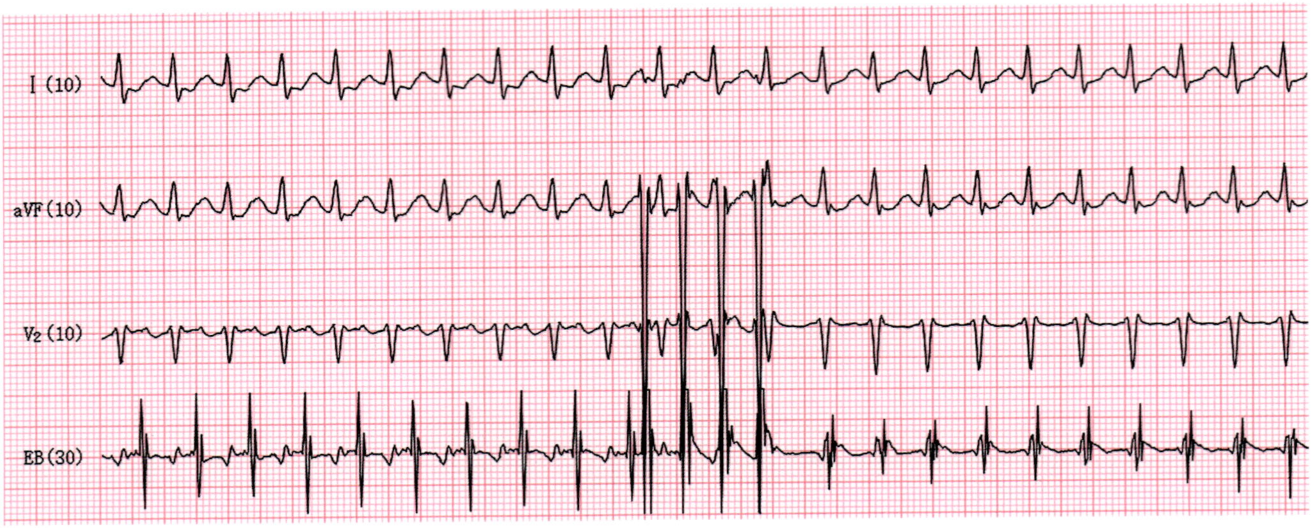

图 11-110 顺向型房室折返性心动过速在心房刺激时转变为慢-快型房室结折返性心动过速。图示频率 176 次/分的左侧房室旁路逆向传导的顺向型房室折返性心动过速，逆行 P^-波在 I 导联倒置，aVF、V_1 导联直立，食管导联 R-P^-间期 160ms，V_1 导联 R-P^-间期 200ms，R-P^-EB<R-P^-V_1，逆行心房激动左侧偏心性。给予频率 250 次/分的超速刺激夺获心房后，转变为频率 187 次/分的慢-快型房室结折返性心动过速，逆行 P^-波隐藏在 QRS 波中，食管导联中 R-P^-间期<70ms，逆行心房激动中心性。患者既存在左侧房室旁路，又存在房室结双径路，顺向型房室折返性心动过速在心房刺激时，最后 1 次 S 波提前夺获心房虽然终止了房室折返，但沿慢径路下传并从快径路逆向传导后，诱发慢-快型房室结折返性心动过速。

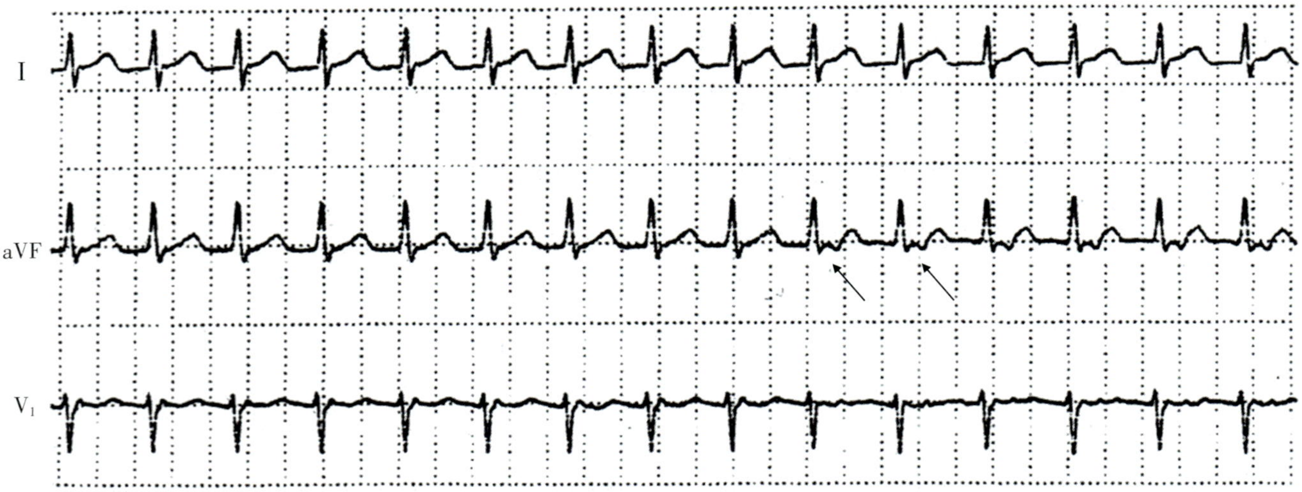

图 11-111 慢-快型房室结折返性心动过速自行转变为顺向型房室折返性心动过速。窄 QRS 波心动过速、R-R 间期 450ms，心率 133 次/分。前半部分在 I 、aVF 导联 QRS 波的 S 波稍为深一点，V_1 导联可见假性 r'波。从第 10 个 QRS 波起 s 波变浅，假性 r'波消失，ST 段上出现在 aVF 导联倒置、V_1 导联直立的逆行 P 波，R-P^-间期 120ms（箭头所示）。这表明心动过速前半部分为慢-快型房室结折返性心动过速，后半部分为顺向型房室折返性心动过速。在房室结快径路逆向传导阻滞后，心室激动才有机会沿房室旁路逆向传导形成顺向型房室折返性心动过速。

逆向传导的 R–P⁻间期固定不变，逆行心房激动沿快径路与慢径路交替前向传导时出现 P⁻–R 间期短、长交替，从而形成 R–R 间期短长交替（见图 11–84 至图 11–86）。②旁路逆向传导的 R–P⁻间期固定不变，逆行心房激动沿快径路与慢径路间歇或先后出现，在不同时间分别出现短 P⁻–R 间期与长 P⁻–R 间期，从而形成两种不同频率的顺向型房室折返性心动过速（图 11–112）。

三、不同类型房室结折返性心动过速

（一）电生理特点及心电图表现

1.慢–快型房室结折返性心动过速与慢–慢型房室结折返性心动过速

存在房室结三径路时，心房激动从传导速度慢、

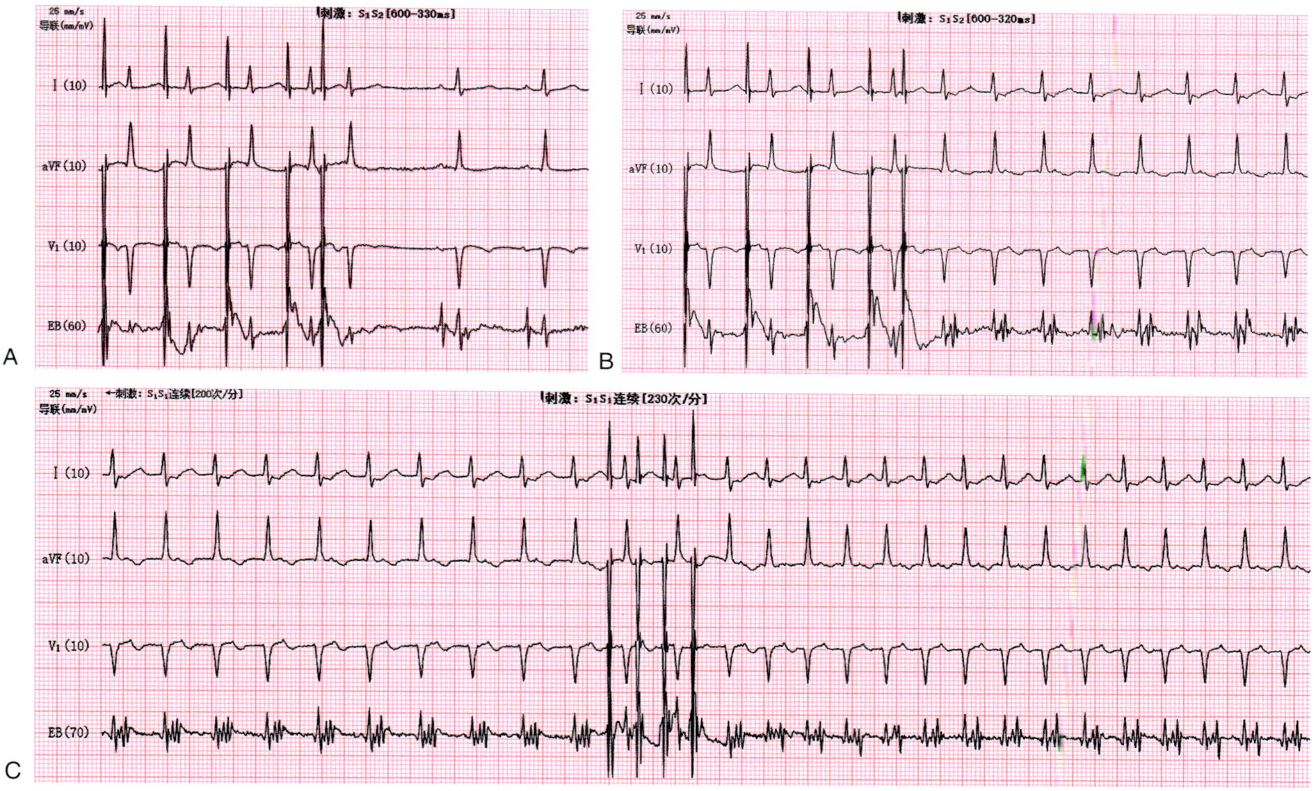

图 11–112　顺向型房室折返性心动过速分别沿房室结快、慢径路前向传导。图示窦性心律与心房刺激时心电图未见心室预激。（A）基础周长 600ms，S_1S_2 偶联间期 330ms 时 S_2–R 间期 220ms。（B）S_1S_2 偶联间期 320ms 时 S_2–R 间期跳跃式延长至 360ms，房室结快径路进入有效不应期，S_2 激动沿慢径路下传后诱发出顺向型房室折返性心动过速。R–R 间期 480ms，心率 125 次/分。逆行 P 波在 I 导联倒置，aVF、V_1 导联直立，食管导联 R–P⁻间期 120ms，V_1 导联 R–P⁻间期 160ms，R–P⁻EB<R–P⁻V_1，逆行心房激动左侧偏心性。（C）心动过速时给予频率 230 次/分的超速刺激夺获心房后转变为 R–R 间期 360ms、心率 170 次/分的窄 QRS 波心动过速，此时无论逆行 P⁻波形态还是各导联 R–P⁻间期均与前一致，改变的是 P⁻–R 间期缩短导致 R–R 间期缩短、心率增快。旁路逆向传导不变的情况下，P⁻–R 间期缩短 120ms，提示由房室结慢径路前传的顺向型房室折返性心动过速，在心房刺激的作用下转为快径路前传的顺向型房室折返性心动过速。

不应期短的慢径路前传并沿快径路逆传，形成房室结折返性心动过速中最常见的慢–快型房室结折返性心动过速。心房激动落入快径路前传不应期，改从慢径路前传，再从另一条慢径路逆传形成慢–慢型房室结折返性心动过速，两者的折返环路都是由房室结三径路构成。当三条径路都具有前传及逆传功能时，会形成多种折返环路，但多条径路之间会形成不同程度的干扰，不会形成如此多的环路，常见的是慢–快型和慢–慢型。随着程控刺激前周期及 S_1S_2 间期改变，房室结快、慢径路的不应期及传导速度均随之发生变化，慢–快型房室结折返性心动过速与慢–慢型房室结折返性心动过速可间歇性出现(图 11–113 至图 11–115)。

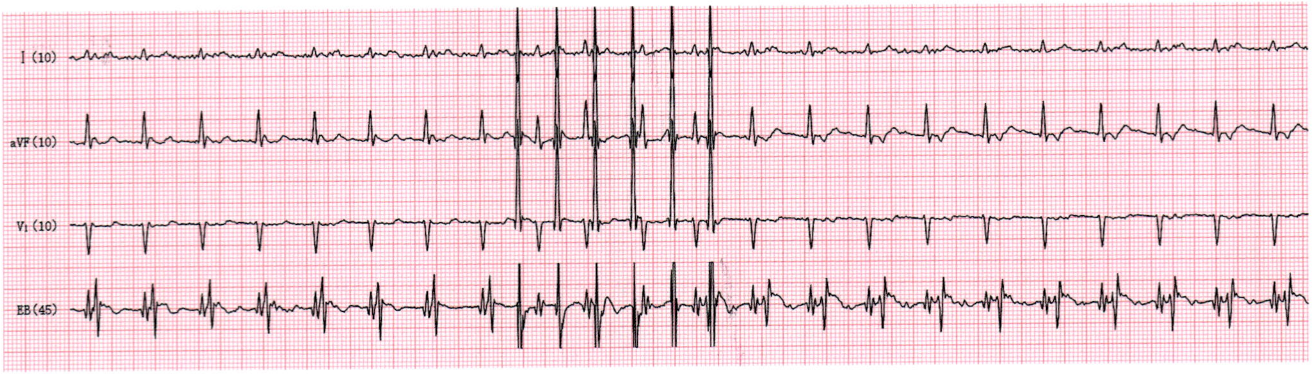

图 11–113 慢–快型房室结折返性心动过速在心房刺激下转变为慢–慢型房室结折返性心动过速。房室结三径路患者，心内电生理检查无房室旁路。图示慢–快型房室结折返性心动过速，R–R 间期 520ms，心率 115 次/分。逆行 P 波出现在 QRS 波末尾，食管导联 R–P⁻间期 80ms。给予频率为 170 次的定数刺激，自第 2 次 S 波起房室间出现 3:2 传导。刺激结束后转变的窄 QRS 波心动过速频率仍为 115 次，逆行 P 波出现在 QRS 波后，在 aVF 导联深倒置，食管导联中 R–P⁻间期 150ms。这表明慢–快型房室结折返性心动过速在心房定数刺激下转为慢–慢型房室结折返性心动过速。

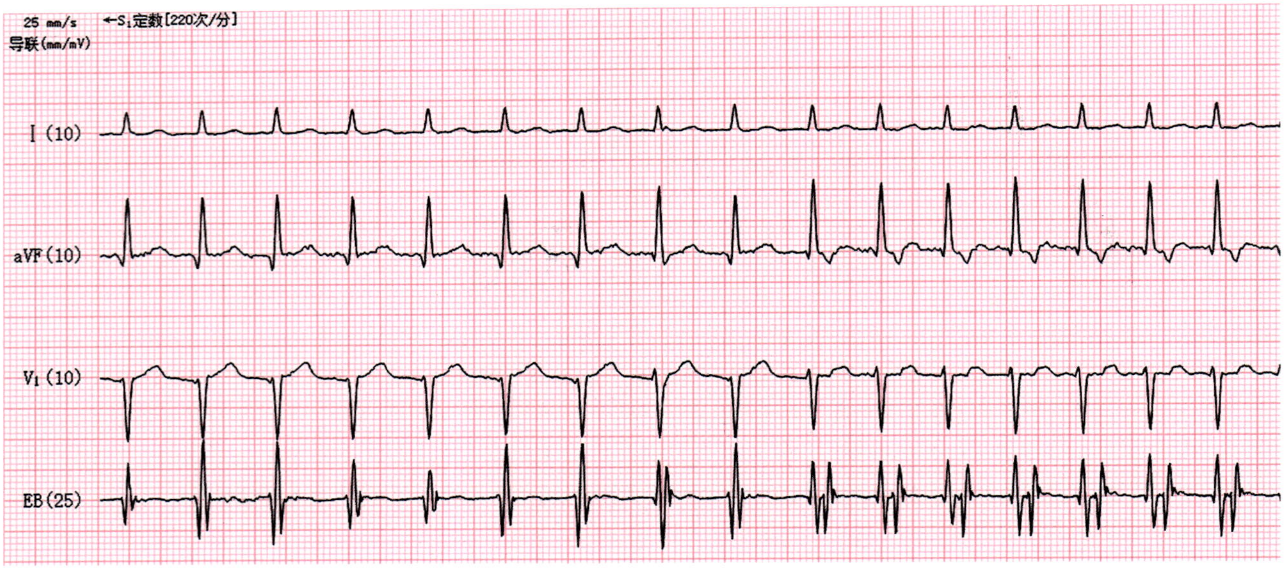

A

图 11–114 慢–快型房室结折返性心动过速合并慢–慢型房室结折返性心动过速。(A)房室结多径路患者，经食管心房刺激时 S–R 间期跳跃后诱发窄 QRS 波心动过速，心率 125 次/分。前半部分逆行 P 波隐藏在 QRS 波中，aVF 导联出现"q"波，食管导联中 R–P⁻间期<70ms，为慢–快型房室结折返性心动过速。第 10 次 QRS 波起逆行 P 波突然出现在 ST 段上，在 aVF 导联倒置，V_1 导联负正双相，食管导联中 R–P⁻间期 120ms，自行转变为慢–慢型房室结折返性心动过速。(B)慢–慢型房室结折返性心动过速时给予频率 220 次/分的定数刺激终止了心动过速，第 4 次 S 波沿慢径路下传后诱发慢–快型房室结折返性心动过速。(待续)

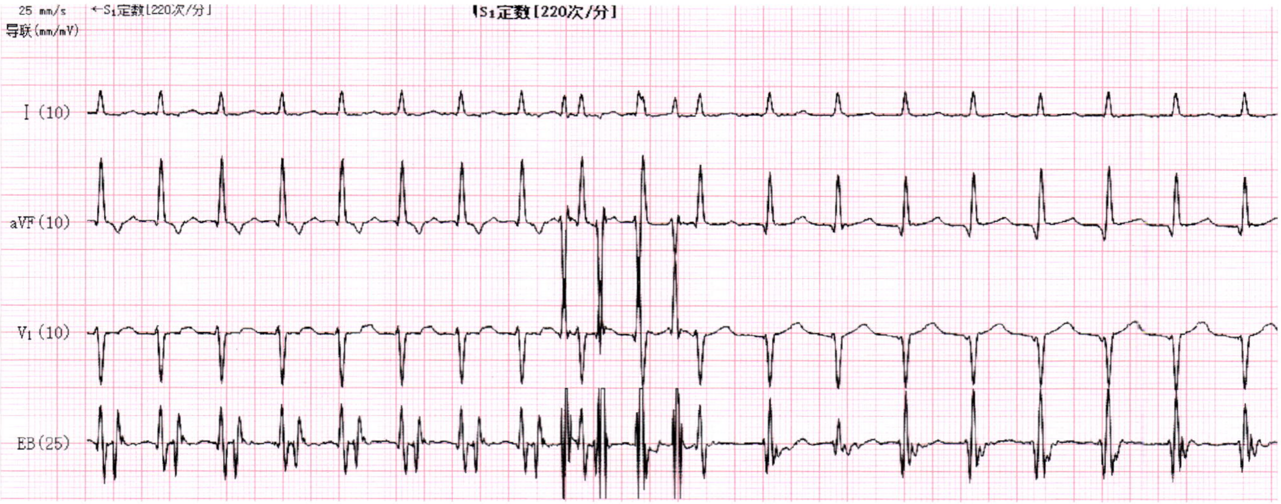

B

图 11-114（续）

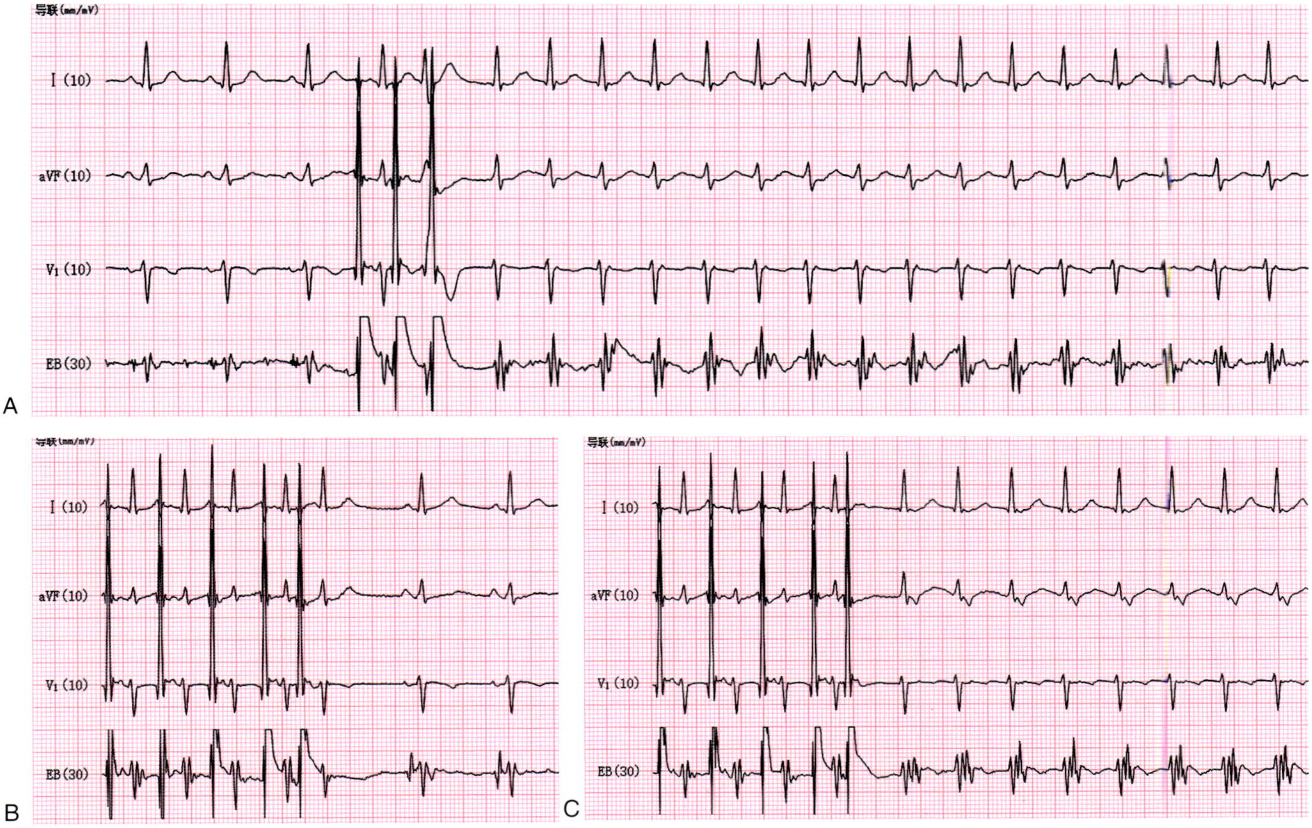

图 11-115　慢-快型房室结折返性心动过速合并慢-慢型房室结折返性心动过速。(A)窦性心律时给予频率 210 次/分的定数刺激，第 2 次 S-R 间期开始延长，第 3 次 S-R 间期突然成倍延长至 520ms，随后诱发出慢-快型房室结折返性心动过速。逆行 P 波隐藏在 QRS 波终末，在 V_1 导联形成假性 r'波，食管导联 R-P⁻间期<70ms。(B)基础周长 450ms 的心房程控期前刺激，S_1S_2 偶联间期 310ms 时 S_2-R 间期 180ms。(C)S_1S_2 偶联间期 300ms 时 S_2-R 间期突然跳跃延长至 500ms，随后诱发出慢-慢型房室结折返性心动过速。ST 段上出现在 aVF 导联倒置、V_1 导联负正双相的逆行 P 波，R-P⁻间期 120ms。（待续）

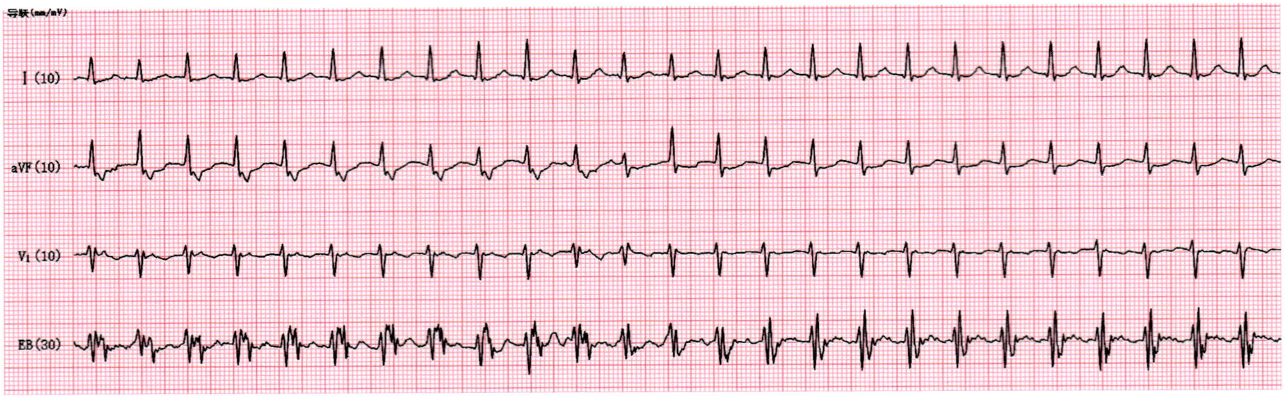

D

图 11-115(续) (D)慢-慢型房室结折返性心动过速自第 12 次 QRS 波开始 R-P⁻间期突然缩短，逆行 P 波隐入 QRS 波终末，R-P⁻间期<70ms。折返激动从快径路逆传后形成慢-快型房室结折返性心动过速。

2.慢-快型房室结折返性心动过速与快-慢型房室结折返性心动过速

与慢-快型房室结折返性心动过速合并慢-慢型房室结折返性心动过速一样，需要存在房室结三径路，形成快-慢型房室结折返性心动过速需要慢径路不应期长于快径路。当心房激动落入慢径路前传不应期，改从快径路前传并沿慢径路逆传，可形成快-慢型房室结折返性心动过速(图 11-116)。

四、房性心动过速合并房室折返性心动过速 / 房室结折返性心动过速

1.房性心动过速与慢-快型房室结折返性心动过速

见图 11-117A,B。

2.房性心动过速与顺向型房室折返性心动过速

见图 11-117A,C。

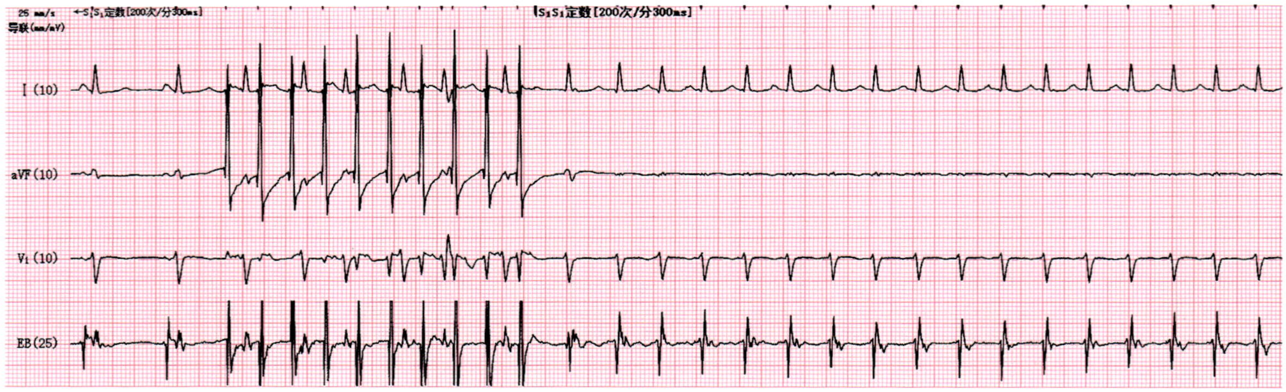

A

图 11-116 慢-快型房室结折返性心动过速合并快-慢型房室结折返性心动过速。(A)房室结多径路患者，窦性心律时心电图无异常。给予频率 200 次/分的心房 S_1S_1 定数刺激，最后 1 次 P'-R 间期达 420ms，随后诱发出频率 150 次/分的慢-快型房室结折返性心动过速，逆行 P 波隐藏在 QRS 波中，食管导联中 R-P⁻间期<70ms。(待续)

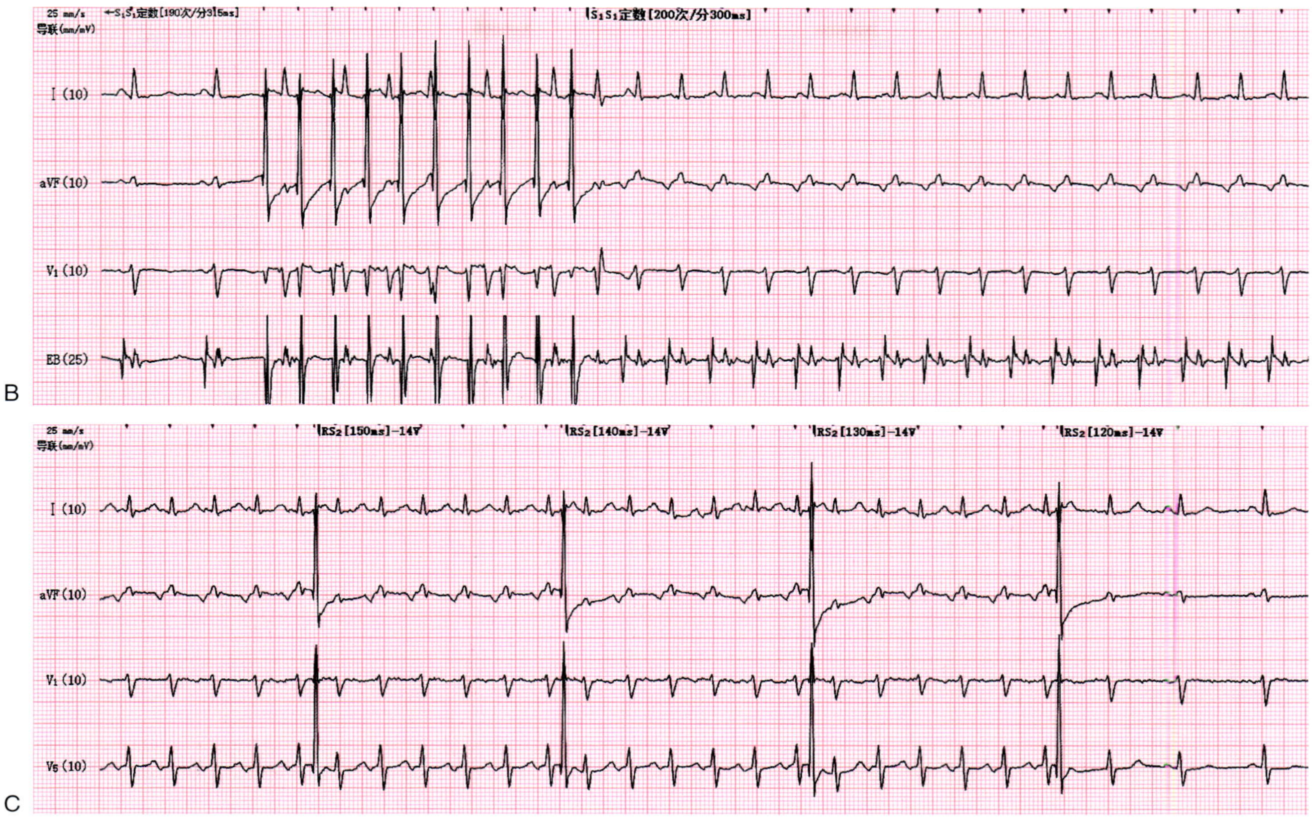

图 11-116(续)　(B)同样给予频率 200 次/分的心房 S_1S_1 定数刺激却诱发出频率为 158 次/分的快-慢型房室结折返性心动过速，逆行 P 波在Ⅰ导联直立，aVF 导联倒置，食管导联 R-P^-间期>P^--R 间期。(C)快-慢型房室结折返性心动过速时给予 RS_2 刺激，自 150ms 开始已经夺获心房并重整了心动过速，造成 R_2 波提前，其后代偿间期等于心动过速周长，RS_2 120ms 时 S 波落在 ST 段上终止了心动过速并沿房室结慢径路下传，S_2-R 间期 400ms，恰巧等于慢-快型房室结折返性心动过速的周长。

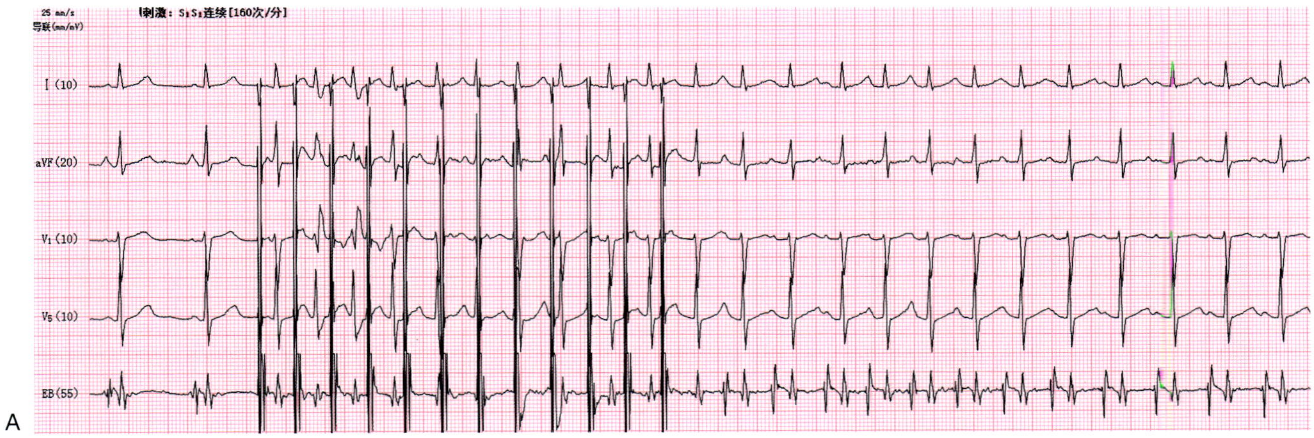

图 11-117　房性心动过速合并慢-快型房室结折返性心动过速与顺向型房室折返性心动过速。隐匿性房室旁路合并房室结双径路患者，电生理检查中诱发出 3 种不同类型的窄 QRS 波心动过速。(A)给予 160 次/分的心房 S_1S_1 定数刺激，诱发出频率为 130 次/分的窄 QRS 波心动过速，P'波在Ⅰ、aVF、V_1、V_5 导联直立，R-P'>P'-R，P'-R 间期 180ms，为房内折返性心动过速。(待续)

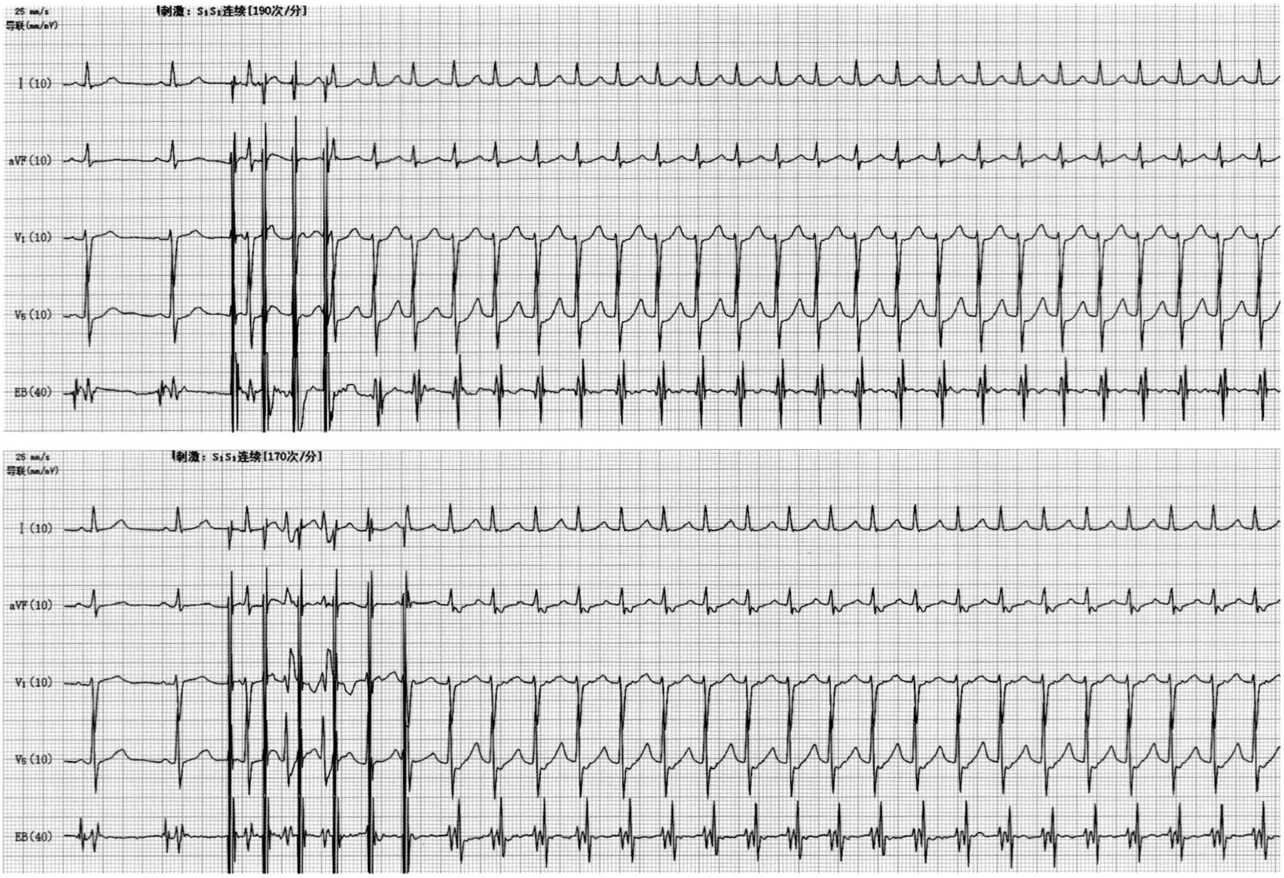

B

C

图 11-117(续) (B)给予 190 次/分的心房 S_1S_1 定数刺激，第 3 次刺激就诱发出频率为 154 次/分的窄 QRS 波心动过速，逆行 P 波隐藏在 QRS 波中，食管导联中 R-P$^-$间期<70ms，为房室结双径路折返形成的慢-快型房室结折返性心动过速。(C)给予 170 次/分的心房 S_1S_1 定数刺激，诱发出频率为 136 次/分的窄 QRS 波心动过速。逆行 P 波出现在 ST 段上，在 aVF 导联倒置，在 V_1 导联直立，食管导联 R-P$^-$间期 120ms，为隐匿性左侧房室旁路逆向传导形成的顺向型房室折返性心动过速。

3.房性心动过速与逆向型房室折返性心动过速

见图 11-118。

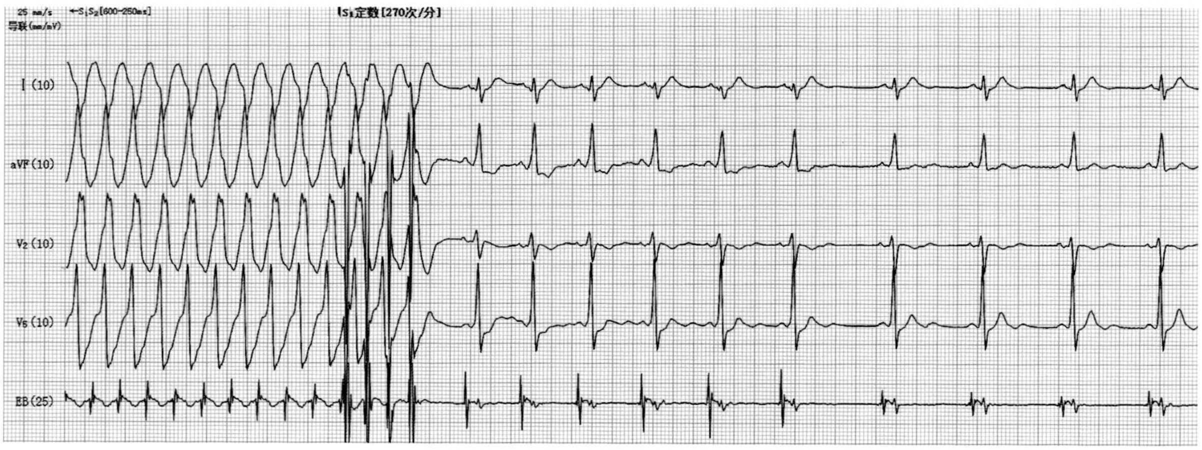

图 11-118 逆向型房室折返性心动过速合并房性心动过速。与图 11-107 同一患者，在快频率的心房超速刺激终止逆向型房室折返性心动过速后，出现了短阵的慢频率房性心动过速，持续 6 次心搏后恢复了窦性心律。

五、心房颤动 / 心房扑动与房室折返性心动过速 / 房室结折返性心动过速

1.心房颤动合并房室折返性心动过速

见图 11–119。

2.心房扑动合并房室折返性心动过速

见图 11–120。

3.心房扑动合并房室结折返性心动过速

见图 11–121。

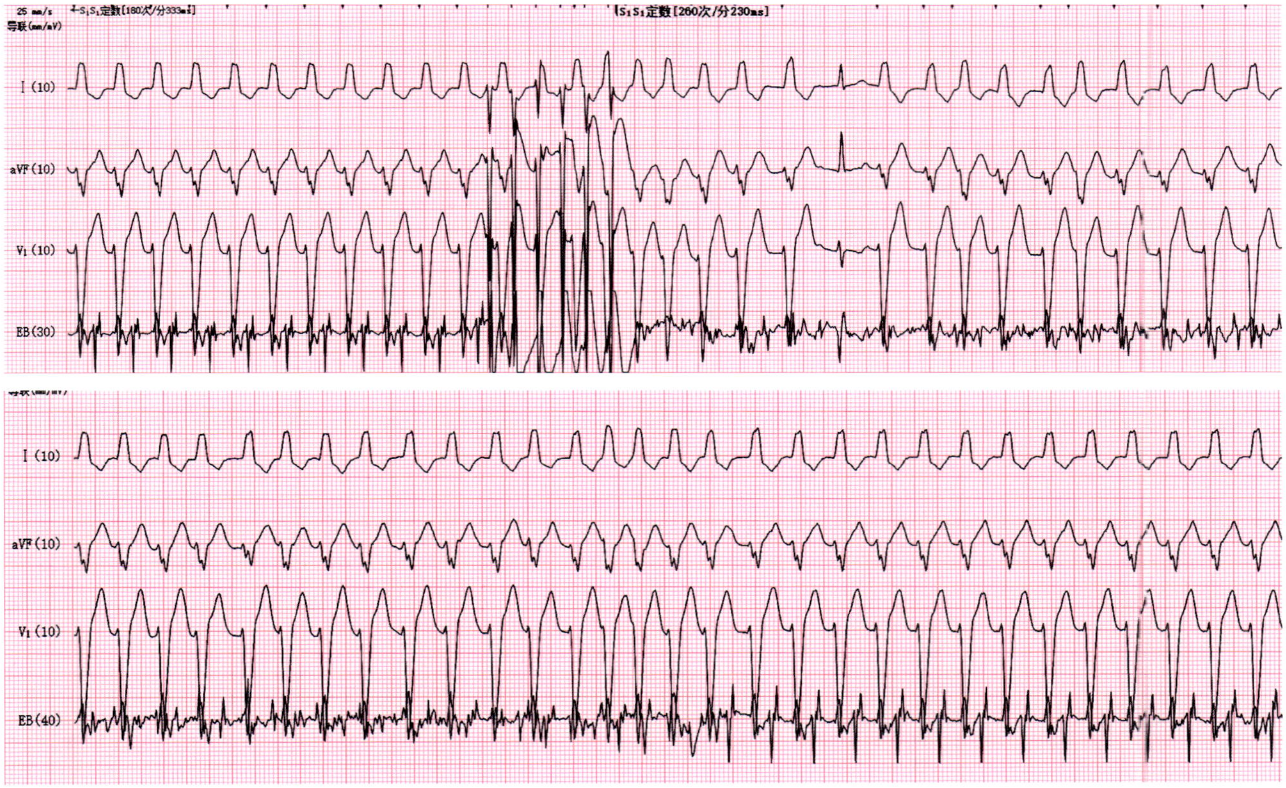

图 11–119　心房颤动合并顺向型房室折返性心动过速。(A)左束支传导阻滞型宽 QRS 波心动过速，R–R 间期规则，心率 158 次，食管导联中 R–P$^-$间期 180ms，为左侧房室旁路逆向传导的顺向型房室折返性心动过速伴功能性左束支传导阻滞。给予频率 260 次/分的心房定数刺激后逆行 P 波消失，出现极不规则的 f 波，R–R 间期不等，顺向型房室折返性心动过速已转变为心房颤动。刺激终止后第 6 次 QRS 波形态恢复正常是长 R–R 间期后左束支脱离了不应期引起。(B) 心房颤动伴功能性左束支传导阻滞在第 17 次 QRS 波后心房颤动消失，其后又出现逆行 P 波，恢复为与 A 图一致的顺向型房室折返性心动过速伴功能性左束支传导阻滞。

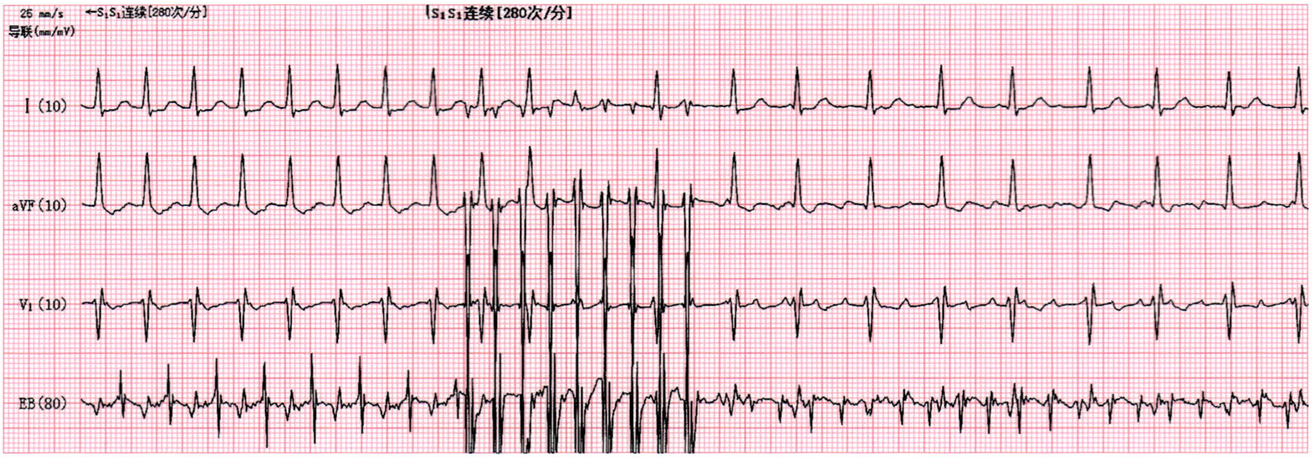

图 11-120 顺向型房室折返性心动过速合并心房扑动。窄 QRS 波心动过速，R-R 间期 380ms，心率 158 次/分。逆行 P 波在 I 导联平坦，在 aVF、V_1 导联倒置，食管导联 R-P 间期>V_1 导联，为右侧房室旁路逆传的顺向型房室折返性心动过速。给予频率 280 次/分的定数刺激终止心动过速，从第 4 次 S 波后转变成心房频率 270 次/分的心房扑动。

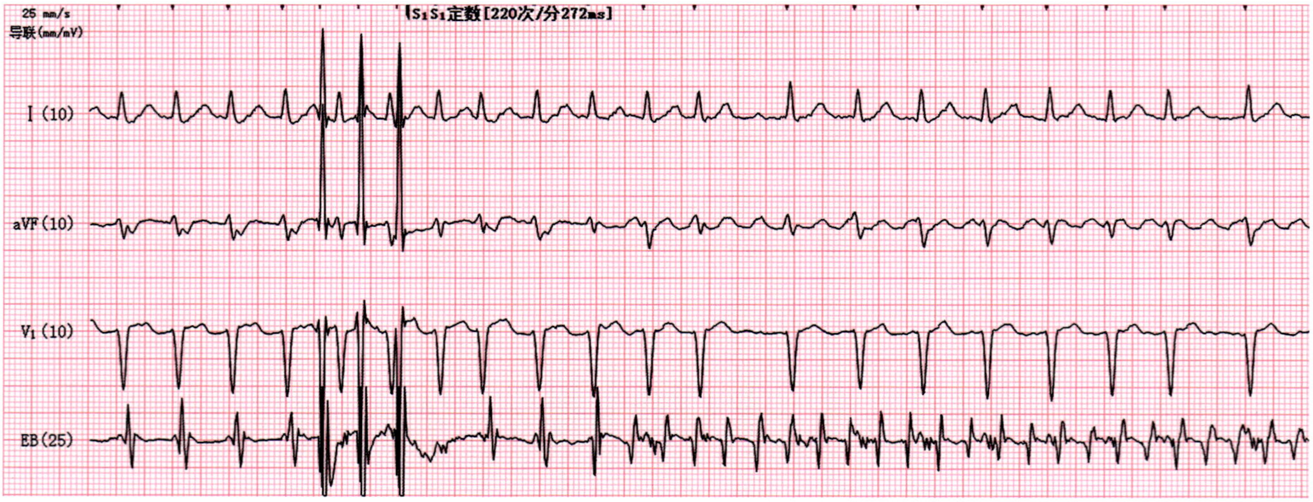

图 11-121 心房扑动合并房室结折返性心动过速。房室结双径路患者，在诱发慢-快型房室结折返性心动过速后给予频率 220 次/分的定数刺激，第 3 次 S 波终止了心动过速后又发生 3 次慢快型房室结折返心搏，其后突然转变为心房频率 300 次/分、F-F 间期规则的心房扑动，房室呈 2:1 传导。

六、房性心动过速合并心房颤动

见图 11-122。

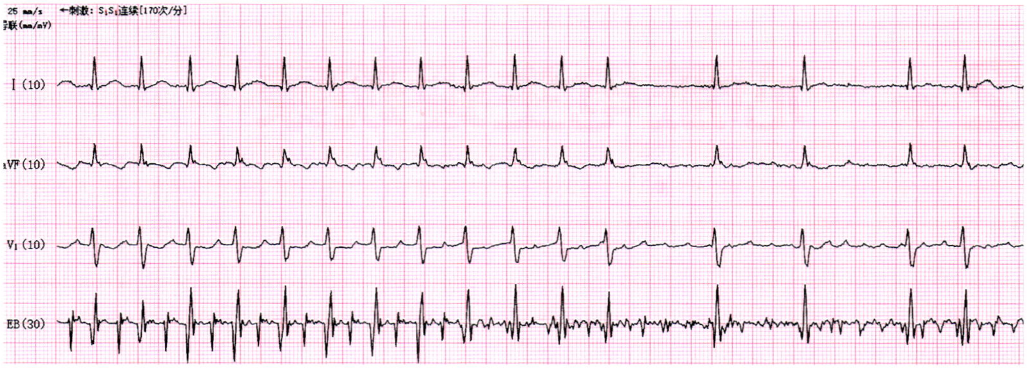

图 11-122 房性心动过速合并心房颤动。图左侧示频率为 133 次/分的房性心动过速，R–P'>P'–R，P'波在Ⅰ、V_1 导联直立，aVF 导联倒置，食管导联 P'波负向为主。第 9 次 QRS 波后 P'波突然消失，成为杂乱的心房颤动波，R–R 间期不规则，已转变为心房颤动。

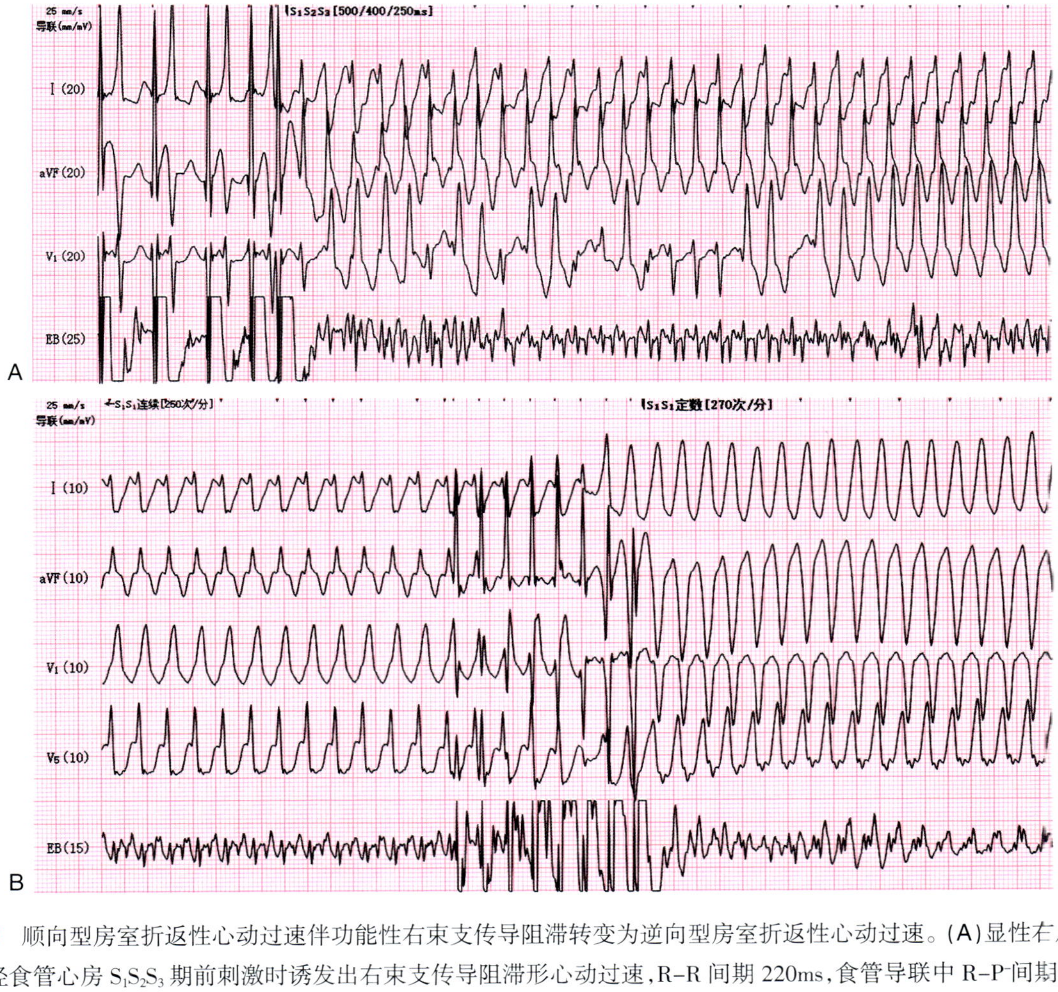

图 11-123 顺向型房室折返性心动过速伴功能性右束支传导阻滞转变为逆向型房室折返性心动过速。(A)显性右后间隔房室旁路患者在经食管心房 $S_1S_2S_3$ 期前刺激时诱发出右束支传导阻滞形心动过速，R–R 间期 220ms，食管导联中 $R-P^-$ 间期 120ms。间歇出现窄 QRS 波的 R–R 间期与 $R-P^-$ 间期无明显改变，符合间隔旁路同侧束支传导阻滞时心动过速周长延长<25ms 或不变的 Coumel 现象，表明为右后间隔房室旁路逆行传导的顺向型房室折返性心动过速。(B)心动过速 R–R 间期延长至 240ms 时，给予频率 270 次/分的 S_1S_1 定数刺激，第 5 次 S 波夺获心房后终止了右束支传导阻滞形的顺向型房室折返性心动过速。第 6 次 S 波从旁路下传后诱发呈左束支阻滞形的宽 QRS 波心动过速。QRS 波形态与窦性显示的预激波形一致，R–R 间期 230ms，在 V_1、V_5 导联中逆行 P 波倒置，食管导联 $R-P^-$ 间期 120ms≤P^--R 间期，表现为右后间隔房室旁路前向传导的型房室折返性心动过速，给予频率 300 次/分的超速刺激夺获心房后终止了心动过速。导管射频消融术成功在三尖瓣环 6 点钟位置阻断房室旁路。

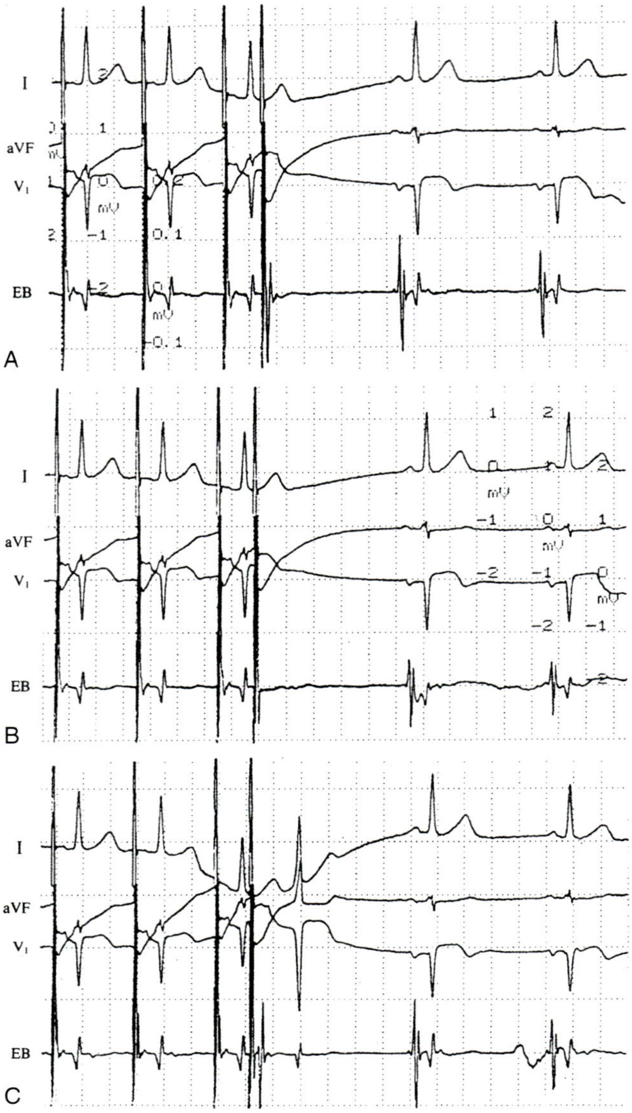

图 12–1 心房裂隙现象。窦性心动过缓患者。图示基础周长600ms 的心房 S_1S_2 期前刺激，S_1S_2 间期 280ms 时滤波双极食管导联 S_2 后有 P_2 波，未见 QRS 波，表明房室交界区已进入有效不应期(A)。S_1S_2 间期 270ms 时 S_2 后未见 P_2 波，心房进入有效不应期(B)。而当 S_1S_2 间期缩短为 260ms 时，S_2 后重新出现 P_2–QRS 波，此时 S_2–P_2 间期比 S_1S_2 间期 280ms 时延长 30ms，清楚显示出食管电极至左心房间产生的裂隙现象(C)。

3.房室结 – 心室阻滞型

心房期前刺激 S_1S_2 或 RS_2 偶联间期较长时，房室交界区及心室均处于应激期，S_2 激动能下传心室引起 R_2 波。随着 S_1S_2 偶联间期缩短，S_2 激动进入心室有效不应期中并无法下传心室，R_2 波消失。当期前刺激偶联间期进一步缩短时，S_2 激动进入房室交界区相对不应期，S_2 激动在下传过程中出现明显的传导延缓，导致 S_2 激动脱离心室的有效不应期，再次引起心室激动出现形态正常或呈束支传导阻滞图形的 R_2 波。远端阻滞区位于心室，近端传导延缓区域位于房室交界区。因无法记录到希氏束电图，体表心电图只能反映出心房激动和心室激动，不能区别心房期前刺激时发生房室传导延缓或阻滞的具体区域。如果 R_2 波出现束支传导阻滞图形，则提示传导阻滞区域发生在心室(图 12–2)。

(三)束支或分支传导裂隙现象

常发生在房室结双径路传导的基础上，为经食管心脏电生理检查中最常见的裂隙现象。束支或分支有效不应期长于房室结快径路有效不应期是重要的形成条件。心房期前刺激 S_1S_2 或 RS_2 偶联间期较长时，较晚发生的激动能通过快径路、束支或分支下传心室。期前刺激偶联间期缩短后，较早的 S_2 激动容易落在有效不应期较长的束支或分支内受阻，R_2 波呈一侧束支或分支阻滞图形。当期前刺激偶联间期进一步缩短时，更早的激动由于落在快径路的有效不应期内，改从慢径路下传，S_2–R_2 间期出现跳跃式延长。沿慢径路缓慢传导的激动到达束支或分支时，该区域已度过不应期，R_2 波突然恢复正常，此时 R_1–R_2 间期长于呈束支传导阻滞图形时的 R_1–R_2 间期。远端传导阻滞区域在束支或分支内，近端传导延缓区域在房室结慢径路(图 12–3)。

(四)房室旁路传导裂隙现象

根据房室旁路不应期的长短可分为 2 种类型。

1.房室旁路有效不应期短于房室结有效不应期

心房期前刺激 S_1S_2 或 RS_2 偶联间期较长时，较晚发生的激动能通过不应期短且传导速度较快的房室旁路下传，房室结传导被掩盖，R_2 波呈心室预激图形。期前刺激偶联间期缩短后，较早的 S_2 激动落在房室旁路的有效不应期中传导受阻。房室结因有效不应期较长早已发生传导阻滞，故 R_2 波脱漏。期前刺激偶联间期进一步缩短后，更早的激动在心房内发生传导延缓，延迟的激动能沿着已脱离不应期的房室旁路下传，再次出现呈预激图形的 R_2 波(图 12–4)。此时 S_2–R_2 间期应比发生 R_2 波脱漏前延长≥30ms，以排除无

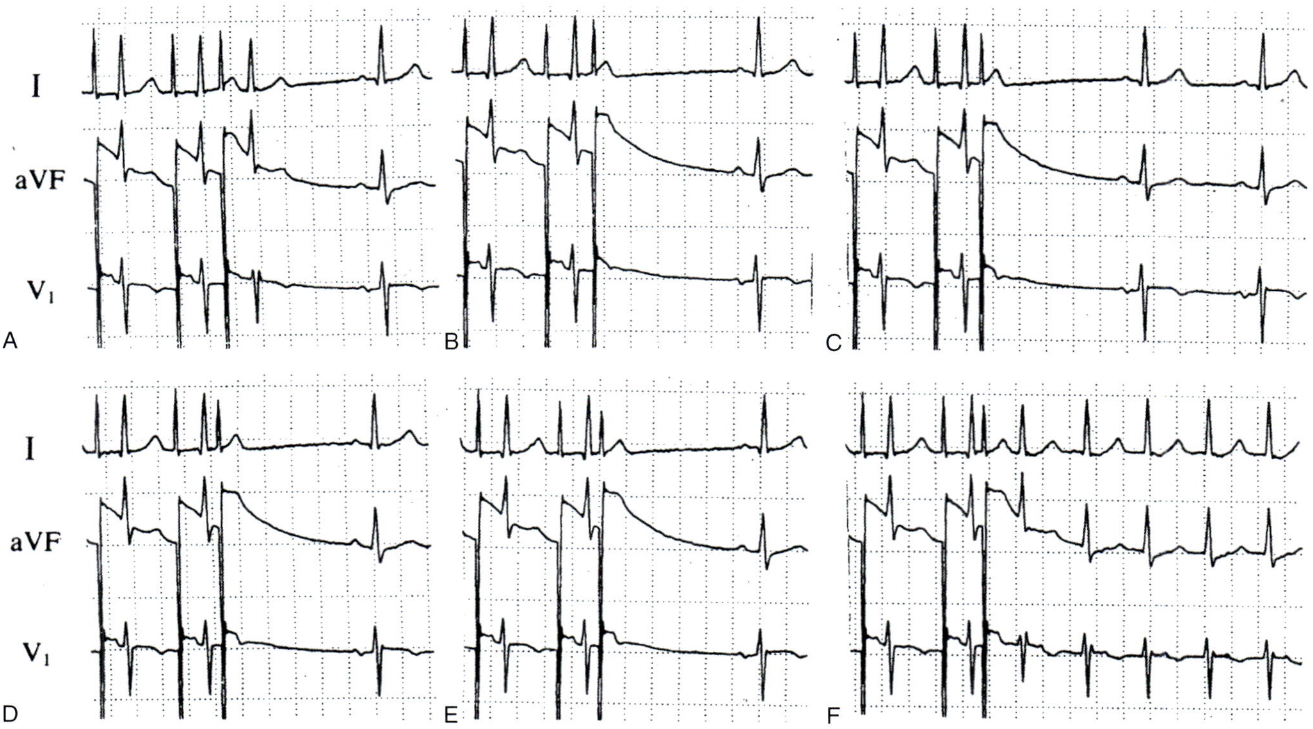

图 12-2　房室交界区裂隙现象。隐匿性左侧房室旁路患者。图示基础周长 600ms 的 S_1S_2 心房期前刺激，S_1S_2 间期 360ms 时 S_2-R 间期 180ms（A）。S_1S_2 间期 350ms~310ms 时 P_2 波依然存在，但 R_2 波群消失，房室交界区已处于有效不应期中（B~E）。S_1S_2 间期 300ms 时又见 R_2 波，P_2-R 间期延长至 260ms，随后诱发出顺向型房室折返性心动过速，显示出房室交界区的裂隙现象（F）。

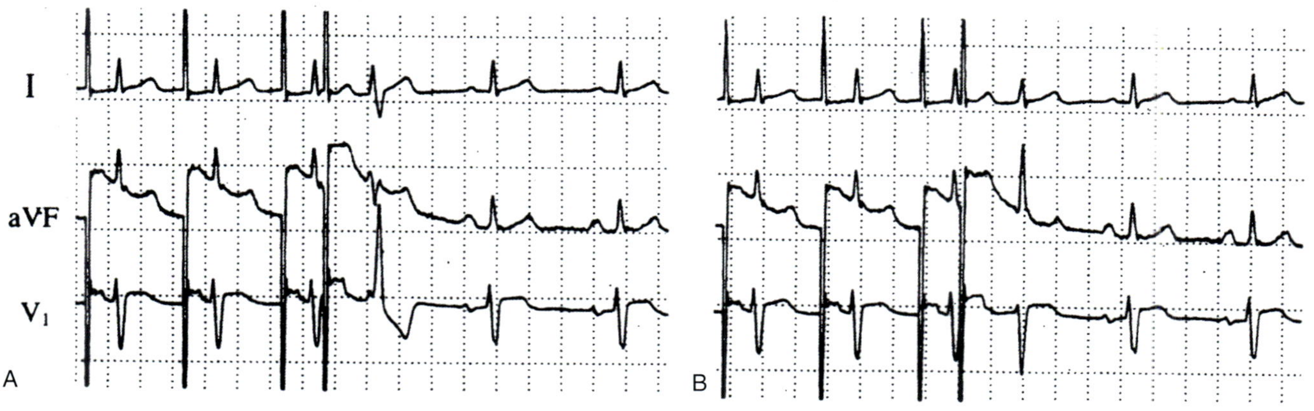

图 12-3　右束支裂隙现象。房室结双径路患者。图示基础周长 600ms 的 S_1S_2 心房期前刺激，S_1S_2 260ms 时 S_2-R 间期 250ms，R_2 波群呈完全性右束支传导阻滞型，右束支已进入有效不应期（A）。S_1S_2 递减 10ms 时 S_2-R 间期突然延长至 340ms，表现出房室结双径路跳跃现象。由于慢径路传导缓慢，激动到达心室时右束支已脱离不应期，R_2 波恢复正常，呈现出右束支裂隙现象（B）。

效心房起搏造成的脱漏现象。远端传导阻滞区域在房室旁路，近端传导延缓区域在心房内。

2.房室旁路有效不应期长于房室结有效不应期

心房期前刺激 S_1S_2 或 RS_2 偶联间期较长时，较晚发生的激动能通过不应期长但传导速度较快的房室旁路下传，房室结传导被掩盖，R_2 波呈预激图形。期前刺激偶联间期缩短后，较早的 S_2 激动在有效不应期较长的房室旁路传导受阻后，改从不应期较短的房室结下传心室，R_2 波突然恢复正常。期前刺激偶联间期进一步缩短后，因更早的激动在心房内发生传导延缓，故延迟的激动能沿着已脱离不应期、传导速度快

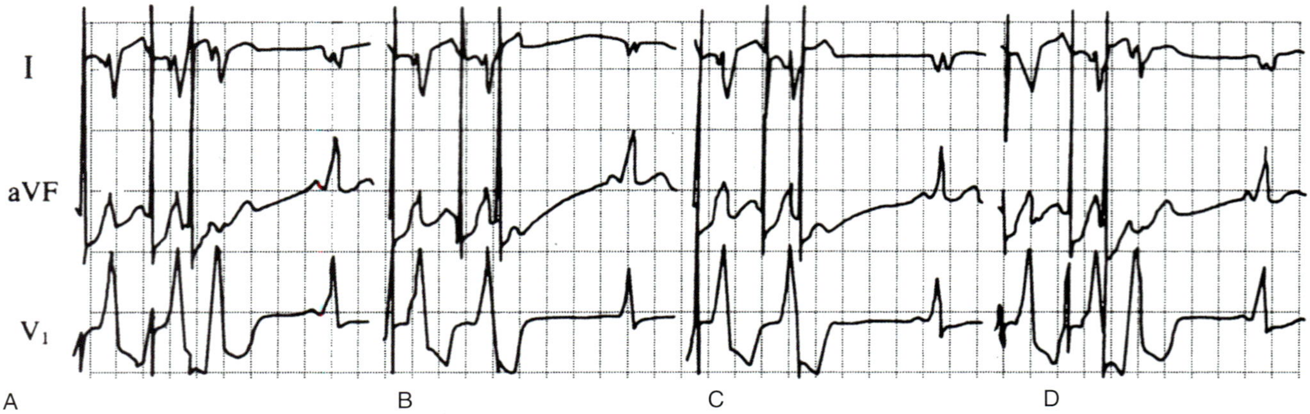

图 12-4 房室旁路有效不应期小于房室交界区的旁路裂隙现象。基础刺激 S_1S_1 周长 500ms，S_1S_2 330ms 时 S_2-δ 间期 120ms，R_2 波群呈预激图形(A)。S_1S_2 320ms 至 280ms 时 R_2 波群消失，表明旁路与房室结均进入有效不应期(B，C)。S_1S_2 270ms 时再现预激图形 R_2 波，此时 S_2-δ 间期 160ms，比前延长 40ms，R_1-R_2 间期长于 R_2 波脱漏前的 R_1-R_2 间期。旁路脱离不应期恢复了传导，表现出旁路裂隙现象(D)。

的房室旁路下传，房室结传导再次被掩盖，R_2 波再现心室预激图形(图 12-5)。远端传导阻滞区域在房室旁路，近端传导延缓区域在心房内。

(五)变异性房室传导裂隙现象

这种裂隙现象在经食管心脏电生理检查中可见，在整个心房程控期前刺激过程中，不会出现房室传导中断的情况。随着 S_1S_2 偶联间期缩短，S_2-R 间期时长时短变化时，可伴随束支或分支阻滞图形出现，心电图表现出的传导改善现象极易被误为超常传导。

1.房室交界区与心室希浦系统

心房程控期前刺激 S_1S_2 或 RS_2 偶联间期较长时，房室交界区(近端)与心室希浦系统(远端)均处于应激期，S_2 激动能下传心室引起 R_2 波。随着 S_1S_2 期前刺激偶联间期缩短，S_2 激动逐渐进入心室希浦系统的相对不应期，因束支与分支的不应期不同，S_2-R_2 间期开始延长并出现不同程度的束支或分支阻滞图形。当 S_1S_2 期前刺激偶联间期进一步缩短，S_2 激动进入房室交界区相对不应期，S_2 激动延缓到达心室希浦系统时，此区域已脱离相对不应期或从相对不应期早期过渡到晚期，传导会得到不同程度的改善。S_2-R_2 间期恢复正常或延长，束支或分支阻滞图形发生变化，常见的是右束支传导阻滞图形与左束支传导阻滞图形的相互转变。也可见完全性右束支传导阻滞图形随着 S_2-R_2 间期的明显延长，突然转变为左束支传导阻滞图形。这种心室希浦系统传导从正常变为不同程度的延缓，又从传导延缓到改善或恢复正常，而且房室传导不发生中断的心电现象，是常见的变异性房室传导裂隙现象(图 12-6 和图 12-7)。

2.房室结与希浦系统

由于心内电生理检查能记录到希氏束电图，在进行心房程控期前刺激时可以反映出房室结与希浦系统的传导的情况。心房程控期前刺激 S_1S_2 或 RS_2 偶联间期较长时，A_2-H_2 间期(房室结传导)与 H_2-V_2 间期(希浦系统)均正常。随着 S_1S_2 期前刺激偶联间期缩短，S_2 激动进入房室结相对不应期时，A_2-H_2 间期逐渐延长，而 H_2-V_2 间期视希浦系统不应期的长短不同，会变化不明显或轻微延长，V_2 波可出现束支传导阻滞图形。S_1S_2 期前刺激偶联间期进一步缩短，希浦系统传导会加重延缓，H_2-V_2 间期明显延长，同时伴随完全性束支传导阻滞图形。当 S_1S_2 期前刺激偶联间期再缩短，如果房室结发生显著的传导延缓，传导足够慢的激动到达已经脱离相对不应期的希浦系统，该区域传导便恢复正常。同步记录的体表心电图可以看到 P_2-R 间期改变和不同程度束支传导阻滞图形，或者 QRS 波形恢复正常。

经食管心房程控期前刺激时，无房室传导中断的 S_2-R 间期改变伴束支传导阻滞变化，可以诊断为变

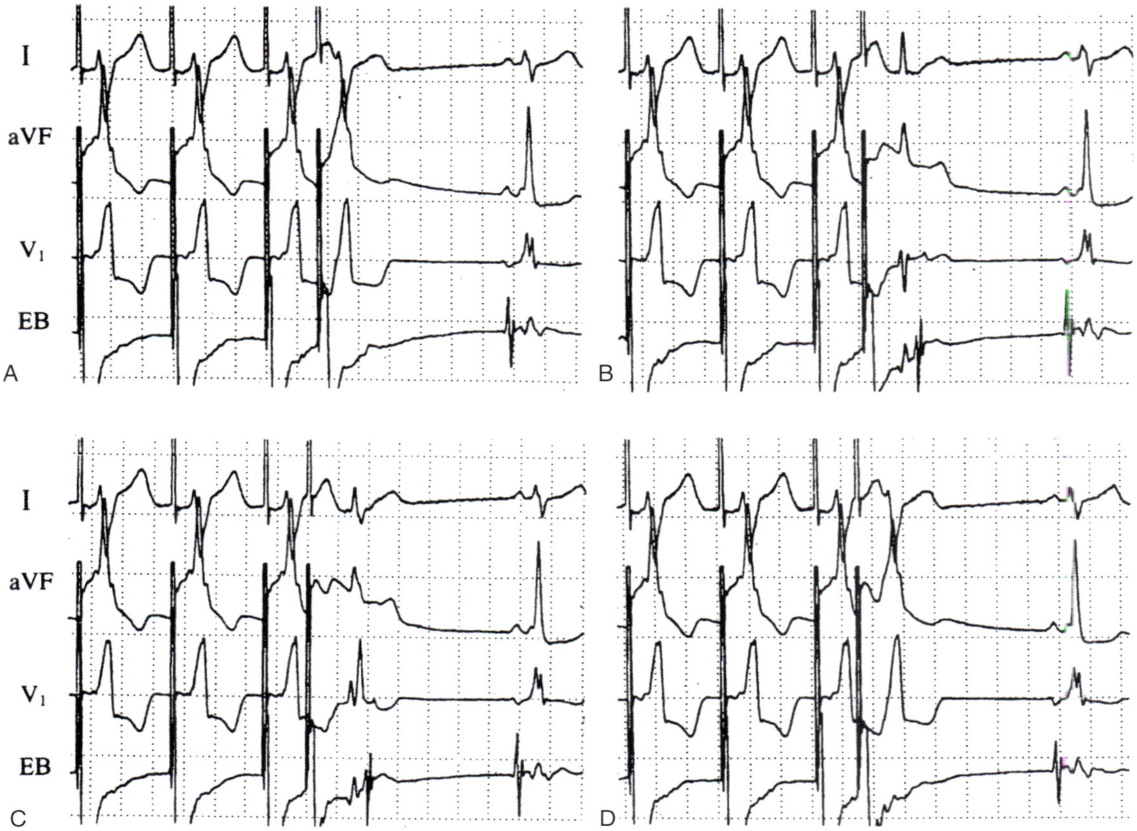

图 12-5　房室旁路有效不应期长于房室交界区的旁路裂隙现象。左侧显性房室旁路患者。图示基础刺激周期 600ms 的 S_1S_2 心房期前刺激，S_1S_2 330ms 时 R_2 波群在Ⅰ导联主波向下，aVF、V_1 导联中主波向上，S_2-R 间期 80ms，显示出左前壁房室旁路的完全预激波形(A)。S_1S_2 320~280ms 时房室旁路已进入有效不应期，S_2 激动沿房室结-希浦系统前传，R_2 波分别呈不完全性右束支传导阻滞型和完全性右束支传导阻滞型，右束支进入不应期。在 R_2 波后出现符合左侧房室旁路逆行传导的 P^- 波，表明房室旁路具有双向传导功能(B，C)。S_1S_2 310ms 时 S_2 后又出现预激图形的 R_2 波，S_2-R 间期延长至 140ms，导致 R_1-R_2 实际上间期反而比 S_1S_2 330ms 时延长 20ms，旁路脱离不应期后又恢复传导(D)。

异性房室传导裂隙现象(图 12-8)。

(六)假性束支裂隙现象

随着心房期前刺激 S_1S_2 或 RS_2 偶联间期的缩短，S_2 激动逐渐进入束支相对不应期，R_2 波从一侧不完全性束支传导阻滞图形逐渐演变成完全性束支传导阻滞图形(通常为右束支)。期前刺激偶联间期进一步缩短时，因两侧束支传导速度快慢不同，R_2 波形态分别呈右束支或左束支传导阻滞图形，表现出两侧束支传导速度时差的改变。随着 S_2-R 间期的逐渐延长，R_2 波会逐渐或突然恢复正常，貌似束支裂隙现象(图 12-9)。R_2 波恢复正常时，S_2-R 间期无跳跃，可排除房室结双径路传导造成的束支裂隙现象。

(七)诊断房室传导裂隙现象应注意的问题

1.前心动周期长度的影响

临床研究已证实心脏不应期受前心动周期长度的影响较大，大部分心脏组织的不应期与前心动周期或基础刺激周期长度直接相关。前心动周期或基础刺激周期长度改变时，房室传导特性也会随之改变，从而影响裂隙现象的形成。因此体表心电图诊断房室传导裂隙现象时，除了要观察房室传导特性外，还需要注意房室传导是否受到前心动周期长度改变的影响。

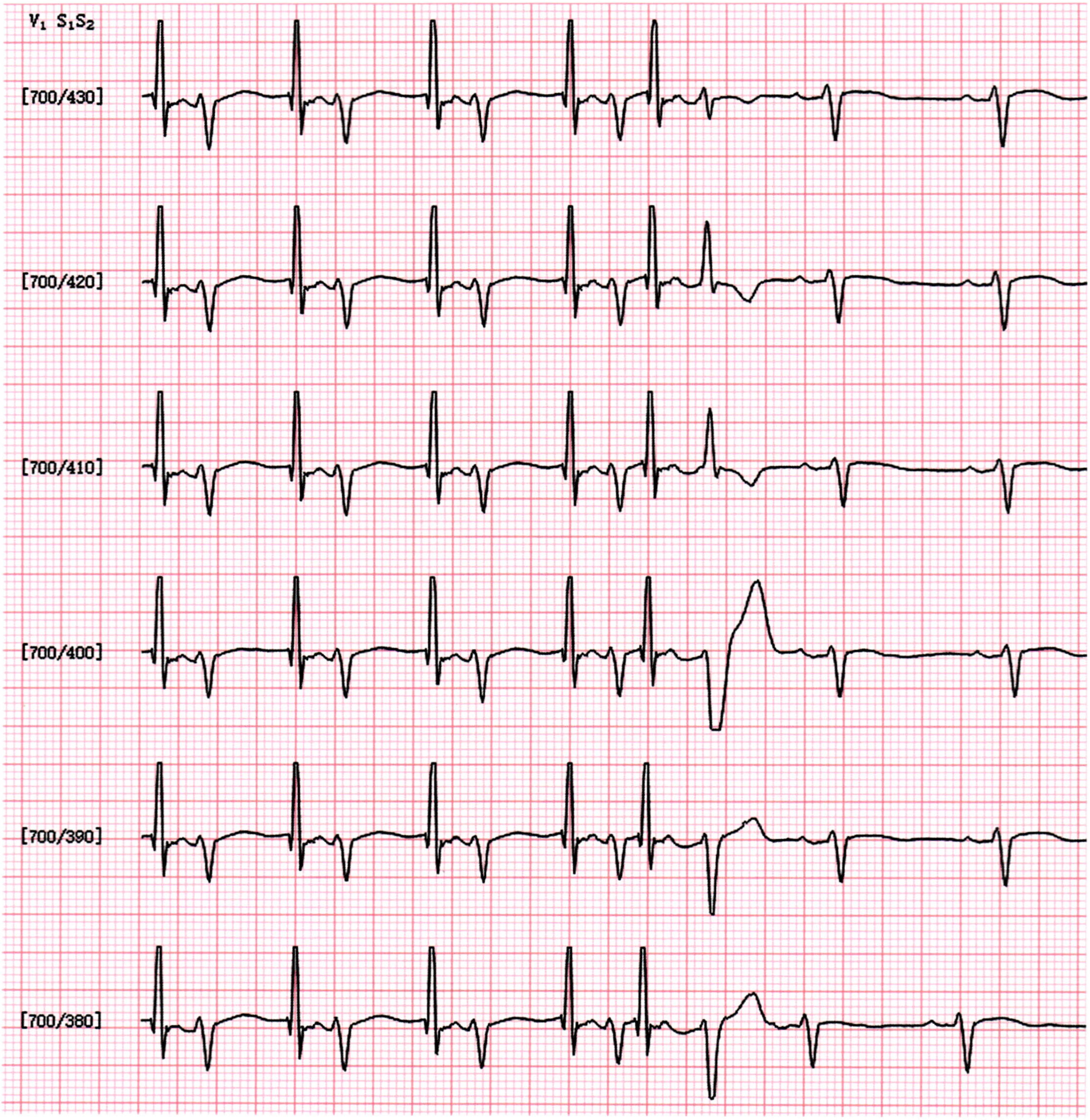

图 12-6 变异性房室传导裂隙现象。图示 V_1 导联记录，基础刺激周期 700ms 的 S_1S_2 心房期前刺激，S_1S_2 430ms 时 S_2–R_2 间期 240ms，R_2 正常下传。S_1S_2 420~410ms 时 S_2–R_2 间期延长至 280~310ms，R_2 波呈不完全性右束支传导阻滞型。S_1S_2 400ms 时 S_2–R 间期 310ms，R_2 波转呈完全性左束支传导阻滞型。S_1S_2 390~380ms 时，S_2–R_2 间期延长至 320~330ms，R_2 波呈不完全性左束支传导阻滞型，并出现了变异性房室传导裂隙现象。

2.是否夺获心房

经食管心脏电生理检查中，需要注意心房期前刺激是否夺获心房。避免偶联间期较短时出现心房失夺获，而偶联间期进一步缩短时出现心房夺获并下传心室，被误认为是裂隙现象。因此，诊断房室传导裂隙现象时，要结合心房波显示清楚的体表导联及食管导联，仔细鉴别心房期前刺激是否夺获心房。

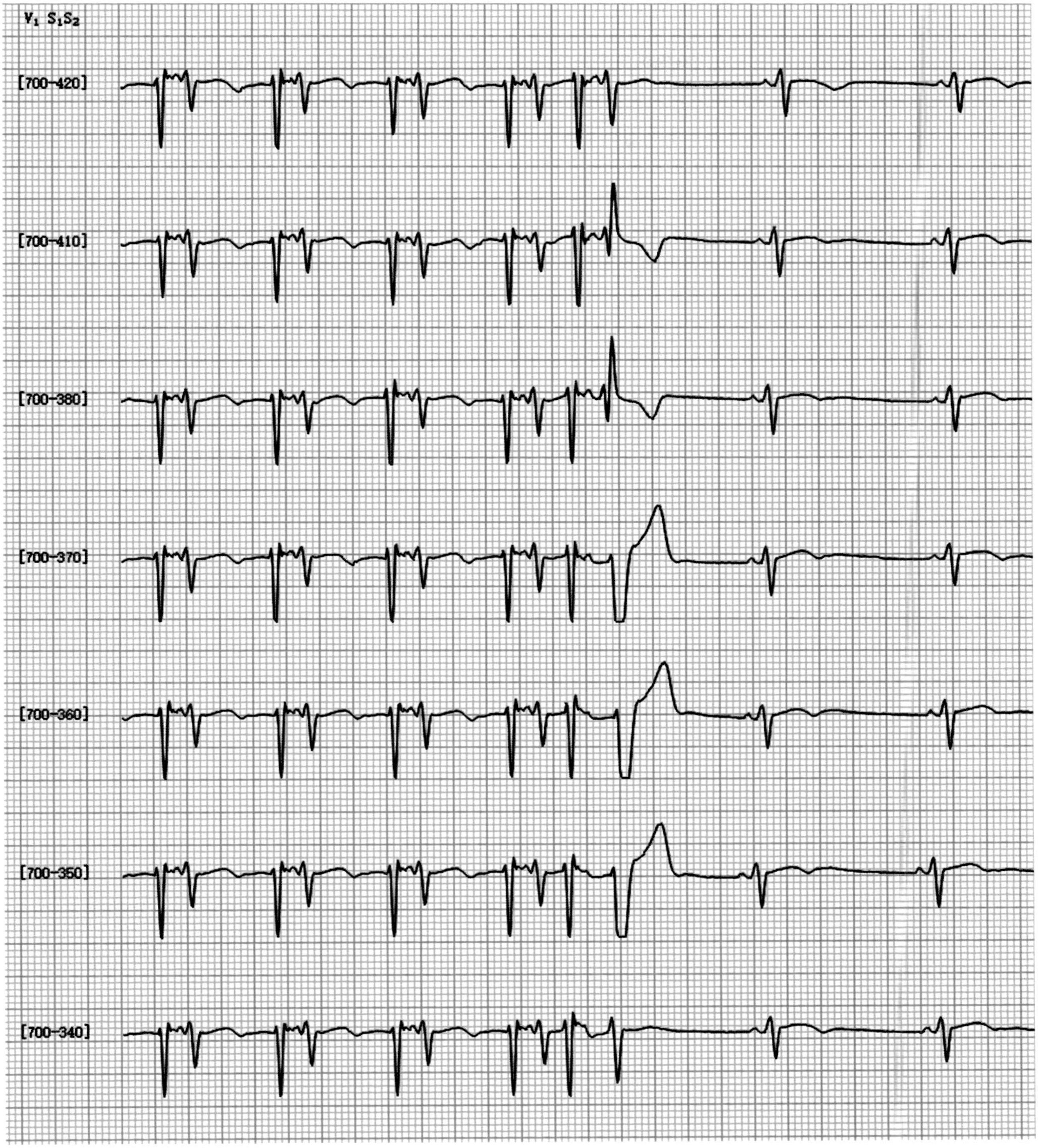

图 12-7 变异性房室传导裂隙现象。图示 V_1 导联记录，基础刺激周期 700ms 的 S_1S_2 心房期前刺激，S_1S_2 420ms 时 S_2-R_2 间期 180ms，R_2 波正常，此时房室交界区及心室希浦系统均处于应激期。S_1S_2 410~380ms 时 S_2-R_2 间期延长至 200ms，R_2 波呈不完全性右束支传导阻滞型。S_1S_2 370~350ms 时 S_2-R_2 间期逐渐延长，R_2 波转呈完全性左束支传导阻滞型。S_1S_2 340ms 时 S_2-R_2 间期略缩短至 270ms，R_2 波呈不完全性左束支传导阻滞型，表现出房室传导无中断的 S_2-R_2 间期改变伴束支传导阻滞变化现象。

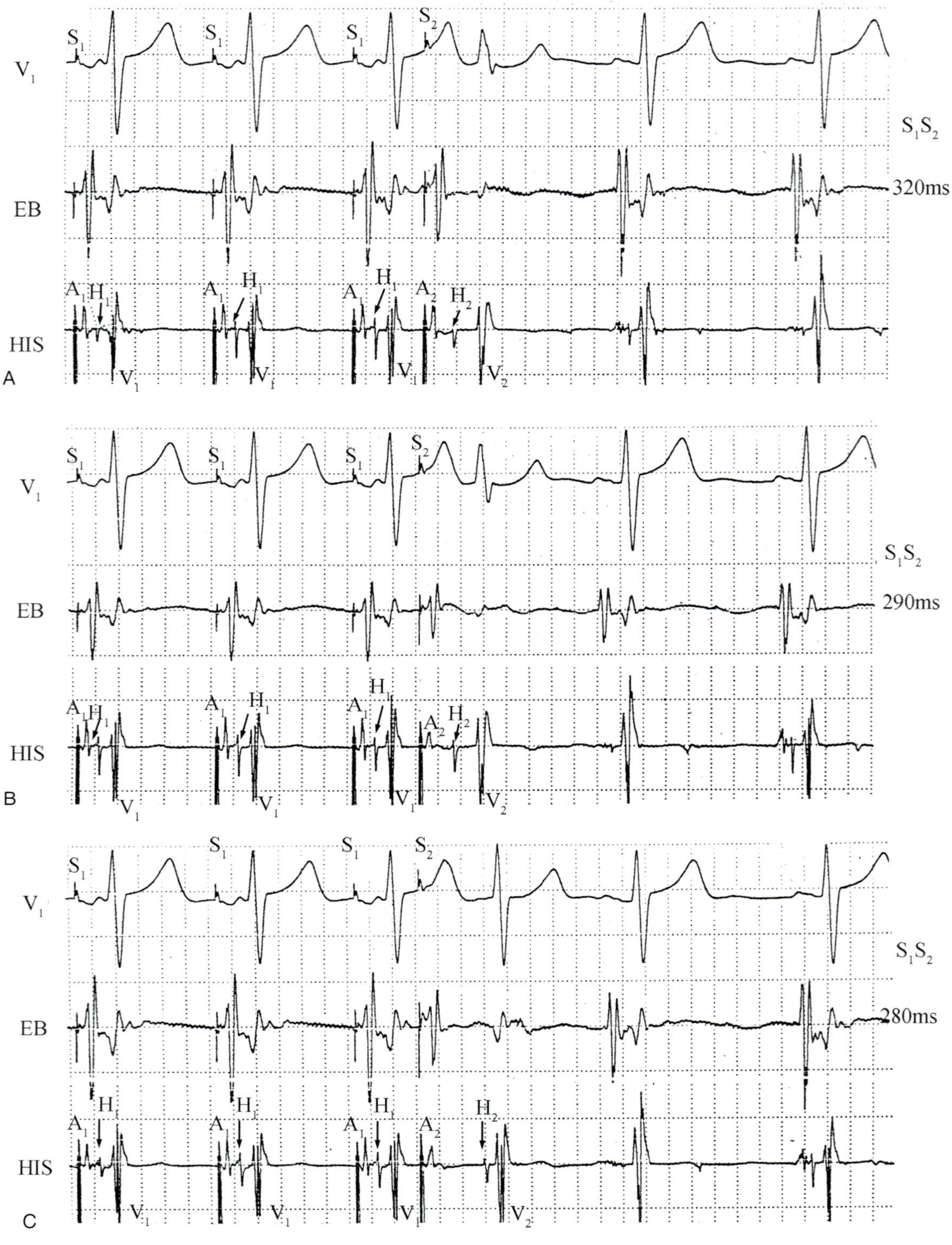

图 12-8 变异性房室结-希浦系统传导裂隙现象(纸速:50mm/s)。图示经射频导管消融术成功阻断房室旁路后,基础周长 600ms 的心房 S_1S_2 程控刺激记录。(A)S_1S_2 偶联间期 320ms 时,希氏束电图中可见 A_1-H_1 50ms、H_1-V_1 50ms,A_2-H_2 90ms,H_2-V_2 100ms、H_1-H_2 350ms,R_2 波畸形表明希浦系统已进入相对不应期并发生传导延缓。(B)S_1S_2 偶联间期 290ms 时,可见 A_1-H_1 间期、H_1-V_1 间期不变,A_2-H_2 间期延长至 120ms,H_2-V_2 间期 110ms,房室结传导出现延缓。(C)S_1S_2 偶联间期再缩短 10ms(280ms)时,可见 A_1-H_1 间期、H_1-V_1 间期仍然不变,但 A_2-H_2 间期却突然延长至 250ms,增量达 130ms,表明患者存在房室结双径路。当快径路进入有效不应期后激动沿房室结慢径路缓慢下传,希浦系统内传导恢复正常,致 H_2-V_2 间期缩短至 50ms,H_1-H_2 470ms,R_2 波形恢复正常(纸速:50mm/s)。

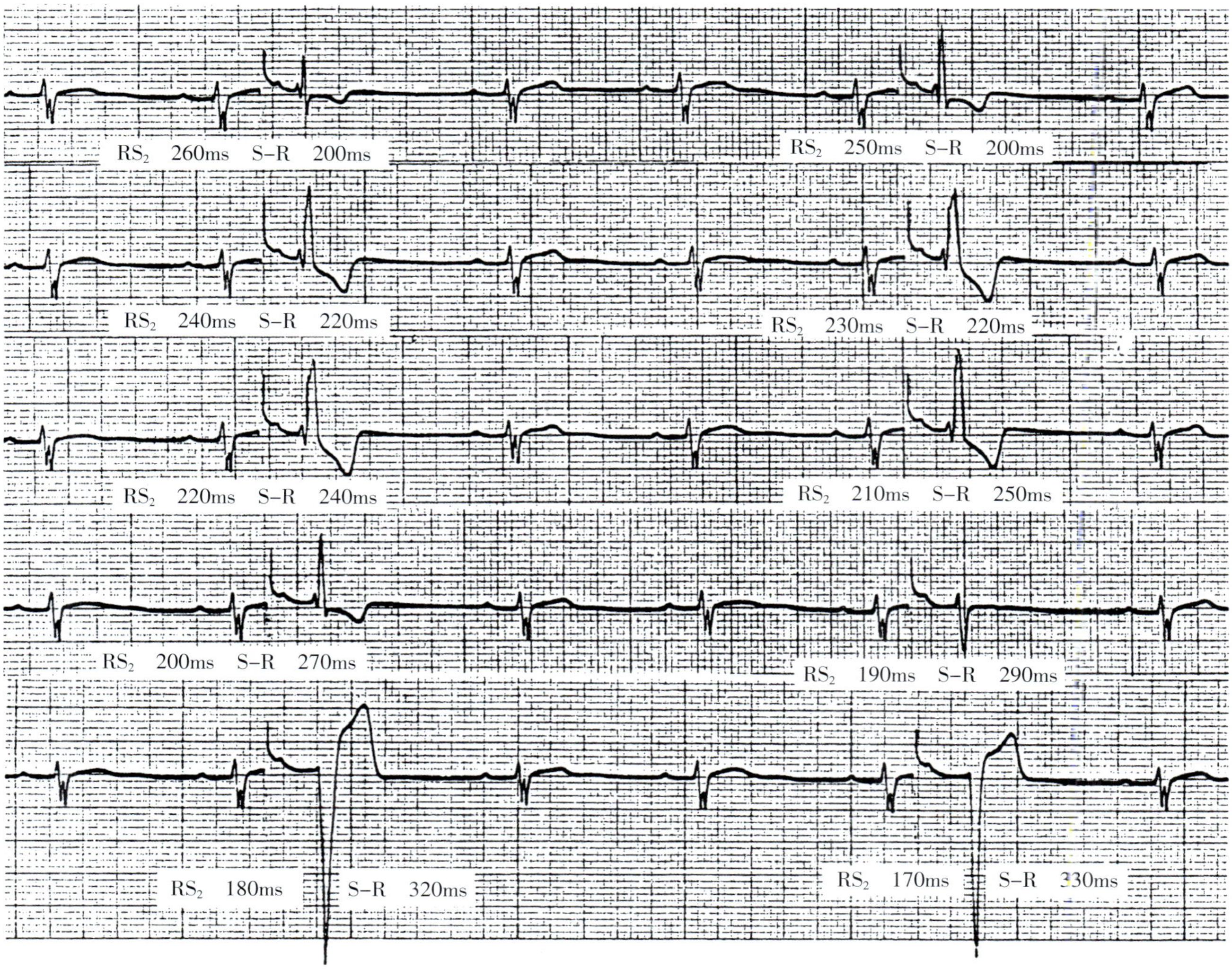

图 12-9　假性束支裂隙现象。图示 RS_2 法刺激，V_1 导联记录。RS_2 间期 260ms 至 240ms 时 R_2 波呈不完全性右束支传导阻滞图形，畸形程度逐渐增加。RS_2 间期 230ms、220ms 时 R_2 波呈完全性右束支传导阻滞图形，RS_2 间期 210ms、200ms 时 R_2 波转呈不完全性右束支传导阻滞型，畸形程度逐渐减轻。RS_2 190ms 时 R_2 波突然正常，RS_2 180ms、170ms 时 R_2 波呈完全性及不完全性左束支传导阻滞型。以上电生理特征表现出右束支裂隙现象，但随着 RS_2 期前刺激偶联间期逐渐缩短，R_2 波形态多变且有一定的演变规律，即在 S_2-R 间期逐渐延长的基础上，右束支传导延缓程度逐渐加重后又减轻，与左束支传导延缓一致时造成 R_2 波正常。当左束支传导延缓程度超过右束支时，R_2 呈左束支传导阻滞图形，这是两侧束支传导不同步延缓造成的假性束支裂隙现象。

3.考虑形成机制

裂隙现象形成的机制是偶联间期更短的期前刺激在近端区域相对不应期内发生了明显的传导延缓，从而脱离了远端区域的有效不应期，再次引起心房或心室激动。因此，诊断房室传导裂隙现象时，偶联间期更短的期前刺激一定会出现明显延长的 S-P 或 S-R 间期，否则不符合裂隙现象的形成机制。

三、临床意义

1.心脏传导系统中各部位的不应期长短不一致，是形成裂隙现象的电生理基础。

2.药物常对心脏组织的不应期产生影响，洋地黄、β 受体阻滞剂因延长不应期能促进裂隙现象发生，而阿托品缩短不应期会使裂隙现象消失，神经体液因素也可对其影响。

3.在电生理检查中，发生裂隙现象极易造成不应期测定的误差。如临床筛选高危房室旁路并给予积极治疗时，房室旁路发生裂隙现象易使测定不应期错误，并造成严重后果。

4.房室结双径路传导是房室结发生传导延缓的一个重要因素。当激动突然从慢径路下传，缓慢的传导使远端阻滞区脱离不应期而激动再次得以下传。这种现象并不少见。

5.裂隙现象是一种少见但并非罕见的异常心电现象，其属于生理功能性异常的心电现象。对裂隙现象的认识能解释一些“超常传导”现象，有助于在电生理检查中正确测定不应期和理解某些心律失常的形成机制。

第 2 节　蝉联现象

蝉联现象(Linking phenomenon)，也称为环连现象。原指激动自一侧束支下传后又反复穿间隔隐匿性传导至对侧束支，造成对侧束支连续功能性前向传导阻滞的电生理现象。早在 1947 年，Gouaux 和 Ashman 在研究心房颤动的连续性心室内差异性传导时就提出了穿间隔激动隐匿性传导使对侧束支除极的概念，连续的隐匿性逆行传导可致后者产生持续性束支传导阻滞，后来这一假说被 Moe 及 Wellens 等分别通过动物和人类试验所证实。1972 年，Rosenbaum 首次将这一现象命名为蝉联现象。近年来，随着电生理研究的深入和发展，人们发现蝉联是一种普遍的电生理现象，在心脏能形成折返环路的部位(如两侧束支之间、房室旁路和房室结之间、房室结双径路之间)均能形成蝉联现象，但以束支间最常见。

一、形成机制

(一)两种机制

1.干扰机制

蝉联现象是折返激动在折返环路内发生持续性干扰的结果。当激动在环路一侧隐匿性传导到对侧使其产生一次不应期时，下一次激动便在环路对侧前向传导阻滞，连续的隐匿性传导总是使接踵而来的激动落入不应期中，从而形成持续的干扰。蝉联区域形成的功能性阻滞由持续的干扰动态地维持着，如果条件不变，蝉联现象可持续存在，即使心率出现轻微的变化，功能性阻滞仍能得到维持。但当频率和传导速度发生明显改变，在隐匿性传导消失后，阻滞区域以足够的时间恢复应激，蝉联现象就会消失。

2.碰撞机制

折返性心动过速时，给予比心动过速频率略快的刺激可以使激动进入折返环路中的可激动间隙内，并连续重整激动形成一个功能性阻滞区域，该阻滞区由连续的激动碰撞而表现出蝉联现象。这种蝉联现象的形成机制与不应期无关。碰撞机制形成的蝉联现象见于折返性心动过速的拖带现象。如果刺激频率进一步加快，进入折返环路的脉冲激动在功能性阻滞区域内形成双向阻滞后即可终止心动过速(详见第 3 节)。

(二)形成蝉联现象的条件

1.心脏内存在有解剖依据或者功能上的两条不应期不一致和传导速度快慢互差>40ms 的径路，是形成蝉联现象的基础，即在心室内两侧束支之间，房室结快慢径路之间、房室旁路和正常房室传导系统之间等部位均可形成蝉联现象。

2.出现基础心率突然加快或期前收缩等诱发因素，提前的激动易遇到一条径路的有效不应期发生功能性阻滞。或因遇到相对不应期发生明显传导延缓，导致两条径路内发生传导速度快慢互差>40ms 的不同步传导。

3.由于两条径路间存在不同步传导，极易形成两条径路间的隐匿性传导。隐匿性传导是形成蝉联现象的基本条件，如隐匿性传导消失，蝉联现象也随之终止。

4.在一个长间期后，阻滞侧径路的传导得到改善或发生了超常期传导，只要传导速度快于对侧径路>

40ms，可引起相反方向的蝉联。

(三)终止蝉联现象的因素

在心率较恒定的情况下，连续的隐匿性传导会使蝉联现象持续存在，但出现以下情况时蝉联现象就会终止。

1.心率减慢或者期前收缩致发生阻滞的传导径路不应期和传导速度改变，引起两条传导径路均阻滞或阻滞程度发生变化。

2.心率改变致两条径路的不应期或传导速度的差值<40ms。

3.阻滞侧径路因意外传导或长间期后使阻滞得到改善，只要传导速度快于对侧径路>40ms，可引起相反方向的蝉联(图 12–10)。

4.下传侧径路出现递减传导或进入不应期，可致激动被阻滞。

5.两条径路间的隐匿性传导消失。

二、电生理特点及心电图表现

(一)左、右束支之间蝉联现象

1.连续出现的心室内差异性传导

1)束支间连续隐匿性传导：当适时的室上性激动在下传心室遇到一侧束支处于不应期时(通常为右束支)，可沿着另一侧束支下传并经室间隔隐匿性逆向传导到对侧束支，使之除极。但因对侧束支除极较晚造成不应期后移且下一次室上性激动到达心室时，仍遇到该侧束支处于不应期，连续的隐匿性传导使该侧束支始终处于功能性阻滞中，可产生连续出现的心室内差异性传导，即束支蝉联现象。

连续出现的心室内差异性传导多见于以下几种心电图中：①心房颤动；②心房扑动；③房性心动过

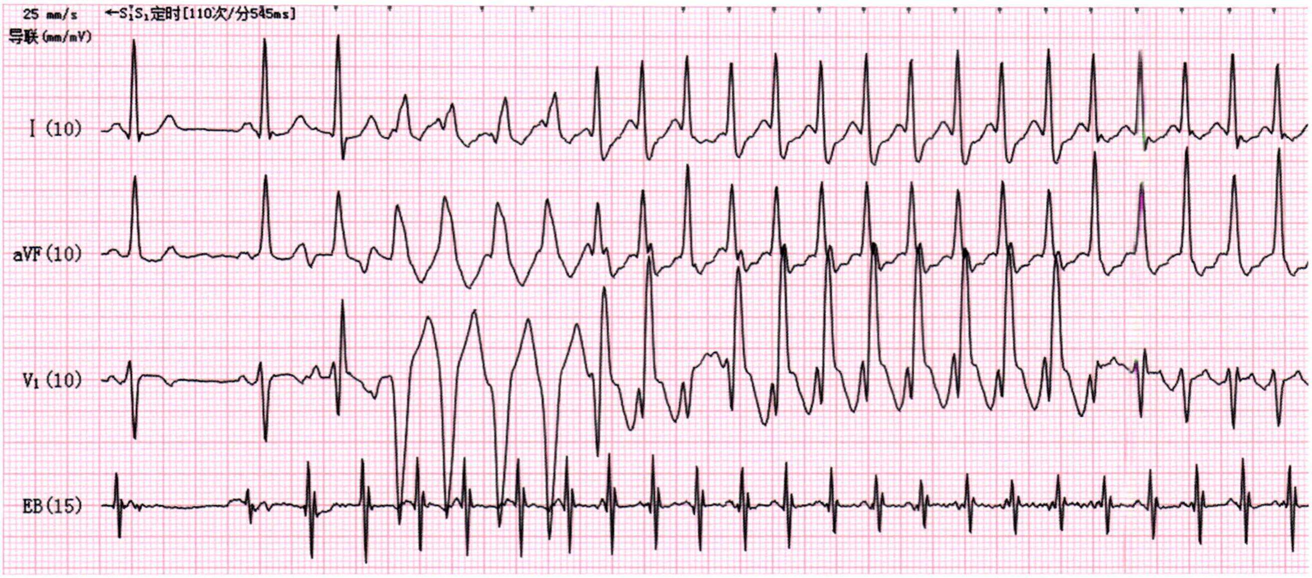

图 12–10　房性心动过速伴左右束支传导阻滞型蝉联现象。图示房性期前收缩诱发的房性心动过速，房室呈 1∶1 传导，R–P 间期略不固定。下传的第 1 次 QRS 波呈不完全性右束支传导阻滞。第 2~5 次 QRS 波转呈连续的完全性左束支传导阻滞型，提示右束支功能性阻滞得到改善，且传导速度快于对侧径路>40ms，从而引起左束支连续的功能性阻滞；第 6 次起 QRS 波又转呈连续不同程度的右束支传导阻滞型，提示左束支功能性阻滞得到改善，且传导速度快于对侧径路>40ms，又引起右束支连续的功能性阻滞。

速；④阵发性室上性心动过速；⑤快频率的心房起搏。其共同特征为出现一系列连续 3 次以上快速的宽大畸形 QRS 波，多呈右束支传导阻滞图形，是因右束支不应期较长之故。蝉联现象开始的心搏前有明显长短周期，起始向量与窦性下传心搏一致，符合室内差异性传导特征，需与阵发性室上性心动过速伴束支传导阻滞、室性心动过速、预激旁路伴心房颤动、逆向型房室折返性心动过速相鉴别。

2）电生理与心电图特点：①心房 S_1S_1 分级递增刺激频率接近或到达束支不应期时，QRS 波连续出现 3 次以上左束支或右束支传导阻滞图形；②束支蝉联现象形成后，如果条件不变则可长期存在，直至刺激结束或房室交界区发生文氏型传导，R–R 间期长于束支不应期后束支蝉联现象才会消失，也可由房性或室性期前刺激形成的长间歇所终止；③在相同的 S_1S_1 刺激频率下能否诱发束支蝉联现象则和第 1 次刺激波与前一心搏的 R–S 间期有关，R–S 间期短于束支不应期时，第 1 次激动遇到一侧束支不应期，传导的不同步易诱发束支蝉联现象。而 R–S 间期长于束支不应期时，因两侧束支均处于应激期，传导的一致性不易诱发束支蝉联现象（图 12–11）。

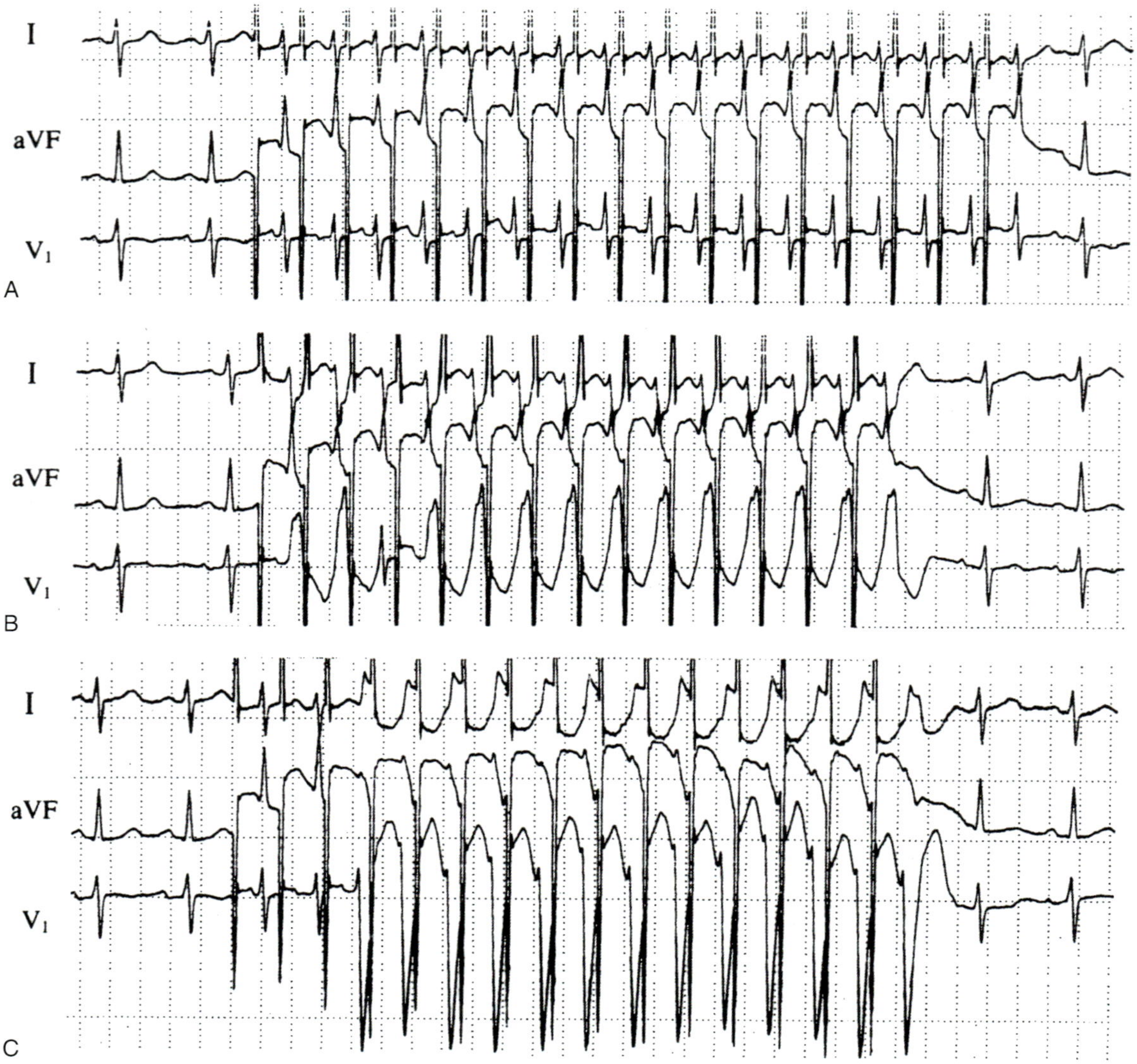

图 12–11 束支蝉联现象。A 图为心房 S_1S_2 分级递增刺激频率 200 次/分，房室呈 1:1 传导，下传的 QRS 波正常；B 图为同样 200 次/分的心房刺激，房室仍然 1:1 传导，下传的 QRS 波除第 3 次外连续呈完全性右束支传导阻滞型；C 图为再次给予相同频率的心房刺激，自第 3 次 QRS 波起连续呈完全性左束支传导阻滞型。相同的心房起搏频率在第 1 次不同的 R–S 间期后分别表现出右束支、左束支的蝉联现象，刺激结束后窦性 QRS 波均恢复正常。

2.交替性心室内差异性传导

(1)交替性连续心室内差异性传导

1)形成机制:与不应期有关,在一侧束支连续阻滞后,如出现长 R-R 间期则使其后阻滞侧束支脱离不应期,传导恢复正常,而连续下传的激动却落入另一侧束支的不应期中,形成另一种形态的束支传导阻滞图形。也可能与传导慢的一侧束支内传导得到改善,或传导快的一侧束支内出现传导延缓有关。

2)电生理与心电图特点:在快速心房 S_1S_1 刺激时可观察到左束支传导阻滞和右束支传导阻滞图形交替性连续出现的心室内差异性传导,其特点为:①心房刺激频率固定;②房室之间出现文氏型传导阻滞,造成心动周期长短改变;③在左或右束支传导阻滞图形之间,出现一次正常的 QRS 波是其特征性改变;④均在长短心动周期后诱发连续心室内差异性传导(图 12-12)。

(2)房室 3:2 传导伴双侧束支交替性心室内差异性传导

1)条件:经食管心脏电生理检查中较为常见,在心房 S_1S_1 刺激频率接近或到达房室结及束支不应期时出现。

2)电生理与心电图特点:①心房刺激频率固定,只有固定的心房频率才能使激动定期到达房室结和心室;②房室之间出现文氏型 3:2 传导,S-R 间期长短固定,造成 R-R 间期长短固定不变。③长 R-R 间期后的 QRS 波形正常,短 R-R 间期后的 QRS 波分别呈左、右束支传导阻滞图形交替出现(图 12-13 和图 12-14)。此现象亦多伴有房室间固定不同比例下传,形成 R-R 间期长短交替的心房扑动、房性心动过速、房室结双径路同步房室 1:2 传导等心电图改变。

3.房性期前收缩二联律伴交替性左、右束支传导阻滞型室内差异性传导

1)条件:发生有稳定偶联间期的房性期前收缩二联律,其偶联间期接近或到达束支不应期时出现。呈交替性左、右束支传导阻滞型的室内差异性传导最为常见。

2)电生理与心电图特点:房性期前收缩二联律中窦性激动下传至心室时,因其前窦性周期较长,两侧束支均处于应激期,QRS 波形正常。而提前的房性期前收缩下传时,不应期较长的右束支恰处于不应期中,QRS 波呈右束支传导阻滞型,激动便沿着左束支下传又隐匿性逆传至右束支。根据阿什曼现象原理,由于右束支除极较晚,其与下一个 R 波之间的时距缩短,其后不应期也随之缩短,而左束支比右束支除极早,距下一个 R 波的间距比右束支要长,其后不应期也比右束支长。因此,下一次二联律中的房性期前收缩下传时,右束支已脱离不应期恢复传导,但左束支仍处于不应期,QRS 波呈左束支传导阻滞型,激动便沿右束支下传并隐匿性传导至左束支,使左束支除极晚于右束支,因此其后不应期短于右束支。于是再一次二联律中的房性期前收缩下传时,左束支便能脱离不应期恢复传导,但右束支仍处于不应期,QRS 波又呈右束支传导阻滞型。如此反复在两侧束支间产生交替性隐匿性传导,形成了交替性左、右束支传导阻滞型的心室内差异性传导,这属于特殊类型的束支蝉联现象(图 12-13 和图 12-14)。根据以上机制,在快而规则的房性心律失常时,亦可见到心室内交替性单侧束支或分支传导阻滞型蝉联现象(图 12-15)。

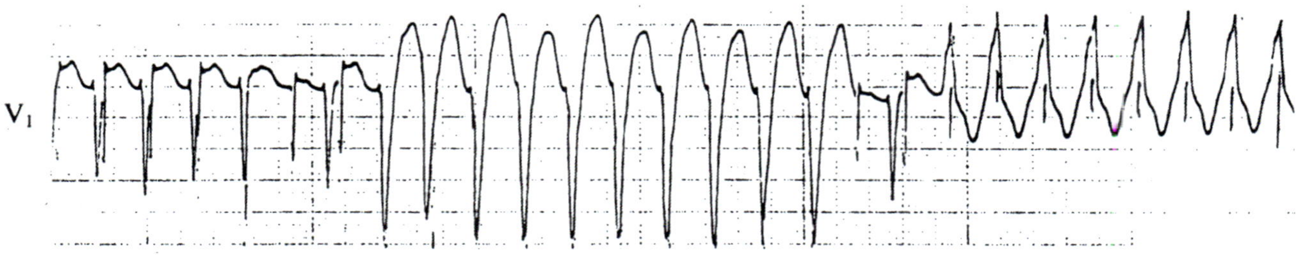

图 12-12 交替性束支蝉联现象。心房 S_1S_2 分级递增刺激频率 190 次/分,开始房室呈 5:4 文氏型传导,QRS 波脱漏造成 R-R 长短间期后,自第 6 次 R 波开始出现连续的左束支传导阻滞型心室内差异性传导。当 QRS 波再次脱漏后,自第 17 次 QRS 波起出现连续的右束支传导阻滞型心室内差异性传导,两者之间有 1 次正常的 QRS 波。

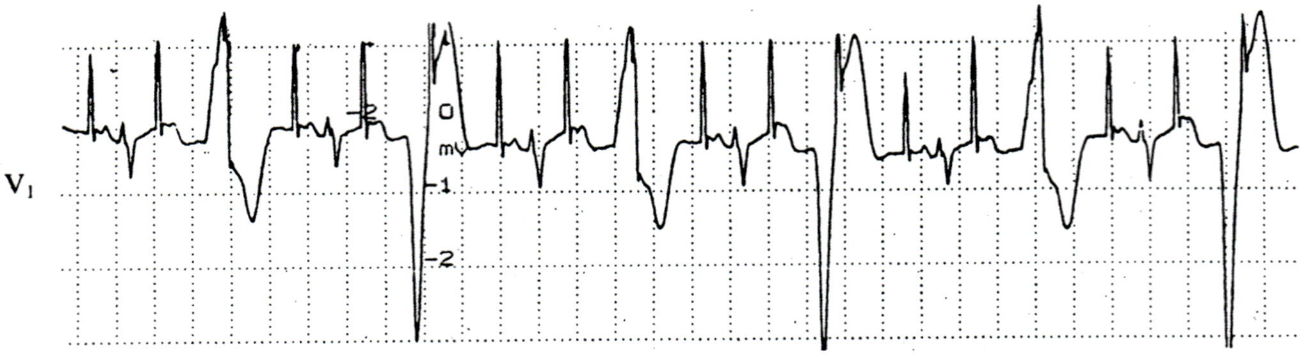

图 12-13 心房起搏时交替性左、右束支传导阻滞型蝉联现象。170 次/分心房起搏时见房室之间出现 3:2 传导，文氏周期中的第 1 个 S-R 间期固定为 160ms，因其前有长间期，两侧束支均处于应激期，QRS 波形态正常。文氏周期中的第 2 个 S-R 间期 220~240ms，QRS 波分别呈右、左束支传导阻滞型交替。短 R-R 间期后，激动下传时，不应期较长的右束支处于不应期，QRS 波呈右束支传导阻滞型，激动便沿左束支顺传并隐匿性逆传至右束支。由于右束支除极较晚，与下一次正常 QRS 波之间距离缩短，其后不应期也随之缩短，当下一个文氏周期的第 2 次激动到达右束支时便能顺向传导，激动便沿右束支顺传又隐匿性逆传至左束支，QRS 波呈左束支传导阻滞型。如此反复的束支隐匿性传导便形成了交替性左、右束支传导阻滞蝉联现象。

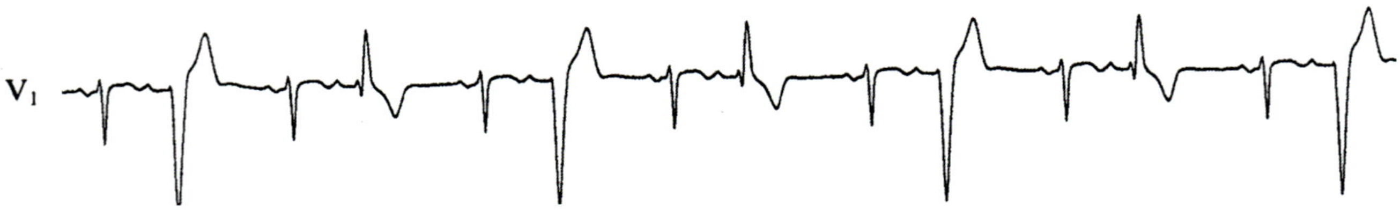

图 12-14 房性期前收缩二联律伴交替性左、右束支传导阻滞型室内差异性传导。图为 V_1 导联记录。房性期前收缩二联律，第 1 次房性期前收缩下传的 QRS 波呈左束支传导阻滞型，激动沿右束支顺传又隐匿性逆传至左束支，由于左束支除极较晚，其与下一个 R 波的时距缩短，其后不应期随之缩短，且不应期短于右束支，故第 2 次房性期前收缩下传时左束支便脱离不应期，激动沿左束支顺传又隐匿性逆传至右束支，QRS 波呈右束支传导阻滞型。如此反复形成了交替性左、右束支传导阻滞型室内差异性传导。

(二)房室旁路蝉联现象

1985 年，Lehmann 等经电生理检查证实在预激旁路患者中，室上性激动既可沿着正常的房室结-希浦系统下传心室，逆向隐匿性传导至房室旁路，造成其持续功能性阻滞。也可沿房室旁路下传，逆向隐匿性传导至希浦系统-房室结形成持续功能性阻滞，从而在两者之间形成蝉联现象。根据房室旁路和房室结-希浦系统不应期的长短及隐匿性传导的方向不同，可将经食管心脏电生理检查中出现的房室旁路前向型蝉联现象分为 3 种类型。预激旁路患者也可发生房室旁路逆向传导的蝉联现象，但有赖于心内电生理检查证实。

1. Ⅰ型房室旁路蝉联现象

它也被称为房室结-希浦系统前向传导型。此类型房室旁路的前传有效不应期总是长于房室结-希浦系统前传有效不应期，只有在此前提下，当心房 S_1S_1 刺激周期长度等于或略短于房室旁路不应期时，激动在房室旁路内发生传导阻滞，便沿正常房室传导系统下传，并隐匿性逆向传导至房室旁路形成一次新的不应期，致下一次激动仍在房室旁路内阻滞，只能沿正常房室传导系统下传。反复的隐匿性传导使房室旁路始终无法恢复传导，便表现出蝉联现象，此时呈预激图形的 S-R 间期及 QRS 波均恢复正常。房室旁路发生蝉联现象的另一条件是正常房室传导系统必须维持 1:1 前向传导功能，如果发生前向传导中断致隐匿性传导消失，房室旁路便恢复前向传导，蝉联现象亦随之消失。条件不变时，旁路蝉联现象可持续存在；条件发生改变时，如延长心房刺激周期长度或发放适时的室性期前收缩后，旁路阻滞区域有足够的时间脱离

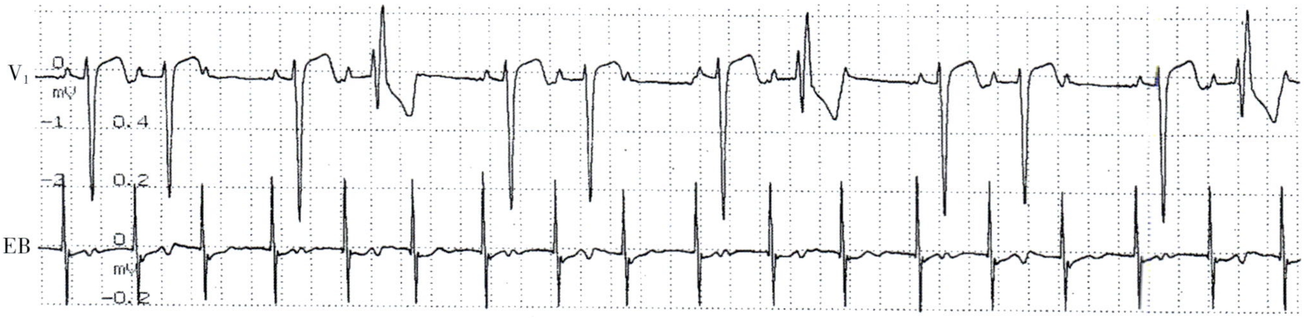

图 12-15 房性心动过速伴交替性单侧束支传导阻滞型蝉联现象。图示房性心动过速，房室之间出现 3:2 传导，文氏周期中的第 1 个 P-R 间期固定为 160ms，因其前有长间期，两侧束支均处于应激期，QRS 波形态正常。文氏周期中的第 2 个 P-R 间期 180ms、140ms 长短交替，QRS 波分别呈正常、右束支传导阻滞型交替。短 R-R 间期后激动下传时，不应期较长的右束支处于不应期，QRS 波呈右束支传导阻滞型，激动便沿左束支缓慢顺传又隐匿性逆传至右束支。由于右束支除极较晚，与下一次正常 QRS 波之间距离缩短，其后不应期也随之缩短，但其不应期等于或接近左束支。当下一个文氏周期的第 2 次激动到达时，双束支均脱离不应期，QRS 波形态正常。

不应期恢复应激，房室旁路蝉联现象消失后又出现预激 QRS波。

有时，在相同的心房 S_1S_1 刺激频率下，房室旁路既能表现出前向传导阻滞，也能维持正常的前传功能。此时房室旁路前向传导的能力取决于第 1 次 S 波与前心搏的间距，即 R-S 间期的长短，第 1 次激动在房室旁路是传导抑或阻滞影响着其后的传导能力。如果第 1 次 R-S 间期较短，激动落在房室旁路前向有效不应期中，可从不应期较短的房室结-希浦系统前传，然后又反复隐匿性传导至房室旁路，从而形成功能性阻滞。如第 1 次 R-S 间期较长，激动远离房室旁路有效不应期，此后的心房激动均能沿房室旁路前向传导(图 12-16)。

窦性心律时，多发性房室旁路患者中常常只显示出其中一条旁路，另外旁路的前向传导特性被掩盖，除了起搏点与旁路的距离、心房内传导时间等因素外，也与多条旁路之间发生隐匿性传导形成的蝉联现象有关，采用不同频率的心房起搏常可显示多条旁路。

2. Ⅱ型房室旁路蝉联现象

它也被称为旁路前向传导型。此型房室旁路前传有效不应期短于房室结-希浦系统，在体表心电图及经食管心脏电生理检查时均不易判断，需要经心内电生理检查证实。预激 QRS 波形态是室上性激动沿房室旁路和房室传导系统同时下传形成的，此时 A-H 间期正常，H-V 间期缩短或 H 波与 V 波融合。当心房 S_1S_1 刺激周期长度短于或接近房室结-希浦系有效不应期时，激动在房室结-希浦系统发生显著传导延缓或阻滞，只沿房室旁路下传，便产生完全性心室预激图形。如果沿房室旁路下传的激动反复隐匿性传导至希浦系统-房室结区域，并造成后者持续性功能性阻滞时，激动只能连续沿房室旁路前向传导，形成Ⅱ型房室旁路蝉联现象。此时 A-V 间期缩短，H 波位于 V 波之后或消失。同时旁路也须维持 1:1 前向传导，否则一旦隐匿性传导消失，房室结-希浦系统则会脱离不应期恢复传导，蝉联现象也随之消失。

偶尔，在快速的心房刺激下房室结-希浦系统和房室旁路的不应期发生改变，造成房室结-希浦系统前向传导有效不应期延长，房室旁路前向传导有效不应期缩短。房室结-希浦系统和房室旁路的不应期差值减小时，会发生旁路前向传导蝉联现象和房室结-希浦系前向传导蝉联现象互相转换现象(图 12-17)。电生理表现为在相同频率的心房 S_1S_1 刺激下先发生Ⅰ型房室旁路蝉联现象，当房室结发生传导阻滞后，房室旁路又能恢复传导。一旦房室旁路发生传导阻滞，激动便能沿房室结-希浦系统前向传导，此时恢复正常或延长的 S-R 间期比旁路传导时>40ms，这表明沿房室旁路下传的激动可隐匿性传导至房室结-希浦系统。QRS 波持续呈完全预激图形，提示房

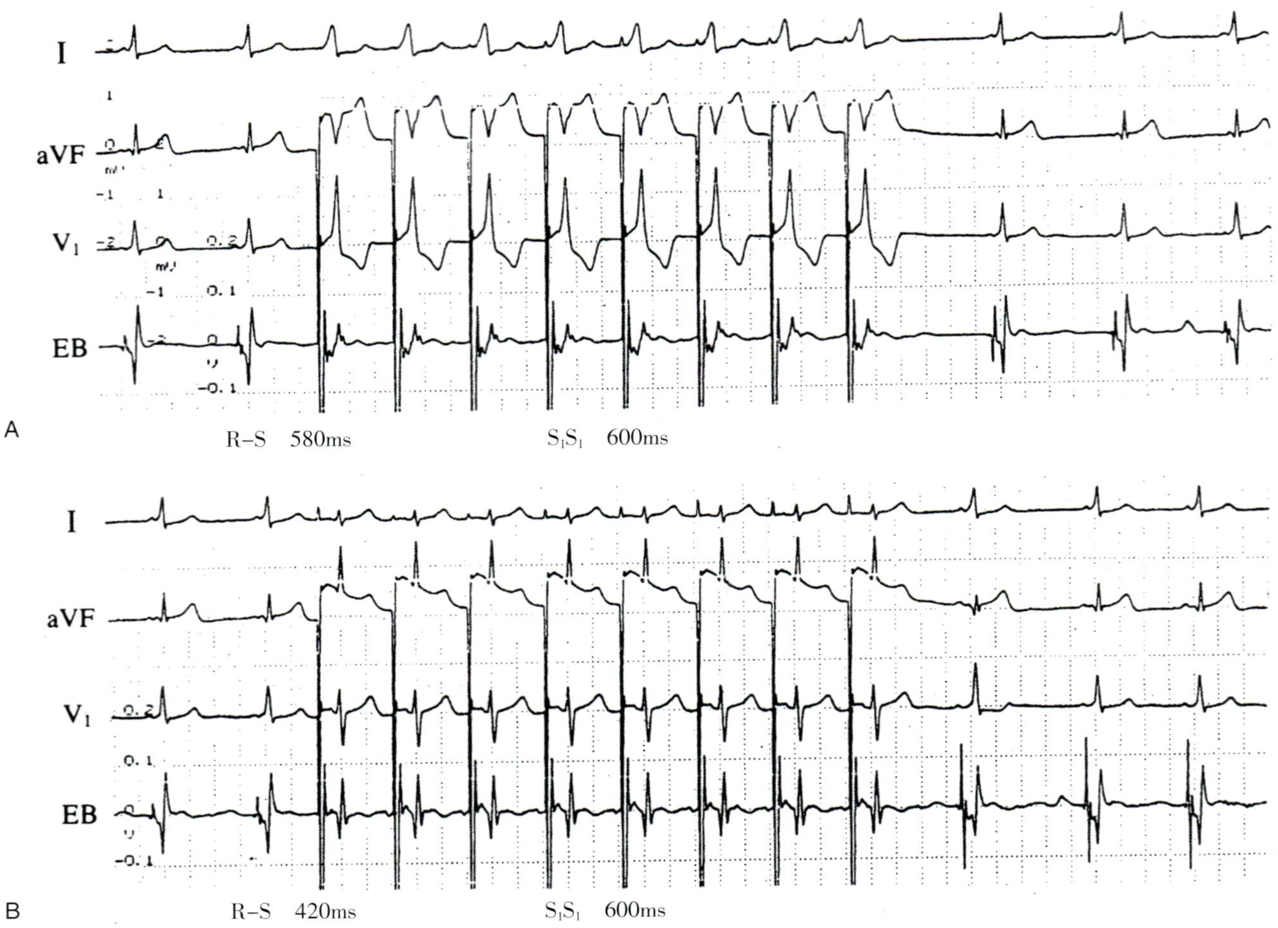

图 12-16 Ⅰ型房室旁路蝉联现象。显性左侧房室旁路患者。(A)图示给予周长 600ms 的 S_1S_1 刺激。第 1 次刺激距前 R 波时距为 580ms，QRS 波呈完全预激图形，激动能从旁路前传。(B)同样给予周长 600ms 的 S_1S_1 刺激，第 1 次刺激距前 R 波时距为 420ms，其后 QRS 波形均正常，激动在旁路内阻滞，表明在旁路发生了蝉联现象。在相同的频率下旁路的传导能力取决于第 1 次激动与前心搏间距的长短及是否能从旁路下传。

室结-希浦系统发生了连续的功能性阻滞，形成Ⅱ型房室旁路蝉联现象。

3.Ⅲ型房室旁路蝉联现象

它也被称为房室折返性心动过速型。此型是预激旁路诱发出房室折返性心动过速时，给予快速心房刺激后发生的拖带现象。拖带现象是因连续的刺激激动与折返激动在折返环路内反复碰撞、干扰形成，也是一种蝉联现象(详见第 3 节)。

4.房室旁路逆向传导的蝉联现象

此种电生理现象较少见，房室旁路逆传有效不应期长于希浦系统-房室结是形成房室旁路逆向传导蝉联现象的必需条件，但大多数情况下房室旁路逆传有效不应期短于希浦系统-房室结，因此临床上很少出现房室旁路的逆向传导蝉联现象。诱发此型蝉联现象可采用略短于旁路逆传不应期的周期长度刺激心室，心室激动遇旁路逆传不应期受阻，便沿着希浦系-房室结逆传至心房，心房激动后再沿房室旁路前传形成新的不应期，可致下一次心室激动在旁路逆传阻滞，随后的心室刺激激动便连续在旁路发生功能性逆传阻滞，形成旁路逆向传导的蝉联现象。此时在希氏束电图上逆行心房激动顺序为向心性。此外，一般希浦系统-房室结逆传有效不应期长于房室旁路。当采用短于希浦系-房室结逆传有效不应期的周期进行心室刺激时，心室激动沿旁路逆传心房，再隐匿性前向传导至房室结-希浦系统并形成新的不应期，可致下一次的心室激动在该区域发生逆传阻滞，连续的前向隐匿性

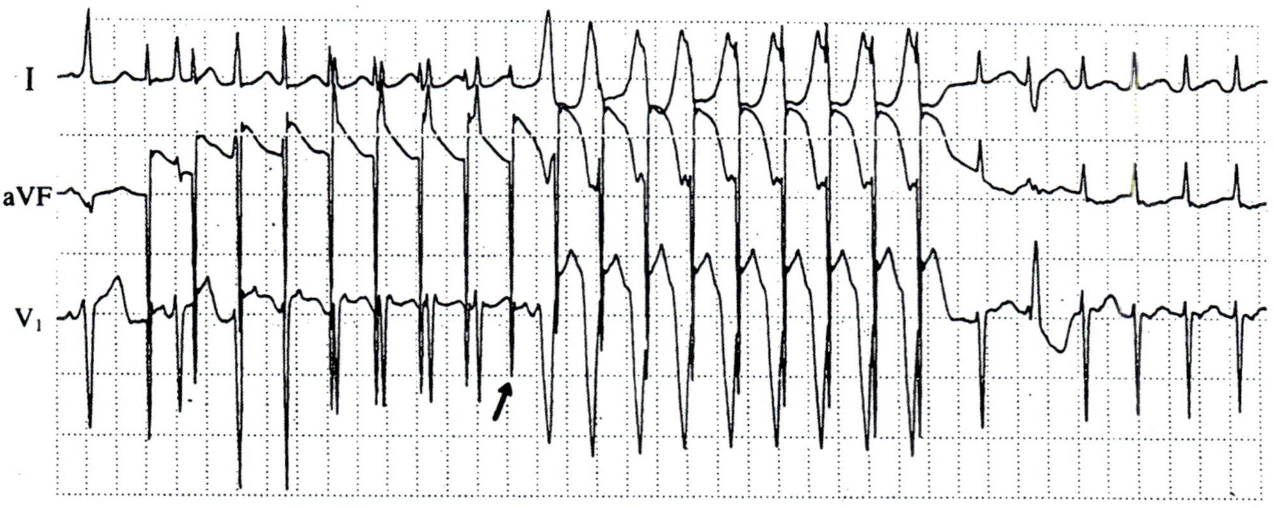

图 12-17　Ⅰ型与Ⅱ型房室旁路蝉联—转换现象。显性右侧房室旁路，给予周期长度 300ms 的 S_1S_1 心房刺激。自第 2 个 S 波起旁路发生传导阻滞，QRS 波形态正常。此后激动持续沿房室结-希浦系统前向传导，并出现 8:7 文氏型房室传导阻滞。S-R 间期逐渐延长直至第 8 个 S 波后 QRS 波脱漏，旁路发生Ⅰ型蝉联现象。从第 9 个 S 波开始（箭头所示），激动连续沿旁路下传，QRS 波呈完全预激激图形，是房室结-希浦系统发生阻滞后对旁路的隐匿性传导消失，旁路脱离不应期便恢复了传导。在相同的频率下 QRS 波均呈完全预激图形，提示旁路又发生Ⅱ型蝉联现象，末次 S 波后旁路再次发生传导阻滞，对房室结的隐匿性传导消失，致激动又能从房室结-希浦系统前向传导，并诱发出顺向型房室折返性心动过速。第 2 个 QRS 波呈右束支传导阻滞图形，为心室内差异性传导。

传导便形成希浦系-房室结的逆向传导蝉联现象。希氏束电图上表现出偏心性的心房激动顺序。需要指出的是，隐匿性预激旁路的旁路无正向传导功能，仅有逆传功能。因此，不存在旁路与房室传导系统之间的蝉联现象。

（三）房室结双径路蝉联现象

房室结存在两条不应期和传导速度不一致的传导径路，大多数快径路不应期长，传导速度快；慢径路不应期短，传导速度慢。而极少数快径路不应期短，传导速度快；慢径路不应期长，传导速度慢。这些电生理特征给房室结双径路间形成蝉联现象创造了条件，根据隐匿性传导方向的不同，也可将房室结双径路间蝉联现象分为 3 种类型。

1. Ⅰ型（慢径路下传、快径路蝉联型）

当心房 S_1S_1 刺激周期长度短于快径路不应期时，激动在快径路内传导受阻后沿慢径路下传并隐匿性传导至快径路，使快径路形成一次新的不应期。下一次激动只能沿慢径路下传，并再次隐匿性传导至快径路。反复的隐匿性传导使快径路始终处于功能性阻滞中，从而形成慢径路下传型蝉联现象。其电生理特征为心房刺激时 S-R 间期突然成倍延长，并表现出持续性一度房室传导阻滞的假象（图 9-3）。心房刺激时，S-R 间期发生成倍延长的 3:2 传导也是慢径路下传型蝉联现象的一种表现（图 12-18）。因刺激频率发生改变或出现期前收缩，造成两条径路的不应期及传导性发生改变时，可终止蝉联现象。

2. Ⅱ型（快径路下传、慢径路蝉联型）

适时的激动在心房 S_1S_1 刺激周期长度短于不应期较长的慢径路时，激动在慢径路内传导受阻后，便沿着快径路下传并隐匿性传导至慢径路。反复的隐匿性传导使慢径路始终传导阻滞，形成快径路下传型蝉联现象。一般情况下，慢径路传导速度慢被快径路传导所掩盖，虽然形成快径路下传型蝉联现象，但只表现出短 S-R 间期。所以只有在心房刺激频率相同，存在诱发或终止蝉联现象的因素下，分别出现长短显著不一的两种 S-R 间期，这时才可考虑快径路下传型蝉联现象（图 9-4）。

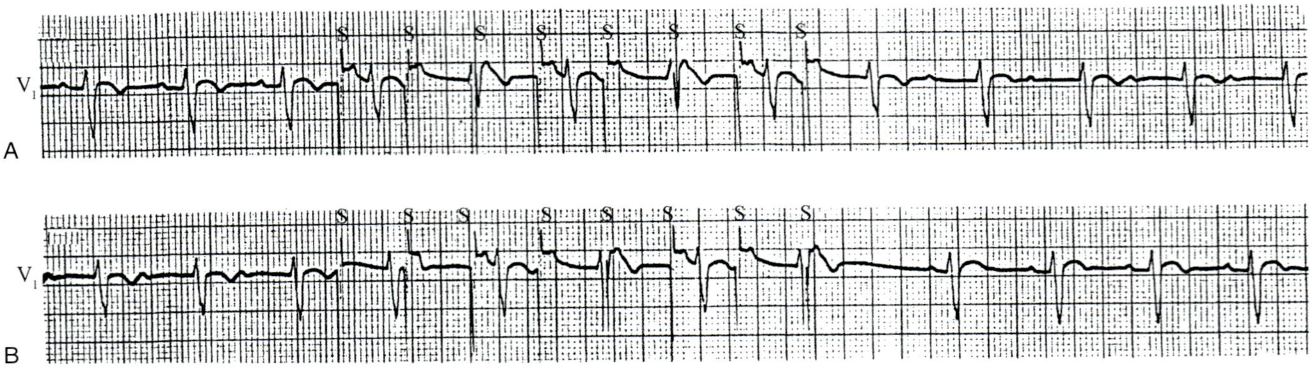

图 12-18 Ⅰ型房室结双径路蝉联现象。患者男性，临床诊断：胸闷待查。(A)窦性心律时 P–R 间期及 QRS 波正常，给予 130 次/分的心房刺激时房室之间呈 3:2 传导，S–R 间期短、长交替，激动分别沿房室结快、慢径路传导，刺激结束后窦性心律出现一度房室传导阻滞改变，为房室结双径路间隐匿性传导形成的Ⅰ型蝉联现象。(B)给予相同频率的心房刺激，激动仍分别沿房室结快、慢径路下传，最后一次刺激恰巧落在慢径路不应期中未下传，而快径路受到前次激动的隐匿性传导未恢复传导性，房室结双径路间的隐匿性传导消失后，窦性心律时快径路又恢复了传导。

3.Ⅲ型(房室结折返性心动过速型)

与Ⅲ型房室旁路蝉联现象一样，为房室结折返性心动过速的拖带现象(详见第 3 节)。

(四)房室旁路合并房室结双径路蝉联现象

常发生在顺向型房室折返性心动过速中，逆行心房激动分别或交替沿房室结双径路前传心室，电生理改变与上述房室结双径路间蝉联现象相同。从房室旁路逆行传导形成的 R–P⁻间期固定，而逆行心房激动分别沿房室结快、慢径路下传时会出现短、长显著不同的两种 P⁻–R 间期，造成心室率显著变化。

1.房室旁路逆行传导，房室结快径路持续下传型

见图 12–19A。

2.房室旁路逆行传导，房室结慢径路持续下传型

见图 12–19B、图 12–20。

3.房室旁路逆行传导，房室结快、慢径路交替下传型

见图 12–21。

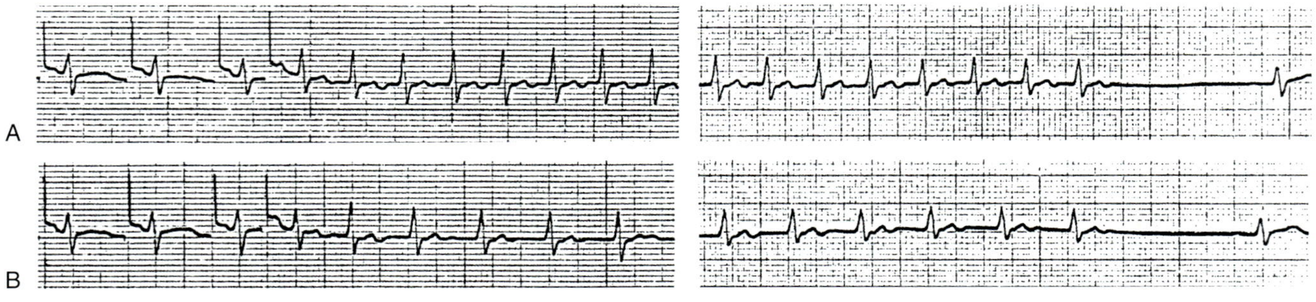

图 12–19 (A)旁路逆传，房室结快径路持续顺传。(B)旁路逆传，房室结慢径路持续顺传。(A)S_1S_2 心房期前刺激诱发顺向型房室折返性心动过速，R–P⁻间期 120ms，P⁻–R 间期 220ms。(B)S_1S_2 心房期前刺激再次诱发顺向型房室折返性心动过速，R–P⁻间期固定为 120ms，而 P⁻–R 间期延长至 340ms。在心动过速逆传 R–P⁻间期固定，而下传出现显著不同的两种 P⁻–R 间期时，提示激动均沿房室旁路逆行传导，分别沿房室结快径路(A)、慢径路(B)持续顺向传导。

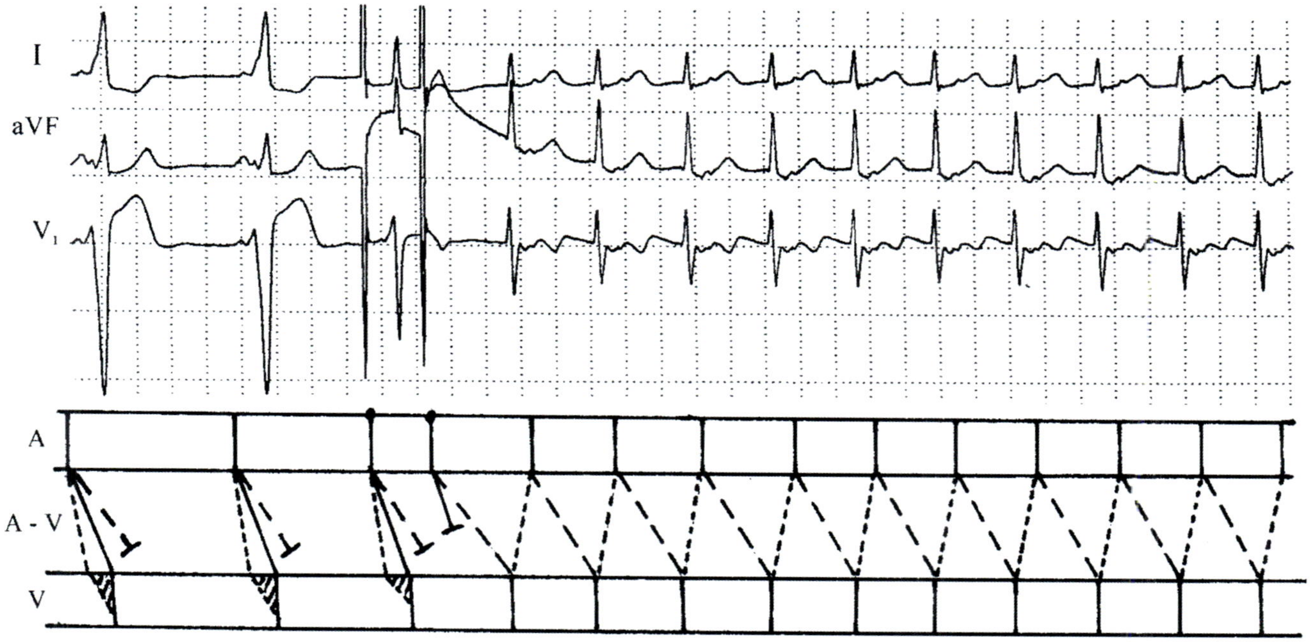

图 12-20 房室旁路逆行传导，房室结慢径路持续下传形成的顺向型房室折返性心动过速。图示显性右前壁房室旁路合并房室结双径路患者，在 S_1S_1 心房定数刺激时，第 2 次心房刺激的 S-R 间期成倍延长至 450ms，并诱发顺向型房室折返性心动过速，R-P⁻间期 110ms，P⁻-R 间期 380ms，提示激动从房室旁路逆行传导，并沿房室结慢径路持续顺向传导。

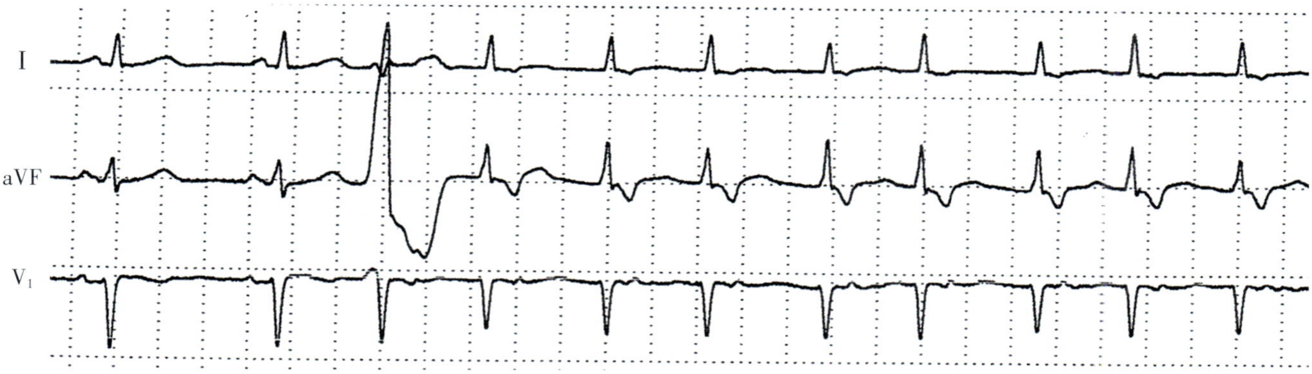

图 12-21 房室旁路逆行传导，房室结快、慢径路交替下传形成顺向型房室折返性心动过速。图示窦性心律时 P-R 间期及 QRS 波均正常，第 3 次 QRS 波宽大畸形为间位性室性期前收缩，其后出现逆行 P 波并诱发窄 QRS 波心动过速。R-P⁻间期固定，P⁻-R 间期短、长交替，表明为隐匿性房室旁路逆行传导及房室结快、慢径路交替顺向传导的顺向型房室折返性心动过速。

(五)蝉联窗口

1991 年，Gonzalez 首次提出蝉联窗口概念。诱发蝉联现象并能继续维持不同心动周期之间的最大差值称为蝉联窗口。心脏内能发生蝉联现象的部位均可采用连续递减-递增刺激法检测出蝉联窗口，如房室旁路、房室结双径路等。在心房连续递减-递增刺激测定房室旁路蝉联窗口时，刺激周期较长时旁路能 1:1 下传，QRS 波均呈预激图形。当刺激周期长度缩短到某临界值时，房室旁路突然发生持续性传导阻滞，但激动仍可沿正常房室传导系统下传，QRS 波正常。在刺激不停止的情况下逐渐延长刺激周期时，房室旁路仍处于传导阻滞中。而当刺激周期延长到某临界点时，房室旁路突然恢复传导，QRS 波又呈心室预激图形。这种发生持续传导阻滞时最大刺激周期长度的差值即为房室旁路的蝉联窗口(图 12-22)。

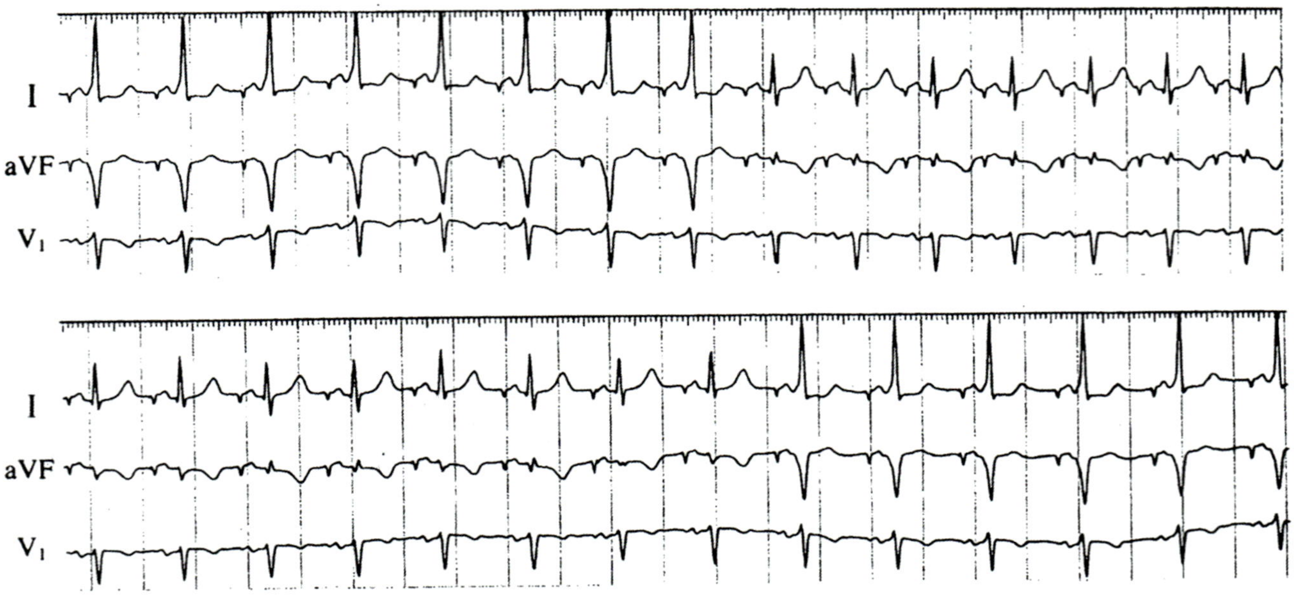

图 12-22　旁路蝉联窗口。显性右后部位房室旁路患者，上图示心房连续递增刺激，激动从旁路传导。当刺激周期长度≤630ms 时旁路发生持续阻滞，激动改从房室结-希浦系统前向传导。下图示改为心房连续递减刺激，当刺激周期延长至 700ms 时旁路又恢复了传导，旁路蝉联窗口为 70ms。

三、临床意义

蝉联现象常见于经食管心脏电生理检查中，可引起心律失常复杂化。如发生在束支内的蝉联现象使 QRS 波形态宽大畸形，类似室性心动过速，房室结双径路间发生的蝉联现象易误诊为房室传导阻滞等。认识这种现象对于理解一些心律失常机制及其电生理基础有重要意义，可避免造成心脏传导系统疾病加重或过轻的假象。其治疗取决于心脏病变的程度和蝉联现象引起的后果。

第 3 节　拖带现象

拖带现象是指在发生折返性心动过速时给予超速起搏刺激，使原有的心动过速频率加速到刺激频率，当刺激停止或刺激频率减慢至原来心动过速频率以下时，即恢复原有心动过速的电生理现象。1977 年，Waldo 等在研究心房扑动时发现了此种电生理现象，并将其命名为拖带现象。拖带现象是折返性心动过速的特征性表现，常见于超速刺激终止心房扑动、房内折返性心动过速、房室结折返性心动过速、房室折返性心动过速和室性心动过速时。

一、形成机制

拖带现象是在折返环路内出现反复的激动碰撞所致，提示心动过速是折返环路内形成的环形运动。当比心动过速频率稍快的刺激进入折返环路的可激动间隙内时，由于刺激周期长度短于折返激动在折返环路内的环行时间，不但每次折返运动均未能完成，而且连续被下次刺激碰撞、重整，环行运动长度便与刺激周期长度一致，从而形成了心动过速拖带现象。刺激停止后，最后 1 次脉冲激动就能沿着折返环路重新建立原有的心动过速。因此，形成拖带的基本条件是完整的折返环路和心动过速在环路内发生连续的重整。如果刺激频率进一步加快或刺激时间持续延长，进入折返环路的脉冲激动易在逆传支与前一次刺激所形成的折返激动波峰发生碰撞，而在顺传支则遇到折返激动所形成的不应期，从而形成双向阻滞后即可终止心动过速(图 12–23)。

此外，碰撞机制可以解释快速心房刺激时，为何在折返环路内并未形成传导延缓的情况下也可诱发出折返性心动过速。当快速刺激周期长度略短于折返环路周期长度，第 1 次刺激进入折返环后，形成的折返波峰即与紧跟其后的第 2 次刺激在逆传支中发生碰撞，无法完成环行运动，第 2 次刺激形成的激动沿顺传支传导后又在逆传支中与第 3 次刺激发生碰撞，连续的碰撞使心肌激动频率跟上刺激频率。此时一旦停止刺激，碰撞消失后，最后 1 次脉冲激动即可形成环行运动，诱发出与刺激频率相近的折返性心动过速。偶尔，在存在多处折返环路的情况下，引起拖带的刺激停止，心动过速频率和波形会发生改变，提示为超速刺激进入另外的折返环路后，在碰撞机制下诱发出另一区域的折返性心动过速。

心动过速拖带时出现刺激区域波形改变，即融合波被称为显性拖带，为刺激激动和心动过速在该区域发生碰撞的结果。心房或心室起搏时可分别在刺激波后出现房性或室性融合波群。融合波的形态取决于刺激频率，刺激频率越快，刺激脉冲夺获周围心肌的面积越大，融合程度就越大，融合波形态也就越接近刺激区域。如果发生拖带时心动过速波形无改变，则称为隐性拖带。刺激激动仅在环路内与环行运动发生碰撞，环路外心肌除极顺序无变化，表明刺激点位于折返环路内。现已证实心腔内刺激发生隐性拖带的部位是折返的必需部位，显示心动过速的隐性拖带部位有助于定位导管法射频消融术时的靶点。

二、电生理特点及心电图表现

(一)拖带时心动过速频率的改变

通常心动过速折返环路内环形运动波峰到达前的区域总是处于应激期，能使折返激动持续进行下去，波尾后的区域则因激动后处于不应期无法再次激动。处于应激期的区域可被外来的电刺激所激动，称为可激动间隙。在心动过速时经食管给予心房超速刺激时，由于刺激频率快于心动过速，一旦刺激激动进入可激动间歇后可同时向两个方向传导。一方面在逆向传导支中和原来心动过速的波峰相碰撞，使折返运动不能建立，原心动过速终止。另一方面，刺激激动同时从顺向传导支中顺向传导，沿原来的折返环路形成新的折返，再在逆传支中与下一次刺激产生的波峰相碰撞，折返激动连续地被重整(reset)不能完成环形运动。于是在折返环路内形成一个由连续碰撞而产生的阻滞区域，折返环路内环行激动时间缩短，心动过速则跟上刺激频率。只要刺激频率不变，心动过速的频率与刺激频率保持一致，表现为发生拖带时 P–P 间期

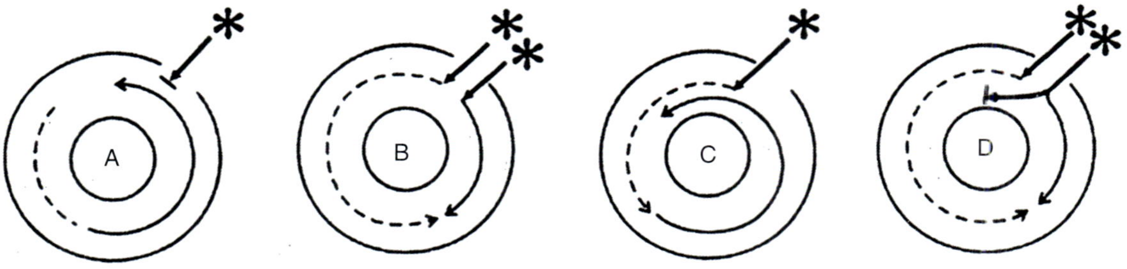

图 12–23 拖带现象示意图。(A)外来刺激未能进入折返环。(B)比心动过速快的刺激进入折返环后，从顺传支前传并与下一次刺激形成的激动在逆传支相“碰撞”，折返激动连续地被重整，总不能完成环形运动，心动过速跟上刺激频率形成拖带。(C)刺激停止后，最后 1 次刺激形成的激动重新建立了与原来频率和形态均一致的心动过速。(D)刺激频率进一步增快后，刺激形成的激动易在逆传支中与折返激动的波峰相“碰撞”，在顺传支中遇到上一次折返激动形成的不应期，形成双向阻滞后终止心动过速。

或 R–R 间期于刺激周期一致(图 12–24)。

(二)拖带时融合波的表现

在阵发性室上性心动过速发生拖带时能否见到融合波,取决于刺激部位与折返部位的关系及刺激的频率。刺激频率增加或刺激时间持续时,融合波程度增加,这一现象称为拖带的进行性融合。因为起搏频率加快时,起搏周围心肌激动增多,融合波程度越大,可形成进行性融合波(图 12–25 和图 12–26)。刺激点与折返激动部位之间的传导时间也可影响融合波的发生, 传导时间延长使周围心肌激动增多,融合波明显,反之则不易见到融合波。经食管心脏电生理检查发生拖带时的刺激部位在食管内,激动自左心房向右心房扩展,因此,右心房参与折返的心动过速在发生拖带时大多数可在刺激波后见到心房融合波。

1.心房扑动及房性心动过速的折返环路大多在右心房,经食管刺激时左心房与右心房两者之间有足够的传导时差,可形成明显的心房融合波,表现为刺激波后的 F 波形态明显改变。

2.房室结折返性心动过速的折返环路局限在房室交界区,或者仅有少部分心房肌参与折返,一般不会出现心房融合波。在高位右心房刺激或经食管刺激左心房时,心内电图中可见心房融合波。在体表心电图中即使出现心房融合波,也常因与 QRS 波重叠而无法观察到(图 12–24)。

3.房室折返性心动过速为房室之间大折返形成,旁路同侧心房肌为折返环路的一部分。右侧房室旁路折返发生拖带时,右心房的激动与经食管刺激左心房的激动有一定的时差,容易发生心房融合波。而在左侧房室旁路引起的房室折返性心动过速中,左心房参与了折返,超速刺激时仅发生隐性拖带,或者左心房激动与经食管刺激之间的时间太短,不容易形成心房融合波。大多数顺向型房室折返性心动过速发生拖带时,因 P 波与前一搏动的 T 波重叠而不易被观察到。如果因房室交界区前向传导减慢使自心室到达心房的逆行激动延缓,心房肌的绝大部分为刺激所激动时也不易出现心房融合波。逆向型房室折返性心动过速常由左、右侧房室双旁路参与引起,左、右心房均为折返参与部位,无论在左或右心房超速刺激均可发生拖带现象(图 11–76A 和图 12–27)。但因 QRS 波宽大畸形,在体表心电图不易观察到心房融合波。此外,心室肌不是经食管心脏电生理的刺激区域,不会发生心室融合波。

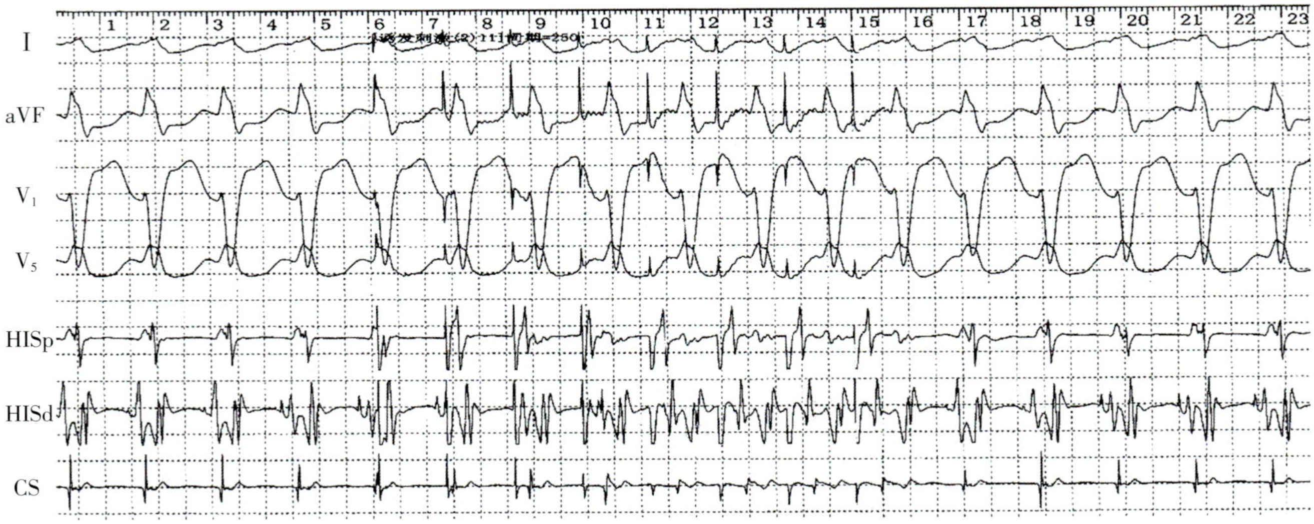

图 12–24 慢–快型房室结折返性心动过速合并功能性左束支传导阻滞心房侧拖带现象。患者女性,46 岁。临床诊断:阵发性室上性心动过速。心腔内电生理检查诱发出左束支传导阻滞型宽 QRS 波心动过速,R–R 间期 290ms,心率 207 次/分。HISd 处可见激动顺序呈 H–A–V 序列,为慢–快型房室结折返性心动过速合并功能性左束支传导阻滞。给予周长 250ms 的 8 次 S_1S_1 高位右心房刺激,自第 5 次 S 波起 R–R 间期已跟随刺激周长,在 HIS 及 CS 处均可见心房融合波。刺激结束后的 R–R 间期等于刺激周期,心动过速形态及频率又与拖带前完全一致,表明发生了拖带现象(纸速:50mm/s)。

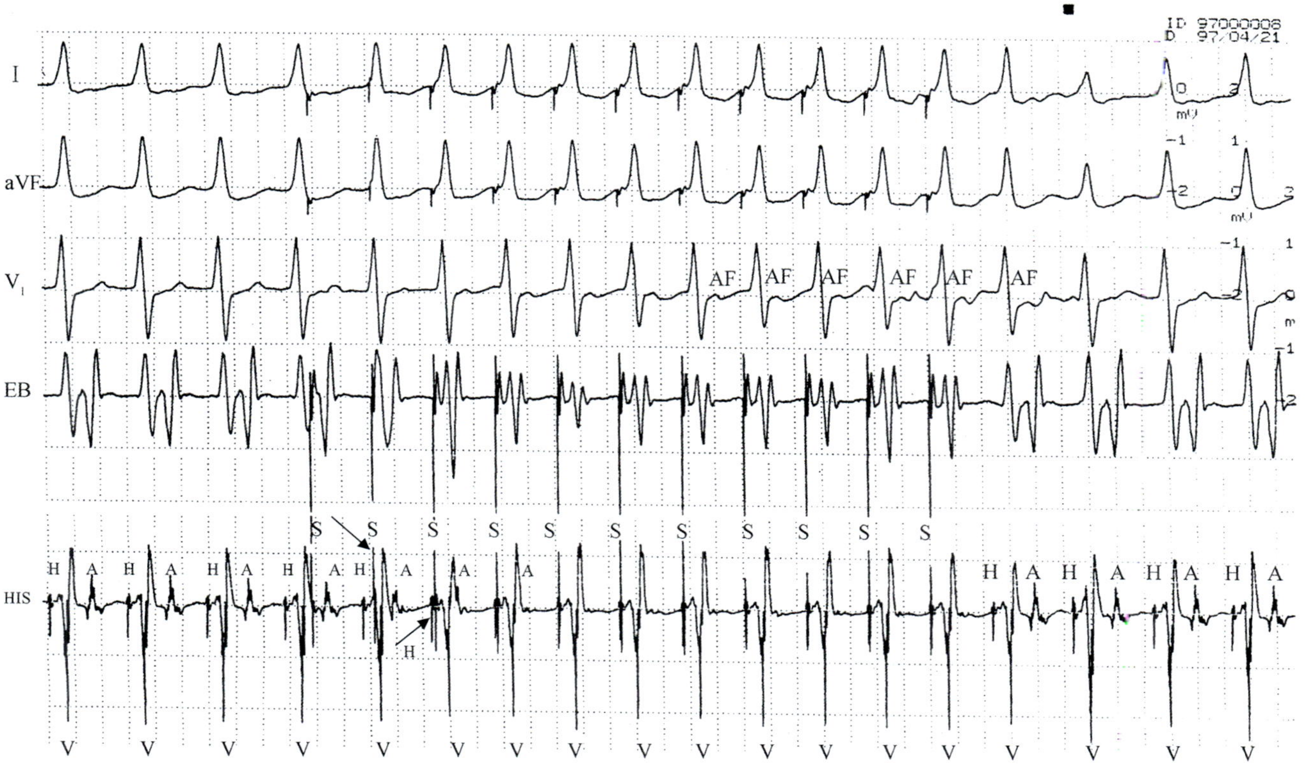

图 12-25　顺向型房室折返性心动过速心房侧拖带现象（右心房刺激进行性心房融合波）。图示心腔内电生理检查中诱发出顺向型房室折返性心动过速，R-R 间期 300mm/s，频率 200 次/分，V_1 导联可见直立的逆行 P 波。希氏束处可见 H 波及逆行 A 波，H-V 间期 40ms，V-A 间期 120ms。自第 4 次 V 波后开始发放 250 次/分的右心房超速刺激，见第 2 次 S 波起已夺获心房（箭头所示），此后 A-A 间期及 V-V 间期均与刺激周长一致，A 波逐渐掩埋 V 波中（H 波与 S 波及 V 波重叠），心动过速已跟上刺激频率。QRS 波形态不变，但 V_1 导联 P 波逐渐演变成负相、负正双相，为刺激激动与折返激动形成进行性心房融合波（AF）。刺激结束后第 1 次 V-V 间期与刺激周长一致，此后心动过速频率和形态恢复至刺激前，表明顺向型房室折返性心动过速在心房刺激时形成了拖带现象（纸速：50mn/s）。

（三）拖带时房室之间的传导关系

1.心房扑动及房性心动过速发生拖带时因心房频率较快，常发生不同比例的房室传导，如房室传导比例与拖带前相同，R-R 周期长度也会因心房频率增快而相应缩短（图 12-28 和图 12-29）。心房扑动及房性心动过速折返环的构成不需要房室结参与，因此，房室传导阻滞并不影响拖带的形成。

2.房室结折返性心动过速无需心室参与，一般发生拖带时不会出现房室传导阻滞（图 12-30）。

3.房室折返性心动过速发生拖带时 R-R 间期与刺激周期长度一致，因为心房与心室均为折返环路的一部分，心动过速必须保持 1:1 的房室传导。一旦发生房室传导阻滞，心动过速立即终止。顺向型房室折返性心动过速发生功能性束支传导阻滞时，拖带结束后常因心动过速恢复原来的周长，束支脱离不应期后 QRS 波形态会恢复正常（图 12-31）。

（四）刺激停止后的变化

一旦刺激停止，折返环路中的碰撞消失，逆行激动便能畅通无阻地形成环形运动，融合波消失。因为折返环路和环行激动时间均与发生拖带前相同，由最后一次刺激重新建立了与原来频率和形态一致的折返性心动过速，故恢复周期（刺激结束后的第一个心动周期）等于刺激周期是刺激重建心动过速的特征。

（五）碰撞机制诱发折返性心动过速

心脏内存在产生折返所需的两条传导径路，并且在折返环路内形成单向阻滞和传导延缓，这是形成折返激动及折返性心动过速缺一不可的 3 个基本条件，

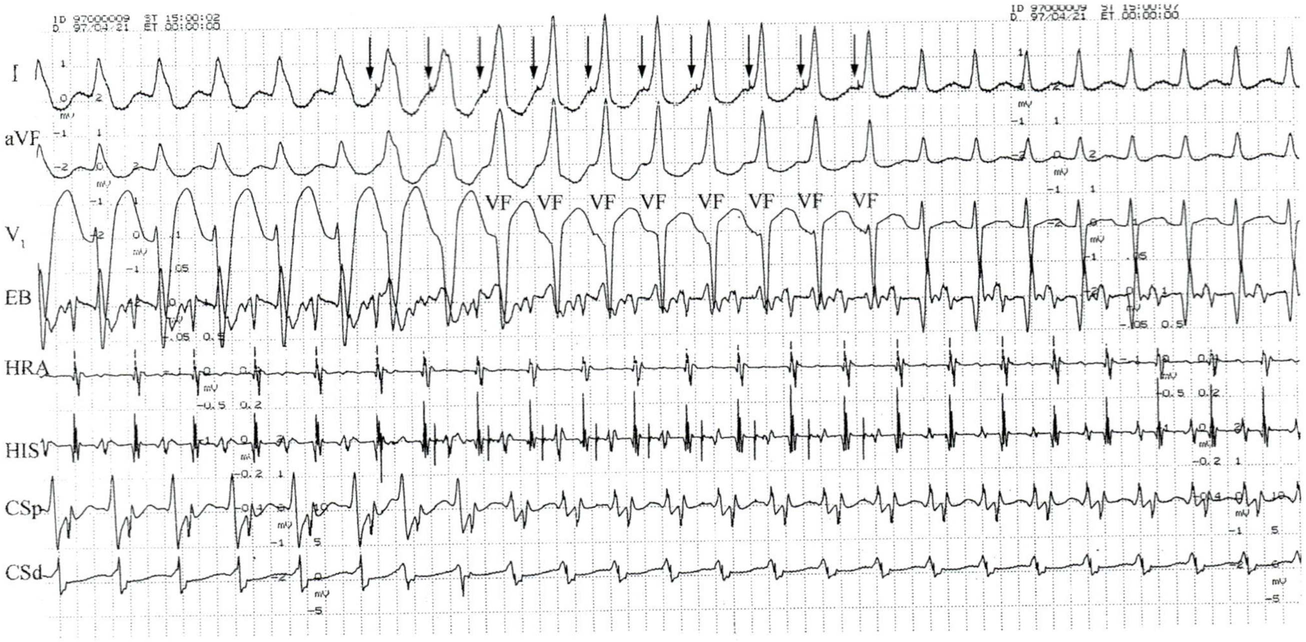

图 12-26 顺向型房室折返性心动过速心室侧拖带现象(右心室刺激进行性心室融合波)。图示心腔内电生理检查诱发出左束支传导阻滞型宽 QRS 波心动过速,R-R 间期 340ms,心率 176 次/分。EB 处可见 R-P$^-$间期 280ms,最早的心房逆向激动在 CSd 处,逆行心房激动顺序呈左侧偏心性,为左侧房室旁路逆行传导,房室结-希浦系统前向传导引起的顺向型房室折返性心动过速合并功能性左束支传导阻滞。给予周长 300ms 的 10 次 S_1S_1 右心室刺激,自第 2 次 QRS 波起 R-R 间期已跟随刺激周长,第 3 次 QRS 波起均可见不同程度的室性融合波,QRS 波时限逐渐变窄,形态趋向正常。刺激结束后的恢复周期等于刺激周期,表明发生了心室侧拖带现象。刺激结束后心动过速 QRS 波形态正常,R-R 间期 300ms,心率 200 次/分,心动过速伴左束支传导阻滞时 R-P$^-$间期比 QRS 波形态正常时延长 30ms,根据 Coumel 定律也提示房室旁路位于左束支同侧(纸速:50mm/s)。

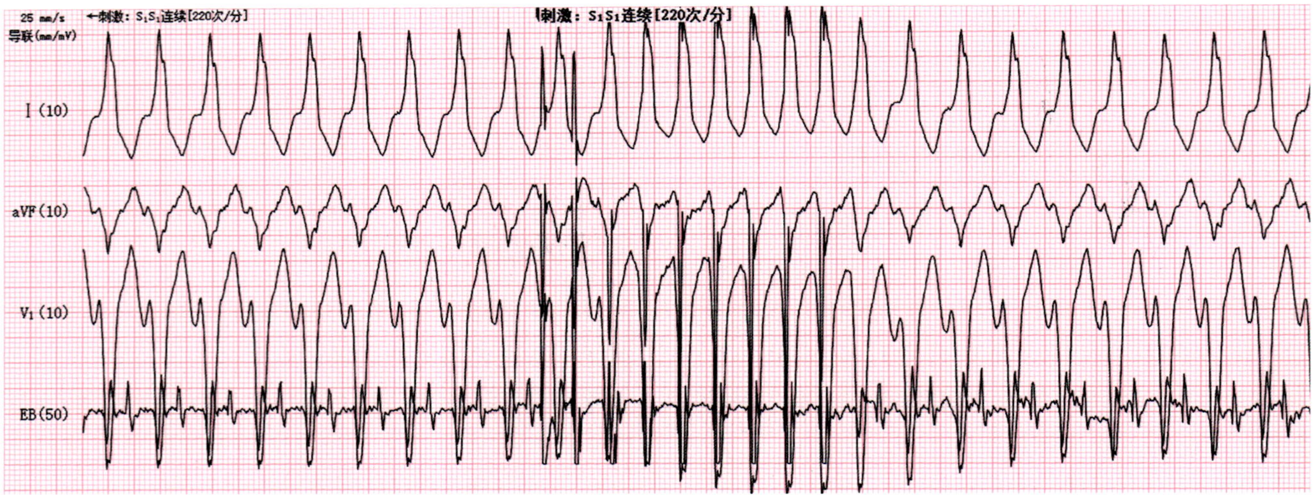

图 12-27 逆向型房室折返性心动过速拖带现象。图示显性右侧房室旁路患者在经食管心脏电生理检查时诱发出宽 QRS 波心动过速,R-R 间期 400ms,心率 150 次/分,EB 处可见 R-P$^-$间期 160ms,QRS 波呈 B 型心室预激图形,为逆向型房室结折返性心动过速。经食管给予频率为 220 次/分的 9 次 S_1S_1 心房刺激,自第 3 次 S 波起 R-R 间期已跟随刺激周长,刺激结束后的恢复周期等于刺激周期,心动过速形态及频率又与拖带前完全一致,表明发生了逆向型房室结折返性心动过速的拖带现象。

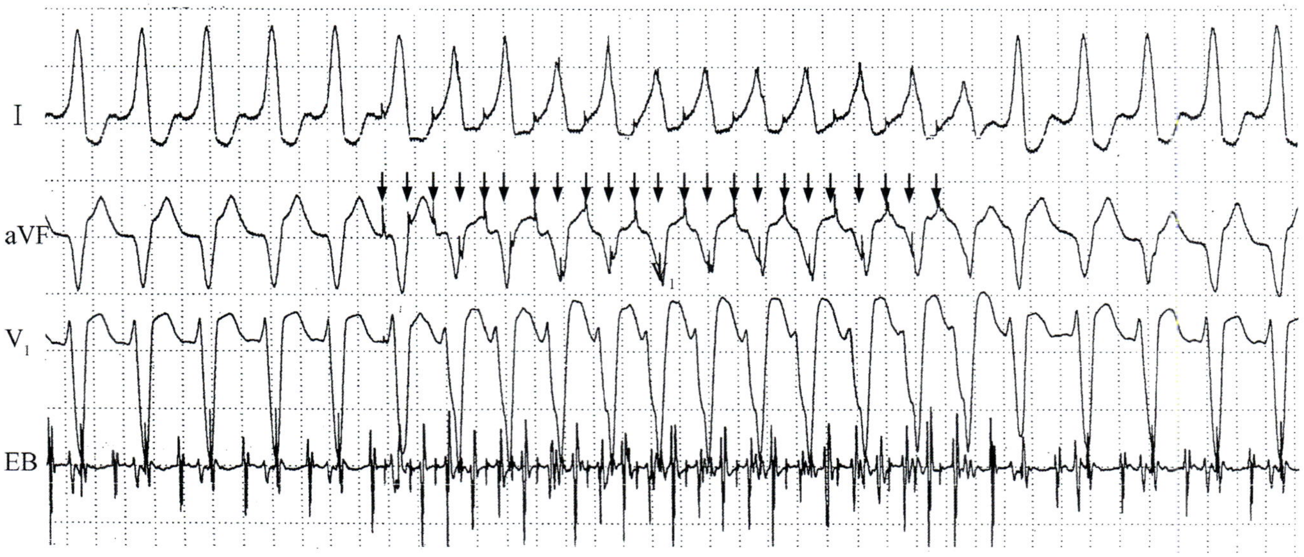

图 12–28 心房扑动拖带现象。图示经食管心脏电生理检查诱发出心房扑动，F–F 间期 200ms，频率 300 次/分，QRS 波呈 B 型心室预激图形，激动沿右后房室旁路 2:1 顺传。给予频率为 350 次/分（周长 170ms）的 S_1S_1 心房超速刺激时，F–F 间期缩短至 170ms 并跟随刺激周长，F 波仍沿右后房室旁路 2:1 顺传。刺激结束后的第 1 次 F–F 间期等于刺激周期，刺激结束后心房扑动的形态和频率又恢复至刺激前，表明发生了心房扑动的拖带现象。

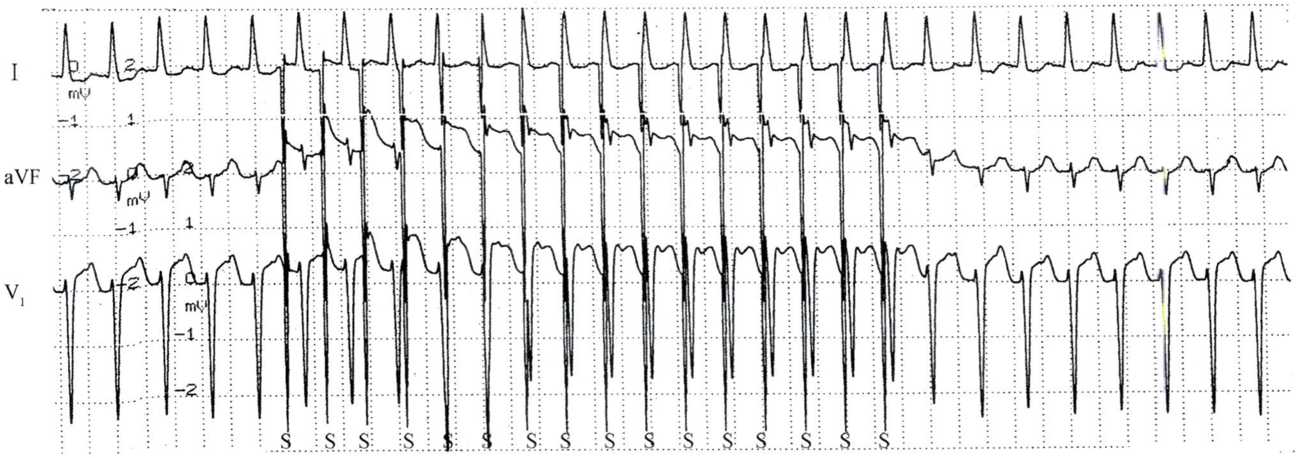

图 12–29 房性心动过速拖带现象。图示经食管心脏电生理检查诱发出窄 QRS 型心动过速，P–P 间期 350ms，频率 170 次/分，房室呈 1:1 传导，R–P 间期>P–R 间期，P 波在Ⅰ、aVF、V_1 导联均直立，提示为房性心动过速。给予频率为 210 次/分的 S_1S_1 心房超速刺激时，房室仍呈 1:1 传导，自第 6 次 S 波后 V_1 导联上 P 波呈负向，为房性融合波，P–P 间期已跟随刺激周长，刺激结束后的第 1 次 P–P 间期等于刺激周期，刺激结束后心动过速又恢复至刺激前，表明发生了房性心动过速的拖带现象。

常在增快的基础心搏或提前的异位搏动时出现传导延缓后诱发心动过速。但在另一种情况下，即连续的心房刺激在折返环路内发生碰撞后，一旦刺激停止，无需形成单向阻滞和传导延缓即可诱发出折返性心动过速。这种现象也可发生在一种类型折返性心动过速在拖带后诱发另一种类型折返性心动过速时。

1.窦性心律时给予略短于折返环路周期长度的 S_1S_1 刺激，心搏频率可与刺激频率一致。

2.在快速心房刺激时心电图中并不会出现心房或房室传导延缓。

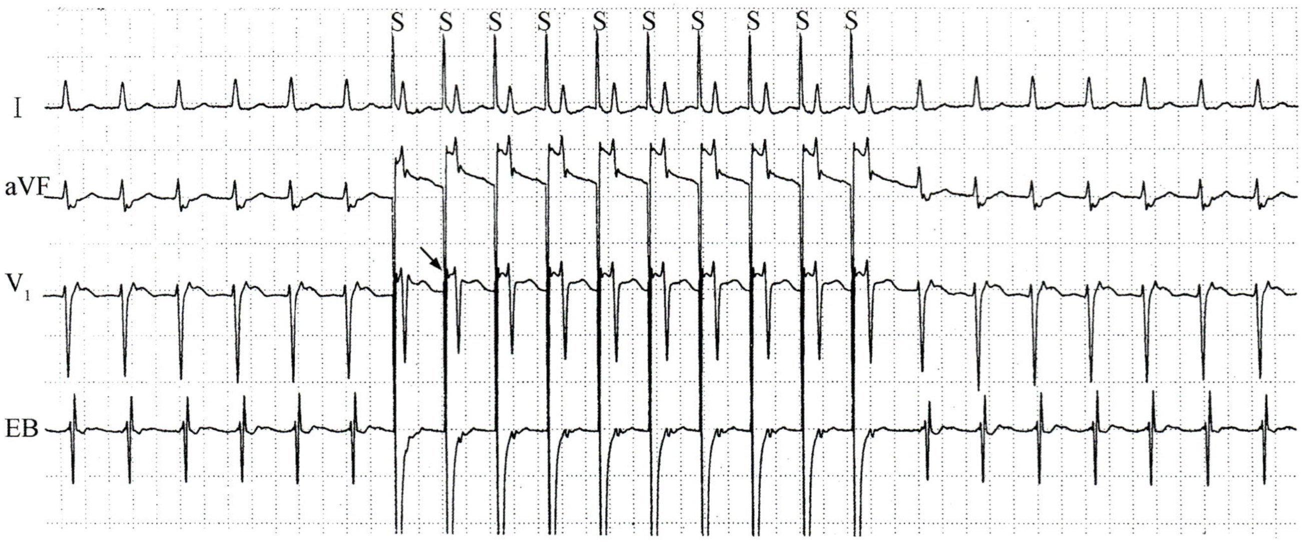

图 12-30　慢-快型房室结折返性心动过速拖带现象。图示慢-快型房室结折返性心动过速，R-R 间期 480ms，逆行 P 波隐埋在 QRS 波末，在 aVF 导联形成假性 S 波，在 V_1 导联形成假性 r 波，双极食管导联中 P 波尖锐高大。给予周期长度 420ms 的心房 S_1S_1 超速刺激，自第 2 次 S 波起即夺获心房，R 波后 P^- 波消失，R-R 间期缩短至 420ms，心动过速与刺激频率一致。刺激结束后心动过速形态及频率又与拖带前完全一致。

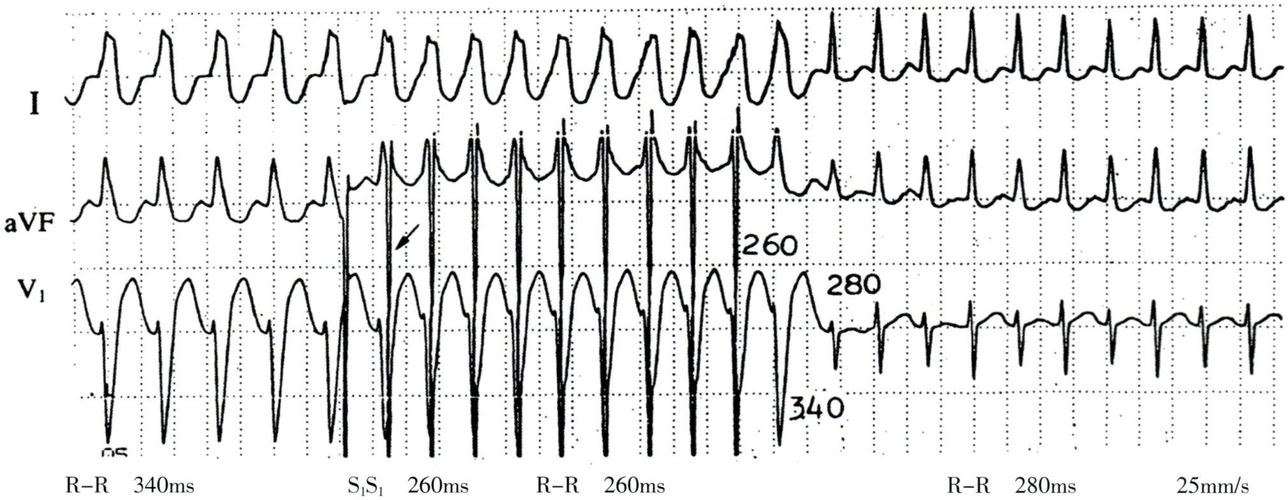

图 12-31　顺向型房室折返性心动过速拖带现象。左侧隐匿性房室旁路，经食管心脏电生理检查诱发出顺向型房室折返性心动过速伴功能性左束支传导阻滞。R-R 间期 340ms，给予周期长度 260ms 的 S_1S_1 超速刺激，自第 2 次 S 波起 R-R 间期即缩短至260ms，心动过速跟上刺激频率。刺激结束后的第 1 次 R-R 间期 260ms 等于刺激周期。拖带结束后心动过速又恢复原来频率，R-R 间期 340ms，R-R 间期的延长使左束支脱离了不应期，QRS 波恢复正常，R-R 间期缩短至 280ms。心动过速伴左束支传导阻滞时 R-R 间期比 QRS 波形态正常时延长 60ms，表明房室旁路位于左束支同侧。

3.当心搏频率与刺激频率完全一致后，无论何时停止刺激均能诱发心动过速，刺激停止后恢复周期与其后心动过速的周期长度相同。

4.当心脏存在多个部位的折返环路时（如预激旁路合并房室结双径路），在房室折返性心动过速快速刺激发生拖带现象后，可因碰撞机制诱发出房室结折返

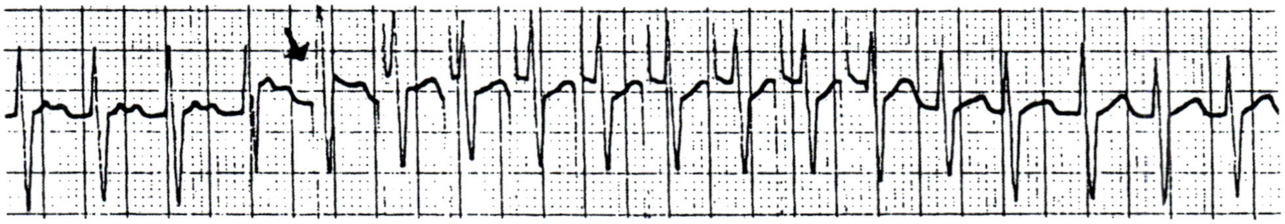

图 12-32　顺向型房室折返性心动过速拖带后诱发慢-快型房室结折返性心动过速。图示隐匿性左侧房室旁路合并房室结双径路患者，心房期前刺激诱发出顺向型房室折返性心动过速，逆行 P 波在 ST 段上，R-R 间期 360ms。给予周期长度 320ms 的 S_1S_1 超速刺激，第 2 次 S 波（箭头所示）起 S 波夺获心房逆行 P 波消失，随之心动过速频率逐渐跟上刺激频率，刺激停止后第 1 次 R-R 间期与刺激周长一致，发生了拖带现象。刺激结束后心动过速持续，但逆行 P 波被 QRS 波掩盖，已转变为慢-快型房室结折返性心动过速。

性心动过速（图 12-32），也可由慢频率的心房扑动转变为快频率的心房扑动（图 12-33）。

（六）拖带区

拖带区为心动过速周期减去产生拖带时的最小刺激周期，当刺激周期短于拖带周期时便能终止心动过速。测定拖带区时，应进行逐级超速刺激，直到超速刺激停止心动过速被终止时。

三、临床意义

1.了解形成拖带现象的电生理机制：拖带是折返性心动过速的特征性表现，可与触发性心动过速相鉴别。后者虽然可被程控刺激诱发和终止，但不会发生拖带。

2.认识各类折返性心动过速的拖带现象：由“碰撞”机制诱发的折返性心动过速不需要在折返环路内形成传导延缓。

3.采用适当高于拖带时的频率便能终止心动过速，避免过快频率造成不良后果。

4.拖带现象对某些心律失常的诊断和鉴别及确定消融靶点方面起至关重要的作用，例如心动过速的隐性拖带部位有助于导管法射频消融术时的靶点定位。

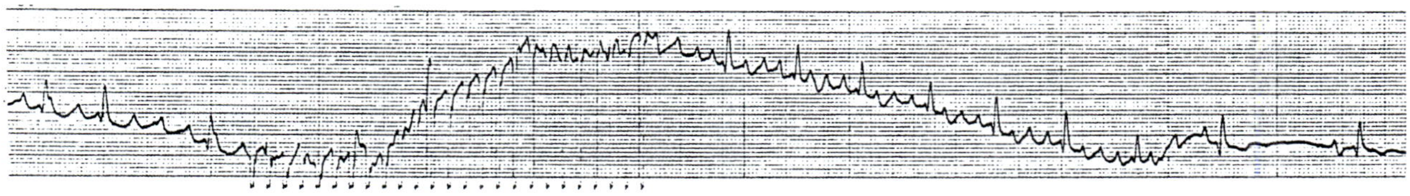

图 12-33　心房拖带致慢频率的心房扑动转变为快频率的心房扑动。图示经食管心脏电生理检查诱发出心房扑动，F-F 间期 240ms，频率 250 次/分，QRS 波呈 2:1~4:1 下传。给予频率为 375 次/分（周长 160ms）的 S_1S_1 心房超速刺激时，F-F 间期缩短至 160ms 跟随刺激周长，发生拖带现象。刺激结束后心动扑动持续，但 F-F 间期缩短至 160ms，频率增快至 375 次/分，QRS 波呈 4:1 下传，已转变为快频率的心房扑动。

第 4 节　1:2 房室传导现象

1:2 房室传导是指 1 次心房激动同步不等速分别沿两条应激性和传导性不同的传导径路下传至心室，并引起 2 次心室激动的电生理现象，也称为双重心室反应。此现象多发生在电生理检查中，自发较少见。Grolleau 等（1974）及 Wu 等（1975）分别率先报道了预激旁路和房室结双径路形成的 1:2 房室传导现象后，此类报道逐年增多,国内报道的 1:2 房室传导现象以房室结双径路同步传导较多见。

一、形成机制

(一)房室结双径路参与的 1:2 房室传导

房室结双径路中的一条径路不应期长,传导速度较快,称为快径路;另一条径路不应期短,传导速度慢,称为慢径路。由于两条径路存在不应期和传导速度的差异,正常时窦性激动均由快径路传入心室。而当 1 次适时的房性期前激动下传时,如逢快径路处于不应期而无法下传,则沿不应期较短的慢径路缓慢下传。当此激动传抵房室结下部共同径路时,快径路的不应期已过去,恢复了应激能力,激动便循快径路逆行传导至心房形成回波。假如时间配合恰当,慢径路又可从刚才的激动后恢复前向传导能力,这样就依次反复地激动心室与心房,形成慢-快型房室结折返性心动过速。少见情况下,慢径路的不应期反而长于快径路,适时的激动循快径路下传后又沿慢径路逆行传导至心房,当快径路恢复前向传导能力时便诱发出快-慢型房室结折返性心动过速。在罕见的情况下,因房室结快、慢径路传导速度差别非常显著。尤其在快径路不应期缩短伴慢径路传导显著减慢时,1 次室上性激动便能分别沿快、慢径路先后到达心室引起 2 次激动,形成 1:2 房室传导。连续发生 1:2 房室传导即形成阵发性室上性心动过速,因这种心动过速系心室率成倍增加引起,故称为非折返性阵发性室上性心动过速(图 12-34)。

(二)预激旁路参与的 1:2 房室传导

预激性 QRS 波是室上性激动通过房室结-希浦系统和房室旁路同时下传至心室而形成的同源、同向性室性融合波。预激的程度取决于两条通道传导速度的快慢,旁路传导速度越快,房室结-希浦系传导速度越慢,预激程度越大,反之预激程度越小。预激旁路患者由于存在解剖上的附加传导旁路,具有与正常房室通道一起形成 1:2 房室传导的基础。一般预激旁路的不应期较短而传导速度明显快于房室结-希浦系,当两条通道不应期和传导速度的差别改变足够大,即旁路传导速度增快或房室结-希浦系统传导时间足够延缓时,1 次室上性激动也可分别沿 2 个通道前传引起 2 次心室激动,使第 1 次 QRS 波呈完全预激图形。第 2 次 QRS 波形态一般正常, 如发生心室内差异性传导,则 QRS 波宽大畸形,以左束支传导阻滞型多见。尤其合并房室结双径路时,房室旁路与房室结慢径路之间的不应期和传导速度差别更为显著。当旁路有效不应期短于快径路长于慢径路或短于房室结双径路时,快径路先进入有效不应期,激动除了沿旁路快速下传心室外,还能沿慢径路缓慢下传至心室,如果心

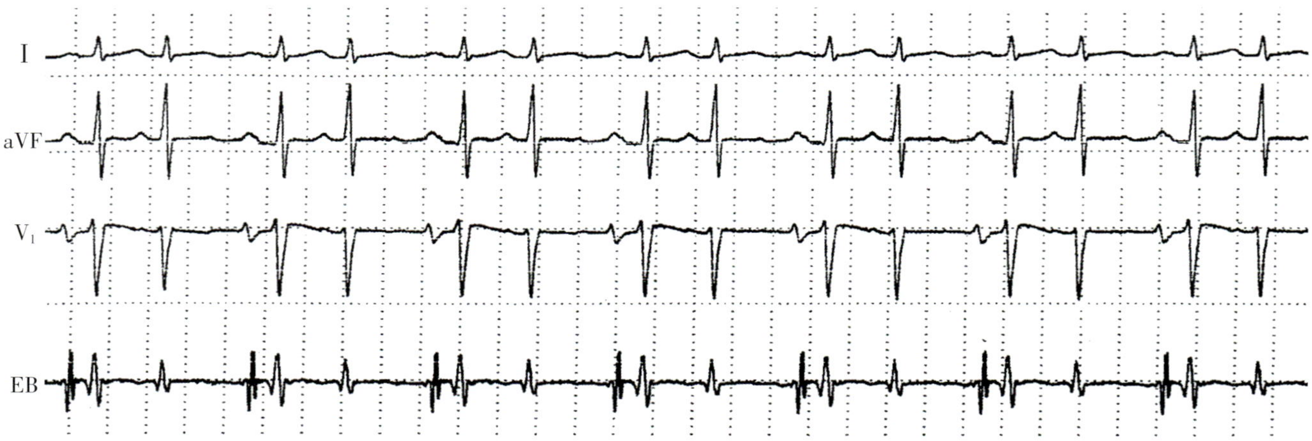

图 12-34 非折返性阵发性室上性心动过速。图示窦性 P 波在 Ⅰ 、aVF 导联直立,V_1 导联正负双相,P-P 间期 0.89~0.92s,频率 67 次/分左右。在每次窦性周期中均出现两次 QRS 波,R_1、R_2 波均正常下传,且 P-R_1 间期固定为 0.16s,P-R_2 间期固定为 0.50s,R_1-R_2 间期固定为 0.34s,提示两次 QRS 波均为窦性激动分别沿快、慢径路顺向传导至心室引起,可造成心室率成倍加快,形成非折返性阵发性室上性心动过速。

室已脱离不应期便可再次形成 QRS 波。一般认为房室旁路合并房室结双径路患者更易形成预激旁路的 1:2 房室传导。

(三)1:2 室房逆行传导

房室结双径路和预激旁路具有逆行传导功能时，只要当两条径路的逆向不应期和逆行传导速度互差足够大，心房不应期又短于两条径路的逆行传导时差，才有可能诱发出 1:2 室房逆行传导，即在 1 次心室激动后出现 2 次心房回波。但这种现象远远少于 1:2 房室传导，因为希浦系统–房室结的逆行传导功能要比前向传导差，而且必须有适时进行心室期前刺激或期前收缩诱发。在罕见的情况下，房室旁路发生逆行传导的纵向分离也可形成 1:2 室房逆行传导，表现出 1 次 QRS 波后有 2 次激动顺序相同的偏心性逆行心房激动。如果房室结能脱离前向不应期，第 2 次心房激动有可能诱发顺向型房室折返性心动过速。

(四)诱发 1:2 房室传导的因素

1.传导径路

房室之间存在两条解剖或功能性传导径路，例如，房室旁路和房室结–希浦系统或者房室结双径路是形成该现象的基础条件。而且两条传导速度不同的径路存在同时前传的重叠区，使一次 P 波可同时沿两条径路下传至心室。当条件适合时，心房激动可分别沿两条传导速度显著不等的径路同步不等速下传。

2.传导时间差

两条传导径路的不应期和传导速度的快慢具有显著差异，传导快的径路不应期缩短及传导速度增快，传导速度慢的径路传导速度进一步减慢，均能导致两条径路产生足够的时间差，从而使心室再次激动。电生理检查中心房刺激或心房期前刺激能使激动落在慢径路的相对不应期，造成慢径路传导速度明显减慢，故有利于形成双重心室反应。当一侧束支不应期长于两条径路不应期时又可发生该侧束支功能性阻滞，类似室性期前收缩或室性心动过速。

3.逆行传导阻滞

发生 1:2 房室传导时两条径路需要存在逆行传导阻滞，这样从一条径路下传的激动不会沿另外一条径路逆行传导，否则室上性激动易在两条径路内互相干扰，造成下一次激动的前向传导阻滞，因此难以形成 1:2 房室传导现象。如果激动能沿另一条脱离不应期的径路逆行传导至心房，则会发生折返回波或折返性心动过速。当折返终止后，只要两条径路的不应期和传导速度符合同步传导的条件，则可发生 1:2 房室传导。心率的增快或减慢会引起不应期及传导速度发生改变，再加上两条径路间的隐匿性传导，是发生同步传导激动与折返性激动、非折返性室上性心动过速与折返性室上性心动过速交替或混合出现心电图改变的重要原因。

4.传导时间差

希浦系统及心室肌有效不应期必须短于两条径路的前向传导时间差。当希浦系统及心室肌有效不应期短于两条径路的前向传导时间差时，沿传导速度较慢径路下传的激动至心室时，心室肌只有渡过不应期才可能再次应激形成 R_2 波。极少见的情况下，预激旁路合并房室结双径路患者在希氏束电图上第 1 次心室激动波后可见到希氏束再次激动形成的 H_2 波，表明一次室上性激动已沿两条径路同步不等速下传，如果另一条径路传导速度不够慢或希浦系及心室肌有效不应期较长，则不能再次形成心室激动波，在心电图上就无法显示 1:2 房室传导。

5.隐匿性 1：2 房室传导

在房室旁路或房室结双径路发生同步不等速传导，其中一条径路传导的激动因心室肌尚未脱离有效不应期无法形成 R 波时，无法显示 1:2 房室传导。心内电生理检查心房刺激时，可在 1 次 A 波后见到 2 次 H 波，但不应期短、传导快的径路可以脱离逆向不应期，激动逆行传导至心房形成回波，可暴露出两条径路同步传导的特征。虽然未发生双重心室反应，但体表心电图上仍可提示存在两条径路的同步传导，此种现象称为隐匿性 1:2 房室传导。在预激旁路合并房室结双径路患者中，这种偶尔从快径路逆行传导产生的心房回波可从旁路前传激动心室，并诱发逆向型房室折返性心动过速。

6. 1：2 室房传导形成条件

与形成 1:2 房室传导一样，产生 1:2 室房传导也必须：①存在解剖依据或功能性的两条传导径路，并且具有逆行传导功能；②只有当两条传导径路逆向不应期和逆行传导速度差别非常显著，才能产生心房再次应激所需的时间差；③逆行传导速度慢的径路存在前向传导阻滞，否则逆行激动易被干扰；④心房肌有效不应期必须短于两条径路的逆行传导时间差，这样心房肌才能在较短的时间内再次应激形成P_2波。

7.自主神经对形成 1：2 房室传导的影响

自主神经张力变化及某些药物可以改变两条径路的顺向传导和逆向传导特性，促进或抑制 1:2 房室传导。迷走神经张力增强时会引起传导慢的径路顺向传导进一步减慢及逆向传导阻滞。奎尼丁及普鲁卡因胺可延长房室结双径路不应期，对逆向传导有抑制作用，这些变化均有利于发生 1:2 房室传导。当交感神经兴奋或应用阿托品降低迷走神经张力后可消除 1:2 房室传导。

二、电生理特点及心电图表现

(一)房室结双径路形成的 1:2 房室传导

1. S_1S_1 非程控刺激

心房 S_1S_1 刺激频率较慢或窦性周期较长时，1 次 S 波后出现 2 次 QRS 波，具有固定长短的 S-R_1 和 S-R_2 间期，后者可成倍延长。短 S-R 间期和长 S-R 间期分别与快、慢径路传导时间一致(图 12-34 和图 12-35)。当 S_1S_1 刺激频率或窦性周期长度达到快径路有效不应期时，激动在快径路内传导受阻，则沿不应期短的慢径路下传，R_1 脱漏后出现突然延长的 S-R 间期。如果下一次激动能沿已脱离不应期的快径路和慢径路同步下传，则又出现固定的 S-R_1 和 S-R_2 间期。快、慢径路交替传导可出现 R_1 波消失或 R_1 波与 R_2 波交替出现的现象(图 12-36 和图 12-37)。

2. S_1S_2 程控期前刺激

宜采用接近窦性周期长度的基础 S_1S_1 周期，使房

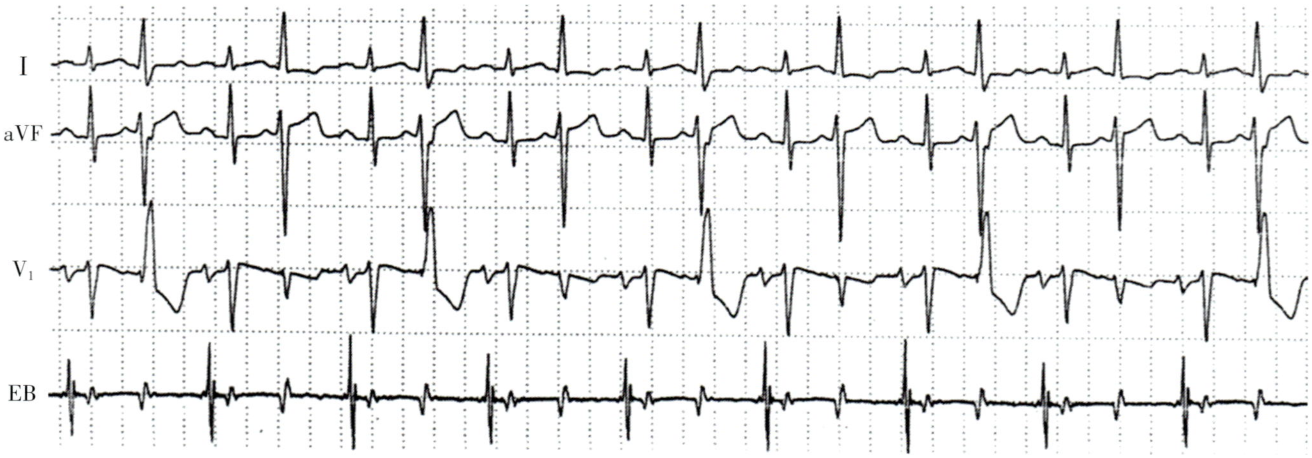

图 12-35　非折返性阵发性室上性心动过速伴间歇性室内差异性传导。图 12-34 同一患者。窦性 P 波在 I、aVF 导联直立，V_1 导联正负双相，P-P 间期 0.89~0.92s，频率 67 次/分左右。在每次窦性周期中均出现两次 QRS 波，R_1-R_2 间期固定为 0.34s。R_2 波形态基本正常或呈单纯左前分支传导阻滞型，与完全性右束支传导阻滞合并左前分支传导阻滞型交替出现，类似间位型室性期前收缩及间位性房室交界性期前收缩二联律。但仔细测量发现，无论 QRS 波是否宽大畸形，每次 P 波与其后的两次 QRS 波均有固定的 P-R 间期，P-R_1 间期 0.16s，P-R_2 间期 0.50s，提示两次 QRS 波均为窦性激动顺向传导至心室引起，从而造成心室率成倍加快。

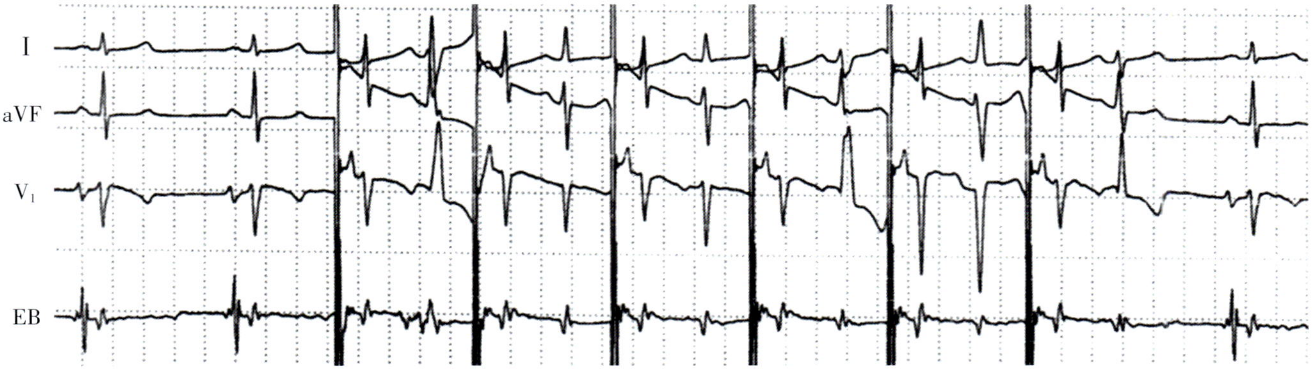

图 12-36　1:2 房室传导伴右束支、左前分支间歇性心室内差异性传导。图 12-34 同一患者。窦性心律时给予频率为 60 次/分的 6 次心房刺激，均稳定起搏心房，每次心房起搏的 P 波后出现 2 次 P-R 间期固定不变的 QRS 波，第 1、4、6 次心房起搏 P 波后的 R_2 波呈不同程度的右束支传导阻滞，第 2、3、5 次心房起搏 P 波后的 R_2 波呈左前分支传导阻滞型。但 P-R_1 间期固定为 0.18s，P-R_2 间期固定为 0.58s，R_1-R_2 间期固定为 0.40s，表明图中的 R_2 波的确与其前 P 波存在传导关系，而并非室性或房室交界性期前收缩。以上表明这种心电图改变由房室结双径路同步传导引起，即 1 次心房激动同时沿房室结双径路同步不等速顺向传导至心室，产生 2 次心室激动，形成非折返机制的心动过速，并且分别发生束支传导阻滞型和分支阻滞型的心室内差异性传导。

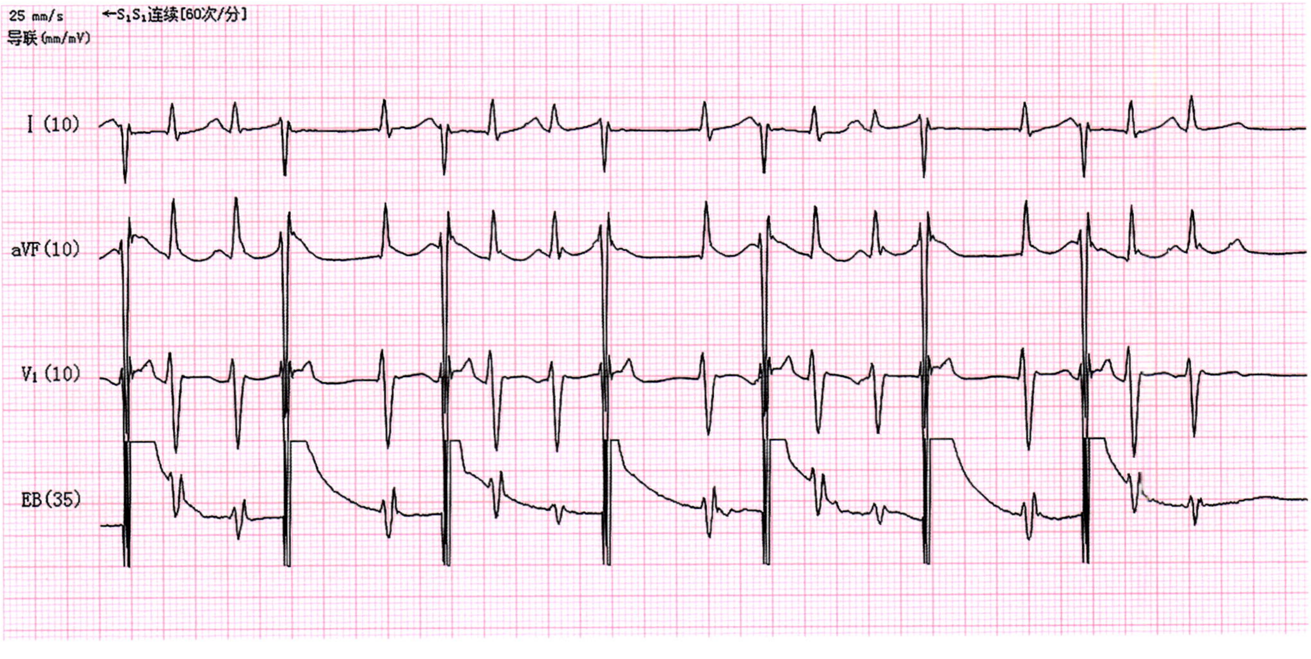

图 12-37　心房起搏显示 1:2 房室传导时快径路发生 2:1 传导阻滞。图示给予频率为 60 次/分的 S_1S_1 心房刺激，均稳定起搏心房。其中第 1、3、5、7 次心房起搏 P 波后出现 2 次 P-R 间期固定不变的 QRS 波，P-R_1 间期固定为 0.14s，P-R_2 间期固定为 0.52s，R_1-R_2 间期固定为 0.38s，表明图中的 R_2 波确与其前 P 波存在传导关系，即 1 次心房激动同时沿房室结双径路同步不等速顺向传导至心室，产生 2 次心室激动。第 2、4、6 次心房起搏 P 波后仅出现 1 次 P-R 间期固定为 0.52s 不变的 QRS 波，与第 1、3、5 次心房起搏 P 波后 P-R_2 间期相同，表明激动在快径路内传导受阻后，只能沿不应期短的慢径路下传，表现为 R_1 脱漏后出现突然延长的 P-R 间期。

室结双径路不应期更符合生理性。S_1S_2 偶联间期长于快径路不应期时，S_2 后可出现 2 次 QRS 波，希氏束电图中于 QRS 波前均可见 H 波，有固定 A-H_1 与 A-H_2 间期。当 S_1S_2 间期进入快径路有效不应期时，R_1 波消失，仅出现 R_2 波。如果此时快径路逆行传导阻滞消失，R_2 波后会出现逆行 P 波或者诱发出慢-快型房室

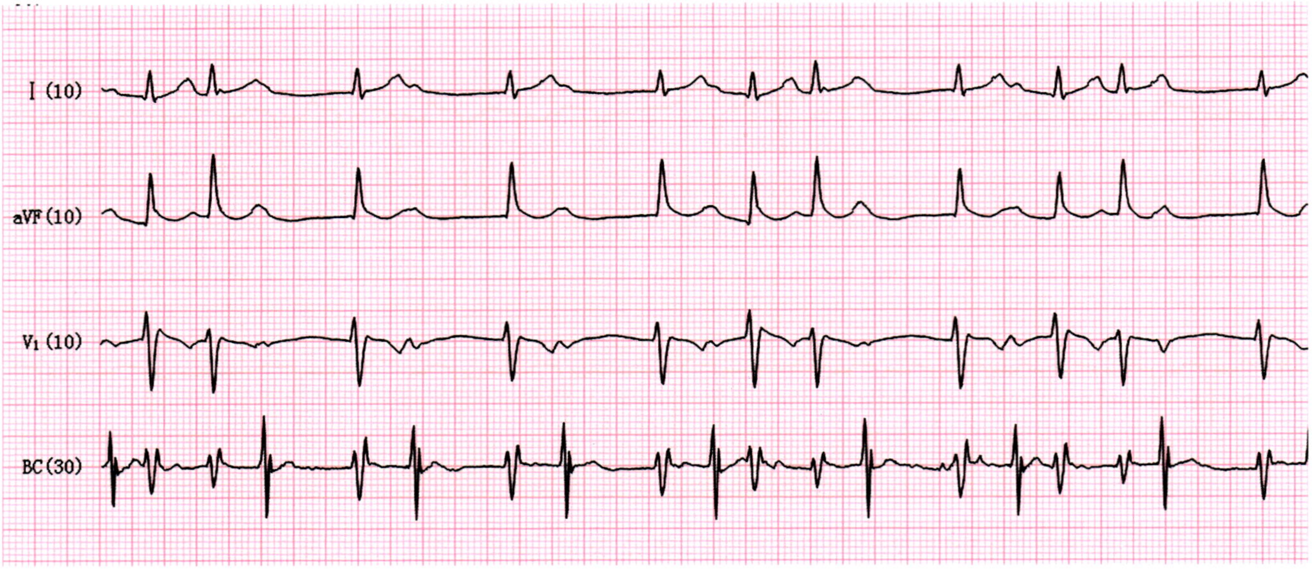

图 12-41　房室结快径路间歇性前传阻滞。图示窦性心律时，P-P 间期 0.92s 规则出现。其中第 1、5、7 次窦性 P 波后出现 2 次 P-R 间期固定不变的 QRS 波，$P-R_1$ 间期固定为 0.27s，$P-R_2$ 间期固定为 0.62s，R_1-R_2 间期固定为 0.40s，为 1 次窦性激动同时沿房室结双径路同步不等速顺向传导至心室，产生 2 次心室激动。第 2、3、4、6、8 次窦性 P 波后仅出现 1 次 P-R 间期固定，且长达 0.62s 的 QRS 波，与第 1、5、7 次窦性 P 波后下传的 $P-R_2$ 间期相同，表明心房激动在快径路内传导受阻，只沿不应期短的慢径路下传，表现为 R_1 脱漏后出现突然延长的 P-R 间期。

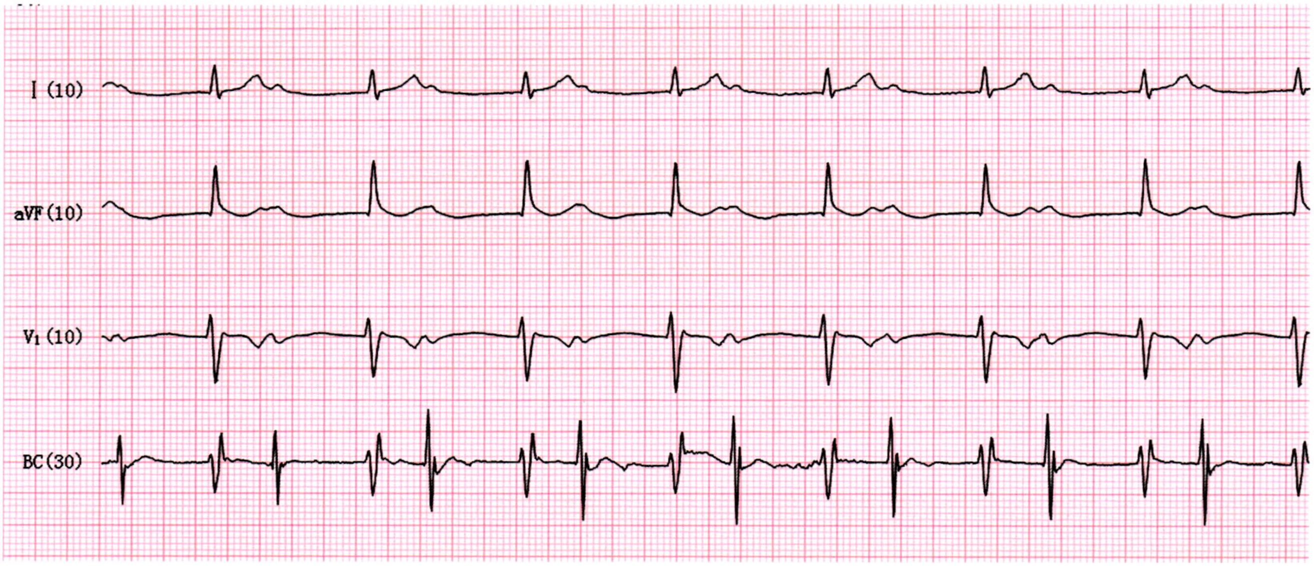

图 12-42　房室结快径路持续性前传阻滞。图 12-41 同一患者。图示窦性心律时 P-R 间期固定且长达 0.62s，激动在快径路内持续前传阻滞，只沿不应期短的慢径路持续前传，类似持续的一度房室传导阻滞。

缩短至快径路有效不应期时，心房 S_2 激动在沿旁路前向传导的同时受阻于快径路，便从慢径路缓慢下传至心室。当延缓程度足使心室脱离不应期时便再次激动心室，呈预激图形的 R_1 波后可见到正常形态的 R_2 波。如果此时一侧束支或分支不应期较长时，R_2 波也可呈束支或分支阻滞图形（图 12-49 和图 12-50）。假如快径路逆行传导不应期较短，从慢径路前向传导的激动能沿快径路逆行传导至心房，再沿慢径路顺向传导即可形成慢-快型房室结折返性心动过速。如果房室旁路逆传不应期较短，R_2 激动沿房室旁路逆行传导能

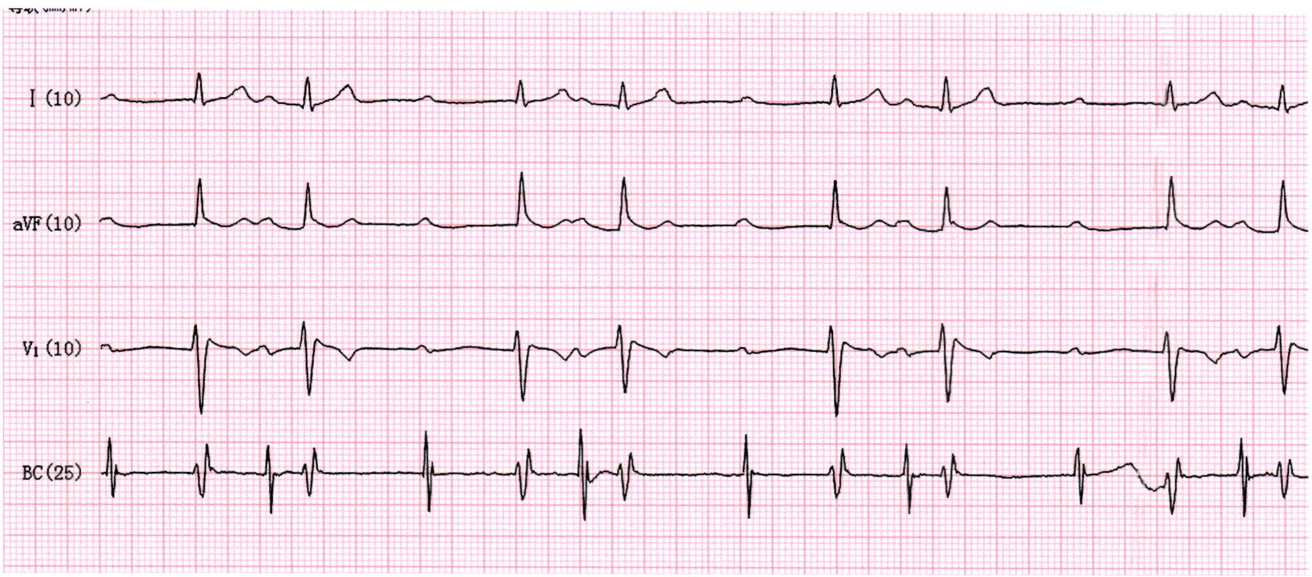

图 12-43　房室结快、慢径路交替性前传阻滞。图 12-41 同一患者。图示窦性心律时第 2、4、6、8 次窦性 P 波后 P-R 间期固定为 0.27s，为激动在慢径路内持续前传阻滞，只沿快径路持续前传，第 1、3、5、7 次窦性 P 波后 P-R 间期固定且长达 0.62s，为激动在快径路内持续前传阻滞，只沿不应期短的慢径路持续前传，类似交替出现的一度房室传导阻滞。

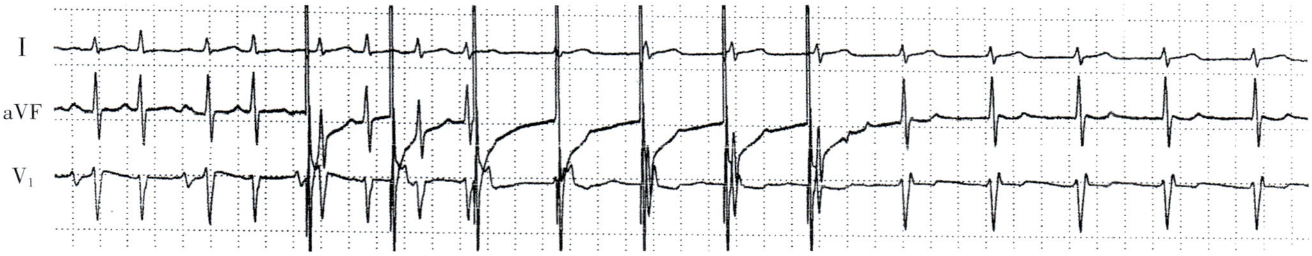

图 12-44　房室结双径路非折返性与折返性心动过速。图 12-34 同一患者。图示窦性心律时，1 次窦性激动分别沿快、慢径路顺向传导至心室，引起两次 QRS 波，形成非折返性阵发性室上性心动过速。经食管给予频率为 100 次/分的 7 次心房刺激，第 2 次心房刺激夺获心房，激动仍分别沿快、慢径路顺向传导至心室引起 2 次 QRS 波。第 3、4 次心房激动分别夺获心房，S-R 间期长达 0.50s，激动在快径路前传阻滞后沿慢径路前传，并诱发慢-快型房室结折返性心动过速。

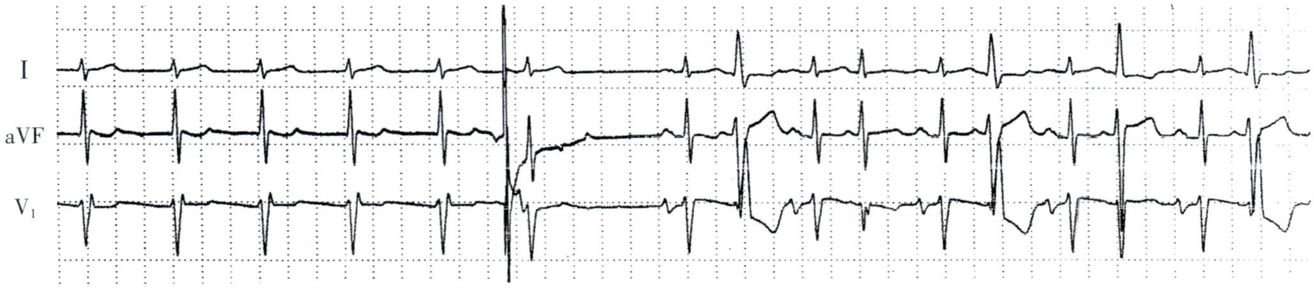

图 12-45　RS_2 刺激终止慢-快型房室结折返性心动过速后发生非折返性室上性心动过速。图 12-34 同一患者。图示慢-快型房室结折返性心动过速，逆行 P 波隐藏在 QRS 波终末。R-R 间期 620ms，心率 97 次/分。发放的 RS_2 提前夺获心房后终止了心动过速。恢复窦性心律后又发生持续的房室结快、慢径路同步不等速传导形成阵发性非折返性心动过速。

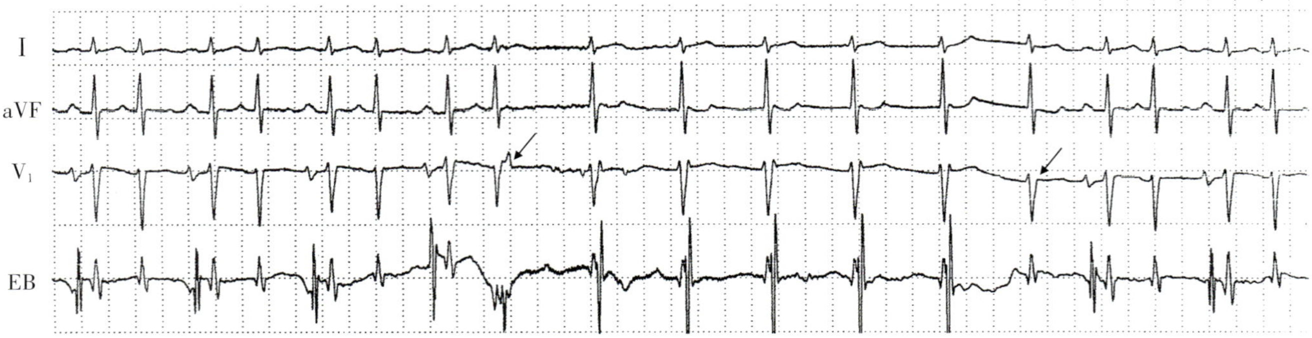

图 12-46 房室结双径路非折返性与折返性心动过速相互转换。图 12-34 同一患者。图示第 1~4 次窦性 P 波分别沿快、慢径路顺向传导至心室引起两次 QRS 波，形成非折返性阵发性室上性心动过速，其中第 4 次窦性 P 波从慢径路下传后，快径路逆传阻滞消失，便从快径路逆传再次激动心房，引起心房回波（短箭头所示），从而诱发慢-快型房室结折返性心动过速。至 R_{14} 快径路出现逆传阻滞（箭头所示），折返性心动过速终止。窦性 P 波又分别沿快、慢径路顺向传导至心室引起两次 QRS 波，形成非折返性阵发性室上性心动过速。表现出房室结双径路非折返性与折返性心动过速相互转换过程。

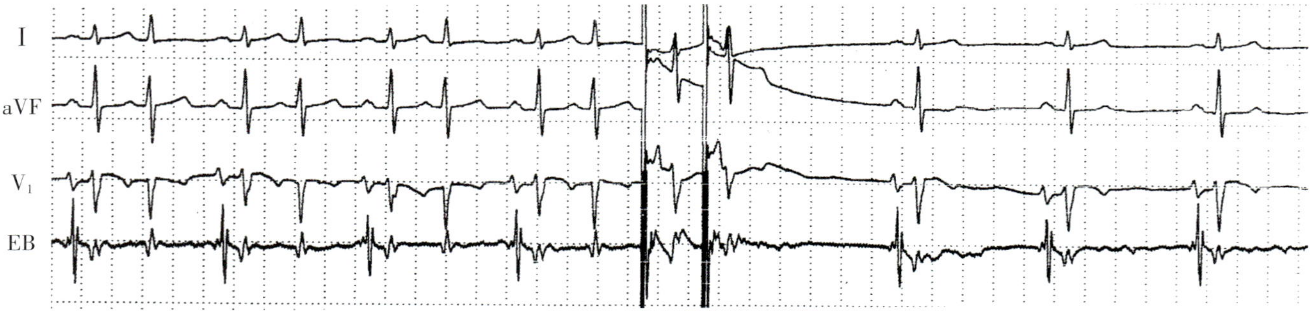

图 12-47 心房刺激终止持续的 1:2 房室传导。图 12-34 同一患者。图示第 1~4 次窦性 P 波分别沿快、慢径路顺向传导至心室引起 2 次 QRS 波，形成非折返性阵发性室上性心动过速。给予 2 次心房刺激均夺获心房，并终止持续的非折返性阵发性室上性心动过速。心动过速终止后，窦性激动持续沿快径路下传，P-R 间期固定为 0.16s。

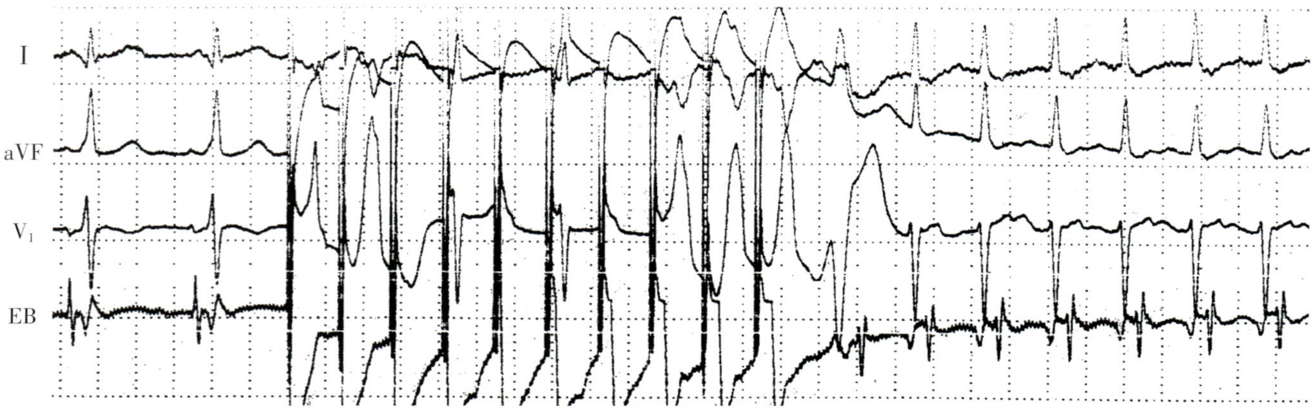

图 12-48 房室旁路 1:2 房室传导诱发顺向型房室折返性心动过速。图示显性左侧房室旁路，给予周期长度 270ms 的心房 S_1S_1 刺激，第 3、4、5、6、7 次刺激在旁路发生前向传导阻滞，沿房室结下传的 S-R 间期分别长达 300ms、340ms，高度提示激动沿房室结慢径路下传。第 8~10 次刺激沿旁路前传，刺激结束后诱发出顺向型房室折返性心动过速。双极食管导联中见心动过速时第 1 次呈不完全性左束支传导阻滞形的 QRS 波与最后 1 次刺激下传的预激 QRS 波之间无逆行 P 波，表明发生了 1:2 房室传导，即最后 1 次 S 波分别沿房室旁路和房室结慢径路传导至心室，形成 2 次 QRS 波，第 2 次心室激动沿旁路逆行传导后诱发顺向型房室折返性心动过速。

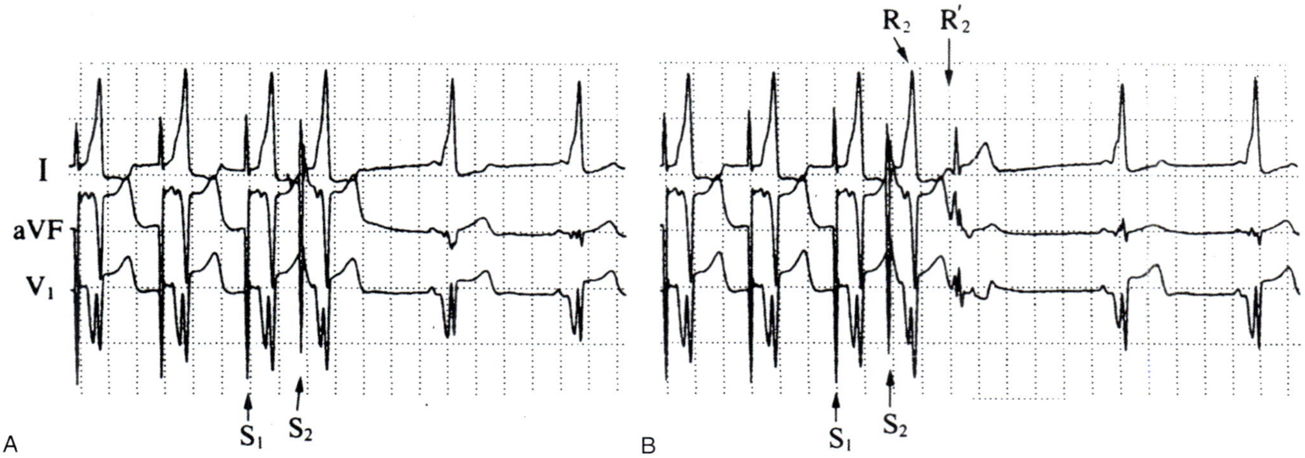

图 12–49　房室旁路 1:2 房室传导。图示基础周期长度 600ms 的程控 S_1S_2 心房刺激，S_1S_2 380ms（A）时 S_2–δ 间期 90ms，R_2 呈 B 型预激图形；S_1S_2 370ms（B）时 S_2–δ 间期仍为 90ms，但在预激图形的 R_2 波后却出现 1 次不完全右束支传导阻滞图形的 R_2 波，S_2–R_2' 间期长达 450ms，提示同时存在房室结双径路。此时快径路已进入有效不应期，S_2 激动在从旁路前传的同时又沿着慢径路缓慢下传至心室形成 R_2'波。R_2'后发生的逆行 P 波在 aVF 导联倒置、V_1 导联直立，R–P⁻间期≥120ms，为左后房室旁路逆传形成，表明还存在左侧房室旁路。

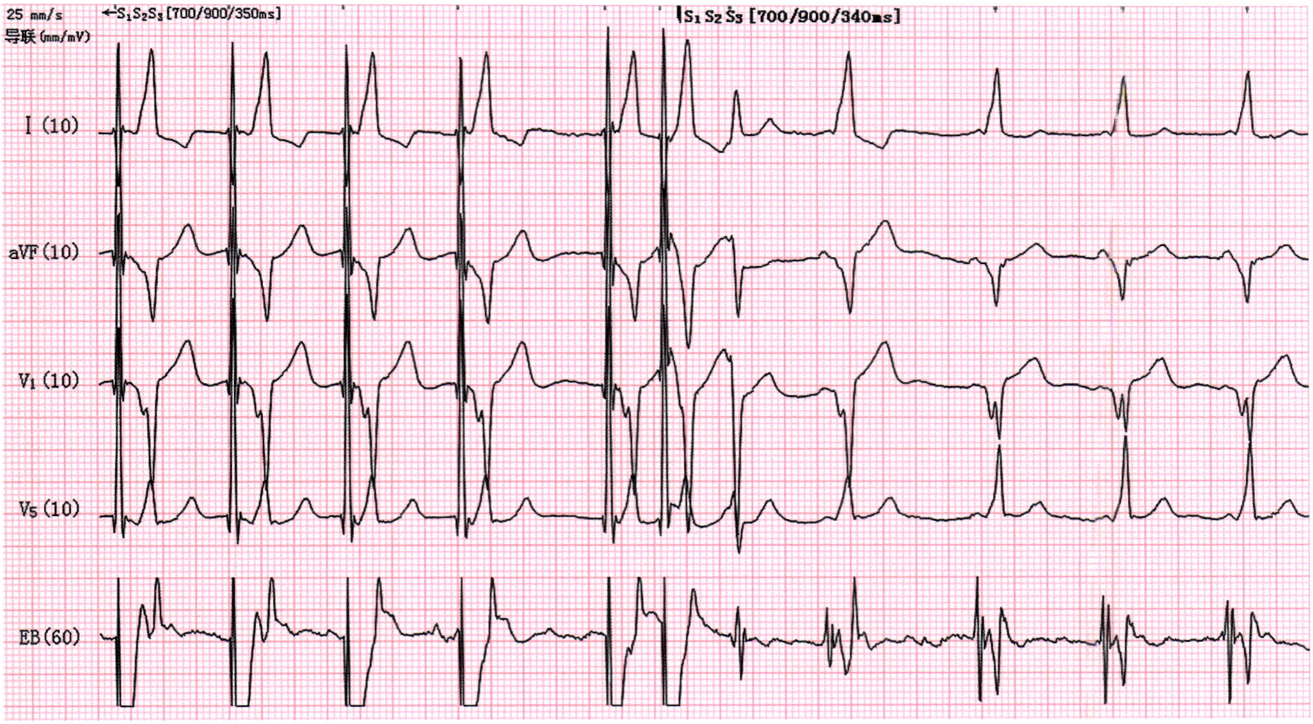

图 12–50　右侧房室旁路 1:2 房室传导。图示基础周期长度 700ms，S_1S_2 900ms 的程控 $S_1S_2S_3$ 心房期前刺激，S_2S_3 340ms 时 S_3–δ 间期 80ms，R_3 呈 B 型心室预激图形，在预激图形的 R_3 波后出现 1 次正常图形的 R_3'波，R_3 与 R_3'波之间未见 P 波，S_3–R_3'间期长达 420ms，表明同时存在房室结双径路。此时快径路已进入有效不应期，S_3 激动在从旁路前传的同时又沿着慢径路缓慢下传至心室形成 R_3'波，为右侧房室旁路的 1:2 房室传导现象。

诱发出心房回波或顺向型房室折返性心动过速。在食管导联中前者 R-P⁻间期<70ms，后者 R-P⁻间期常>90ms(图 12-51)。

少见情况下，心房 S_2 激动在不应期偏长的房室旁路与快径路传导阻滞，或者沿房室旁路和房室结慢径路同步显著不等速前向传导，再沿快径路逆行传导便诱发慢-快型房室结折返性心动过速(图 12-52)，此时房室旁路既不参与折返也不参与传导，仅作为“旁观者”存在。如果旁路已脱离前传不应期，此时心动过速可沿房室旁路前向传导至心室，形成预激形态 QRS 波心动过速，在食管导联中 R-P⁻间期仍<70ms。此时心动过速本质上是慢-快型房室结折返性心动过速，旁路仅成为一条传导至心室的通道并且不参与折返。虽然心动过速呈现心室预激，但房室旁路是作为“无辜者”被动前向传导(图 10-48)。此外，当 1 次心房激动分别沿旁路和房室结慢径路前向传导心室时，沿旁路前传的激动先到达心室。如果心室不应期较长，从房室结慢径路缓慢前传的激动虽然不能再次引起心室激动，但可沿快径路逆行传至心房，然后沿已脱离不应期的房室旁路前传至心室，诱发出逆向型房室折返性心动过速。

3. 1∶2 室房逆行传导(图 12-53)

三、临床意义

1:2 房室传导及其引起的非折返性室上性心动过速在临床上较少见，易被误为房室交界性或室性期前收缩二联律、房室交界性心动过速或室性心动过速。发生 1:2 房室传导时，P 波均与 R 波有固定的传导关系、无代偿间期可资鉴别。迷走神经张力增高时可引起慢径路逆传阻滞及前向传导延缓，有利于形成 1:2 房室传导，而阿托品降低迷走神经张力可消除 1:2 房室传导。导管射频消融根治术是有效的治疗方法。

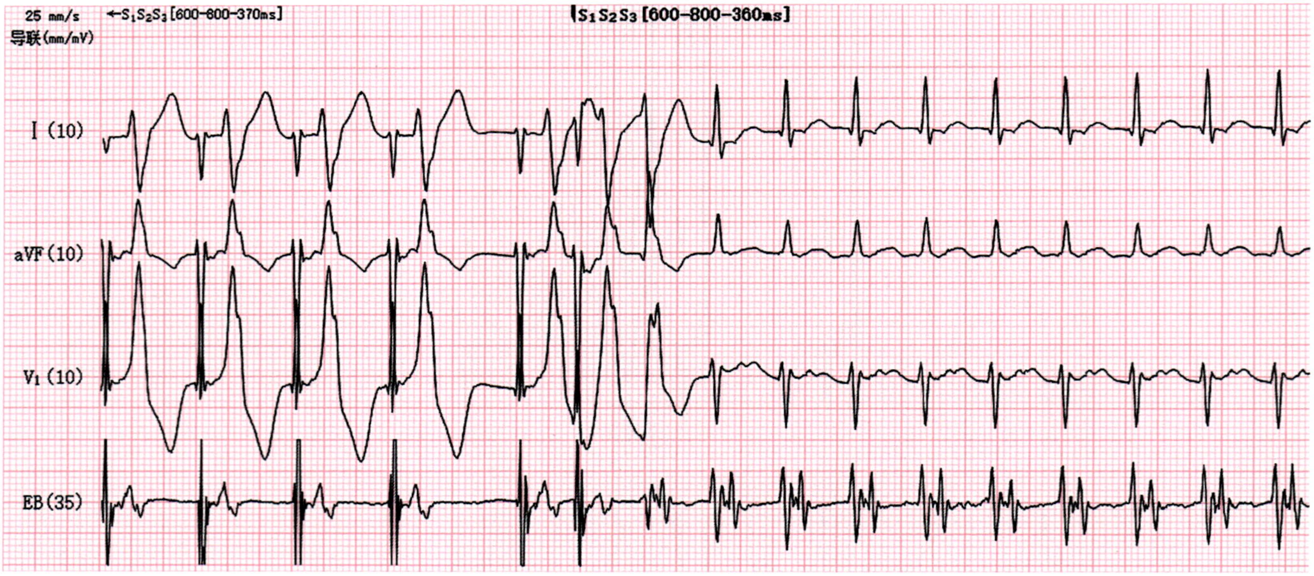

图 12-51 显性左侧房室旁路 1:2 房室传导诱发顺向型房室折返性心动过速。图示基础周期长度 600ms，S_1S_2 800ms 的程控 $S_1S_2S_3$ 心房期前刺激，S_2S_3 360ms 时 S_3-δ 间期 80ms，R_3 呈 A 型心室预激图形，在预激图形的 R_3 波后又出现 1 次完全性右束支传导阻滞型的 R_3'波，R_3 与 R_3'波之间未见 P 波，S_3-R_3'间期长达 400ms，表明同时存在房室结双径路。此时快径路已进入有效不应期，S_3 激动在从旁路前传的同时又沿着慢径路缓慢下传至心室，此时右束支已进入不应期，形成右束支传导阻滞型的 R_3'波。R_3'波后出现的逆行 P 波，在Ⅰ、aVF 导联倒置、V_1 导联直立，R-P⁻间期 110ms，为激动从慢径路下传后又从左侧房室旁路逆传，并诱发顺向型房室折返性心动过速。

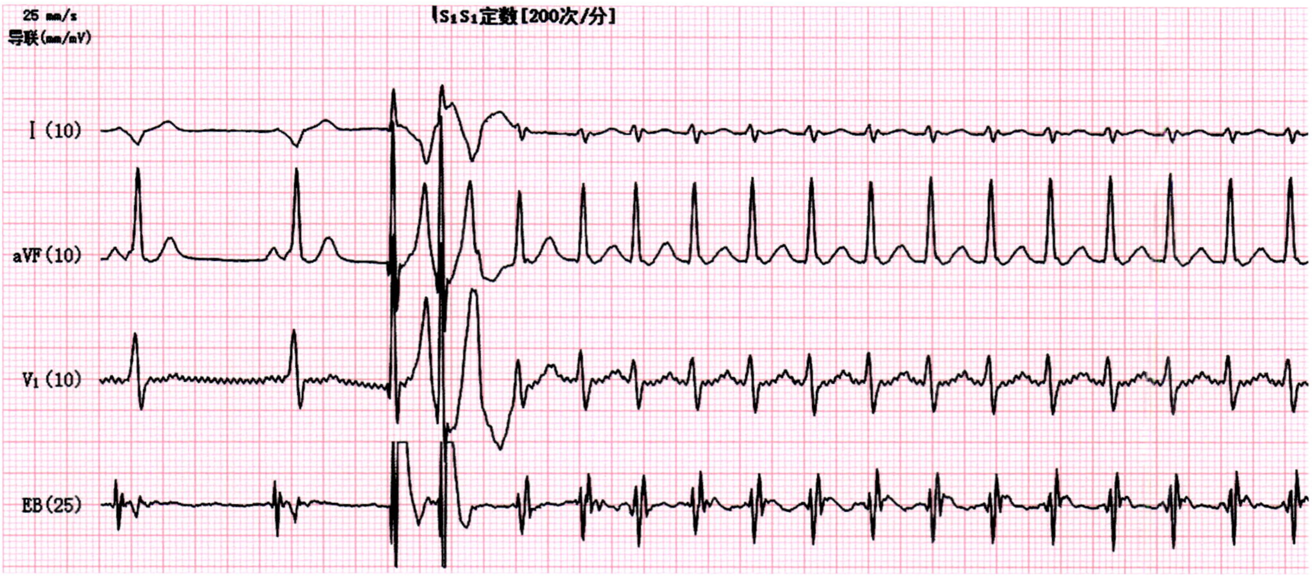

图 12-52　显性左侧房室旁路合并房室结双径路 1:2 房室传导诱发慢-快型房室结折返性心动过速。图示经食管给予频率 200 次/分的定数刺激，2 次 S 波均夺获心房后沿旁路下传，QRS 波预激程度明显加重。第 2 次 S 波下传的 QRS 波后诱发出频率 165 次/分的慢-快型房室结折返性心动过速，逆行 P 波叠加在 QRS 波中，R-P 间期<70ms。食管导联中清晰可见心动过速时第 1 次窄 QRS 波与其前预激性 QRS 波之间无 P 波，表明第 2 次 S 波分别沿房室旁路与房室结慢径路下传，形成 1:2 房室传导。沿慢径路下传的激动同时从快径路逆行传导后诱发慢-快型房室结折返性心动过速。此时房室旁路既不参与折返也不参与传导，仅作为旁观者存在。

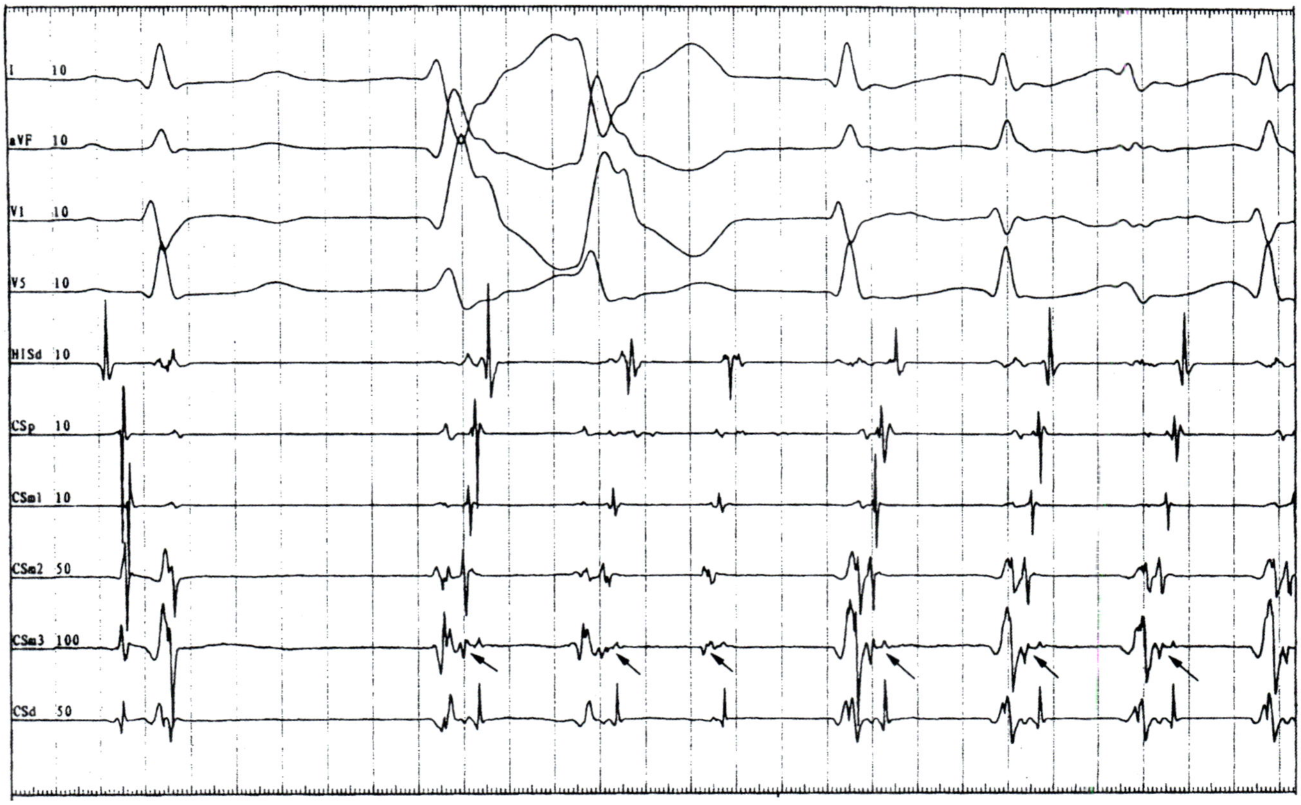

图 12-53　房室旁路 1:2 室房逆行传导诱发顺向型房室折返性心动过速。隐匿性左侧房室旁路。图示导管射频消融术前心内电生理记录，窦性心律时未见心室预激现象，发生室性期前收缩时出现左侧偏心性逆行心房激动，最早激动点在 CSm3，最迟在希氏束。第 2 次室性期前收缩后出现 2 次激动顺序与前完全一致的逆行心房激动，随后诱发出顺向型房室折返性心动过速，心房激动顺序也与前相同，提示室性期前收缩沿纵行分离的房室旁路发生了 1:2 逆行传导。

第 5 节 Coumel 定律

Coumel 定律由法国著名心脏电生理学家 Coumel 于 1973 年首次提出并得名。其表现为预激综合征患者伴发顺向型房室折返性心动过速时，如发生了房室旁路同侧的功能性束支传导阻滞，激动便沿对侧束支下传，折返环路增大致折返激动时间延长 35ms 以上，造成心动过速周期长度延长致心率减慢，房室旁路对侧发生功能性束支传导阻滞心率不变的现象。临床上常在顺向型房室折返性心动过速伴功能性束支传导阻滞时，观察心动过速周长有无延长来判断房室旁路的部位(图 12-54 至图 12-57，图 11-81 和图 11-82)。

一、形成机制

(一)顺向型房室折返性心动过速伴旁路对侧功能性束支传导阻滞

心动过速折返部位包括心房、房室结-希浦系、心室与房室旁路。折返激动在除了束支外的任何一处发生传导中断，均可终止心动过速。因旁路对侧束支不是折返环的一部分，激动在此发生阻滞并不影响心动过速周期长度。

(二)顺向型房室折返性心动过速伴旁路同侧功能性束支传导阻滞

如果折返激动在游离壁旁路同侧束支发生阻滞，便沿对侧束支下传，心动过速得以延续，但会因折返环路的增大造成心动过速周期长度延长>35ms。间隔旁路同侧束支发生阻滞时，因左、右心室激动的时差较小，心动过速周期长度延长<25ms。

(三)顺向型房室折返性心动过速

顺向型房室折返性心动过速时，完全性束支传导阻滞型 QRS 波心动过速转变为窄 QRS 波形心动过速，大多会出现 1 次不完全性束支传导阻滞型 QRS 波(形成机制见本章第二节)。旁路对侧束支传导阻滞时，完全性与不完全性束支传导阻滞型的 R-P⁻ 间期或 R-R 间期均不变。旁路同侧束支传导阻滞时，完全性束支传导阻滞型的 R-P⁻间期与 R-R 间期延长>35ms。转变过程中不完全性束支传导阻滞型的 R-P⁻间期，会因两侧心室激动趋向同步而略长于正常 QRS 波。

二、Coumel 定律再认识

Coumel 定律的本质是游离壁房室旁路参与的顺向型房室折返性心动过速伴旁路同侧功能性束支传导阻滞时，折返激动沿对侧束支下传，再穿过室间隔到达旁路同侧心室，心室内传导时间延长致逆行激动延迟到达心房，心内电图与体表心电图分别表现出 V-A 间期或 R-P⁻间期延长。原则上在顺向型房室折返性心动过速伴旁路同侧功能性束支传导阻滞时，应该采用 V-A 间期或 R-P⁻间期是否延长来判断旁路部

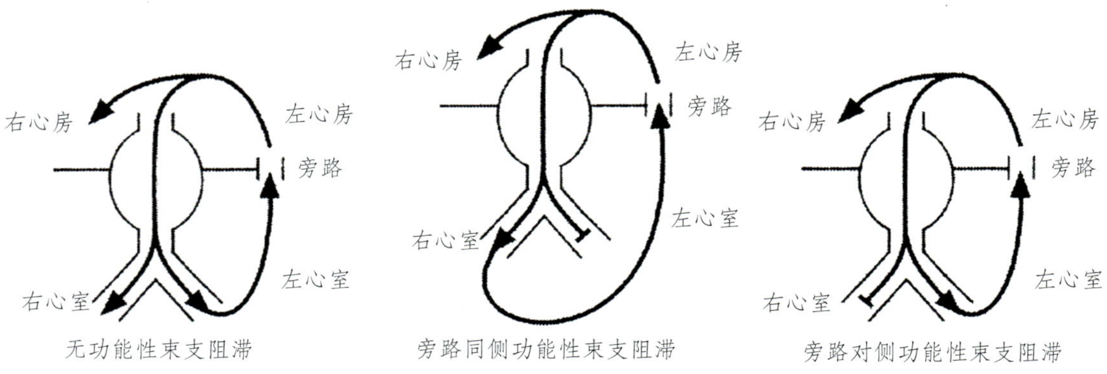

图 12-54 Coumel 定律示意图。

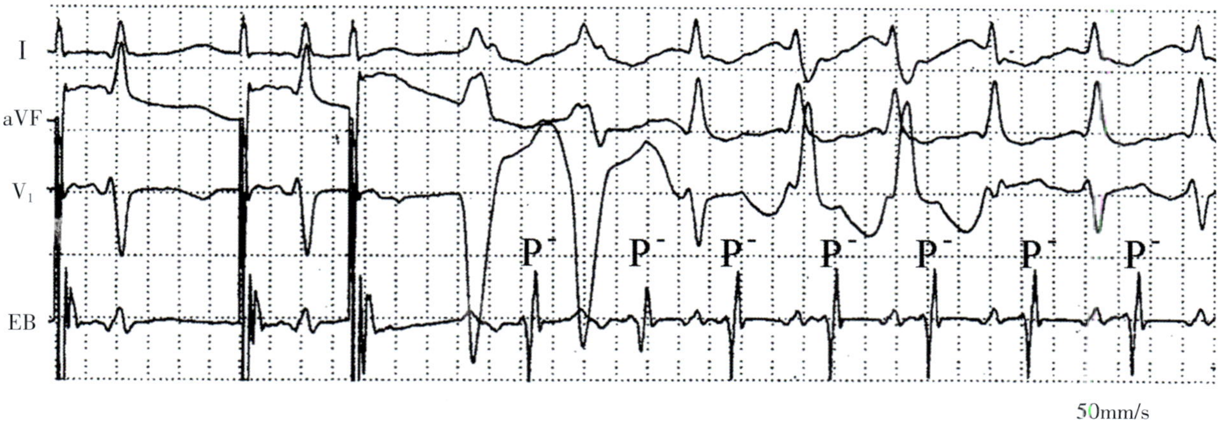

图 12-55　顺向型房室折返性心动过速伴左、右束支功能性阻滞(纸速：50mm/s)。左侧隐匿性房室旁路患者，图示经食管基础刺激 S_1S_1 周长 600ms，S_1S_2 350ms 的心房程控期前刺激，S_2-R 间期轻微延长到 360ms 并诱发心动过速。第 1、2 个 QRS 波呈完全性左束支传导阻滞型，第 4、5 个 QRS 波呈完全性右束支传导阻滞型，其余为窄 QRS 波，可见在Ⅰ导联倒置，V_1 导联直立的逆行 P 波。食管导联(EB)在 QRS 波后均可见高尖的逆行 P 波，左束支传导阻滞型 R-P^-间期 200ms，右束支传导阻滞型与窄 QRS 波的 R-P^-间期均为 140ms，左束支传导阻滞型 R-P^-间期要比右束支传导阻滞型与正常 QRS 波的 R-P^-间期延长 60ms。符合顺向型房室折返性心动过速合并房室旁路同侧束支传导阻滞时，R-R 间期或 R-P^-间期延长 35ms 以上。合并房室旁路对侧束支传导阻滞时，R-R 间期或 R-P^-间期不变的 Coumel 定律。

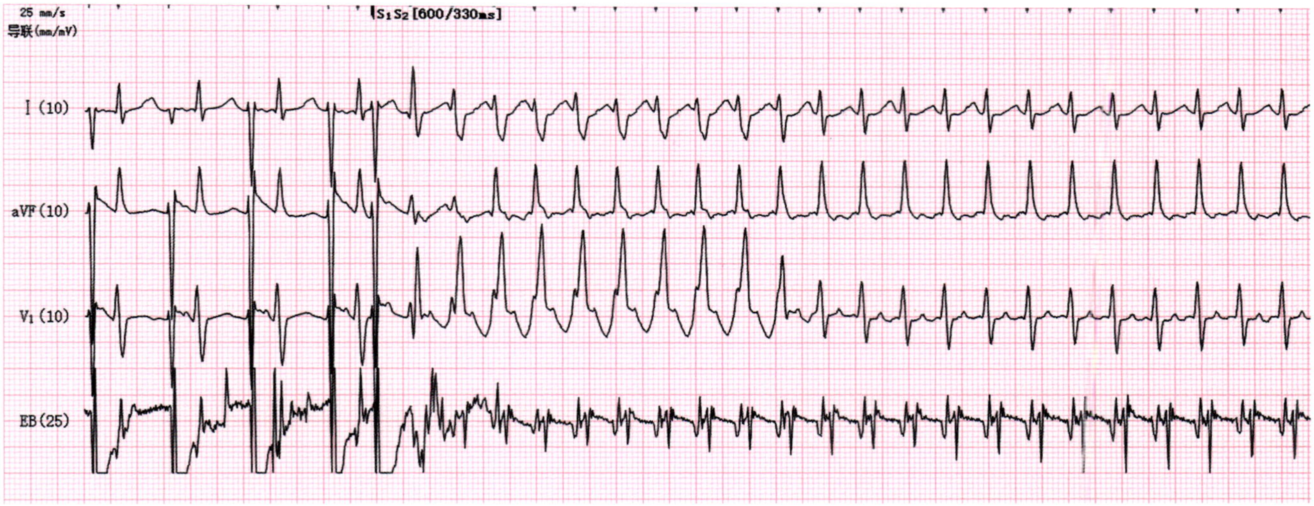

图 12-56　隐匿性左侧房室旁路致顺向型房室折返性心动过速伴功能性右束支传导阻滞时，R-R 间期与 R-P^-间期不变。基础周长 600ms 的程控期前刺激，S_1S_2 偶联间期 330ms 时诱发频率 193 次/分的心动过速。后半部分窄 QRS 波时逆行 P 波在 aVF、V_1 导联直立，食管导联 R-P^-间期 100ms<V_1 导联 160ms，为左侧壁房室旁路逆行传导形成的顺向型房室折返性心动过速。前半部分呈现功能性右束支传导阻滞时 R-R 间期和 R-P^-间期与窄 QRS 波心动过速一致，符合顺向型房室折返性心动过速伴旁路对侧束支传导阻滞时 Coumel 定律的电生理改变。

位。因为体表心电图的局限性，顺向型房室折返性心动过速伴功能性束支传导阻滞时，逆行 P 波常被宽大畸形的 QRS 波掩盖，导致无法辨认。临床上根据 Coumel 定律的原理在房室结传导无变化时，在顺向型房室折返性心动过速应用 R-R 间期来判断旁路部位是一个简便而实用的方法。但房室结传导发生变化时，再应用该方法就会得出与 Coumel 定律不符或相矛盾的结果。心电图常表现出顺向型房室折返性心动过速发生

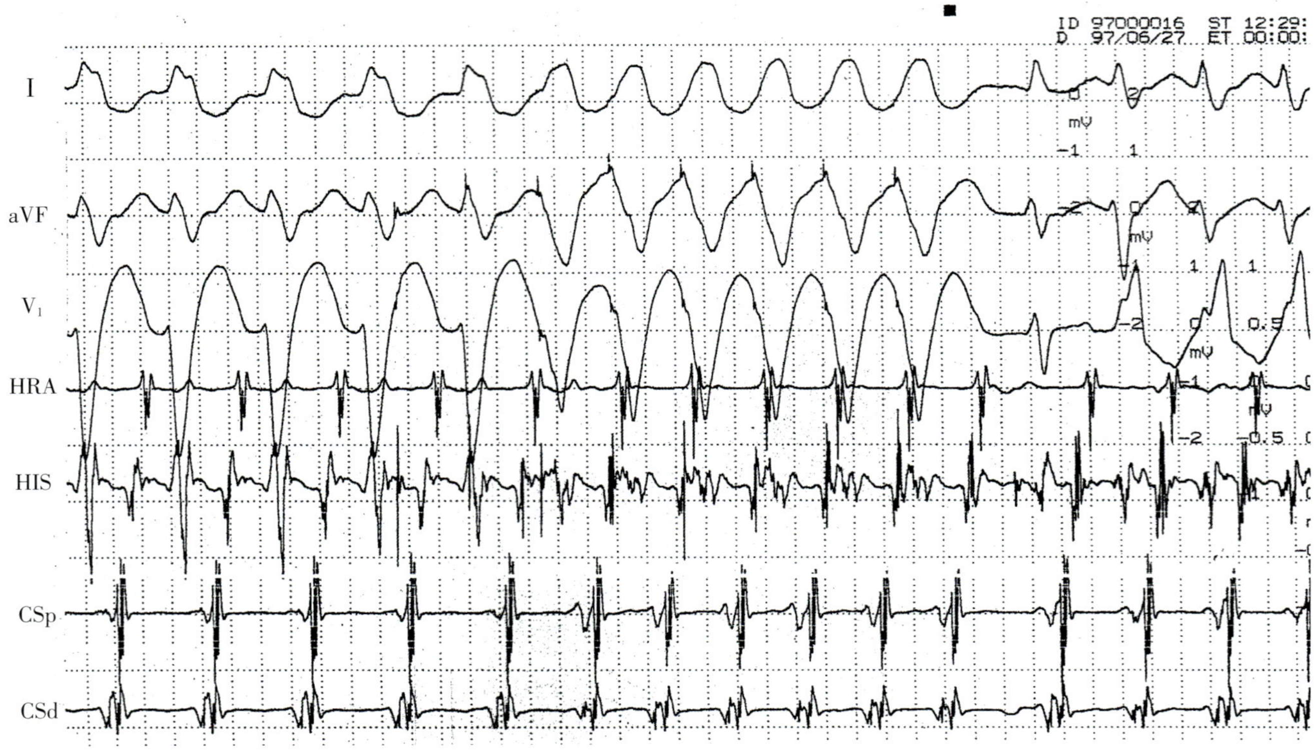

图 12-57　左侧房室旁路逆行传导致顺向型房室折返性心动过速伴左、右束支功能性阻滞（纸速：50mm/s）。图示心腔内电生理检查诱发出左束支传导阻滞型宽 QRS 波心动过速，R-R 间期 340ms，心率 176 次/分。最早的心房逆向激动在 CSd 处，最迟在高位右心房（HRA），逆行心房激动顺序呈左侧偏心性，为左侧房室旁路逆行传导，房室结-希浦系统前向传导引起的顺向型房室折返性心动过速合并功能性左束支传导阻滞。给予周长 250ms 的 8 次右心室刺激，自第 3 次 QRS 波起 R-R 间期已跟随刺激周长，表明发生了心室侧拖带现象。刺激结束后心动过速 QRS 波形态正常，并逆传心房，诱发出右束支传导阻滞型宽 QRS 波心动过速，R-R 间期 280ms，心率 214 次/分，最早的心房逆向激动也在 CSd 处。在 HIS 导联 QRS 波后均可见高大的逆行 P 波，左束支传导阻滞型 R-P⁻间期 160ms，右束支传导阻滞型与窄 QRS 波的 R-P⁻间期均为 120ms，左束支传导阻滞型 R-P⁻间期要比右束支传导阻滞型与正常 QRS 波的 R-P⁻间期延长 40ms，提示左侧房室旁路，符合 Coumel 定律改变。

旁路同侧功能性束支传导阻滞，R-R 间期不变或反而缩短的现象。

（一）房室结相对不应期的影响

顺向型房室折返性心动过速的功能性束支传导阻滞一旦消失，折返激动重新沿旁路同侧束支下传至心室，并沿旁路逆传至心房的时间提前致 R-P⁻间期缩短。逆行的心房激动下传至房室结的时间提前，使激动极易进入房室结相对不应期早期，传导进一步缓慢可致 A-V 间期或 P-R 间期延长，造成窄 QRS 波 R-R 间期延长，宽 QRS 波 R-R 间期不变或反而缩短（图 12-58）。

（二）房室结双径路传导的影响

临床上房室旁路合并房室结双径路患者并不少见，其既可诱发房室折返性心动过速，又可诱发房室结折返性心动过速。房室结双径路在顺向型房室折返性心动过速的折返环中作为顺向传导支存在时，折返激动分别从房室结快、慢径路传导，造成 P-R 间期与 R-R 间期显著长短不一。如果顺向型房室折返性心动过速的折返激动沿房室结快径路顺传，并伴旁路同侧功能性束支传导阻滞会造成 R-P⁻间期延长，P⁻-R 间期相对短。一旦功能性束支传导阻滞消失，R-P⁻间期的缩短使逆行心房激动容易落在快径路的有效不应期中，沿慢径路顺传后造成 P⁻-R 间期明显延长，R-R 间期随之延长，QRS 波变窄后的频率反而显著减慢（图 12-59）。顺向型房室折返性心动过速伴旁路同侧功能性束支传导阻滞时，仅测量 R-R 间期易得出与 Coumel 定律相矛盾的现象。利用食管导联记录到高尖 P 波的特点测量 R-P⁻间期能充分认识 Coumel 定律的本质，从而避免误诊。

（三）室性早搏的 R-P⁻间期

发生室性早搏时同侧心室肌先激动，心电图会显示出对侧束支传导阻滞图形。室性早搏出现在房室旁路同侧心室时，激动会沿旁路快速逆传至心房，室性早搏的 R-P⁻间期较短；而室性早搏出现在房室旁路对侧心室时，激动需要穿间隔到旁路同侧心室再逆行

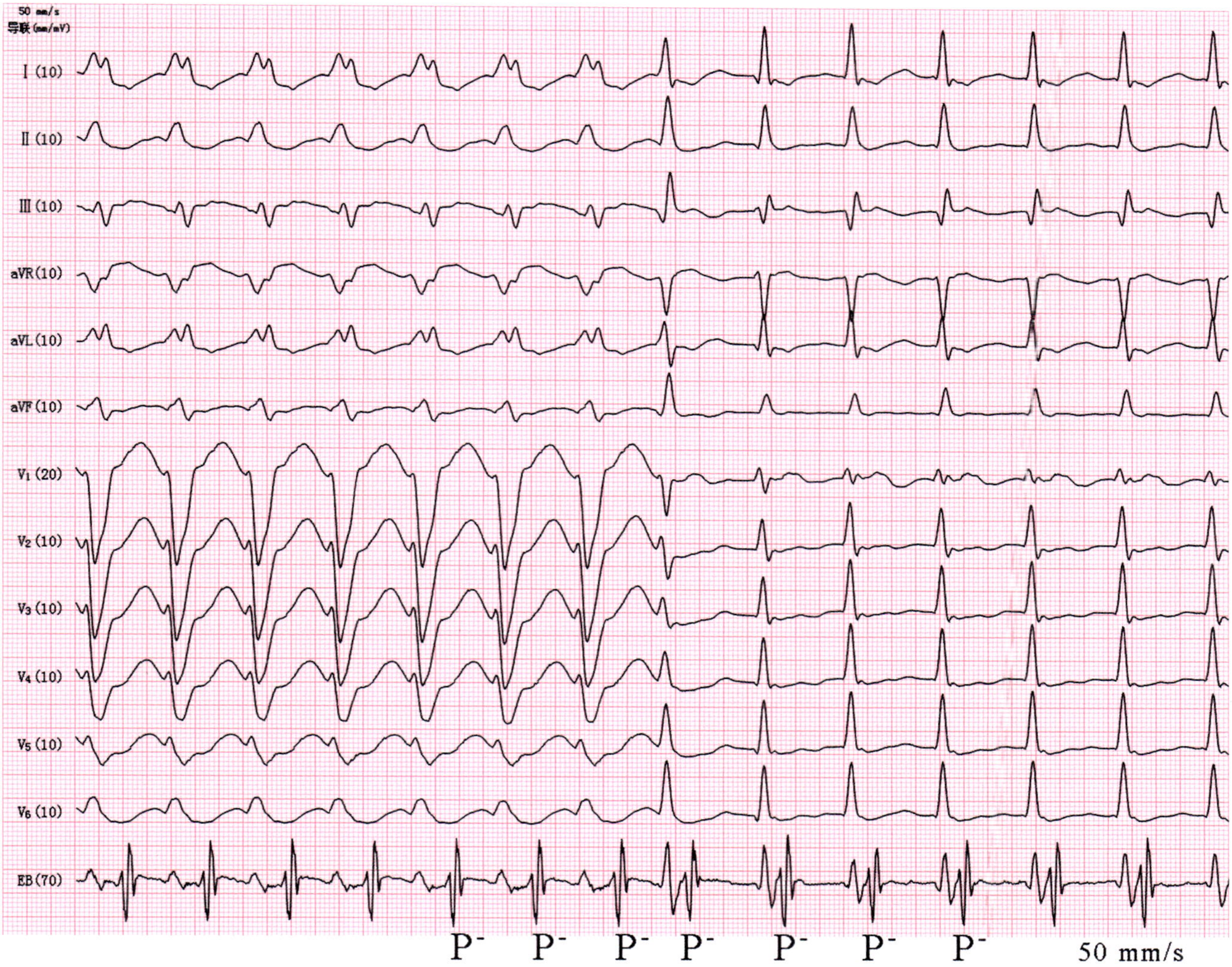

图 12-58 房室结相对不应期对 Coumel 定律的影响（纸速：50mm/s）。图示前半部分心动过速时 QRS 波呈完全性左束阻滞型，R-R 间期 340ms。食管导联（EB）中 R-P⁻间期 140ms，P⁻-R 间期 200ms。后半部分 QRS 波变窄时 R-R 间期 390ms，可见在 Ⅰ、aVL 导联倒置，Ⅲ、V_1 导联直立的逆行 P 波，EB 中 R-P⁻间期 90ms，P⁻-R 间期 300ms，V_1 导联 R-P⁻间期 160ms，逆行心房激动呈左侧偏心性，为左侧壁房室旁路参与逆传的顺向型房室折返性心动过速。心动过速发生左束支传导阻滞时 R-R 间期通常要长于窄 QRS 波，心动过速频率减慢，但左束支传导阻滞时频率却快于窄 QRS 波心动过速。这是因为功能性左束支传导阻滞消失后，折返激动重新沿左束支下传心室，逆传激动到达心房的时间提前，导致 R-P⁻间期缩短。心房激动下传至房室结的时间也提前，进入了房室结相对不应期早期，传导明显减慢致 P⁻-R 间期延长，造成窄 QRS 波 R-R 间期延长，心动过速频率反而比左束支传导阻滞时更慢。但从 EB 中还可见左束支传导阻滞时 R-P⁻间期要长于窄 QRS 波，符合旁路同侧束支传导阻滞时 R-P⁻间期延长 35ms 以上的电生理特点。

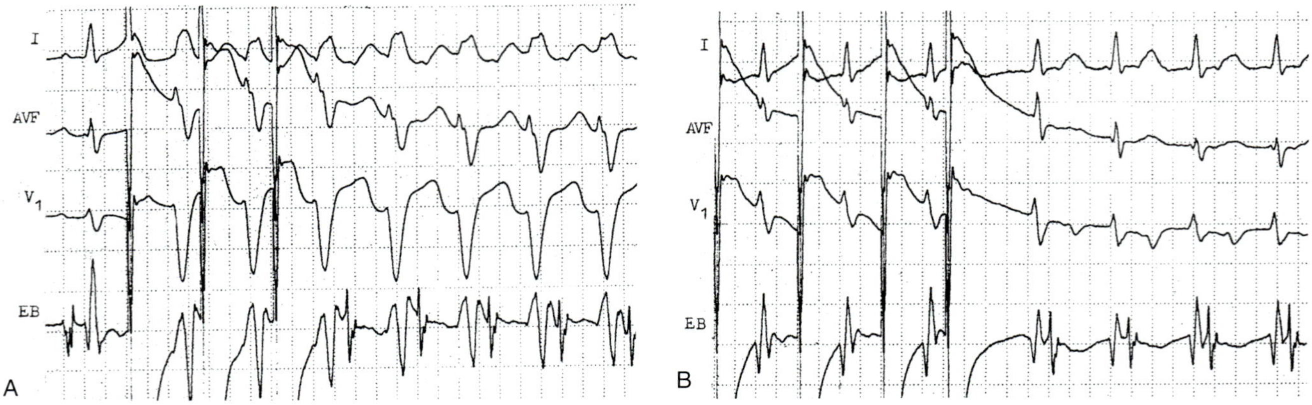

图 12-59 房室结双径路传导对 Coumel 定律的影响（纸速：50mm/s）。隐匿性左侧房室旁路患者。（A）窦性心律时给予频率 170 次/分的心房 S_1S_1 定数刺激，第 3 次 S 波后诱发出频率 176 次/分的左束支传导阻滞型宽 QRS 波心动过速，逆行 P 波在Ⅰ导联倒置，食管导联中 $R-P^-$ 间期 140ms，提示折返激动沿房室结快径路下传。（B）基础周长 400ms 的心房 S_1S_2 期前刺激，S_1S_2 偶联间期 300ms 时 S_2-R 间期跳跃至 390ms 后诱发出频率 150 次/分的窄 QRS 波心动过速，逆行 P 波在Ⅰ导联倒置，V_1 导联直立，食管导联中 $R-P^-$ 间期 80ms，提示折返激动沿房室结慢径路下传。本例左侧旁路逆行传导形成的顺向型房室折返性心动过速在发生左束支传导阻滞时心室率反而快于未发生束支传导阻滞，似乎不符合 Coumel 定律的改变。但食管导联中的 $R-P^-$ 间期变化却表明顺向型房室折返性心动过速伴旁路同侧功能性束支传导阻滞时 $R-P^-$ 间期延长的 Coumel 定律本质。

传导至心房，$R-P^-$ 间期会延长。当隐匿性房室旁路患者分别记录到源自左、右心室的期前收缩时，利用这一特征也可初步判断房室旁路的部位（图 12-60 和图 12-61）。

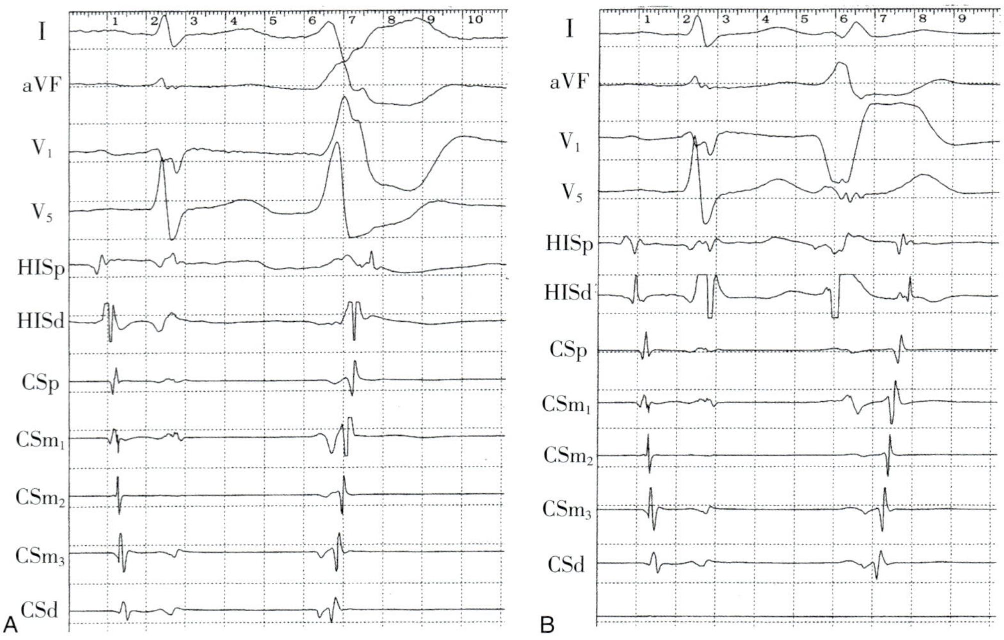

图 12-60 室性早搏在隐匿性左侧房室旁路不同部位的 $R-P^-$ 间期（纸速：100mm/s）。隐匿性左侧房室旁路心内电生理记录。（A）呈右束支传导阻滞型的宽大畸形 QRS 波为起源于左心室的期前收缩激动，宽 QRS 波中可见最早出现在 CSd 的逆行心房激动波，随后向 CSp 传递，V-A 间期短。最迟激动出现在 HISp 处，逆行心房激动呈左侧偏心性，体表心电图中逆行 P 波出现在 QRS 终末，表明室性早搏时存在左前侧壁房室旁路逆行传导。（B）呈左束支传导阻滞型的宽大畸形 QRS 波为起源于右心室的期前收缩激动，最早逆行心房激动仍然出现在 CSd，但在向 CSp 传递过程中 V-A 间期逐渐延长，在 HISp 处 A 波已经远离 V 波，表明房室旁路在室性早搏对侧，为隐匿性左侧房室旁路。

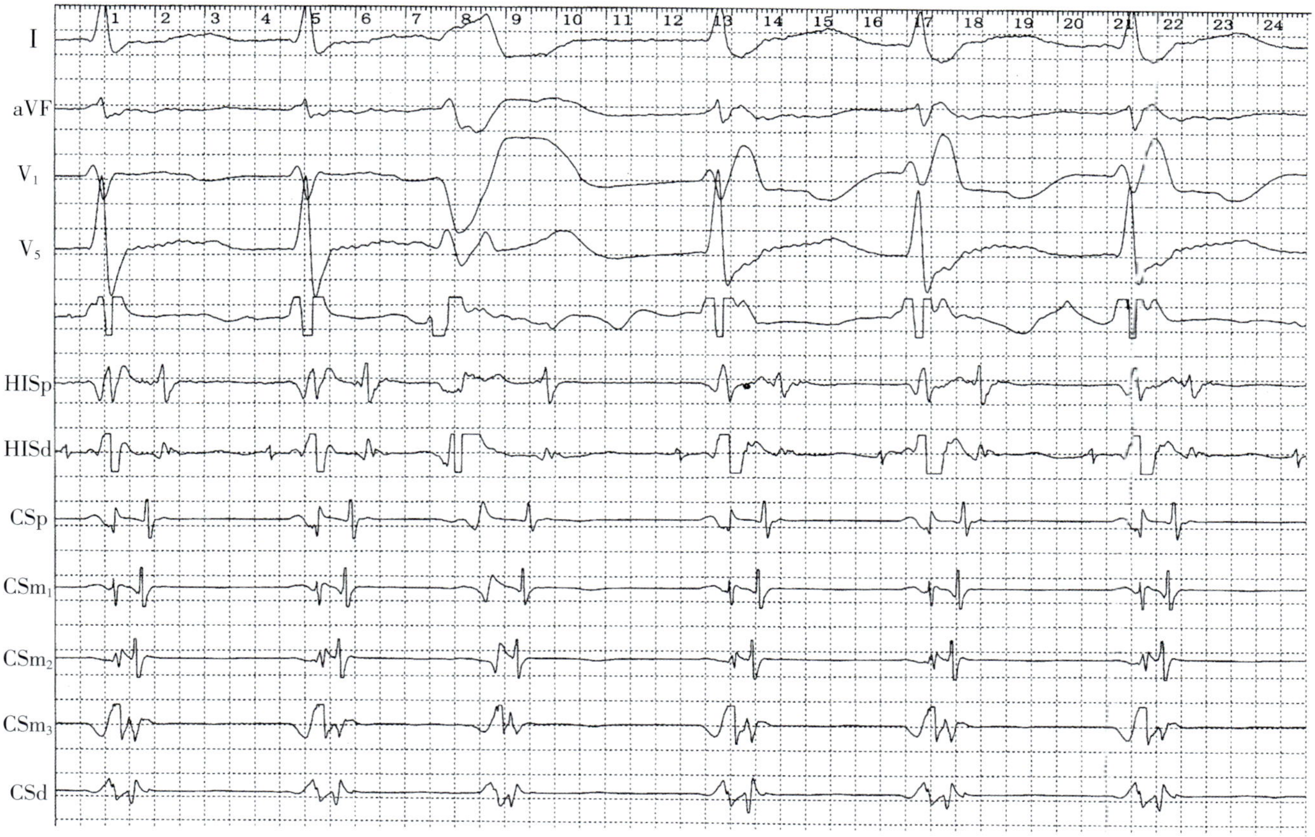

图 12-61 顺向型房室折返性心动过速右束支传导阻滞时与室性早搏的 R-P⁻间期(纸速:100mm/s)。图示左侧房室旁路,心内电生理诱发顺向型房室折返性心动过速时记录。第 1、2 个 QRS 波呈窄 QRS 型,第 4、5、6 个 QRS 波呈完全性右束支传导阻滞型,可见逆行心房激动波均最早出现在 CSd,随后向 CSp 传递,V-A 间期短。最迟激动出现在 HISp 处,逆行心房激动呈左侧偏心性,为左侧房室旁路逆行传导,房室结-希浦系统前向传导引起的顺向型房室折返性心动过速合并部分功能性右束支传导阻滞。第 3 个提前出现的宽大畸形 QRS 波呈完全性左束支传导阻滞型,为起源于右心室的期前收缩激动。最早逆行心房激动仍然出现在 CSd,但在向 CSp 传递过程中 V-A 间期逐渐延长,在 HISp 处 A 波已经远离 V 波,符合室性早搏出现在房室旁路对侧心室时,激动需要穿间隔到旁路同侧心室再逆行传导至心房,V-A 间期会延长的规则。

三、临床意义

Coumel 定律是重要的心电学定律,在临床心电图及心脏电生理检查中均有较大应用价值。其是判断预激综合征患者旁路位置的重要依据之一,可使通过体表心电图或经食管心脏电生理检查判定隐匿性预激旁路位置成为可能。Coumel 定律也有助于顺向型房室折返性心动过速发生机制的鉴别。心动过速符合 Coumel 定律者,可以排除预激多旁路等情况。

第 6 节 直立型逆行 P 波与房室旁路定位

直立型逆行 P 波是指室性、房室交界性激动或者顺向型房室折返性心动过速时,激动逆行传导至心房,在下壁Ⅱ、Ⅲ、aVF 导联形成了形态直立的 P 波,也称为正相型逆行 P 波。

一、形成机制及心电图表现

逆行P波在Ⅱ、Ⅲ、aVF导联直立时称为直立型（正相型）逆行P波，曾被长期认为系房室交界性激动通过3条结间束快速逆传至右心房上部，再从右心房上部向下、向左传导，形成类似窦性心房激动顺序所致。但窦性激动在结间束顺传的同时，心房肌激动会形成自右前上、向左后下的P向量，表现出窦性P波。而房室交界性激动在结间束逆传时，为何心房肌不激动，不形成倒置的逆行P波？近年来，随着对心脏电生理的深入认识及射频消融术的广泛开展，现已明确左前侧壁、右前侧壁、右前间隔房室旁路逆行传导时，心房前上部先激动，逆行心房激动形成的P向量自前上方向后下方投影在Ⅱ、Ⅲ、aVF导联正端，形成直立正相的P波。同时，左前侧壁旁路逆传时，心房激动在Ⅰ、aVL导联中由正端向负端投影，逆行P波呈现负相。右前侧壁或右前间隔旁路逆传时，心房激动在Ⅰ、aVL导联中由负端向正端投影，逆行P波呈正相（图12-62）。

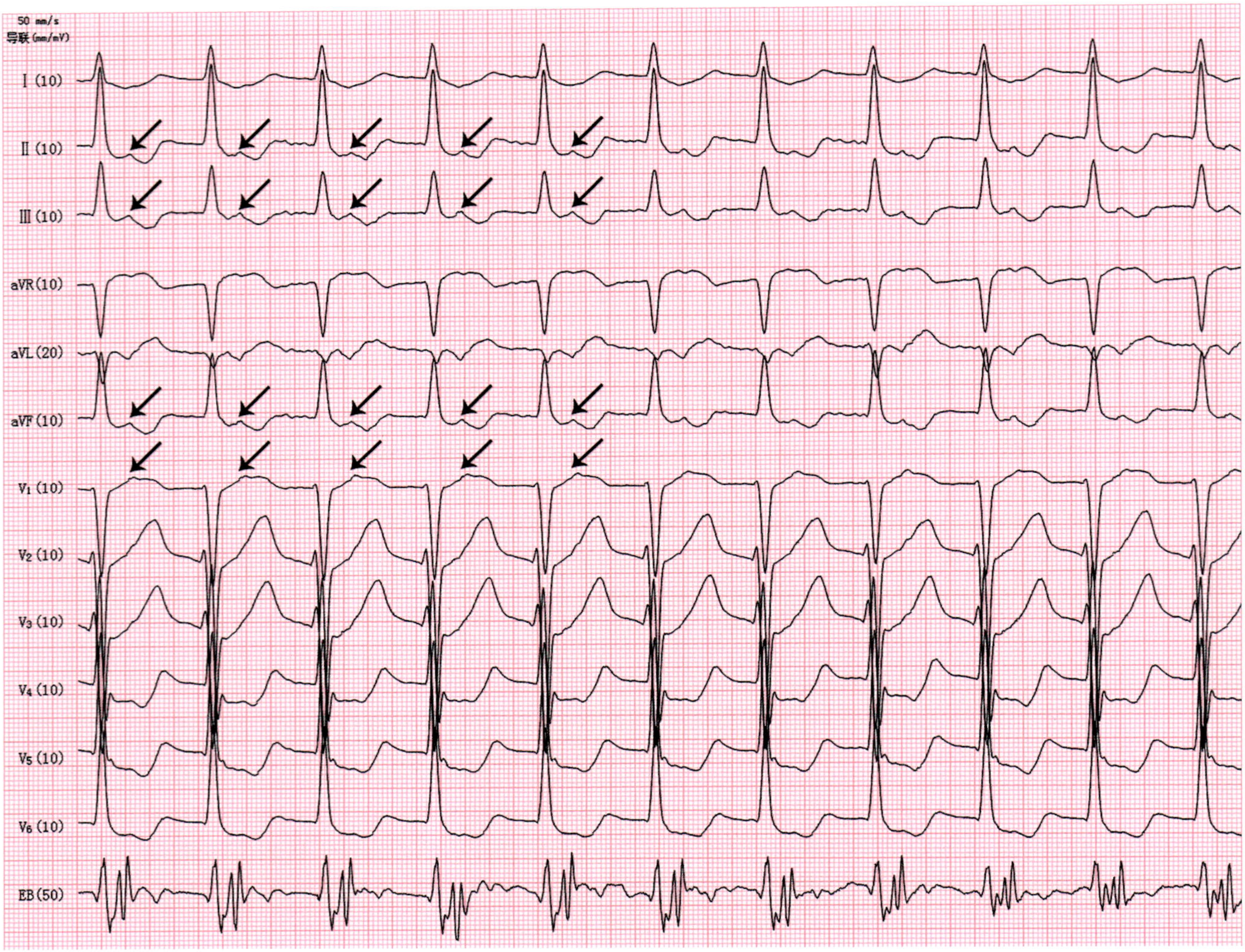

50mm/s

图12-62 直立型逆行P波。心动过速时QRS波后的ST段上可见在Ⅰ、aVL导联倒置，Ⅱ、Ⅲ、aVF、V_1导联直立的逆行P波（箭头所示）；EB中R-P⁻间期100ms<V_1导联R-P⁻间期150ms，表现出左侧偏心性心房激动顺序，为左侧壁房室旁路逆行传导形成的顺向型房室折返性心动过速。本例心动过速时aVL导联的逆行P波负向程度要深于Ⅰ导联，Ⅲ导联逆行P波的振幅要高于aVF和Ⅱ导联。表明从旁路逆行传导的激动在左心房前上部最早开始，再分别向右、向后（下）激动。P向量在Ⅰ、aVL导联由正极向负极投影，形成了倒置的逆行P波，而P向量在Ⅱ、Ⅲ、aVF导联则是从负极向正极投影，就形成了直立型的逆行P波。Ⅲ导联逆行P波直立的振幅最高，aVL导联逆行P波倒置的深度最深，为左前侧壁房室旁路逆行传导的特征。导管射频消融术在距离冠状窦口5cm的左前侧壁阻断了房室旁路。

二、隐匿性房室旁路定位

隐匿性房室旁路因无前向传导功能，无法根据预激波进行旁路定位。但此类旁路具有较强的逆传功能，在房室结-希浦系统共同参与下可形成顺向型房室折返性心动过速，或在发生房性、房室交界性、室性期前收缩时出现旁路逆传性 P 波。心室激动沿房室旁路快速逆传到心房，在心房连接端的不同部位形成最早及最大的异常心房除极向量。投影在各导联会表现出不同极性的逆行 P 波形态，形成不同的 R-P⁻间期。因逆行 P 波在肢体导联受 ST 段与 T 波的影响较小，可采用 6 个肢体导联与 V_1 导联同步观察逆行 P 波极性。在 P 波清楚时，先用 V_1 导联分出左、右，然后用Ⅰ、aVL、aVR 导联辅助定位。再用Ⅱ、Ⅲ、aVF 导联分出前后，用 aVR 导联辅助定位。根据各导联不同的逆行 P 波形态与 R-P⁻间期，可简单、快速地初步判断出隐匿性房室旁路的部位。

1.右前部位

右前侧壁或右前间隔旁路逆行传导时，可造成逆行心房激动自右前(上)向左、向后(下)传播。P⁻波在Ⅰ、aVL 导联直立或负正双相，aVR 导联倒置，在Ⅱ、Ⅲ、aVF 导联直立。最大 P 向量投影在Ⅱ、aVF 导联正端要大于Ⅲ导联，即Ⅱ、aVF 导联的逆行 P 波振幅>Ⅲ导联。因右心房前上部先激动，顺向型房室折返性心动过速时，aVR 导联 P⁻波倒置是右前部位房室旁路逆行传导的特征性表现(图 12-63)。

2.右后部位

右后侧壁或右后间隔部旁路逆行传导造成心房右后(下)壁最早激动，再向左、向前(上)传播，最大

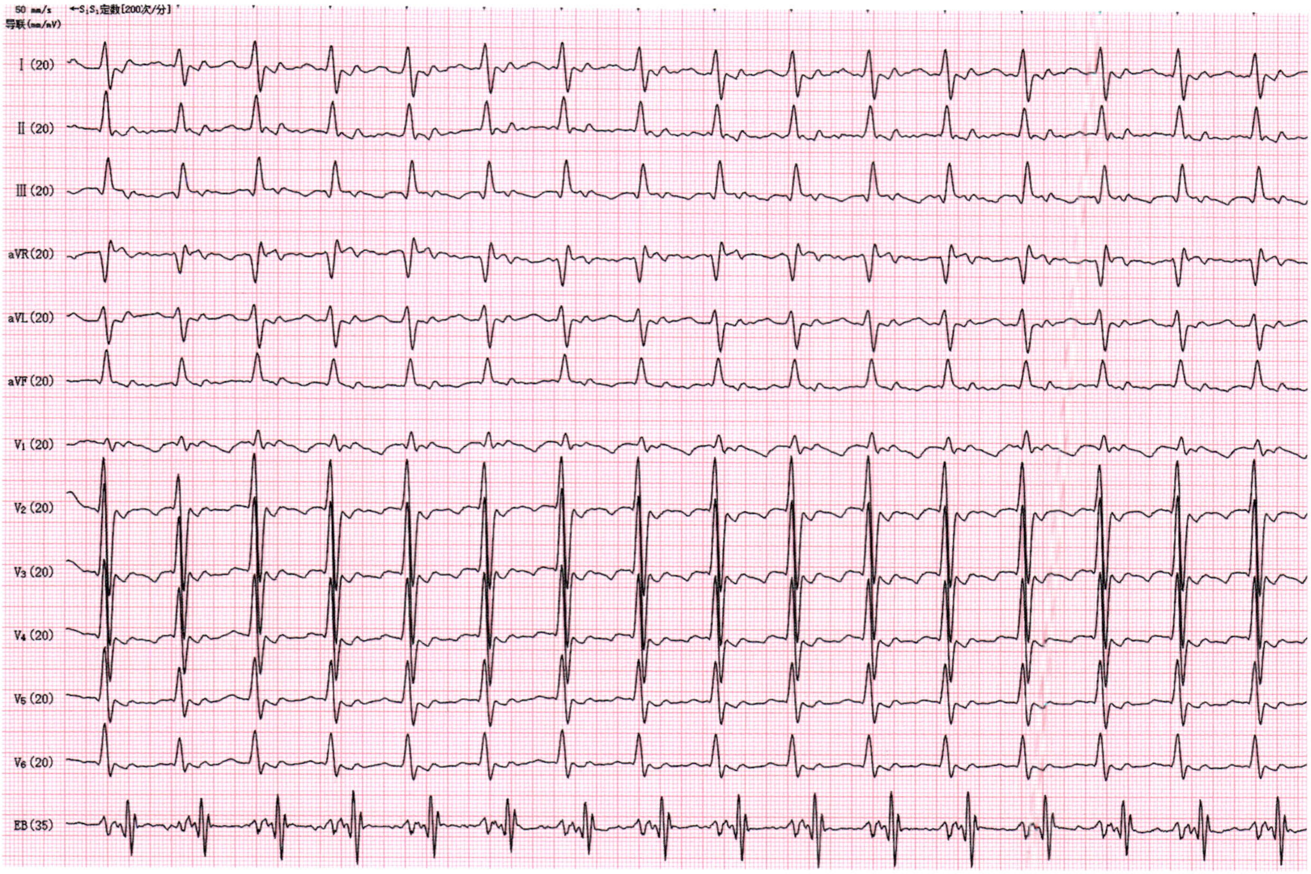

图 12-63　右前部位房室旁路逆行 P 波特征(20mm/mV，50mm/s)。预激综合征患者，诱发顺向型房室折返性心动过速，QRS 波后出现在Ⅰ、Ⅱ、Ⅲ、aVL、aVF 导联直立，aVR、V_1 导联倒置的逆行 P 波，Ⅱ导联逆行 P 波直立程度>Ⅲ导联。心内电生理检测旁路位于右前间隔 1 点钟，心电图定位右前区域。

P 向量指向Ⅲ、aVF、Ⅱ导联的负端，形成倒置的 P⁻波。aVF 导联 P⁻波倒置程度越深，旁路部位越靠后（图 12-64）。

3.左前部位

旁路位于左前侧壁或左侧壁时，左心房（前）侧壁最早激动，分别向右，向下传播，最大 P 向量指向Ⅲ、aVF 导联的正端，形成直立的 P⁻波，Ⅲ导联 P⁻波振幅>aVF 导联。最大 P 向量指向Ⅰ、aVL 导联负端，形成倒置的 P⁻波。左前侧壁旁路逆传时 aVL 导联 P⁻波深度>Ⅰ导联，左侧壁旁路逆传时Ⅰ导联 P⁻波深度>aVL 导联。P⁻波在 aVL 导联倒置程度越深，旁路部位越靠前（图 12-65）。

4.左后部位

左后侧壁或后间隔旁路逆行传导造成心房左后（下）壁最早激动，再向右、向前（上）传播。最大 P 向量指向Ⅱ、Ⅲ、aVF 导联的负端，形成倒置的 P⁻波，Ⅱ、aVF 导联 P⁻波深度>Ⅲ导联。aVF 导联 P⁻波倒置程度越深，旁路部位越靠后（图 12-66）。

5.特征性逆行 P 波

①前侧壁或前间隔旁路：P⁻波在Ⅱ、Ⅲ、aVF 导联

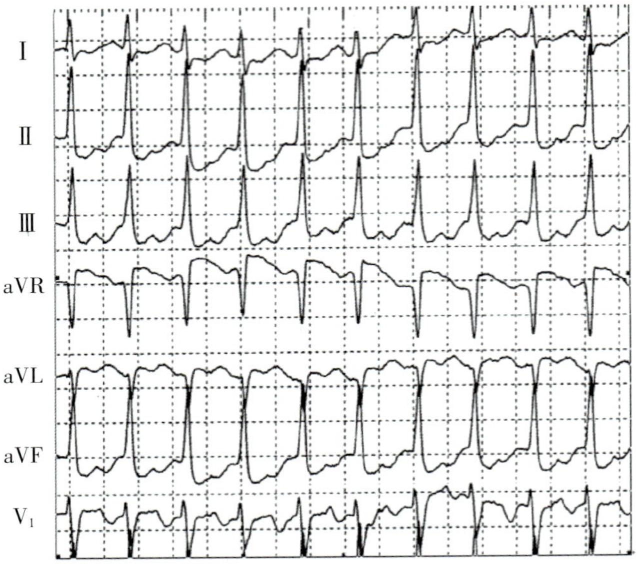

图 12-65 左前侧壁房室旁路逆行 P 波特征。预激综合征患者。经食管心脏电生理检查时诱发出窄 QRS 波心动过速。QRS 后可见逆行 P 波，R-P⁻间期 120~160ms，符合顺向型房室折返性心动过速的特征。根据逆行 P 波在 V_1 导联直立，先定位于左侧。逆行 P 波在Ⅱ、Ⅲ、aVF 导联直立，Ⅲ导联逆行 P 波振幅>aVF 导联。Ⅰ、aVL 导联 P⁻倒置，aVL 导联 P⁻波深度>Ⅰ导联，再定位于左前侧壁。射频导管消融术在冠状窦口内 5cm 处成功阻断旁路传导。

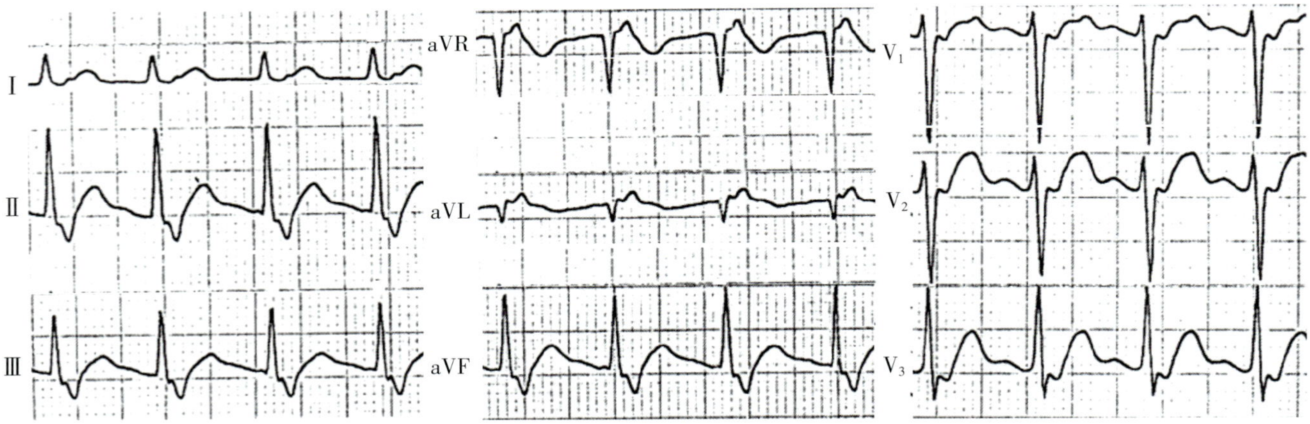

图 12-64 右后部位房室旁路逆行 P 波特征。预激综合征患者，自发心率 125 次/分的顺向型房室折返性心动过速，在 QRS 波后出现Ⅰ、aVL、aVR 导联直立，Ⅱ、Ⅲ、aVF、V_1 导联倒置的逆行 P 波，R-P⁻间期 100ms。根据 V_1 导联 P⁻波倒置，先定位旁路位于右侧。P⁻波在Ⅱ、Ⅲ、aVF 导联深倒置，Ⅰ、aVR、aVL 导联直立，再定位右后间隔。射频导管消融术在右房室环 5 点钟处成功阻断旁路传导。

直立（正相型逆行 P 波），左前侧壁旁路时Ⅲ导联 P^-波振幅>aVF、Ⅱ导联，右前侧壁旁路时Ⅱ导联 P^-波振幅>aVF、Ⅲ导联；②后间隔旁路：P^-波在Ⅱ、Ⅲ、aVF 导联深倒置，在 aVL、Ⅰ导联直立。

6. R–P^- 间期

旁路逆行传导先激动一侧心房，再向另一侧心房传播，造成两侧心房激动存在一定的时间差，投影在相应导联上即会形成不同的 R–P^-间期。差距最明显的为 V_1 导联（P 波代表右心房激动）与食管导联（P 波代表左心房激动）。右侧旁路逆传时右心房先激动，V_1 导联 R–P^-间期<食管导联，左侧旁路逆传时左心房先激动，食管导联 R–P^-间期<V_1 导联（图 12–67）。

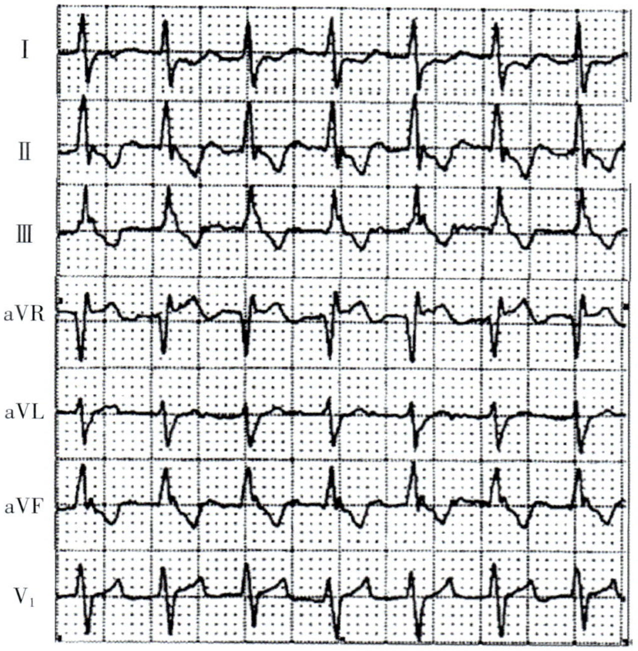

图 12–66　左后间隔房室旁路逆行 P 波特征。图示窄 QRS 波心动过速，心率 167 次。QRS 后可见 P^-波，根据 V_1 导联 P^-波直立，R–P^-间期 150 ms 先定位左侧。再根据Ⅱ、Ⅲ、aVF 导联 P^-波深倒置，Ⅱ导联 P^-波振幅>aVF、Ⅲ导联，定位于左后间隔。射频导管消融术在冠状窦口内 1cm 处成功阻断旁路传导。

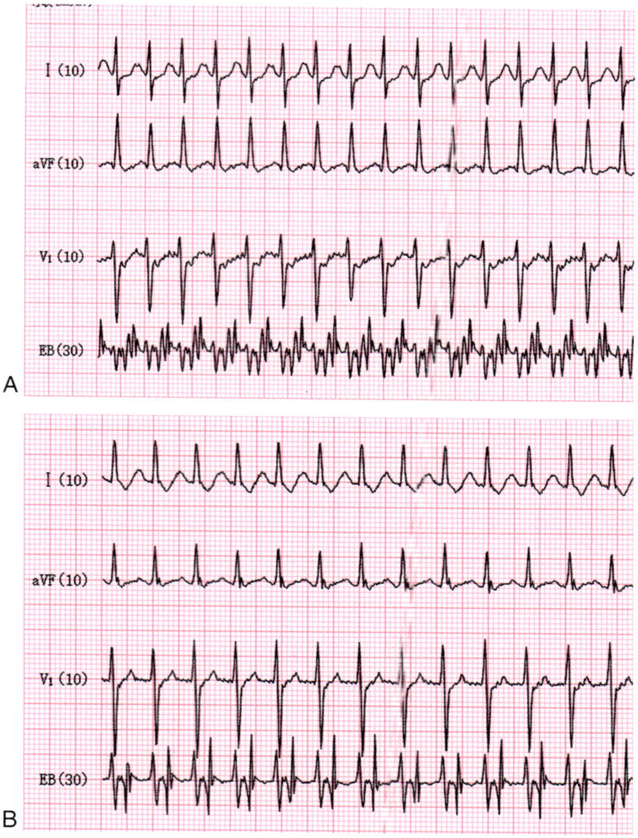

图 12–67　R–P^-间期判断旁路部位。（A）右侧壁房室旁路逆行传导的顺向型房室折返性心动过速，R–R 间期 270ms，心率 222 次/分。逆行 P 波在Ⅰ、aVF 导联直立，V_1 导联倒置。V_1 导联 R–P^-间期 80ms<食管导联 140ms，表现出右侧偏心性心房激动。（B）左侧壁房室旁路逆行传导的顺向型房室折返性心动过速，R–R 间期 320ms，心率 187 次/分。逆行 P 波在Ⅰ导联倒置，aVF、V_1 导联直立。食管导联 R–P^-间期 100ms<V_1 导联 150ms，表现出左侧偏心性心房激动。

第 7 节　前心动周期长、短现象

一、定义与机制

心脏各部位的不应期与前心动周期密切相关。其中心房、希浦系统、心室、房室旁路的不应期与前心动周期呈正相关，而房室结的不应期与前心动周期呈负相关。为了揭示心电现象并提高折返性心动过速的诱发率，在程控期前刺激中设置长或短的前心动周期，使该心动周期与随后缩短的期前刺激偶联间期，形成长短周期或短长周期，即前心动周期长、短现象。在电生理检查中能提高心动过速的诱发率，并且有助于揭示各种心脏电生理现象。

二、电生理特点及心电图表现

（一）长短周期

在基础周期长度不变的前提下，缩短期前刺激的前心动周期长度能延长房室结不应期，并缩短心房、房室旁路、心室不应期。有利于期前刺激在房室结发生传导延缓，沿不应期缩短的心室与房室旁路逆行传导，从而诱发顺向型房室折返性心动过速。也有利于不应期长的房室结快径路形成传导阻滞，激动沿房室结慢径路下传后诱发慢–快型房室结折返性心动过速。

1.缩短 S_1S_1 基础刺激周期长度进行 S_1S_2 扫描。基础刺激周期长度缩短后，心脏各部位的不应期会发生相应的改变，此时进行 S_1S_2 扫描可进一步延长房室结的不应期并缩短心室、房室旁路不应期，从而有利于诱发心动过速（图 12–68）。

2.基础刺激周期长度不变，缩短 S_1S_2 周长进行 $S_1S_2S_3$ 扫描。心脏各部位的不应期调整非常迅速，当前一心动周期结束时，下一心动周期的不应期长短变化就已经完成。因此，当 S_1S_2 周长短于基础刺激周期长度后，再进行 $S_1S_2S_3$ 扫描可明显延长房室结的不应期并缩短心室、房室旁路不应期。

（二）短长周期

在基础周长不变的前提下，延长前周长能缩短房室结不应期，延长心房、旁路、心室不应期，有利于因心室不应期长而被掩盖的双径路跳跃现象显现，有助于揭示各种心电现象（如不应期的剥脱现象等），且能提高心动过速的诱发。

1.延长 S_1S_1 基础刺激周期长度进行 S_1S_2 扫描。基础刺激周期长度延长后，进行 S_1S_2 扫描可进一步缩短房室结的不应期并延长心室、房室旁路不应期（图 12–69）。

2.基础刺激周期长度不变，延长 S_1S_2 周长进行 $S_1S_2S_3$ 扫描。当 S_1S_2 周期长度长于基础刺激周期长度后，再进行 $S_1S_2S_3$ 扫描会导致束支不应期延长，使得 R_3 容易落在束支有效不应期中。若发生旁路同侧束支传导阻滞，激动从对侧束支下传后到达旁路的时间延长，则有利于诱发顺向型房室折返性心动过速（图 12–70）。

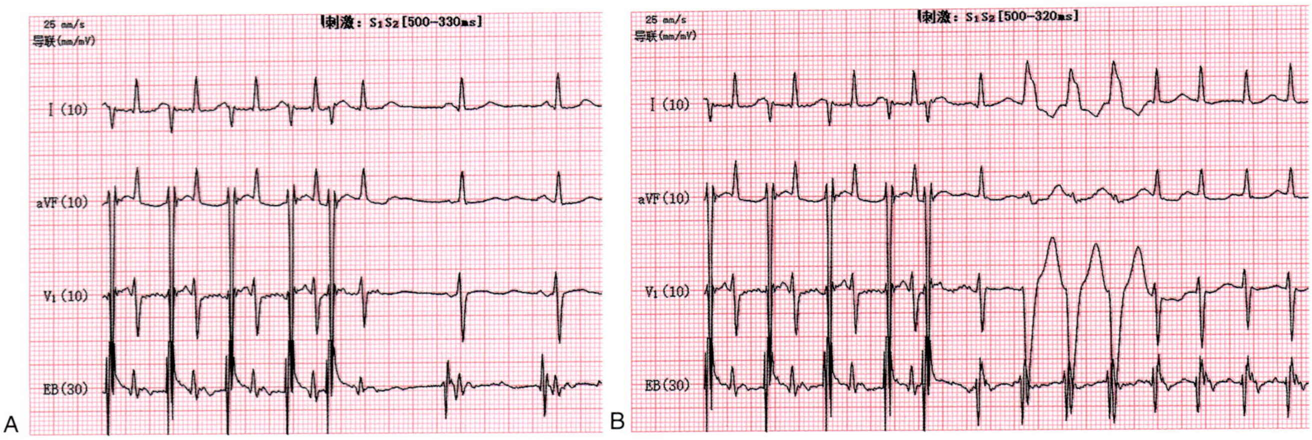

图 12–68　缩短 S_1S_1 基础刺激周期长度后诱发慢–快型房室结折返性心动过速。在基础刺激周期较长的心房程控期前刺激时未能诱发心动过速，给予基础刺激周期 500ms 的 S_1S_2 心房程控期前刺激，房室结双径路的不应期均相应延长。(A)S_1S_2 偶联间期 330ms 时房室结快径路处于相对不应期早期，S_2–R 间期延长至 240ms。(B)S_1S_2 偶联间期 320ms 时房室结快径路进入有效不应期，S_2–R 间期跳跃延长至 430ms，激动沿房室结慢径路下传并诱发出频率为 162 次/分的慢–快型房室结折返性心动过速，逆行 P 波叠在 QRS 波中，食管导联中 R–P⁻间期<70ms，发生功能性左束支传导阻滞时 R–R 间期与 R–P⁻间期不变。

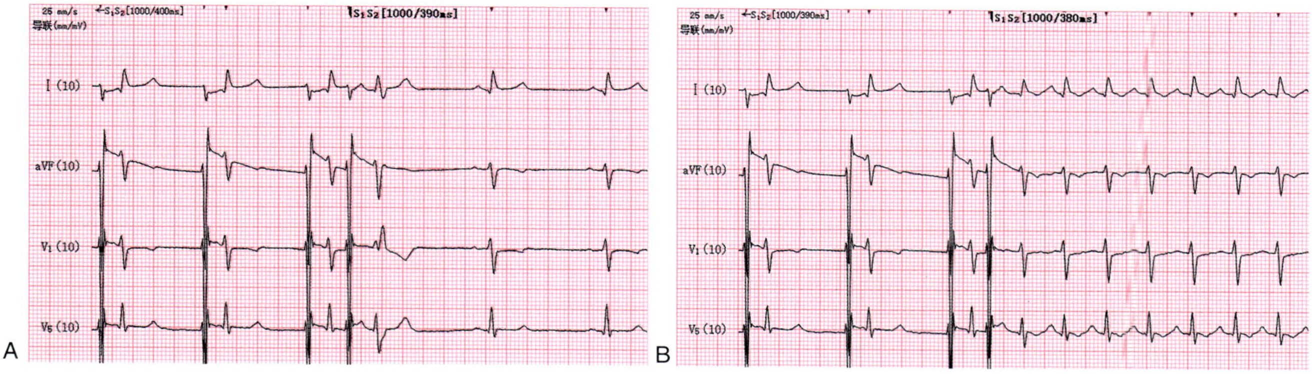

图 12–69 延长 S_1S_1 基础刺激周期长度后诱发顺向型房室折返性心动过速。隐匿性左侧房室旁路患者，给予基础刺激周长 1000ms 的心房 S_1S_2 程控期前刺激。(A)S_1S_2 偶联间期 390ms 时 S_2–R 间期 260ms，R_2 呈右束支传导阻滞型，右束支进入不应期。(B)S_1S_2 偶联间期 380ms 时 S_2–R 间期延长至 310ms，右束支脱离了不应期，R_2 波恢复正常并诱发出频率 143 次/分的顺向型房室折返性心动过速，逆行 P 波在 Ⅰ、aVF、V_5 导联倒置。

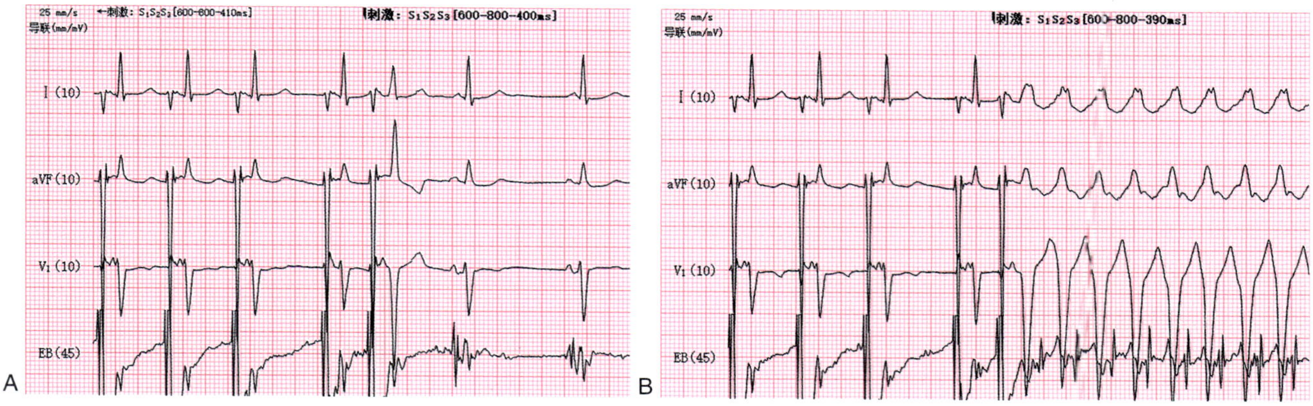

图 12–70 延长前刺激周长形成左束支阻滞后诱发顺向型房室折返性心动过速。隐匿性左侧房室旁路患者，给予基础刺激周期长度 600ms，S_1S_2 800ms 的心房 $S_1S_2S_3$ 程控期前刺激。(A)S_2S_3 偶联间期 400ms 时 S_3–R 间期 180ms，R_3 呈不完全性左束支传导阻滞型。(B)S_2S_3 偶联间期 390ms 时 S_3–R 间期 200ms，R_3 呈完全性左束支传导阻滞型并诱发顺向型房室折返性心动过速伴连续的功能性左束支传导阻滞。逆行 P 波在 Ⅰ、aVF 导联倒置，V_1 导联直立，食管导联中 R–P⁻间期 140ms<V_1 导联 R–P⁻间期 200ms。

第 8 节 频率依赖性传导阻滞

频率依赖性传导阻滞是指心率增快或减慢时出现与动作电位 3 相/4 相传导有关的阻滞，也称为时相性阻滞。3 相传导阻滞最常见，常发生在短偶联间期的心搏，为激动落在正常不应期或者病理情况下延长的不应期形成，故又称为快频率依赖性阻滞。4 相传导阻滞常发生在舒张晚期的心搏，系受损部位缓慢的舒张期除极造成，故又称为慢频率依赖性阻滞。绝大多数 4 相阻滞伴发于器质性心脏病，因此，4 相阻滞多为病理性。经食管心脏电生理检查时，心房分级递增刺激频率的改变、不同偶联间期的期前刺激，以及所造成的长间歇均易形成心脏各部位的 3 相/4 相传导阻滞。

一、形成机制

(一)3 相传导阻滞

心肌细胞动作电位处于 3 相(也可包括 2 相)时,膜电位尚未恢复到正常水平,此时对刺激无反应或反应较弱,心肌组织处于有效不应期或相对不应期。如果此时出现提前激动或心率增快到一定程度,使激动落在生理性有效不应期或相对不应期内,便造成传导受阻或减慢,心脏各部位的隐匿性传导、干扰现象、裂隙现象的形成均与 3 相传导阻滞有关。当心肌组织病理性不应期延长时,即使心率无明显增快也可发生 3 相传导阻滞。常见的房室传导阻滞、心室内传导阻滞大多为病理性不应期延长造成的。

(二)4 相传导阻滞

1. 4 相舒张期自动除极速度过快

心肌细胞动作电位 4 相舒张期自动除极速度过快,引起膜电位降低,造成动作电位 0 相除极速率和振幅均降低,到达某临界值时就发生 4 相传导阻滞,是产生 4 相传导阻滞最主要的原因。

2.膜电位水平较低

膜电位水平是影响 0 相除极速度和振幅的重要因素。膜电位水平高,动作电位的上升速率就大,激动的传导速度就快;反之,激动的传导速度就越慢。长心动周期后出现的激动容易落在 4 相舒张期,当膜电位水平普遍降低时,虽然舒张期自动除极速度并不快,也容易引起 4 相传导阻滞。

3.阈电位升高

舒张期除极速度有时反而减慢,但阈电位升高向 0 电位偏移,造成舒张期自动除极化难以到达阈电位,无法引起心肌除极。或者形成的动作电位 0 相除极速度很慢、振幅很小,难以扩布而引起传导障碍。

4.膜反应性降低

在某些药物(如奎尼丁)的影响下,膜电位水平并不降低,但动作电位 0 相上升速度明显降低(膜反应曲线向右下偏移),使阻滞阈下移、4 相阻滞的临界频率升高,发生 4 相传导阻滞。

二、电生理特点及心电图表现

(一)窦房交界区

心房 S_1S_1 刺激频率增快或程控期前刺激 S_1S_2 偶联间期较短时,形成的完全性代偿间歇为 3 相传导阻滞。激动逆行传导至窦房结前,窦房结已发出激动,逆传的激动常在窦房交界区遇到窦性激动的作电位 2 相或 3 相而被阻滞不能侵入窦房结,使其节律重整。交界性早搏、室性早搏的代偿间歇大多数是完全的,为窦房交界区 3 相传导阻滞。

(二)心房

心房 S_1S_1 刺激频率增快或者程控 S_1S_2 偶联间期缩短时,出现的 P 波时限增宽或振幅增高,且不能用房性融合波来解释,为心房 3 相传导阻滞的表现(图 12–71),当心房 S_1S_1 刺激频率减慢或刺激终止后,又出现正常 P 波。

(三)房室交界区

1. S_1S_1 刺激频率增快或者程控 S_1S_2 偶联间期缩短时形成的一度、二度 I 型房室传导阻滞,也可表现为随频率增加而房室传导比例减小,如频率慢时呈 3:2 房室传导,频率快时呈 2:1 房室传导。诱发阵发性室上性心动过速时延长的 S–R 间期也为 3 相传导阻滞的表现。

2. S_1S_2 期前刺激代偿间歇后形成的房室传导阻滞为 4 相传导阻滞,可能为一侧束支完全性阻滞,另一侧束支发生慢频率依赖性阻滞造成。

(四)束支

1. S_1S_1 刺激频率增快或程控 S_1S_2 偶联间期缩短时形成的心室内差异性传导,诱发阵发性室上性心动过速后所伴的束支蝉联现象均为 3 相传导阻滞,以右束支传导阻滞型最多见(图 12–72)。

2. S_1S_2 期前刺激代偿间歇后,原先存在的束支传导阻滞消失也是 3 相传导阻滞的表现(图 12–73)。

3. S_1S_1 刺激频率减慢或 S_1S_2 期前刺激代偿间歇后形成的束支传导阻滞为 4 相传导阻滞。因左束支 4 相传导阻滞的临界周期比右束支短,所以一般情况

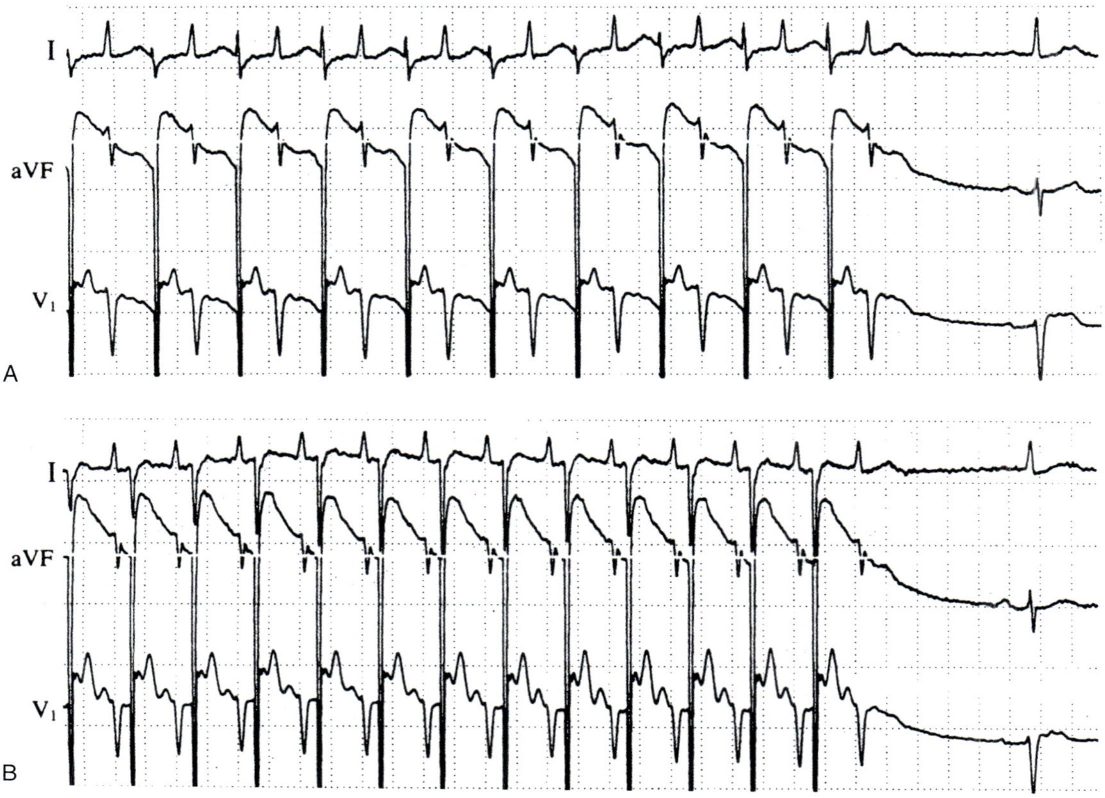

图 12-71　心房 3 相传导阻滞。(A)图示频率为 110 次/分的心房 S_1S_1 刺激，于 S 波后均可见稳定起搏的 P 波，在 V_1 导联振幅达 0.3mV，窦性心律时 P 波正常。(B)图示心房刺激频率增至 140 次/分时，P 波振幅进一步增高，达 0.4~0.6mV，最后一次 QRS 波的 T 波无明显改变。以上变化表明随着刺激频率的增快，在心房内发生了 3 相传导阻滞。

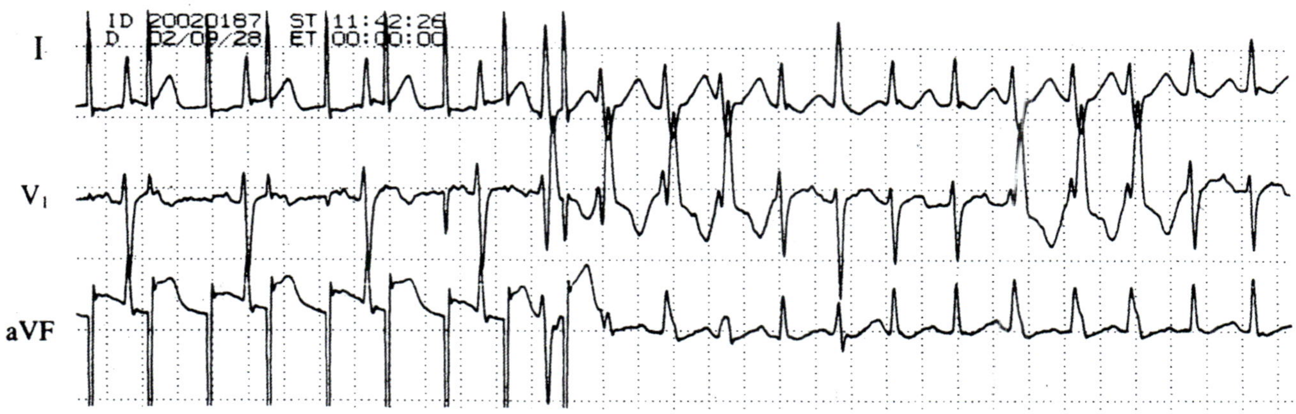

图 12-72　3 相右束支传导阻滞。隐匿性左侧房室旁路患者，图示频率 170 次/分的 S_1S_1 心房刺激，房室呈 2:1 传导，最后 3 次刺激时房室恢复了 1:1 传导，随后诱发出顺向型房室折返性心动过速，因此长、短心动周期发生 3 相右束支蝉联现象。

下，先表现为左束支 4 相传导阻滞(图 12-74)。注意需要排除舒张晚期室性早搏、室性融合波、室性逸搏、心室预激等。

(五)房室旁路的电生理特性

房室旁路的电生理特性为不应期短，传导速度

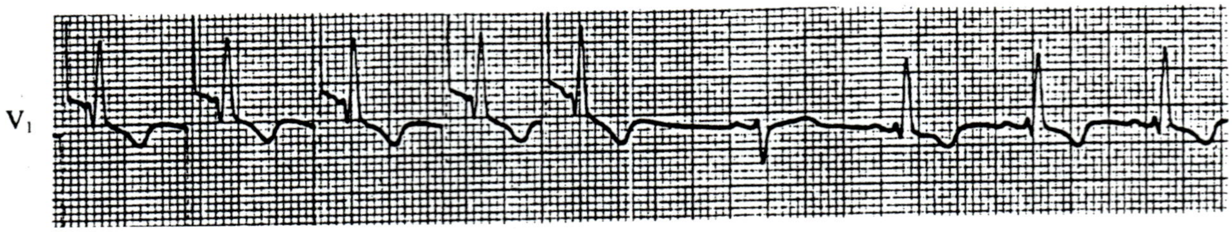

图 12–73 右束支 3 相传导阻滞。窦性心动过缓伴右束支传导阻滞患者，图示基础刺激周期长度 660ms 的程控 S_1S_2 期前刺激，见 S_2 造成长达 1000ms 的间歇使第 1 次窦性 QRS 波恢复正常，当 R–R 间期<740ms 时又出现右束支传导阻滞，提示右束支 3 相传导阻滞。

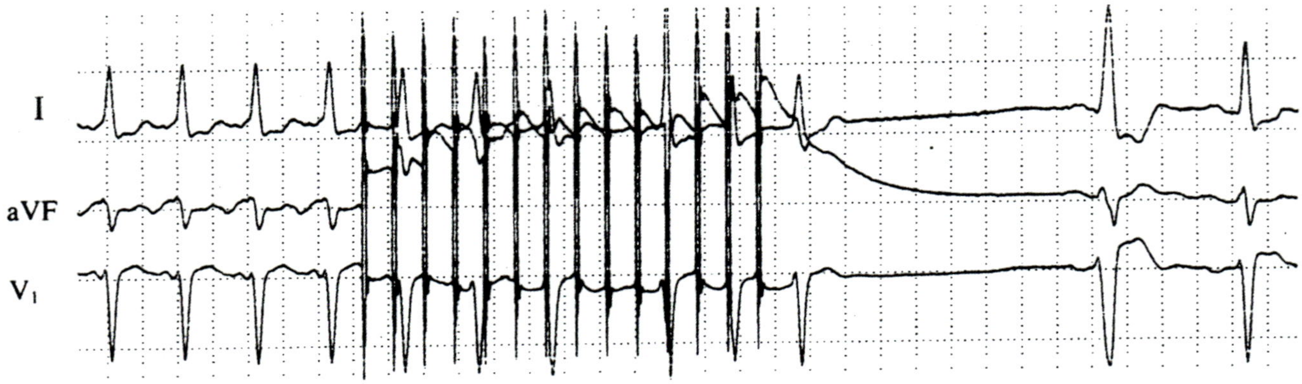

图 12–74 左束支 4 相传导阻滞。图示心房扑动伴 2:1 房室传导，超速刺激终止了心房扑动，长间歇后第 1 次 QRS 波呈完全性左束支传导阻滞型，表现出左束支 4 相传导阻滞。

快，呈“全或无”传导。但旁路也可发生某些变异性传导，如 3 相及 4 相传导阻滞，在旁路前向传导或逆行传导过程中均可发生。

1.心房 S_1S_1 刺激频率增快或 S_1S_2 偶联间期较短时，心室预激图形消失，QRS 波恢复正常，为旁路前向 3 相传导阻滞（见图 5–1）。

2.心房 S_1S_1 刺激频率减慢或 S_1S_2 偶联间期较长时，心室预激图形消失，QRS 波形态恢复正常，为旁路前向 4 相传导阻滞（图 12–75）。

3.旁路前向 3 相、4 相传导阻滞并存时，表现为旁

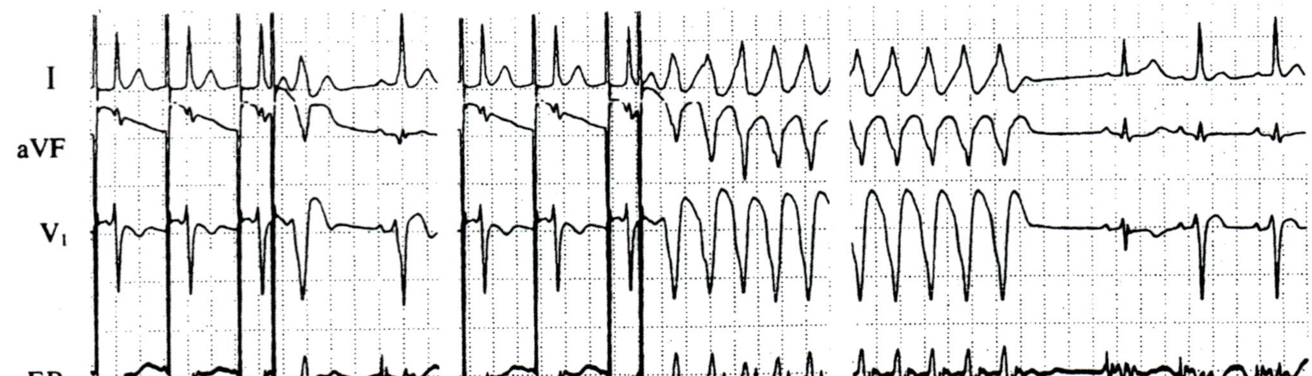

图 12–75 右侧房室旁路 4 相传导阻滞。图示基础刺激周期长度 600ms 的心房 S_1S_2 程控期前刺激，窦性心律时 QRS 波呈 B 型预激图形。（A）S_1S_2 280ms 时 R_2 呈完全预激图形。（B）S_1S_2 270ms 时诱发出逆向型房室折返性心动过速。（C）心动过速终止后第 1 次窦性 QRS 波恢复正常，其后 QRS 波又呈现 B 型预激图形，旁路在长间歇后发生 4 相传导阻滞。

路只在一定范围的刺激频率及期前刺激偶联间期内传导，过早或过晚的激动却在旁路传导受阻（见图 10–8、图 12–76）。旁路前向 3 相、4 相传导阻滞并存是形成间歇性心室预激的机制之一。

4.旁路逆向 3 相、4 相传导阻滞并存，一般来说旁路的逆行传导与前向传导一样呈“全或无”特性，但在少见情况下旁路在逆行传导过程中也可发生 3、4 相传导阻滞。表现为心室 S_1S_1 刺激频率增快或程控期前刺激 S_1S_2 偶联间期较短时，旁路发生逆行传导阻滞，逆行 P 波消失。或者原先由旁路逆行传导呈偏心性激动顺序的心房波，突然改变为从希浦系统–房室结逆行传导呈中心性激动顺序的心房波，旁路出现逆行传导的 3 相传导阻滞。而心室 S_1S_1 刺激频率减慢或程控期前刺激 S_1S_2 偶联间期较长时，旁路发生逆行传导阻滞是旁路逆行传导的 4 相传导阻滞。旁路只在一定范围内的心室刺激频率或期前刺激偶联间期时才出现逆行传导，为旁路逆向 3 相、4 相传导阻滞并存（图 12–77）。

（六）裂隙现象

心房期前刺激诱发心脏各部位裂隙现象时的近端传导延缓区域是该部位组织正处于相对不应期（3 相）形成，远端阻滞区域多为频率过快或提前激动落在该部位组织的有效不应期内造成。如经食管心脏电生理检查中常见的心房裂隙现象、房室交界区裂隙现象、束支或分支裂隙现象及旁路裂隙现象等均与 3 相传导阻滞有关（详见第 1 节）。

三、临床意义

3 相传导阻滞大多为生理性，常发生在较短的偶联间期后、阿什曼现象或较快的频率（≤135 次/分）时，否则提示为病理性 3 相传导阻滞，后者可产生严重心律失常。此外，3 相传导阻滞可诱发多种复杂心律失常，如 P–R 间期延长可诱发房性反复搏动、反复性心动过速等。4 相传导阻滞基本上为病理性的，如 4 相阵发性房室传导阻滞及束支传导阻滞，可见于心肌缺血、损伤、纤维化等。因此，正确识别频率依赖所致的传导阻滞，特别是 4 相传导阻滞对临床预后的判断及治疗均有指导性意义。

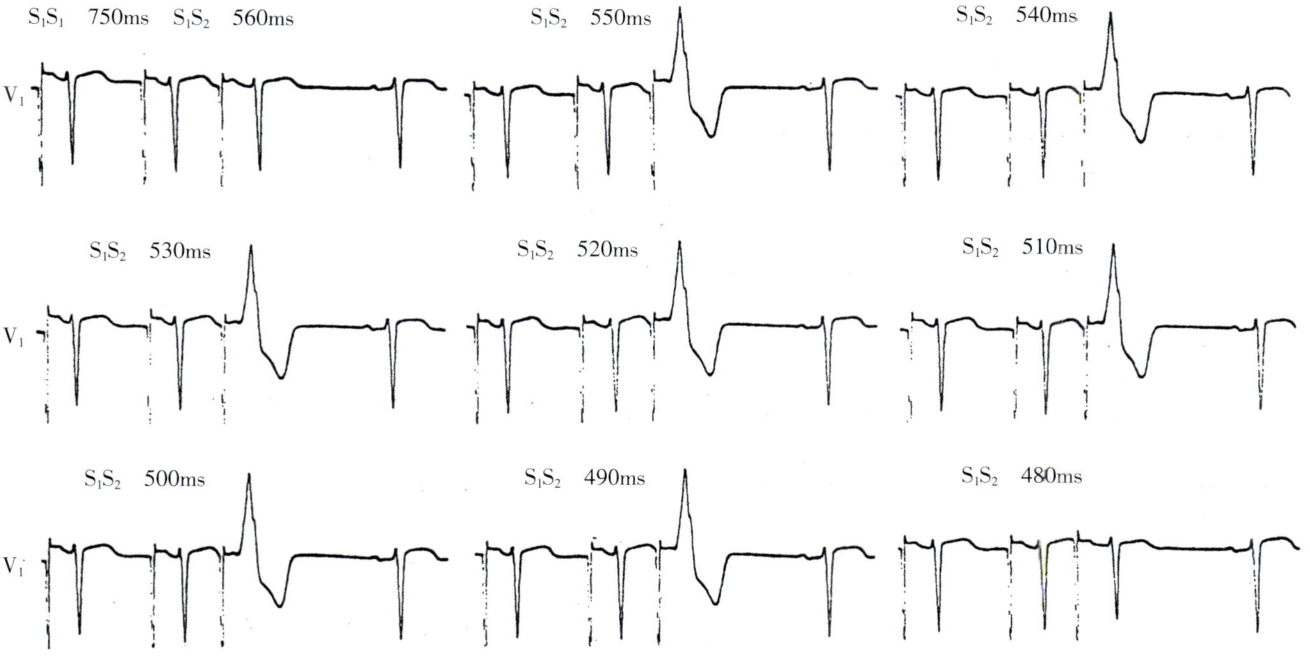

图 12–76 旁路前向 3 相、4 相传导阻滞并存。图示基础刺激周期长度 750ms 的程控 S_1S_2 心房刺激，V_1 导联记录。S_1S_2 间期 550~490ms 时 S_2 后出现 A 型心室预激 QRS 波，而长于或短于这个范围的 S_2 后 QRS 波却形态正常，表明旁路前向 3 相、4 相传导阻滞并存。

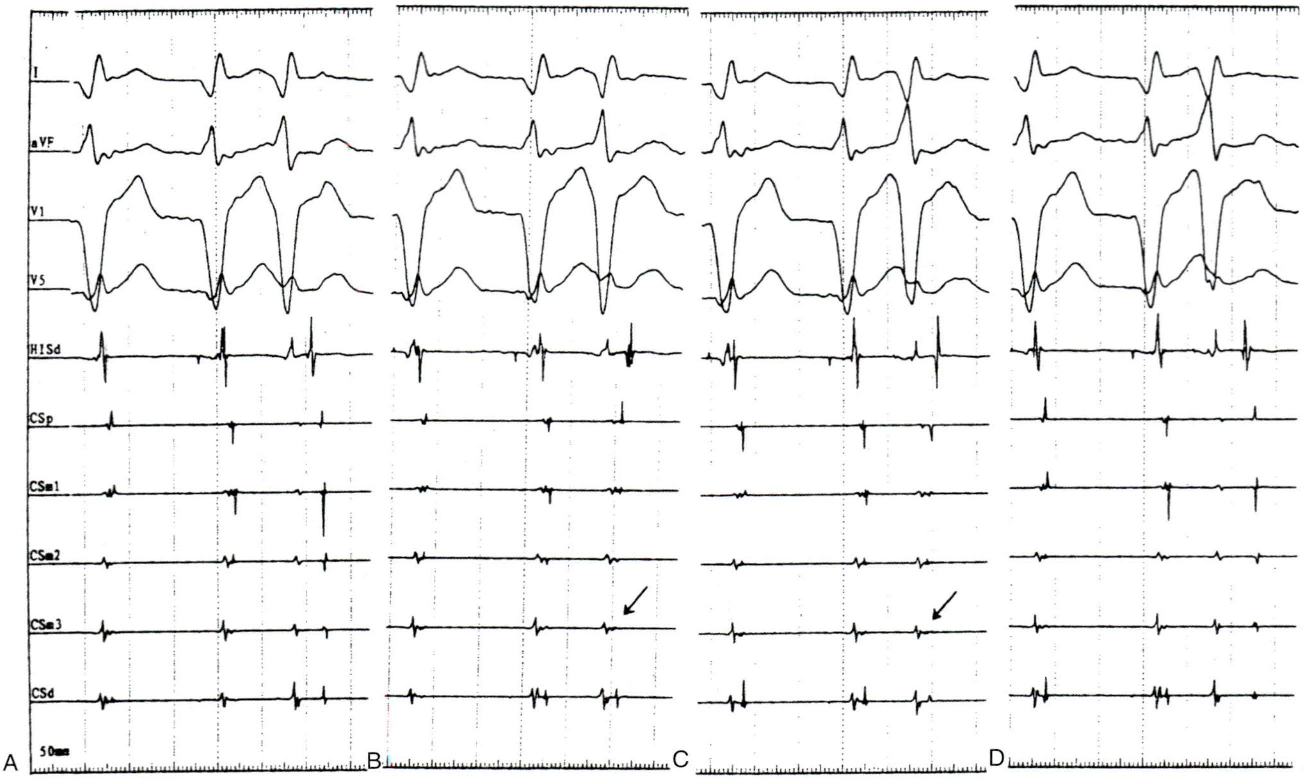

图 12-77 旁路逆向 3 相、4 相传导阻滞并存。左侧房室旁路患者射频消融术前心内电生理检查。图示右心室程控期前刺激，S_1S_2 340ms 时 V_2 后最早逆行心房激动点在希氏束部位，未见旁路逆行传导(A)。S_1S_2 330~290ms 时 V-A 融合，V_2 后最早逆行心房激动点在冠状窦 CSm3(箭头所示)，旁路发生逆行传导(B,C)。S_1S_2 280ms 时最早逆行心房激动点又出现在希氏束部位，旁路发生逆行传导阻滞(D)。房室旁路只在 S_1S_2 330~290ms 时发生逆行传导，长于或短于此范围的 S_1S_2 偶联间期均发生传导阻滞。显示出旁路逆向 3 相、4 相传导阻滞并存。

第 9 节 多层传导阻滞现象

多层传导阻滞是由心脏传导系统多个不同水平面组织的不应期特性和传导速度不同造成，激动在传导过程中极易引起不同程度的传导阻滞。多层传导阻滞现象可发生在心脏传导系统各层次的 2 层或 3 层，分别称为双层阻滞或三层阻滞，以发生在房室交界区最多见。交替性房室传导文氏现象为多层传导阻滞最常见的表现形式。

一、形成机制

房室传导系统各部位的不应期与传导速度存在差异，除了易引起纵向分离外，还可引起横向或水平性分离。一般在房室交界区可表现为存在双层传导功能不同的水平面，一层为 2:1 传导阻滞区，另一层为文氏型传导阻滞区，双层传导阻滞也可转为三层传导阻滞。在快速而规则的异位房性节律或心房起搏下，当一次心房激动落在房室交界区一层组织的有效不应期时，则表现出 2:1 房室传导；而其前后的激动可能分别落在另一层传导组织的相对不应期及有效不应期中，表现出文氏型房室传导。根据 2:1 传导阻滞区及文氏型传导阻滞区的不同组合会形成不同的心电图表现，通常将房室交界区的交替文氏现象分为 2型。

1. A 型交替性文氏现象

A 型交替性文氏现象指房室交界区上层(近端)

为 2:1 传导阻滞区，下层（远端）为文氏型传导阻滞区，以长间歇中有 3 个心房激动连续未下传心室结束文氏周期。公式为 X= n/2–1（X 为心室激动数，n 心房激动数）。

2. B 型交替性文氏现象

B 型交替性文氏现象指房室交界区上层（近端）为文氏型传导阻滞区，下层（远端）为 2:1 传导阻滞区。如一个文氏周期中的心房激动为奇数，以长间歇中有 2 个心房激动连续未下传心室结束文氏周期，公式为 X=(n–1)/2。如心房激动为偶数，则上层终止一个文氏周期时未下传的一次激动，正好也是下层 2:1 传导阻滞未下传者，则在长间歇中仅有 1 个心房激动未下传终止文氏周期。

已有报道房室传导系统中同时存在纵向和水平型分离时，在房室结双径路或房室旁路的传导中可发生交替性文氏现象，这种复合性心电图改变常使房室传导阻滞表现得更加复杂。实质上交替性文氏现象与房室交界区发生隐匿性传导的深浅程度有关，可以是功能性或病理性的。交替性文氏现象发生在快速的心房节律时，多为激动落在房室传导系统正常不应期中形成，但交替性文氏现象发生在正常窦性心律或较缓慢的房性异位节律时，常提示房室传导系统因不应期病理性延长存在传导功能障碍。

二、电生理特点及心电图表现

经食管快速、规则的心房起搏可揭示以下部位的交替性文氏现象，其共同特征为：随着心房起搏频率的增快，房室传导由 1:1 传导转为文氏型传导，继之进展为 2:1 传导。在此基础上表现出交替性文氏型传导，最后出现 4:1、6:1 或更高程度的房室传导阻滞。

（一）房室交界区交替文氏现象

心房 S_1S_1 刺激间期短于或等于房室交界区有效不应期时，房室间出现 2:1 传导，随之下传的 S–R 间期逐搏延长，最后以连续 3 次心房激动未下传而结束文氏周期为 A 型，如以连续 2 次心房激动未下传而结束文氏周期则为 B 型。心房刺激频率进一步增快还可诱发出房室交界区的三层传导阻滞，房室间常出现≥6:1 的传导阻滞。

（二）房室结双径路交替文氏现象

房室结双径路患者中，心房 S_1S_1 刺激周期长度短于或等于快径路不应期时，在 2:1 房室传导的基础上可发生以下变化：

1. S–R 间期突然显著延长后，长 S–R 间期逐搏延长，直至连续 3 次心房激动未下传结束文氏周期，慢径路内形成 A 型交替文氏现象。

2. S–R 间期突然显著延长后，长 S–R 间期逐搏延长，直至连续 2 次心房激动未下传结束文氏周期，慢径路内形成 B 型交替文氏现象。

3.长、短 S–R 间期分别逐搏延长，直至连续 3 次或 2 次心房激动未下传结束文氏周期，在快、慢径路内分别形成 A 型或 B 型交替文氏现象（图 12–78）。

（三）房室旁路交替文氏现象

心房 S_1S_1 刺激周期长度短于或等于房室旁路有效不应期时，心房激动在房室旁路近端形成 2:1 传导阻滞。根据旁路不应期的长短可分为以下 2 种情况。

1.旁路有效不应期长于房室结

因房室结有效不应期较短，当旁路发生传导阻滞后，激动仍沿房室结下传，呈预激图形的 QRS 波与正常形态 QRS 波交替出现。

2.旁路有效不应期短于房室结

因房室结有效不应期较长，激动无法从房室结下传。旁路发生传导阻滞后，呈预激图形的 QRS 波与心室漏波交替出现。

在以上旁路 2:1 传导阻滞的基础上，呈预激图形的 QRS 波形与 S–R 间期逐渐恢复正常，直至连续 3 次或 2 次心房激动在旁路传导受阻，分别表现出房室旁路传导的 A 型及 B 型交替文氏现象。

（四）束支或分支交替文氏现象

心房 S_1S_1 刺激周期长度短于或等于一侧束支或分支有效不应期时，在另一侧束支或分支完全性传导阻滞的基础上，随之下传的 S–R 间期逐渐延长，最后以连续 3 次心房激动未下传而结束文氏周期为 A 型。如果以连续 2 次心房激动未下传而结束文氏周期，则为 B 型。表现为非交替性文氏周期的双束支或三分支

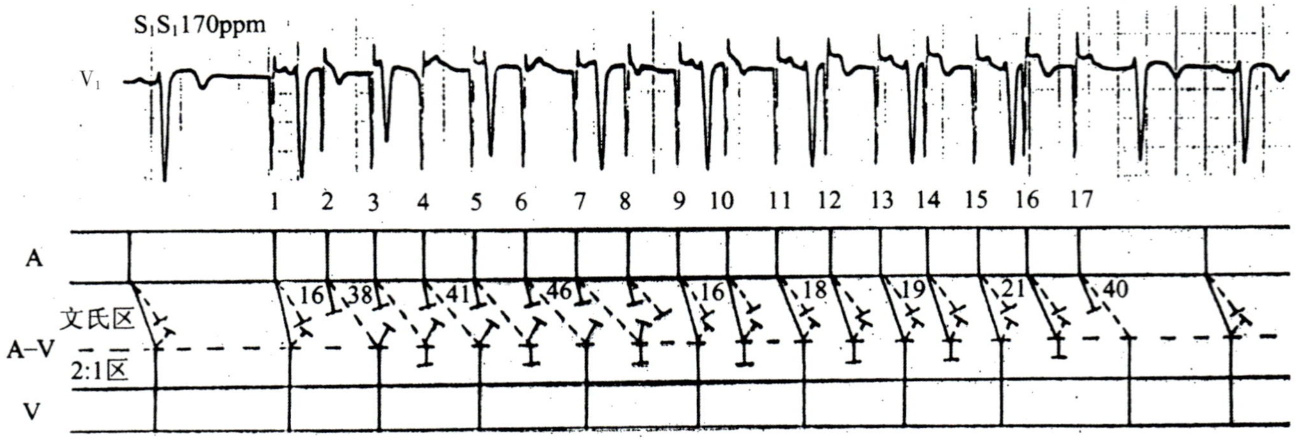

图 12-78 房室结双径路 B 型交替文氏现象。房室结双径路患者。S_1S_1 分级递增 170 次/分刺激，可见房室间大部分呈 2:1 传导，当第 1 次 S-R 间期 160ms 时激动从快径路下传，第 2 次 S-R 间期突然成倍延长到 380ms，激动改从慢径路传导。第 4、6 次 S-R 间期分别延长到 410、460ms，随后第 7、8 次 S 波连续未下传，表现出慢径路内的 B 型交替文氏现象。第 9 次 S-R 间期为 160ms，激动又从快径路传导，随后第 11、13、15 次 S-R 间期逐搏延长到 210ms，快径路内发生文氏型传导。第 16 次 S 波未下传，第 17 次 S-R 间期突然延长到 400ms，是激动受阻于快径路改从慢径路传导，即 S 波连续 2 次受阻于快径路，快径路内亦显示出 B 型交替性文氏周期。

阻滞也属于多层传导阻滞现象。当一侧束支或分支完全性传导阻滞，而其余束支或分支为不完全阻滞时，由于它们的阻滞层面不同，故其实质为多层传导阻滞。

三、临床意义

当连续 2 个或 3 个心房激动未下传心室时，往往考虑高度房室传导阻滞，提示房室交界区存在严重病变。多层传导阻滞时也可表现为连续 2 个或 3 个心房激动未下传心室，但其大多属于生理反应，且预后往往较好，故在诊断高度房室传导阻滞时，应除外多层传导阻滞的可能。如果心房率≤135 次/分或窦性心律时仍出现交替性文氏现象，则提示房室交界区存在病理性房室传导阻滞。此外，多层传导阻滞还可解释一些复杂心律失常现象的形成机制，如裂隙现象等。

第 10 节 超常应激与超常传导现象

心肌细胞传导受抑制时，在复极过程中存在一个兴奋性或传导性反常地高于完全恢复时的时期，称为超常期。在临床电生理检查中可表现出超常应激和超常传导两种传导特性，前者表现为较小的刺激即能引起兴奋；后者表现为传导能力和速度反而长于舒张末期时，传导性能改善。

一、形成机制

超常现象与膜电位水平密切相关，在动作电位 -90mV 至 -80mV 这段时间内（3 相末期），膜电位水平比复极完毕后更接近阈电位，即膜电位与阈电位之间的差距反而小于 4 相时，故引起兴奋所需的阈刺激比正常要小，即兴奋性较高。在此时期给予阈下刺激也能引起兴奋，形成超常应激或兴奋现象。但由于膜电位尚未完全恢复，所产生的动作电位幅度和 0 相除极速度均比正常要小，传导性能并不正常。实验表明超常应激期与超常传导期在动作电位中时相是一致的，超常应激与超常传导关系密切，因此，大多数人认为超常应激是发生超常传导的基础，超常传导性可能是一系列超常应激性的总和。

在不同的情况下，超常期传导可发生在动作电位的各个不应期或应激期，持续时间也长短不一，一般认为可分为以下几种类型。

1.第 1 超常传导期

位于动作电位 2 相、绝对不应期时，心电图中相当于 ST 段与 T 波前肢起始部。

2.第 2 超常传导期

位于动作电位 3 相末、相对不应期，心电图中相当于 T 波后肢与 U 波之间。

3.第 3 超常传导期

位于动作电位 4 相、非不应期，心电图中相当于 T 波结束后 0.28s 附近。

上述 3 种超常期传导仅第 2 超常传导期与超常应激期的定位较符合，因此，也有人认为超常传导性与超常应激性不能混在一起。前者表现为传导的暂时改善，定位比较分散；而后者为兴奋性增强，与期前收缩有关，定位相当于 T 波后肢末。

二、电生理特点及心电图表现

(一)心房超常应激现象

常发生在心房刺激强度略强于起搏阈值时，是一种临界刺激强度引起的电生理现象，刺激强度加大后即消失。其表现为在同一频率、相同强度的 S_1S_1 刺激时，落在 T 波附近的刺激波能起搏心房，而位于 T 波之后的刺激波反而无法起搏心房（图 12-79 和图 12-80）。

(二)房室交界区超常期传导

1.心房 S_1S_1 刺激出现房室文氏型阻滞或 2:1 传导阻滞时，室性期前收缩后的 S-R 间期突然缩短或轻度延长后房室恢复 1:1 传导，同时可伴有韦登斯基效应，使房室 1:1 传导保持至刺激结束。

2. S-R 间期突然缩短常出现在延长的 S-R 间期后。

3. 房室出现 1:1 传导时的 S-R 间期等于或略长于文氏周期的第 1 次 S-R 间期。

4.房室传导改善时因存在长短心动周期，常伴有心室内差异性传导。

5.心房程控 S_1S_2 刺激负扫描时，S_2-R 间期逐渐延长后又突然缩短。R_2 波脱漏后再次出现 R2 波时的 S_2-R 间期无延长或反而缩短。

(三)束支超常期传导

心房程控期前刺激，随着 S_1S_2 偶联间期的缩短，已进入不应期呈束支传导阻滞图形的 R_2 波突然恢复正常。R_2 波恢复正常时，S_2-R 间期无延长或反而缩短可排除束支裂隙现象。

(四)旁路超常期传导

心房程控期前刺激，基础 S_1 刺激及 S_2 刺激后均未见预激图形，而室性期前收缩后的基础 S_1 刺激时，S_1-R_1 间期明显缩短，出现预激图形。提示室性期前收

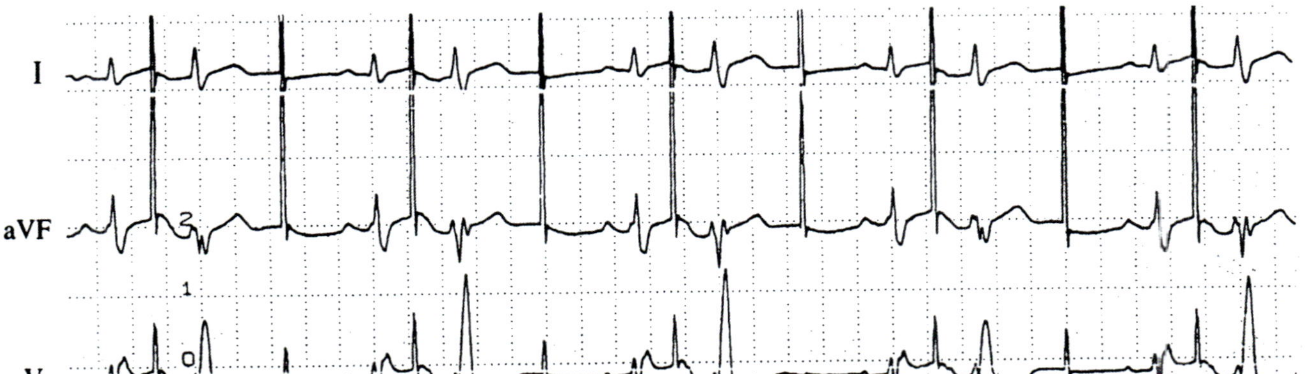

图 12-79　心房超常应激现象。窦性心律时心电图呈不完全性右束支传导阻滞图形。S_1S_1 刺激频率 80 次/分，起搏电压 20V 时，可见落在 T 波上的 S 波，其后均有效起搏心房并下传至心室，QRS 波呈完全性右束支传导阻滞图形。而远离 T 波的 S 波反而不能起搏心房，表现为心房超常应激现象。

缩作为一次强刺激在旁路内产生了韦登斯基易化作用，使旁路应激阈值降低，激动便从旁路下传。需要排除旁路3相及4相传导阻滞。

三、临床意义

一般认为只有在病变的组织内才存在超常期传导，为传导受抑制情况得到暂时改善的一种电生理现象，即预期传导中断的激动得以继续下传，预期传导延缓的激动得以快速下传，并不是指比正常的心肌传导要好，需要排除其他电生理机制如裂隙现象、不应期剥脱现象等引起貌似超常传导的改变。

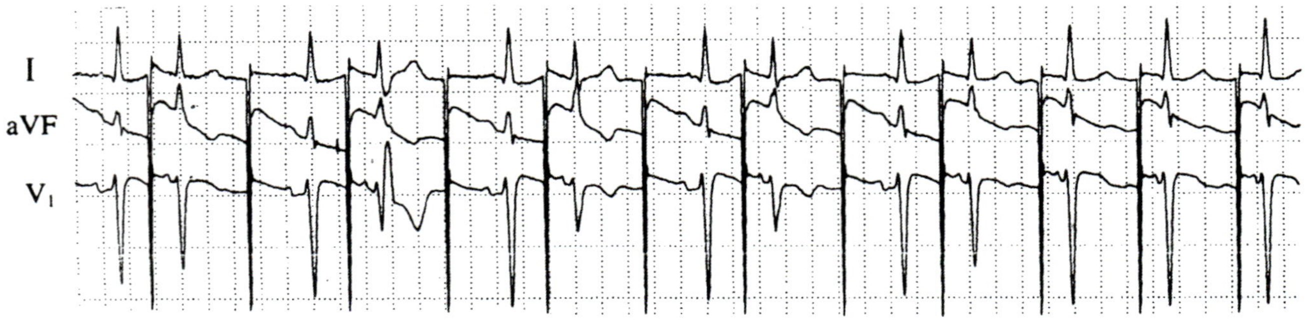

图12-80 心房超常应激现象。图示S_1S_1刺激频率80次/分、起搏电压18V时，第1~8次刺激可见落在前一心搏T波上的S波均有效起搏心房并下传至心室，而远离T波的S波反而不能起搏心房，S波后无P波。从第9次刺激开始将电压上调至20V后均能有效起搏心房，出现心房超常应激现象。

第11节 不应期剥脱现象

不应期剥脱现象是指异位心搏提前激动了传导阻滞区域，使其不应期提前开始并提前结束，而原先被阻滞的冲动能够在该区域脱离不应期并下传的一种电生理现象。1968年，Moe等首次解释了房性期前收缩促进室房传导或室性早搏促进房室传导的机制，也称为Peeling现象、回剥现象、剥皮现象、不应期退缩现象。不应期剥脱常发生在房室结和希浦系统，表现出房室传导的意外改善。

一、形成机制

不应期剥脱现象的本质是前心动周期（心率）对不应期的影响，前心动周期的延长与缩短可分别改变房室结或希浦系统不应期，从而表现出房室传导的意外改善。异位搏动或期前刺激也可隐匿性传导至房室交界区，使之提前激动，其不应期也相应提早开始。由于复极相应提早，所以不应期提早结束，使整个不应期前移，原先被阻滞区域的激动能够顺利通过该区域。近年来，不应期剥脱的概念得到进一步扩大，包括室性异位激动在房室结与室上性激动相碰撞而产生总合作用等。

二、电生理特点及心电图表现

1.当心房或希浦系统不应期较长时，S_2期前刺激时容易出现心房或希浦系统有效不应期发生传导阻滞。此时可改用$S_1S_2S_3$期前刺激，在基础周长不变时缩短S_1S_2间期（一般缩短200ms），因心房或希浦系统的不应期与前心动周长呈正相关，前周长的缩短致心房或希浦系统不应期缩短。进行S_3刺激负扫描可改善房室传导，从而提高诱发心动过速的概率。

2.当房室结不应期较长时，S_2期前刺激容易遇到房室结不应期发生传导阻滞而无法诱发心动过速，此时也可采用 $S_1S_2S_3$ 期前刺激。基础周长不变时延长 S_1S_2 间期（一般延长 200ms 左右），房室结不应期缩短，可改善房室传导，提高诱发室上性心动过速的概率。

3.采用 $S_1S_2S_3$ 刺激，在基础周长不变的情况下，视具体情况延长或缩短 S_1S_2 间期，可使心房、房室旁路、束支不应期相应延长或缩短。

4.在心房刺激频率相同时，房室发生全部 1:1 传导或全部 2:1 传导，这是由于第 1 次刺激落在前窦性周期的不同部位，R–S 间期的不同造成其后不应期改变引起。房室 1:1 传导为 R–S 间期较短，因窦性 QRS 与第 1 次心房刺激下传的 QRS 波间距缩短，其后的希浦系统不应期缩短后，形成连续的不应期缩短，便形成房室 1:1 传导（图 7–7 和图 12–81）。

5.在心房刺激频率不变，房室发生 2:1 传导时，1 次室性期前收缩可提前逆传激动了房室交界区，使其不应期前移，其后窦性激动便能脱离不应期下传心室，房室间即可全部呈 1:1 传导（图 7–10）。

6.在心室刺激频率相同时，希浦系统能否传导与第 1 次心室刺激和前窦性心搏的 V–S 间距相关。V–S 间距长时希浦系统不应期长，心房激动无法通过希浦系统前向传导。V–S 间距缩短后希浦系统不应期也相应缩短，心房激动便可通过希浦系统传导（图 12–82）。

三、临床意义

根据不应期剥脱现象的原理，可通过改变前心动周期的长度来相应改变心房、房室结、束支、房室旁路不应期。该现象可以解释部分三度房室传导阻滞患者安装人工心脏起搏器后间断出现房室传导功能改善的现象。经食管心脏电生理检查中可采用 RS_2S_3、$S_1S_2S_3$ 刺激，分别缩短或延长 S_2S_3 间期，利用不应期剥脱现象来充分认识心电现象及提高心动过速的诱发率。

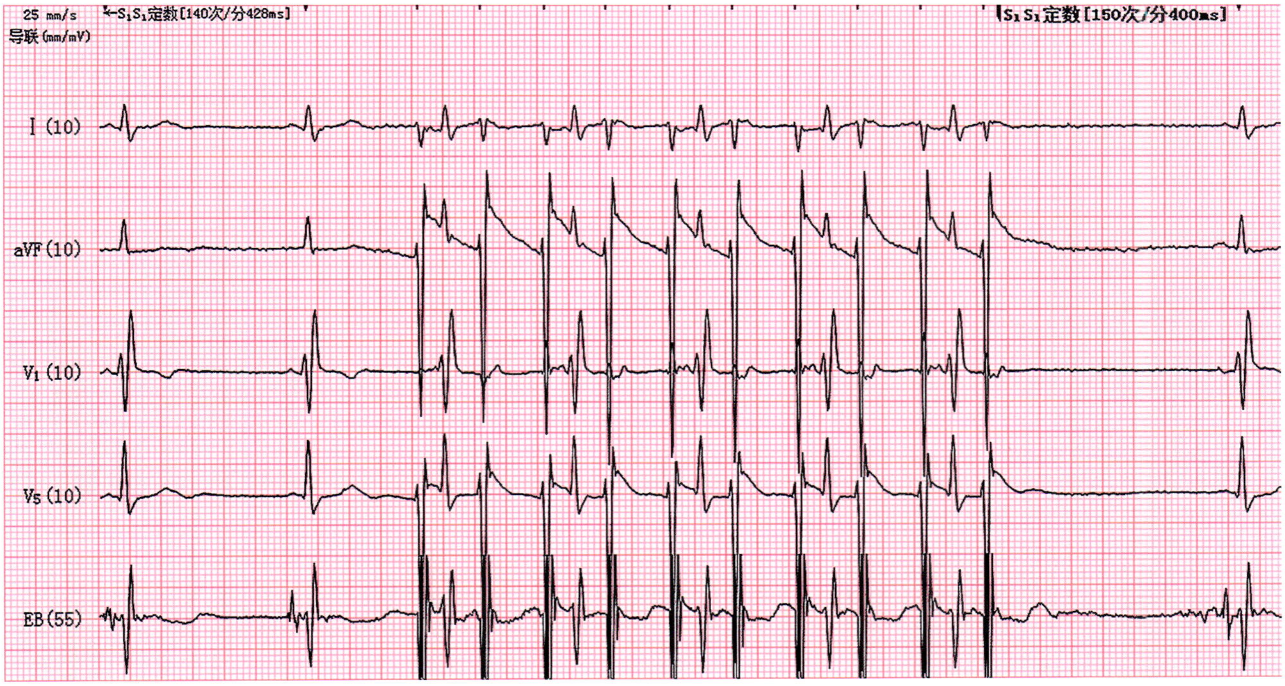

图 12–81 房室不应期剥脱现象。（A）窦性心律时显示完全性右束支传导阻滞，给予频率 150 次/分的心房刺激。第 1 次 S 波与前窦性心搏的 R–S 间期 720ms，其后房室呈 2:1 传导，QRS 波仍呈完全性右束支传导阻滞形。（待续）

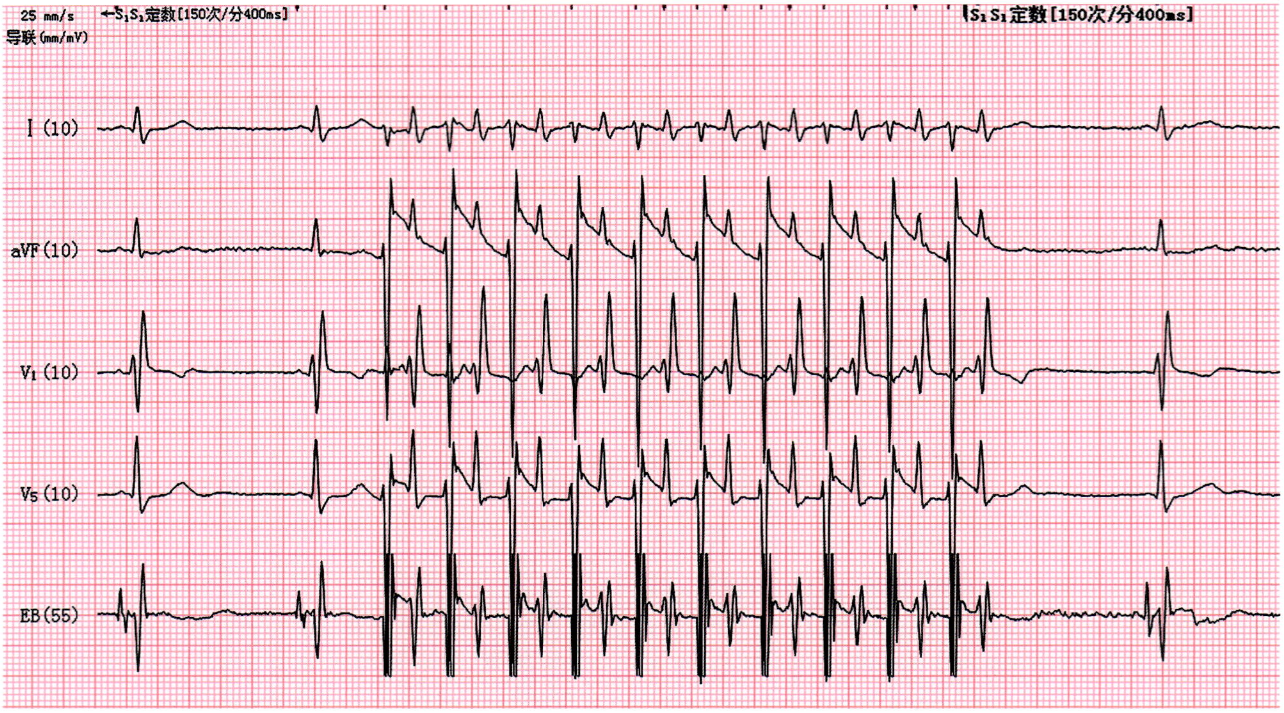

B

图 12–81(续) (B)心房刺激频率同样为 150 次/分，但第 1 次 S 波与前窦性心搏的 R–S 间期为 420ms。在前窦性心动周长相同的情况下，第 1 次 RS 间期缩短造成 R–R 的间期缩短，使希浦系统的不应期缩短，其后房室便呈 1:1 传导。

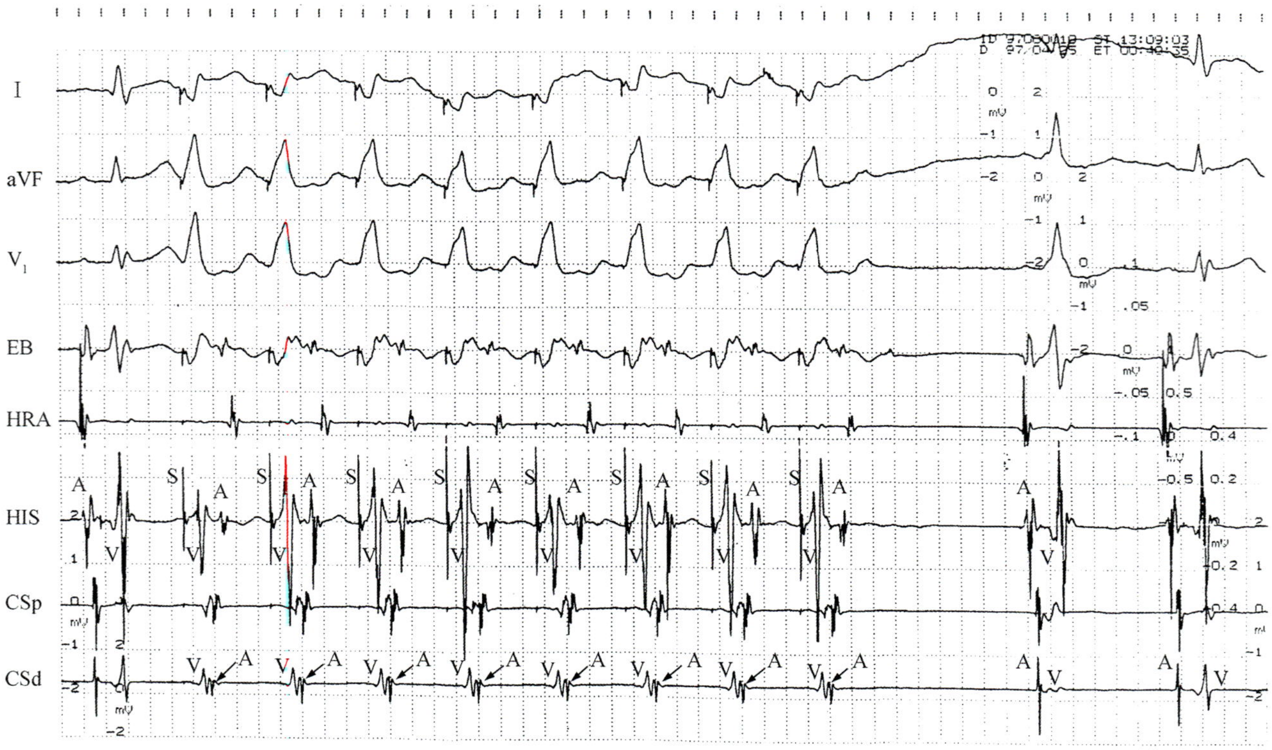

A

图 12–82 房室结顺向隐匿性传导伴不应期剥脱现象(纸速:50mm/s)。(A)刺激周长为 400ms 的右心室 S_1S_1 刺激，可见第 1 次刺激波落在 T 波结束处，V–S 间期为 330ms，V 波后可见在 CSd 处最早出现的逆行 A 波（箭头所示），随后依次出现在 CSp、HIS、HRA，经旁路逆向传导的心房激动顺序呈左侧偏心性。HIS 处逆行 A 波后未见 H 波，表明逆行心房激动在房室结受阻，未能前传至希氏束。(待续)

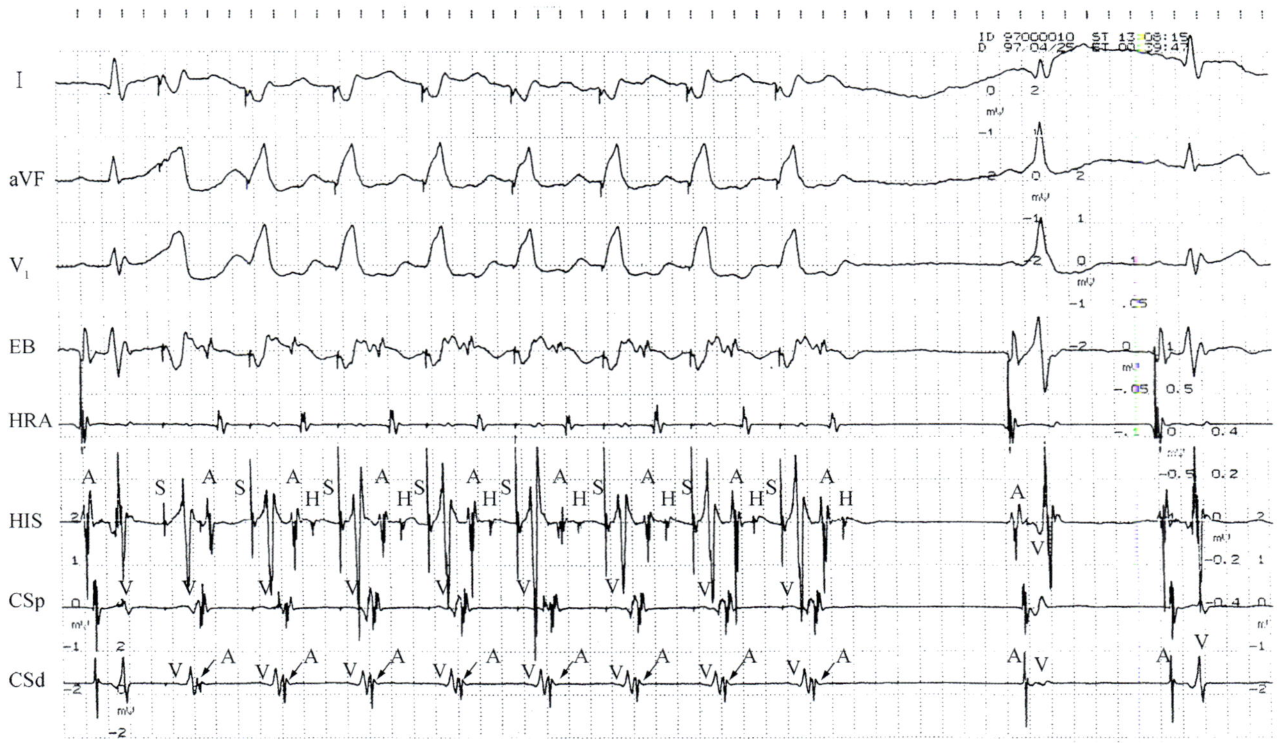

B

图 12-82(续)　(B)窦性心律时同样给予刺激周长 400ms 的右心室 S_1S_1 刺激，第 1 次刺激波落在 T 波前支上，V-S 间期为 260ms，较图 A 缩短，使其后希氏束不应期相应缩短。心室刺激过程中 V 波后仍见旁路逆向传导的左侧偏心性心房激动，但因希氏束激动早，其后不应期也缩短，且短于刺激周长，在 HIS 的逆行 A 波后均可见清晰的 H 波，A-H 间期为 100ms，表明逆行心房激动已下传至希氏束，出现不应期剥脱的电生理现象。但因希浦系统前向有效不应期仍长于刺激周长，故 H 波后未见 V 波。

第 12 节　折返现象

折返是指从心脏某部位发出的激动在传导途径中遇到一条径路的单向阻滞，则改沿另一条传导缓慢的径路前向传导并通过前者折回原处。如果原部位已脱离不应期，则会再次形成激动的心电现象，连续的折返激动便形成折返性心动过速。早在 1877 年，苏格兰的生理学家 John Mac William 在动物实验中诱发及证实了折返现象；1906 年，Mayer AC 在墨鱼标本上也证实了折返现象(图 12-83)。1915 年，White PD 首次在心电图中记录到表现为反复搏动的折返现象。近年来，随着细胞电生理及临床电生理的广泛应用，目前已普遍认识到折返是形成心律失常最常见的机制。

一、形成机制

折返激动的形成需要 3 个基本条件：①在激动传导的方向上存在不应期及传导速度不同的两条径路，包括有明确解剖依据的传导径路或(和)只具有电生理特性的功能性传导径路；②其中一条径路内发生单向前传阻滞，即允许激动沿一个方向传导，相反方向来的激动不能通过时，激动沿另一条径路前传；③另一条径路内前传速度足够缓慢，使发生单向传导阻滞的径路在逆行激动到达之前脱离不应期并恢复应激性。这些条件是心脏各部位能够形成折返的基础。此外，还需要一些诱发因素和维持条件才能形成单次折返及折返性心动过速。

(一)折返环路

折返环路是折返激动所经过的必须路径，包括折返形成所需要的所有心肌组织。一条径路作为前向传导支，另一条径路作为逆向传导支，两条径路的两端

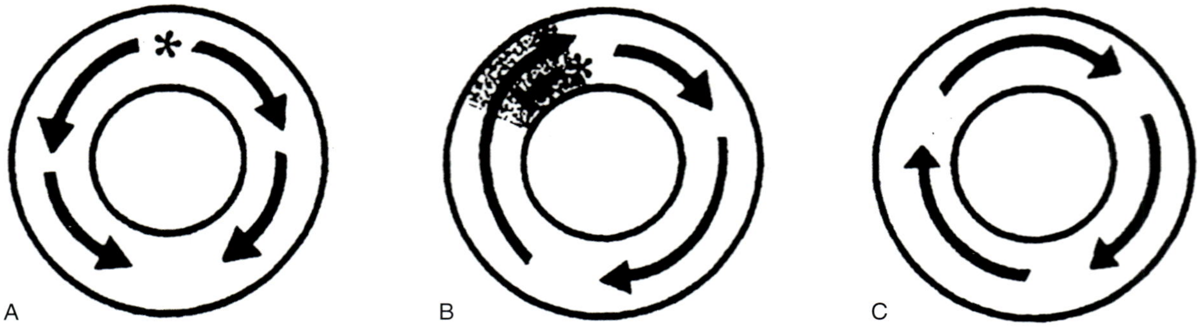

图 12-83 Mayer 的折返运动示意图。(A)应用电刺激折返环组织的某一点时，电刺激引起的激动波分别沿环路两侧相反的方向运行，激动互相抵消后不形成折返。(B)压迫环状组织上刺激点旁的某一侧组织时，压迫侧组织形成阻滞区域，电刺激引起的激动波只沿着压迫点的反方向单向传导。(C)形成单向传导后及时解除压迫可形成持续的折返运动。

与相连接的心脏某部位组织一起构成了完整的折返环路。根据折返环路形成特点，可分为解剖障碍型折返和功能决定型折返两大类，前者具有特殊解剖结构形成的大折返环路，后者的折返环路根据心肌细胞电生理特性的差异而定。

1.解剖障碍型折返环

此类折返环路可由先天性因素造成或继发于某些心脏疾病。

(1)先天性因素：常与心脏内的某些解剖结构有关，一些人的心脏在发育过程中某些心肌组织退化不完全，仍然保留了传导功能，在条件合适时会形成折返或折返性心动过速。此类折返环的长度与解剖学环路的长度几乎相等，一般折返环路较长而且固定，发生折返性心动过速时节律固定。折返环的传导径路或组织包括：①预激旁路和正常房室传导系统及其相连接的心房肌和心室肌；②位于致密房室结和移行细胞间交界处的致密房室结周围形成的快传导径路与位于致密房室结后下方的右后延伸支及其相对应的房室结区域形成的慢传导径路；③希氏束、左束支、右束支、浦肯野纤维及与其相连接的心室肌等(图 12-84)。

(2)某些心脏疾病：心肌梗死、心肌致密化发育不全、心肌淀粉样变性、心脏结节病、致心律失常性心肌病、心脏手术之后的手术瘢痕、手术补丁等。而一些没有心脏外科手术或结构性心脏病的患者也会出现弥散性的心房瘢痕，成为自发性瘢痕。这些存在于正常的心肌组织中的不具备除极功能的岛状或成片心肌组织可形成继发性解剖障碍，使激动无法从此处前传，

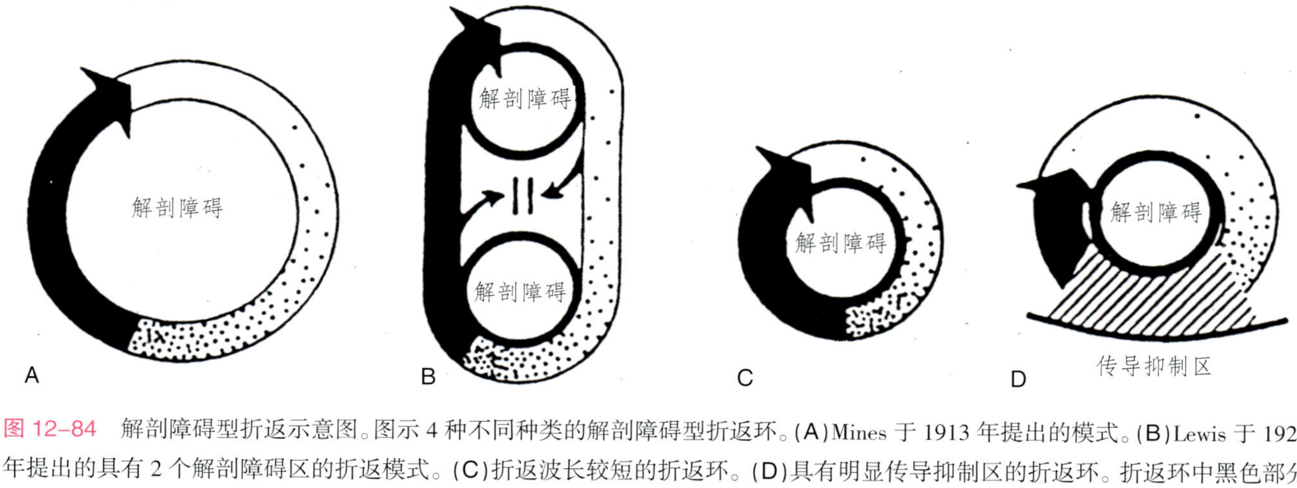

图 12-84 解剖障碍型折返示意图。图示 4 种不同种类的解剖障碍型折返环。(A)Mines 于 1913 年提出的模式。(B)Lewis 于 1920 年提出的具有 2 个解剖障碍区的折返模式。(C)折返波长较短的折返环。(D)具有明显传导抑制区的折返环。折返环中黑色部分代表折返激动形成的有效不应期，点状部分为相对不应期，白色部分为可激动间隙。

只能围绕这些失活心肌传导从而形成折返，此时折返环长度取决于心电静止的心肌组织范围。当心肌存在多发的传导障碍区域时，将导致频发多源性折返性心律失常。如多源性室性早搏或多源性室性心动过速。

2.功能决定型折返环

与解剖决定型折返环不同，功能决定型折返环路为微折返环，主要发生在心房肌或心室肌内。在病理情况下，由于心脏局部缺血/病变、电解质紊乱等，使邻近心肌复极速度不一致，导致不应期有明显差异。这种局部心肌电生理特性发生不均匀性改变可形成微折返，折返环没有固定的长度，其随环路及周围组织的电生理特征改变而变化，折返的形成与消失与折返环所在组织的不应期密切相关。折返所在组织的细小电生理变化可引起折返周期的改变，甚至终止折返。折返环内激动波锋与波尾之间无明显的可激动间隙，程控刺激不容易终止折返。功能决定型折返环的模式包括以下几种。

（1）主导环折返（图 12-85）：当部分心肌组织不应期显著延长，则激动沿这部分心肌一侧缓慢传导并从已恢复应激性的另一侧远端逆传而形成折返。激动在折返环传导的过程中，可隐匿性传导至折返环所围绕的心肌组织，使其始终处于不应期状态，维持功能性传导障碍区的存在，使折返现象得以持续。因传导障碍区心肌组织仍然存在活性，并且与正常传导心肌组织相互交错，随时可能在恢复应激性后被除极而使折返终止。因此，主导环折返没有确切的可激动间隙，也没有固定的折返周长。通常折返环较小，存在时间及折返环路不稳定，心房颤动的微小折返具有类似主导环折返的特征。

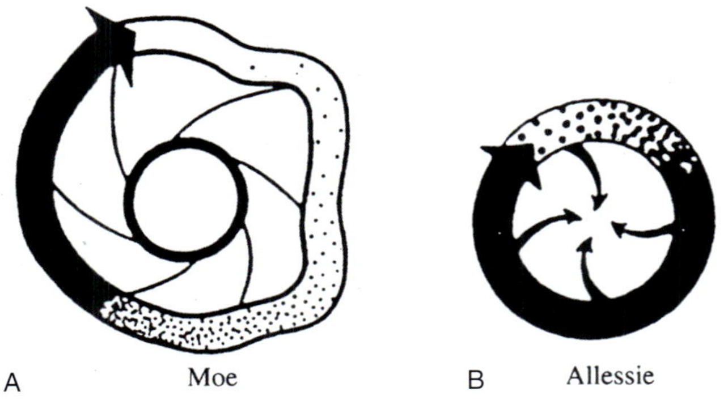

图 12-85　主导折返环示意图。（A，B）分别为 Moe 及 Allessie 提出的主导环折返示意图，折返环路围绕着功能障碍区形成，折返环路中可激动间隙非常狭窄或消失。

（2）各向异性折返（图 12-86）：心脏组织是由众多相对独立的细胞所组成，局部的心肌纤维相互平行排列构成纤维束，整体心脏的心肌纤维相对心室长轴呈螺旋形排列。心肌纤维的排列、走向不相同的异向性结构称为各向异性结构。激动的传导速度受结构的各向异性影响最大。心肌纤维是长圆柱形细胞，纤维末端沿长轴的方向分裂成一些分枝，这些分枝和相邻细胞的分枝交错相连，在细胞两端之间有闰盘接合，在细胞两端和细胞的旁侧面膜上有缝隙连接。闰盘和缝隙连接均为低电阻区，有加速传导的作用。闰盘多位于纵向的细胞端端连接部位，横向的心肌纤维束被结缔组织分隔，细胞之间仅有少量的细胞连接分布，可导致激动在心肌中的纵向传导速度比横向传导快 2~3 倍。在界嵴处 80%缝隙连接位于细胞的端端连接部位，该处的心肌纵向传导速度为横向的 10 倍。当纵、横两个方向的传导速度比值>4 时，激动在横向的传导过慢，产生类似横向的单向传导阻滞而容易发生各向异性折返。

（3）激动的反折（图 12-87）：反折发生于两条紧邻的传导抑制的心肌纤维，其中一条传导功能重度抑制。当激动在此纤维前传受阻时，则从另一条抑制较浅的纤维内缓慢前传，当足够慢的激动传导至重度抑制的心肌纤维远端，如果此处已恢复应激性，则激动就能从重度抑制纤维逆向传导，并再次使激动发出的心肌组织除极形成折返。这种反折较多见于心室内的浦肯野纤维束中，如心肌梗死区周围的心肌组织。需要注意，反折激动的前传支及逆传支紧邻，而不是激动从同一径路返回。

（4）螺旋波折返（图 12-88）：心肌组织缺血缺氧时，激动围绕缺血区域形成二维螺旋波折返，螺旋波尖端运动的不规则性和周期长度随缺血的范围及程度的增加变得更大。螺旋波在局部中度或重度缺血时出现两种或 3 种不同的形态。心肌缺血面积较大时，螺旋波在障碍区域周围形成功能性折返，有利于螺旋波的维持，提高了室性心动过速的发作可能性。在心肌缺血的临界区域时，螺旋波容易破碎并退化为心室颤动。

（5）8 字形折返（图 12-89）：早在 1997 年 El-Sherif 就发现并提出缺血性心肌病患者可发生 8 字形

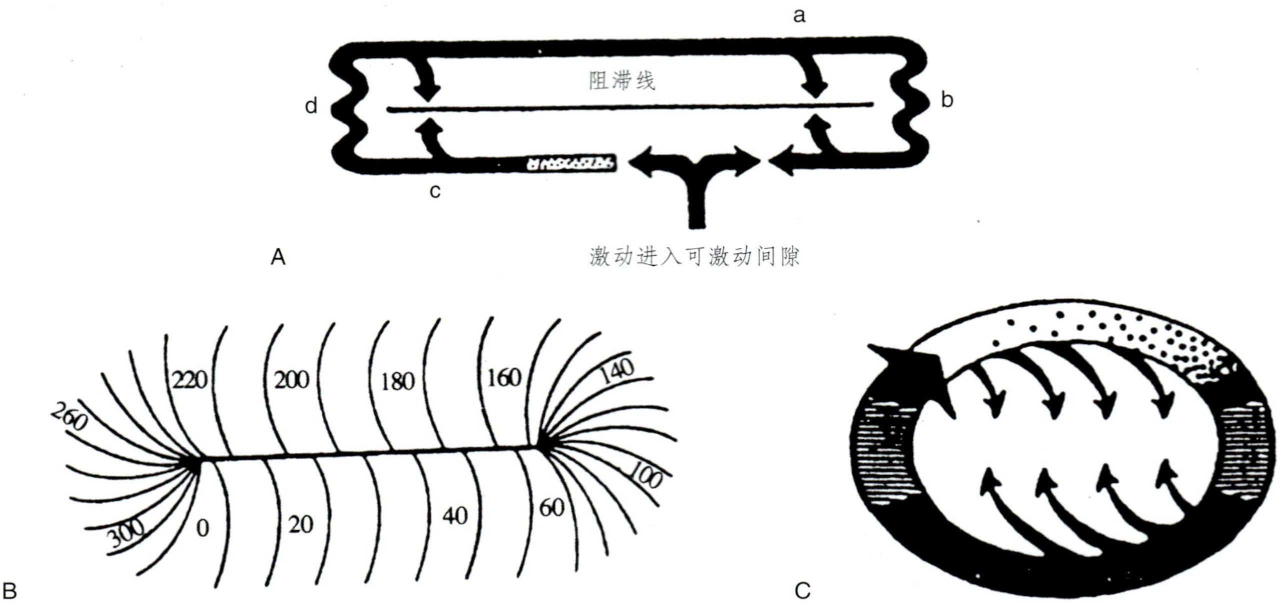

图 12-86 各向异性折返示意图。

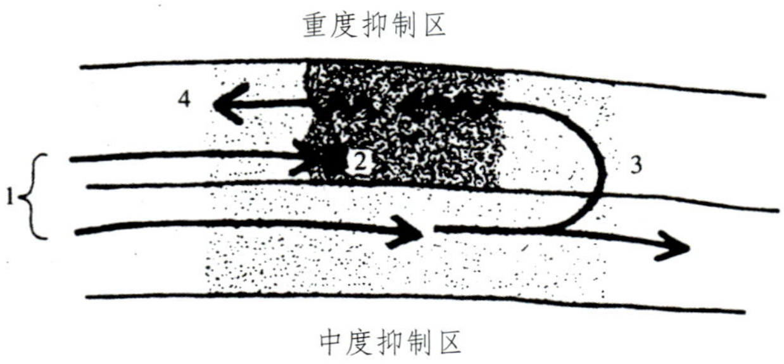

图 12-87 反折性折返示意图。

折返，这一概念又由 Stevenson 进一步论证及完善。该理论认为，心肌梗死患者梗死区与正常心肌常混杂存在，梗死区的坏死心肌形成失去传导性的瘢痕组织，构成了激动传导的“解剖学固定障碍”，而心肌梗死坏死区周围的心肌有不同程度的病理改变，存在轻度到重度的电传导抑制，形成了功能性传导障碍区。当激动围绕着相邻的 2 个心肌坏死区发生环形折返运动时，折返变成 2 个折返环的联合折返，其中一个顺时针运行，另一个逆时针运行，每个折返波环绕着各自

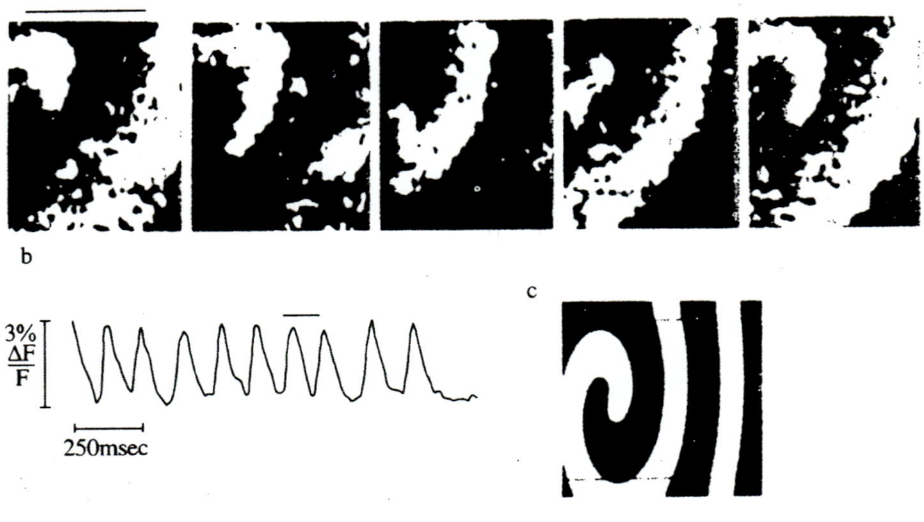

图 12-88 螺旋波折返示意图。

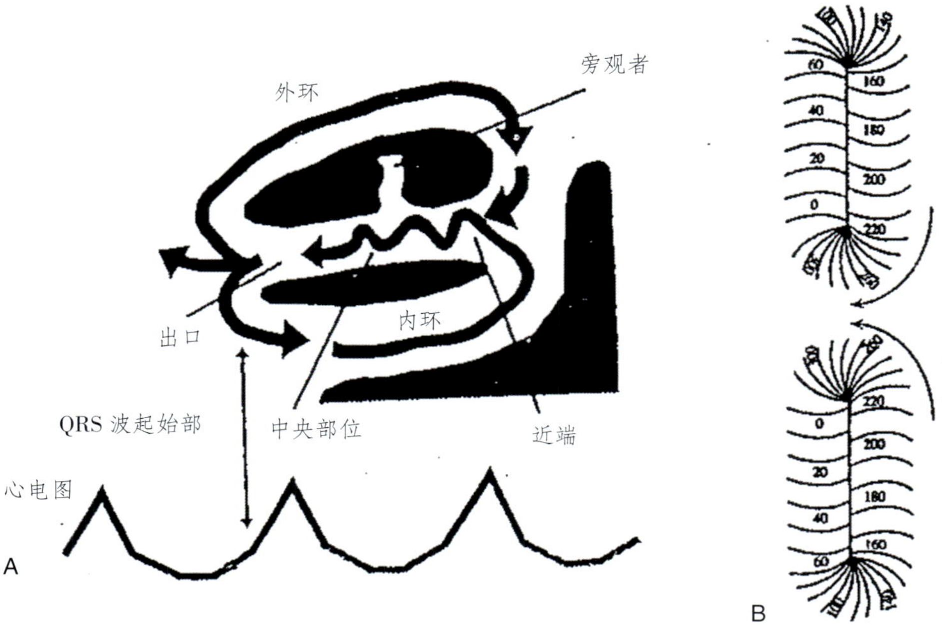

图 12-89 8 字形折返示意图。

的解剖性障碍运转，在这两个折返波的聚合处为功能性障碍区。将 2 个折返环分开并形成一个传导缓慢的共同通道，即为 8 字折返的峡部，2 个折返波在峡部的运行方向一致。一些心脏外科手术后心肌存在创伤瘢痕造成心电屏障，也会导致 8 字折返。2 个环可以同为主动折返，也可以为以一个环为主另外一个环是被动的。8 字形折返可从心内膜到心外膜跨越整个心室壁呈三维折返，所形成的室性心动过速可为多形性、尖端扭转性等，药物或外来刺激难以将其终止。研究显示，在 151 种单形性室性心动过速中，双环 8 字折返占 52%，单环折返占 30%，心肌中层折返伴局灶突破激动占 18%。近来，临床也更加重视室性心动过速的心外膜标测及消融，并取得良好疗效。

3.起搏器介导折返环

如果起搏器的心房电极具有感知功能、心室电极具有起搏功能，当出现心房起搏不良、房室传导时间过长、房性期前收缩、室性期前收缩逆传心房等情况时，提前出现的心房激动可被心房电极感知。达到设置的感知房室间期后，心室电极将发放电刺激除极心室，心室的激动逆传并被心房电极感知，心室继续跟踪则诱发起搏器介导性心动过速。每一个心室起搏 QRS 波后有一个逆传 P 波，心动过速频率为起搏器上限跟踪频率。可通过程控调整起搏器参数、放置磁铁、药物治疗心律失常等方法终止心动过速，部分起搏器具有识别及终止起搏器介导性心动过速的特殊功能。

(二)单向传导阻滞

当一条传导径路在一个方向上能够传导，在相反方向上完全不能传导时称为单向阻滞，传导的两条径路中必须有一条径路前传存在单向阻滞，但可以反向逆传，形成冲动折返的回路，进而形成折返激动。在折返环路内发生单向传导阻滞是形成折返的重要条件，无论是解剖决定型折返还是功能决定型折返均需要存在单向传导阻滞。单向传导阻滞的形成机制包括以下几点。

1.传导径路的有效不应期

发生在折返激动中的单向传导阻滞大多与不应期有关，这种单向传导阻滞只出现在传导组织的心动周期早期即有效不应期中，也称为功能性单向传导阻滞。因两条径路不应期的不一致性，一般不应期较长的一条径路容易形成前向传导阻滞，所以激动沿不应期较短、传导速度较慢的另一条径路缓慢前传。当阻滞侧径路脱离不应期后，激动便可由此逆行返回原处形成折返。例如，房室结双径路，较早的心房激动极易落在快径路的前向有效不应期中并发生单向阻滞，激动沿慢径路下传后又可从已脱离不应期的快径路逆传，形成慢-快型房室结折返性心动过速。

2.心肌受损程度不同

心肌组织在缺血缺氧、炎症、高钾、低温、药物等病理情况下，由于某部位心肌纤维两端受损程度不同或电生理特性不一致，A 端阻滞程度较重，B 端阻滞程度较轻。激动在 B 端向 A 端的传导过程中，由于阻滞程度越来越重，动作电位幅度和“0”相上升速度逐渐递减，最后激动终于阻滞在病变程度较重的 A 端。而激动由 A 端向 B 端传导时，由于开始的动作电位幅度和“0”相上升速度均正常，强大的激动突破病变较重的 A 端后便可“轻松”的穿出 B 端完成传导。

3.心肌纤维的各向异性

激动由主干向分支传导时，由于电流密度的分散和减小使分支端发生传导阻滞。激动由多处分支同时向主干传导时，电流密度的增强使激动很容易穿出主干。如浦肯野纤维的末端可直接或通过过渡细胞以端端、侧侧、分叉等方式与普通心肌纤维相连。Bredikis 等发现，当激动从浦肯野纤维向心室肌传导是局部电流从二维流向三维结构，而逆向传导则是电流从三维流向二维结构。当传导电流接近阈值时，可导致顺向即浦肯野纤维向心室肌传导单向阻滞。

4.传导的电流强度

①较强的激动能通过抑制区；②较弱的激动不能通过抑制区；③2 个阈下刺激相加后的电流强度超过阈值而通过抑制区；④较弱的激动首先抵达，虽然不能传导，但导致心肌组织动作电位状态（如静息膜电位的降低、阈值的增高）及不应期的改变，使随后而来阈值以上的激动也不能通过抑制区。

5.先天性单向阻滞

传导系统无逆传的情况为 20%~32%，旁路先天性单向阻滞的发生率为 40%，其中前传单向阻滞的发生率为 30%，逆传单向阻滞的发生率为 10%。其发生机制目前尚不清楚。

6.逆向激动干扰

逆传激动未能通过抑制区，但可产生新的不应期，使随后到达的前传激动被单向阻滞，连续出现 3 次以上则形成蝉联现象，具体表现详见本章第 2 节。

（三）缓慢传导

折返环路内发生缓慢传导也是形成折返激动的重要条件。缓慢传导常发生在前向不应期较短的一条径路，如果缓慢前向传导的激动能沿发生单向传导阻滞的径路逆行传导，则形成折返。发生单向阻滞的径路能否脱离逆向不应期取决于缓慢传导的程度。前向传导越慢，越容易脱离逆向不应期形成折返，反之则不容易形成折返。在大多数折返情况下，单向传导阻滞和缓慢传导分别发生在两条径路。而在具有慢传导特性的房室旁路，因前向传导非常缓慢，激动沿房室结下传，从不显示预激，可以视为前向传导阻滞。而且其逆行传导也缓慢，造成延长的 R-P⁻间期，因此可认为单向传导阻滞和缓慢传导均发生在同一条径路。

近年来，已认识到心肌组织与其他一些部位组织的连接区域（移行区）因不应期离散度大，传导速度缓慢，极易发生折返。例如，心房扑动的缓慢传导区域大多在右心房下部的峡部，房性心动过速、心房颤动多数发生在右心房与上下腔静脉、右心房界嵴、右心耳、冠状静脉窦、三尖瓣环、卵圆窝，以及左心房与左心耳、二尖瓣环、四支肺静脉口等区域。目前采用射频消融术治疗快速性房性心律失常的靶点也常位于这些区域，将缓慢传导区域改造成传导阻滞来消除折返形成。

（四）激动传导的双径路

激动在传导的方向上纵向分离成具有不同不应期和传导速度的快、慢径路，径路的两端存在相通的心肌组织。将激动传出到心脏其他部位的径路称为前传支，激动通过双径路的共同径路或心肌组织，从另一条径路远端回传到心肌原部位使之再次被激动，形成一次折返，另一条仅具有逆传功能的径路称为回传支。前传支多为不应期较短且传导速度慢的慢径路，逆传支多为不应期较长而传导速度快的快径路。整个心脏传导系统几乎均可产生功能性纵向分离，窦房交界区、房室间、房室结、希氏束、束支、异-肌交界区等部位均可出现。解剖学上的双径路以房室结出现双径路和多径路最为常见。功能性双径路形成因素如下。

1.回传支有效不应期显著延长

原来传导正常的组织，由于炎症、缺血、电解质紊乱或其他损伤，电生理特性发生严重的改变，有效不应期会显著延长。当激动落于其有效不应期中不能前传时，只能从其他传导减慢的心肌组织缓慢前传。到达共同的远端组织时，足够延长的时间使有效不应期显著延长的心肌恢复应激性，激动逆传回激动发出部位形成一次折返。

2.传导速度下降

原来传导速度均衡的组织中，部分组织因缺血或其他损伤而使其纵向传导速度明显下降，与邻近正常传导组织形成传导方向上速度不同的快、慢径路。

3.隐匿性传导

同向或异向的阈下刺激不能使心肌除极，但却能使心肌产生新的不应期，使随后到达的阈上刺激无法使心肌除极，形成传导阻滞。

(五)人工因素

双腔心脏起搏器、心脏的外科手术所形成的瘢痕组织等可形成人为的双径路。激动的传导速度、折返环及附近心肌的不应期、隐匿性传导、多条传导径路等使折返心电图表现形式多变，如折返性心动过速、双重心房或心室反应、期前搏动的偶联间期长短变化、心房或心室融合波等，具体表现详见本书的相关章节。

二、电生理特点及心电图表现

(一)诱发折返激动的因素

在心脏某些部位存在折返环路的基础上，快速的心房刺激或期前刺激是形成单向阻滞和传导延缓的重要原因。当刺激的频率增快或期前刺激偶联间期缩短到一定程度时，激动容易进入前传径路的相对不应期使传导延缓，因此诱发折返时往往会出现 S-R 间期延长，延长越明显越容易形成折返(见第 11 章)。

(二)折返持续存在的条件

折返激动形成后，如果维持条件符合，折返会持续下去并形成心动过速。如果维持条件被破坏，心电图上则仅表现出单次折返，如 1 次逆行 P 波，或者数次折返。除外界因素外，折返激动能否持续下去与折返环路内各部位组织的有效不应期关系密切，维持折返需要各部位有效不应期均短于激动在环路内的折返周期，也就是在环路内折返波峰到达前的部位必须脱离有效不应期恢复应激，这样折返激动才能维持下去。如不应期长于折返周期，折返激动遇到前方组织的不应期后立即终止。

折返周期等于激动在折返环路传导时在各部位传导时间的总和，与心动过速的心室率成反比，即折返周期(ms)=60000ms÷心率(次/分)。折返环各部位心肌组织的传导速度受多种因素的影响，尤其房室结的不应期和传导速度受神经、体液、药物等因素影响。因此，同一患者同一性质的折返周期和心动过速频率也可能不同。不同折返机制引起或同一机制经不同径路传导形成的心动过速的折返周期变化则更加显著。折返周期=折返波波长+可激动间隙(excitablegap)，折返波波长=激动传导速度×折返环路心肌的有效不应期，折返环路内的心肌不应期较短或者传导速度减慢时有利于折返形成。折返波的前部为波锋，尾部为波尾。可激动间隙存在于折返环路中，位于波锋与波尾之间，其位置随在折返环中运行的折返波的波锋与波尾变化而变化。可激动间隙的心肌始终处于应激期，能够被折返波的波锋激动，或被外来的刺激侵入而发生除极反应。可激动间隙长短取决于变化的折返周期及折返波波长，因此，其长短也并不固定，不应期短传导速度慢的心动过速可激动间隙长，相反则短。

较长的可激动间隙有利于外来刺激侵入折返环路，受刺激提前程度、折返环路心肌不应期等多种因素影响，侵入折返环的刺激可形成不同的结果：①激动沿折返环路运行，诱发心动过速；②刺激及心动过速的激动波在折返环中碰撞，终止心动过速；③刺激的激动终止心动过速后沿折返环路继续运行，引起心动过速的重整，不同联律间期刺激引起的重整长度不变；④持续的刺激与心动过速的激动波在折返环中持续碰撞，心动过速的频率增快到与刺激频率一致，即形成拖带现象。当多个部位心肌组织参与折返时，如房室折返性心动过速时心房、心室、房室结及旁路都参与，这些心肌组织的传导速度及有效不应期均不同。因此，各部位的可激动间隙长短也不同，导致刺激在不同心肌部位终止折返的能力也不相同。目前认为，凡是折返性心动过速均存在可激动间隙。抗心律失常药物或刺激迷走神经的目的是延长折返环路心肌的有效不应期，当折返环中没有可激动间隙时，波锋所到达的心肌处于有效不应期不能除极，丧失了传导功能，心动过速即刻终止。

(三)消除折返激动的方法

形成折返激动有 3 个基本条件及某些诱发因素，采用任何方法破坏其中一个条件均可消除折返。

1.破坏折返环路

外科手术及导管射频消融术切断折返环路中的某一部分，使环路消失无法形成折返，如阻断房室旁路传导后可以根治房室折返性心动过速。改善心肌缺血或其他病理性改变可降低心肌各向异性传导并消除其他功能性折返。

2.改变折返环路内组织的不应期

(1)应用药物(如奎尼丁、普萘洛尔、维拉帕米等)延长有效不应期，使单向阻滞变成双向阻滞或延长折返径路外周组织的不应期。

(2)采用心脏超速刺激或程控期前刺激，使激动进入折返环路内的可激动间歇形成不应期，使该区域双向阻滞而终止折返(图 11-62、图 11-71 和图 11-74)。

(3)采用压迫颈动脉窦、刺激咽喉部、做潜水动作等兴奋迷走神经的方法可延长有效不应期，不应期长于折返周期后折返无法维持，心动过速可突然终止。改良 Valsalva 动作通过增加回心血量加强迷走神经反射，终止心动过速的成功率可达 40%左右。

3.消除诱发因素

如折返性心动过速常由期前收缩诱发，应用药物及增快基础心率消除或者减少期前收缩后，可显著减少折返性心动过速的发生。

(四)折返激动的诱发与终止

1.诱发窗口

窦性心律或起搏心律时，能够诱发折返的最长及最短期前刺激偶联间期的差值即为诱发窗口。诱发窗口的大小与两条折返径路不应期的差值有关，折返的诱发窗口大约等于快、慢径路有效不应期之差。不应期差距越大，诱发窗口越大，反之越小。诱发窗口越大，期前刺激越容易进入折返环路诱发折返。另外，检测时的基础刺激周期长度对诱发窗口也有影响，因基础刺激周期长度直接影响到折返径路的不应期，故当不能诱发心动过速时，可通过改变基础刺激周长使传导径路的不应期发生改变，也可给予异丙肾上腺素、阿托品等药物，或让患者进行仰卧起坐、蹬腿等运动以增加交感神经张力，增大两条径路之间不应期差值及诱发窗口，以利于心动过速的诱发。抗心律失常药物通过延长传导环路心肌组织的有效不应期，缩小两条传导径路不应期的差值及诱发窗口，以达到终止和预防心动过速发生的疗效。因此，在停用抗心律失常药物 5 个半衰期之后，需要进行心脏电生理诱发心动过速的检查。

2.终止窗口

终止窗口即为期前刺激能够终止折返性心动过速时在心动周期内的位置。终止窗口位于折返环路可激动间隙内，但比可激动间隙要窄。适时的期前刺激只有进入可激动间隙内使心肌组织兴奋并产生不应期才能阻断折返运动的前进。应用程控期前刺激可以测定心动过速终止窗口在心动过速周期中的位置及宽度。通常采用比心动过速频率快 20%~30%的起搏频率进行定数刺激来终止心动过速。对一些频率较快的心动过速如典型心房扑动，常需用频率增加 40%~50%的猝发刺激 5~10 次才能使电脉冲进入范围很小的终止窗口。

3.拖带窗口

在心动过速发作时，以略快于心动过速的频率起搏，心动过速的频率能提高到起搏频率，起搏停止后心动过速又恢复到原有的频率，这一过程称为心动过速的拖带现象。能够产生拖带现象的最短与最长起搏间期之间的差值就是这个心动过速的拖带窗口。大多数能被拖带的心动过速发作机制都是折返性。拖带停止后，心动过速可能被终止，也可能在终止原来心动过速的同时，以最后一个刺激为起点使心动过速重整（图 11–76）。

三、临床意义

折返是心电学中最常见的心电现象之一，与多种心律失常密切相关，它是最常见的诱发机制。目前，已认识到各部位大多数的期前收缩、各种类型的反复心搏、阵发性心动过速、心房扑动、心房颤动、心室扑动甚至心室颤动为折返机制所致。因此，掌握折返机制与相关理论，熟知折返性心律失常在心电图及心脏电生理检查时的表现，对折返机制的深入研究不但能解释一些复杂的心律失常，而且在指导治疗快速性心律失常方面有着重要的临床意义。

第 13 节 电交替现象

心脏电交替是指同一起搏点的激动在心电图上的波形和（或）振幅发生每搏交替性改变的现象，任何导联上波形振幅互差≥1mm 即可诊断为电交替。心脏电交替现象可出现在心电图上各个波段，可以某个波段单独发生，称为单纯性电交替；也可多个波段合并发生，称为复合性电交替或心电全交替。最常见的部位是心室电交替，可发生单纯性 QRS 波、ST 段、T 波、U 波电交替或者 QRS 波、ST 段、T 波、U 波一起发生的复合性电交替，以 P 波电交替最少见。心脏电交替可发生在窦性心律或异位节律，也可发生在快速心房起搏时，但以阵发性室上性心动过速时最多见。心动过速时发生电交替常与快心率有关，而与折返部位无关。

一、形成机制及心电图表现

1. P 波电交替

单纯性 P 波电交替在动物实验中并不少见，但临床罕见。其确切机制尚不清楚，推测与心房内 2:1 传导阻滞有关。也可能是心房肌病变引起不应期改变所致，还有推测与心房肌缺血性病变影响离子跨心肌细胞膜的转运速度使动作电位时程发生交替改变有关。多见于器质性心脏病，如肺源性心脏病、心房梗死、心房压力增高或扩张引起心房肌缺血缺氧时。心房 S_1S_1 刺激或程控期前刺激 S_1S_2 刺激诱发阵发性室上性心动过速时，也可见逆行 P 波振幅高低交替，P^-–P^-间期、R–P^-间期也长短交替，提示折返激动从两条径路逆向传导。

2. QRS 波电交替

其发生的机制也尚未能明确，可能与心室内传导系统和心肌除极或复极化速度发生交替性改变等原因有关。可由各类心动过速、心包积液、低钾等原因引起。心动过速时室率过快，心室舒张期明显缩短，心肌或传导系统不同程度缺血致使不应期明显延长，当激动通过该处时发生 2:1 传导阻滞或不完全除极和（或）复极而发生电交替。心包积液时，心脏在心包内周期性摆动可导致心电向量交替性改变。低钾时心脏某部位不应期延长，可导致交替性的 2:1 局部心室内传导延缓或阻滞。心房 S_1S_1 分级递增刺激或 S_1S_2 程控期前刺激诱发阵发性室上性心动过速时，可见 QRS 波振幅每搏高低交替。QRS 波振幅交替是复合性电交替和心动过速性电交替的主要心电图表现（图 11–83 和图 12–90）。

4. ST 段电交替

单纯性 ST 段电交替是一种较少见的心电异常现象，是指 ST 段抬高或压低的振幅每搏呈现交替性变化，常提示心肌严重缺血，须高度重视和积极治疗。ST

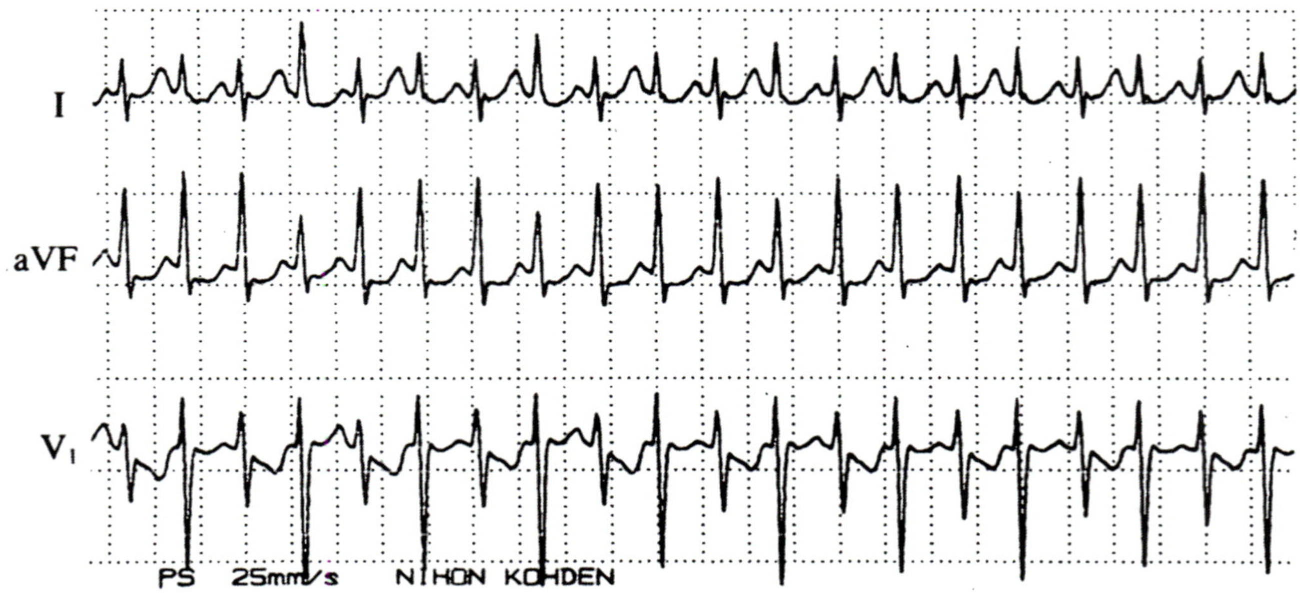

图 12-90 复合性电交替。图示慢-快型房室结折返性心动过速，P-波隐埋在 QRS 波中，在 V_1 导联可见假性“r'”波。心动过速时 QRS 波、ST 段、T 波均发生振幅电交替。

段电交替易发生快速性室性心律失常，反映了心电不稳定状态，可能是心肌复极不一致的折返所致。ST 段电交替发生机制尚不清楚，可能为缺血心肌细胞呈交替性活化反应，使心肌细胞除极呈现交替性改变，电介质通过心肌细胞膜的速率和程度交替性变化，引起细胞膜动作电位 2 相和 3 相呈现交替改变。ST 段电交替现象可见于经皮穿刺冠状动脉成形术、心电图运动负荷试验、胸部外伤及经食管心脏调搏等。但临床上最常见于变异性心绞痛，对变异性心绞痛有高度的特异性，常提示冠状动脉痉挛性病变。根据冠状动脉造影观察，自发性血管痉挛多见于前降支病变。在变异性心绞痛伴发 ST 段电交替中，其在心肌缺血发作期间 ST 段抬高的幅度和持续时间均显著高于不伴有 ST 段电交替者，而且并发室性心律失常的概率也显著高于不伴有 ST 段电交替者。这表明 ST 段电交替者心肌缺血的程度更加严重(图 12-91 和图 12-92)。

4. T 波电交替

T 波电交替就是复极交替的反映。在超过一定阈值的较快速的固定心搏频率下，每搏的复极时间并不完全相等，或呈现长、短变化，总有一部分心肌不能完全除极，需要一个心动周期后才能恢复正常的应激性。其表现为动作电位时程(APD)的逐搏交替变化，以及心电图上相邻心搏的电交替。

目前对其发生机制的认识可归纳为以下 3 种：

(1)电生理机制。T 波代表心室的复极，T 波电交替是复极交替的反映，心肌复极化时间和空间的离散是发生 T 波电交替的电生理基础。

(2)离子机制。心室复极过程中存在复杂的离子流跨膜运动和离子通道的协调开放和关闭。细胞内钙离子浓度、低血钾、低血镁、钠-钾交换等均可引起 T 波电交替。其中细胞内钙离子水平的变化可能在 T 波电交替的产生中起主要作用，是产生电交替和机械交替的核心。

(3)神经体液机制。交感及副交感神经系统对 T 波电交替的发生产生重要影响。支配心脏的交感神经活性增强使儿茶酚胺分泌增多，并通过瀑布样反应引起细胞内钙离子浓度水平发生变化，从而引起心肌复极不一致性增加，导致 T 波电交替(图 12-91)。

5. U 波电交替

目前认为 U 波电交替与心脏机械因素有关，并非电活动异常所致，其多同时合并 QT 间期延长或长短交替等。当 U 波增大时，尤其是心率缓慢或长间歇后，心室容量增大，U 波也愈大，容易发生电交替。U 波发生的时间恰好位于心动周期的超常期，U 波增高时静息膜电位接近阈电位，心肌必奋性增高，易诱发室性心律失常。巨大 U 波电交替伴 QT 间期延长，标志着

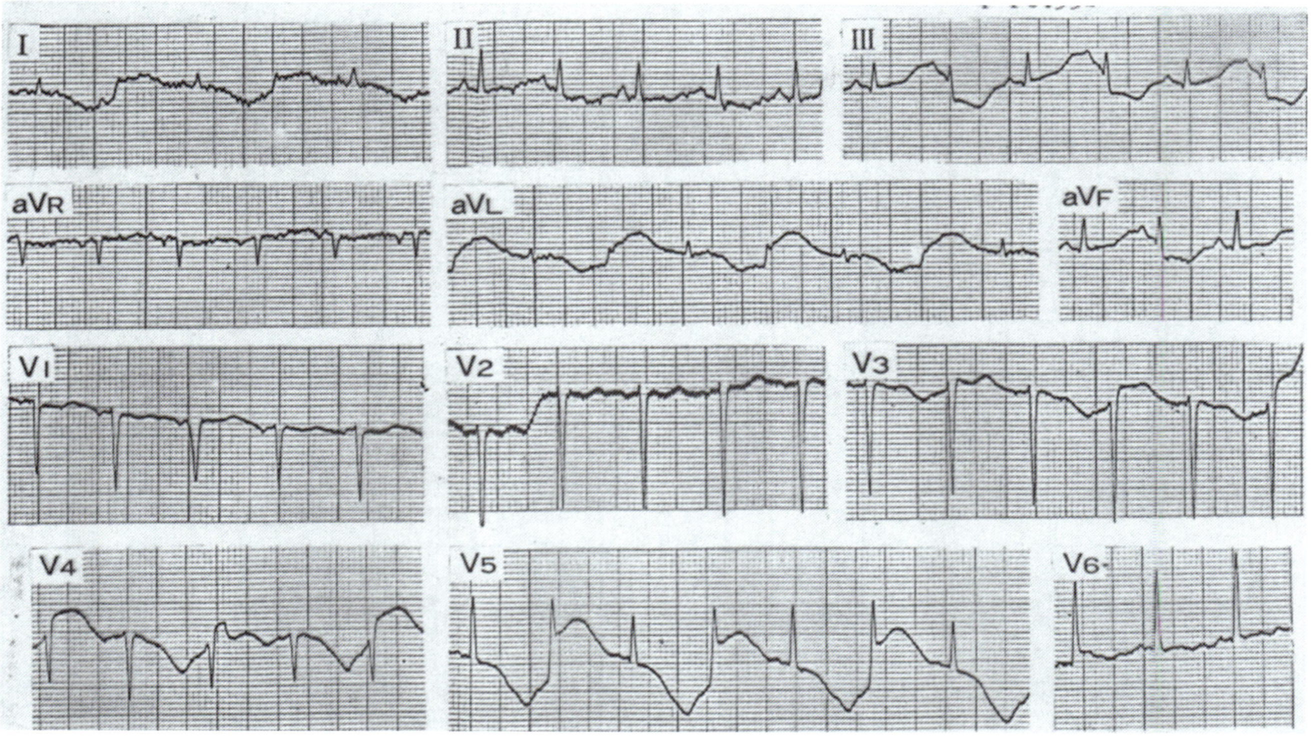

图 12-91　ST 段 T 波电交替。图示窦性心律时在Ⅰ、Ⅲ、aVL、aVF、V_3、V_4、V_5 导联出现 ST 段与 T 波电交替，尤其在 V_5 导联显著。

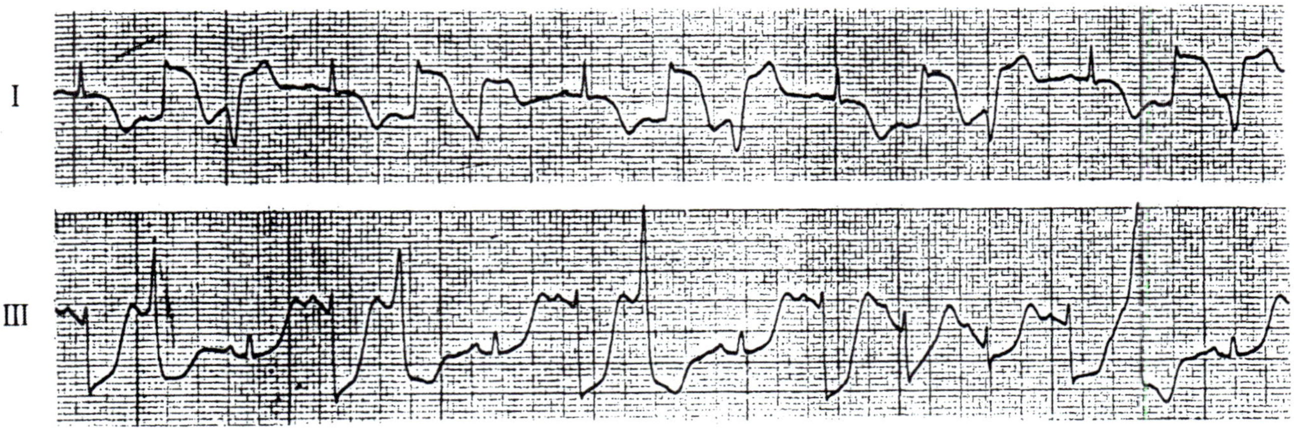

图 12-92　ST 段电交替。图示Ⅰ、Ⅲ导联分别出现 ST 段弓背抬高型与 ST 段压低型改变，在 1 次室性期前收缩后 ST 段恢复正常，表现出特殊类型 ST 段电交替。

心室肌复极延迟和不一致性，这种心肌复极之间的明显差异。有利于心肌内形成多发性折返径路。尤其当室性期前收缩落在前一搏动的 U 波上时，更易诱发尖端扭转型室性心动过速(图 12-93 和图 12-94)。

6.复合性电交替

表现为 2 个或 2 个以上波段同时出现交替，多见于胸导联。常见于大量心包积液和(或)心包压塞，其次是严重心肌病变、阵发性心动过速时。心脏传导系统不应期发生交替性变化；心脏在心包内周期性摆动导致心向量交替性变化。

二、临床意义

不同类型电交替的发生机制不同，临床意义也不同。根据不同类型电交替的心电图特点对疾病诊断有

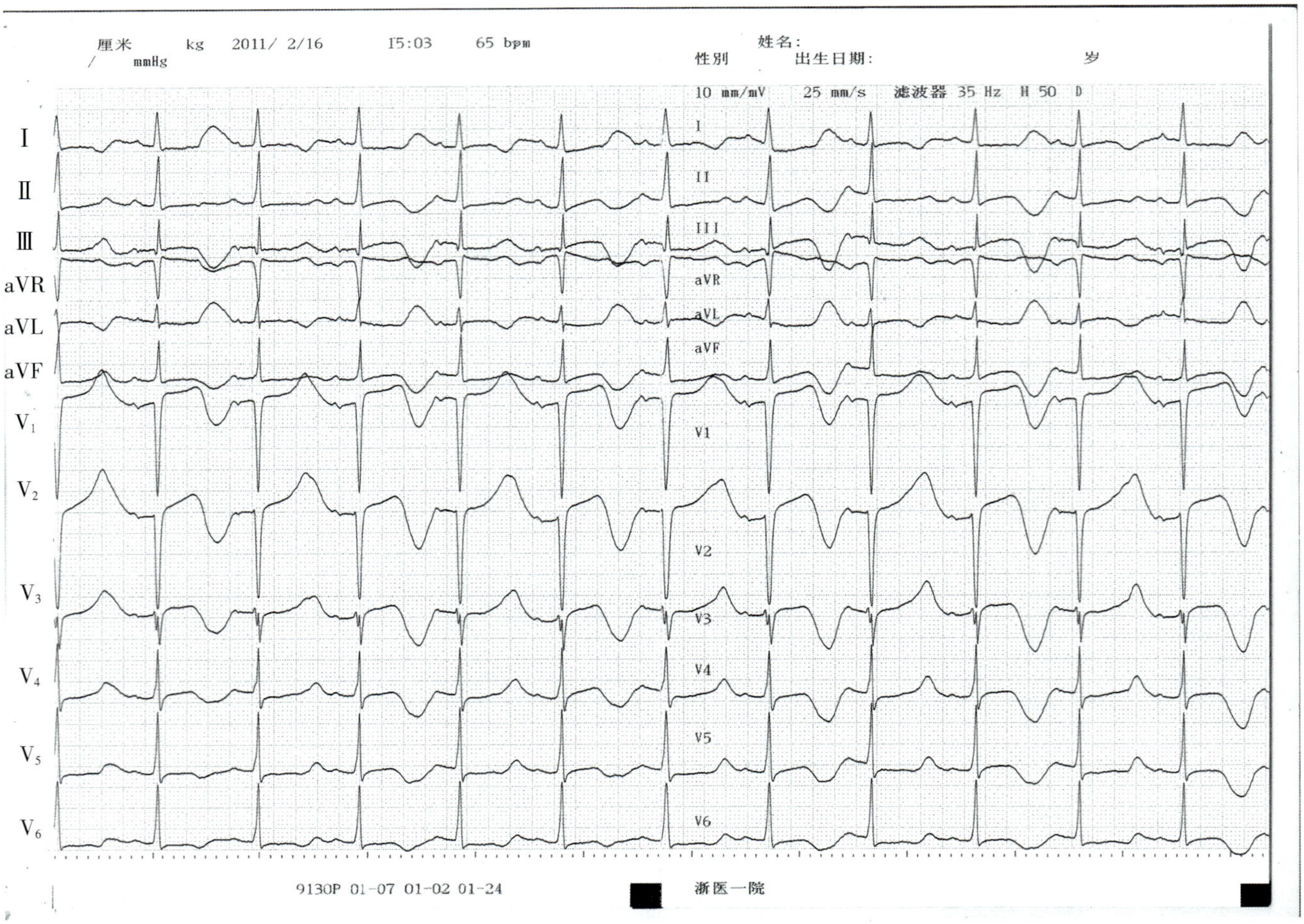

图 12-93 T/U 波电交替。各导联均可见巨大 T 波与 U 波融合并出现显著电交替，Q-T 间期明显延长。

一定指导价值。

1. P 波电交替多见于器质性心脏病如肺源性心脏病、肺栓塞等心房压力升高的疾病。

2. QRS 波电交替常见于间歇性预激综合征或束支传导阻滞，以及完全性电交替、心动过速性电交替。

3. ST 段电交替常见于 Prinzmetal 心绞痛、冠状动脉痉挛及 PTCA 时，与心肌缺血有关。

4. T 波电交替出现标志着心电活动的不稳定，并与恶性心律失常及心脏性猝死的发生有密切关系，甚至可以作为预测扩张型心肌病、充血性心力衰竭、肥厚型心肌病等疾病发生不良心脏事件的指标。由于临床检测到 T 波电交替时几乎所有患者均在应用抗心律失常药物，因此，了解这些抗心律失常药物对 T 波电交替测定结果的影响至关重要。T 波电交替可以预测恶性心律失常及 SCD 的发生，用于恶性心律失常高危患者的危险分层，对早期干预及减少猝死具有关键作用。

5.反映心肌复极变化的 T 波电交替与反映心肌除极变化的 QRS 波电交替两者均呈频率依赖性，但其电生理基础及临床意义却迥然不同。T 波电交替者与发生恶性室性心律失常的倾向性呈明显的正相关，而 QRS 波电交替在快频率的阵发性室上性心动过速时较为常见，但它与室性心律失常并无相关性。

6.复合性电交替是大量心包积液并发心包压塞的一个重要心电图征象。

7.电交替的预后与其心率快慢密切相关。心动过速是产生电交替的一个主要原因。

随着科学技术的不断发展，医疗设备的逐步改善和普及，电交替的重要意义会日益凸显，其预测价值会不断提高，值得临床医生和心电图医生认真学习并加以实践。

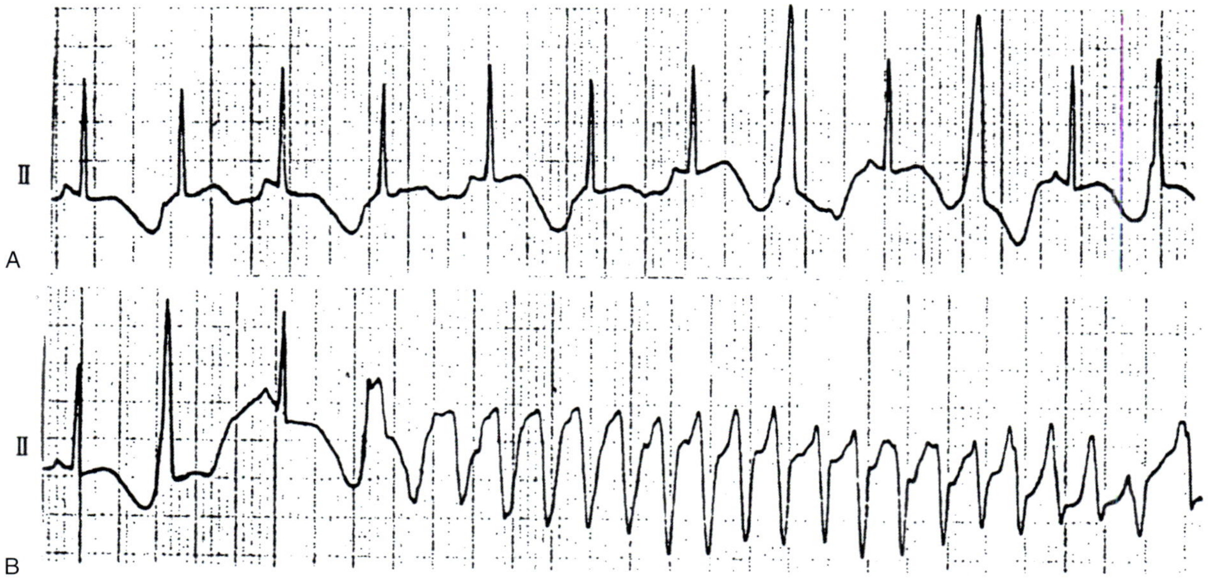

图 12–94　U 波电交替。Ⅱ导联连续记录，(A)窦性心律时 QRS 波形态基本正常，每隔 1 次 QRS 波后出现巨大倒置的 U 波，发生 U 波电交替，巨大 U 波后出现室性期前收缩。(B)巨大 U 波明显增深后诱发出尖端扭转型室性心动过速。

第 14 节　房室结双径路跳跃现象

随着导管消融术的发展与电生理研究的深入，我们认识到房室结周围的心肌组织存在不应期及传导特性不同的传导部位，分别构成快径路及慢径路。快径路位于致密房室结的前上方，慢径路位于致密房室结的后下方，分别沿致密房室结两侧走行，解剖上都在致密房室结之外。这种新的认识为理解房室结双径路的电生理学特征和消融治疗提供了解剖学基础。临床心脏电生理检查显示房室结顺向传导功能曲线中断，呈现跳跃现象时可诊断房室结双径路。现已明确房室结双径路是发生房室结折返性心动过速的基础，两者之间有密切的统计相关性。

一、房室结双径路传导

1.跳跃现象

跳跃现象指采用心房程控期前刺激时，最初一段时间因房室结快径路传导速度快，激动经快径路下传心室，并隐匿性传导至慢径路，使慢径路产生新的不应期，从而使从慢径路下传的激动被干扰而未下传。当期前刺激偶联间期缩短致 S_2 激动落入快径路有效不应期时，则沿慢径路缓慢下传至心室。此时期前刺激偶联间期缩短 10ms，S_2–R 间期突然延长>60ms 的电生理现象，即为房室结双径路的跳跃现象(图 9–15 和图 9–16)，S_2–R 间期最大增量数值越大诊断房室结双径路传导越可靠。

2.成倍延长现象

成倍延长现象是指采用 S_1S_1 分级递增刺激时，当心房刺激周长接近或到达房室结快径路不应期时，起初激动落入快径路相对不应期，S–R 间期逐渐延长。随后激动落入快径路有效不应期改从慢径路传导时，S–R 间期突然成倍延长。这种相邻 S–R 间期发生成倍延长并持续的现象，即为房室结双径路传导的成倍延长现象(图 9–3、图 9–4、图 9–6 和图 9–7)。

3.诊断房室结双径路传导的注意事项

(1)S–R 间期增量>60ms 的跳跃现象仅可在心房程控期间刺激中应用。常规心电图中因受窦性心律不齐等干扰因素的影响，各部位的不应期均会发生改变。此时房室结双径路的传导会因受不应期的改变而发生变化，因此>60ms 的跳跃现象不适用于常规心电图中诊断房室结双径路传导。在窦性心律规则的情况下,采用相邻 P–R 间期发生成倍延长并持续的现象可准确诊断房室结双径路传导。

(2)与房室文氏传导的鉴别:典型的房室传导文氏现象为 P–R 间期逐渐延长,R–R 间期逐渐缩短,周期性出现因 P 波下传中断而导致的长 R–R 间期。长 R–R 间期应小于最短 R–R 间期的 2 倍。房室结快、慢径路的有效不应期接近及传导速度不同时,容易发生不典型的房室传导文氏现象。

当出现以下情况时,需要考虑房室结双径路传导:①心房率基本规则:窦性心律或心房 S_1S_1 定数、定时刺激时,相邻 P–R 间期成倍延长,并保持长 P–R 间期一定时间,然后突然出现 P–R 间期缩短或 P 波下传中断,这种现象反复出现。但是,需要排除隐匿性房室交界性期前收缩、间歇性一度房室传导阻滞等,前者常可发现显性交界性早搏。后者多由迷走神经张力增高引起,此时常可见 P 波频率明显减慢;②期前刺激诱发或自发的房室结折返性心房回波或心动过速(图 11–11);③诱发房室结双径路同步不等速传导的 1:2 房室传导,或非折返性心动过速(图 12–34 至图 12–36);④诱发心房内折返性心动过速或顺向型房室折返性心动过速时伴 P–R 间期长、短交替等(图 11–84 至图 11–86)。由于窦性心律不齐、房室交界性逸搏干扰、隐匿性传导、房室结折返、房室结双径路传导等因素的影响,使房室不典型文氏现象较典型文化现象多见,经食管心脏电生理检查可以很好地捕捉到因房室结双径路传导造成的各种房室不典型文氏现象。

二、房室结双径路传导重叠现象

因自主神经张力的变化导致快径路不应期不稳定,快径路传导受阻,显现出慢径路传导。而快径路恢复传导功能后,心房激动又沿快径路下传心室,慢径路传导被掩盖。房室结双径路传导重叠现象的电生理表现为 S_1S_2 程控期前刺激时,可见 S_2–R 间期短暂的长、短交替,并出现房室结双径路传导的重叠现象,直至激动从慢径路下传,长 S_2–R 间期稳定。

三、房室结双径路传导被掩盖现象

在经食管心脏电生理检查中,房室结双径路传导现象时常被掩盖,因为其不仅与心房、房室结、心室不应期长、短变化有关,还与刺激方式、方法有关。在选取刺激周期与刺激方式时,应尽可能选取相同刺激方式或相同基础周长的不同刺激方式。利用心房、房室结双径路、心室与前刺激周长的变化规律,使房室结双径路传导现象显现。提高房室结双径路的发现率,降低检查的假阴性率(参见第 9 章第 1 节)。

1.心房不应期长于房室结双径路

刺激时无心房激动下传,无法显示房室传导。根据心房不应期与前心动周长呈正比,房室结不应期与前心动周长呈反比关系。S_1S_2 刺激时可通过缩短 S_1S_1 基础周期,$S_1S_2S_3$ 刺激时缩短 S_1S_2 间期来缩短心房不应期,延长房室结不应期,显现房室结双径路跳跃现象。

2.心室不应期长于房室结双径路

因心室不激动,即使存在房室结双径路,也无法显现。同样可在 S_1S_2 刺激时通过缩短 S_1S_1 基础周期,$S_1S_2S_3$ 刺激时缩短 S_1S_2 间期来缩短心室不应期,当心室激动后即可显现房室结双径路跳跃现象(图 9–17)。

(1)心室不应期长于房室结快径路:S_1S_2 偶联间期较长时激动沿房室结快径路下传,当 S_1S_2 偶联间期缩短到心室有效不应期时 R_2 消失。S_1S_2 偶联间期继续缩短到达快径路有效不应期时,激动沿房室结慢径路缓慢到达已脱离不应期的心室并形成 R_2 波,显示出 S_2–R 间期突然显著延长,表现出房室传导裂隙现象。

(2)心室不应期长于房室结慢径路:S_1S_2 偶联间期较长时激动沿房室结快径路下传,S_1S_2 偶联间期到达心室有效不应期时 R_2 消失。采用缩短 S_1S_1 基础周期或者在 $S_1S_2S_3$ 刺激时,缩短 S_1S_2 偶联间期来缩短心室不应期,延长房室结慢径路的不应期可以显现房室结双径路跳跃现象。

3.房室结双径路不应期接近

在心房程控期前刺激时,无 S_2–R 间期的跳跃或者跳跃时差<60ms。此时也可采用缩短 S_1S_1 基础周期进行 S_1S_2 程控期前刺激,或者在 $S_1S_2S_3$ 刺激时通过缩短 S_1S_2 间期来增大房室结双径路不应期差距,以显现房室结双径路跳跃现象。

四、临床意义

心脏不同部位的不应期有较大的差别，在经食管心脏电生理检查中采用不同的刺激方法可显示心脏各个部位的电生理特性，通过延长或缩短前周期的方法来揭示不同部位的电生理特征以达到检查的目的。认识房室结双径路传导的电生理特征和心电图表现，既可提高心电图分析诊断的能力，又可避免误诊及漏诊。

第 15 节　节律重整现象

当脏内同时存在 2 个节律点发放激动且没有传保护机制时，一个节律点的激动会侵入到另一个节律点，相互发生干扰。在窦性心律、起搏器心律、各种心动过速等频率较高或占主导地位的节律点，称为重整节律点。占辅助地位的节律点称为干扰节律点。在某个心动周期中，干扰节律点的激动在重整节律点的激动提前出现时，因重整节律点的激动尚未形成，会被干扰节律点发放的激动侵入而触发无效除极（隐匿性激动），并提早复位。重整节律点以提早复位点为起始，以原有的节律间期重新安排节律活动，这种电现象称为节律重整现象。经食管心脏电生理检查中涉及的节律重整现象主要有窦性节律的重整和心动过速的节律重整。

一、心动过速节律重整的机制

1.自律性心动过速的节律重整

自律性心动过速非常常见，如非阵发性房室交界性心动过速、非阵发性室性心动过速等。以非阵发性室性心动过速为例，当室性节律点明显高于窦性心律时，则与窦性 P 波形成干扰性房室分离。如果非阵发性室性心动过速不存在传入性保护机制，则能被适时的窦性下传的激动侵入，侵入的窦性激动可使未成熟的室性激动无效除极并提前复位，形成不完全性干扰性房室分离。然后以原心动周期重整发放下一次激动，使非阵发性室性心动过速发生了一次节律重整。

2.折返性心动过速的节律重整

一个完整、闭合的折返环路是折返性心动过速发生的基础，激动沿折返环路周而复始地做环形运动并形成心动过速。折返性心动过速的节律重整不同于自律性心动过速的节律重整。折返性心动过速发生时，折返环路总存在可激动间隙。在房性期前收缩、室性期前收缩、经食管心房起搏等其他节律点的激动进入折返环可激动间隙时，使该间隙提前除极，除极后形成一个短时间内失去兴奋性的有效不应期，下次环形运动的波峰到达此处时被阻滞，环形运动终止后心动过速也终止。当一个适时的激动进入可激动间隙时，折返波峰除了在环形运动的前方被有效不应期阻滞，终止了心动过速外，在相反的方向，侵入的激动还可随环形运动的尾部形成新的除极波，并沿原环路形成频率与前频率一致的折返性心动过速。进入心动过速可激动间隙的期前收缩或期前刺激，其后引发等周期的代偿间期时，即为折返性心动过速的节律重整（图 12-95 和图 12-96）。总之，心动过速的节律重整与一般节律重整心电图一样，其最大的心电图特点就是期前收缩或刺激加上等周期代偿，而等周期代偿是心动过速以期前激动侵入为起点，以原心动周期的间期重整发放下一次激动。

二、电生理特点及心电图表现

（1）节律重整实际上是一种常见的干扰现象，但这种干扰现象与发生在传导途径中引起传导障碍的干扰不同，它是发生在起搏点内的干扰，这是两种性质完全不同的干扰。

（2）节律重整是隐匿性传导的一种特殊心电表现形式，绝大部分发生在房室交界区。

（3）窦性心律的自律性频率高，会使潜在的、较慢的心房、房室结、心室节律点持续不断地发生隐匿性节律重整，使还未成熟的异位激动不断“流产”，即窦性主导心律控制规律。

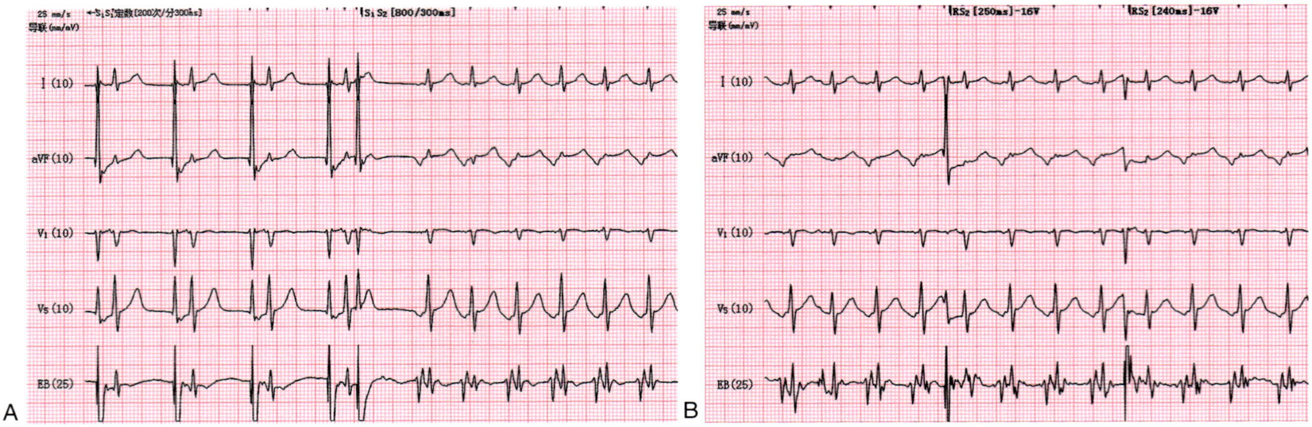

图 12-95 房性心动过速重整现象。(A)基础刺激周长 S_1S_1 800ms，S_1S_2 偶联间期 300ms 的心房程控期前刺激，诱发出开始为 P–P–R 序列，频率 130 次/分的房性心动过速，R–P'>P'–R，P'波在 aVF、V_5 导联倒置，P'–R 间期 140ms。(B)房性心动过速时给予 RS_2 刺激，偶联间期 250ms、240ms 时已经夺获心房，提前的 P_2 波形态发生改变，在 aVF、V_5 导联平坦，V_1 导联直立。房性心动过速未能终止，但是 P_2 波后的代偿间期等同心动过速的 P'–P'间期，说明 R_2 期前刺激重整了房性心动过速。

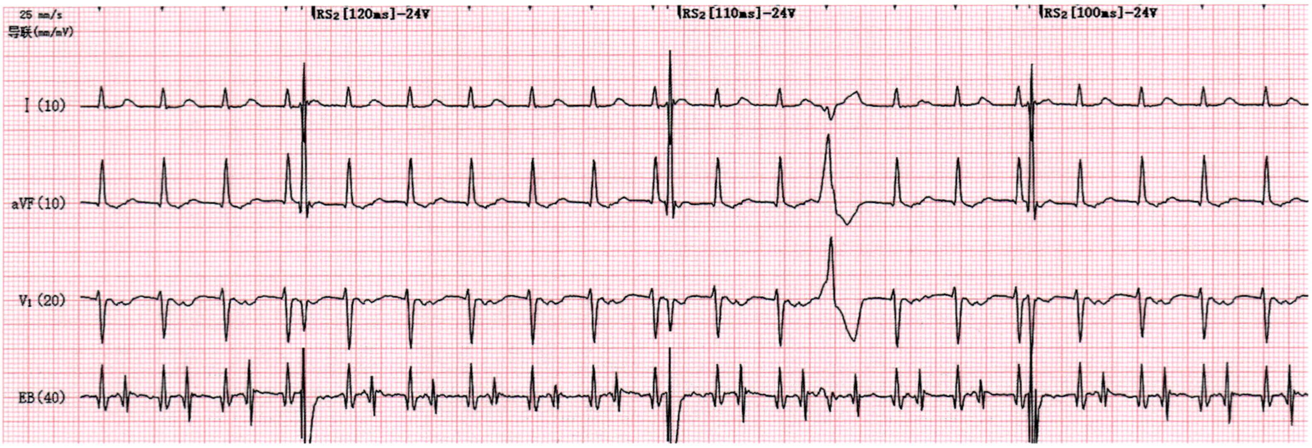

图 12-96 室性早搏重整顺向型房室折返性心动过速。图示心房刺激诱发出窄 QRS 波心动过速，R–R 间期 480ms，心率 125 次/分。逆行 P 波在Ⅰ、aVF 导联直立，V_1 导联负正双相，食管导联 R–P^-间期>V_1 导联，逆行心房激动呈右侧偏心性，提示为右前间隔或右前侧壁房室旁路逆行传导的顺向型房室折返性心动过速。可见 RS_2 刺激偶联间期 120~100ms 时已提前夺获心房，食管导联中清楚可见 S 波后的逆行 P 波消失，但并未能影响心动过速时的逆行 P^-–P^-间期和 R–R 间期，说明经食管起搏的左心房激动并未进入右心房参与的折返环路。第 12 次窄 QRS 波后提前出现 1 次呈右束支传导阻滞型的室性期前收缩，伴随提前出现的逆行 P 波，其后的 P^-–P^-间期便恢复了心动过速周长，出现等周期的代偿间期，说明室性期前收缩侵入了右心室参与的折返环路，并重整了顺向型房室折返性心动过速。

(4)心脏两种节律同时存在时，干扰作用的发生是相互的，节律重整也是相互的。

(5)节律重整的发生和存在意味着某起搏点缺乏保护机制，由此可进一步探索保护机制的部位、对象和性质等。

(6)节律重整时表现的不完全性代偿间期或等周期代偿，有助于期前收缩的鉴别诊断。

(7)心房颤动伴室性期前收缩时，其后常可见较长的代偿间期，即类代偿间期。这是节律重整的一种表现，它的出现有助于区分宽 QRS 波是室性期前收缩，还是室上性激动伴心室内差异性传导。

(8)少见的节律重整现象，尤其心动过速的节律重整，常使心电图复杂化。准确认识节律重整有助于复杂心电图的分析与诊断。

第 16 节 隐匿性传导现象

隐匿性传导是指窦性或异位激动在心脏传导系统中已经传导至一定的深度，但未能“走完全程”的一种传导受阻现象。这种电激动未能使远端心肌除极产生波形，不能在体表心电图中表现出来，但可影响下一次激动的传导或形成。隐匿性传导可以发生于心脏传导组织的任何部位，最常见于房室交界区。心电图的表现形式多样，既可发生于正常的心脏，也可发生于有器质性心脏病的心脏。临床上复杂的心电图大多有隐匿性传导的参与。

一、隐匿性传导的发生机制

隐匿性传导可以是前向性或逆向性，实质为一种递减性传导，与传导组织不应期不均一密切相关。以房室交界区为例，由于激动过早抵达，该区域处于动作电位 3 相的相对不应期早期时，虽然可以发生除极，但 0 相上升速度较慢，振幅较低，传导能力差。在传导过程中，这种能力一再发生衰减，最后传导停止，因而激动不能逆传至心房或下传至心室，但在传导的过程中产生了新的不应期，因此可影响下一次激动的传导或形成。

二、电生理特点及心电图表现

详见本章第 2 节。

三、临床意义

隐匿性传导是许多心律失常中的常见现象，也是造成复杂心律失常的重要原因。规律的自律性被打乱，轻度的传导阻滞变成严重的传导阻滞，产生与不应期规律不符的心室内差异性传导、超常传导现象及不典型文氏现象等。因此，了解隐匿性传导可以帮助分析复杂的心律失常。

隐匿性传导的临床意义不是其本身，而是由此引发的心律失常，特别是复合性复杂心律失常，这通常会给心电图的分析、诊断带来诸多困难。隐匿性传导本身并不引起症状或体征，但有时可使心室率减慢和引起长时间的心室停搏，从而造成严重的后果，影响治疗和预后。临床上复杂的心律失常多有隐匿性传导参与其中，易造成误诊。因此，提高对隐匿性传导的认识，对于分析复杂心律失常有极大的帮助。

第13章　图例解析

第1节　经食管心脏电生理检查技术

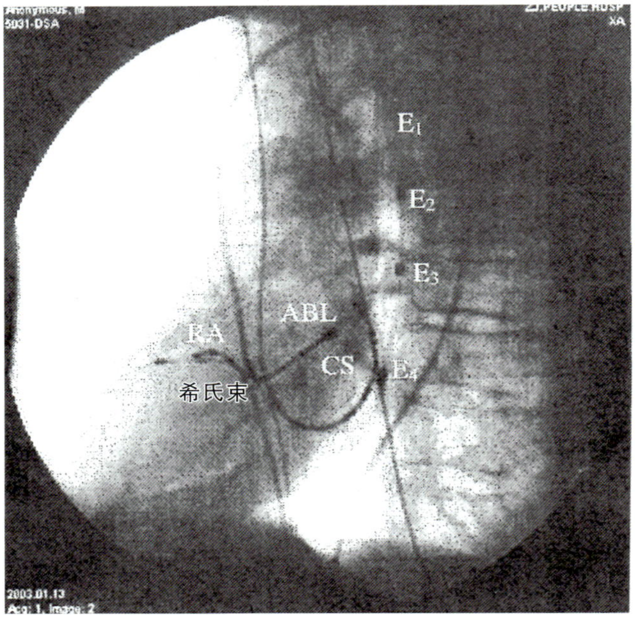

图 13–1　食管导联与心脏的解剖关系。图示左侧房室旁路射频消融术中左前斜位 X 线片，可见食管导管远端一对电极 E_3、E_4“紧贴”左心房后壁，与冠状静脉窦电极导管距离非常近。

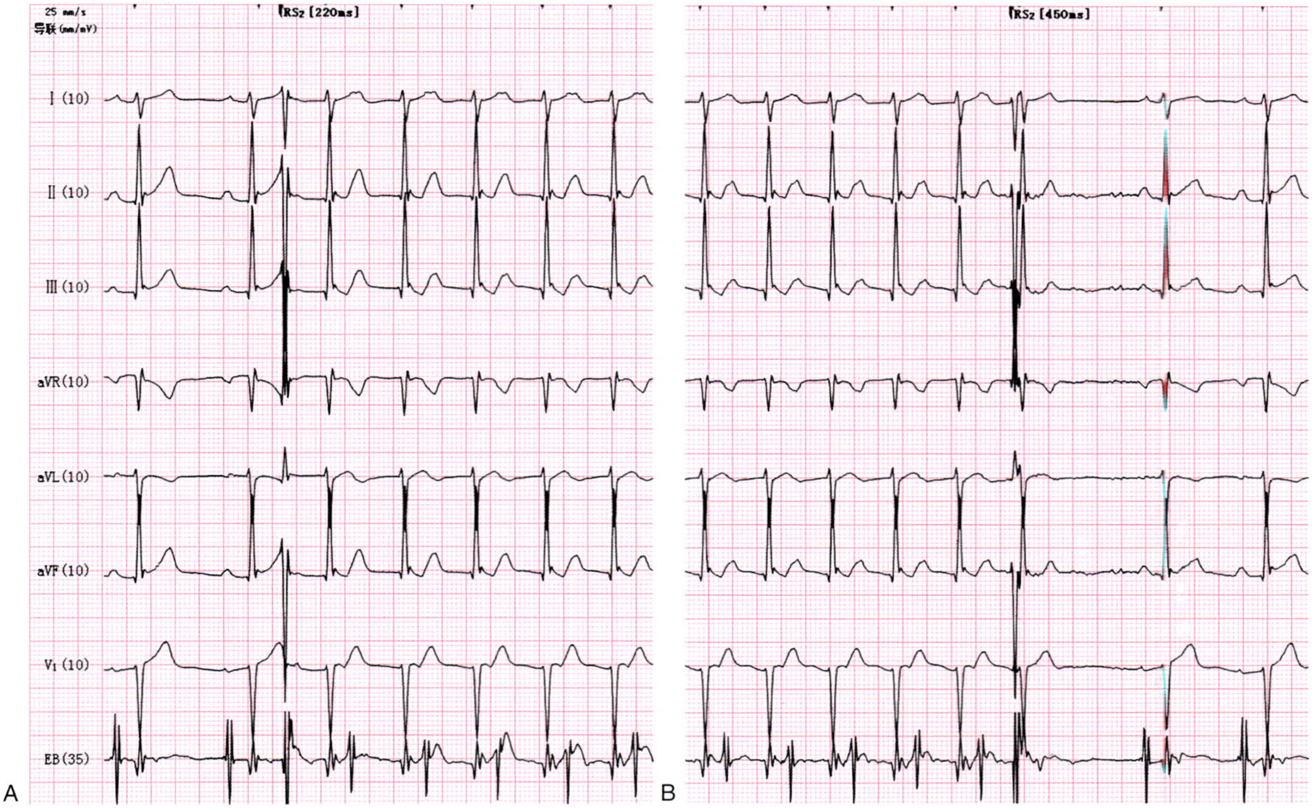

图 13–2　心房 RS_2 刺激诱发及终止隐匿性右侧房室旁路逆向传导的顺向型房室折返性心动过速。(A)窦性心律时，P–R 间期为 200ms，QRS 波形态正常，未见心室预激。给予一次偶联间期为 220ms 的 RS_2 心房期前刺激，S_2–R_2 间期延长至 280ms 后诱发出频率 107 次/分的窄 QRS 波心动过速，ST 段上可见在Ⅰ导联直立、Ⅱ、Ⅲ、aVF 导联及 V_1 导联倒置的逆行 P 波，食管导联中 R–P′间期>V_1 导联 R–P′间期。为隐匿性右侧房室旁路逆向传导，房室结–希浦系统前向传导的顺向型房室折返性心动过速。(B)给予一次偶联间期为 450ms 的 RS_2 心房期前刺激，S 波落在 QRS 波前夺获心房，QRS 波后逆行 P 波消失后终止了心动过速。顺向型房室折返性心动过速是心房和心室都参与的大折返，无论夺获心房还是心室几乎均能侵入折返环路，诱发、重整或终止心动过速。图 A 中延长的 S_2–R 间期可以使房室旁路脱离逆向不应期诱发心动过速；图 B 中的 RS_2 心房期前刺激与前一次逆行 P 波距离 300ms，夺获心房使 QRS 波后的逆行 P 波消失，可见激动在顺向侵入房室旁路与逆行激动发生碰撞，使得逆传 P 波消失的同时，也在房室结发生前向传导阻滞，从而终止了顺向型房室折返性心动过速。

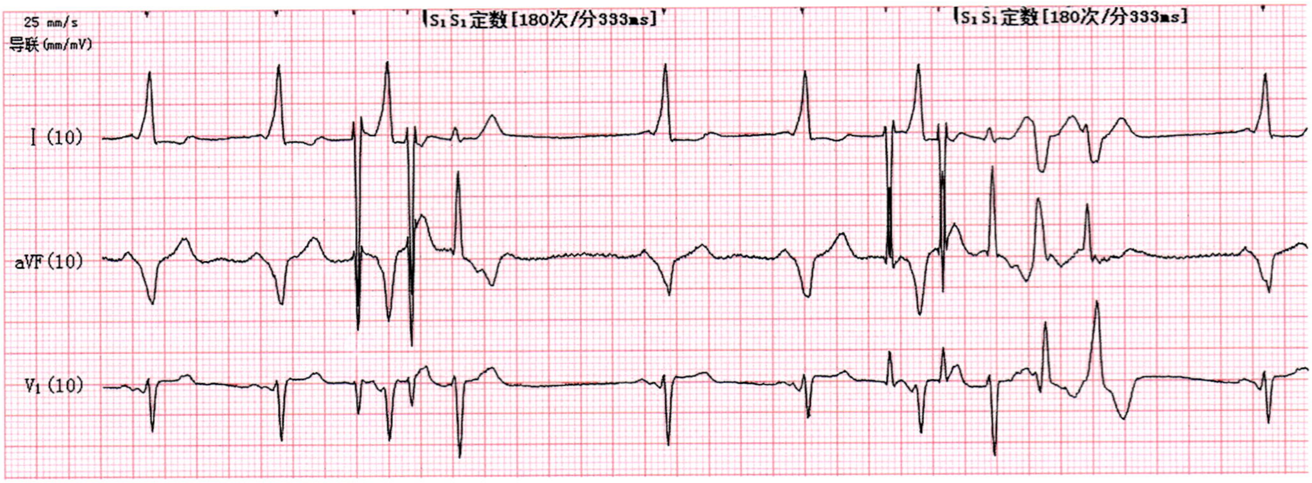

图 13-3 心房定数刺激诱发短串顺向型房室折返性心动过速。图示窦性心律时为显性右后间隔房室旁路，给予频率 180 次/分的两个心房刺激，第一个刺激夺获心房沿房室旁路下传，第二个刺激落在前心搏的 T 波前支上，心房激动遇到房室旁路的前向有效不应期，S-R 间期为 260ms，下传的 QRS 波形态恢复正常。在窄 QRS 波的 T 波前支上见到房室旁路逆向传导的 P 波，并逆向传导至窦房结，导致窦性激动后移。再次给予频率 180 次/分的两个心房刺激，第一个刺激仍沿房室旁路下传，第二个刺激经房室结下传心室后诱发短串心动过速。第 2 次、第 3 次 QRS 波呈右束支传导阻滞图形，因为右侧房室旁路逆向传导，使右束支传导阻滞形 QRS 波后的 R-P⁻间期略长，最后一次逆行心房激动因遇到房室结不应期而终止心动过速。

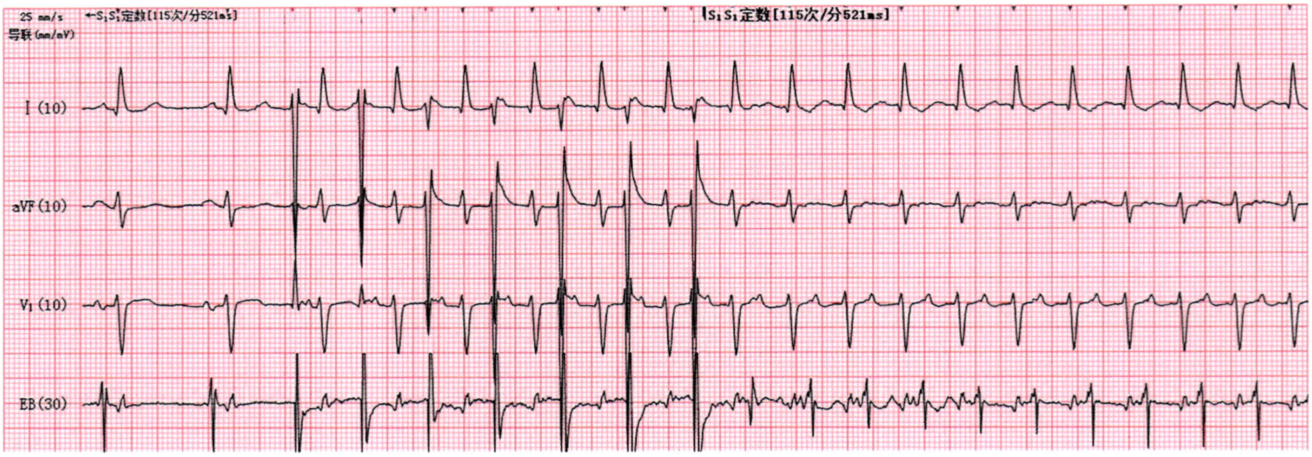

图 13-4 心房定数刺激诱发顺向型房室折返性心动过速。图示窦性心律时 QRS 波形态正常，无心室预激。给予频率 115 次/分的 7 个 S 刺激，每个刺激均夺获心房经房室结前传至心室，P-R 间期逐渐延长，第 7 次 S-R 间期延长至 300ms 后，房室旁路脱离了逆向不应期，发生逆向传导后诱发出窄 QRS 波心动过速。逆行 P 波在 I 导联倒置、在 V_1 导联直立，食管导联中 R-P⁻间期为 160ms，V_1 导联 R-P⁻间期为 200ms，逆行心房激动呈左侧偏心性，符合隐匿性左侧房室旁路逆向传导的顺向型房室折返性心动过速心电图特征。

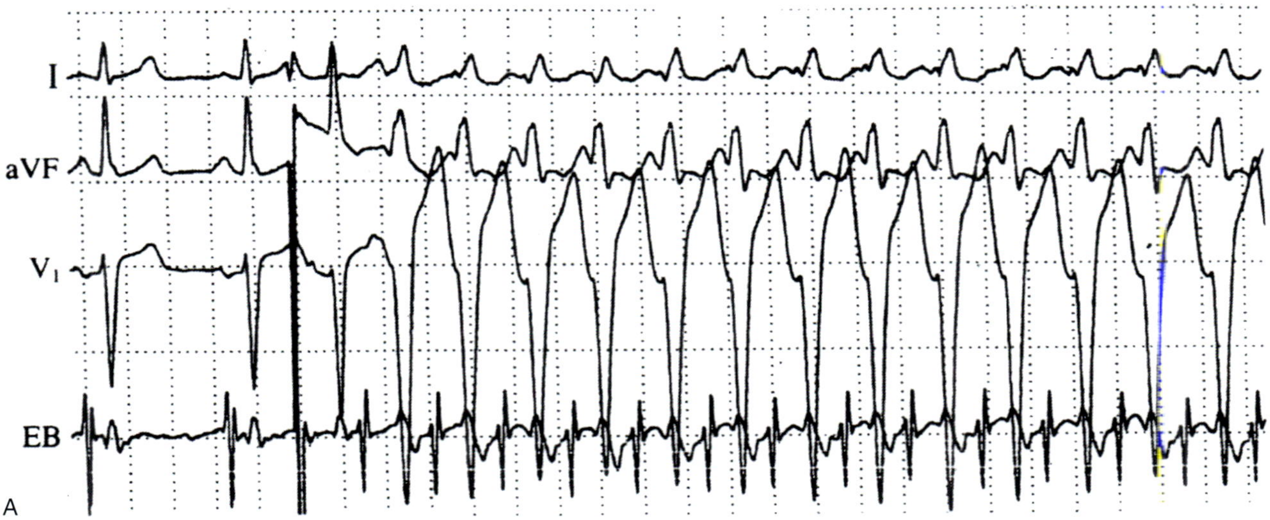

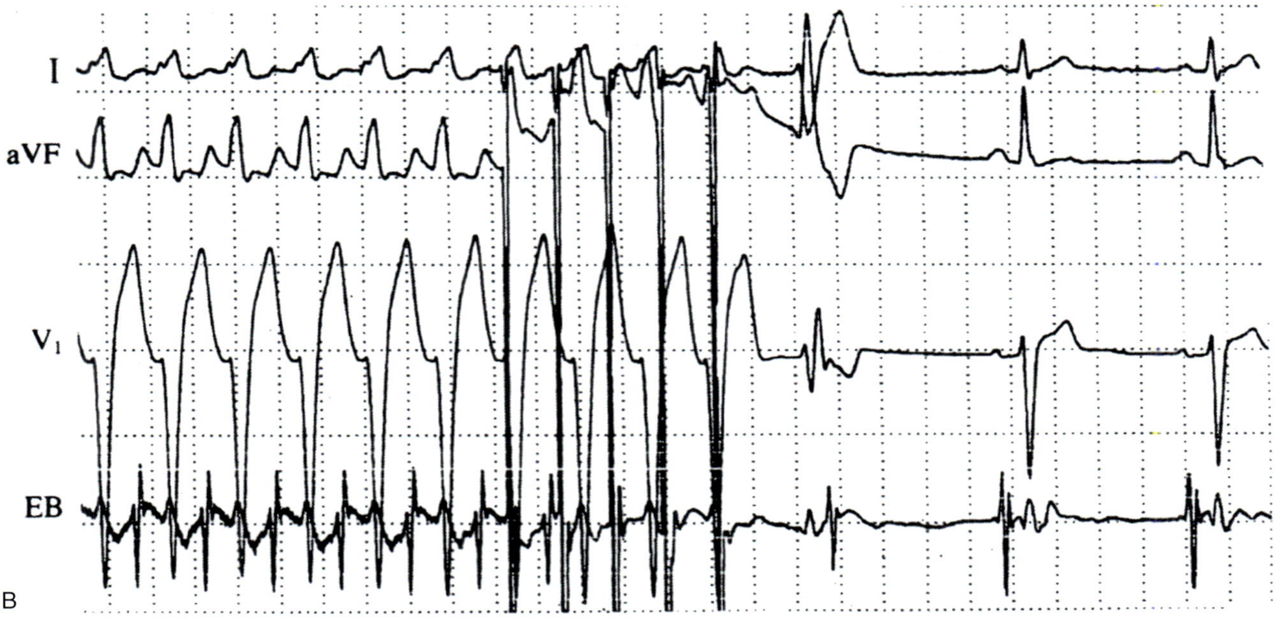

图 13-5　RS_2 刺激诱发顺向型房室折返性心动过速伴左束支蝉联现象。(A)图示发放单次 S 波，RS_2 间期为 200ms，即诱发出 QRS 波呈完全性左束支传导阻滞型的心动过速，心率为 187 次/分。逆行 P 波在 aVF 导联倒置，食管导联中 R-P 间期为 160ms，心动过速时，第一次 R-R 间期短于其后宽 QRS 波 R-R 间期 40ms，为隐匿性左侧房室旁路逆向传导，房室结-希浦系统前向传导引起的房室折返性心动过速，同时伴左束支连续功能性阻滞的蝉联现象。(B)顺向型房室折返性心动过速时给予超速刺激，第 3 次 S 波夺获心房后终止了心动过速。

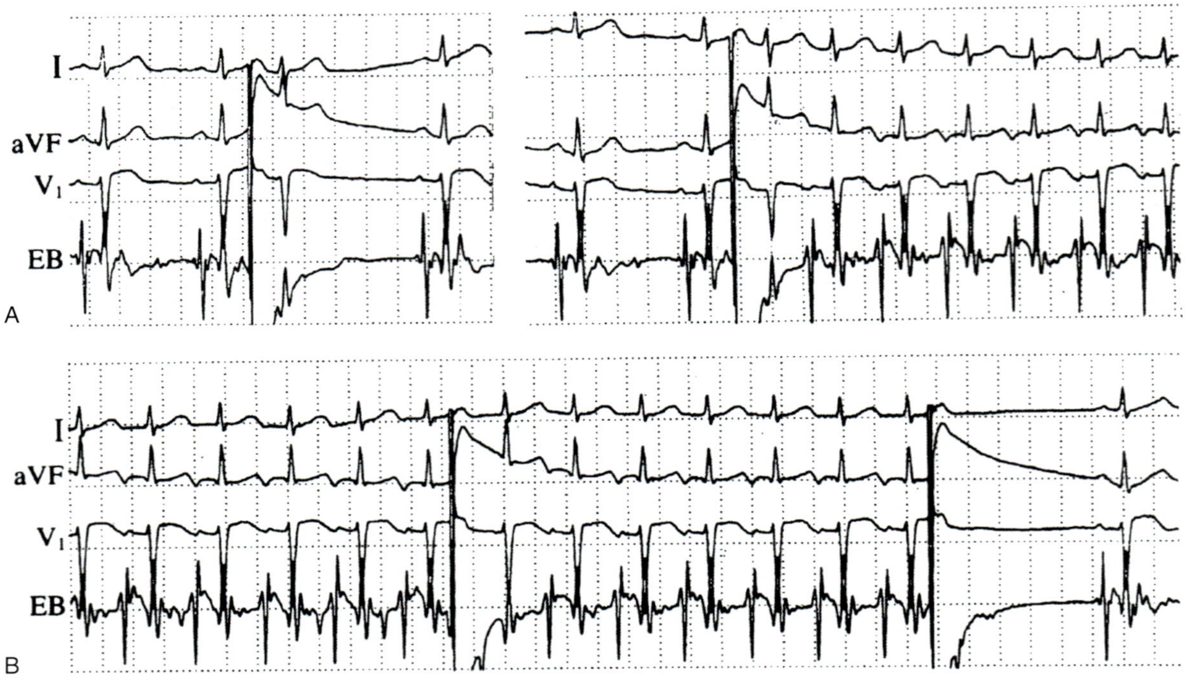

图 13-6 RS_2 刺激诱发及终止快-慢型房室结折返性心动过速。(A)左侧示 RS_2 为 160ms 时，S_2-R 间期为 190ms，右侧示 RS_2 为 150ms 时，S_2-R 间期为 220ms，随后诱发出频率为 139 次/分的快-慢型房室结折返性心动过速，R-P^-间期>P^--R 间期，P^-在 aVF 导联倒置、V_1 导联负正双相。(B)RS_2 为 130ms 时，S_2 已夺获心房，S_2-R 间期为 310ms，但未能终止心动过速，提示激动从一条慢径路前向传导，再沿另一条慢径路逆向传导，又诱发出快-慢型房室结折返性心动过速。当 RS_2 为 120ms 时，P_2 波未能下传心室，终止了心动过速。

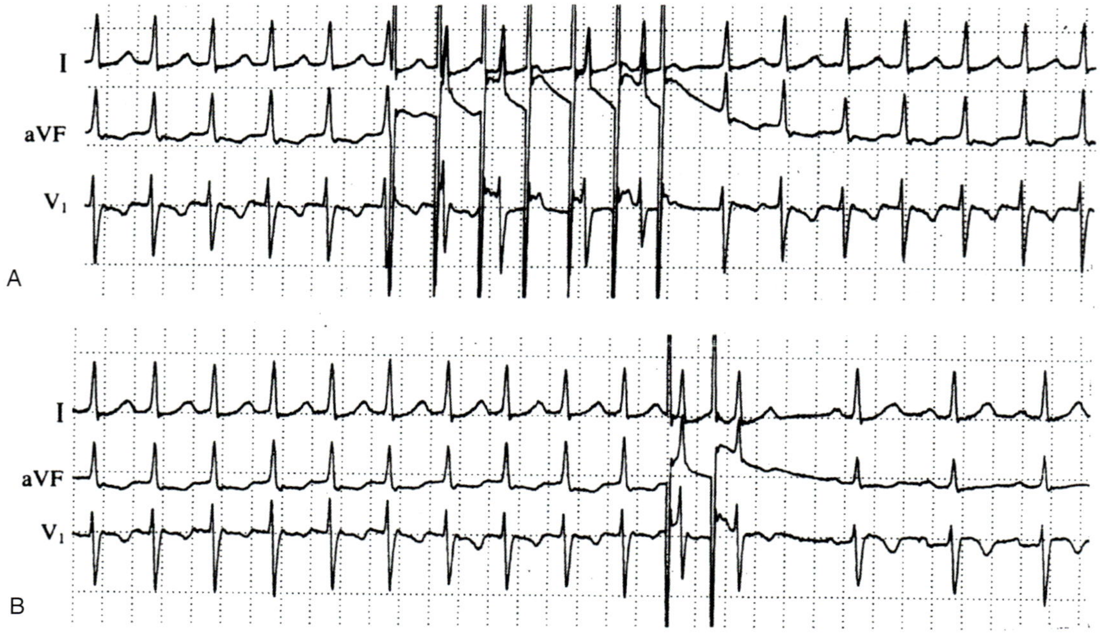

图 13-7 超速刺激终止慢-快型房室结折返性心动过速。房室结双径路患者，在心脏电生理检查中，诱发出频率为 150 次/分的慢-快型房室结折返性心动过速，逆行 P 波隐埋在 QRS 波末，形成假性 s 波及 r'波。(A)给予 200 次/分的超速刺激，第 3 次 S 波夺获心房后已终止了心动过速。其后心房激动分别沿房室结快、慢径路前向传导，最后一次 S 波沿慢径路传导后又诱发出心动过速。(B)仅发放两次相同频率的刺激就终止了心动过速。这说明能否终止心动过速与刺激脉冲是否适时进入终止窗口有关，过多的刺激脉冲可因终止折返后再次进入诱发窗口而反复诱发心动过速。

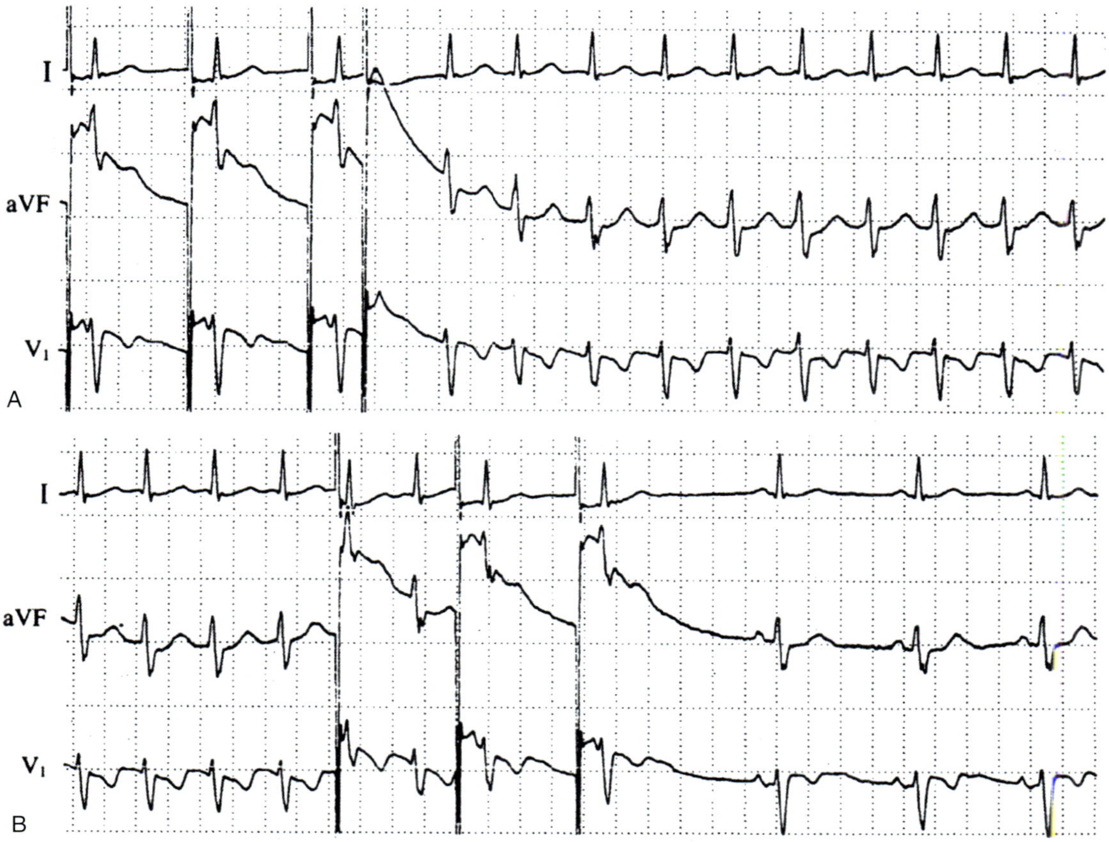

图 13–8 亚速刺激终止慢–快型房室结折返性心动过速。基础刺激周期长度为 750ms 的心房 S_1S_2 期前刺激。(A)S_1S_2 为 360ms 时，S_2–R 间期长达 490ms，随后诱发出频率为 136 次/分的慢–快型房室结折返性心动过速，逆行 P 波隐埋在 QRS 波末。(B)在心动过速时给予 80 次/分的亚速刺激，第 2 次、第 3 次 S 波夺获心房后终止了心动过速。

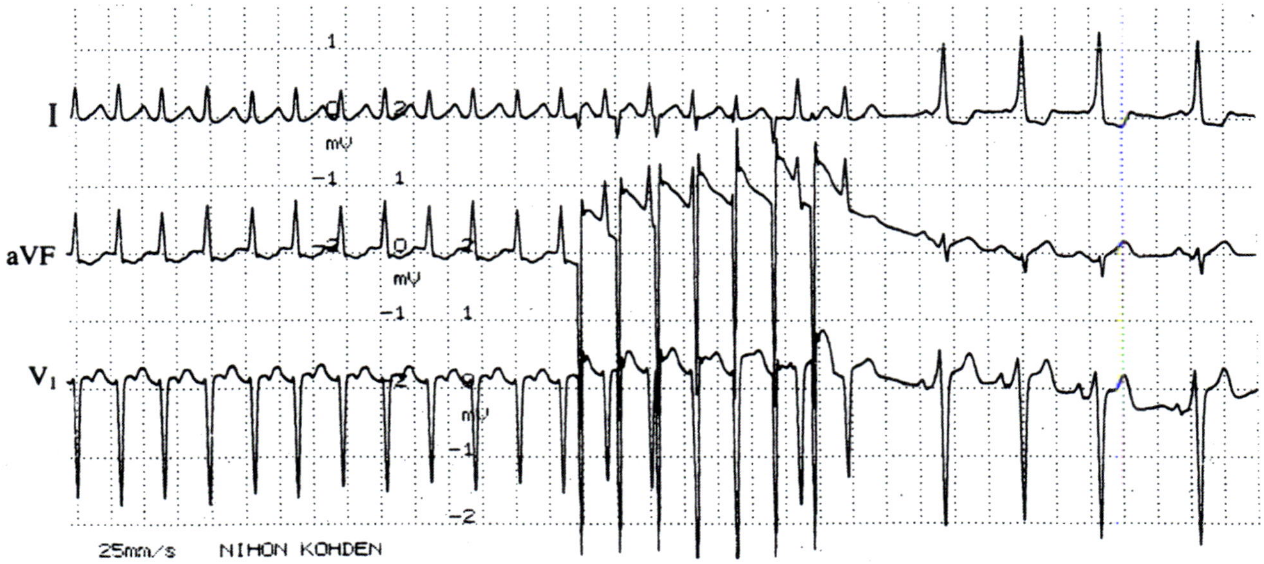

图 13–9 超速刺激终止顺向型房室折返性心动过速。显性右侧房室旁路，心房 S_1S_2 期前刺激诱发出频率为 230 次/分的顺向型房室折返性心动过速。图示心动过速时，逆行 P 波在 V_1 导联倒置，符合右侧房室旁路逆向传导，给予 260 次/分的超速刺激，第 6 次刺激夺获心房后终止了心动过速。

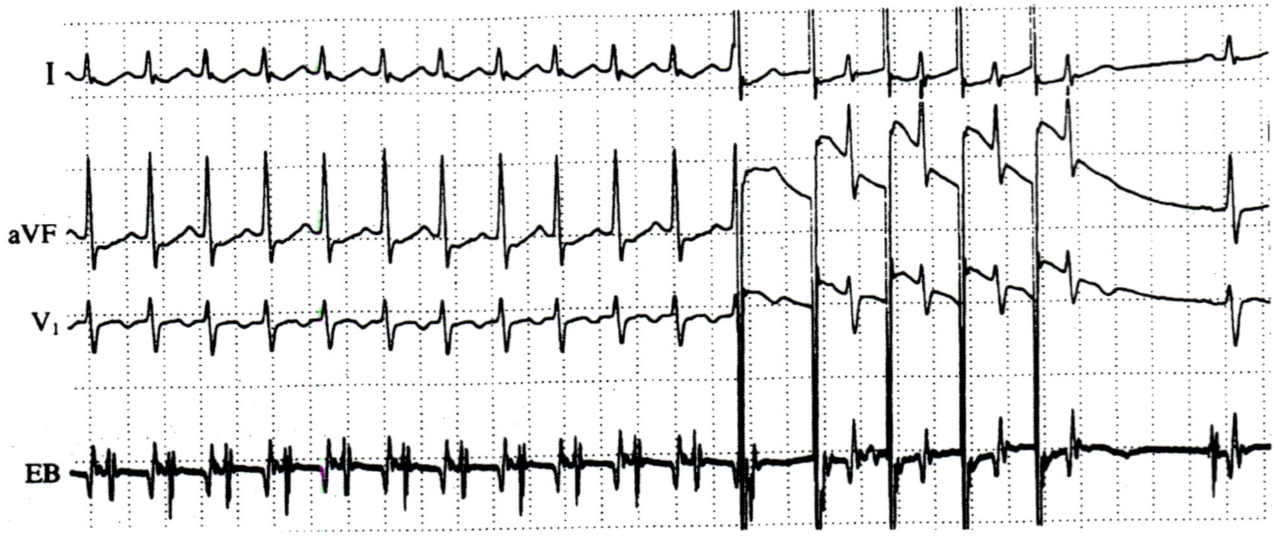

图 13-10 亚速刺激终止顺向型房室折返性心动过速。隐匿性左侧房室旁路患者，在电生理检查中，诱发出频率为 182 次/分的顺向型房室折返性心动过速，逆行 P 波在 I 导联倒置、在 V_1 导联直立，双极食管导联中 R-P⁻间期为 120ms。给予 150 次/分的亚速刺激，第 1 次 S 波开始夺获心房后终止了心动过速。

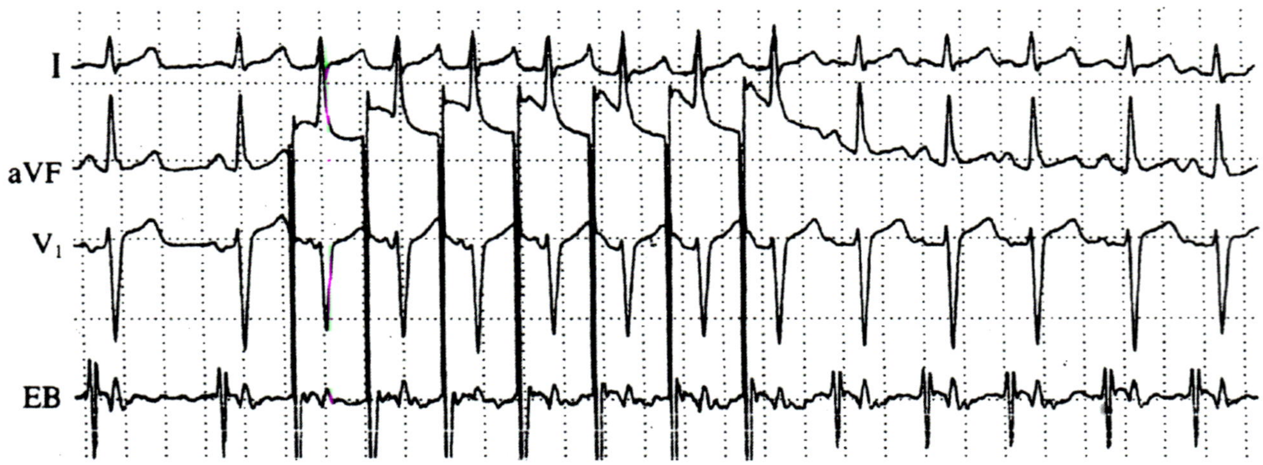

图 13-11 S_1S_1 刺激诱发窦房折返性心动过速。图示窦性心律时，心电图波形正常，给予 160 次/分的 S_1S_1 刺激，诱发出窄 QRS 波心动过速，心率为 130 次/分，R-P>P-R，P 波、QRS 波及 T 波形态均与窦性心律一致，表明为窦房折返性心动过速。

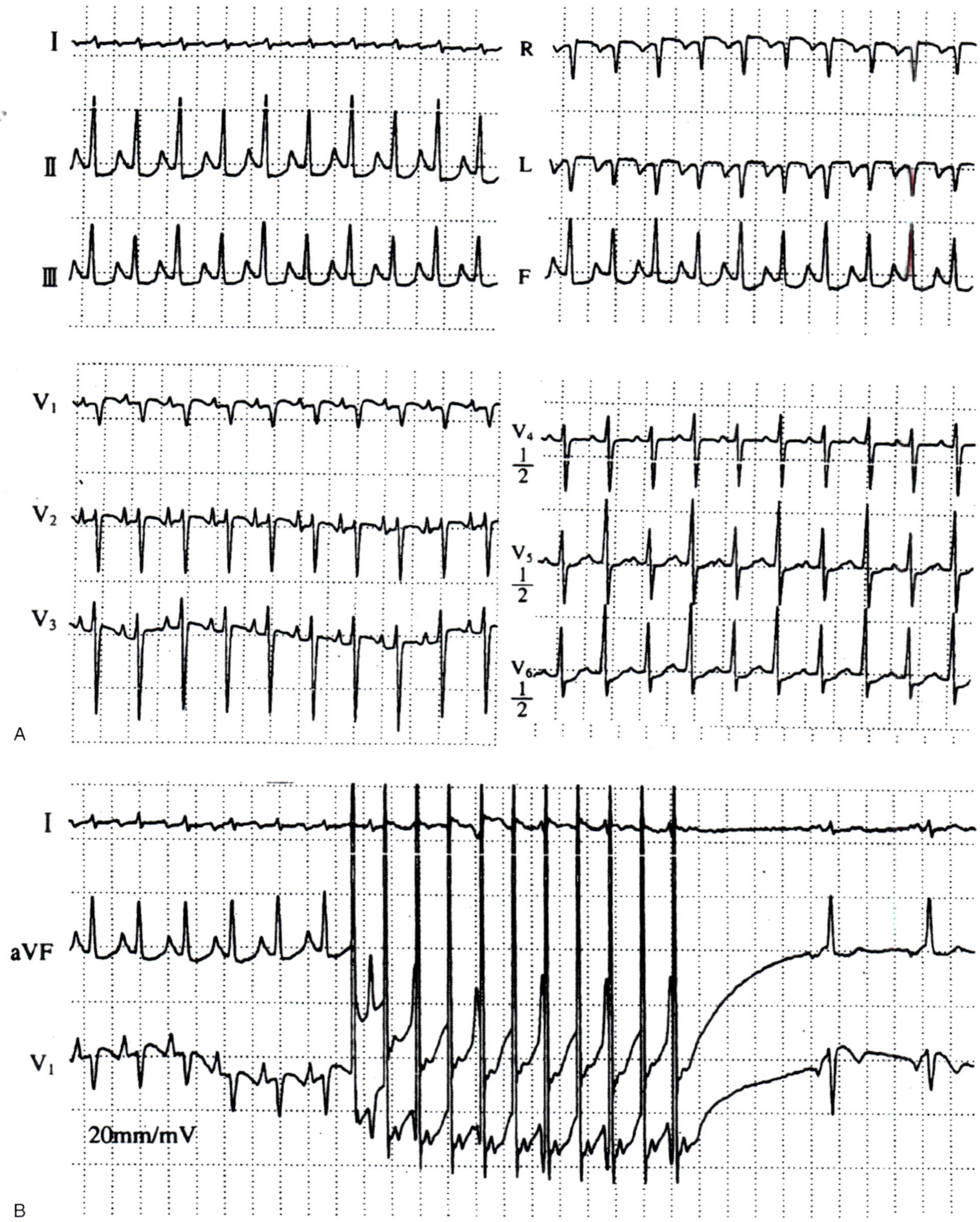

图 13-12　心房超速刺激终止房性心动过速。(A)经食管心房刺激时诱发出心房内折返性心动过速，频率为 200 次/分，并伴有 QRS 波电交替，R-P'>P'-R。12 导联中 P'波在Ⅱ、Ⅲ、aVF 导联直立，在 aVR 导联倒置，提示折返部位在高位右心房。(B)房性心动过速时，给予 260 次/分的超速刺激，均起搏心房，房室呈 2:1 传导，刺激结束后终止了心动过速(V_1 导联为 20mm/mV)。

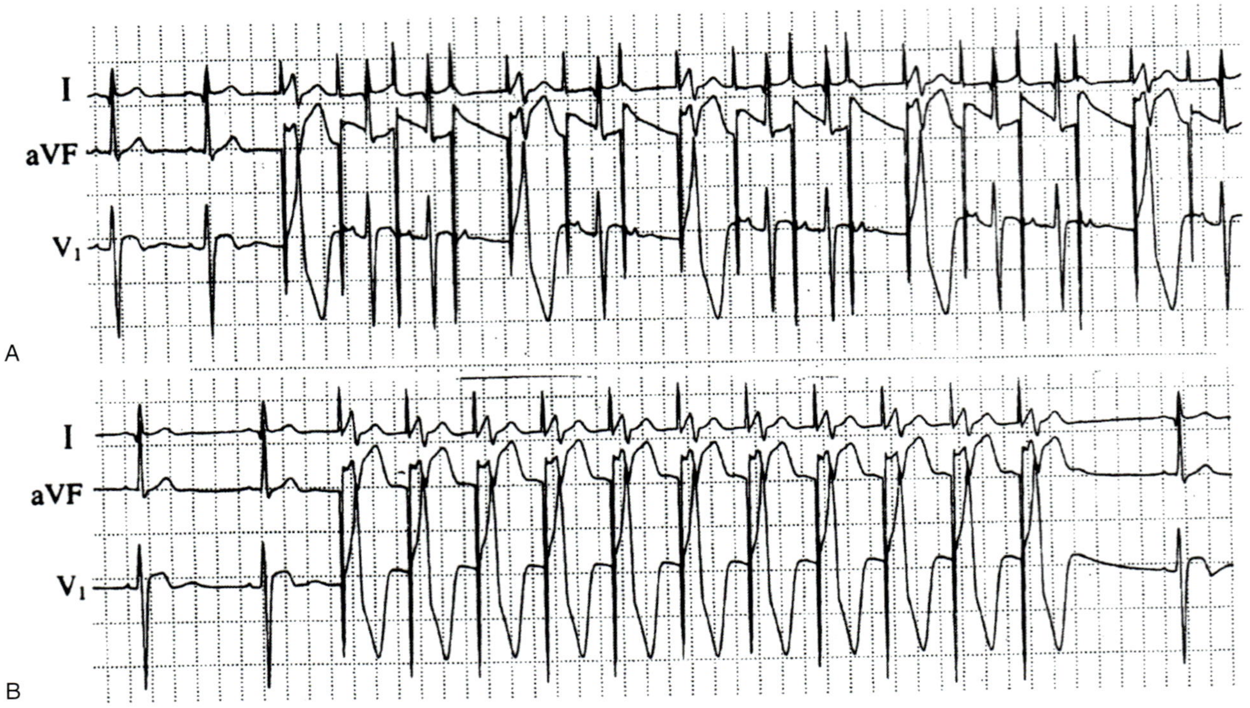

图 13-13　经食管起搏左心室。(A)给予 120 次/分的心房 S_1S_1 刺激，见 S 波后间歇出现呈右束支传导阻滞伴电轴左偏的宽大畸形的 QRS 波，均发生在房室传导中断形成的长间歇后，提示在相同的起搏电压下，因心室充分舒张造成心后间隙减小，导致左心室后壁与食管贴近，有利于起搏左心室。(B)食管电极位置未变，给予 100 次/分的 S_1S_1 刺激后均稳定起搏心室，可能与频率减慢后心室舒张充分有关。

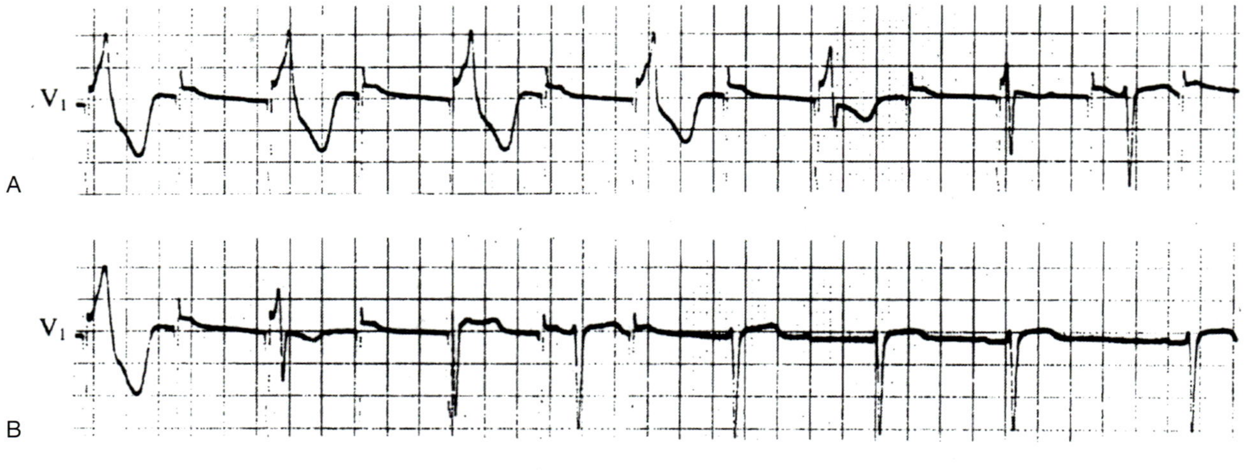

图 13-14　心房、心室同时起搏之一。图示房室结双径路患者经食管心房起搏 110 次/分时的 V_1 导联记录。见刺激 2:1 起搏心室，形成类右束支传导阻滞的宽大畸形的 QRS 波。图 B 示最后一次 S-R 间期为 600ms，QRS 波形态正常，由 S_1 夺获心房后激动从房室结慢径路前向传导所致。图 A 中第 5 次、第 6 次 QRS 波及图 B 中第 2 次、第 3 次 QRS 波形态介于两者之间，并逐渐恢复正常，S-R 间期也是 600ms，提示经食管同时起搏了心房与心室。前一次心房起搏的激动沿慢径路下传，并与后一次起搏心室的激动共同除极心室，形成房-室室性融合波。

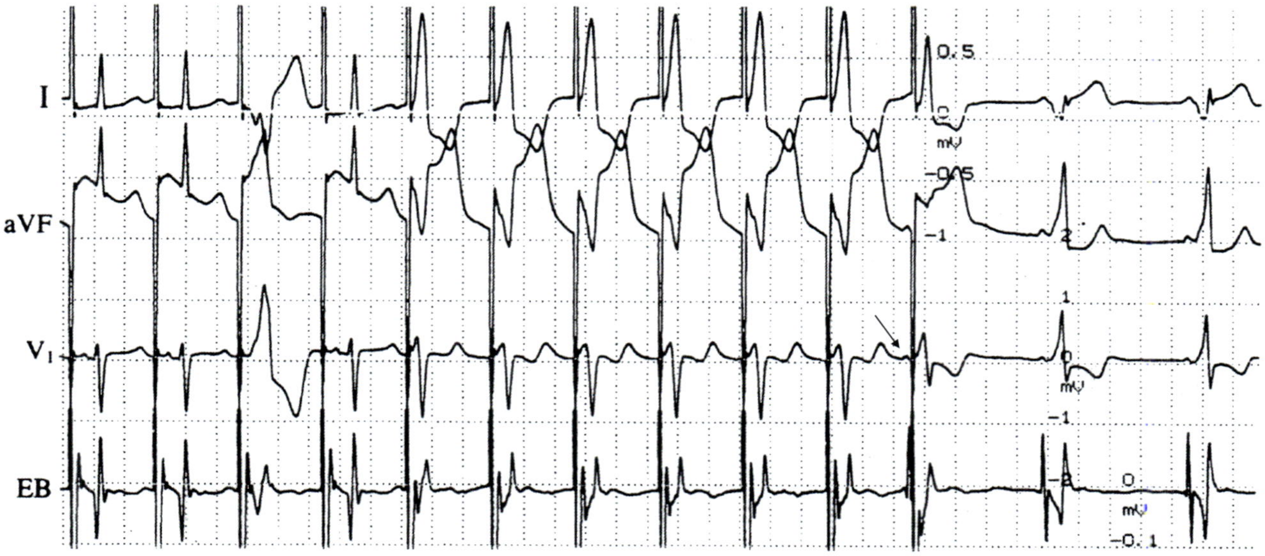

图 13–15　心房、心室同时起搏之二。窦性心律时表现为显性左前壁房室旁路。给予频率 110 次/分的心房 S_1S_1 起搏，第 1、2、4 次心房激动沿房室结–希浦系统前向传导，QRS 波形态正常。第 3 次心房激动沿房室旁路前向传导，QRS 波形态与窦性的预激图形相同。自第 5 次 S 波起，直至起搏结束，其后紧跟宽大畸形的 QRS 波，由心室起搏引起。在双极食管导联（EB）每次 S 波后均清晰见到心房起搏形成的 P 波，表明同时起搏了心房和心室。最后一次 QRS 波为窦性 P 波（箭头所示）下传与心室起搏形成的室性融合波。

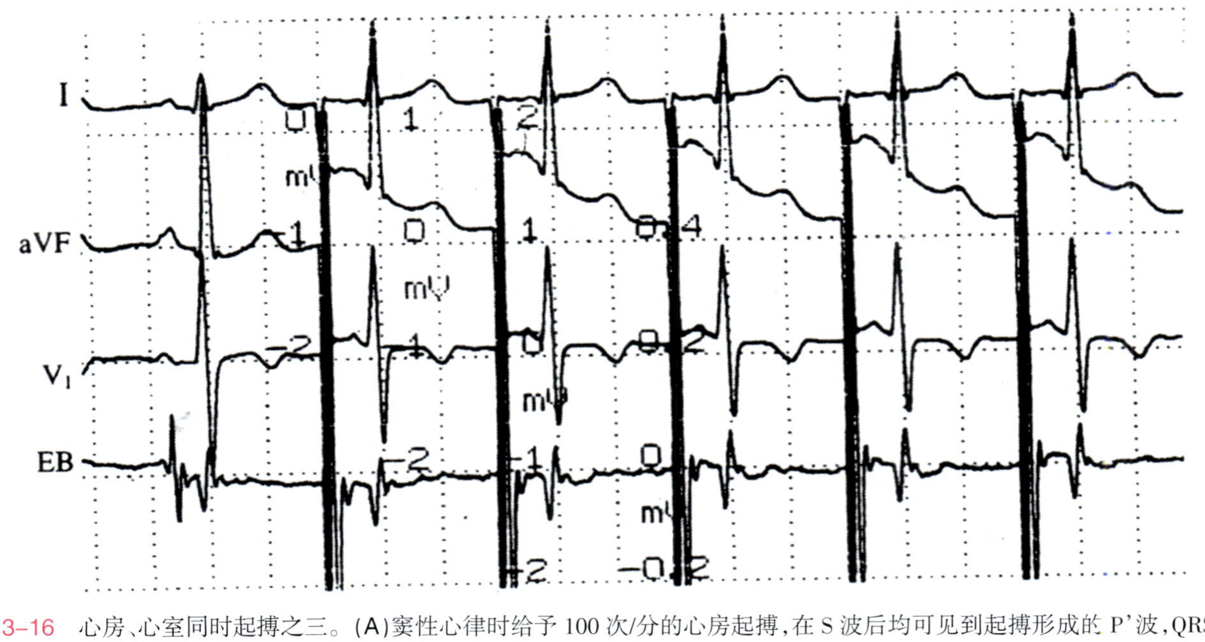

A

图 13–16　心房、心室同时起搏之三。（A）窦性心律时给予 100 次/分的心房起搏，在 S 波后均可见到起搏形成的 P’波，QRS 波正常。（待续）

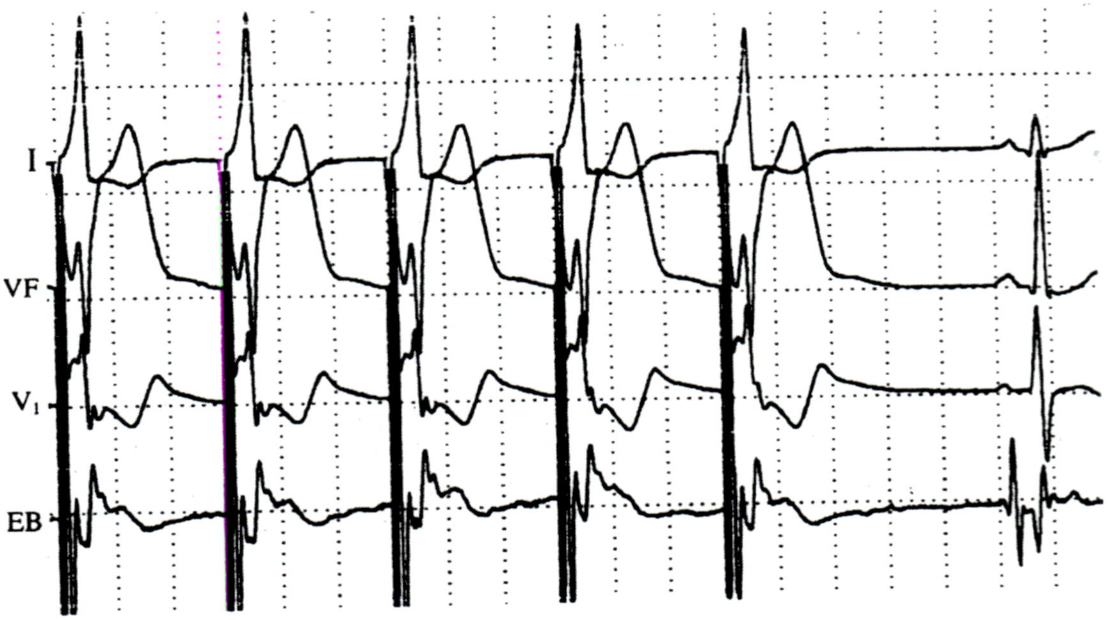

B

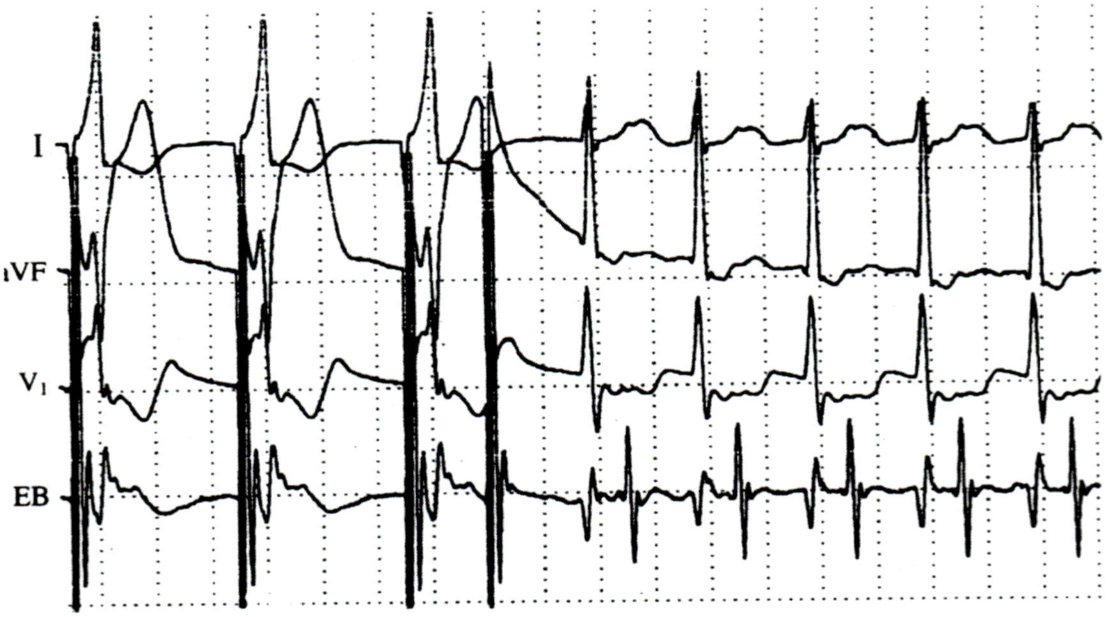

C

图 13-16(续) (B)同样给予 100 次/分的心房起搏，起搏电压升高后，在 S 波后紧跟呈右束支传导阻滞伴电轴左偏的宽大畸形 QRS 波形，此时已稳定起搏心室，但从双极食管导联中清晰见到 S 波后仍存在 P 波，表明同时起搏了心房和心室。(C)给予基础刺激周期长度为 600ms，S_1S_2 为 290ms 的心房程控期前刺激，从双极食管导联中清晰可见无论 S_1 还是 S_2 后均存在 P 波，因心室已进入有效不应期，S_2 未能起搏心室，心房激动从房室结-希浦系统传导到心室后诱发出顺向型房室折返性心动过速。心动过速时，逆行 P 波在Ⅰ导联直立，在 aVF 和 V_1 导联中倒置，$R-P^-EB$ 长于 $R-P^-V_1$，表明由右侧房室旁路逆向传导所致。以上改变说明在心房起搏的同时起搏了心室。

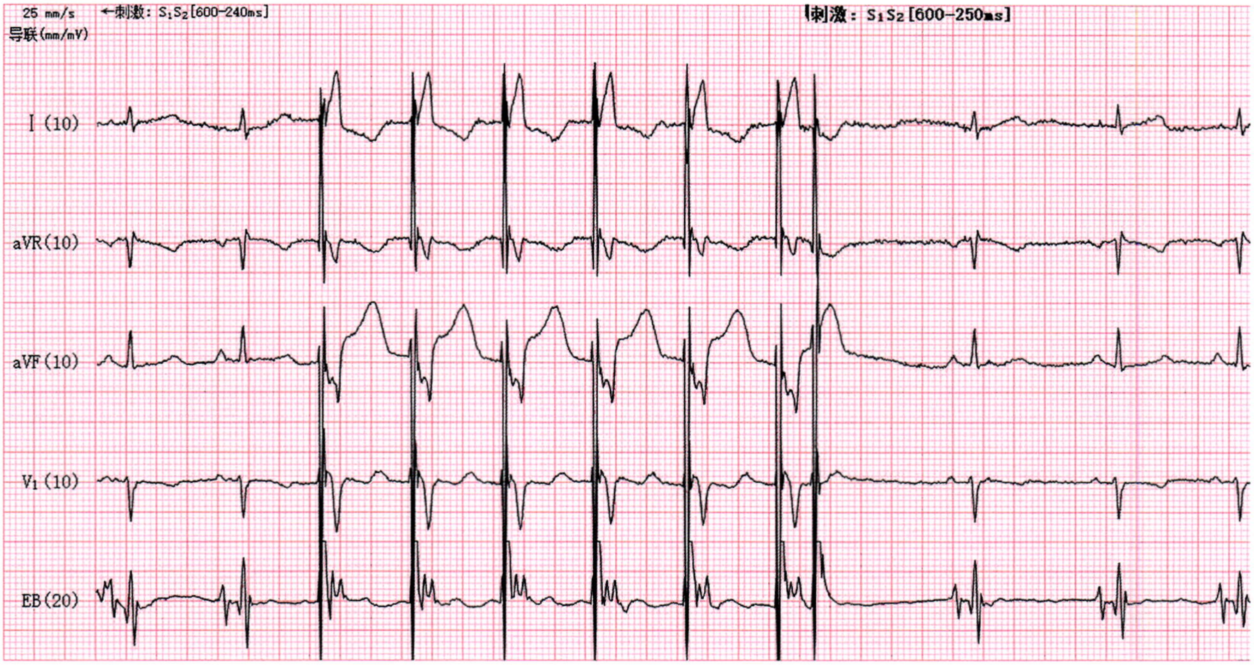

图 13–17 食管刺激同步起搏心房与心室。窦性心律时 P–R 间期正常，QRS 形态正常，在给予基础周期为 600ms，S_1S_2 偶联间期为 250ms 的刺激时，可见 S_1 后的 R_1 波宽大畸形，在 V_1 导联主波向下，类似右侧房室旁路传导，但仔细观察，发现 S 波后紧跟宽大畸形的 QRS 波，S_1–R_1 间期消失，考虑 S_1 刺激在起搏心房的同时也同步起搏了心室，S_2 刺激后未见相应的 QRS 波，是因为 S_1S_2 偶联间期较短，心室未充分舒张，食管壁距离心室较远，不能起搏心室。在 V_1 导联的 S 波后可见起搏形成的 P_2 波，表明此时单独起搏了心房，但遇到房室交界区不应期未下传心室。食管位于左心房后壁，经食管发放刺激时，一般能稳定起搏心房，但当刺激位置略深或存在心脏转位、心室扩大等其他原因时，经食管发放的刺激也能直接起搏心室，或同时起搏心房和心室，需仔细鉴别，避免误诊为房室旁路传导，刺激起搏心室时的最明显特征是 S–R 间期消失。由于食管位于心脏的后方，起搏心室的综合向量指向右上方，起搏形成的 QRS 波在下壁导联起始部多为 Q 波。房室旁路患者在食管心脏电生理检查时，由于刺激先起搏心房，再经房室旁路下传需要一定时间，刺激波后先出现 P 波，再出现 QRS 波，S 波与 QRS 波之间存在一定间期。尤其是刺激位置距右侧房室旁路存在一定距离，S–R 间期应更明显。

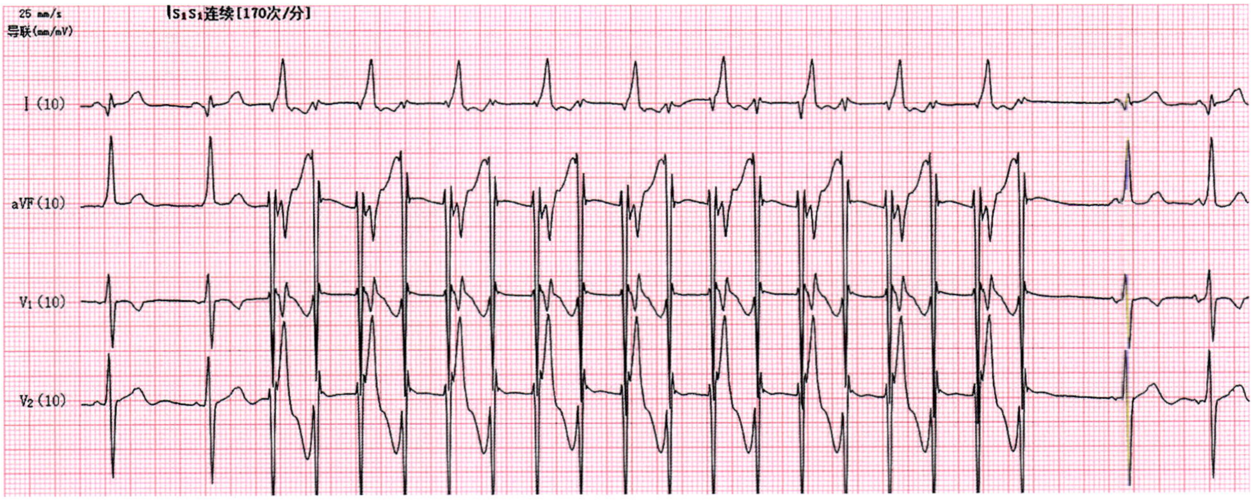

A

图 13–18 心室预激与心室起搏。(A)窦性心律时，P–R 间期缩短，可见心室预激波，Ⅰ导联 QRS 波呈 qr 型，显示左侧房室旁路心电图特征。给予 170 次/分的 S_1S_1 连续刺激时，可以观察到每隔一次 S 波后紧随出现右束支传导阻滞型宽 QRS 波，无 S–R 间期。在Ⅰ、aVF、V_2 导联上，这些 QRS 波的形态和极性与窦性心律完全相反，呈现出 2:1 心室起搏图形。（待续）

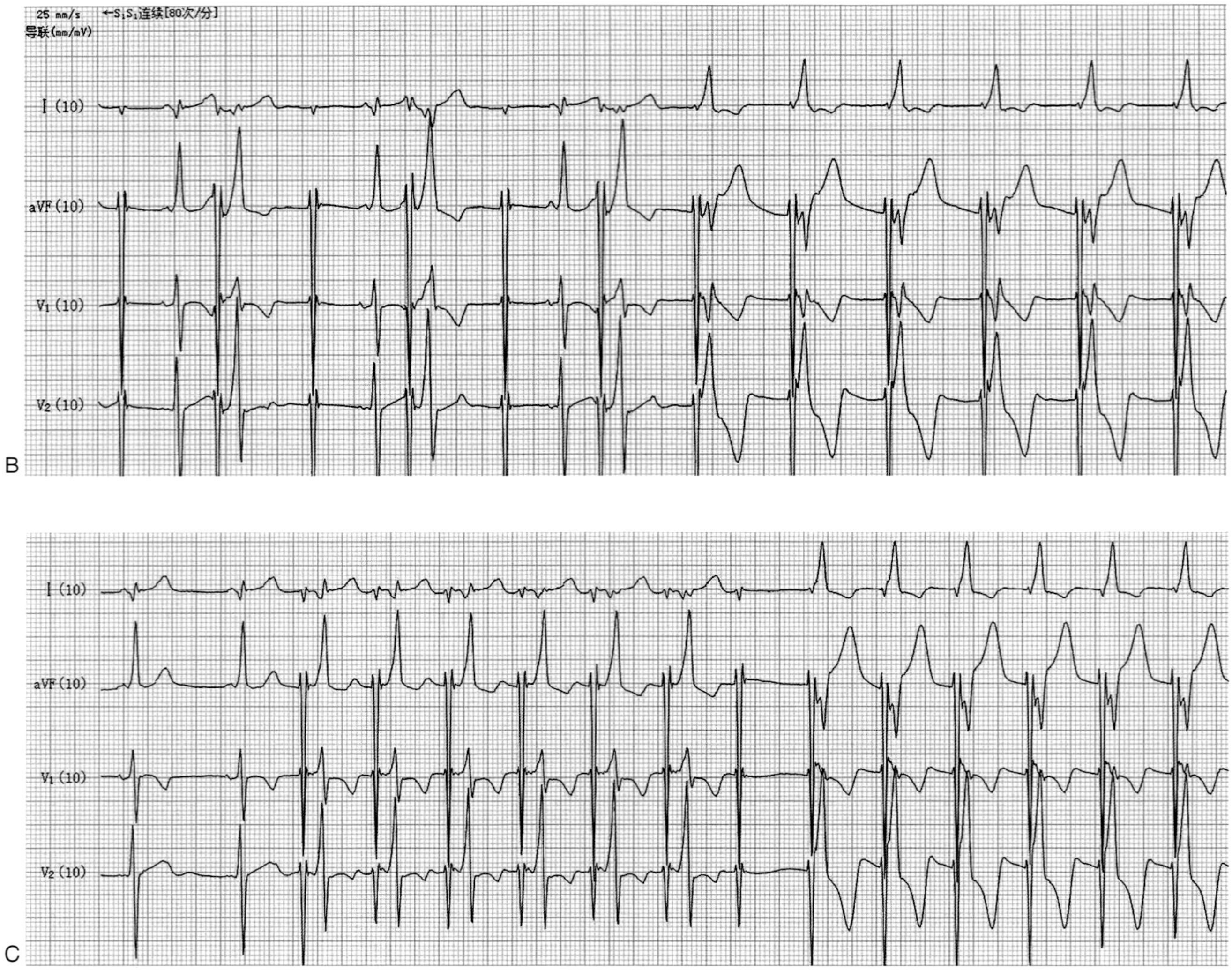

图 13–18(续) (B)给予频率为 80 次/分的 S_1S_1 连续刺激，后半段可见与图 A 一致的心室起搏图形，前半段部分刺激波后可见 S-R 间期，QRS 波呈现完全性心室预激图形，起始向量与窦性心律时的预激波一致，为心房起搏后沿房室旁路下传。另外可见落在前窦心搏 T 波上的刺激能夺获心房，而远离 T 波的刺激反而无法夺获心房，表现出心房的超常应激现象。(C)连续的 S_1S_1 刺激，前面部分起搏心房，沿预激旁路下传心室，QRS 波呈完全性心室预激，中间出现一次 QRS 波脱落，造成长 R–R 间期，随后出现心室起搏，这与长间歇引起心室充分舒张，食管电极与心室后间隙减小，引起心室起搏有关。

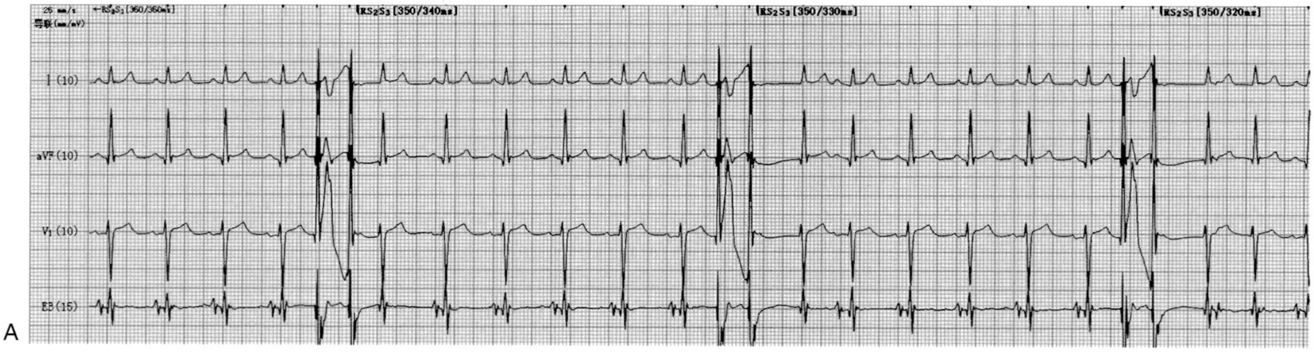

图 13–19 心房 RS_2S_3 程控期前刺激起搏心室，揭示房室结双径路。窦性心律时食管导联中 P 波振幅比 QRS 波小，电极导管插入较深。图 A 和图 B 为连续记录，给予心房 RS_2 间期 350ms 的 RS_2S_3 程控期前刺激，见所有 S_2 刺激波后均紧跟宽大畸形类右束支传导阻滞形的 QRS 波，由同时起搏了左心房与左心室引起。(待续)

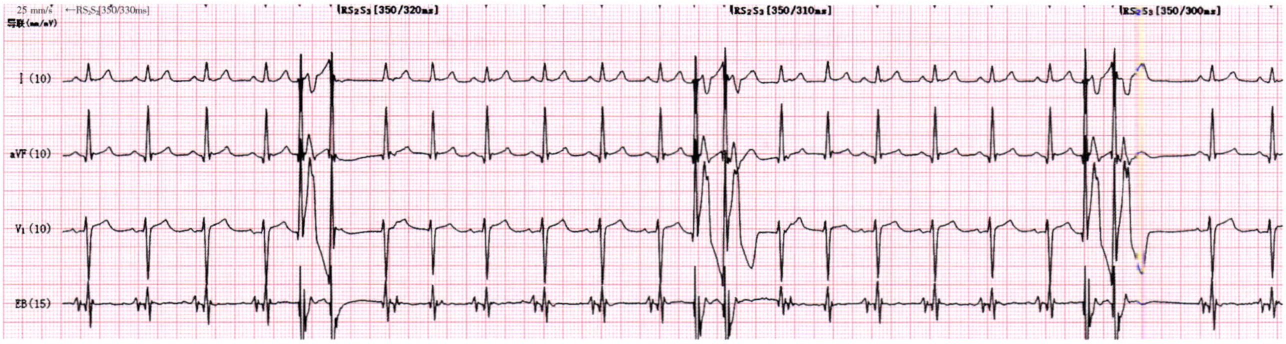

B

图 13–19(续)　(A)S_2S_3 偶联间期 340ms 时，S_3–R 间期 280ms，心房激动沿房室结快径路下传。S_2S_3 偶联间期 330ms 时，S_3–R 间期突然跳跃式延长至 500ms，因房室结快径路已进入有效不应期，心房激动便沿慢径路下传。S_2S_3 偶联间期 320ms 时，S_3–R 间期延长至 530ms，心房激动在房室结慢径路内传导进一步减慢，快径路脱离了逆向不应期形成一次折返，逆行 P 波出现在 QRS 波末，并再次沿慢径路下传形成折返心搏(图 A 最后一次刺激与图 B 第一次刺激为同次刺激)。S_2S_3 偶联间期 310ms 时，S_3 刺激也同时起搏了心房与心室，除了宽大畸形 QRS 波外，心房下传的 S_3–R 间期依然为 530ms，同样从房室结慢径下传，快径路逆行传导并形成折返心搏。S_2S_3 偶联间期 310ms 时，S_3 刺激还是同时起搏了心房与心室，但是慢径路进入前向有效不应期发生传导阻滞，S_3 后的窄 QRS 波消失。本例 RS_2S_3 刺激在同时起搏心房与心室时，揭示出房室结双径路传导的电生理特征。

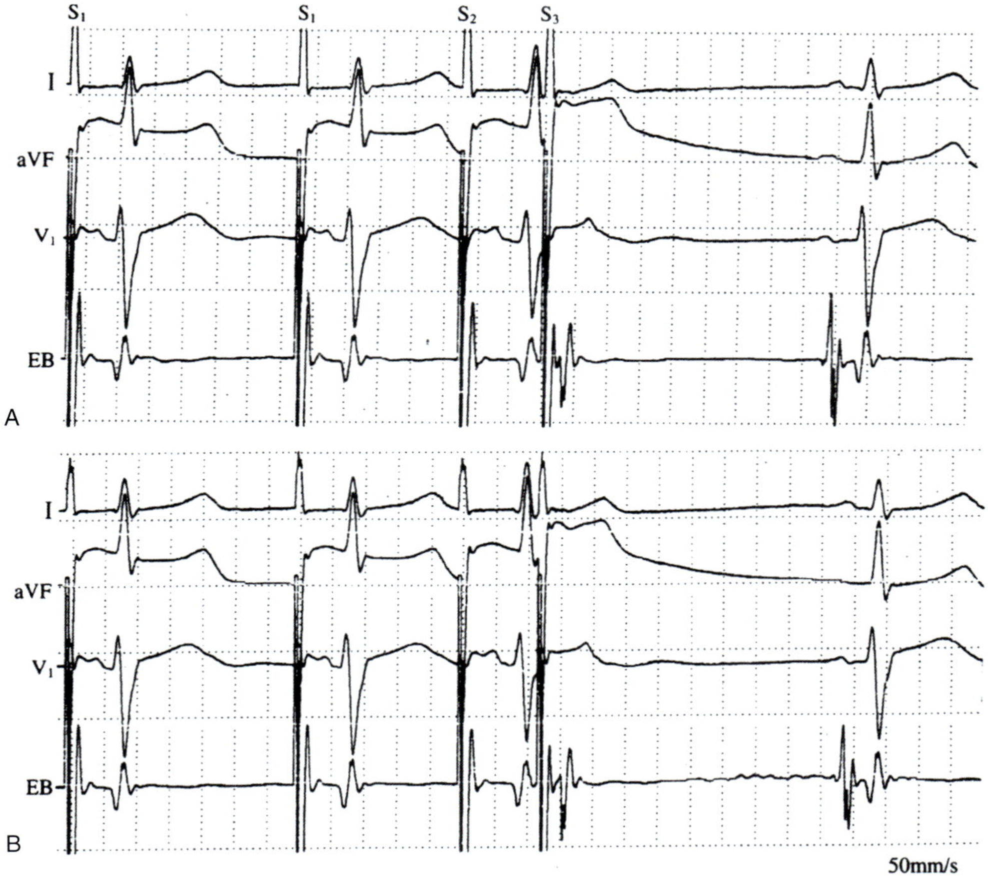

图 13–20　S–P 间期之一。图示基础刺激周期为 700ms，S_1S_2 间期为 500ms 的 $S_1S_2S_3$ 心房期前刺激，图 A 和图 B 分别为 S_2S_3 260ms、250ms 时记录。在双极食管导联中均可见到 S_3 后延迟发生的 P_2 波，S–P 间期分别为 60ms、80ms。测量 EB 导联中 P_3 波起始至 PV_1 终末的时限仅为 100ms。如仅以 V_1 导联 S 波结束开始测量 P_2 波时限，可能误测为 150ms。

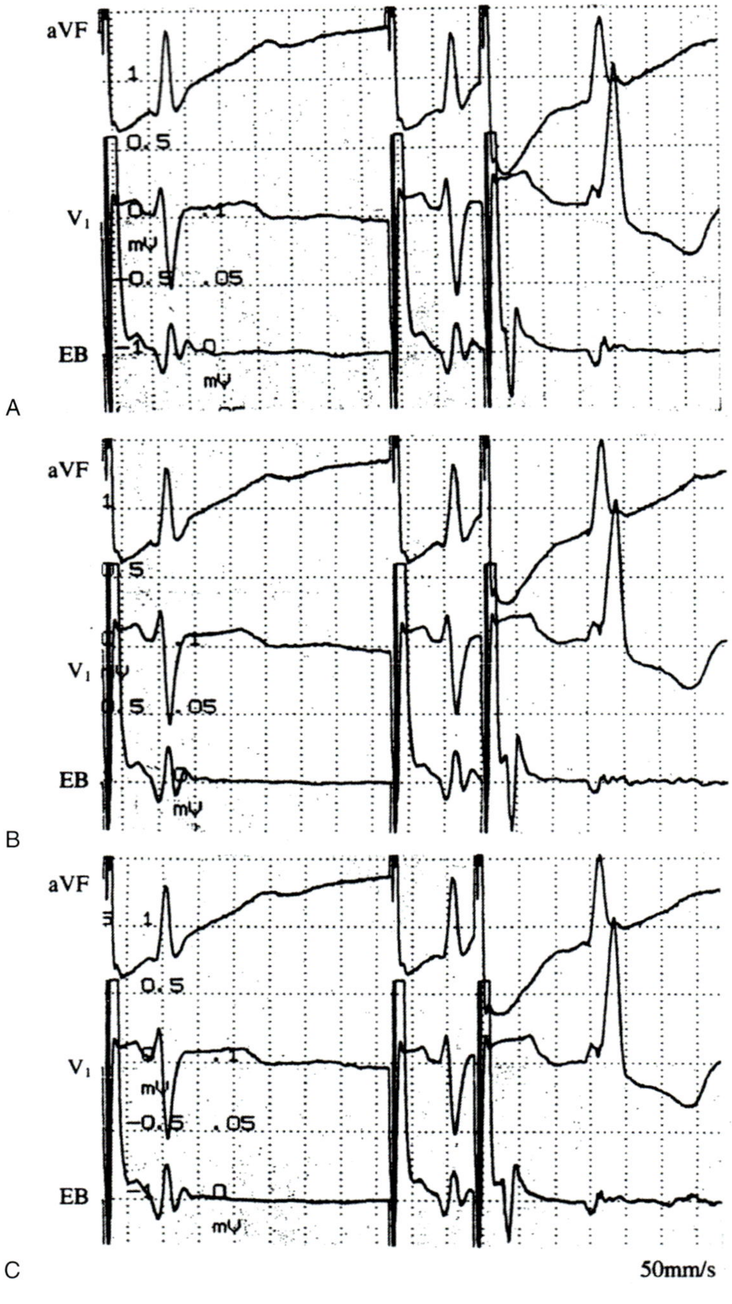

图 13–21 S–P 间期之二。图示基础刺激周期长度为 800ms 的心房程控期前刺激。图 A、图 B 和图 C 分别为 S_1S_2 260ms、250ms、240ms 时记录，R_2 波均呈完全性右束支传导阻滞图形，右束支已进入不应期。在 EB 导联中可见随着 S_1S_2 偶联间期缩短，P_2 波逐渐远离 S_2 刺激波，出现明显的 S–P 间期。如果将 S_2 波代表左心房激动，从 V_1 导联中 S_2 开始测量作为 P 波时限，易误认为 P 波时限增宽，造成心房内传导延缓的假象。正确的 P 波时限应测量 P_2 波在 EB 导联中的 P 波起始至 V_1 导联 P 终末。

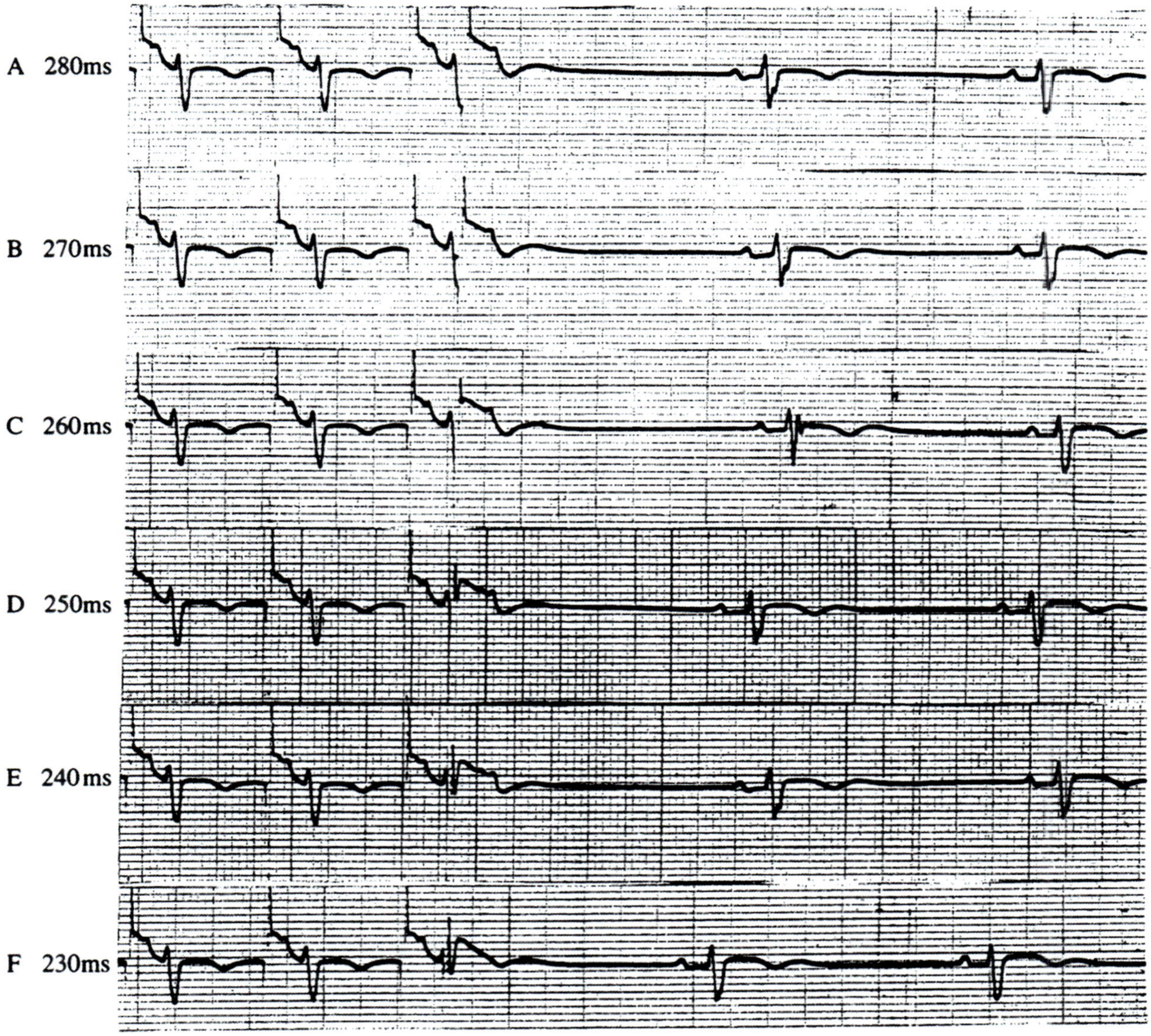

图 13–22 S–P 间期之三。图示窦性心动过缓患者，给予基础刺激周期为 750ms 的心房 S_1S_2 程控期前刺激负扫描。图 A 至图 F 顺序为 S_1S_2 280ms、270ms、260ms、250ms、240ms、230ms 时 V_1 导联记录，S_2 后均未见 R_2 波，此时房室交界区已进入有效不应期。随着 S_1S_2 间期缩短，可见 P_2 波与 S_2 波的间距逐渐延长，当 S_1S_2 为 240ms 时，S_2–P_2 间期长达 120ms，P_2 波呈双峰状，此时实际的 P_1P_2 间期为 380ms。S_1S_2 为 230ms 时，P_2 波消失。显然 S_1S_2 240ms 的 P_1P_2 间期减去 10ms 才是真正的心房有效不应期，如以 S_1S_2 间期 230ms 作为心房有效不应期，会造成极大的误差。

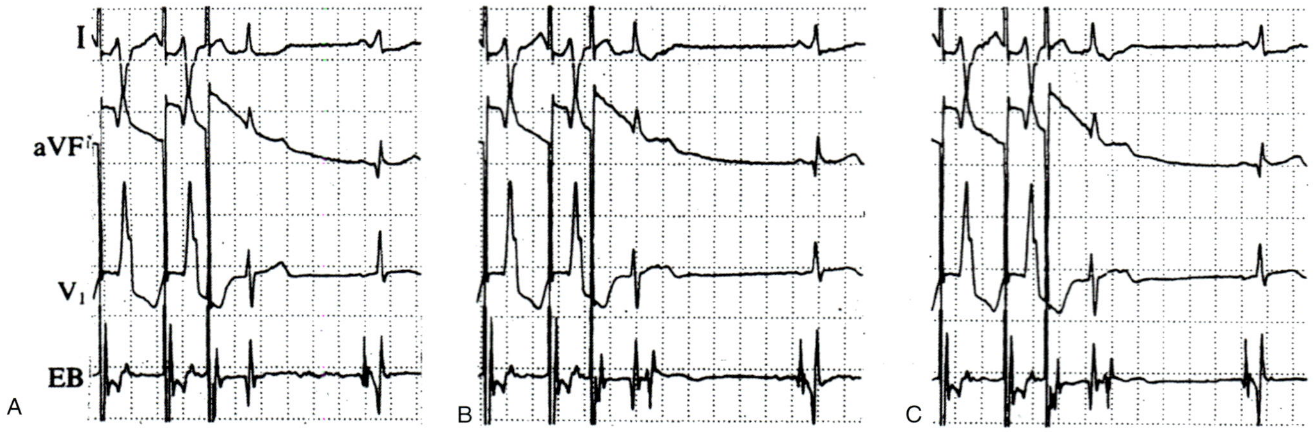

图 13-23 S-P 间期之四。图示显性左侧房室旁路患者，采用双极食管导联刺激并同步记录，基础刺激周期为 500ms 的心房 S_1S_2 程控期前刺激。(A)S_1S_2 为 330ms 时，见 R_2 波形态正常，房室旁路已进入前传有效不应期，双极食管导联中在 S_1 和 S_2 后均可见到起搏心房引起的 P 波。(B)S_1S_2 递减 10ms(320ms)时，S_2 后见到明显 P_2 波，S_2–P_2 间期为 60ms。R_2 波后还可见到旁路逆向传导的左侧偏心性逆行 P 波。(C)S_1S_2 再递减 10ms(310ms)，食管导联中 S_2–P_2 间期进一步延长至 80ms，但实际的 P_1–P_2 间期为 360ms，R_2 波后仍可见到逆行 P 波。

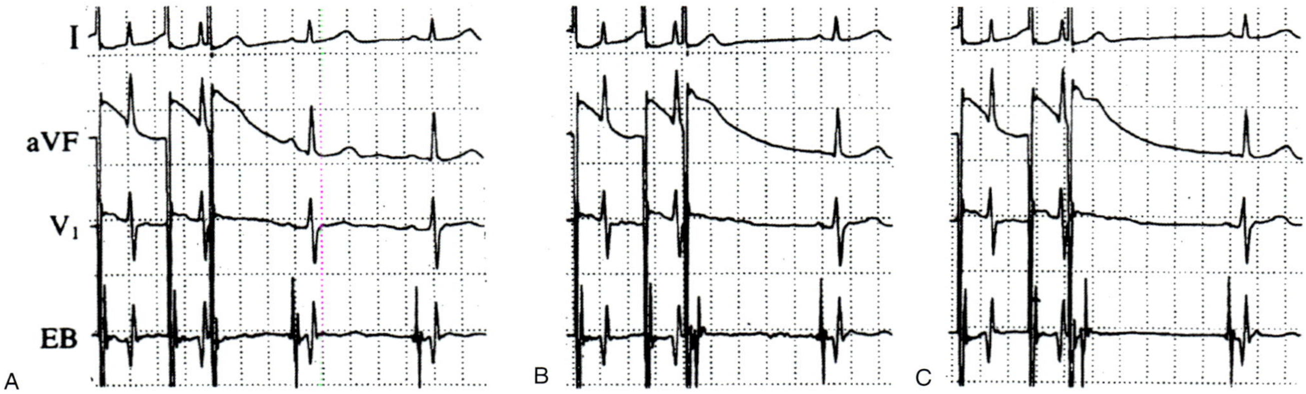

图 13-24 S-P 间期之五。(A)S_1S_2 为 300ms 时未见 P_2 波。(B,C)S_1S_2 为 290ms、280ms 时，在双极食管导联中见 S_2 后又出现 P_2 波，S_2–P_2 间期延长至 60ms 及 80ms。

第 2 节　食管导联心电图

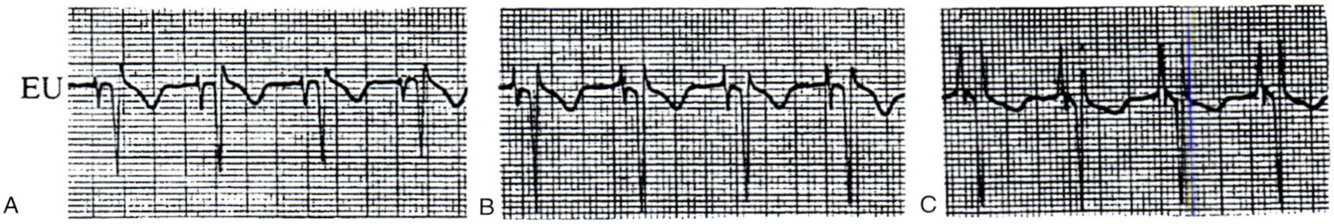

图 13-25　单极食管导联 P 波形态之一。图 A、图 B、图 C 分别显示单极食管导联位于相当于左心房上、中、下 3 个区域的窦性 P 波形态。

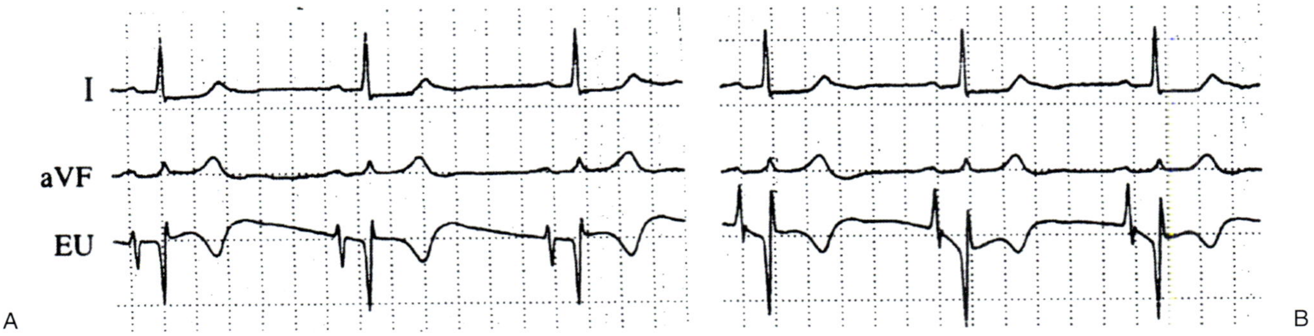

图 13-26　单极食管导联 P 波形态之二。图示窦性心动过缓时，单极食管导联与 Ⅰ、aVF 导联同步记录。(A)为单极食管导联近端，示 P 波以负相为主。(B)为单极食管导联远端，示 P 波以正相为主。

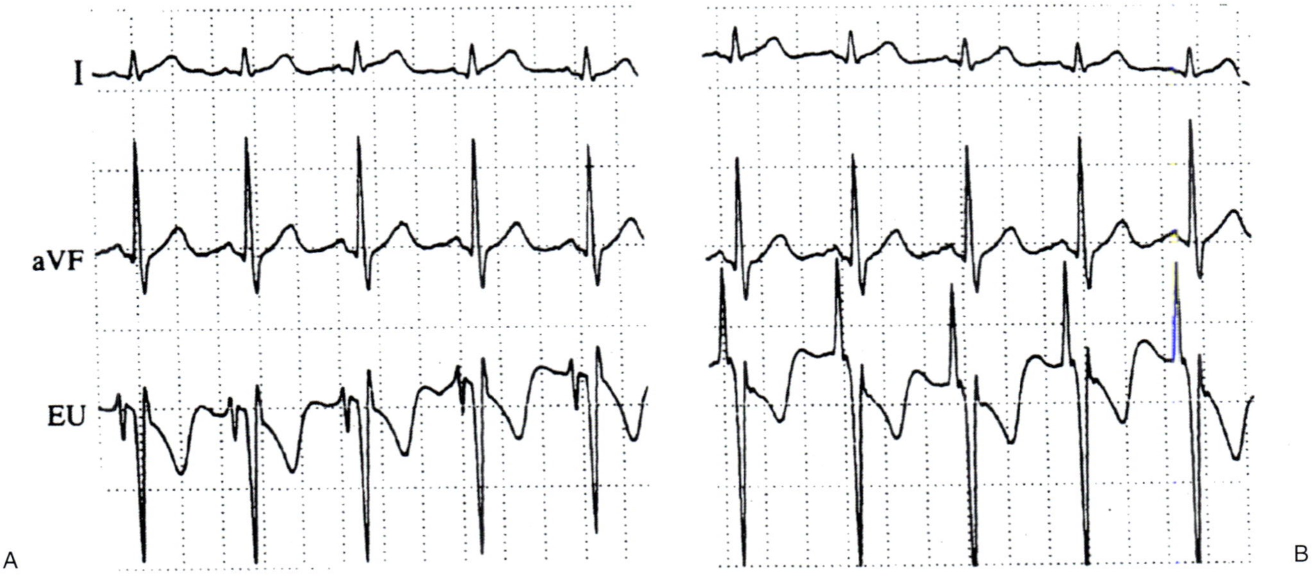

图 13-27　单极食管导联 P 波形态之三。图示窦性心动过速时单极食管导联与 I、aVF 导联同步标测。(A)单极食管导联近端，显示 P 波清晰，以负相为主。(B)单极食管导联远端，显示 P 波高尖，以正相为主。

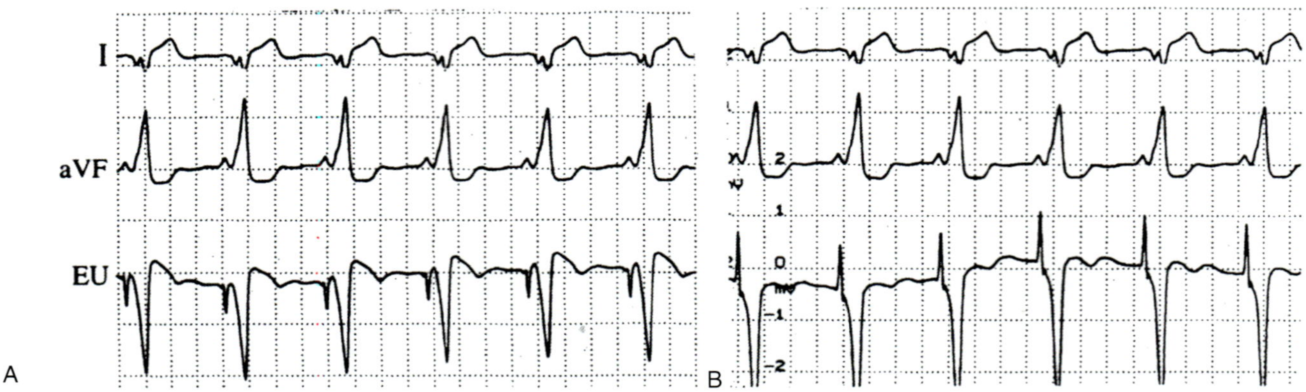

图 13-28 单极食管导联 P 波形态之四。图示心室预激时，I、aVF 导联与单极食管导联(EU)同步记录。(A)单极食管导联近端，P 波以负相为主。(B)单极食管导联远端，P 波以正相为主。

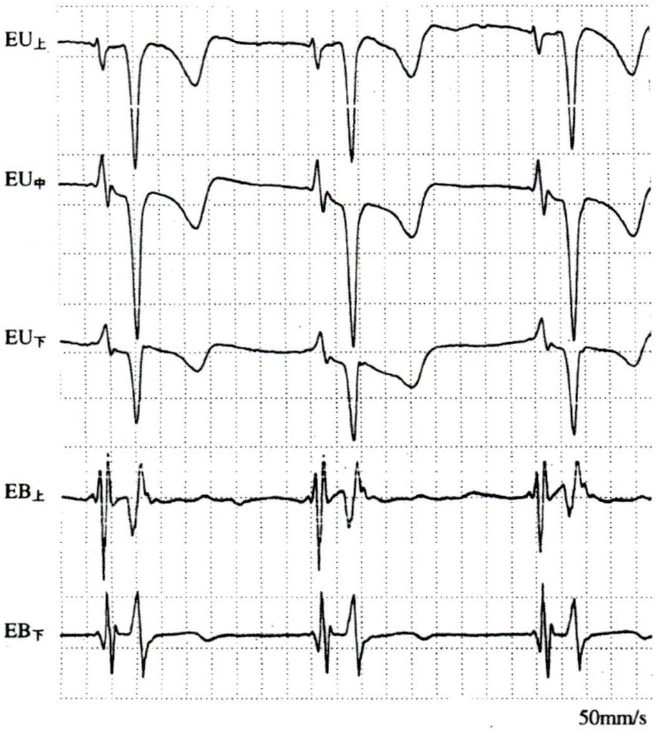

图 13-29 单极食管导联和双极食管导联心电图对照。EU 上为单极食管导联电极，位于相当于左心房上部区域，P 波呈正负双相，以负相波为主。EU 中为单极食管导联电极，位于相当于左心房中部区域，形成尖锐的正负双相 P 波。EU 下为单极食管导联电极，位于相当于左心房下部区域，形成高大的正相 P 波。EB 上为双极食管导联，一对电极位于左心房上部区域，P 波呈正负正三相型，起始部可见右心房电位。EB 下为双极食管导联，一对电极位于左心房下部区域，P 波呈负正负三相型。

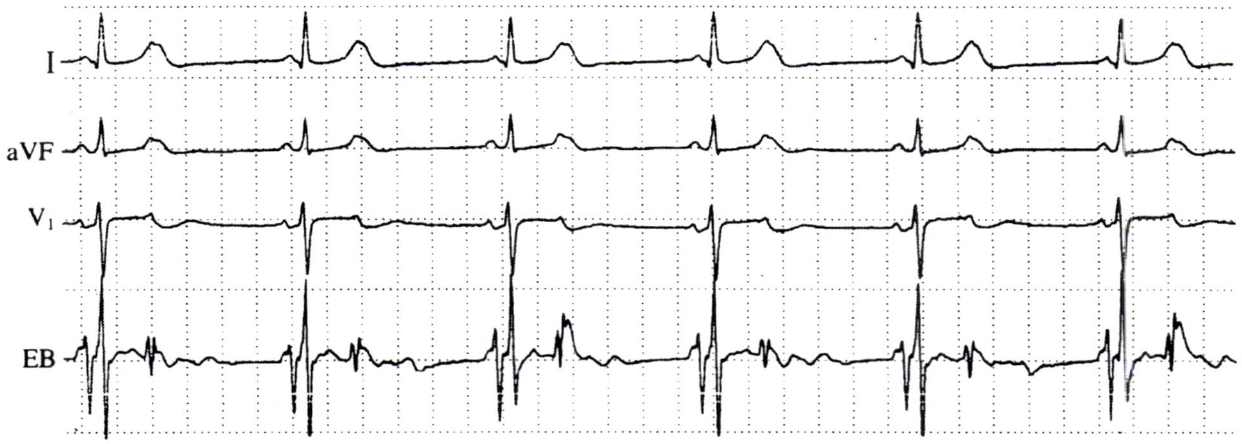

图 13-30　双极食管导联，确诊房性期前收缩二联律。图示心动过缓，但体表导联心电图的 T 波上均隐约见到提前出现的 P'波，疑为房性期前收缩产生的代偿间期形成较长 P-P 间期，此时容易误诊为窦性心动过缓。双极食管导联同步记录清楚显示提前出现的 P'波，从而明确为房性期前收缩二联律未下传心室。

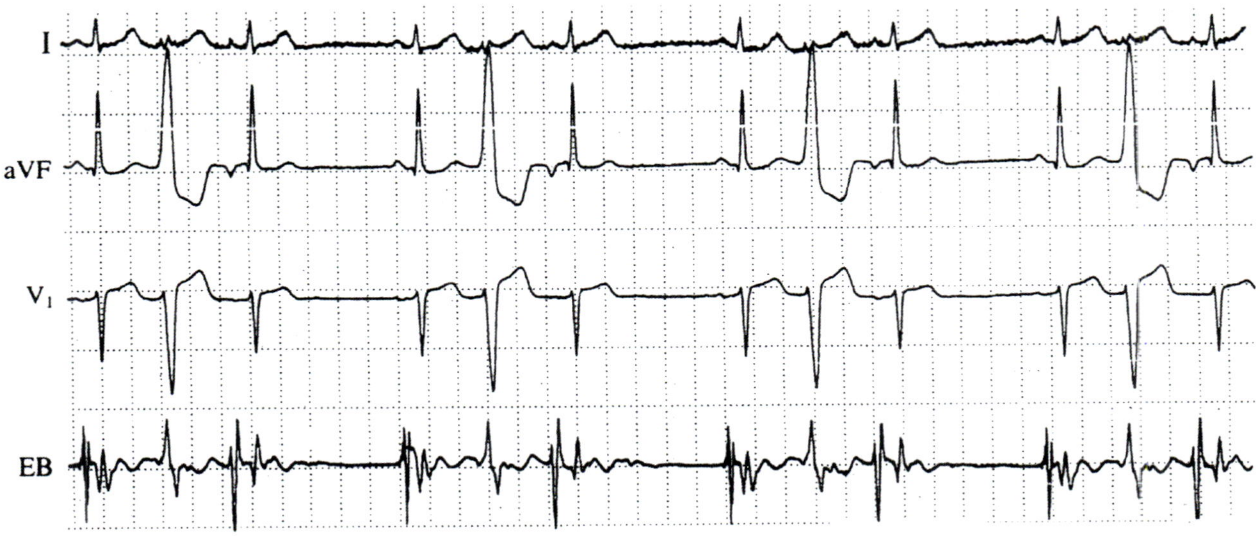

图 13-31　双极食管导联标测室性期前收缩伴反复心搏。体表导联心电图可见宽大畸形的 QRS 波，其前有长 R-R 间期，不易与房性期前收缩伴心室内差异性传导相鉴别。滤波双极食管导联中 P 波高大尖锐，在宽大畸形的 QRS 波前未见 P 波，证实为室性期前收缩。室性期前收缩后见呈长 R-P 间期的逆行 P 波，并下传心室形成正常的 QRS 波，室性期前收缩消失后，逆行 P 波也消失，表明该 P⁻波与室性期前收缩有关，提示室性激动从房室慢旁路或者房室结慢径路逆向传导形成 P⁻波，与此同时，心房激动从快径路再次前传至心室，形成形态正常的 QRS 波。aVF 导联中第 3 次室性期前收缩后倒置的逆行 P 波形态变浅，又恰是窦性 P 波出现时，为窦-室房性融合波。

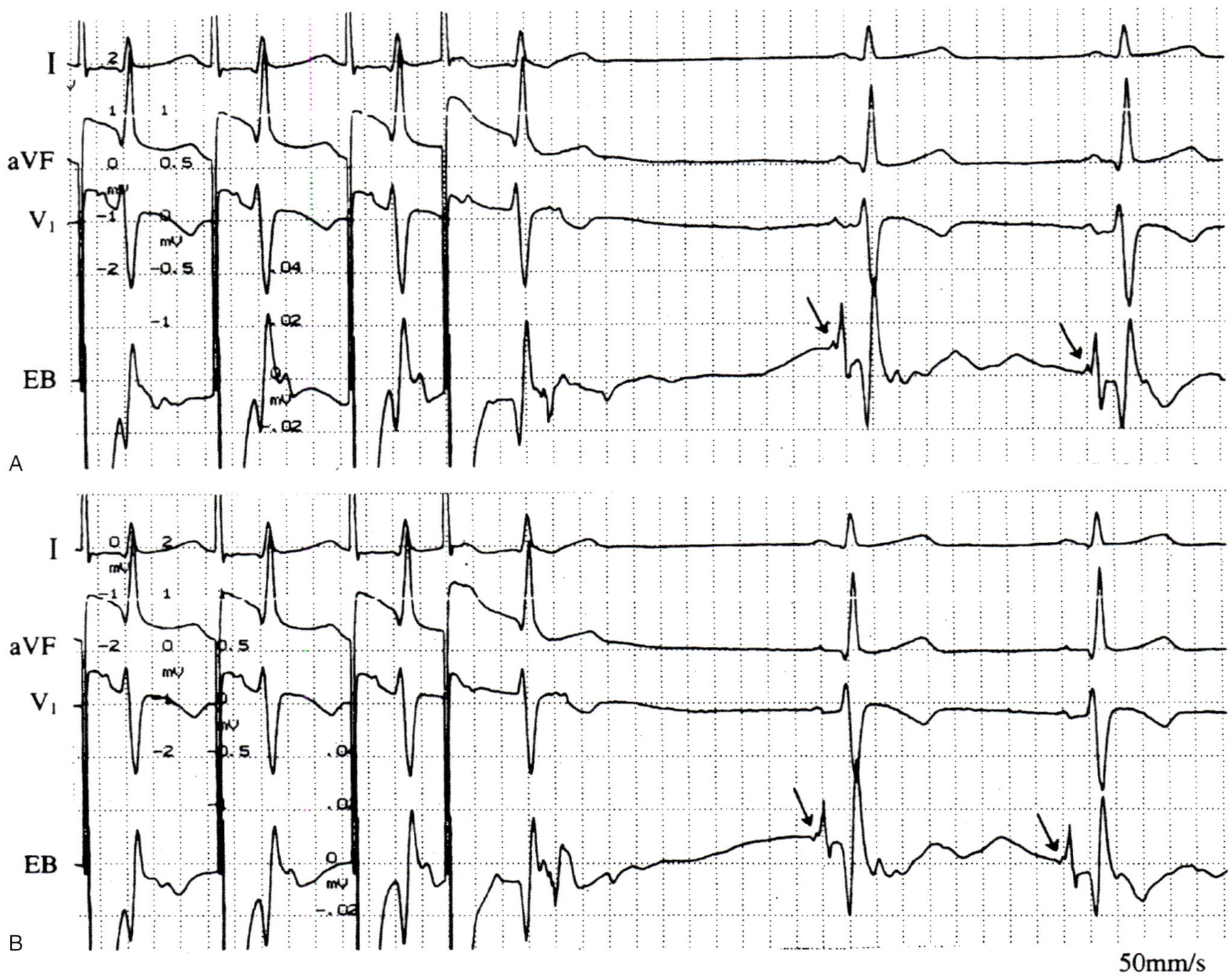

图 13-35 双极食管导联记录右心房电位变化。图示隐匿性左侧房室旁路患者，基础刺激周期为 500ms 的心房 S_1S_2 程控期前刺激。(A)S_1S_2 为 360ms 时，R_2 波后见左侧房室旁路逆向传导形成的 P 波，窦性心律时，在双极食管导联高尖的左心房电位前可以见到直立的右心房电位（箭头所示）。(B)S_1S_2 为 250ms 时，R_2 波后仍见到逆行 P 波。但是窦性激动略提前后，双极食管导联中的右心房电位发生倒置（箭头所示），左心房电位形态不变。期间 aVF、V_1 导联的 P 波形态也发生改变，提示窦性激动在右心房内发生了差异性传导。

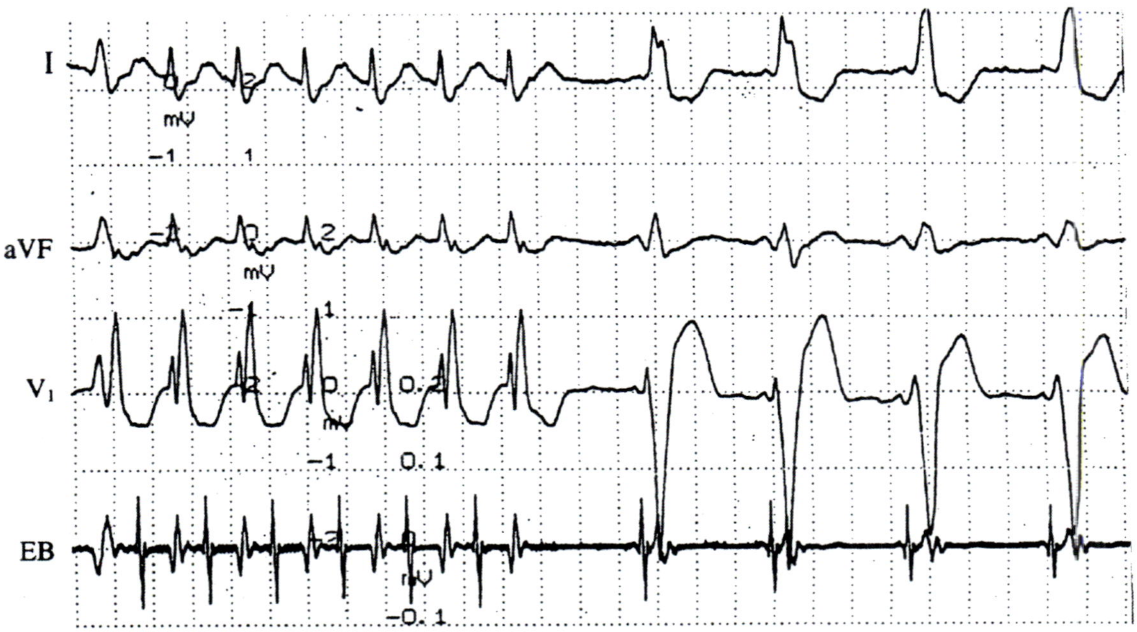

图 13–36 顺向型房室折返性心动过速时的心房标测。图示显性右侧房室旁路患者，诱发出顺向型房室折返性心动过速伴右束支传导阻滞，体表导联中逆行 P 波不清晰，在双极食管导联中清晰可见逆行 P 波，R–P⁻间期为 180ms，P⁻波消失后，心动过速即刻终止，显示出显性右侧房室旁路图形。

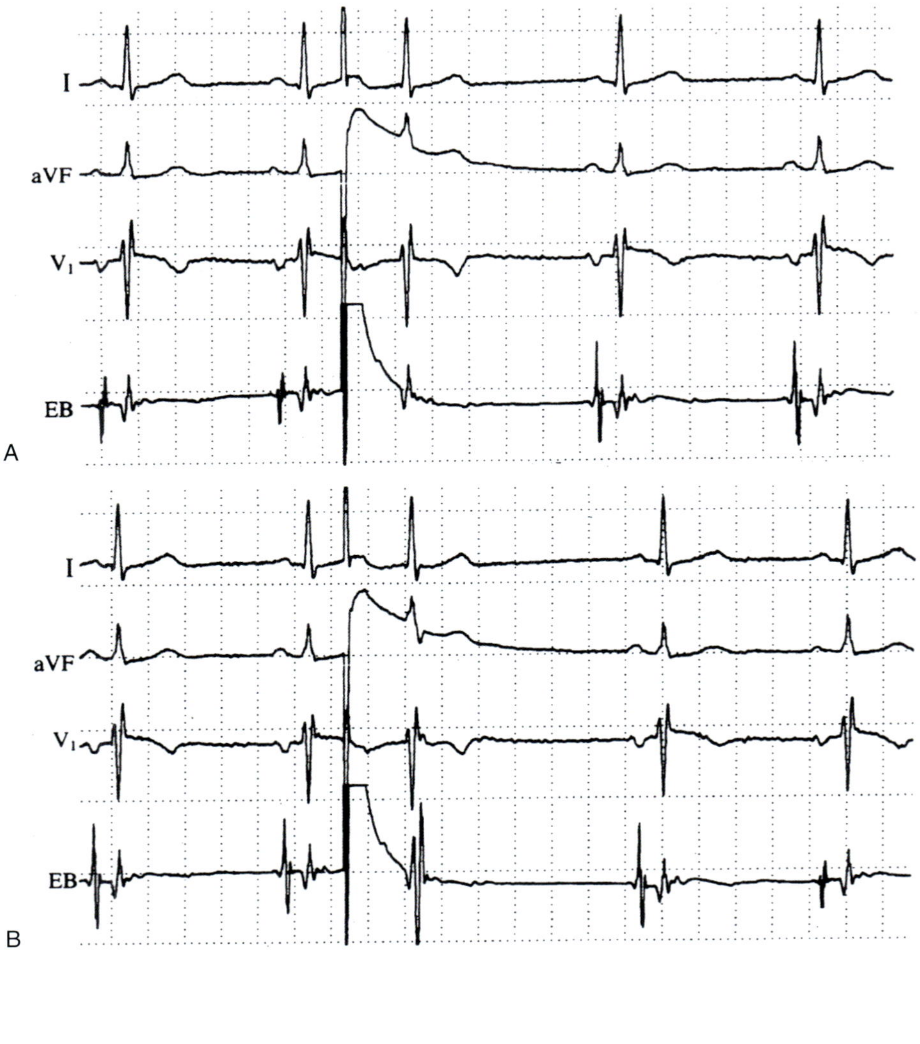

图 13–37 房室结双径路折返性逆行 P 波。图示房室结双径路患者，RS_2 法刺激。(A)RS_2 为 220ms 时，S_2–R 间期为 320ms，房室结快径路已经进入前传有效不应期，激动沿慢径路前向传导，快径路未发生逆向传导。(B)RS_2 为 210ms 时，S_2–R 间期为 340ms，慢径路传导进一步减慢，导致快径路脱离逆传不应期，激动从快径路逆传心房形成折返。但慢径路尚未脱离前向不应期，不能形成连续的折返。

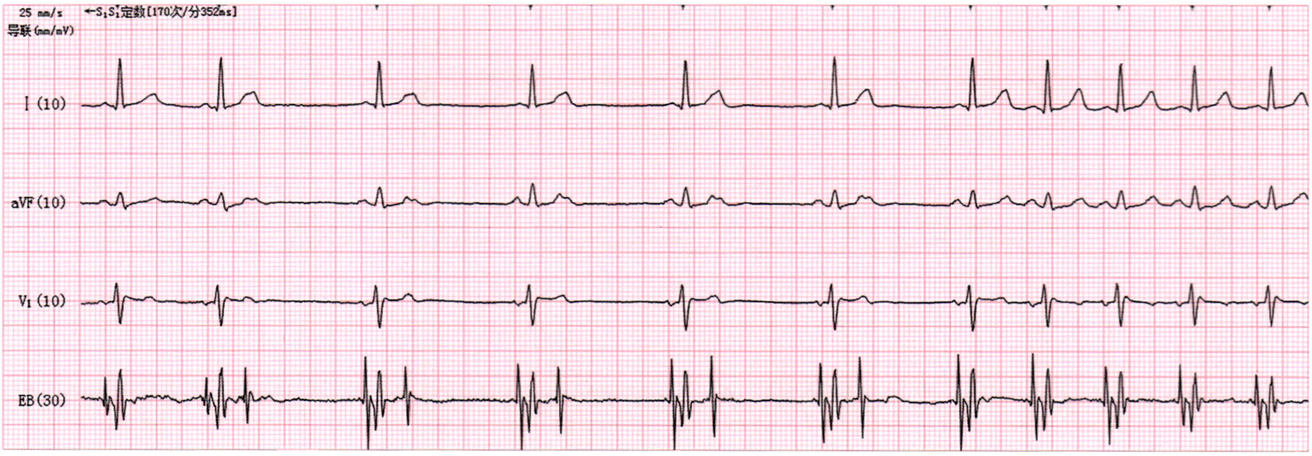

图 13–38 食管导联确诊房性期前收缩二联律。在体表导联心电图中，T 波上隐约可见提前出现的 P'波，容易导致将由 P'波产生的代偿间期形成的 P–P 间期误诊为窦性心动过缓。食管导联的同步记录清晰地显示提前出现的 P'波，从而明确诊断为房性期前收缩二联律未下传心室。房性期前收缩消失后，恢复了正常窦性周期。

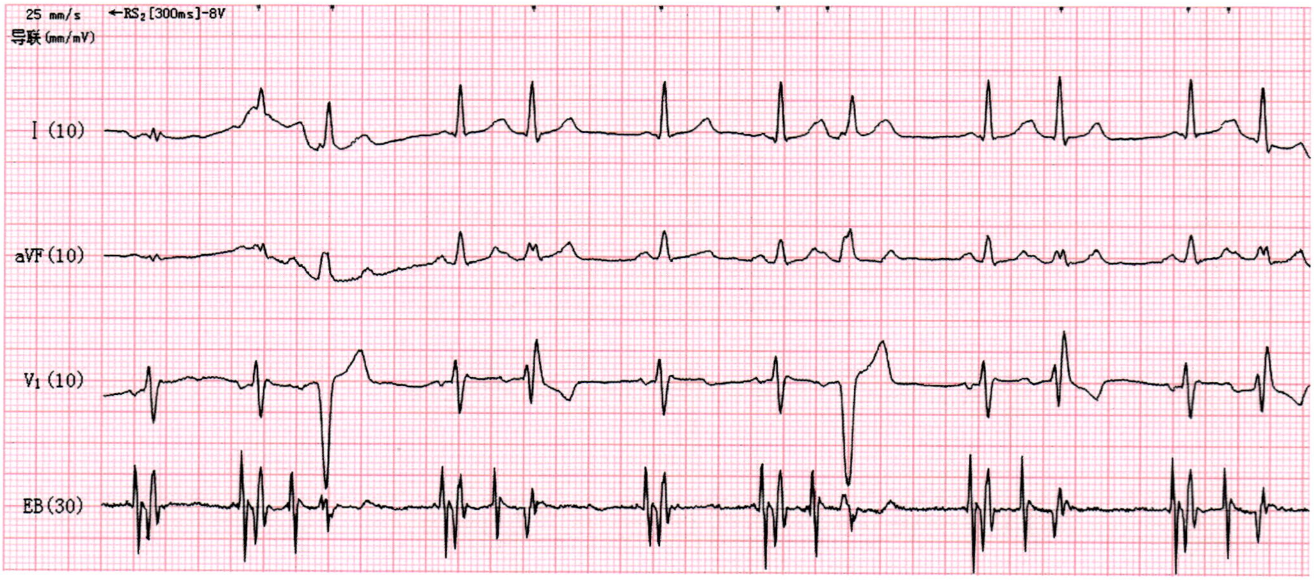

图 13–39 房性期前收缩伴室内差异性传导。从图中可以观察到窦性心律及提前出现的、呈现左束支传导阻滞和右束支传导阻滞图形的宽大畸形 QRS 波，其时限>120ms，需要鉴别是否为室性期前收缩。食管导联清晰地显示出提前出现的、隐藏于先前 T 波之中的房性 P'波，P'–R 间期>120ms，证实为房性期前收缩伴心室内差异性传导。

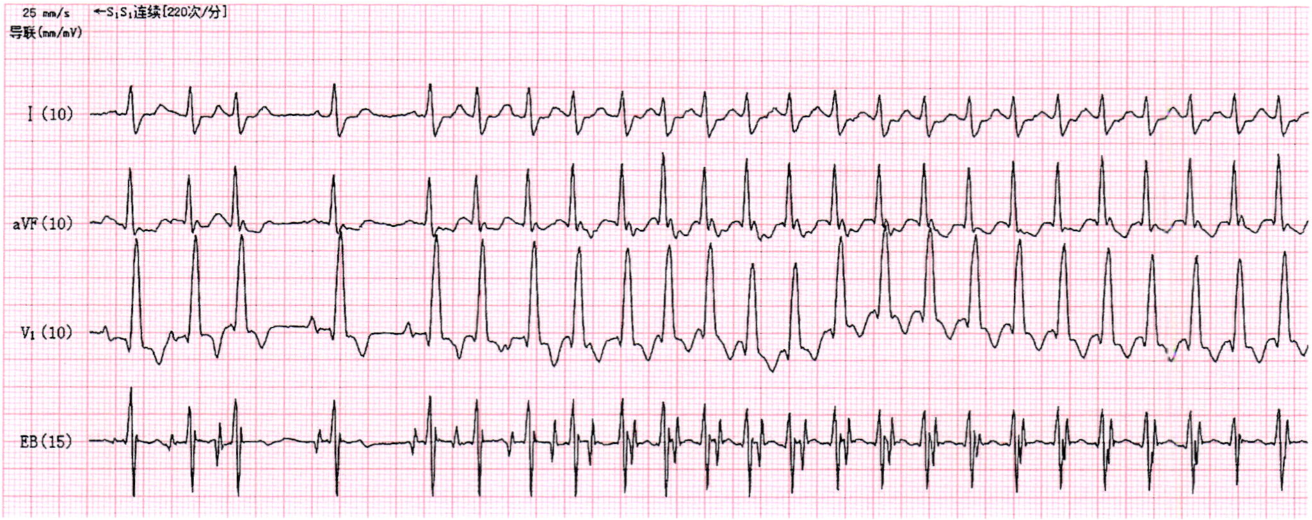

图 13–40　食管导联标测确诊房性心动过速。图示从第 6 个 QRS 波起始，出现了一段频率约为 180 次/分的窄 QRS 波心动过速。在 aVF 导联中，QRS 波的末端似乎可以观察到一个假性 r 波，据此考虑为慢–快型房室结折返性心动过速。然而，食管导联清晰地显示了心房 P’波，P’波与 QRS 波呈现 1:1 的对应关系，而 R–P’与 P’–R 的间期并不固定，符合房性心动过速的特征。

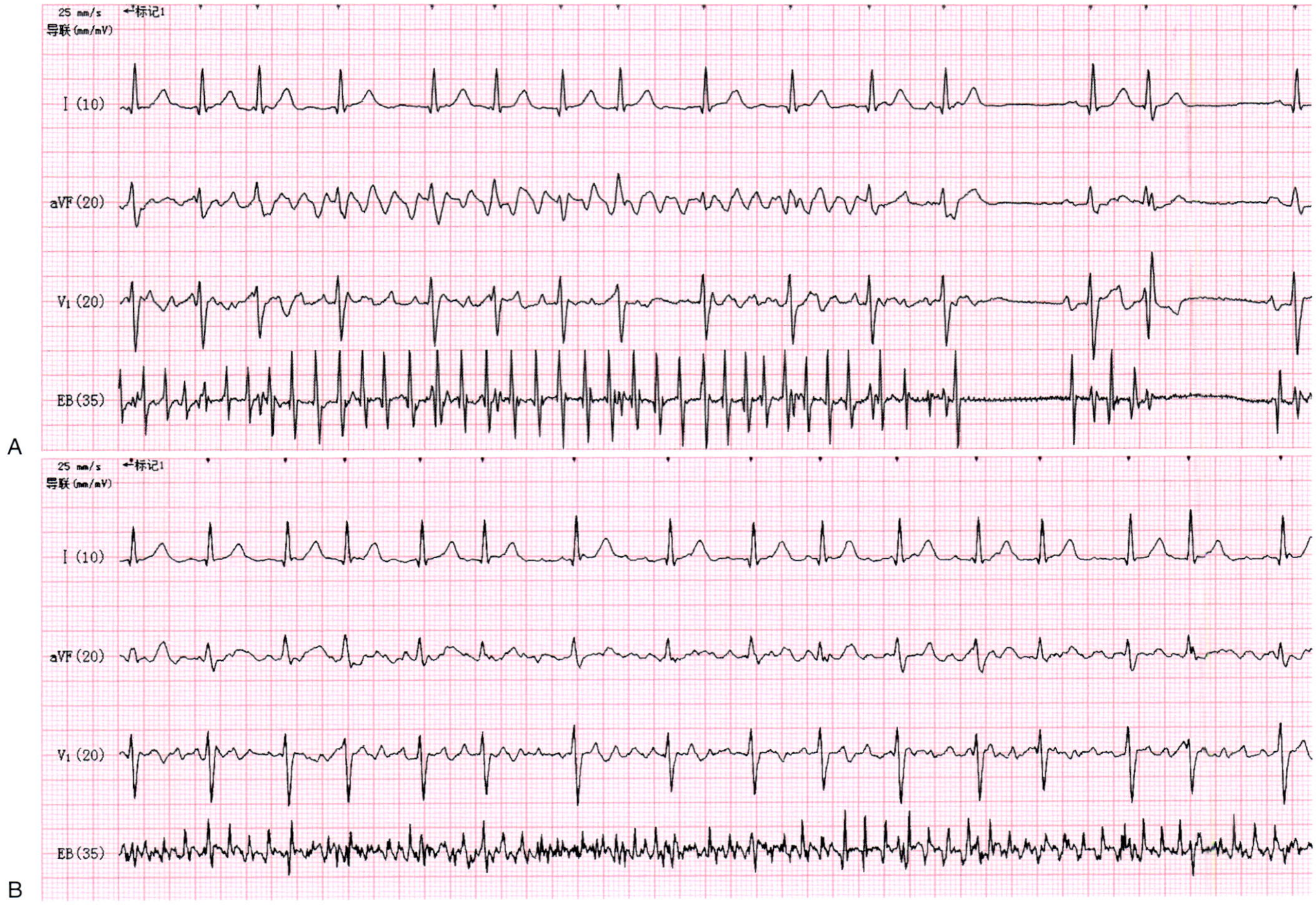

图 13–41　心房扑动与心房颤动的食管导联标测。(A，B)同一患者在接受食管导联标测的过程中，出现心房扑动与心房颤动现象。鉴于食管导联与心房的邻近性，能够清晰地记录到心房波形。在图 A 中，食管导联显示了快速且规律的心房扑动波，伴有不同比例的房室传导。而在图 B 中，食管导联则呈现出快速而不规则、形态多变、振幅不一的心房颤动波形。相较于 V_1 导联，食管导联所记录的扑动波和颤动波更为显著。

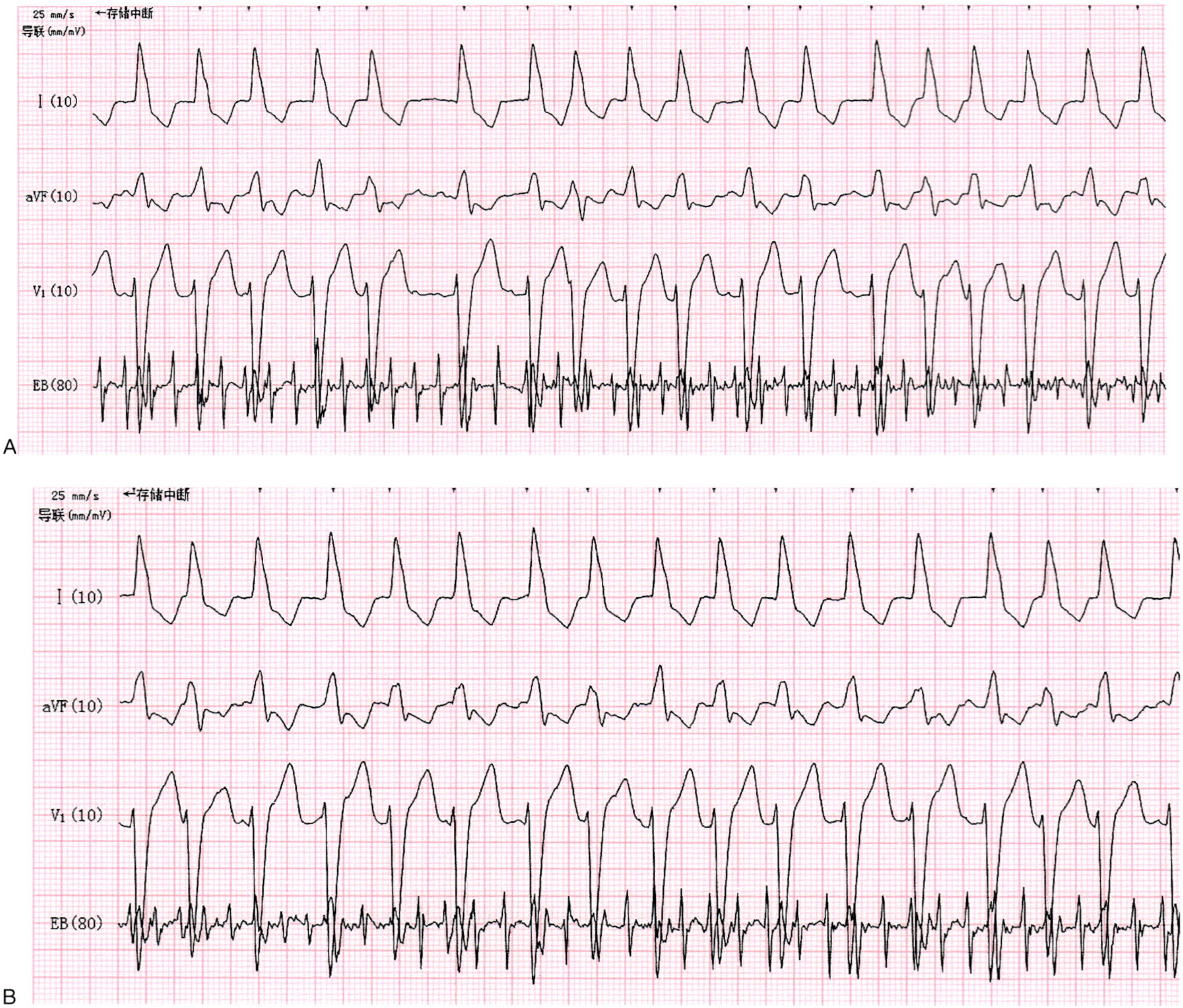

图 13-42 食管导联标测揭示心房扑动与心房颤动互相转换。(A,B)显示宽 QRS 波心动过速,R-R 间期不规则,平均心室率约为 130 次/分。(A)食管导联前半段心房波形态一致,频率(300 次/分)规则,显示心房扑动伴完全性左束支传导阻滞,后半段心房波转为形态与频率均不固定,为心房颤动伴完全性左束支传导阻滞。(B)前半段显示心房波形态、频率均不固定,为心房颤动波,后半段心房波又恢复至规律、形态一致的心房扑动波。心房颤动和心房扑动可以相互转和相互诱发,常规心电图中,由于心房波较小,部分又重叠在 QRS 波中,诊断困难。当心房扑动、房室传导比例不一致时,容易被误诊为心房颤动,食管导联清晰显示心房波。本例心电图显示了心房扑动转为心房颤动,又转为心房扑动的过程。

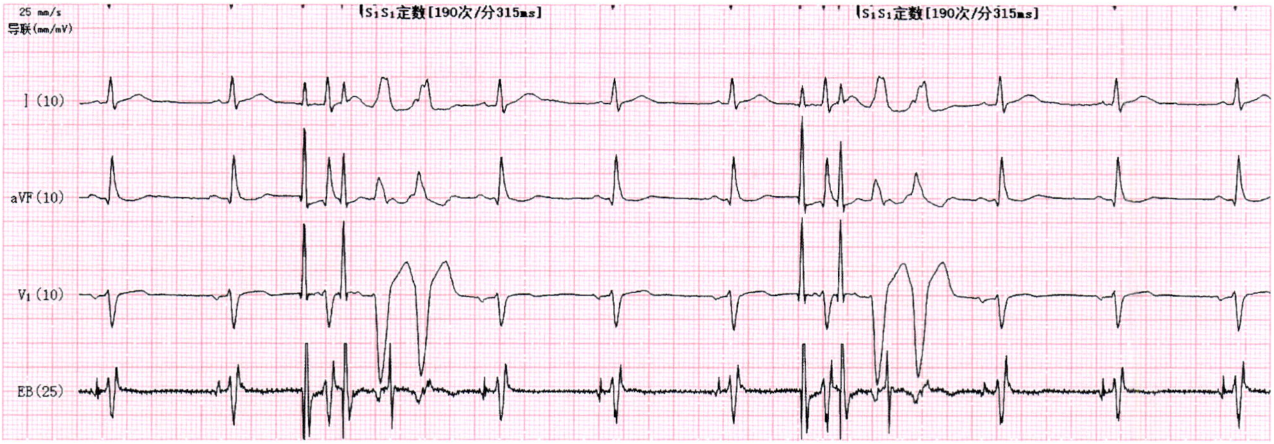

A

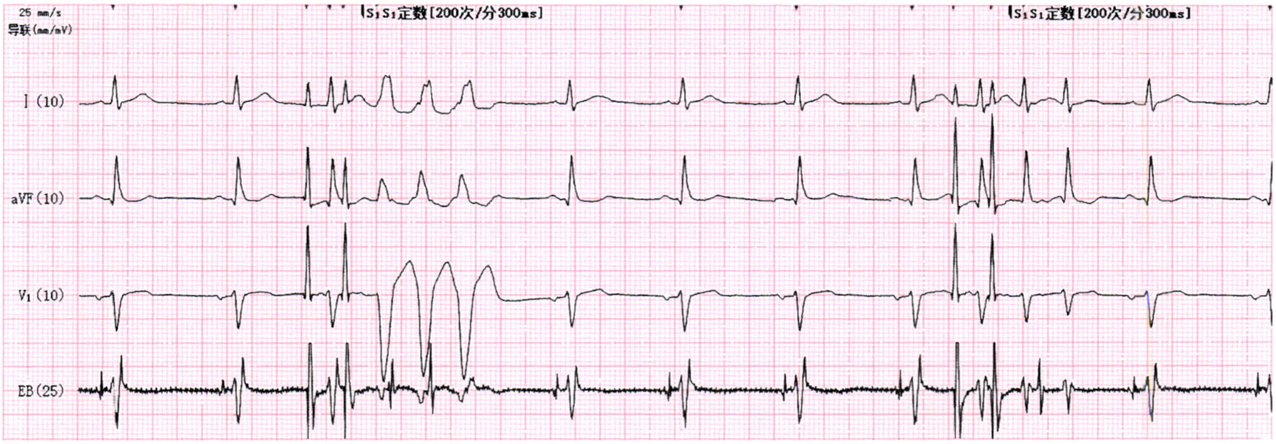

B

图 13–43　心房 S_1S_1 定数刺激诱发房内折返与左束支传导阻滞。(A)分别给予两次频率为 190 次/分的心房刺激。左侧第 1 次 S 波距其前窦性心搏的 R–S 间期分别为 600ms、570ms，下传的 QRS 波形态均正常，S–R 间期为 180ms，即第 1 次 S 波下传的 QRS 波距其前窦性心搏的 R–R 间期分别为 780ms、750ms。第 2 次 S 波下传的 QRS 波均呈完全性左束支传导阻滞图形，因左束支处于有效不应期，激动从右束支下传，同时经室间隔隐匿性传导至左束支，并产生新的不应期，使得其后出现的单次房内折返经房室结顺向传导过程中，再次落到左束支有效不应期中，形成连续两次的左束支传导阻滞形心室内差异性传导，右侧再次给予频率为 190 次/分的两次刺激，电生理变化同左侧刺激时一样。(B)分别给予两次频率为 200 次/分的心房刺激，左侧第 1 次 S 波距其前窦性心搏的 R–S 间期分别为 580ms、350ms，下传的 QRS 波形态均正常，S–R 间期分别为 180ms、170ms。即第 1 次 S 波下传的 QRS 波距其前窦性心搏的 R–R 间期分别为 760ms、520ms。第 2 次 S 波下传的 QRS 波呈完全性左束支传导阻滞图形，因左束支处于有效不应期，激动从右束支下传，同时经室间隔隐匿性传导至左束支，并产生新的不应期，使得其后出现的两次房内折返经房室结顺向传导过程中，均再次落到左束支有效不应期中，形成连续的左束支传导阻滞型心室内差异性传导。相比而言，右边第 2 次 S 波下传的 QRS 波形态正常。本图显示在相同的心房刺激频率下，是否发生左束支传导阻滞与第 1 次 RS 间期有关。(A)两次相同的心房刺激中，第 1 次 R–S 间期均较长，致第 2 次 S 波前的 R–R 间期均较长，其后左、右束支不应期均延长，使得第 2 次 S 波后下传的 QRS 波均呈完全性左束支传导阻滞图形，因束支间隐匿性传导形成连续的左束支传导阻滞型心室内差异性传导。(B)两次相同的心房刺激中，右侧第 1 次 R–S 间期为 350ms，较左侧第 1 次 R–S 间期 580ms 明显缩短，导致第 2 次 S 波前的 R–R 间期亦明显缩短，其后左、右束支不应期也相应缩短。两侧束支不应期趋向一致，在相同的心房刺激频率下，两侧束支均能传导，故 QRS 波形态正常。

第 3 节 心脏不应期测定

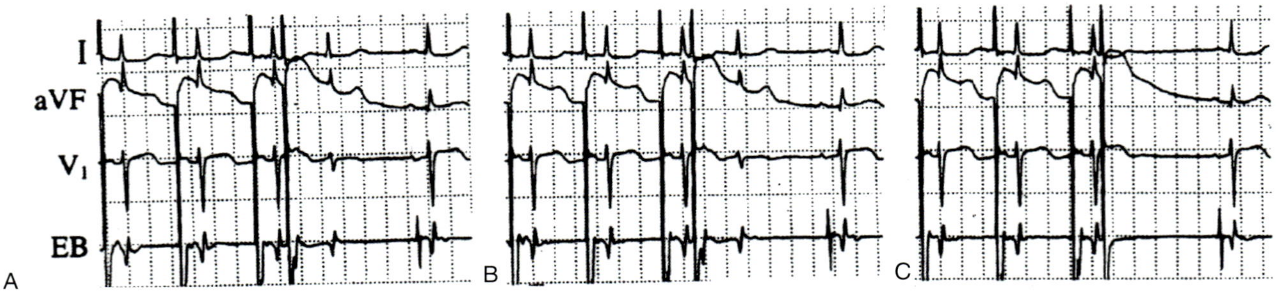

图 13–44 房室交界区前传有效不应期≤心房有效不应期。图示基础刺激周期为 700ms 的心房 S_1S_2 程控期前刺激。(A,B)S_1S_2 分别为 300ms、290ms 时，可见 S_2 后出现 P_2 波、R_2 波，P_2–R 间期为 350ms。心房、房室交界区均处于相对不应期。(C)S_1S_2 为 280ms 时，P_2 波消失表明心房已进入有效不应期。房室交界区有效不应期≤心房有效不应期，无法显示。

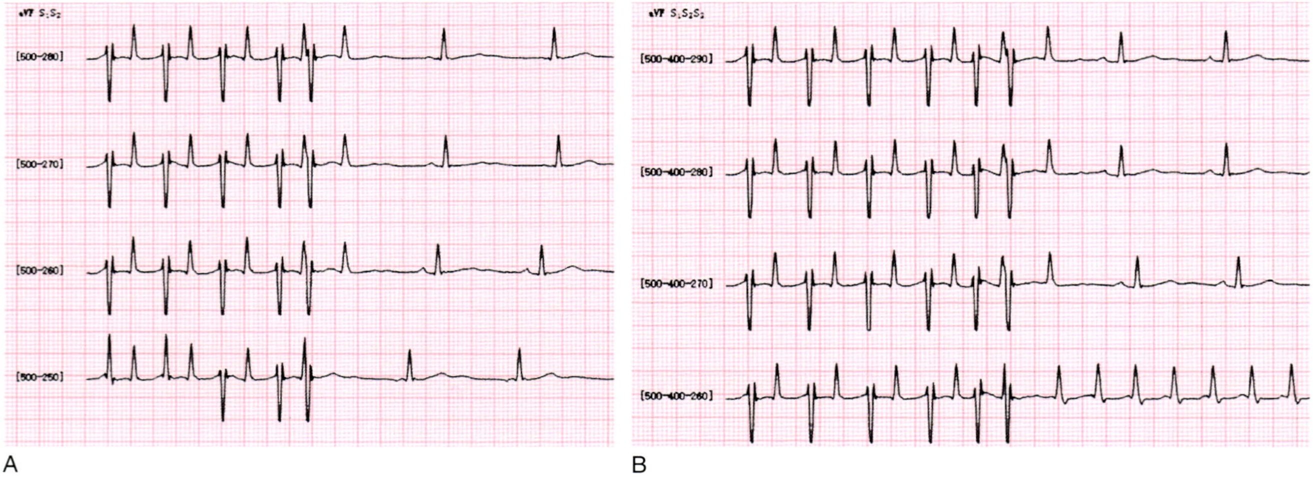

图 13–45 图示房室结双径路患者。心房有效不应期长，掩盖了房室结双径路传导。(A)经食管给予基础周长为 500ms 的心房 S_1S_2 程控期前刺激，S_1S_2 偶联间期为 280ms、270ms、260ms 时，S_2–R 间期分别为 280ms、290ms、290ms，心房激动沿房室结快径路下传心室。S_1S_2 偶联间期为 250ms 时，P_2 波消失，心房进入有效不应期，未发生房室结双径路跳跃现象。(B)给予 S_1S_1 基础周长为 500ms、S_1S_2 为 400ms 的心房 $S_1S_2S_3$ 程控期前刺激，S_2S_3 偶联间期为 290ms、280ms、270ms 时，S_3–R 间期分别为 310ms、320ms、330ms，心房激动沿房室结快径路下传心室；S_2S_3 偶联间期为 260ms 时，房室结快径路进入有效不应期，S_3–R 间期突然跳跃延长至 400ms，随后诱发出慢–快型房室结折返性心动过速。(A)患者心房有效不应期偏长，使激动无法经房室结慢径路下传心室，掩盖了房室结双径路传导。(B)因心房不应期与前周期长度成正比，房室结不应期与前周期成反比。缩短刺激前周期至 400ms，心房有效不应期随之缩短，使激动有机会沿房室结慢径路下传心室，显现出跳跃现象，有利于诱发慢–快型房室结折返性心动过速。

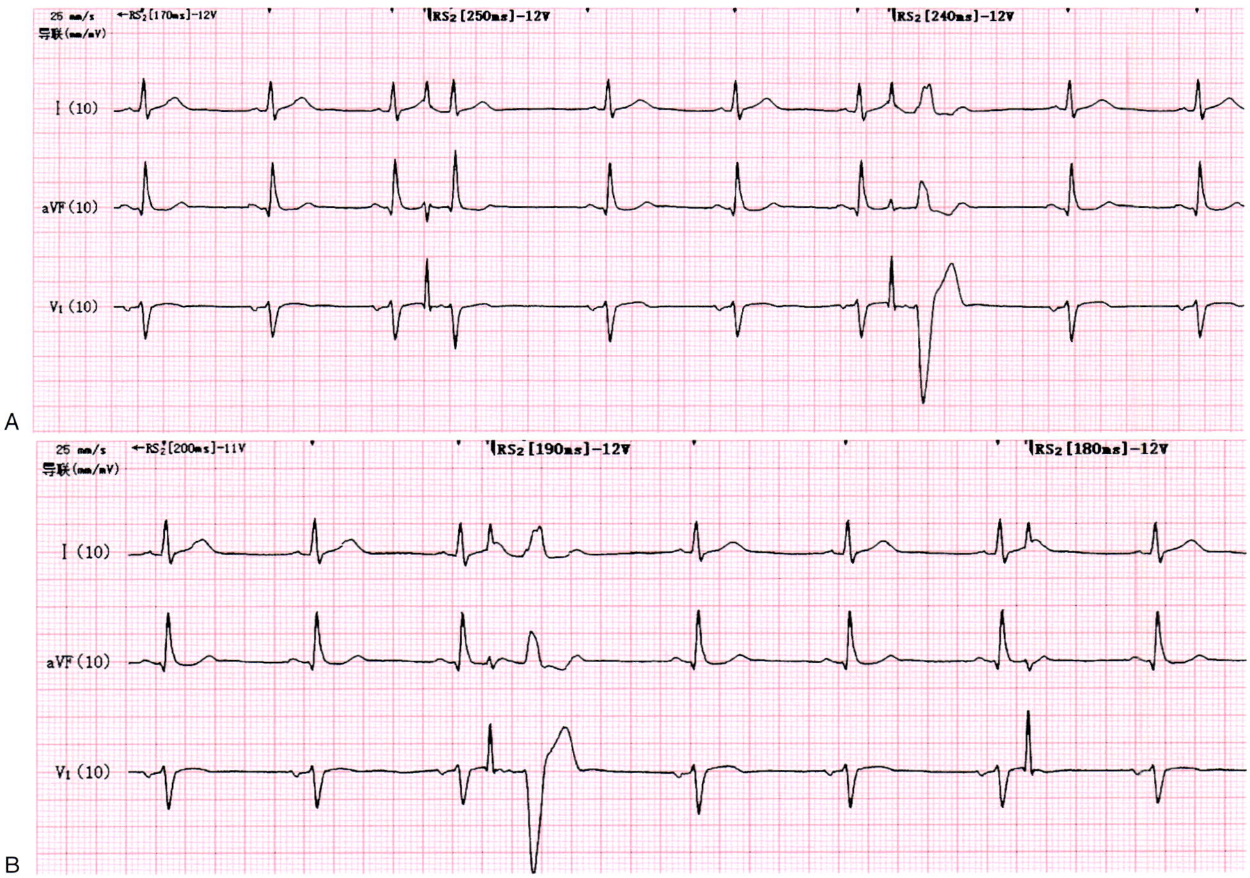

图 13-46　心房 RS_2 刺激检测左束支有效不应期及心房有效不应期。(A)给予心房 RS_2 程控期前刺激，RS_2 偶联间斯为 250ms 时，R_2 波形态正常，RS_2 偶联间期为 240ms 时，R_2 波突然呈完全性左束支传导阻滞图形，提示左束支已进入有效不应期，此时前一次窦性 P 波至 P_2 波的 $P-P_2$ 间期为 480ms，为左束支有效不应期。(B)RS_2 偶联间期递减至 180ms 时，P_2 波及 R_2 波消失，未影响窦性周长，表明心房已进入有效不应期。此时前一次窦性 P 波至 S_2 波的 PS_2 间期为 320ms，为心房有效不应期。

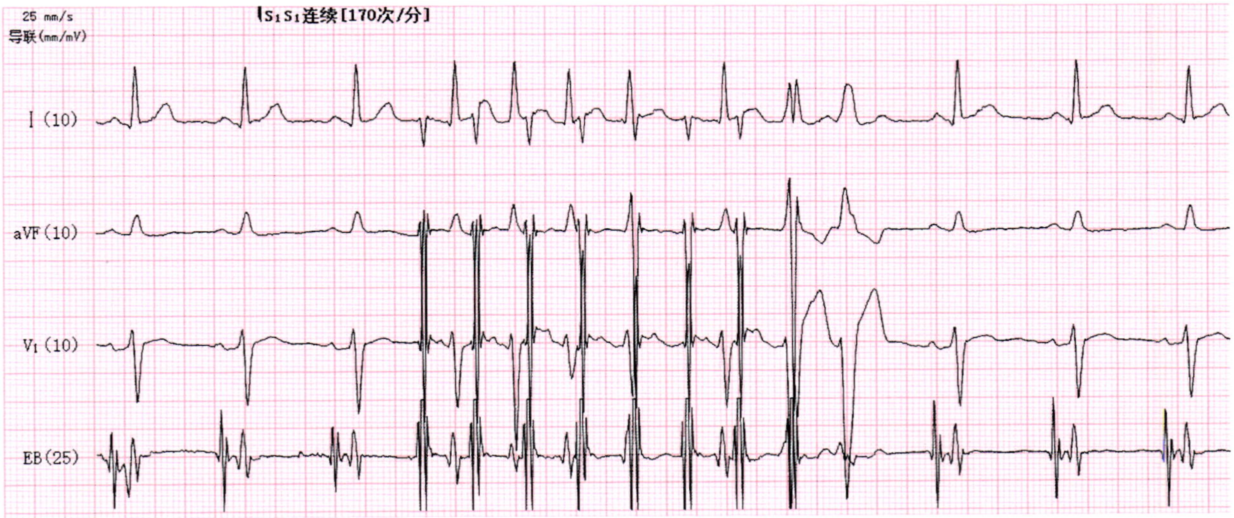

图 13-47　心房 S_1S_1 刺激显示房室文氏型传导，前周期改变对左束支不应期的影响。经食管心房 S_1S_1 分级递增刺激频率为 170 次/分时，起始可见房室之间呈 5:4 文氏型传导，第 5 次 S 波后，QRS 波脱漏，形成一次长 R-R 间期。第 7 次 S 波下传的 QRS 波因其前具有长短周期特征，前周期延长，使左束支有效不应期相应延长，此时左束支处于有效不应期中，激动从右束支下传，故第 7 次 S 波下传的 QRS 波呈完全性左束支传导阻滞图形，同时激动经室间隔隐匿性传导至左束支，使第 8 次 S 波下传的 QRS 波仍呈完全性左束支传导阻滞图形。

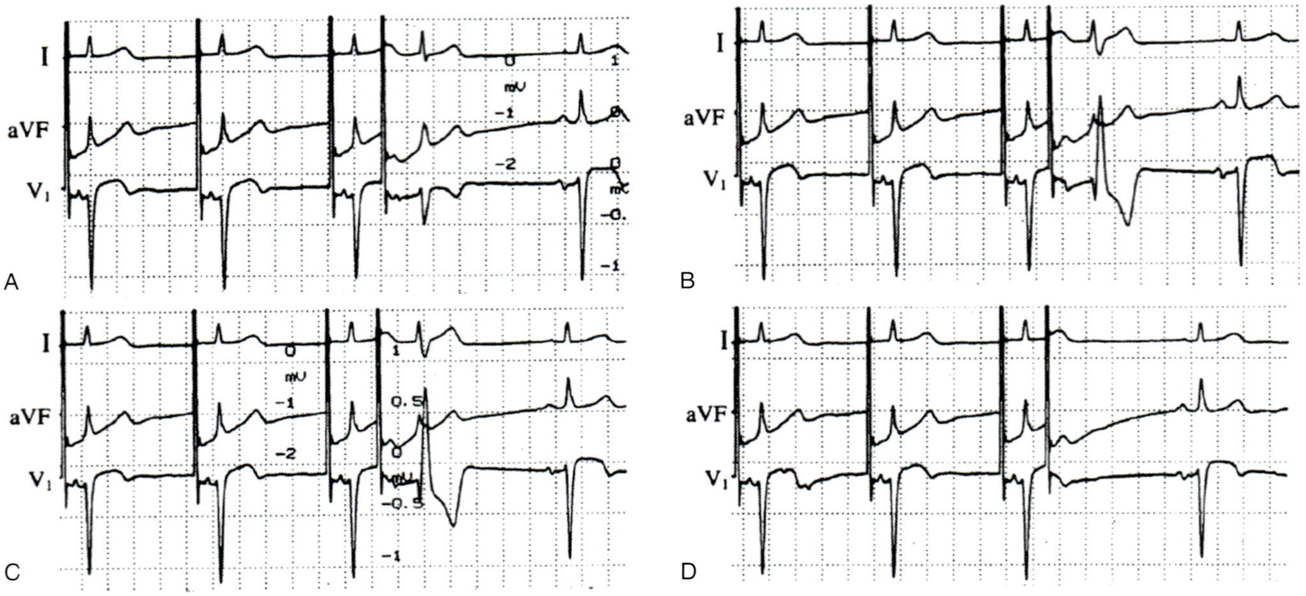

图 13–48 右束支、心房有效不应期。图示基础刺激周期为 1000ms 的心房 S_1S_2 程控期前刺激。(A)S_1S_2 为 390ms 时，R_2 波形态基本正常。(B,C)S_1S_2 分别为 380ms、350ms 时，R_2 波呈完全性右束支传导阻滞图形，右束支已进入有效不应期。(D)S_1S_2 为 340ms 时，可见 S_2 后的 P_2 波消失，其后无代偿间期，心房进入有效不应期，房室交界区不应期因为短于心房而无法测出。右束支有效不应期为 1000/380ms，心房有效不应期为 1000/340ms。

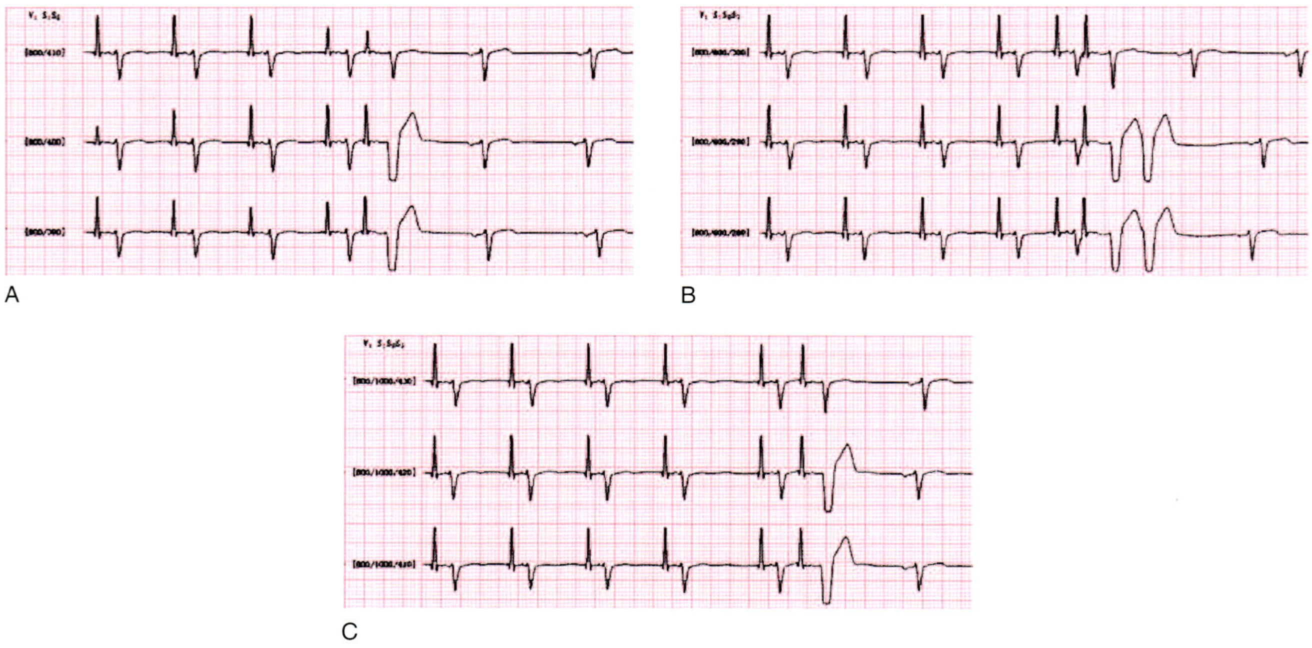

图 13–49 不同基础刺激周期长度对左束支有效不应期的影响。(A)经食管给予基础周长为 800ms 的心房 S_1S_2 程控期前刺激，S_1S_2 偶联间期为 410ms 时，R_2 波群形态正常，S_1S_2 偶联间期为 400ms 时，R_2 波突然呈完全性左束支传导阻滞图形，左束支有效不应期为 400ms。(B)给予 S_1S_1 基础周长为 800ms、S_1S_2 为 600ms 的心房 $S_1S_2S_3$ 程控期前刺激，S_2S_3 偶联间期为 290ms 时，R_2 波呈完全性左束支传导阻滞图形，左束支有效不应期缩短至 290ms。(C)给予 S_1S_1 基础周长为 800ms、S_1S_2 为 1000ms 的心房 $S_1S_2S_3$ 程控期前刺激，S_2S_3 偶联间期为 420ms 时，R_2 波呈完全性左束支传导阻滞图形，左束支有效不应期延长至 420ms，表明左束支不应期的长短与前基础刺激周期长度密切相关，与前心动间期成正比图形。

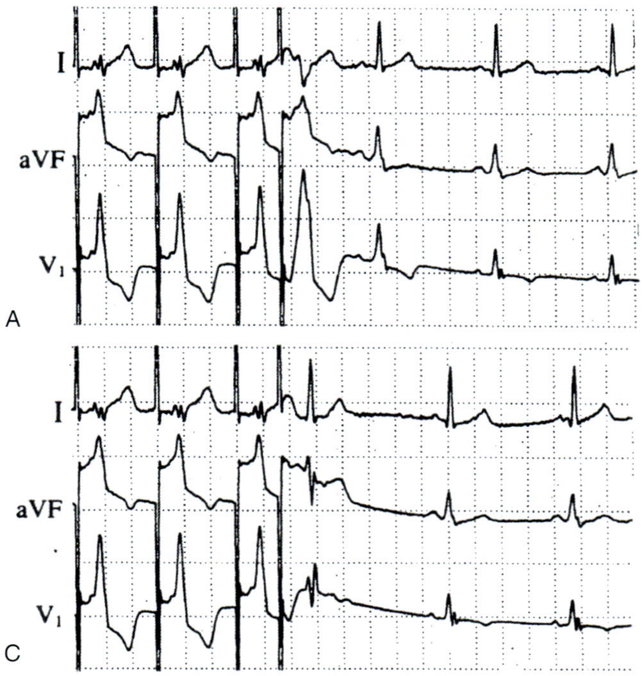

图 13-50　旁路前向有效不应期略长于房室交界区。图示基础刺激周期为 600ms 的心房 S_1S_2 程控期前刺激，(A、B)S_1S_2 分别为 330ms、320ms 时，S_2 均从房室旁路前向传导，R_2 波呈完全预激图形。S_1S_2 为 330ms 时，见 P_3 提前出现，$P_1P_3=P_0P_0$，使 P_2 呈插入性，此为窦房结Ⅲ区反应。(C)S_1S_2 为 310ms 时，可见 R_2 波突然呈不完全右束支传导阻滞图形，旁路进入前传有效不应期。R_2 波后可见一次 P 波，为旁路逆向传导形成，并造成窦性周期后移。(D)S_1S_2 为 300ms 时，见 S_2 后无 R_2 波，代偿间期与图 B 相同，表明房室交界区进入有效不应期。旁路有效不应期为 600/310ms，房室交界区有效不应期为 600/300ms，两者仅相差 10ms。

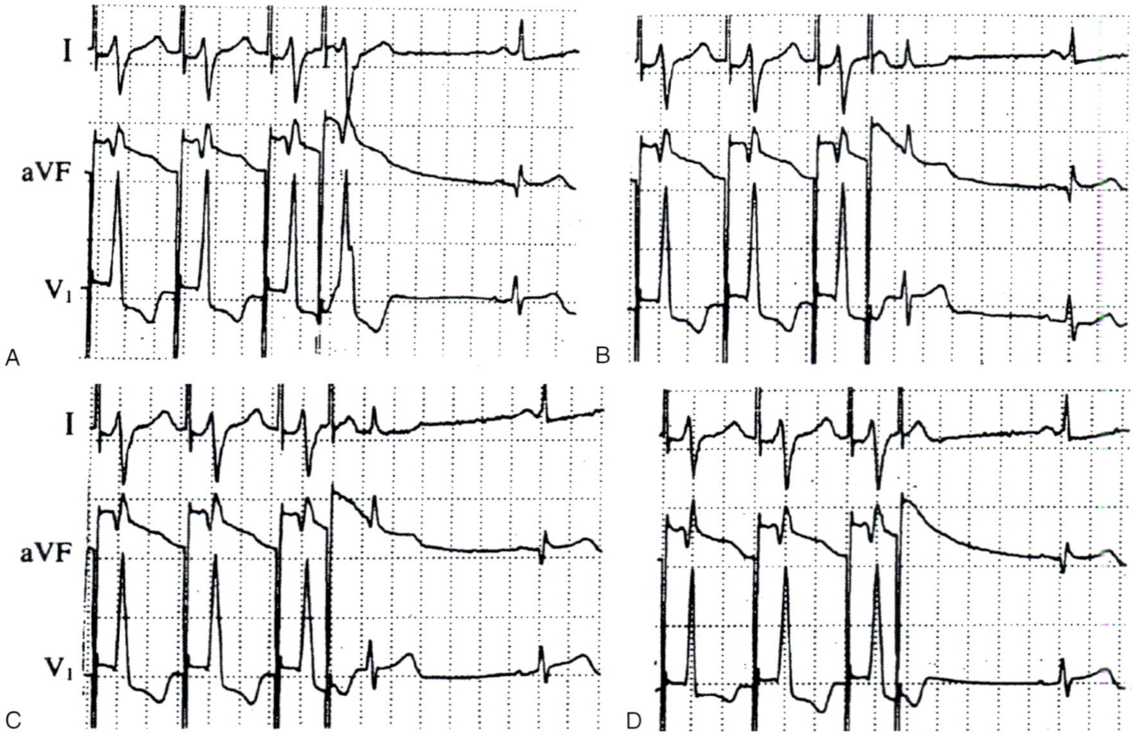

图 13-51　房室旁路前向有效不应期长于房室交界区。图示左后壁显性房室旁路患者，给予基础刺激周期为 600ms 的心房 S_1S_2 程控期前刺激。(A)S_1S_2 为 370ms 时，见 R_2 波呈完全预激图形。(B)S_1S_2 递减 10ms(360ms)时，见 R_2 波形态恢复正常，由旁路进入前传有效不应期，激动沿房室交界区传导所致。(C)S_1S_2 负扫描至 330ms 时，S_2 激动仍沿房室交界区传导，R_2 波形态正常。(D)S_1S_2 为 320ms 时，P_2 波及 R_2 波消失，心房进入有效不应期。旁路有效不应期为 600/360ms，心房有效不应期为 600/320ms，房室交界区前传有效不应期≤心房不应期。

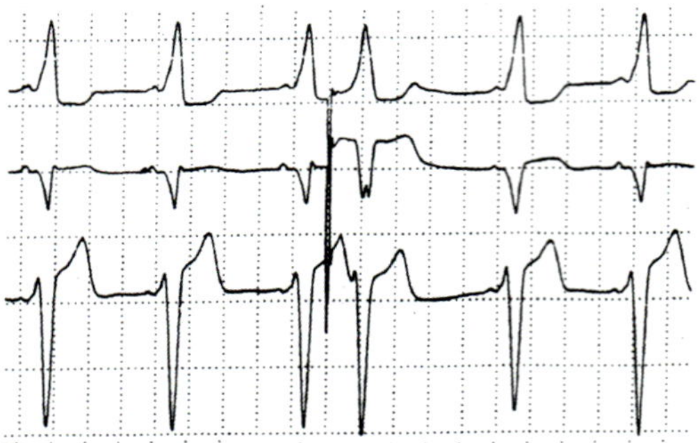

A

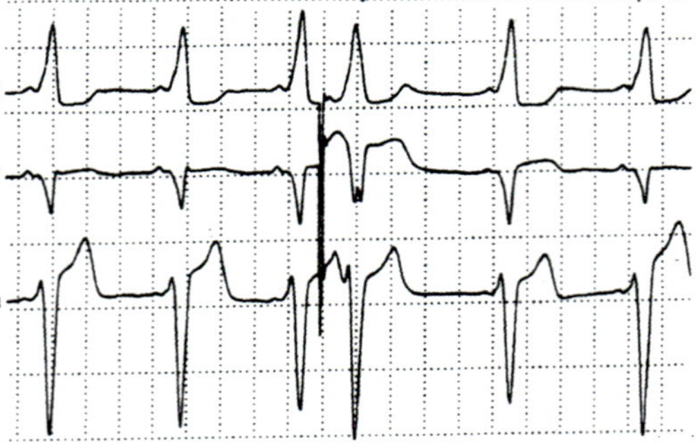

B

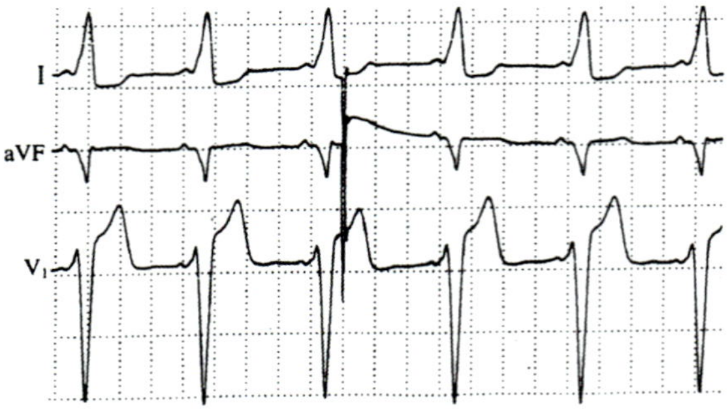

C

图 13–52　房室旁路前向有效不应期短于心房不应期。图示显性右后壁房室旁路患者，RS_2 法刺激。(A，B) RS_2 间期分别为 170ms、160ms 时，S_2 激动经旁路传导，R_2 波均呈预激图形。(C) RS_2 为 150ms 时，S_2 后 P_2 波、R_2 波消失，并且未打乱窦性周期，表明心房已进入有效不应期。此时实际的心房有效不应期 (PS_2 间期) 为 280ms，旁路前传有效不应期短于心房，房室交界区前传不应期因被旁路传导掩盖而无法显示。

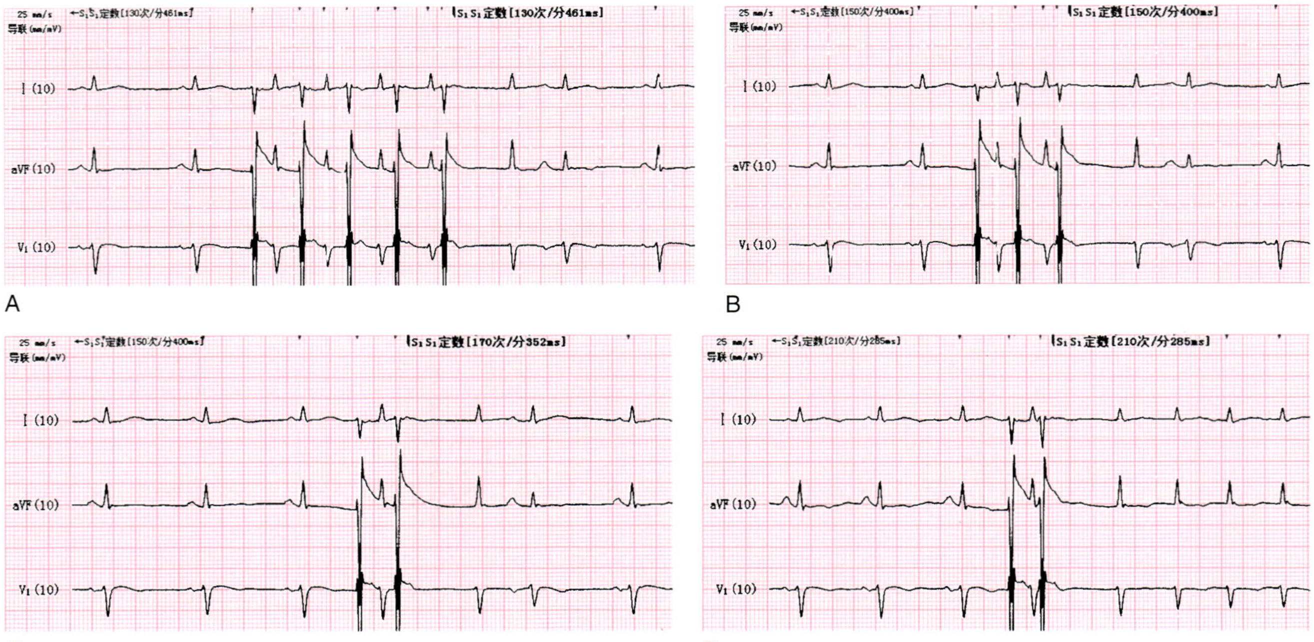

A　B　C　D

图 13–53　心房刺激频率与个数对房室结快径路有效不应期的影响。(A) 给予频率为 130 次/分的 5 次定数刺激，第 1~4 次刺激夺获心房后通过快径路下传，S–R 间期逐渐延长至 210~320ms，提示快径路处于相对不应期。第 5 次心房刺激时，S–R 间期显著延长至 640ms，提示快径路进入有效不应期，激动从慢径路下传。(B) 给予频率为 150 次/分的 3 次刺激，可见第 1、2 次刺激夺获心房后通过快径路下传，S–R 间期逐渐延长为 210~300ms。第 3 次心房刺激时，S–R 间期显著延长至 730ms，提示激动已改从慢径路下传。(C) 给予频率为 170 次/分的两次刺激，第 1 次刺激夺获心房后，通过快径路下传，S–R 间期为 210ms，第 2 次刺激时，心房激动改从慢径路下传，S–R 间期显著延长至 740ms。(D) 给予频率为 210 次/分的两次刺激，第 1 次刺激夺获心房后，通过快径路下传，S–R 间期为 210ms，第 2 次刺激时，S–R 间期显著延长至 750ms，心房激动改从慢径路下传，并诱发短阵窄 QRS 波心动过速。R–R 间期为 480ms，逆行 P 波隐埋在 QRS 波中，为慢快型房室结折返性心动过速。本例心脏电生理表现为随着刺激频率增加，房室结快径路越早进入有效不应期，激动改从房室结慢径路下传，符合房室结快径路的不应期随着前心动周长缩短而延长的电生理特征。在心脏电生理检查中，不是刺激个数越多越好，合适的心房刺激频率和个数是显示房室结双径路传导与诱发心动过速的最佳选择。

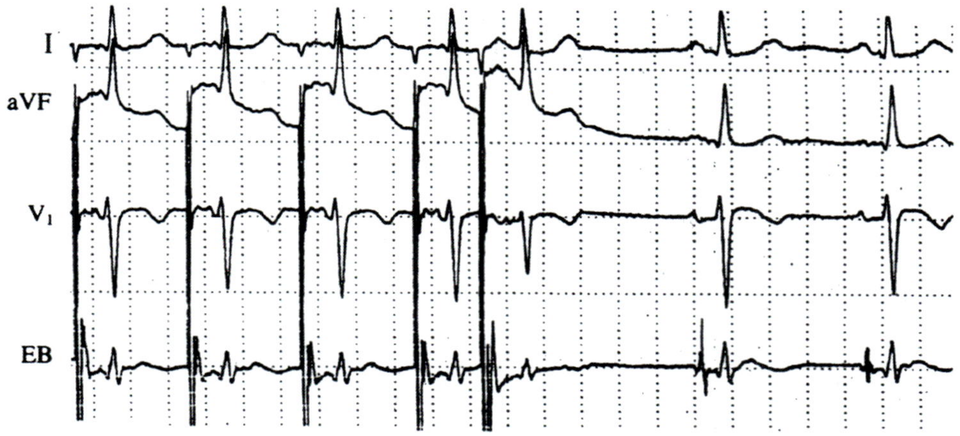

A

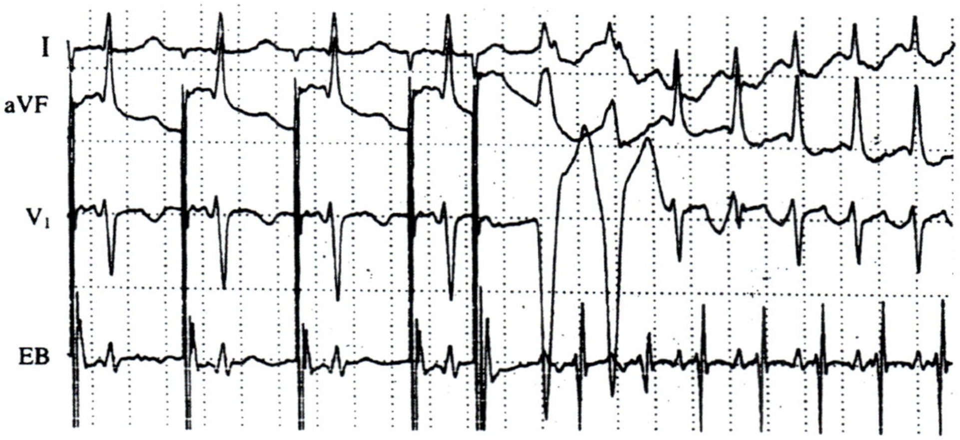

B

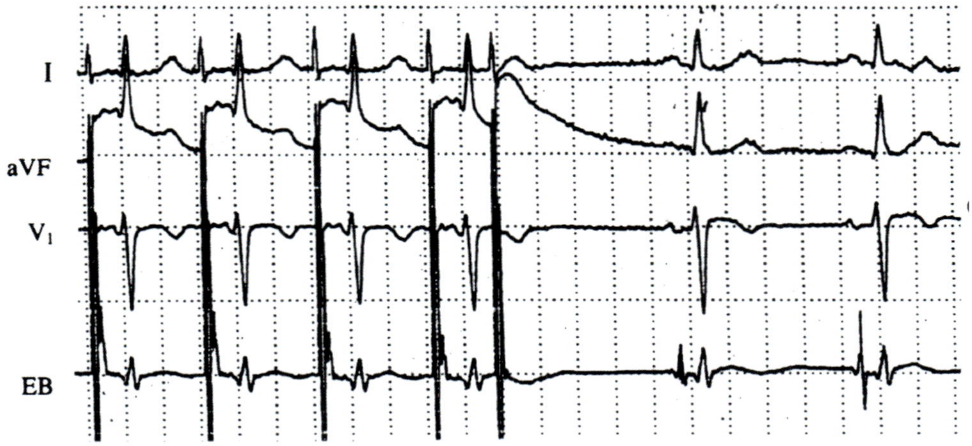

C

图 13–54　心房有效不应期长于房室结慢径路有效不应期。图示房室结双径路合并左侧隐匿性房室旁路患者，基础刺激周期为 600ms 的心房程控期前刺激。(A)S_1S_2 为 350ms 时，见 S_2–R 间期为 200ms，激动沿房室结快径路前向传导，慢径路传导被掩盖。(B)S_1S_2 递减 10ms(340ms)时，见 S_2–R 间期突然跳跃式延长至 340ms，快径路进入有效不应期，显示出房室结慢径路传导，随后诱发出心率为 180 次/分的心动过速。逆行 P 波在 Ⅰ 导联倒置、在 V_1 导联直立，双极食管导联中呈负正双相，$R-P^-$间期为 120ms，$R-P^-EB<R-P^-V_1$。呈左束支传导阻滞图形的 R–R 间期延长 40ms，均表明为隐匿性左侧房室旁路逆向传导形成的顺向型房室折返性心动过速。(C)S_1S_2 再递减 10ms 时，S_2 波后的 P_2 波消失，心房进入有效不应期。本图的电生理特点如下：①检测出房室结双径路传导，快径路有效不应期为 600/340ms。慢径路因前传有效不应期短于心房而无法测出。②虽然存在房室结双径路，但是诱发出的却是顺向型房室折返性心动过速，表明患者还存在隐匿性左侧房室旁路。③因心房有效不应期长于慢径路，故无法测出完整的心动过速诱发窗口。

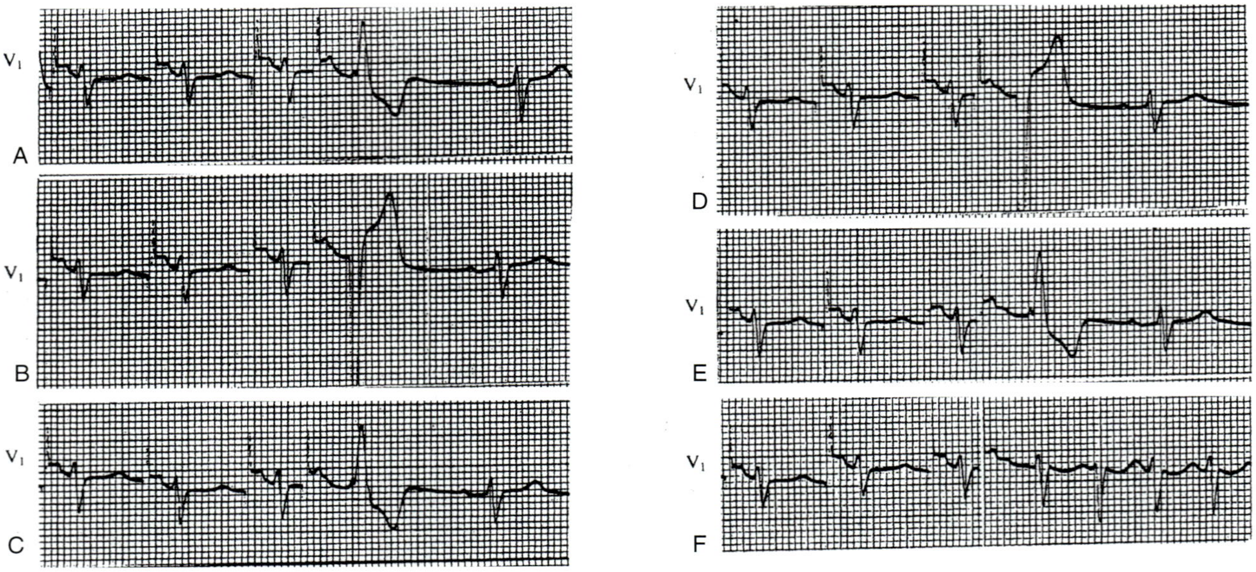

图 13-55 两侧束支不应期相接近并长于房室结双径路。图示基础刺激周期为 600ms 的心房 S_1S_2 程控期前刺激，V_1 导联记录。(A)S_1S_2 为 380ms 时，S_2–R 间期为 230ms，R_2 波呈完全性右束支传导阻滞图形。(B)S_1S_2 为 370ms 时，S_2–R 间期延长至 260ms，R_2 波呈完全性左束支传导阻滞图形。(C)S_1S_2 为 360ms 时 S_2–R 间期为 280ms，R_2 波又呈完全性右束支传导阻滞图形。(D)S_1S_2 为 350ms 时，S_2–R 间期缩短至 250ms，R_2 波又呈完全性左束支传导阻滞图形。(E)S_1S_2 为 340ms 时，S_2–R 间期延长至 300ms，R_2 波又呈完全性右束支传导阻滞图形。以上随着 S_2–R 间期的延长与缩短，R_2 波交替出现完全性右束支传导阻滞图形和完全性左束支传导阻滞图形改变，提示两侧束支不应期比较接近。因两侧束支传导速度不一，且相差>40ms，造成 QRS 波形态规律性改变。(F)S_1S_2 为 330ms 时，S_2–R 间期又延长至 340ms，R_2 波突然正常，表现出束支裂隙现象并诱发慢–快型房室结折返性心动过速。S_2–R 间期仅延长 40ms 便诱发出慢–快型房室结折返性心动过速，表明房室结快、慢径路的传导速度差异不大。

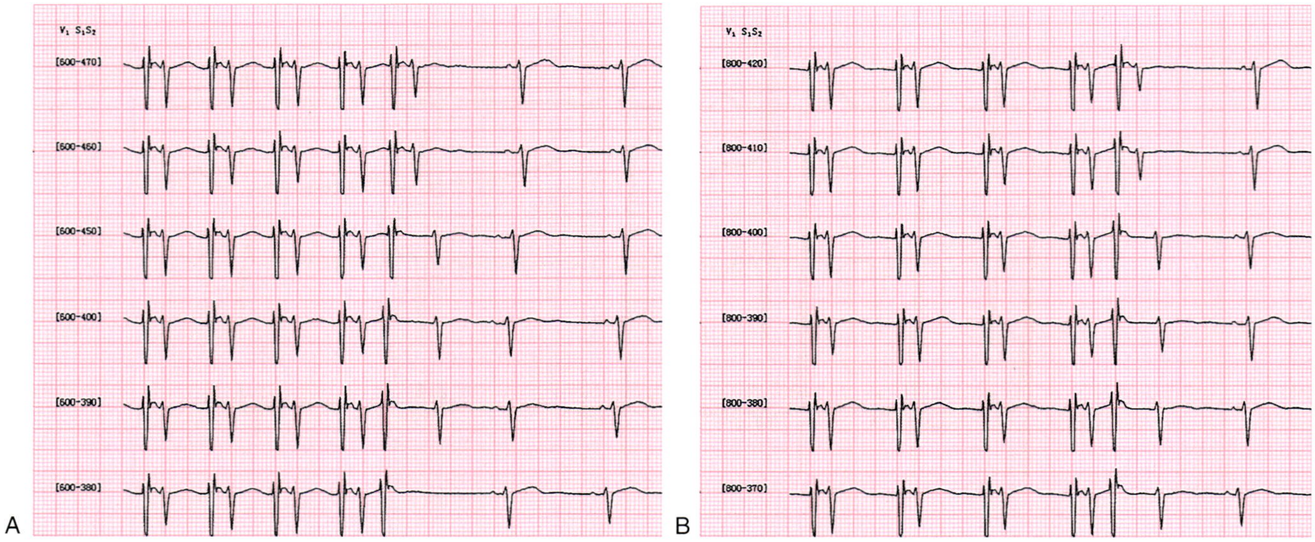

图 13-56 前刺激周长不同影响房室结双径路不应期。图 A 至图 D 为同一例房室结双径路患者的心脏电生理检查记录。(A)基础周期为 600ms 的 S_1S_2 心房程控期前刺激，S_1S_2 偶联间期逐次递减 10ms 负扫描，V_1 导联连续记录的波形对比图。S_1S_2 偶联间期为 470ms、460ms 时，S_2–R_2 间期为 120ms；S_1S_2 偶联间期递减 10ms，至 450ms 时，S_2–R_2 间期由 120ms 跳跃延长到 320ms，增量为 200ms，激动落入房室结快径路有效不应期，便沿慢径路下传。S_1S_2 偶联间期继续递减到 400ms、390ms 时，S_2–R_2 间期继续缓慢延长，依次为 360ms 及 400ms，激动在房室结慢径路内发生传导延缓。S_1S_2 偶联间期递减到 380ms 时，S_2 刺激后 QRS 波消失，但其后的窦性周期出现时间与其前刺激夺获 P 波下传 QRS 后的窦性周期基本一致，可见刺激已夺获心房。(B)基础周期为 800ms 的 S_1S_2 心房程控期前刺激，S_1S_2 偶联间期逐次递减 10ms 负扫描，可见 S_1S_2 偶联间期为 420ms、410ms 时，S_2–R_2 间期为 120ms。随着 S_1S_2 偶联间期递减到 400ms，S_2–R_2 间期跳跃性延长到 300ms，增量为 180ms，激动落入房室结快径路不应期，便沿慢径路下传。S_1S_2 偶联间期继续递减到 360~390ms 时，S_2–R_2 间期继续缓慢延长至 320ms。（待续）

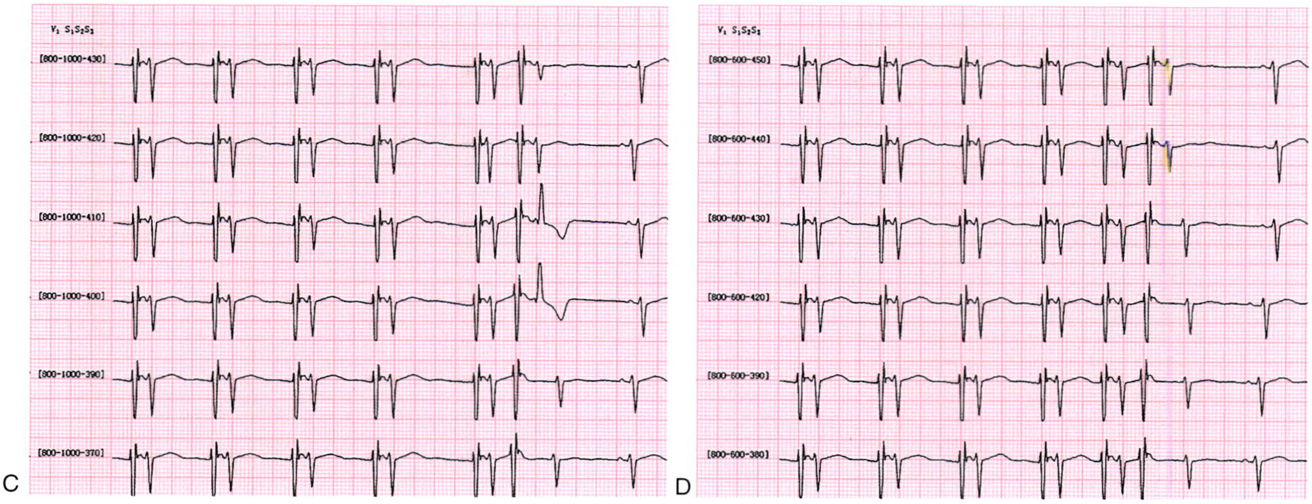

图 13–56（续） （C）采用基础周期为 800ms，S_1S_2 间期 1000ms 的 $S_1S_2S_3$ 心房程控期前刺激，S_2S_3 偶联间期逐次递减 10ms 负扫描连续记录。当 S_2S_3 偶联间期为 430ms、420ms 时，S_3–R_3 间期为 100ms，其后均下传窄 QRS 波。偶联间期递减至 410ms、400ms 时，S_3–R_3 间期基本不变，为 100ms，其后下传的 QRS 波呈右束支传导阻滞图形。随后 $S_2S_3S_3$ 偶联间期缩短至 390ms，S_3–R_3 间期由 100ms 跳跃式延长到 340ms，增量为 240ms，其下传的 QRS 波又恢复正常，S_3 激动落入房室结快径路有效不应期，从慢径路下传；S_2S_3 偶联间期继续缩短到 370ms 时，S_3–R_3 间期保持房室结慢径路传导的延长状态。（D）基础周期为 800ms，S_1S_2 间期 600ms 的 $S_1S_2S_3$ 心房程控期前刺激，S_2S_3 偶联间期递减 10ms 负扫描连续记录。S_2S_3 偶联间期为 450ms、440ms 时，S_3–R_3 间期为 100ms。S_2S_3 偶联间期递减 10ms 为 430ms 时，S_3–R_3 间期跳跃式延长到 270ms，增量至 170ms，激动落入房室结快径路有效不应期，从慢径路下传。随后 S_2S_3 偶联间期继续缩短至 380~420ms，S_3–R_3 间期保持房室结慢径路传导状态。本例可见随着程控期前刺激 S_1S_2 或者 $S_1S_2S_3$ 偶联间期缩短，出现房室结双径路传导的跳跃现象，而且显示出房室结快径路的有效不应期与前刺激周长相关。给予基础周期为 600ms 的心房程控期前刺激时，房室结快径路的有效不应期为 450ms；给予基础周期为 800ms 的心房程控期前刺激时，房室结快径路的有效不应期为 400ms；给予基础周期（800ms）不变的 $S_1S_2S_3$ 心房程控期前刺激时，仅 S_1S_2 前周长延长至 1000ms，S_2S_3 刺激后，房室结快径路的有效不应期缩短至 390ms，而且右束支也进入不应期；同样给予基础周期（800ms）不变的 $S_1S_2S_3$ 心房程控期前刺激，S_1S_2 前周长缩短至 600ms 时，房室结快径路的有效不应期延长至 430ms。这揭示出房室结不应期与前周期长度成反比，前心动周期越长，房室结不应期越短，反之则越长。同时，前刺激周长的改变也会导致束支不应期发生变化。同样给予基础周期 800ms 的 $S_1S_2S_3$ 程控期前刺激，S_1S_2 间期延长至 1000ms 时，右束支传导阻滞不应期为 410ms；而 S_1S_2 间期缩短至 600ms 时，右束支传导阻滞消失，说明随着前刺激周长缩短，右束支的不应期也相应缩短。

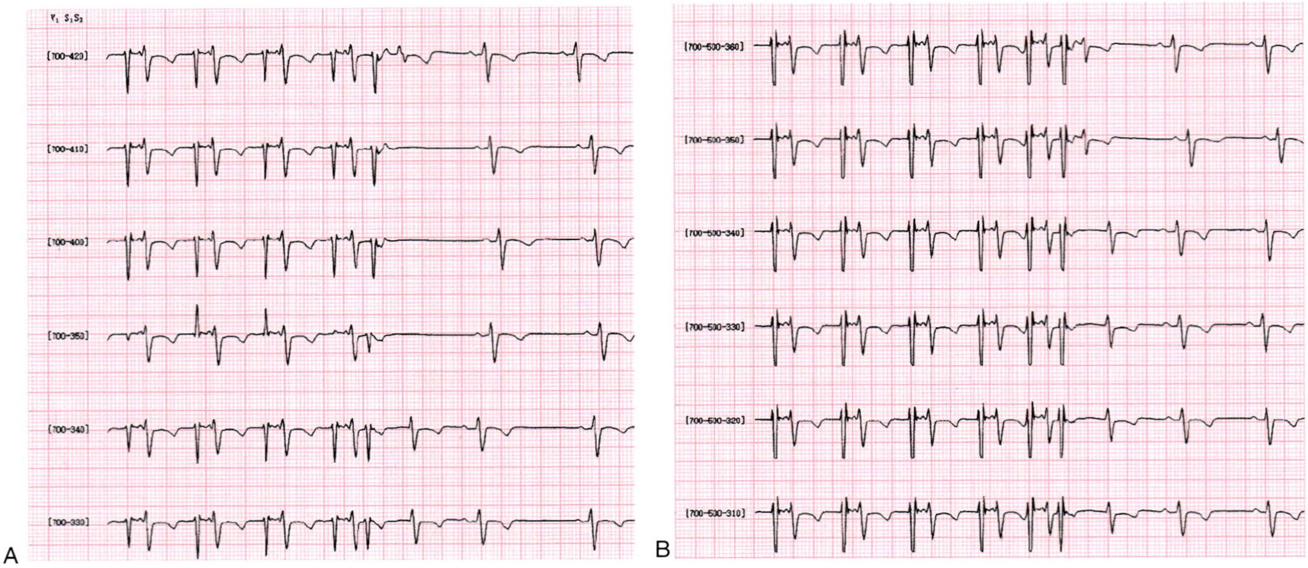

图 13–57 缩短前刺激周长揭示房室结双径路传导的跳跃现象。图示房室结双径路传导患者的电生理检查时记录。(A)基础周期为 700ms 的 S_1S_2 心房程控期前刺激，S_1S_2 偶联间期逐次递减 10ms 负扫描，V_1 导联连续记录的波形对比图。S_1S_2 偶联间期为 420ms 时，S_2–R_2 间期为 190ms。S_1S_2 偶联间期缩短至 410ms 至 350ms 时，S_2 刺激波后可见心房 P 波，但其后未见下传的 QRS 波，房室传导中断。当 S_1S_2 偶联间期缩短为 340ms、330ms 时，S_2–R 间期延长至 330ms，刺激波后再次出现 QRS 波。(B)基础周期为 700ms，S_1S_2 间期为 500ms 的 $S_1S_2S_3$ 心房程控期前刺激，S_2S_3 偶联间期递减 10ms 负扫描，S_2S_3 偶联间期为 360ms、350ms 时，S_3–R_3 间期均稳定，为 140ms。S_2S_3 偶联间期递减 10ms 时，S_3–R_3 间期突然跳跃式延长至 390ms，增量达 250ms，显示出房室结双径路传导现象。随后 S_2S_3 偶联间期继续缩短至 330ms 至 310ms 时，S_3–R_3 间期稳定在 400ms 左右，心房激动沿房室结慢径路下传。(A)采用基础周长为 700ms 的 S_1S_2 心房程控期前刺激扫描，S_1S_2 偶联间期为 420ms 时，R_2 波的形态发生改变，呈不完全性右束支传导阻滞图形，表明右束支先进入了不应期；当偶联间期为 410ms 至 350ms 时发生了房室传导中断，可能会考虑房室结进入有效不应期而终止此轮负扫描，但此后继续负扫描过程中，可以看到当 S_1S_2 偶联间期为 340ms 时，S_2–R_2 间期突然延长后出现再次下传的 QRS 波，表明房室交界区和右束支都恢复了传导，出现房室传导的裂隙现象。给予同样基础周期为 700ms，将 S_1S_2 间期缩短为 500ms 的 $S_1S_2S_3$ 心房程控期前刺激时，非但没有发生房室传导中断，S_3–R 间期反而出现房室结双径路的跳跃现象。因房室结不应期与前周期成反比，心室不应期与前周期长度成正比。因此，缩短前刺激周长后能恢复房室传导并显示双径路跳跃，而心室不应期缩短恢复应激。同时进一步验证了图 A 中的裂隙现象与房室结双径路传导有关，上层传导缓慢区域为房室结，下层阻滞区为束支(心室)。QRS 波脱落由束支(心室)进入不应期所致，当 S_1S_2 偶联间期缩短至 340ms 时，房室结快径路进入不应期改从慢径路前传，传导速度明显缓慢，使下层束支(心室)区域有足够时间恢复应激。

第 4 节　窦房结与房室结功能

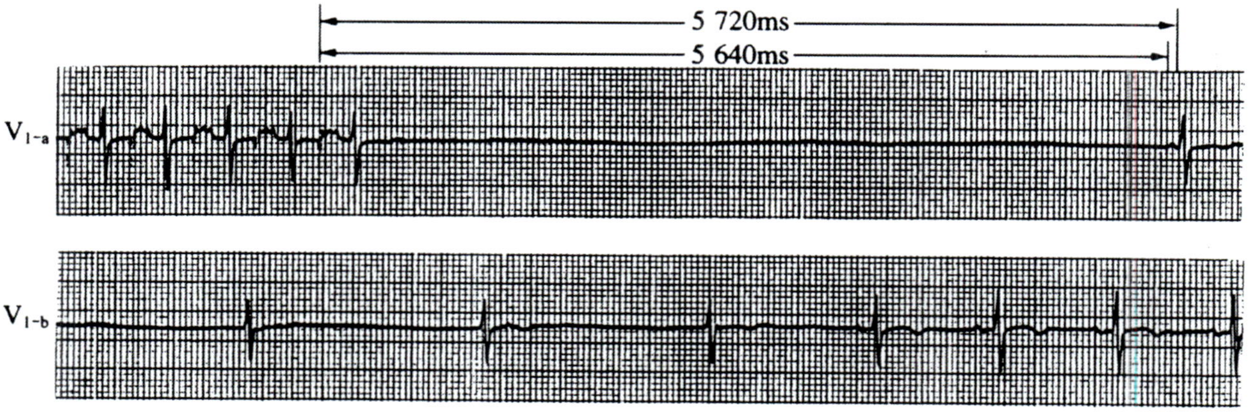

图 13-58　异常窦房结恢复时间之一。V_1 导联连续记录显示 140 次/分的 S_1S_1 分级递增刺激后，窦房结恢复时间长达 5640ms，房室交界区恢复时间为 5720ms，出现 4 次房室交界性逸搏后恢复了窦性心律。

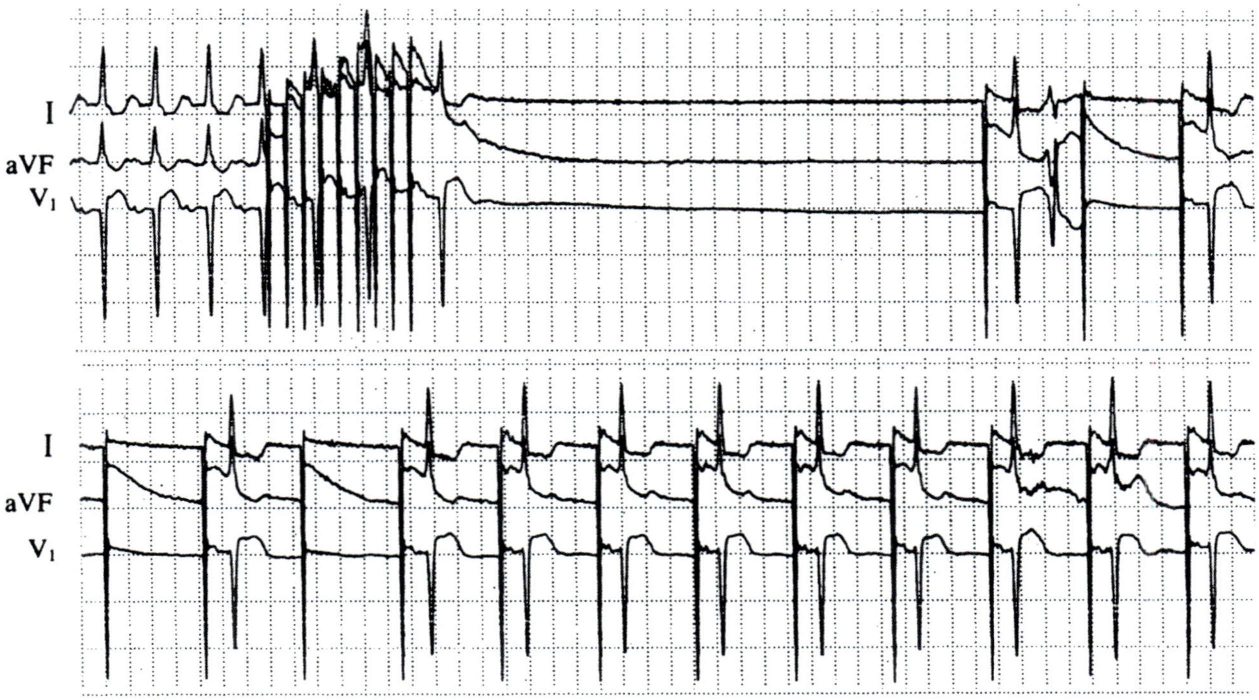

图 13-59　异常窦房结恢复时间之二。连续记录显示心房扑动时，给予频率为 400 次/分的超速刺激，终止心房扑动后出现长达 4680ms 的心脏激动静止，及时给予心房起搏并 2:1 夺获心房，从第 7 次起搏开始，1:1 夺获心房。

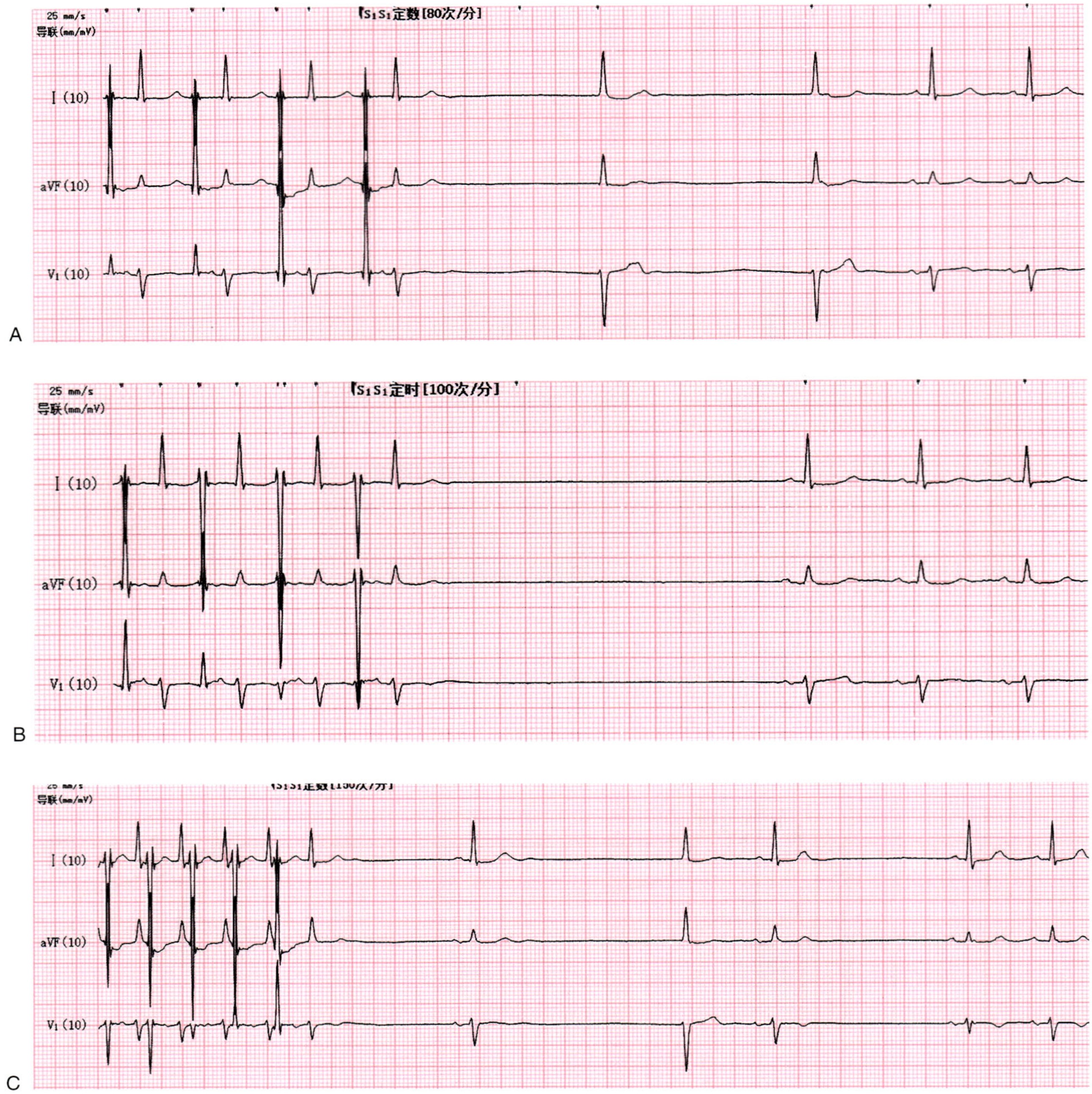

图 13–60 异常窦房结恢复时间与房室交界区恢复时间。(A)给予心房频率为 80 次/分的 S_1S_1 分级递增刺激停止后，连续出现两次房室交界区逸搏，随之才出现第一个窦性 P 波，末次刺激下传的 QRS 波至第一次房室交界区逸搏的时距为 1800ms，与其后房室交界区逸搏的时距相同；末次刺激波至第一个窦性 P 波起始的时距为 2900ms，显示窦房结恢复时间异常延长。(B)刺激频率增加至 100 次/分，末次刺激波至窦性 P 波起始的时距为 3220ms，显示窦房结恢复时间异常延长。随后恢复了窦性心律。(C)刺激频率增加至 150 次/分，末次刺激波至第一个窦性 P 波起始的时距仅为 1600ms，间隔 2000ms 后出现房室交界性逸搏，其后才恢复第二次窦性心搏，第一个窦性 P 波起始至第二个窦性 P 波起始的时距为 2820ms，第二个窦性 P 波起始至第三个窦性 P 波起始的时距为 1840ms，显示出继发性窦房结恢复时间延长。本例显示出心房不同刺激频率对窦房结自律性都产生了抑制，其中以 100 次/分的刺激频率最为显著。

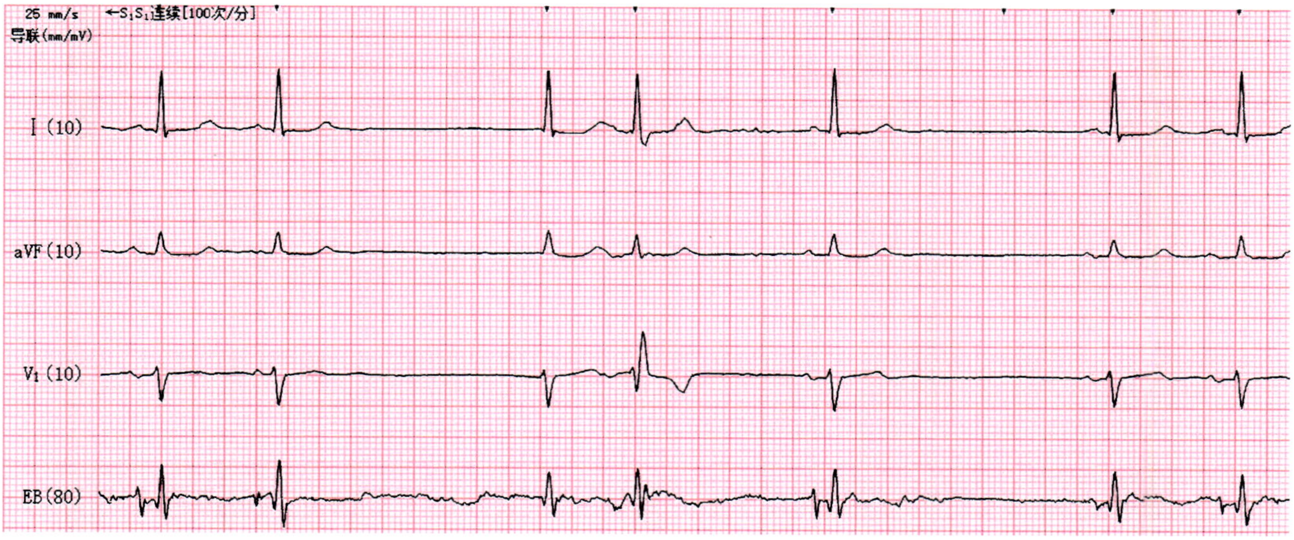

图 13-61　窦性停搏。图示频率约为 75 次/分的窦性心律，第二个窦性 P 波下传 QRS 波后，间隔 1720ms 出现房室交界区逸搏。随后才出现第三个窦性 P 波伴右束支传导阻滞型心室内差异性传导，由长短周期现象引起，表明右束支不应期的长短与前心动间期成正比。第二个窦性 P 波起始至第三个窦性 P 波起始的时距为 2200ms，第四个窦性 P 波起始至第五个窦性 P 波起始的时距为 1780ms，与窦性 P-P 间期均无倍数关系，为窦性停搏。

A

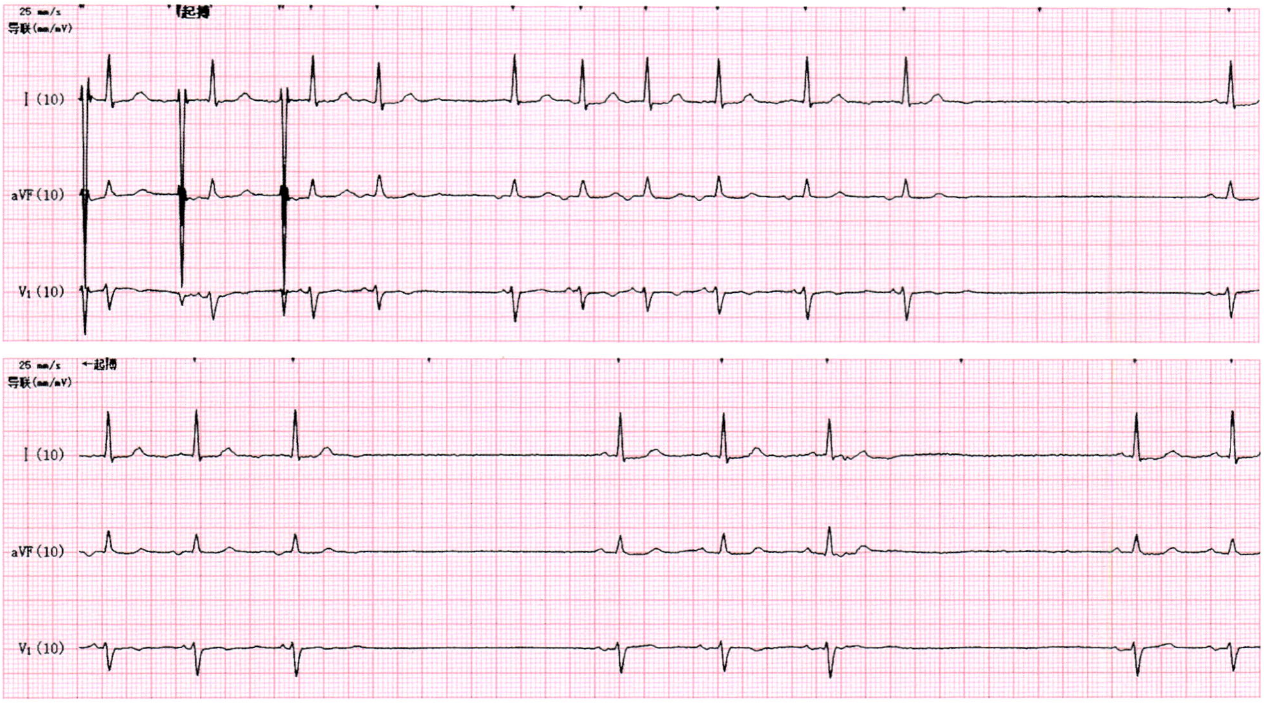

B

图 13-62 心房起搏后出现短阵房性心动过速、窦性停搏。(A)窦性心律时出现长达 5580ms 的心脏停搏后，立即给予频率 72 次/分的心房起搏，停止起搏后先出现短阵房性心动过速，随之出现长达 2600ms 的 P-P 间期，提示窦性停搏。(B)连续恢复 3 个窦性激动心搏后又再次出现长达 2520ms 的窦性停搏，表现出继发性窦房结恢复时间延长。

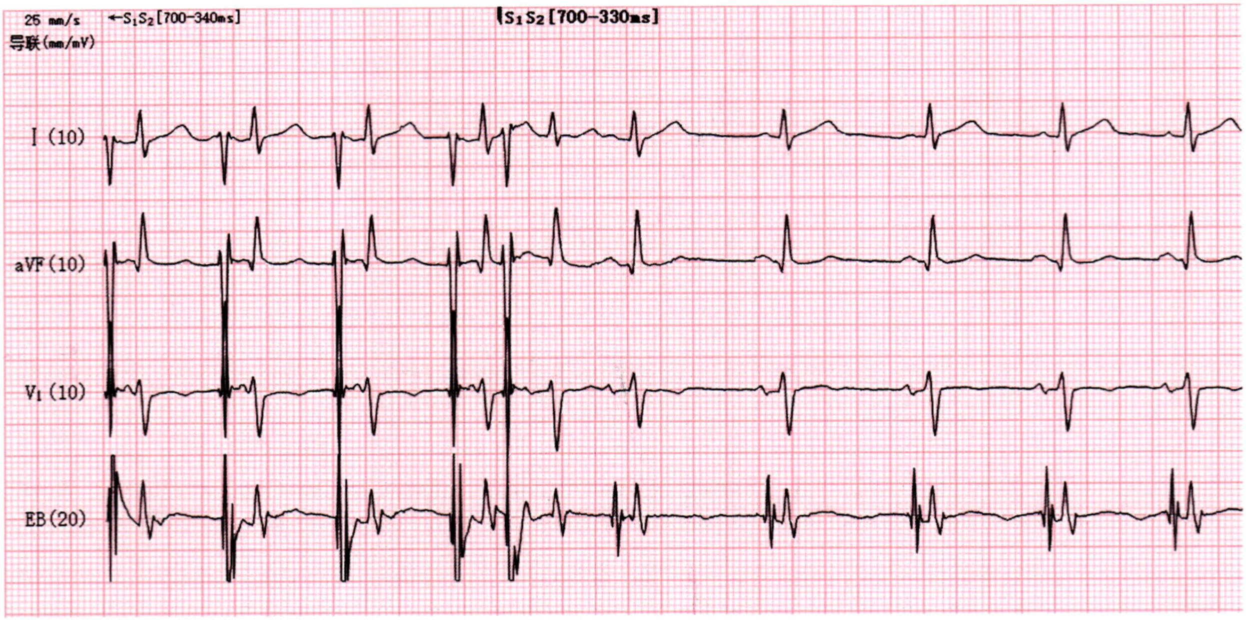

图 13-63 采用心房 S_1S_2 刺激测定窦房结有效不应期。给予基础周长为 700ms 的心房 S_1S_2 程控期前刺激，S_1S_2 偶联间期 330ms 时可见 P_2P_3 突然缩短，$P_1P_2+P_2P_3=P_0P_0$，P_2 呈插入型房性期前收缩，显示出窦房结有效不应期的电生理特征。

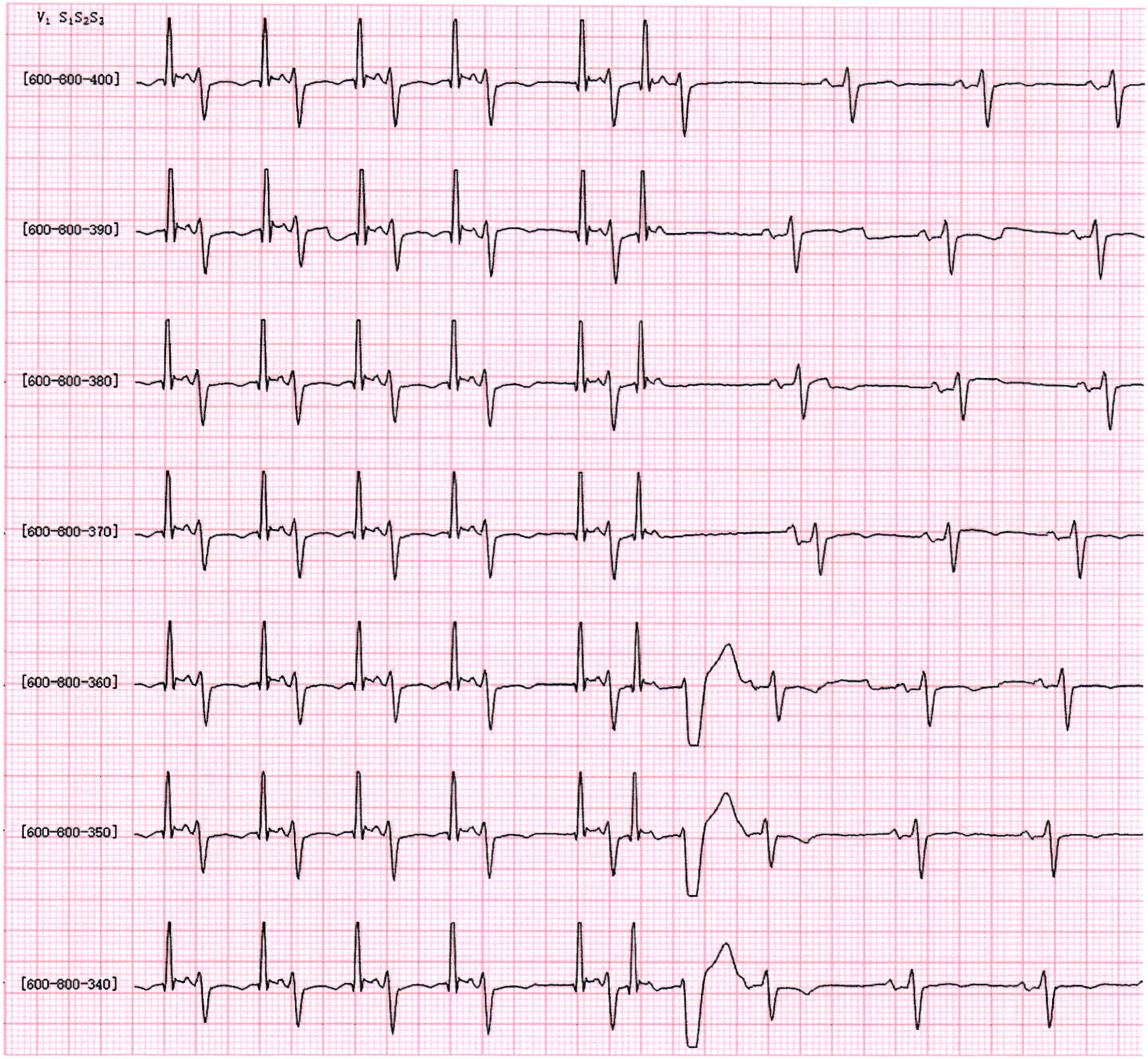

图 13-64　采用心房 $S_1S_2S_3$ 刺激测定窦房结有效不应期与房室传导裂隙现象。给予 S_1S_1 基础周长为 600ms、S_1S_2 为 800ms 的心房 $S_1S_2S_3$ 程控期前刺激，V_1 导联对比记录。S_2S_3 偶联间期为 400ms 时，可见 $P_1P_2+P_2P_3<2P_0P_0$，显示出窦房结Ⅱ区电生理特征，R_2 波形正常，S_2-R 间期为 240ms。S_2S_3 偶联间期为 390ms 至 370ms 时，可见 P_2P_3 间期突然缩短，$P_1P_2+P_2P_3$ 略长于 P_0P_0，此时 P_2 已进入窦房结有效不应期，为房窦隐匿性传导所致 P_1P_3 延长，P_2 表现为不完全插入性，R_2 消失，激动落在心室有效不应期传导中断。S_2S_3 偶联间期递减至 360ms 至 340ms 时，见 P_2P_3 进一步缩短，$P_1P_2+P_2P_3=P_0P_0$，P_2 呈插入型房性期前收缩，显示窦房结有效不应期的电生理特征。此时 R_2 呈完全性左束支传导阻滞图形，S_2-R 间期均为 320ms。对于本例，考虑随着心房程控期前刺激偶联间期缩短，激动先落在心室有效不应期中，R_2 消失。随着 S_2S_3 偶联间期进一步缩短，房室结进入相对不应期，进一步发生传导延缓，直至脱离心室有效不应期，但仍落在左束支有效不应期中，故 R_3 呈完全性左束支传导阻滞图形，表现出房室传导裂隙现象。

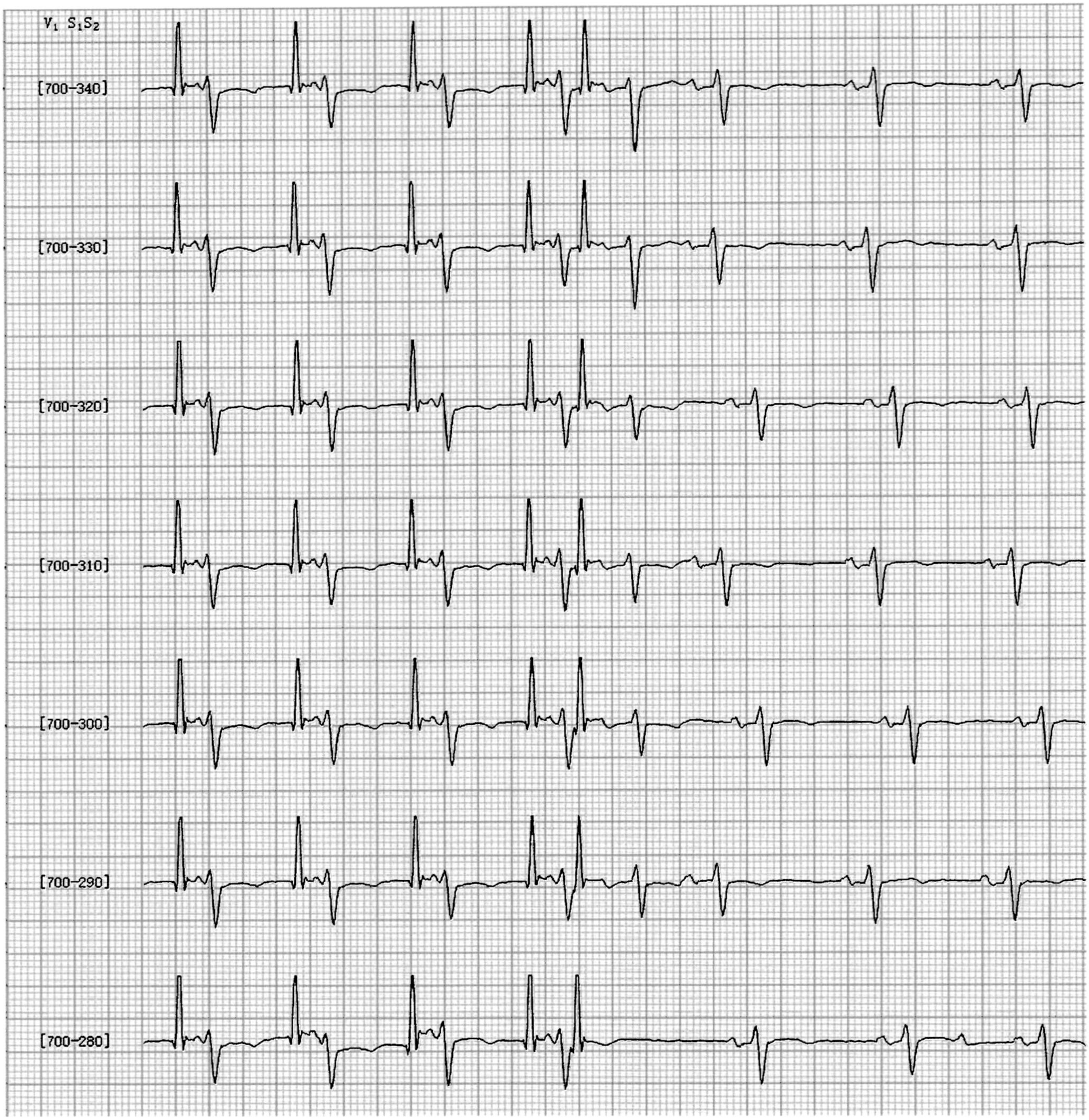

图 13-65 采用心房 S_1S_2 刺激测定窦房结有效不应期、心房有效不应期。给予基础周长为 700ms 的心房 S_1S_2 程控期前刺激，S_1S_2 偶联间期为 340ms、330ms 时可见 P_2P_3 缩短，$P_1P_2+P_2P_3=P_0P_0$，P_2 呈插入性，显示出窦房结有效不应期的电生理特征。S_1S_2 偶联间期为 320ms、300ms 时，可见 $P_1P_2+P_2P_3$ 略长于 P_0P_0，但 $P_2P_3<P_0P_0$，考虑为房窦隐匿性传导所致 P_1P_3 延长，S_2 表现为不完全插入性。S_1S_2 偶联间期递减至 280ms 时，可见 P_2 消失，提示心房进入有效不应期。

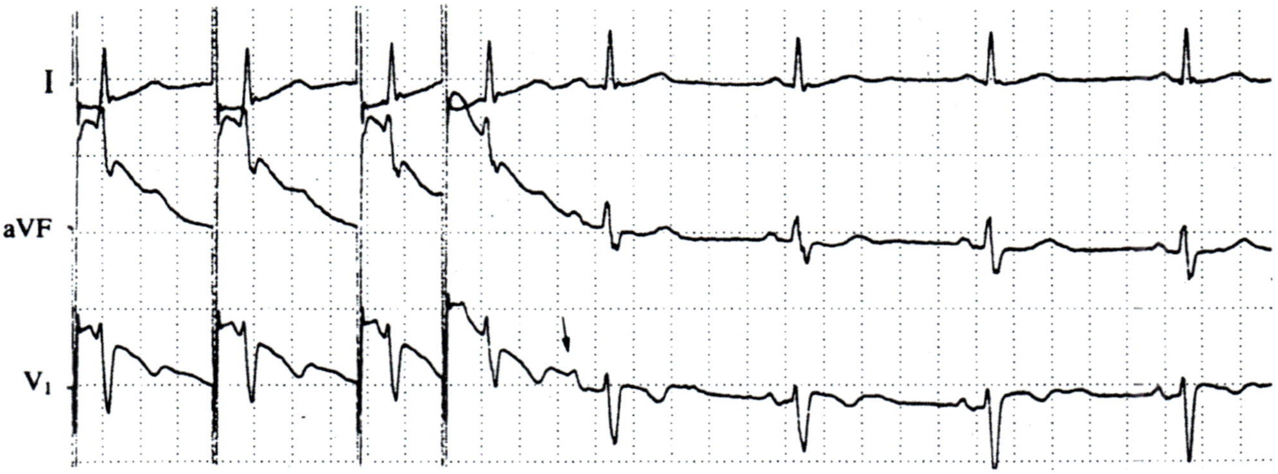

图 13–66　窦房结不应期（Ⅲ区反应）。图示基础周期 750ms 的心房程控 S_1S_2 刺激。S_1S_2 450ms 时见 P_3 提前出现（箭头所示），P_2 呈插入性，$P_1P_2+P_2P_3$ 恰等于 P_0P_0。S_2 期前刺激遇到窦房结有效不应期未能重整窦性周期，为窦房结Ⅲ区反应。

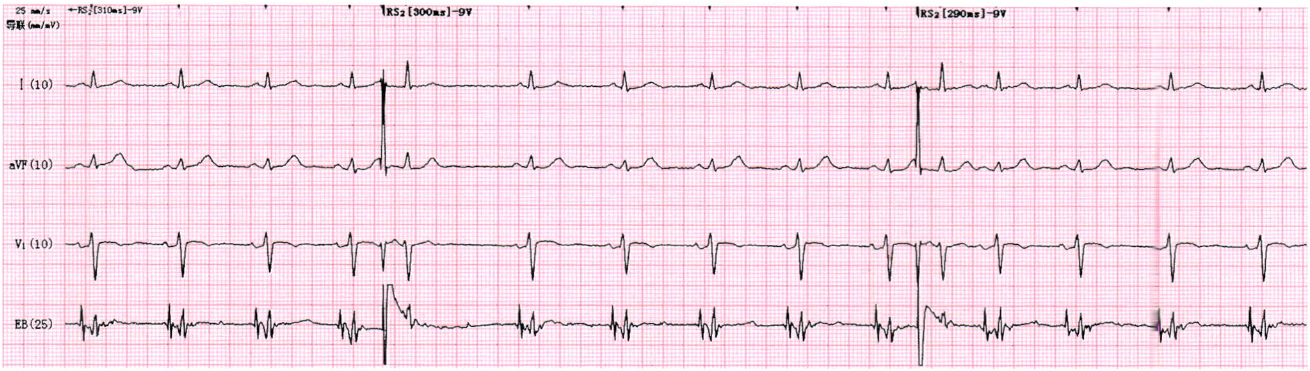

图 13–67　心房 RS_2 刺激测定窦房结Ⅱ区、Ⅲ区反应。窦性心律时给予心房程控期前刺激，RS_2 偶联间期 300ms 时，可见期前刺激前后两个心动周期之和略小于基础窦性周期的两倍，即 $P_1P_2+P_2P_3<2P_0P_0$，显示出窦房结Ⅱ区电生理特征。RS_2 偶联间期 290ms 时，可见 P_2P_3 突然缩短，$P_1P_2+P_2P_3$ 略长于 P_0P_0，为房窦隐匿性传导所致 P_1P_3 延长，S_2 表现为不完全插入性，此时以 P_2P_3 突然缩短为窦房结有效不应期（Ⅲ区）的电生理特征。

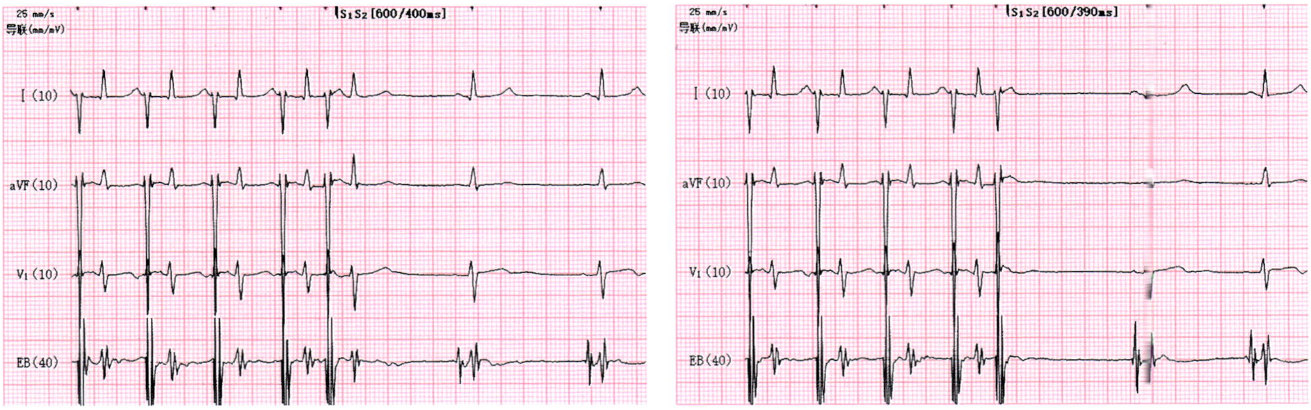

A　B

图 13–68 （待续）

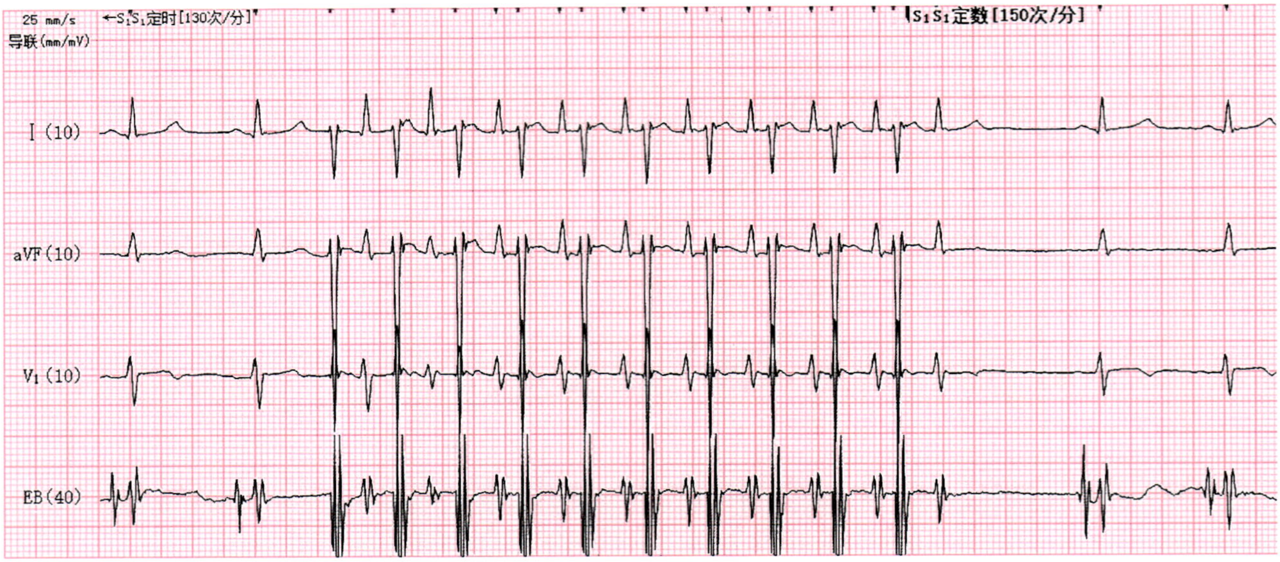

C

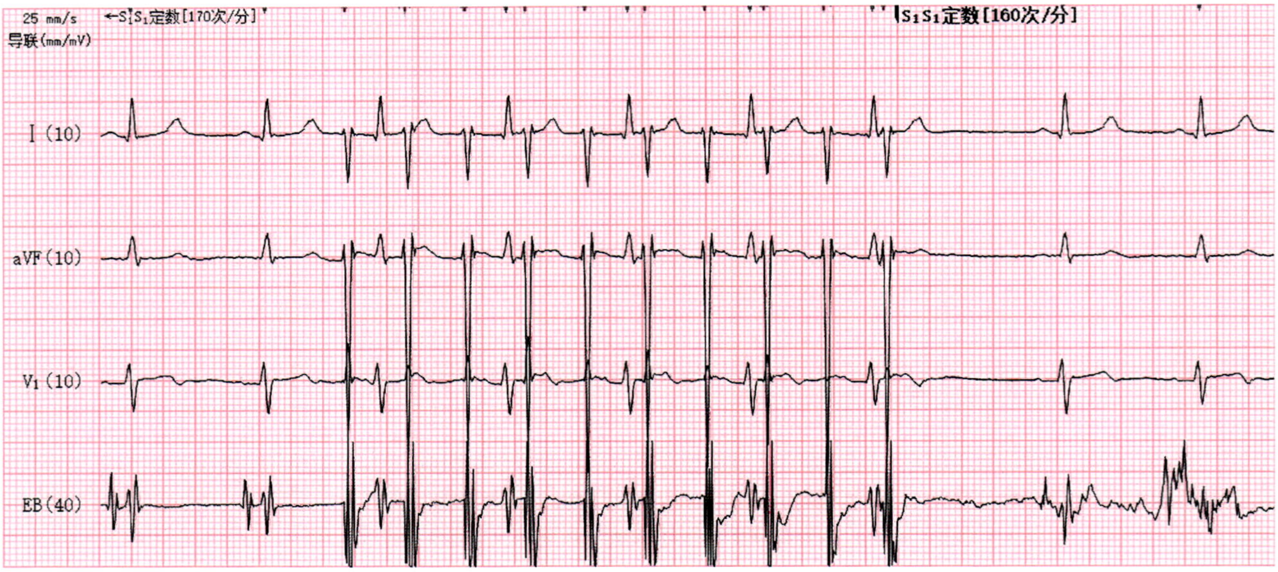

D

图 13–68(续) 心房 S_1S_1 刺激显示文氏型房室传导阻滞点消失，房室结相对不应期较短。(A~D)为同一患者心脏电生理检查时记录。(A)给予基础周长 600ms 的心房 S_1S_2 程控期前刺激，S_1S_2 偶联间期 400ms 时，S_1R 间期 220ms，S_2–R 间期 240ms，下传的 QRS 波正常。(B)S_1S_2 偶联间期递减至 390ms 时，QRS 波消失，心房激动落在房室结有效不应期下传受阻，房室结有效不应期为 600/390ms。(C)给予频率为 150 次/分的 10 次心房 S_1S_1 刺激，房室均呈 1:1 传导，第 1 次 S–R 间期 210ms。随着房室结–希浦系统的传导进行性减慢，S–R 间期逐渐延长，第 10 次 S–R 间期延长至 260ms，激动落在房室结相对不应期；图 D 为经食管给予频率为 160 次/分的 10 次心房 S_1S_1 刺激，房室之间呈 2:1 传导。第 1 次 S–R 间期 200ms，其后第 3、5、7、9 次 S–R 间期 250~280ms，激动均落在房室结相对不应期，其余 S_1 刺激均落在房室结有效不应期未下传。该患者经食管心房 S_1S_1 刺激未出现文氏型房室传导阻滞点，2:1 房室传导阻滞点为 160 次/分，2:1 房室传导阻滞点较低。结合图 A 和图 B 经食管心房 S_1S_2 程控期前刺激时，S_2–R 间期未见明显延长即落入房室结有效不应期，从而发生 QRS 波脱漏，均提示患者房室结相对不应期范围较短，心房激动频率稍微增快便容易进入房室结有效不应期，无法显示文氏型房室传导阻滞点。

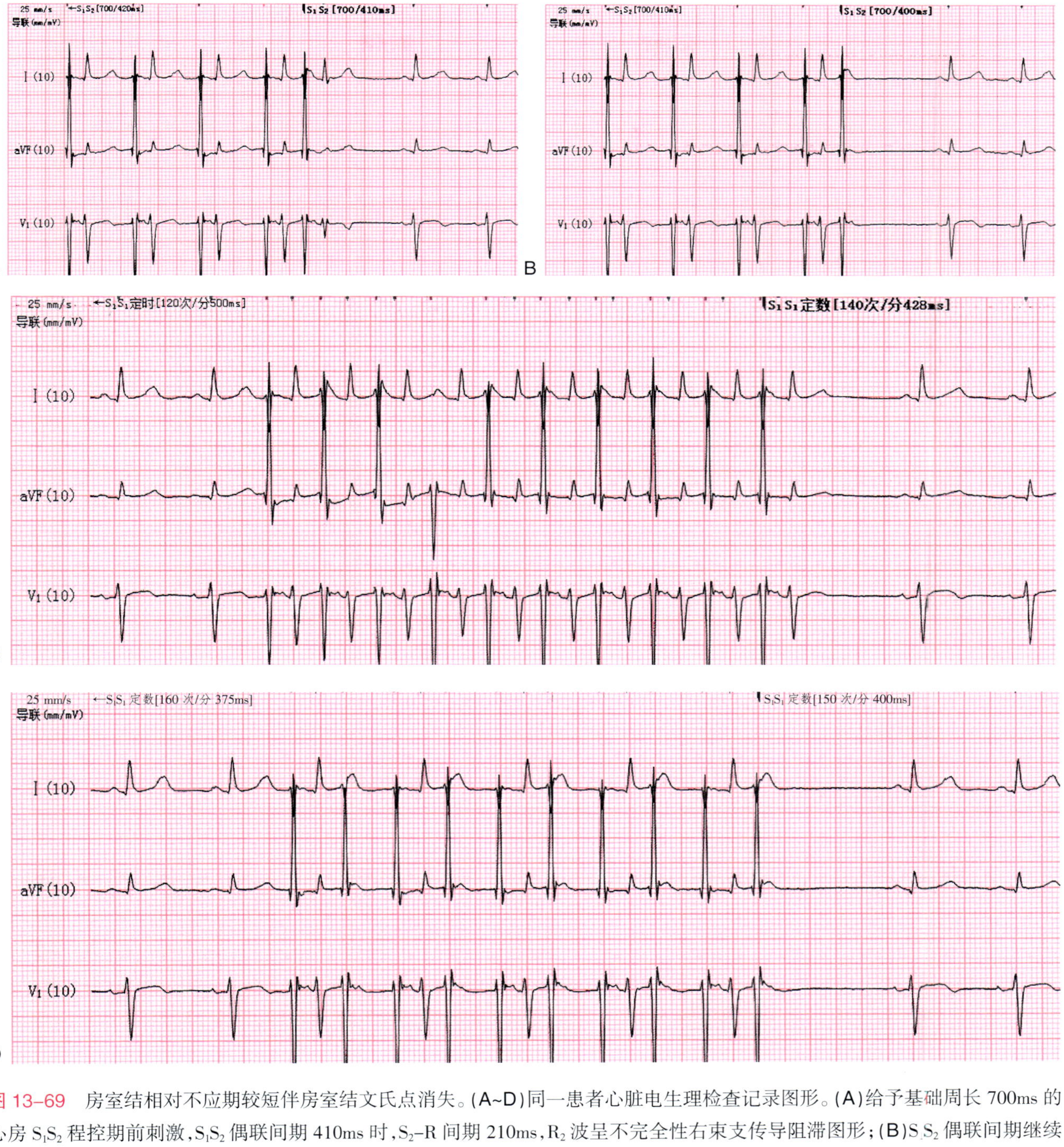

图 13-69　房室结相对不应期较短伴房室结文氏点消失。(A~D)同一患者心脏电生理检查记录图形。(A)给予基础周长 700ms 的心房 S_1S_2 程控期前刺激，S_1S_2 偶联间期 410ms 时，S_2-R 间期 210ms，R_2 波呈不完全性右束支传导阻滞图形；(B)S_1S_2 偶联间期继续递减至 400ms 时 R_2 波消失，激动落在房室结有效不应期中下传受阻，房室结有效不应期为 700/400ms。(C)给予频率为 140 次/分的 10 次心房 S_1S_1 刺激，房室均呈 1:1 传导，第 1 次 S-R 间期 200ms，随着房室结-希浦系统的传导进行性减慢，S-R 间期逐渐延长。第 10 次 S-R 间期延长至 230ms，激动落在房室结相对不应期。(D)给予频率为 150 次/分的 10 次心房 S_1S_1 刺激，房室之间呈 2:1 传导。下传的 S-R 间期在 180~220ms，其余 S_1 刺激均落在房室结有效不应期中未下传。该患者心房 S_1S_1 刺激未出现文氏型房室传导阻滞点，2:1 房室传导阻滞点为 150 次/分，显示房室传导阻滞点较低。结合图 A 和图 B，在 S_1S_2 程控期前刺激时 S_2-R 间期未见明显延长即落入房室结有效不应期，从而发生 R_2 波脱漏，提示患者房室结相对不应期范围较短，不容易显示房室传导文氏点。

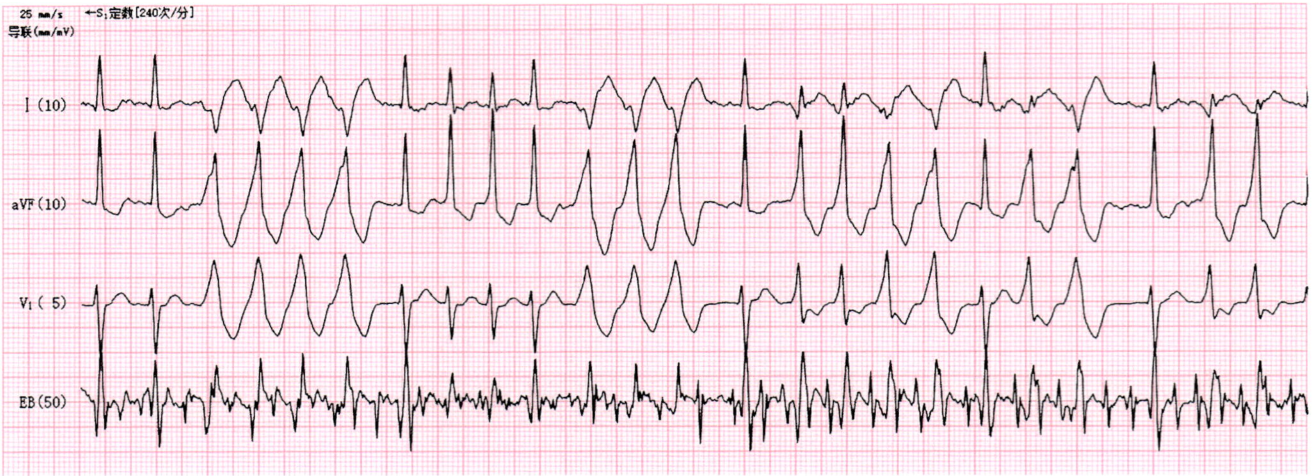

图 13-70　心房颤动合并心室预激形态多变。图示显性左前侧壁房室旁路伴发心房颤动，在食管导联可见振幅大小不一、快慢不一的心房颤动波。心室率极快，R-R 间期不等，QRS 波形态多变。心室预激时 QRS 波的形成，源于心室激动过程中房室旁路传导的激动与房室结传导的激动相互融合。预激波的大小及 QRS 波的时限，直接受这两个传导途径间传导速度平衡的影响。此平衡状态主要取决于房室结的传导速度，因为旁路传导具有“全或无”的特性，且其传导速度恒定，而房室结的传导速度则呈现可变性。当房室结传导存在延迟时，心室激动的更大比例将经由房室旁路传导，导致预激波显现更为显著，QRS 波宽度增加。反之，若房室结传导速度较快，则心室激动较少经由房室旁路传导，更多激动将通过正常的房室结路径下传，此时预激波表现趋于不明显，QRS 波宽度亦将缩减。

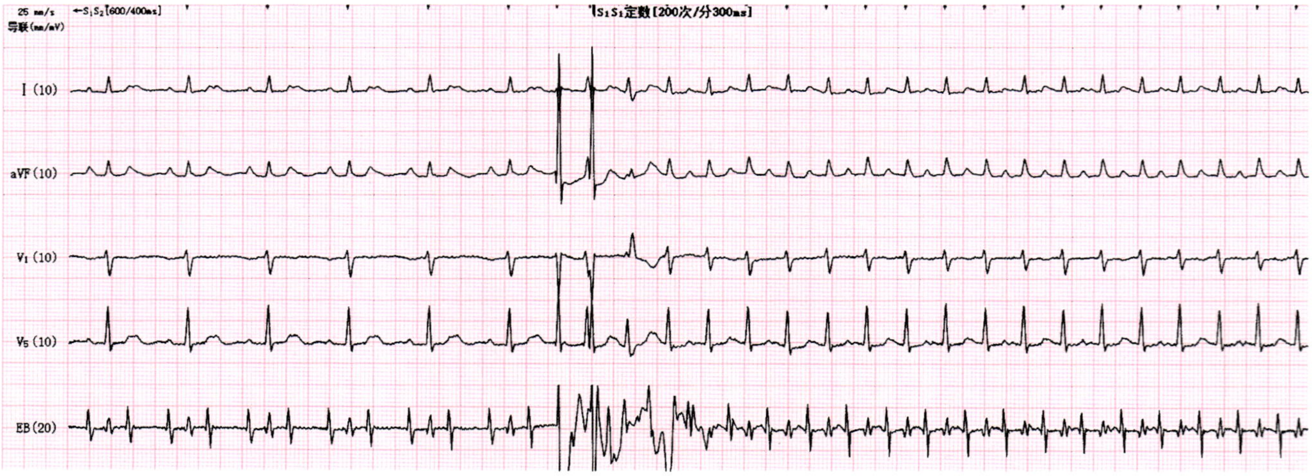

图 13-71　S_1S_1 刺激改变房性心动过速的房室传导比例。图示为房性心动过速心电图，食管导联显示清楚的心房 P’波，频率为 164 次/分左右，前部分为 2:1 下传心室。随后给予频率为 200 次/分的 S_1S_1 定数刺激 2 个 S 波后，房室传导比例改变为 1:1 下传。前面部分显示在 2:1 下传心室的情况中，心室的不应期长于 P’-P’间期，即超过 360ms。因此，一半的 P’波下传至心室时，会遭遇心室不应期，导致心室无法再次除极并产生 QRS 波，房室传导比例为 2:1。第 1 个 S_1 刺激的提前出现使得下传的 QRS 波略微提前，R-R 间期因此缩短，进而引起除极后的心室不应期相应缩短。随后，第 2 个 S_1 刺激下传至心室时，心室已经脱离了有效不应期，因此可以正常除极。由于 R-R 间期的缩短，心室不应期也相应缩短，接下来的心室不应期均小于 360ms，因此，房室传导比例改变为 1:1。

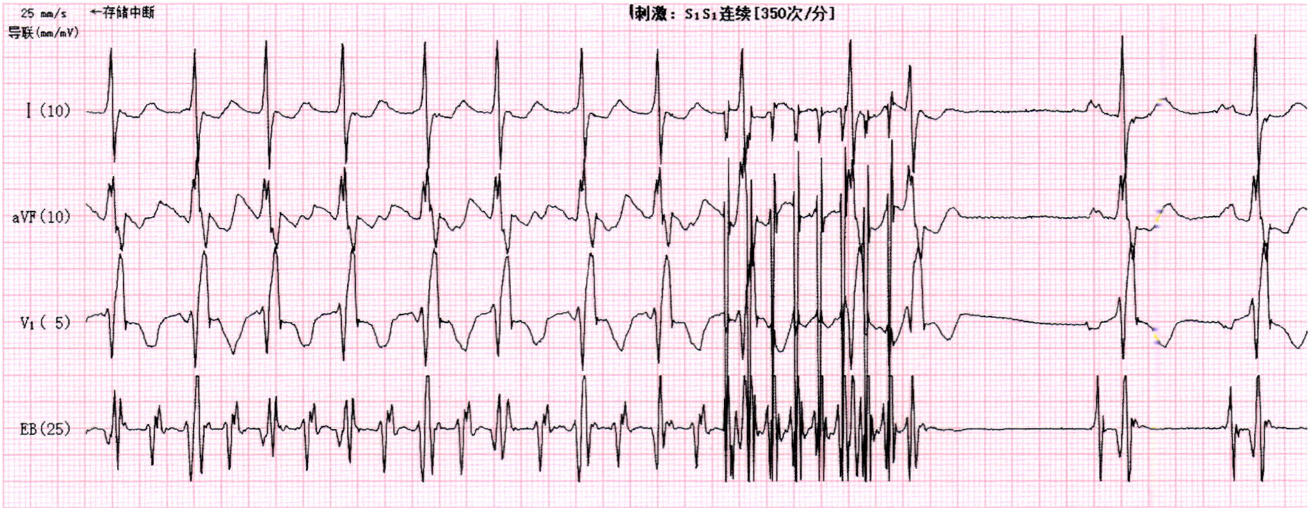

图 13-72 S_1S_1 超速刺激终止心房扑动。图示为频率 210 次/分左右的心房扑动，2:1 下传心室并合并完全性右束支传导阻滞。给予 350 次/分的超速刺激后终止了心房扑动。心房扑动可通过快速心房刺激来终止，一般刺激点越接近折返环路，激动越容易进入环路并终止心动过速。经食管刺激点距离右心房的折返环路较远而难以终止心动过速时，可以采用多个不同频率的心房定数刺激。频率太快时不容易全部夺获心房，而难以传导至右心房。频率太慢时又不容易侵入心房扑动的折返环路。发放合适的刺激频率与个数，前几次刺激夺获心房后会缩短左心房至右心房传导部位的不应期，使得随后的刺激容易进入折返环路从而终止心房扑动。

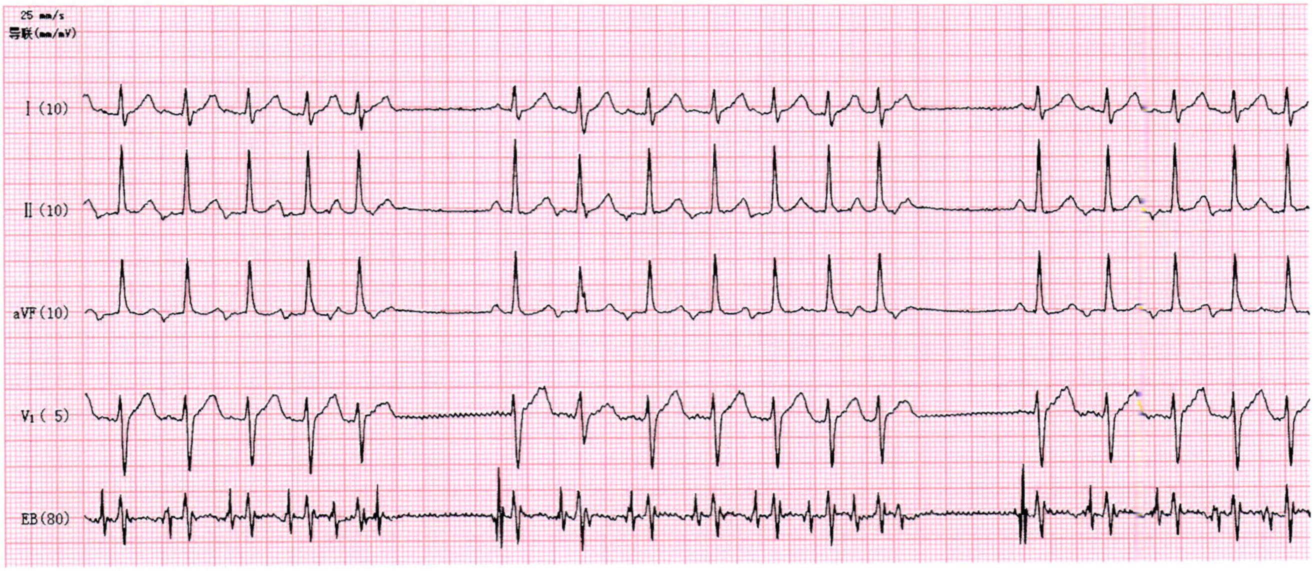

图 13-73 短阵心房下部心动过速。图示提前出现房性期前收缩引发短阵房性心动过速，其频率为 115~150 次/分。在食管导联中可见 P’波以 1:1 的比例下传至心室，P’波在Ⅱ、aVF 导联倒置，心动过速不需要房性期前收缩诱发，第 1 个 P’波形态与后相同，反复发作与自行终止提示为起源于心房下部区域的自律性房性心动过速。

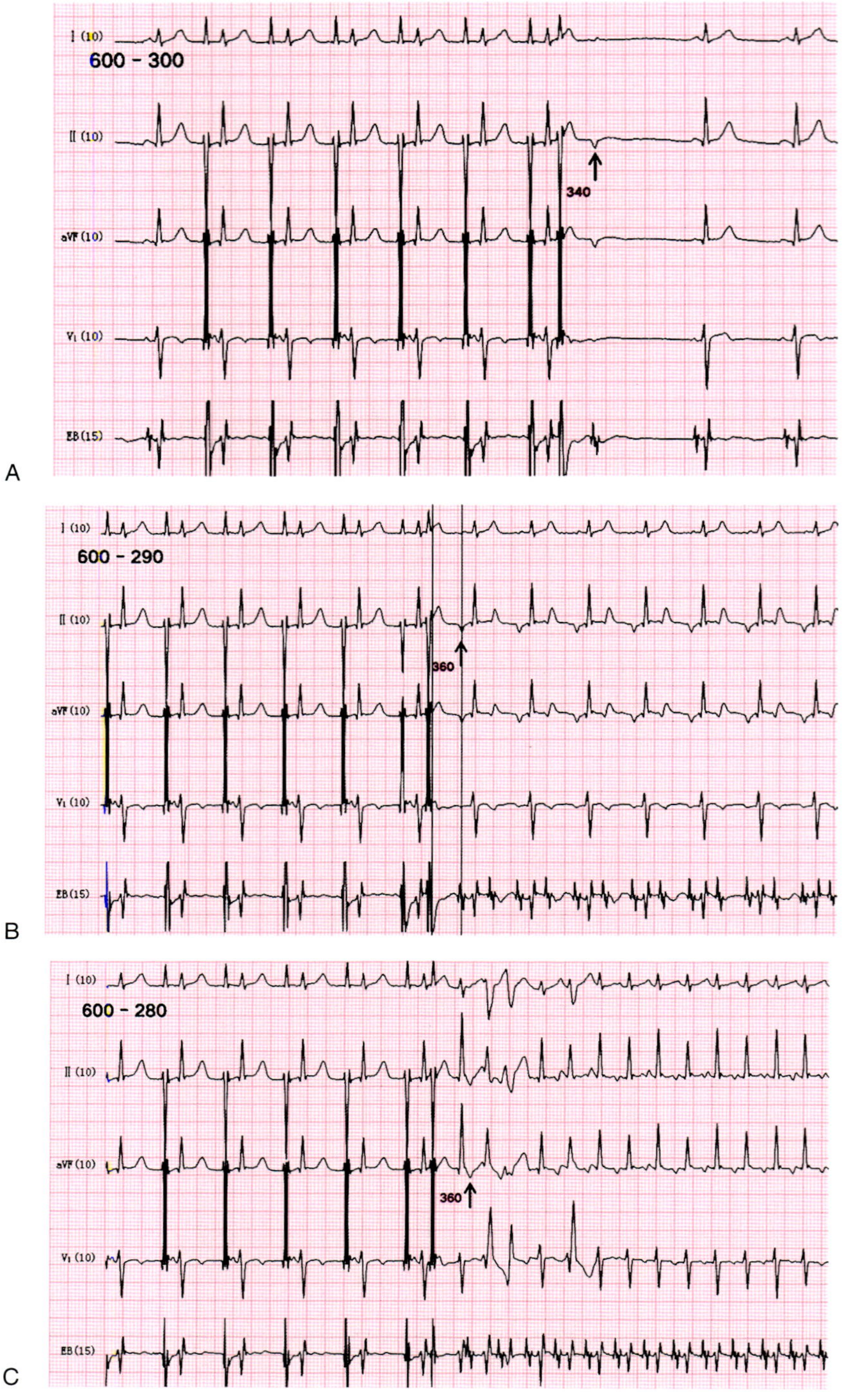

图 13–74 心房程控期前刺激诱发房内折返性心动过速。(A)示基础刺激周长 600ms 的心房 S_1S_2 程控期前刺激，S_1S_2 偶联间期 300ms 时，S_2 后可见在Ⅱ、aVF 导联倒置的 P'波，S_2–P'间期 340ms，为单次心房内折返形成的 P'波。(B)S_1S_2 偶联间期 290ms 时，S_2–P'间期延长至 360ms，随后诱发频率 188 次/分的窄 QRS 波心动过速。P'波在Ⅱ aVF 导联倒置，房室呈 2:1 传导。(C)S_1S_2 偶联间期 280ms 时 S_2–P'间期仍为 360ms，诱发频率 188 次/分的上述窄 QRS 波心动过速，房室呈 1:1 传导。此病例的电生理特点为 S_2–P'间期 340ms 时，心房内折返环的某一部分尚未脱离前一心动周期的不应期，因此未诱发心动过速。S_2–P'间期延长至 360ms 时，折返环内所有部分均脱离不应期，便诱发房性心动过速，存在房室传导阻滞、P'–R 间期、R–P'间期变化时，P'–P'间期不变。心内电生理证实为折返性房性心动过速。

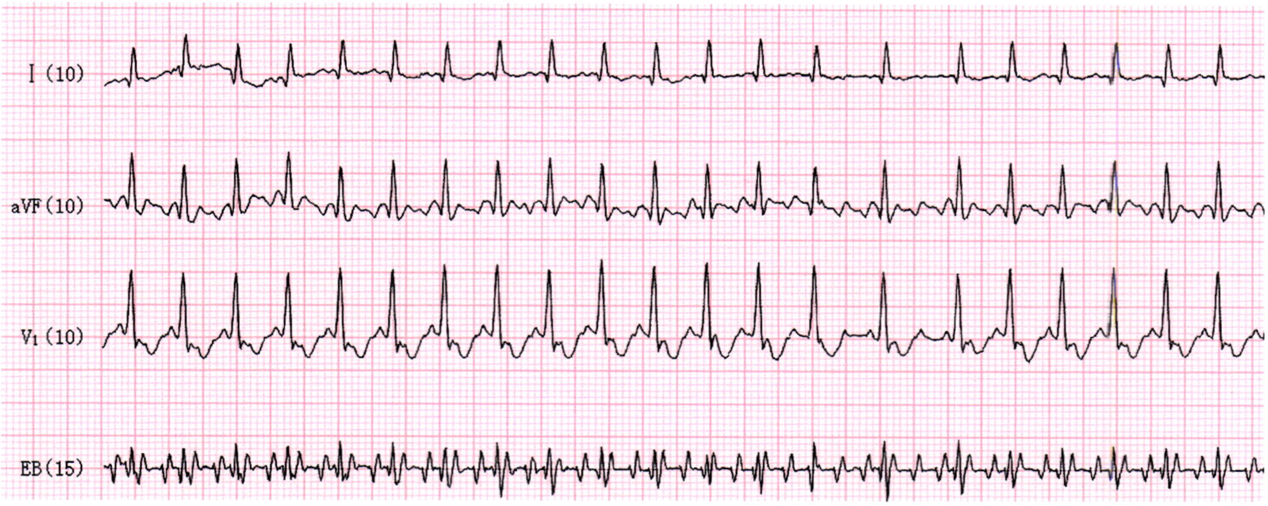

A

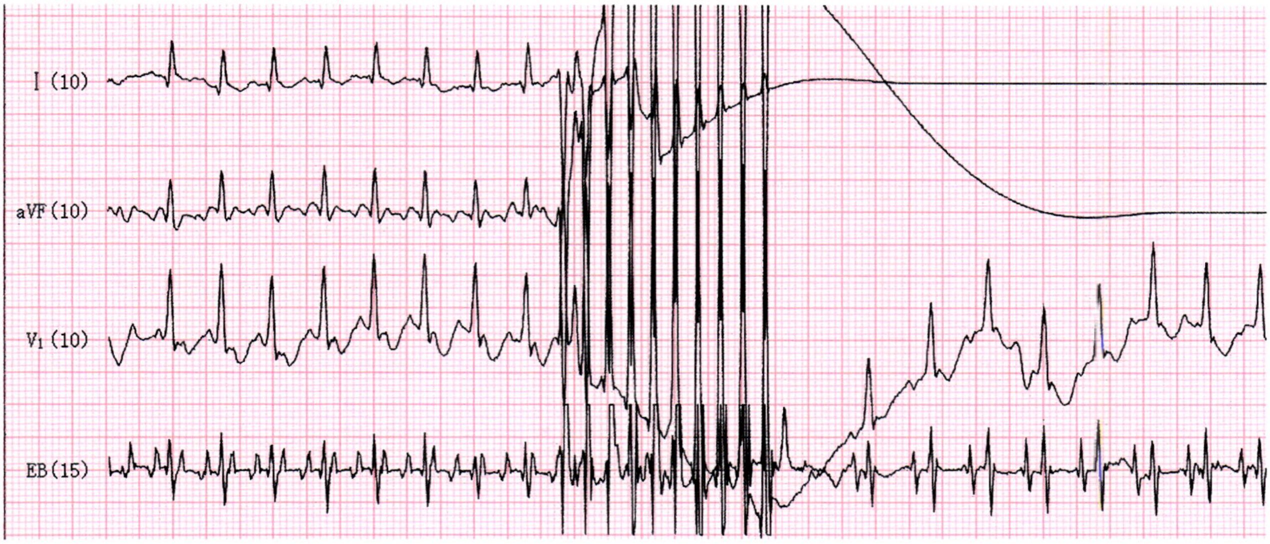

B

图 13–75　心房超速刺激终止新生儿的心房扑动。新生儿，男性，10 天。患儿母亲妊娠晚期行胎心监护时发现胎儿心率快，出生后于当地医院行体表心电图检查，提示心房扑动，患儿精神、食纳均欠佳。先后予静脉注射去乙酰毛花苷、盐酸普罗帕酮，口服地高辛、美托洛尔等药物治疗，心动过速均未转律。经口插入 7F 4 极导管，深度约 22cm，进行心房超速刺激治疗。(A)在 aVF 导联及食管导联可清楚地看到频率约为 400 次/分的规律心房扑动波，R–R 间期因房室下传比例不固定偶有不齐，房室 2:1 传导时心室率约 200 次/分，心房扑动发作呈持续性。(B)心房扑动时发放频率为 450 次/分，10 次脉冲的心房超速刺激，可见刺激波夺获心房后，房室间呈 2:1~4:1 传导，刺激结束后终止了心房扑动，转为窦性心律。心房扑动大多为折返机制所致，且在折返环路上存在可激动间隙，适当的心房刺激进入此间隙内，在折返环路的顺向支和逆向支形成双向阻滞后，可终止心动过速。此病例采用了 450 次/分的刺激频率，约为心动过速频率的 112.5%，共发放 10 次脉冲，成功终止了心动过速。经食管心房调搏是否能终止心房扑动可能受多种因素影响，包括但不限于刺激的电压、部位、频率、时间等，若终止不成功可尝试改变上述条件。由于典型心房扑动折返环路在解剖上位于右心房，而食管电极位于食管内左心房水平，并不容易顺利进入心房扑动的可激动间隙内。但儿童尤其新生儿的心房总体积较小，刺激电极距离右心房的折返环路较成人更为接近，故经食管心房刺激终止儿童心房扑动的成功率理论上应高于成人，但目前数据量尚不能支持以上结论，有待于进一步研究。

第 5 节 房室结双径路及多径路

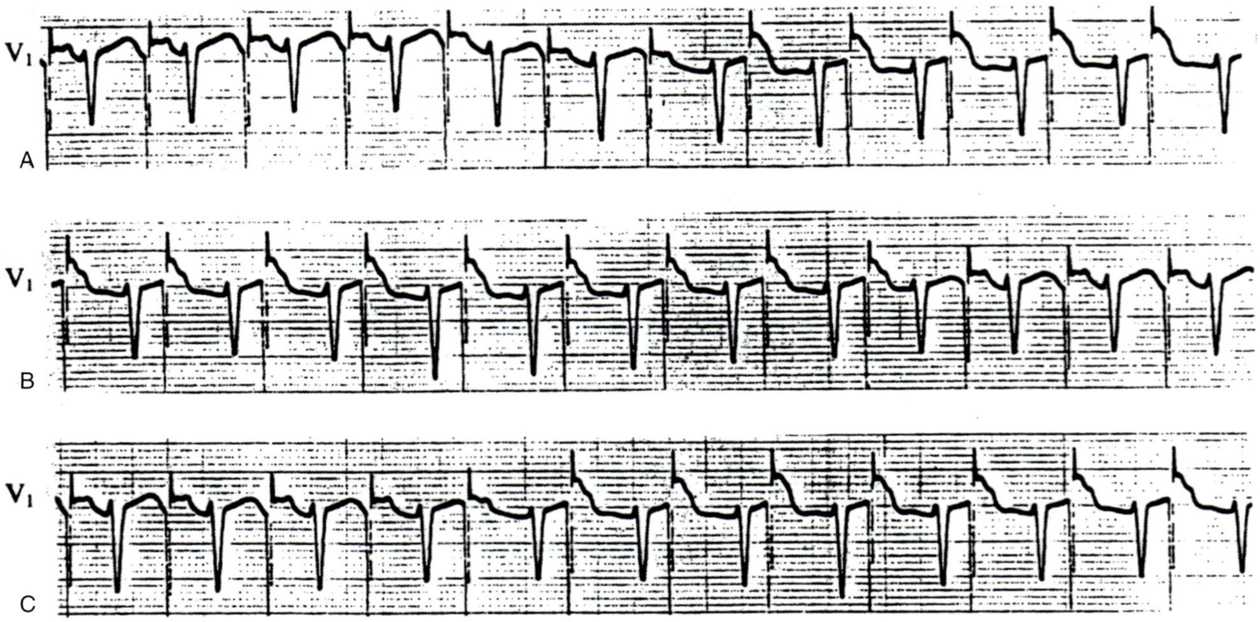

图 13–76 房室结双径路不应期相近时的电生理变化。(A~C)连续记录。见 S_1S_1 刺激频率 170 次/分不变时，S–R 间期时而突然延长，时而突然缩短，表现出房室结双径路传导现象。这种现象是由快、慢径路的不应期十分接近，甚至重叠造成的。

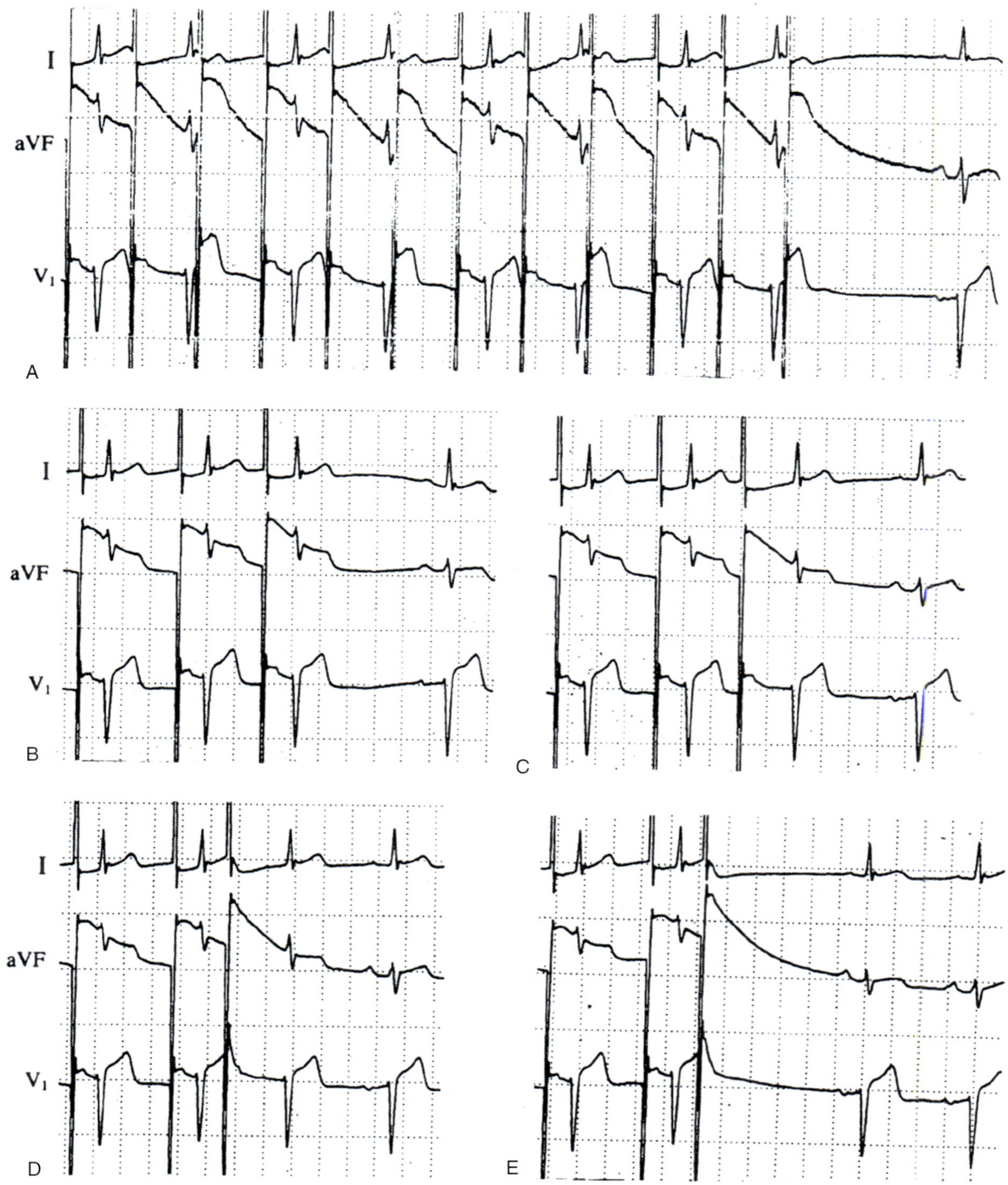

图 13–77　房室结双径路传导跳跃现象之一。(A)130 次/分的 S_1S_1 刺激，见 S–R 间期呈成倍延长的 3:2 房室传导。(B~E)基础刺激周期 700ms 的心房 S_1S_2 期前刺激，S_1S_2 600ms 时见 S_2–R 间期 210ms，激动沿快径路传导(B)。S_1S_2 递减 10ms(590ms)时见 S_2–R 间期突然延长至 360ms，快径路已进入有效不应期，激动沿慢径路传导，表现出房室结双径路的跳跃现象(C)。S_1S_2 偶联间期缩短至 330ms 时，S_2–R 间期继续延长至 420ms(D)。S_1S_2 递减 10ms(370ms)时慢径路已进入有效不应期，房室传导中断(E)。

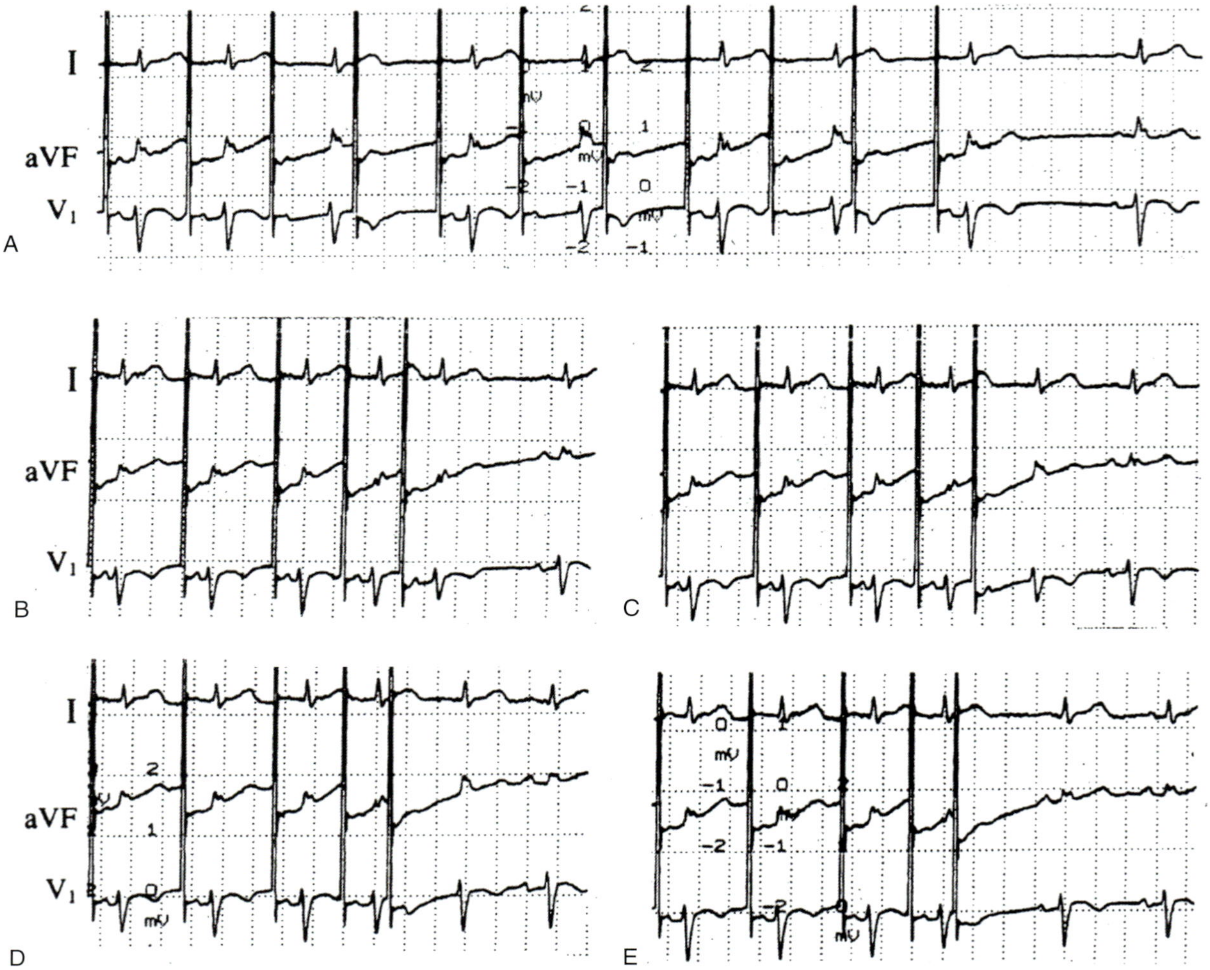

图 13–78 房室结双径路传导跳跃现象之二。(A)110 次/分的 S_1S_1 刺激，见 S–R 间期呈成倍延长的 3:2 房室传导现象，激动分别沿房室结快、慢径路传导；(B~E)S_1S_1 600ms，S_1S_2 450ms 的 $S_1S_2S_3$ 刺激。S_2S_3 偶联间期 380ms 时 S_3–R 间期 220ms，激动沿房室结快径路传导(B)。S_2S_3 370ms 时 S_3–R 间期突然跳跃式延长至 380ms，房室结快径路进入有效不应期，激动改沿房室结慢径路传导(C)。S_2S_3 间期缩短至 300ms 时 S_3–R 间期延长至 460ms，慢径路传导进一步减慢(D)。S_2S_3 290ms 时 P_3 波消失，心房已进入有效不应期。房室结快径路有效不应期 600/450/370ms，心房有效不应期 600/450/290ms，房室结慢径路前向传导有效不应期短于或等于心房有效不应期。

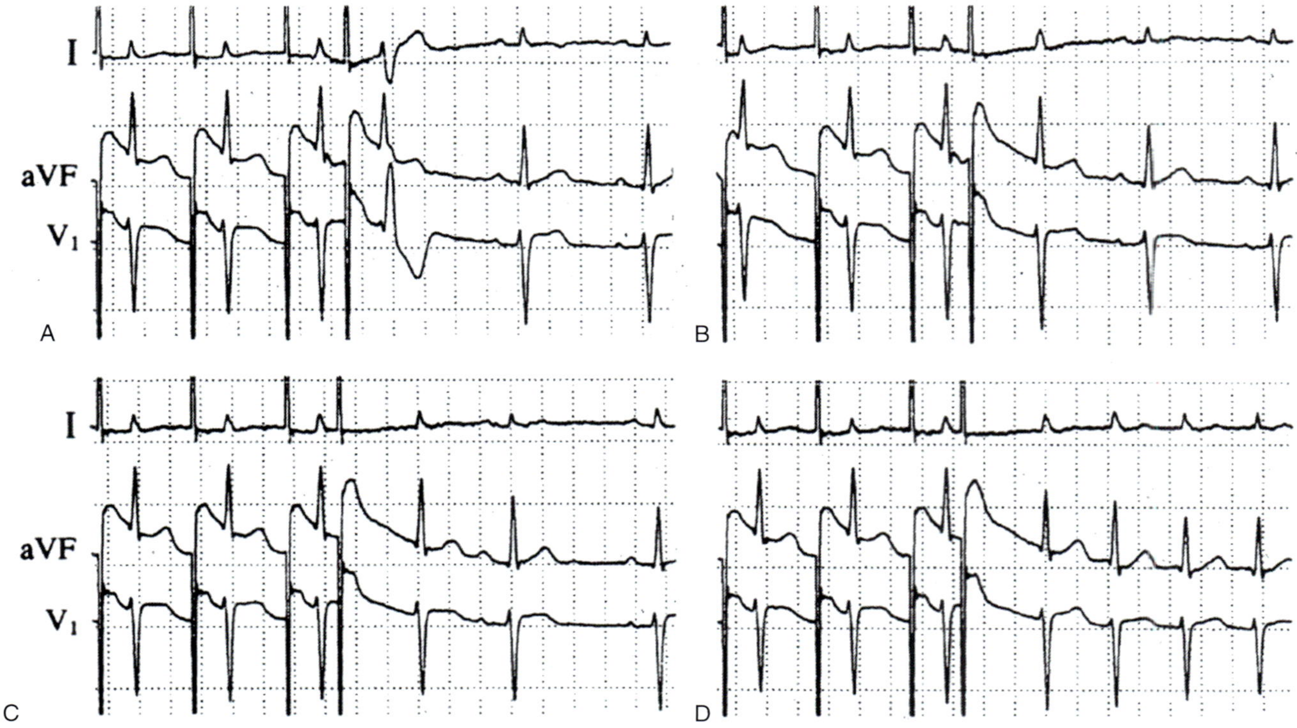

图 13–79　房室结双径路传导跳跃现象之三。图示基础周期 600ms 的心房 S_1S_2 程控期前刺激。S_1S_2 390ms 时 S_2–R 间期 220ms，激动沿房室结快径路传导。R_2 波呈完全性右束支传导阻滞形，右束支已进入有效不应期（A）。S_1S_2 递减 10ms，S_2–R 间期突然跳跃延长至 400ms，快径路进入有效不应期，激动改从慢径路传导至心室。R_2 波形态恢复正常，表现出右束支的裂隙现象（B）。S_1S_2 间期缩短至 340ms 时 S_2–R 间期延长至 480ms（C）。S_1S_2 间期缩短至 330ms 时 S_2–R 间期延长至 500ms，随后诱发出慢–快型房室结折返性心动过速（D）。

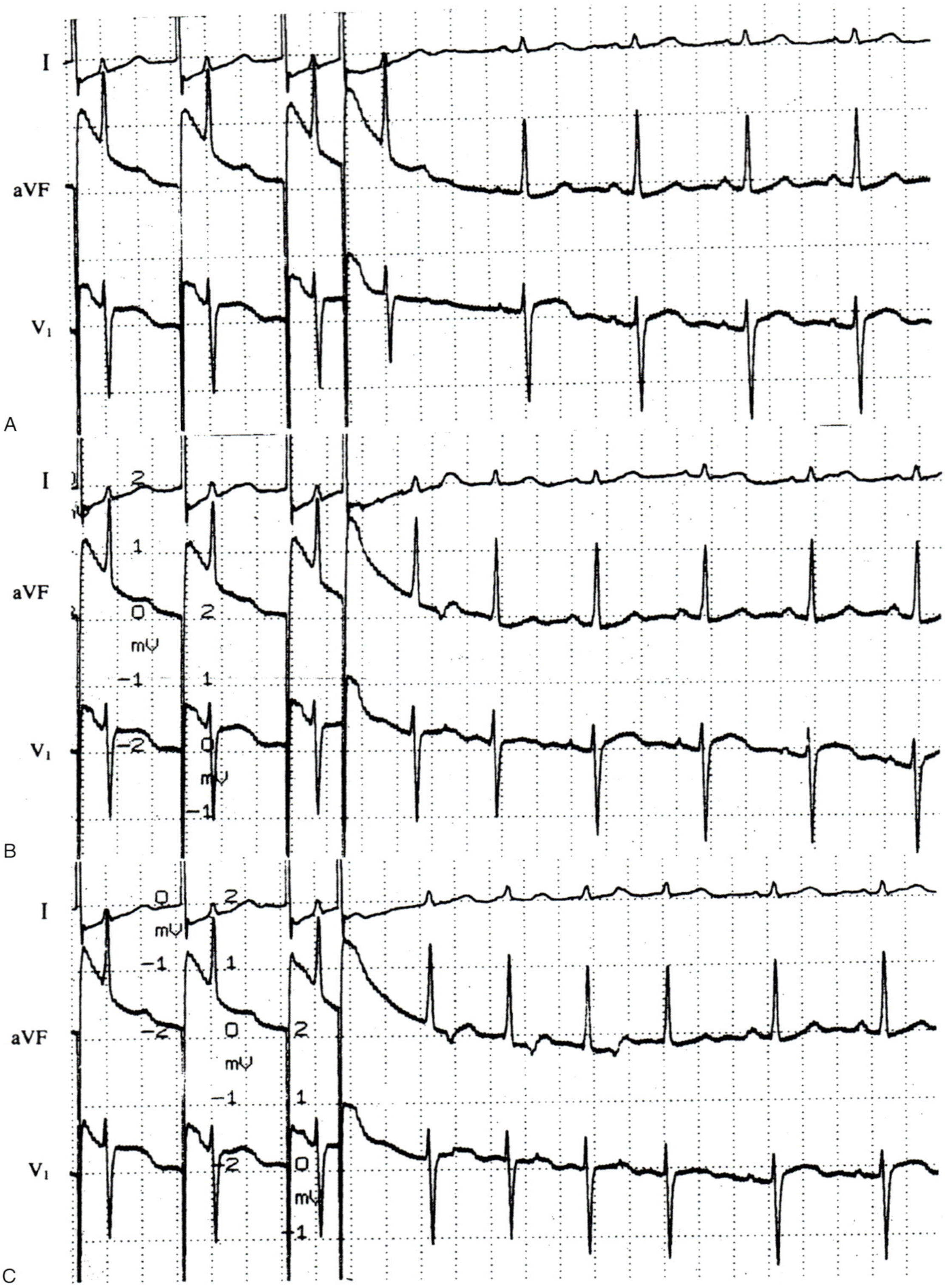

图 13-80 房室结双径路传导跳跃现象之四。(A)基础刺激周期 600ms 的心房 S_1S_2 期前刺激。S_1S_2 330ms 时 S_2-R 间期 230ms，激动沿房室结快径路传导；(B)S_1S_2 递减 10ms(320ms)时 S_2-R 间期突然跳跃式延长至 390ms，房室结快径路进入有效不应期，激动改从慢径路传导，随后诱发 1 次折返，逆行 P 波在 aVF 导联倒置、V_1 导联负正双相，R-P^-间期长达 180ms，R-P^-间期小于 P^--R 间期，提示发生了 1 次慢-慢型房室结折返性心搏；(C)S_1S_2 300ms 时 S_2-R 间期延长至 500ms，并诱发短串慢-慢型房室结折返性心动过速，逆行 P 波消失后终止了心动过速。本例只出现一次跳跃，可能其中一条慢径路受到干扰未能显示，但是 aVF 导联的逆行 P 波比 V_1 导联领先 30ms，提示为慢-慢型房室结折返。

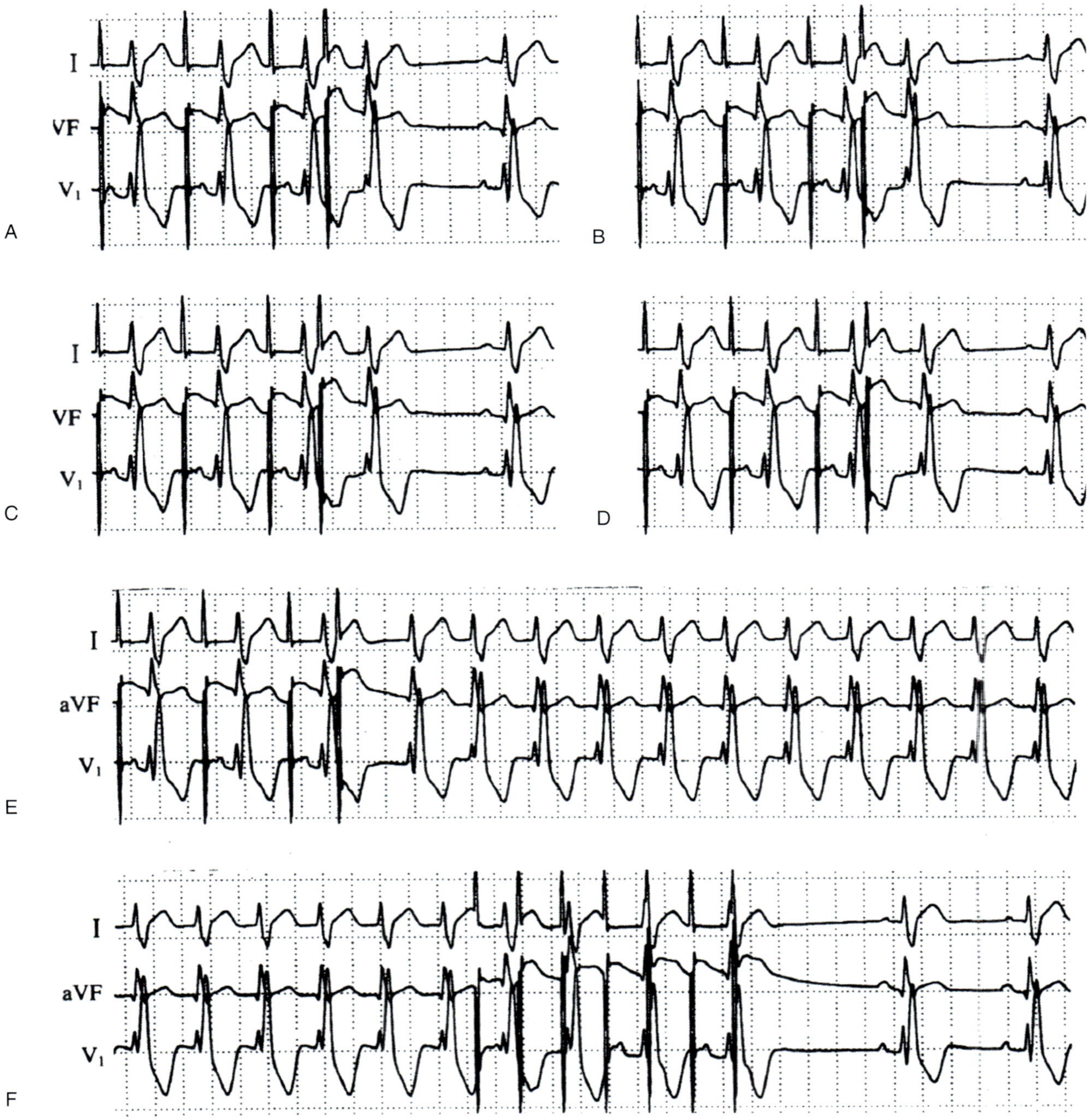

图 13–81　房室结双径路传导跳跃现象之五。房室结双径路患者，窦性心律时显示完全性右束支传导阻滞。图示基础周期 600ms 的心房程控期前刺激诱发慢-快型房室结折返性心动过速后，超速刺激终止了心动过速。(A~D) 为 S_1S_2 380~350ms 时 S_2–R 间期由 280ms 逐渐延长至 360ms，房室结快径路处于相对不应期。(E) S_1S_2 递减 10ms 时 S_2–R 间期突然跳跃式延长至 500ms，增量达 140ms，随后诱发慢-快型房室结折返性心动过速合并完全性右束支传导阻滞。(F) 给予超速刺激夺获心房后终止了心动过速。

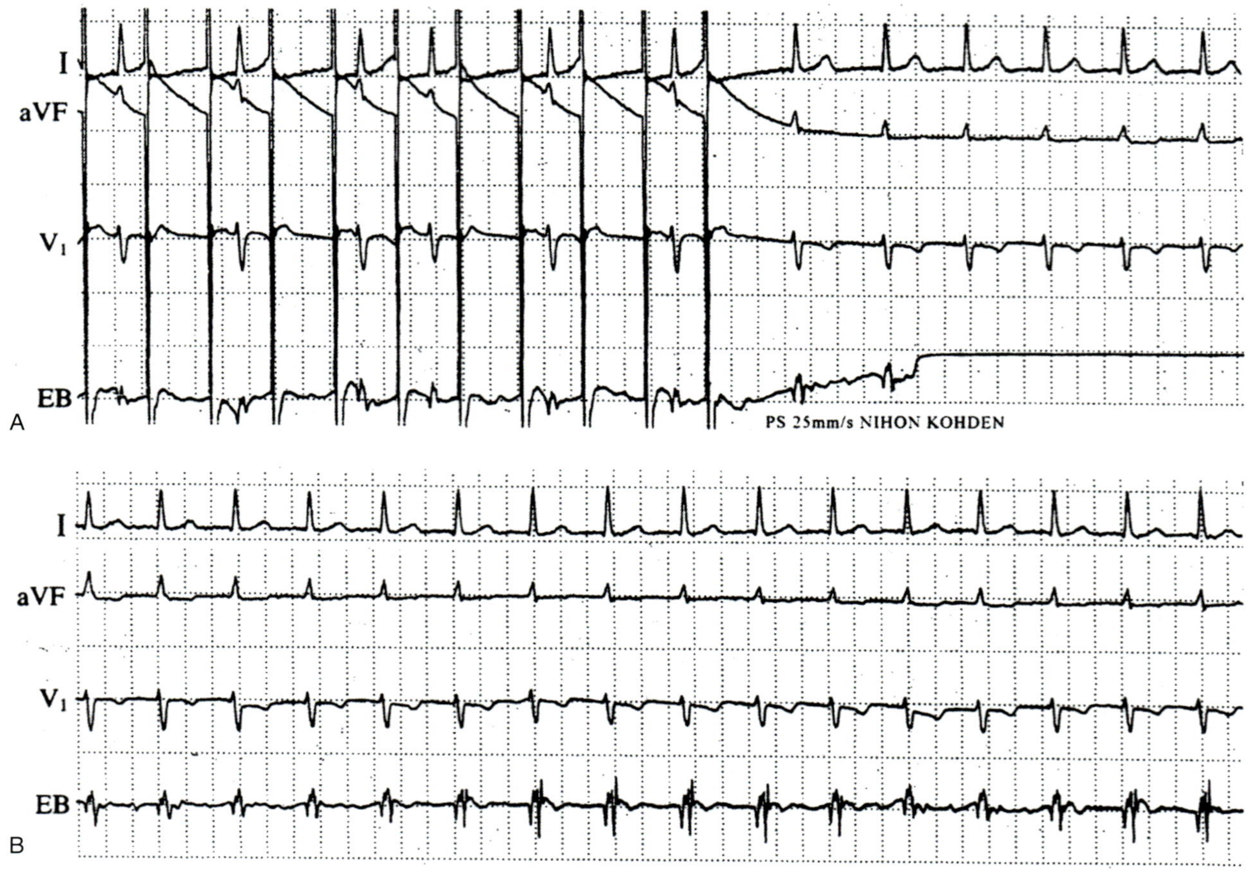

图 13–82 房室结双径路干扰现象。(A)130 次/分的 S_1S_1 刺激，除第 5、6、7 次 S 波为 3:2 房室传导外，其余为 2:1 房室传导。本来无法下传的最后一次 S 波却能传至心室并诱发慢–快型房室结折返性心动过速，S–R 间期长达 640ms，提示前面沿房室结慢径路传导的激动受到来自快径路的隐匿性传导干扰而无法下传，刺激结束后隐匿性传导消失，才显示出慢径路传导。慢–快型房室结折返性心动过速时心率仅为 100 次/分，系房室结慢径路传导速度较慢引起。(B)慢–快型房室结折返性心动过速时逆行 P 波隐藏在 QRS 波中，食管导联中 R–P⁻间期 70ms。

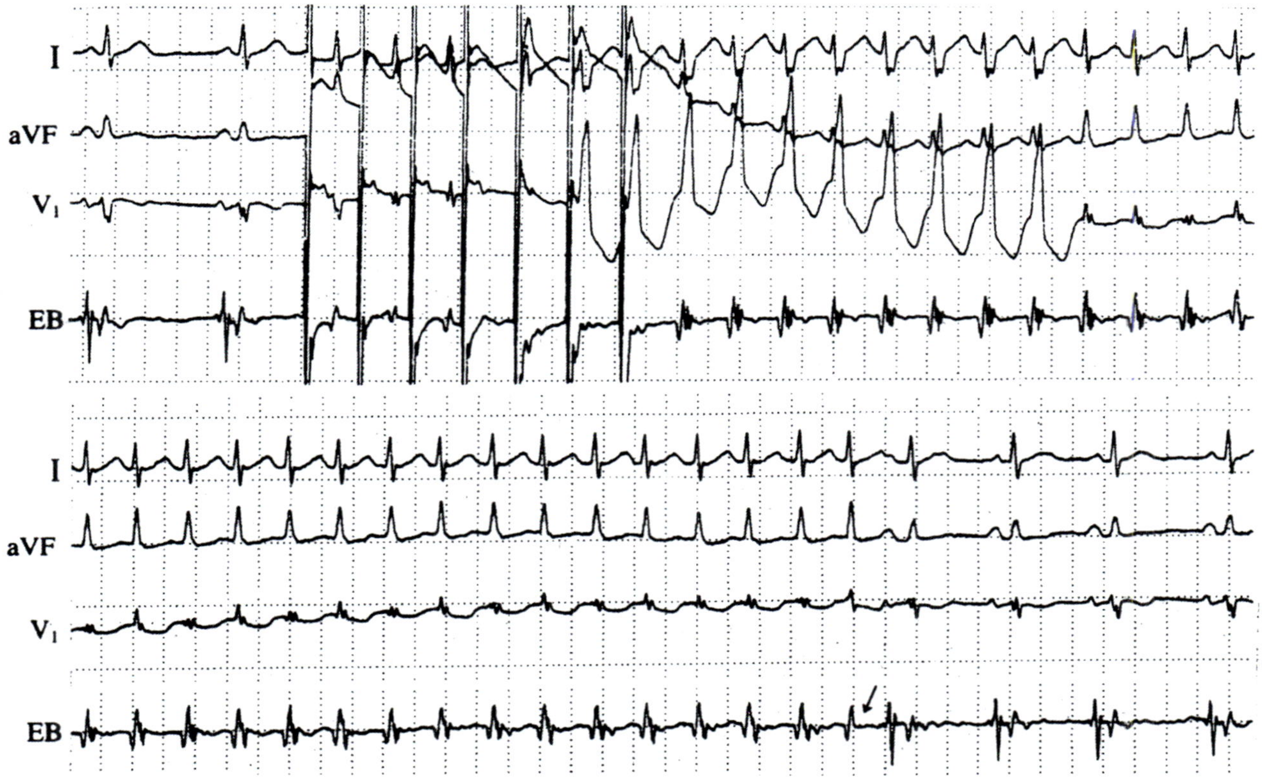

图 13-83　慢-快型房室结折返性心动过速伴右束支蝉联现象。(A)图示 170 次/分的心房 S_1S_1 刺激，见前 3 次 S-R 间期逐渐延长，第 3、4 次 S-R 间期发生成倍延长，随之诱发出慢-快型房室结折返性心动过速。因心动过速诱发前，R-R 存在长-短周期，发生了右束支传导阻滞型心室内差异性传导，即右束支蝉联现象。(B)图示蝉联现象消失后，R-R 周期长度不变。心动过速时，逆行 P 波隐埋在 QRS 波末，双极食管导联中 R-P⁻间期<70ms。V_1 导联发生 QRS 波电交替，逆行 P 波消失后，心动过速便终止(箭头所示)。

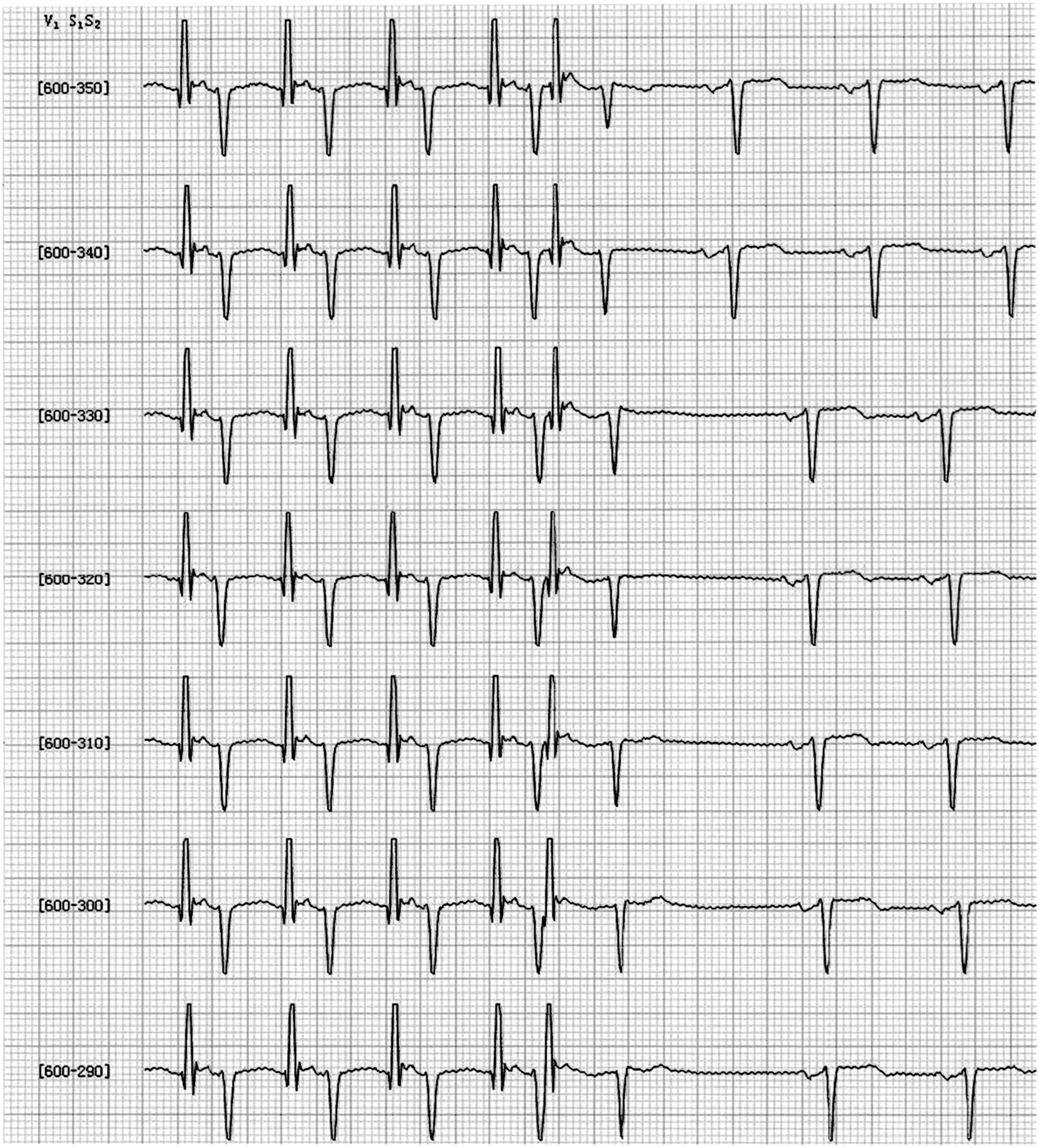

A

图 13–84 房室结双径路传导现象。(A)采用基础周期 600ms 的 S_1S_2 心房程控期前刺激，S_1S_2 偶联间期递减 10ms 负扫描，V_1 导联连续记录的波形对比图。可见 S_1S_2 偶联间期 350ms、340ms 时，S_2–R_2 间期 170ms。当 S_1S_2 偶联间期递减 10ms 为 330ms 时，S_2–R_2 间期延长到 230ms，增量达 60ms，且 R_2 波后可见单次在 V_1 导联形成假性 r'波的逆行 P^-波。当 S_1S_2 偶联间期继续递减到 320ms 至 290ms 时，S_2–R_2 间期继续缓慢延长，在 R_2 波后均可见单次的逆行 P^-波，逆行 P 波致其后的窦性节律推迟出现。(待续)

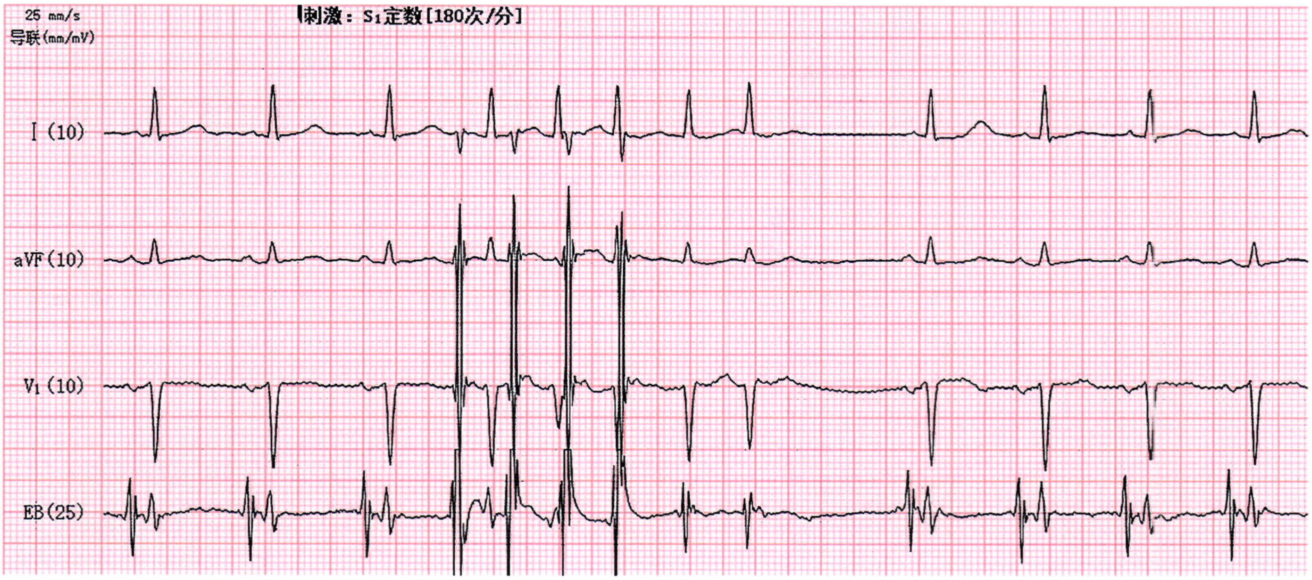

B

图 13–84(续)　(B)给予频率为 180 次/分的 4 次心房刺激，均夺获心房并出现 S–R 间期逐渐延长，在第 4 次刺激波后 S–R 间期突然明显延长，诱发成对的心房回波，其下传的 R 波后可见在 V_1 导联形成假性 r’波，食管导联中 R–P⁻间期<70ms 的逆行 P 波。

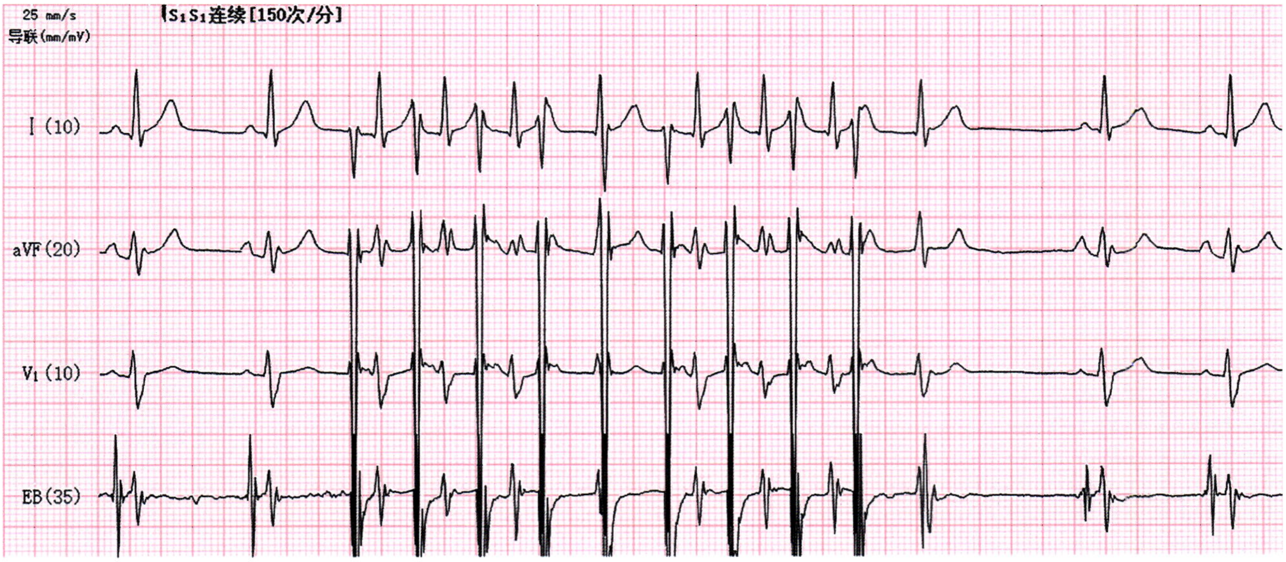

A

图 13–85　房室结双径路传导现象。(A)示经食管给予频率为 150 次/分的心房 S_1S_1 连续刺激，第 1 次 S–R 间期 160ms，随着房室结–希浦系统的传导进行性减慢，S–R 间期逐渐延长，第 3 次 S–R 间期延长至 210ms，激动落在快径路的相对不应期。第 4 次 S_1 刺激后 S–R 间期显著延长至 380ms，激动落在房室结快径路有效不应期，改由慢径路缓慢下传。第 5 次 S_1 刺激后激动落在房室结慢径路有效不应期未下传，使得第 6 次 S_1 刺激后激动可再次沿快径路下传。随着房室结–希浦系统的传导进行性减慢，再次呈现 S–R 间期逐渐延长，第 10 次 S_1 刺激后激动又再次落在房室结快径路有效不应期，改由慢径路缓慢下传，下传的 QRS 波中出现快径路逆传形成的 P 波，逆行 P 波在 V_1 导联形成假性 r’波，食管导联中可见高尖的 P 波隐藏在 QRS 波中，R–P⁻间期≤70ms，为慢–快型房室结折返性心房回波，提示患者存在房室结双径路传导。（待续）

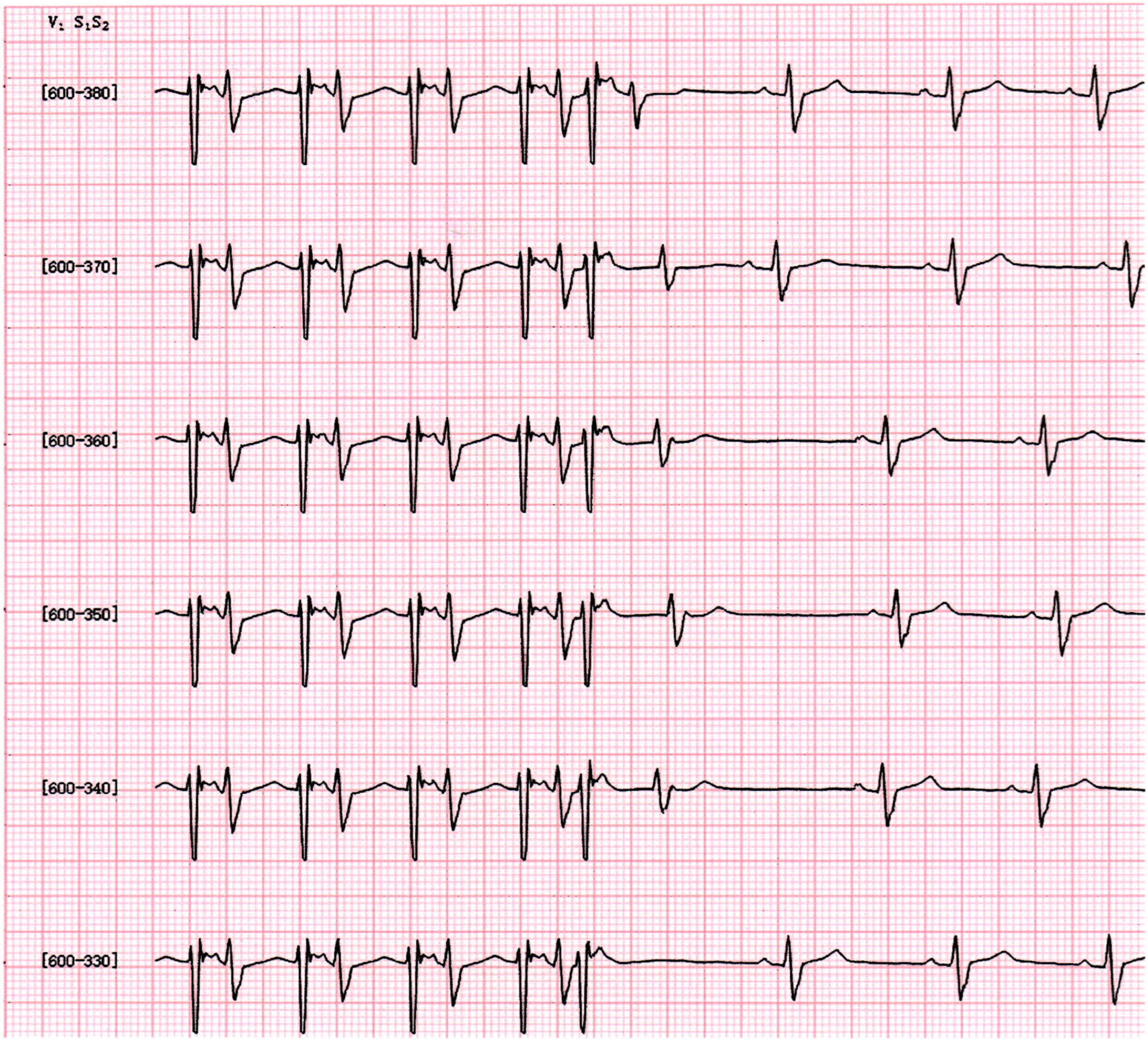

B

图 13-85(续) (B)给予基础周长 600ms 的心房 S_1S_2 程控期前刺激，S_1S_2 偶联间期 380ms 时，S_2-R 间期 240ms，S_1S_2 偶联间期递减至 370ms 时，可见 S_2-R 间期跳跃性延长至 400ms，激动落在房室结快径路有效不应期，改由慢径路缓慢下传。此时 P_2-P_3 间期 780ms，S_1S_2 偶联间期继续递减至 360ms 至 340ms 时，S_2-R 间期 410ms 至 380ms，激动继续沿慢径路下传，下传的 QRS 波中均出现快径路逆传形成的 P 波，逆行 P 波在 V_1 导联形成假性 r'波，与图 A 中逆行 P 波相同，均为慢-快型房室结折返性心房回波，再次证明患者存在房室结双径路传导。窦房结被逆行 P 波重整窦性周期，使得其后窦性 P 波发生明显后移，此时 P_2-P_3 间期 1400~1480ms；S_1S_2 偶联间期继续递减至 330ms 时，S_2 刺激后未见下传的 QRS 波，激动落在房室结慢径路有效不应期，房室传导中断。

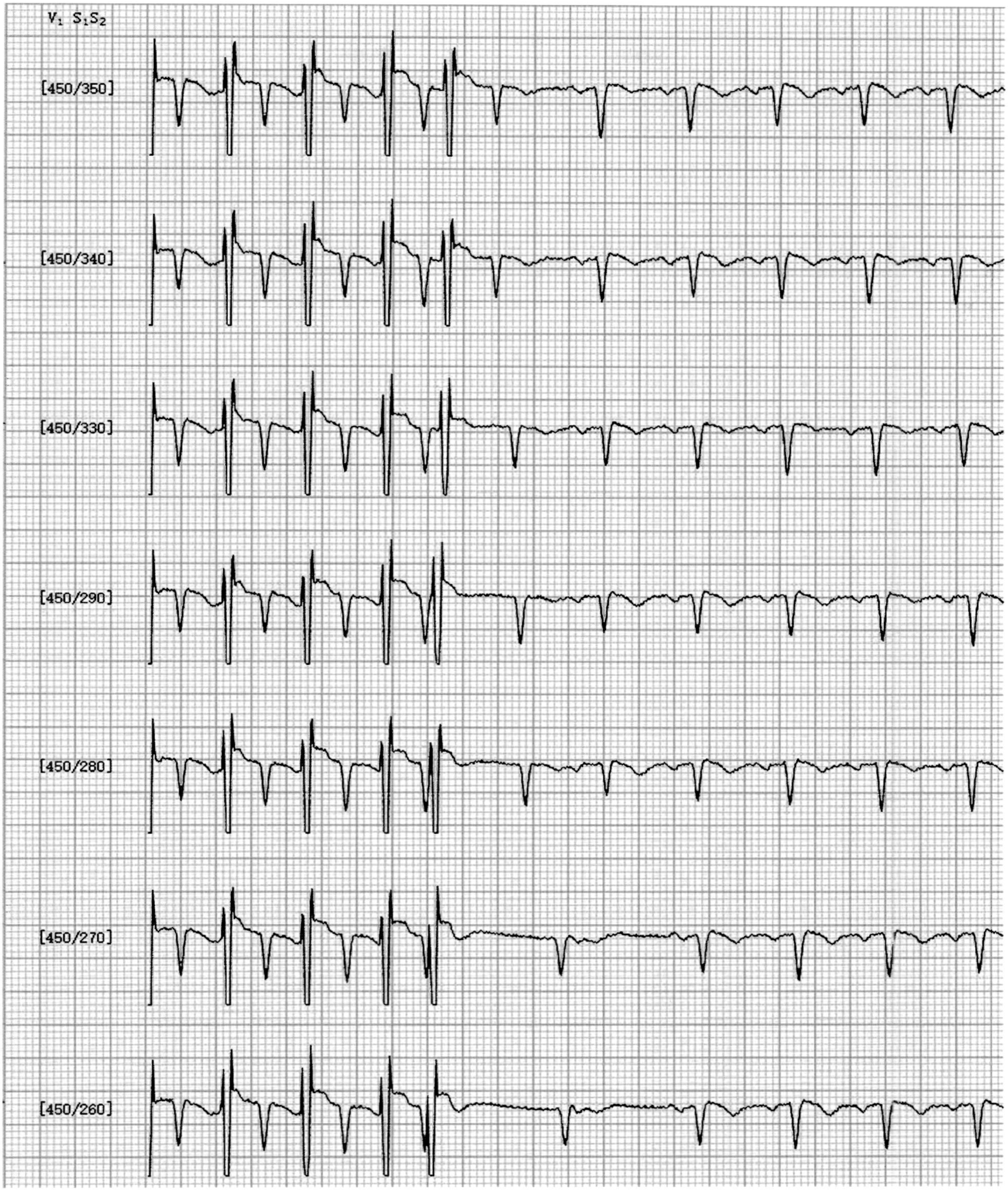

图 13-86　房室结三径路两次跳跃诱发慢-快型房室结折返心房回波。采用基础刺激周期 450ms 的 S_1S_2 心房程控期前刺激，S_1S_2 偶联间期逐次递减 10ms 负扫描。S_1S_2 偶联间期 350ms、340ms 时，S_2–R_2 间期为 200ms。当 S_1S_2 偶联间期缩短为 330ms 时，可见 S_2–R_2 间期突然跳跃延长至 330ms，增量达 130ms，房室传导呈现第 1 次跳跃式延长，心房激动沿房室结慢径路传导。当 S_1S_2 偶联间期继续缩短至 290ms、280ms 时，S_2–R_2 间期缓慢延长至 400ms、440ms。S_1S_2 偶联间期缩短至 270ms 时，S_2–R_2 间期再次突然跳跃延长至 670ms，增量达 330ms，心房激动沿房室结最慢径路传导，呈现第 2 次跳跃式延长。而且在下传的 QRS 波终末部可见逆行 P 波，P^-波在 V_1 导联形成假性 r’波。S_1S_2 偶联间期 260ms 时，S_2–R_2 间期 680ms，QRS 波中仍可见到逆行 P 波。本例可见随着程控期前刺激 S_1S_2 偶联间期的逐渐缩短，S_2–R_2 间期出现两次跳跃式延长，表现出房室结三径路的电生理特性。

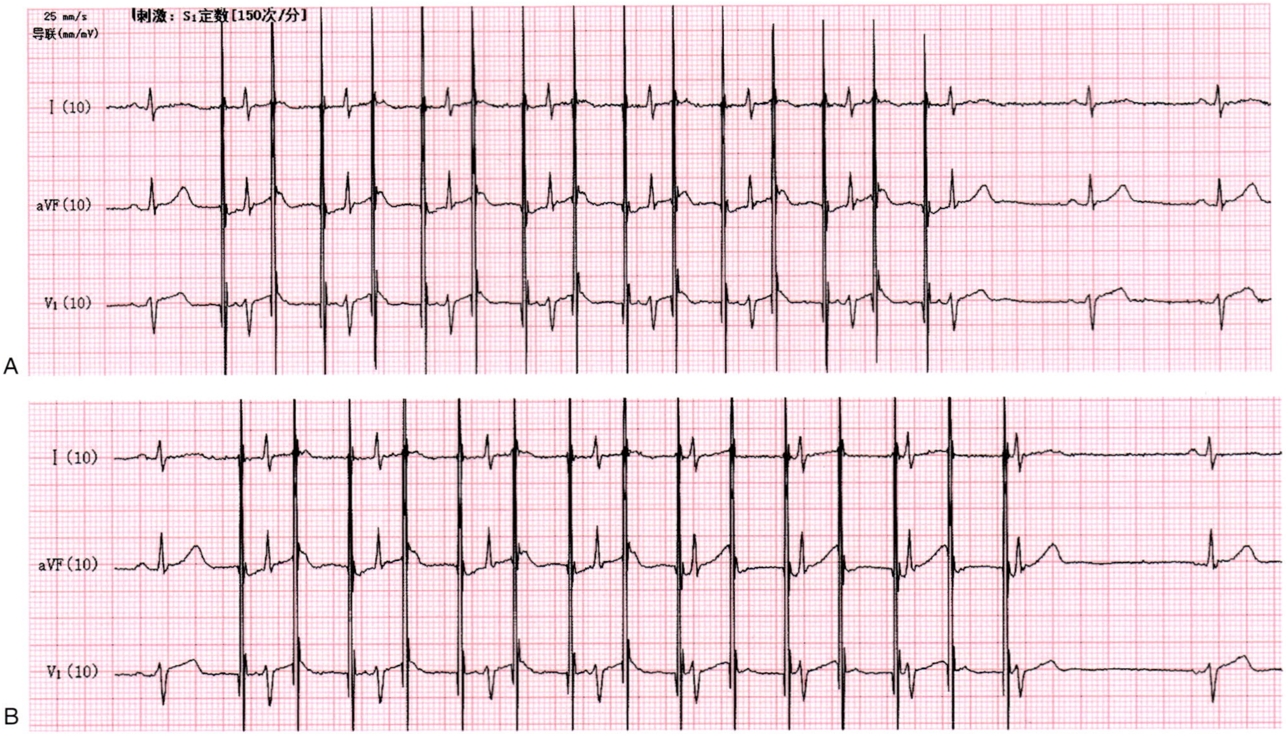

图 13–87 房室结双径路蝉联现象伴下部共同径路 2:1 传导。窦性心律时 P–R 间期及 QRS 波正常。(A)给予频率为 150 次/分的 15 次定数刺激，房室呈 2:1 传导，下传的 S–R 间期 200ms，为激动沿快径路下传。(B)给予相同频率的 15 次定数刺激，房室呈 2:1 传导，开始仍为激动沿快径路下传，第 8 次刺激时，下传的 S–R 间期显著延长至 480ms，并跨越下一次 S 波，为激动在快径路进入不应期便沿慢径路下传，本图在房室呈 2:1 传导的基础上，分别显示出房室结快径路与慢径路的传导。提示发生了房室结双径路间隐匿性传导所致的蝉联现象，房室呈 2:1 传导的阻滞部位在房室结双径路下部共同径路。

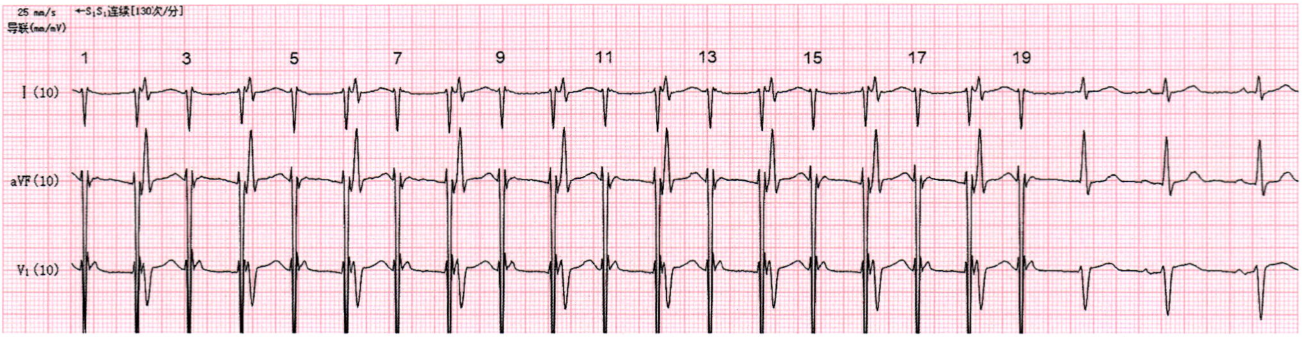

图 13–88 心房 S_1S_1 刺激揭示房室结慢径路 2:1 传导阻滞。房室结双径路患者。给予频率 130 次/分的心房 S_1S_1 连续刺激均夺获心房。如图所示，单数刺激形成的心房激动持续沿房室结慢径路前向传导至心室，S–R 间期 460ms。而双数刺激形成的心房激动均未下传心室，在房室结慢径路发生了 2:1 传导阻滞。房室结快径路则因来自慢径路的持续隐匿性传导，产生新的不应期无法前向传导。刺激结束后恢复窦性心律，房室结快径路便恢复了前向传导，P–R 间期 180ms。提示 130 次/分的刺激频率为房室结慢径路的 2:1 阻滞点。

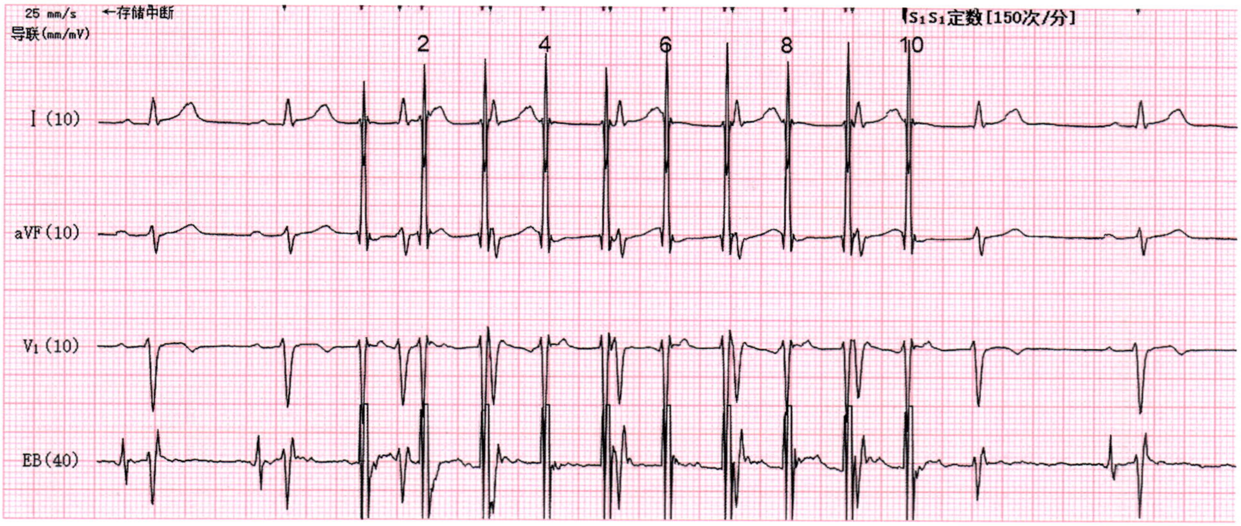

图 13-89 心房定数刺激揭示房室结慢径路 2:1 传导阻滞。窦性心律时心房激动沿快径路前向传导至心室，P-R 间期 200ms。给予频率为 150 次/分的心房 10 个定数刺激均夺心房，第 1 个 S 波产生的心房激动沿快径路前向传导。因房室结快径路不应期长于刺激周长的 400ms，第 2 个 S 波产生的心房激动在房室结快径路发生阻滞，便沿慢径路下传。随后第 4、6、8、10 个呈双数的心房激动持续沿房室结慢径路前传心室，S-R 间期 380ms。房室结快径路则因来自慢径路的持续隐匿性传导，产生新的不应期无法前向传导。在 150 次/分的心房频率下呈现长 S-R 间期的 2:1 房室传导。刺激结束后恢复窦性心律，房室传导正常。

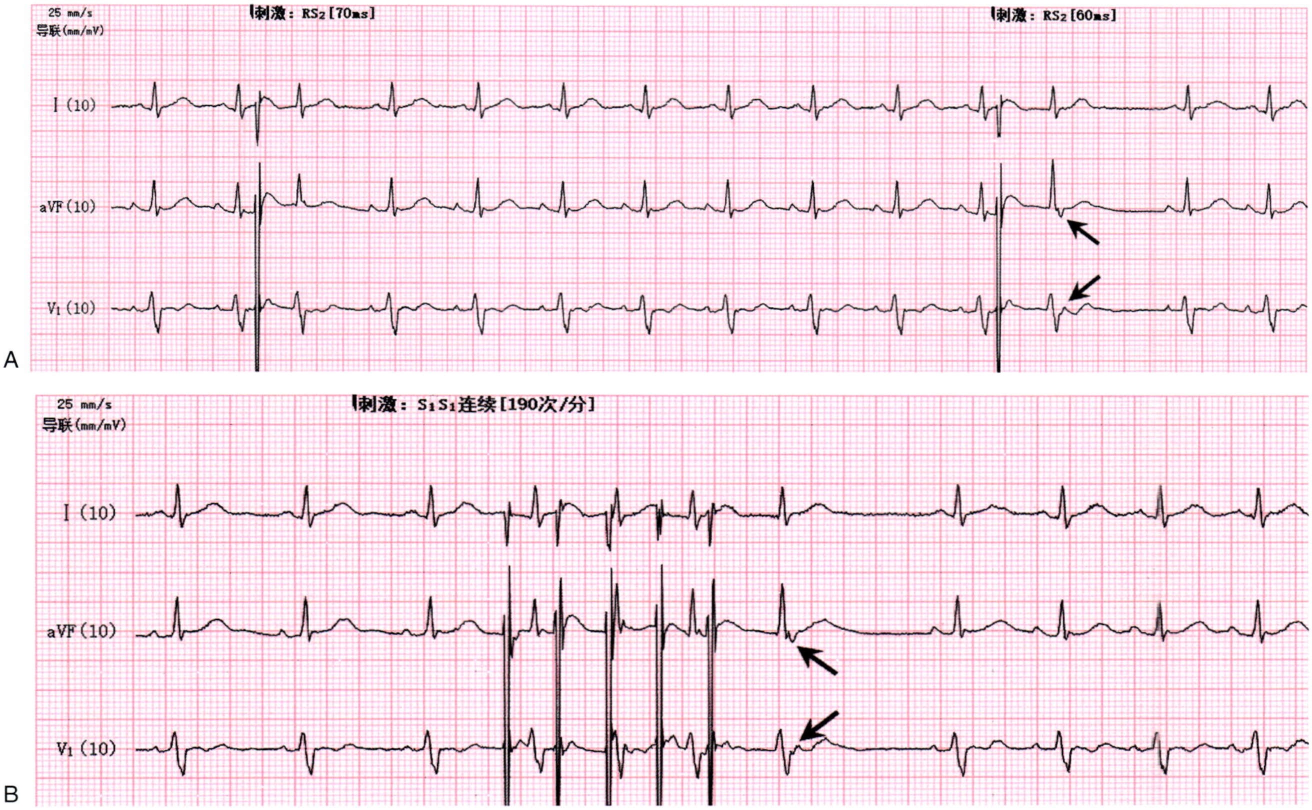

图 13-90 不同刺激方式揭示房室结双径路及诱发慢-快型折返性心房激动。(A)窦性心律时给予 RS_2 程控期前刺激，RS_2 偶联间期 70ms 时，房室结快径路处于相对不应期，激动沿快径路下传延缓，RS_2-R 间期延长至 240ms。RS_2 偶联间期 60ms 时，房室结快径路已进入有效不应期，心房激动沿房室结慢径路下传，RS_2-R 间期突然延长至 340ms，R_2 波后可见快径路逆向传导、在 aVF 导联倒置、V_1 导联直立的 P 波（箭头所示）。(B)给予频率 190 次的 5 次心房定数刺激，第 1、4 次 S 波形成的激动沿房室结快径路下传，S-R 间期为 140ms、160ms。第 2、5 次 S 波形成的激动沿房室结慢径路下传，S-R 间期分别为 350ms、400ms，并在最后 1 次 QRS 波后再次出现上述逆向传导的 P 波（箭头所示）。

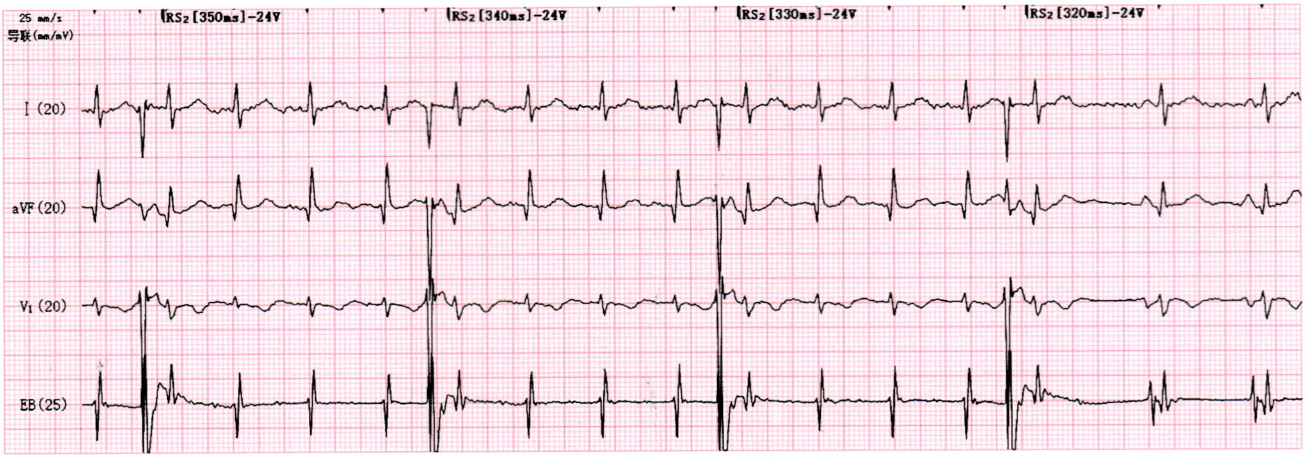

图 13-91 RS$_2$ 期前刺激夺获心房后未改变慢-快型房室结折返性心动过速周长。图示频率为 100 次/分的慢-快型房室结折返性心动过速，R-R 间期 600ms。逆行 P 波隐藏在 QRS 波中，食管导联中逆行 P 尖锐高大呈负正双向，且 R-P$^-$间期<70ms。予 RS$_2$ 心房期前刺激，偶联间期 350ms 至 330ms 时均已夺获心房，在 S 波后见到在 aVF、V_1 导联提前的 P 波，但是心动过速 R-R 间期未发生变化，此时心房激动未打乱心动过速周长，表明心房并不是折返环路的一部分。RS$_2$ 偶联间期缩短至 320ms，足够提前的心房激动进入房室结折返环路，造成双向阻滞后终止了心动过速。

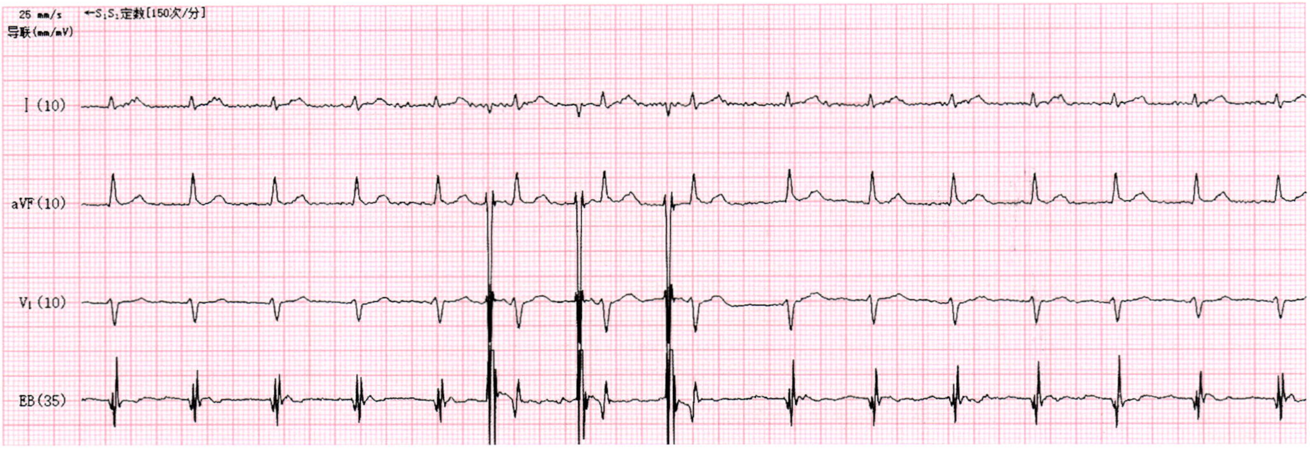

图 13-92 S_1S_1 定数刺激终止慢-快型房室结折返性心动过速并再次诱发。图示频率为 100 次/分的慢-快型房室结折返性心动过速，R-R 间期 600ms。逆行 P 波隐藏在 QRS 波中，食管导联中逆行 P 尖锐高大，R-P$^-$间期<70ms。给予频率为 150 次/分的 3 次心房刺激均能夺获心房，食管导联中逆行 P 波消失。第 1 次 S 波后 R-R 间期已与刺激周长一致，说明刺激形成的心房激动已进入折返环路并发生了慢频率重整，刺激结束后心动过速并未终止。最后 1 次 S-R 间期长达 820ms 后又恢复了与刺激前一致的心动过速。S-R 间期明显长于心动过速周长，提示存在另外一条传导速度更慢的径路，只是未形成更慢频率的慢-快型房室结折返性心动过速。

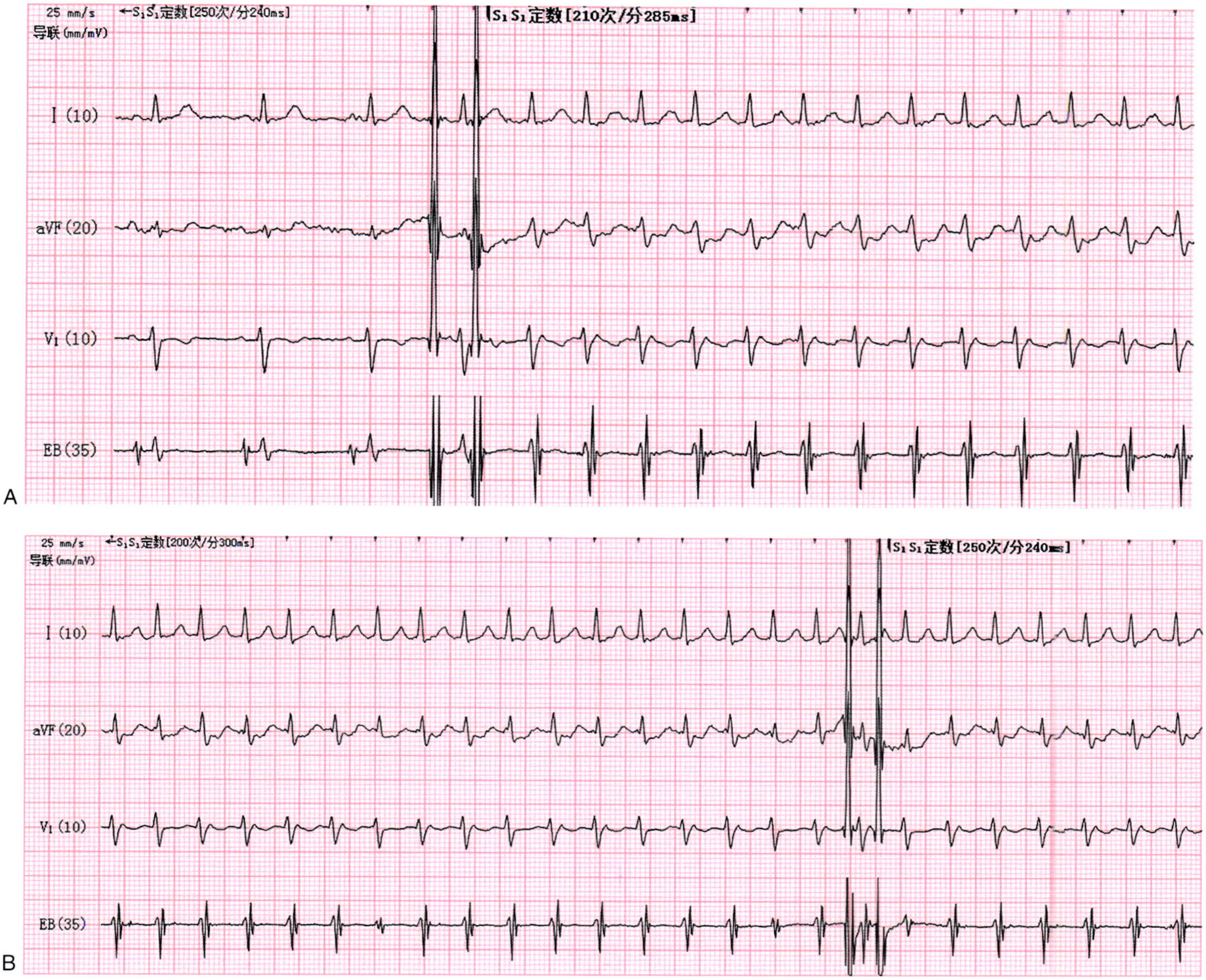

图 13-93 慢-快型房室结折返性心动过速时心房未参与折返环路。(A)窦性心律时 P 波、QRS 波均无特殊，经食管给予频率为 210 次/分的 2 次心房刺激，第 1 次 S-R 间期 200ms，第 2 次 S-R 间期突然成倍延长至 400ms，随即诱发出频率为 158 次/分的窄 QRS 波心动过速，逆行 P 波在 V_1 导联形成假性 r'波，在 aVF 导联形成假性 s 波，双极食管导联中可见高尖的逆行 P 波埋藏在 QRS 波中，R-P 间期≤70ms，表明为慢-快型房室结折返性心动过速。(B)心动过速发作时，在同步记录的 aVF、V_1、食管导联，R_7 及 R_{16} 中的逆行 P 波均消失。但测量逆行 P 波消失前后的 R-R 间期未发生改变，对心动过速没有影响。随后给予频率 250 次/分的 2 次心房刺激时，可见第 2 次 S 波后埋藏在 QRS 波中的逆行 P 波也消失，表明刺激有效夺获心房。测量第 2 次 S 波前后的 R-R 间期等于心动过速周长，心动过速未发生节律重整。综上表示，心房不是慢-快型房室结折返性心动过速折返环的必须组成部分，提示房室结双径路折返环的上部存在共同径路。

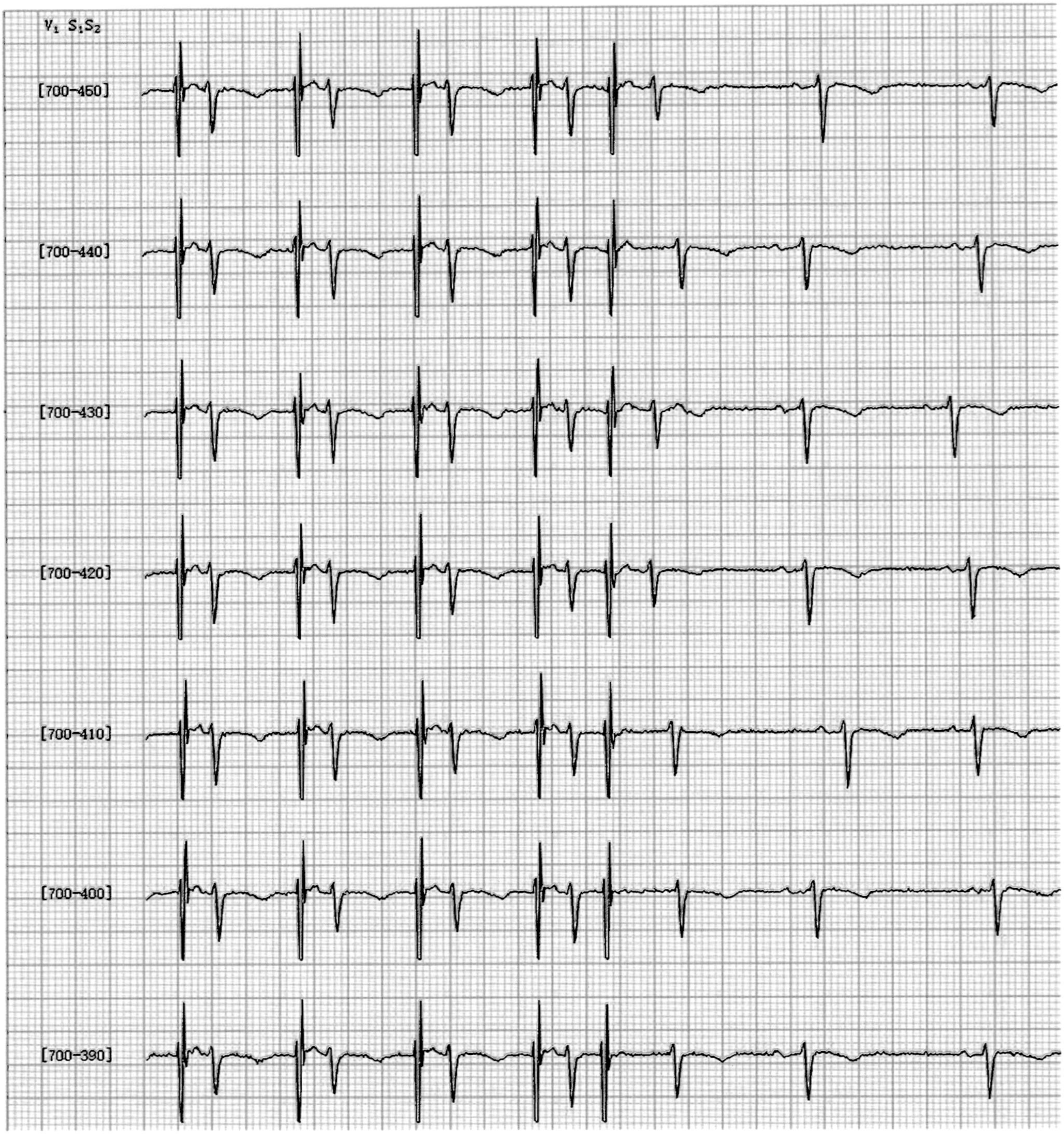

图 13–94 房室结双径路不应期重叠现象。图示基础周长 700ms 的心房 S_1S_2 程控期前刺激，V_1 导联连续记录的对比图。S_1S_2 偶联间期 450ms 时，S_2–R 间期 240ms。当 S_1S_2 偶联间期缩短至 440ms 时，S_2–R 间期跳跃延长至 370ms，增量达 130ms。显示房室结快径路已进入有效不应期，激动沿慢径路下传。S_1S_2 偶联间期继续缩短至 430ms、420ms 时，S_2–R 间期又缩短至 240ms，提示激动又沿房室结快径路下传。当 S_1S_2 偶联间期缩短至 410ms 时，S_2–R 间期再次跳跃延长至 370ms，提示房室结快径路再次进入有效不应期，激动又沿慢径路下传。本例表现为随着程控期前刺激偶联间期的缩短，快径路进入有效不应期沿慢径路传导后，再次出现激动沿快径路传导，为房室结双径路不应期重叠现象的特征。

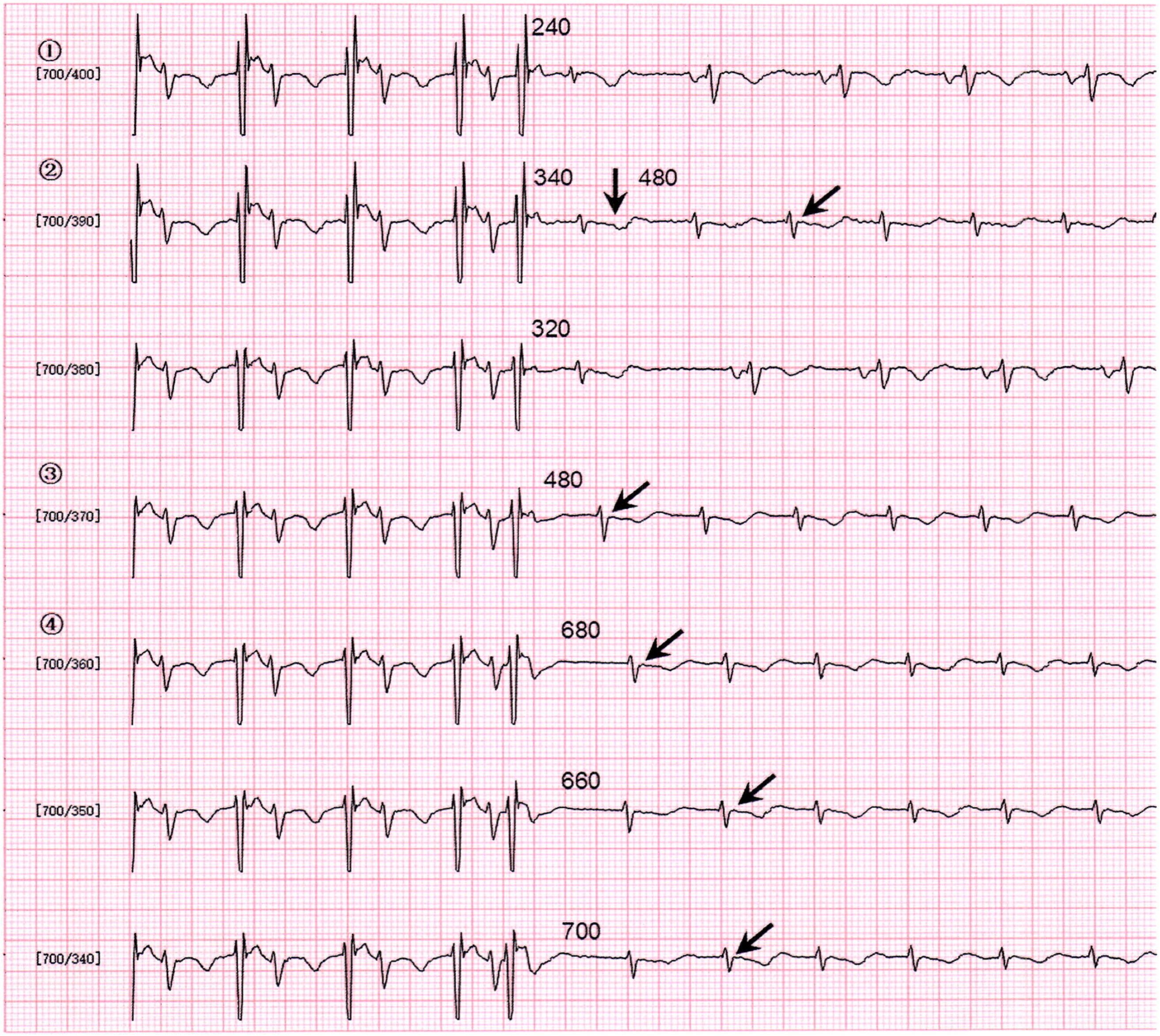

图 13-95　心房程控期前刺激揭示房室结四径路并诱发慢-快型房室结折返性心动过速。图示窦性心律时 P-R 间期 140ms，给予基础刺激周长 700ms 的 S_1S_2 心房程控期前刺激，V_1 导联连续对比记录。S_1S_2 偶联间期 400ms 时，S_2-R 间期 240ms。S_1S_2 偶联间期 390ms 时，S_2-R 间期出现跳跃式延长至 340ms。其后紧跟一个房性期前收缩（垂直箭头所示），P'-R 间期 480ms，随后诱发慢-快型房室结折返性心动过速，逆传 P 波在 QRS 波终末（斜箭头所示），R-R 间期 590ms，心率 101 次/分。S_1S_2 偶联间期缩短至 370ms 时，S_2-R 间期出现第 2 次跳跃式延长至 480ms，并诱发上述慢-快型房室结折返性心动过速。S_1S_2 偶联间期 360ms 至 340ms 时，S_2-R 间期出现第 3 次跳跃延长至 660~700ms，再次诱发上述慢-快型房室结折返性心动过速。本例发生 3 次“跳跃现象”，提示存在房室结四径路（①、②、③、④所示）。虽然存在房室结多径路，但是慢-快型房室结折返性心动过速的频率均为 101 次/分，提示参与折返的两条径路相同。

第 6 节 预激综合征电生理检查

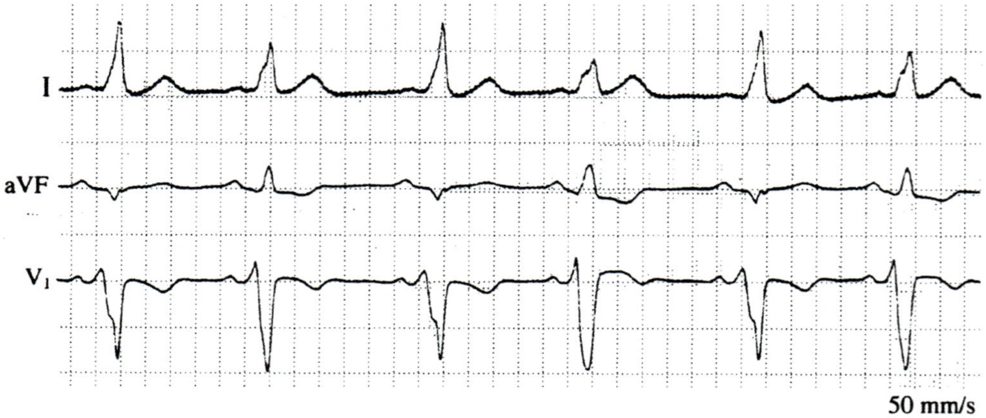

图 13-96 显性右侧房室双旁路。图示窦性周期 630ms 与 690ms 交替，P-R 间期 100ms，QRS 波呈两种预激图形交替出现。一种为右侧后壁房室旁路前向传导形成，另一种为右侧壁房室旁路前向传导形成。因两条旁路的不应期不相同，在窦性周期长短不一的情况下发生交替性传导。

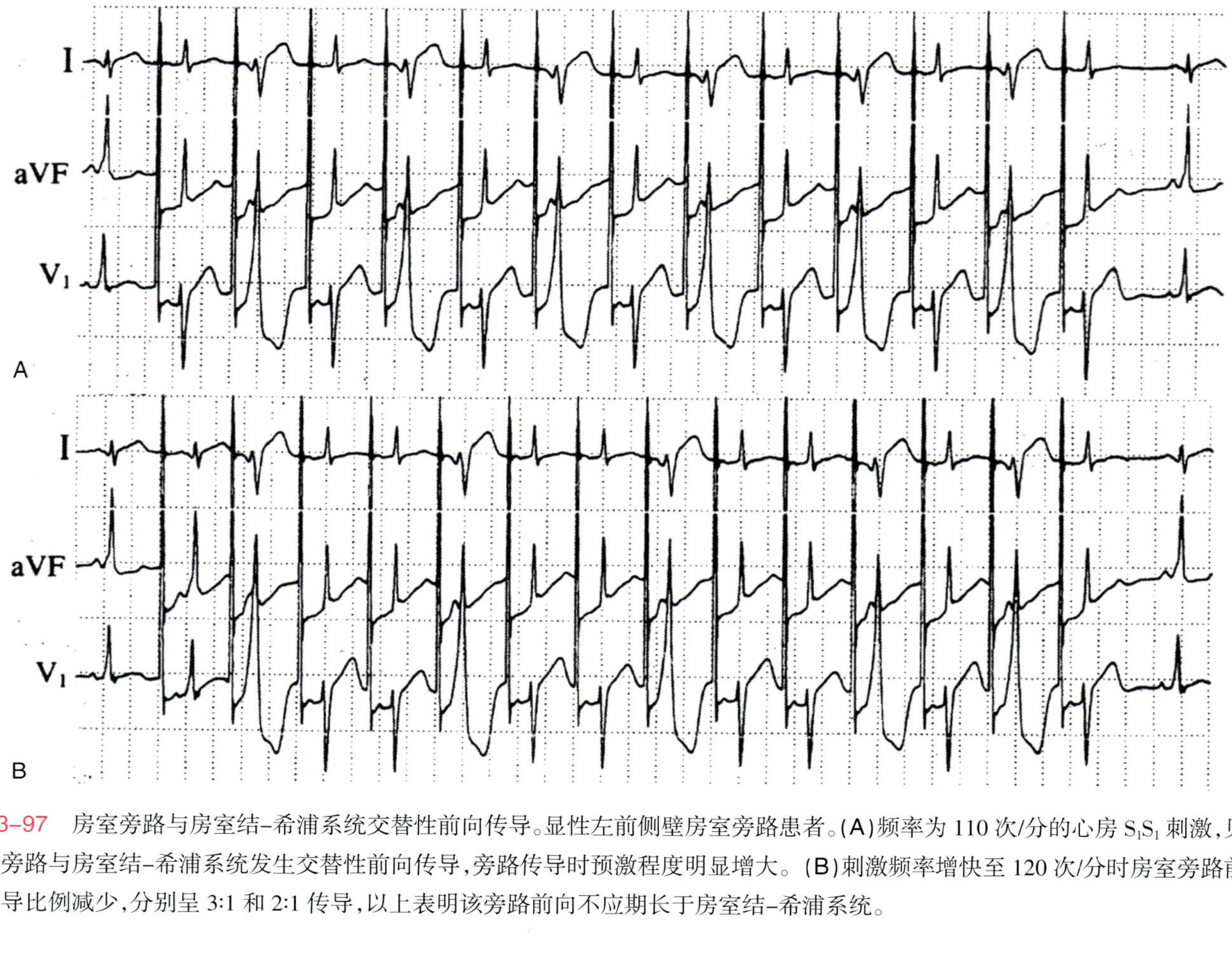

图 13-97 房室旁路与房室结-希浦系统交替性前向传导。显性左前侧壁房室旁路患者。(A)频率为 110 次/分的心房 S_1S_1 刺激，见房室旁路与房室结-希浦系统发生交替性前向传导，旁路传导时预激程度明显增大。(B)刺激频率增快至 120 次/分时房室旁路前向传导比例减少，分别呈 3:1 和 2:1 传导，以上表明该旁路前向不应期长于房室结-希浦系统。

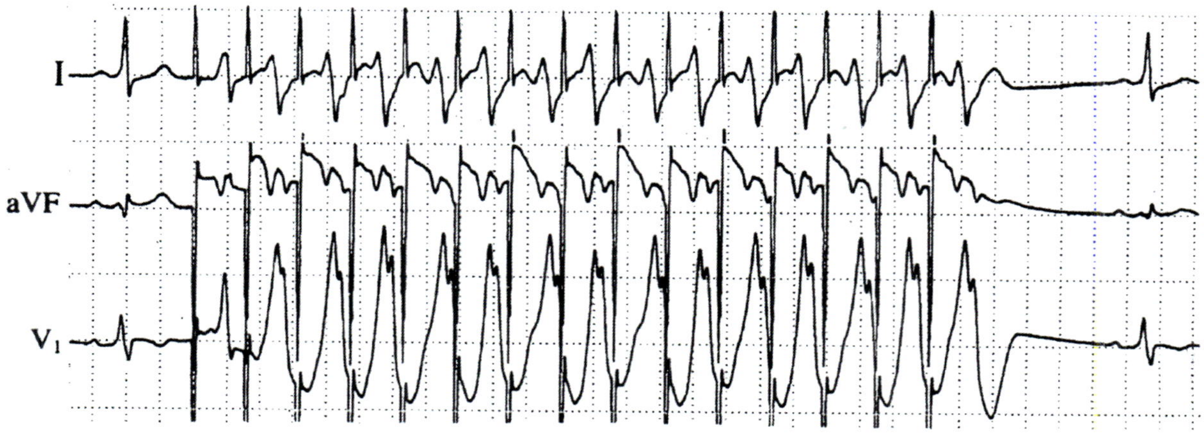

图 13–98　诊断可疑心室预激之一。图示窦性心律时 QRS 波起始存在可疑预激波，采用心房 S_1S_1 分级递增 190 次/分刺激时显示完全预激。预激 QRS 波宽度不一、交替出现，提示房室结–希浦系统发生 2:1 传导阻滞，房室结–希浦系统能够前向传导时 QRS 波相对较窄，房室结–希浦系统发生传导阻滞时 QRS 波明显增宽。

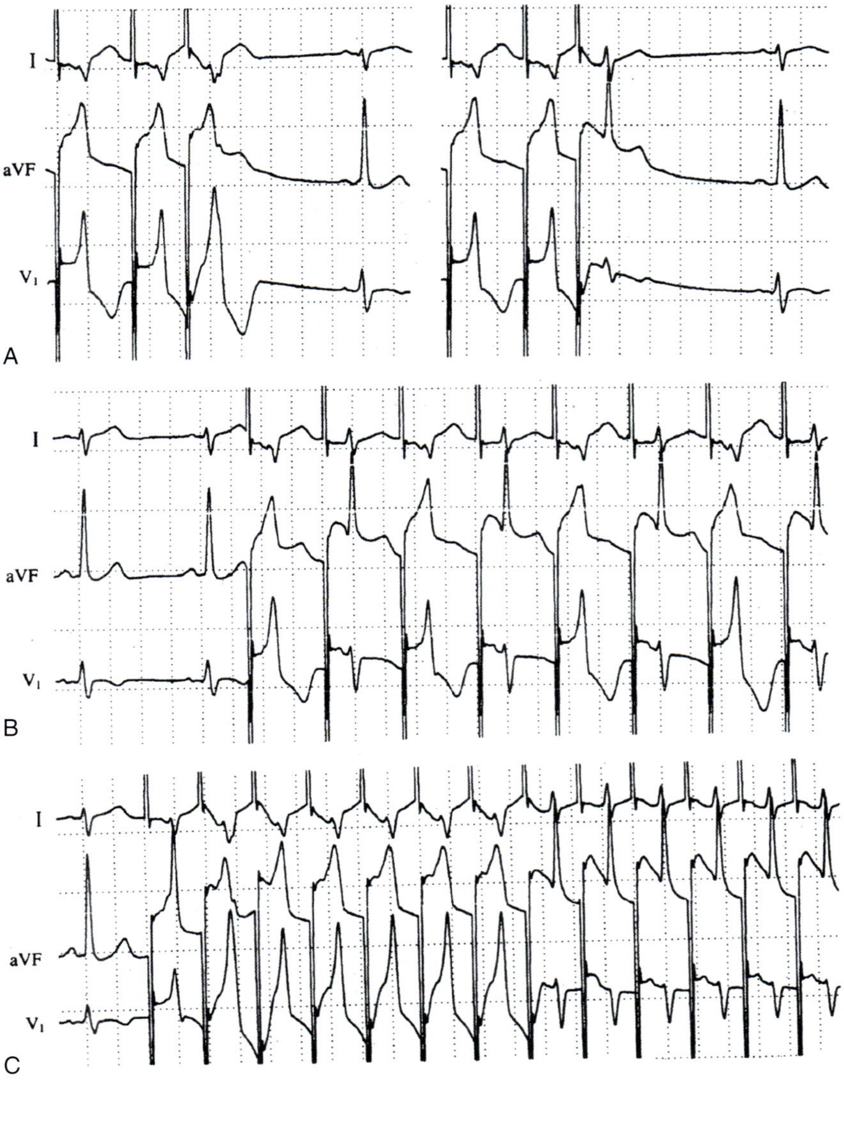

图 13–99　诊断可疑心室预激之二。显性左侧房室旁路患者，窦性心律时在 QRS 波起始存在可疑预激波。(A)基础刺激周期 500ms 的心房程控期前刺激，左侧为 S_1S_2 360ms 时显示出房室旁路前向传导，R_2 波呈完全预激图形。右侧为 S_1S_2 递减 10ms（350ms）时 S_2–R 间期和 R_2 波形态突然恢复正常，表明此时房室旁路进入有效不应期，激动沿房室结–希浦系统前向传导，房室旁路前向不应期长于房室结–希浦系统。(B)120 次/分的 S_1S_1 心房刺激，发生房室旁路与房室结–希浦系统交替传导现象。(C)心房刺激频率递增至 170 次/分时，前半部分表现出房室旁路前向传导，自第 8 次 S 波起 QRS 波均恢复正常，提示房室旁路与房室结–希浦系统之间发生连续的隐匿性传导，致房室旁路持续功能性阻滞，即旁路蝉联现象。

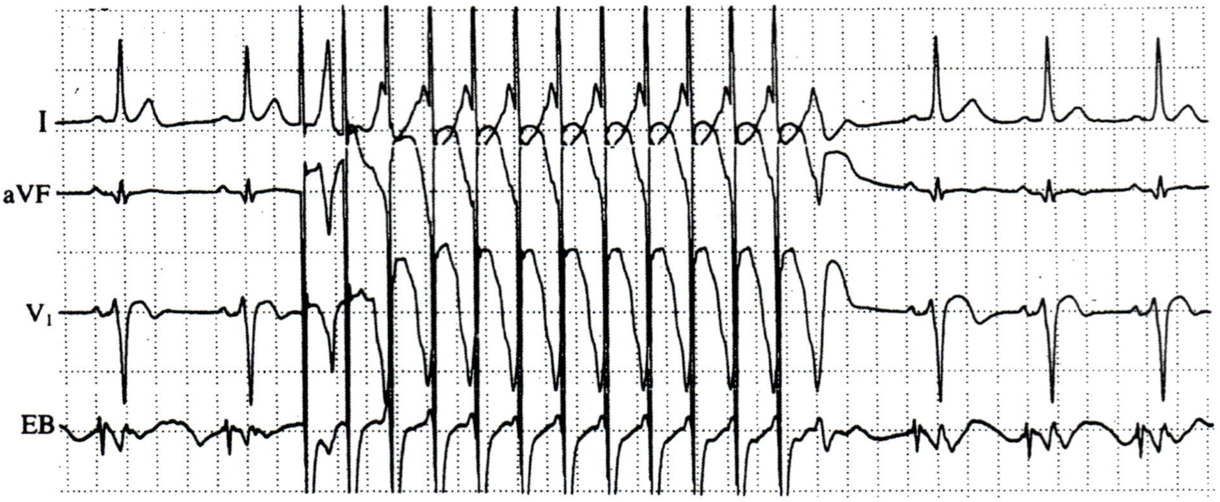

图 13–100 诊断可疑心室预激之三。显性右侧房室旁路患者，窦性心律时Ⅰ、V_1 导联上 QRS 波前见到可疑预激波，给予 200 次/分的快速心房刺激时，激动均沿房室旁路前向传导，QRS 波表现出完全心室预激。

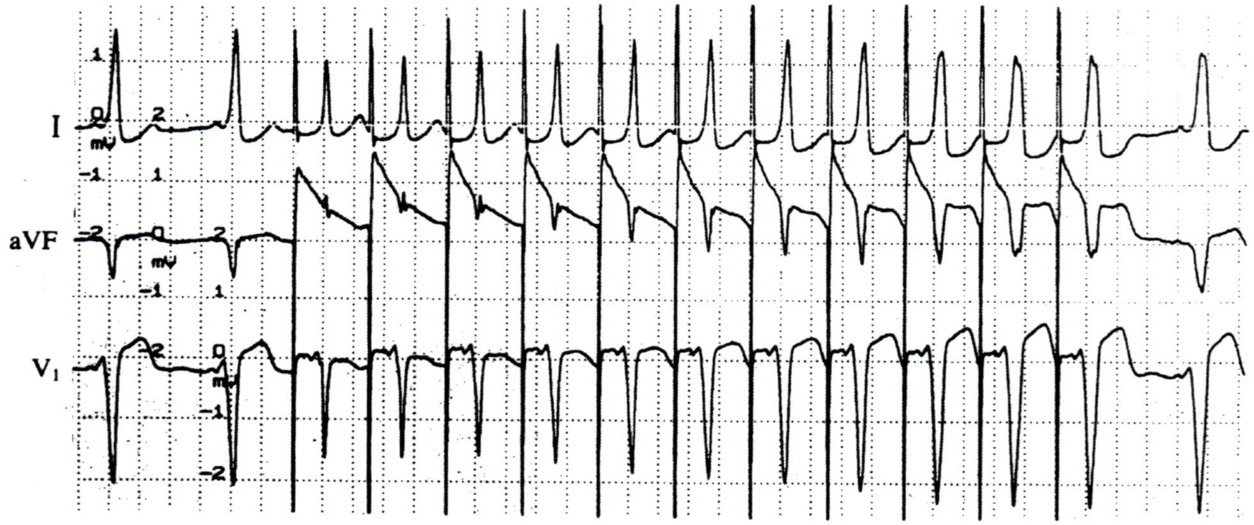

图 13–101 形成预激程度的因素之一。显性右后壁房室旁路患者。窦性心律时激动沿右侧旁路传导成分较多，故预激程度较大。给予 120 次/分的心房 S_1S_1 刺激时，见前 3 次 QRS 波相对较窄，预激成分较轻。自第 4 次 QRS 波起预激程度逐渐加大，直至恢复到窦性心律时的预激程度。以上电生理现象说明，起初经食管左心房起搏的激动到达房室结–希浦系统要比到达对侧房室旁路早，致预激程度比窦性心律时减轻，而随着刺激的持续，房室结–希浦系统开始发生传导延缓，起搏激动沿旁路传导到达心室的时间要明显早于房室结–希浦系统，故预激程度又增大。本例说明心室预激程度与旁路和起搏点的距离相关，也与房室结–希浦系统的传导速度有关。

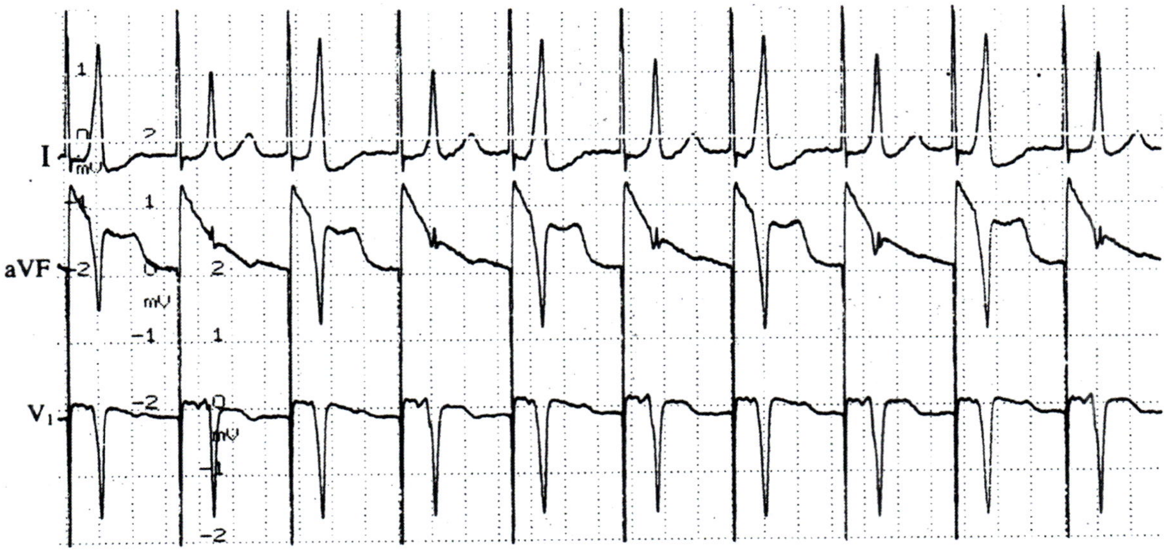

图 13-102　形成预激程度的因素之二。心房刺激频率 90 次/分时，见 S 波后 QRS 波的预激程度不一、交替出现。形成机制与图 13-101 一样，为激动到达房室结-希浦系统和房室旁路的时间，以及前向传导的速度有关。

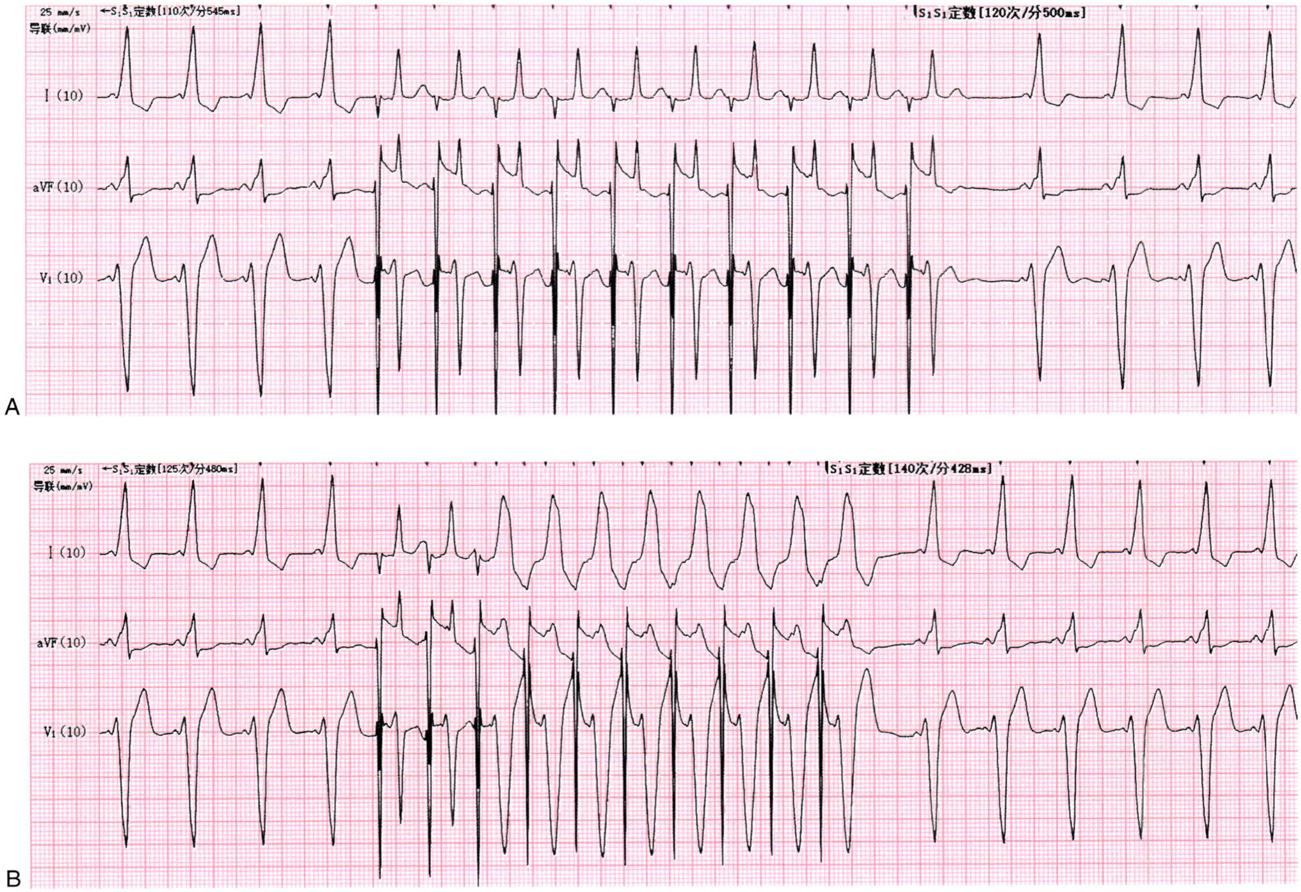

图 13-103　显性右侧房室旁路形成不同程度心室预激图形。(A)显性右侧壁房室旁路。给予频率 120 次/分的 10 次定数刺激夺获心房，随后 S-R 间期为 120ms，QRS 波时限变窄为 90ms，心室预激程度减轻。(B)给予频率 140 次/分的定数刺激夺获心房，前 2 次 QRS 波时限缩短，第 3 次后 QRS 波畸形程度增大，时限达 180ms，但 S-R 间期基本不变为 120ms。(待续)

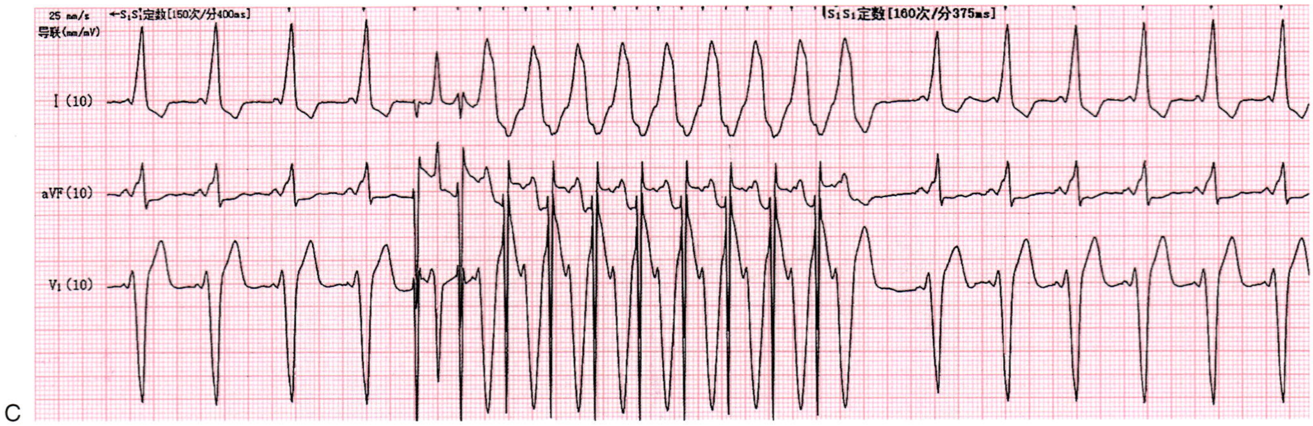

图 13–103(续) (C)给予频率 160 次/分的定数刺激夺获心房，第 1 次的 QRS 波时限缩短，第 2 次 S–R 间期不变为 120ms。其后 QRS 波畸形程度增大，时限达 180ms。本例显示窦性心律下传时，因窦房结起搏点距离右侧房室旁路位置较近，激动从旁路下传成分较多，预激程度较大。而当给予经食管刺激左心房时，起搏点距离右侧房室旁路距离位置较远，激动以房室结下传为主，而从旁路下传成分较小，预激程度减少。但是当心房刺激频率加快后，心室预激程度明显加重，是因为房室结发生了传导延缓形成。可见心室预激程度大小不但与起搏点和旁路部位有关，还与心房刺激频率及房室结前向传导速度密切相关。

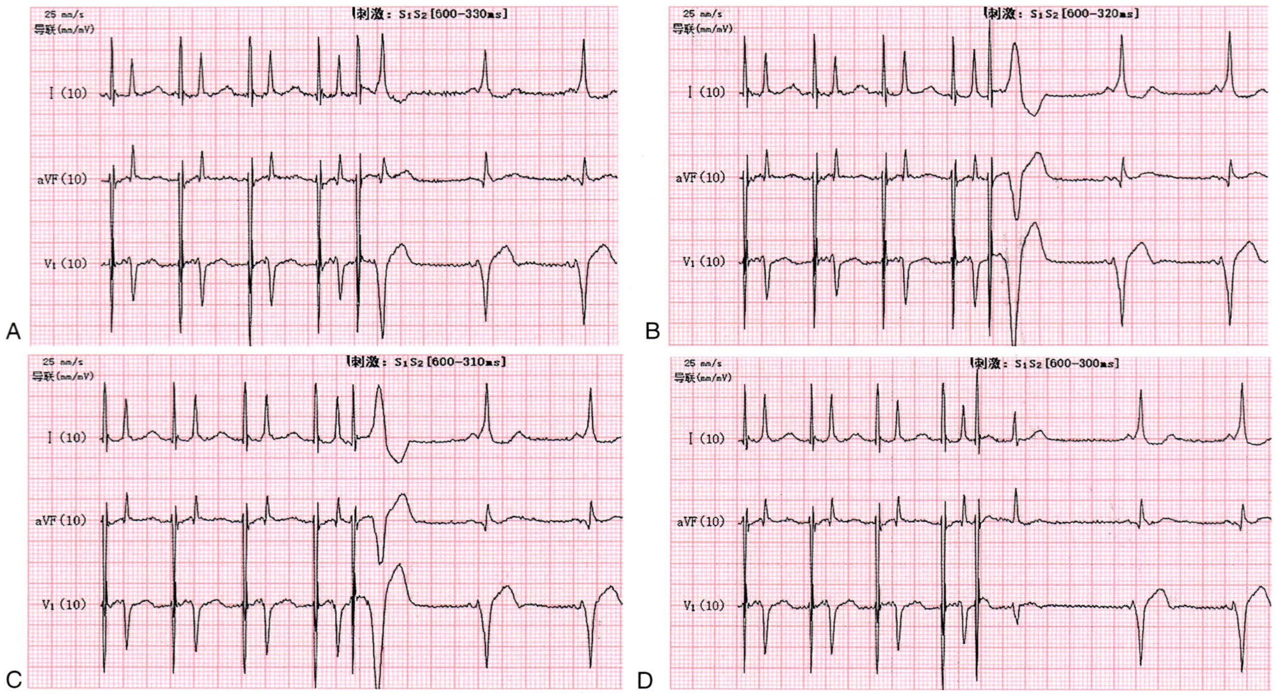

图 13–104 显性房室旁路前向有效不应期长于房室结–希浦系统。(A~D)显性右侧房室旁路在基础刺激周长 600ms 的心房 S_1S_2 程控前刺激负扫描时连续记录。(A)S_1S_2 偶联间期 330ms 时，见 S_1–R 间期 140ms，QRS 波时限 80ms，起始粗钝。因为经食管刺激起搏了左心房，激动到达右心房再从右侧房室旁路下传的同时，已经从房室结下传心室，形成的 QRS 波形态基本正常，只是 QRS 波起始可见轻微的心室预激波。但是在 S_2–R 间期不变的情况下，下传的 QRS 波时限 110ms，心室预激程度加重，此时心房激动由房室旁路与房室结共同激动心室。(B)S_1S_2 偶联间期 320ms 时，S_1–R 间期与 QRS 波形态不变，S_2 下传的 QRS 波预激程度进一步加重，说明随着 S_1S_2 偶联间期的缩短，房室结传导速度出现明显延缓，房室旁路下传至心室的成分增加。(C)S_1S_2 偶联间期 310ms 时，S_1 与 S_2 激动下传的心室预激程度与图 B 相同。(D)S_1S_2 偶联间期 300ms 时，S_2–R 间期与 QRS 波突然恢复正常，心室预激消失，说明此时房室旁路已经进入前向有效不应期。因为 S_1S_2 偶联间期已经较短，心房激动沿房室结–希浦系统缓慢下传，造成 S_2–R 间期延长至 320ms。显示出房室旁路前向不应期长于房室结–希浦系统，而房室结的相对不应期较长。同时心室激动沿房室旁路逆向传导至心房，形成单次室房折返，aVF 导联可见窄 QRS 波后 ST 段上出现负向逆行 P 波，重整窦房结并导致使其后窦性激动延迟出现。(待续)

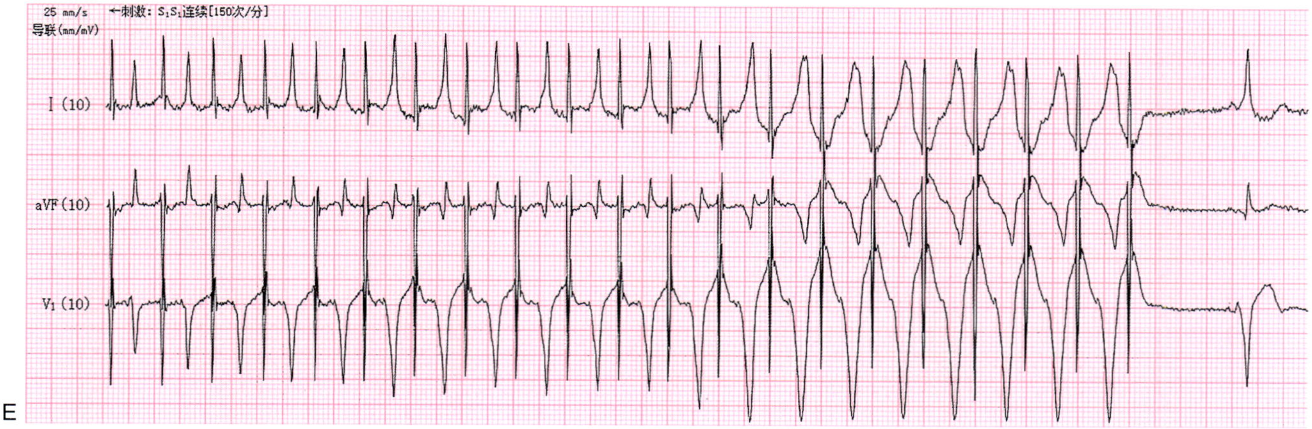

图 13-104(续) (E)给予频率 150 次/分的 S_1S_1 连续刺激均夺获心房，见前 13 个刺激下传的呈心室预激图形的 QRS 波，在 S-R 间期不变的情况下由窄逐渐增宽。第 14~20 个 S 波后的 QRS 波，在 S-R 间期不变的情况下已经呈现完全性心室预激图形，预激程度重于窦性心律时。本例显示出如下电生理特征：①房室旁路前向传导有效不应期长于房室结-希浦系统，才能在心房程控期前刺激时显现出房室结的相对不应期较长；②右侧房室旁路距窦房结近，在窦性心律时心房激动优先下传心室，预激程度较重。当起搏点出现在左心房时，离右侧房室旁路距离远，心房激动沿右侧房室旁路下传的成分减少，导致心室预激不明显，QRS 波变窄；③心室预激的程度不但受起搏点与房室旁路距离的影响，还与房室结的传导速度密切相关。房室结传导速度减慢，房室旁路下传成分增加，心室预激程度加重，反之心室预激程度减轻。图 E 显示显性右侧房室旁路在起搏点改在左心房和房室结传导速度减慢后，表现出不同程度的心室预激程度。

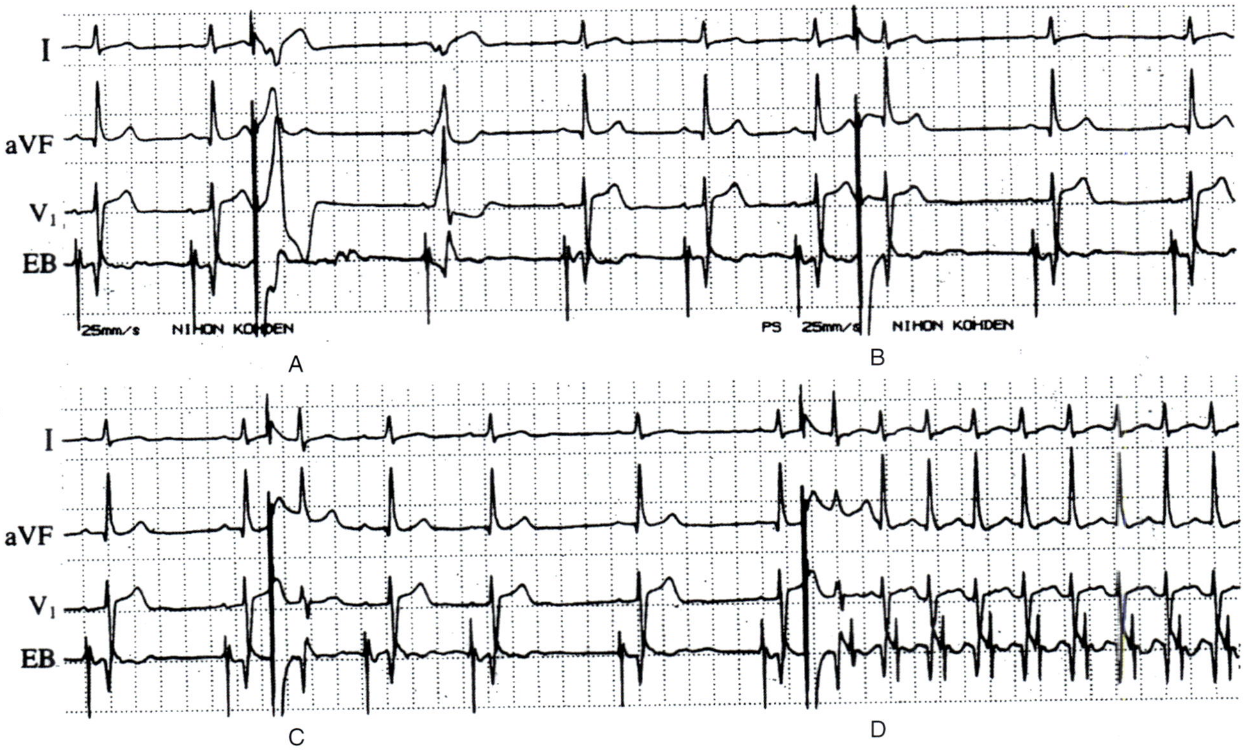

图 13-105 间歇性心室预激。预激综合征患者伴有窦性心律不齐。图示 RS_2 法期前刺激。(A) RS_2 偶联间期≥330ms 时激动沿左侧壁房室旁路前向传导，其后第 1 次窦性 QRS 波呈预激图形。(B) RS_2 递减 10ms(320ms)时旁路进入有效不应期，R_2 波形态正常。S_2 后代偿间期不完全，为窦房结Ⅱ区(重整区)反应，并测出窦房传导时间为 100ms。(C) RS_2 偶联间期缩短至 200ms 时，见 P_3 波提前出现使 P_2 呈插入性，$P_1P_2+P_2P_3=P_0P_0$，为窦房结Ⅲ区(插入区)反应。(D) RS_2 递减 10ms(190ms)时，S_2-R 间期未见明显延长即诱发顺向型房室折返性心动过速。旁路不应期长于房室结-希浦系统是形成间歇性心室预激的原因之一。

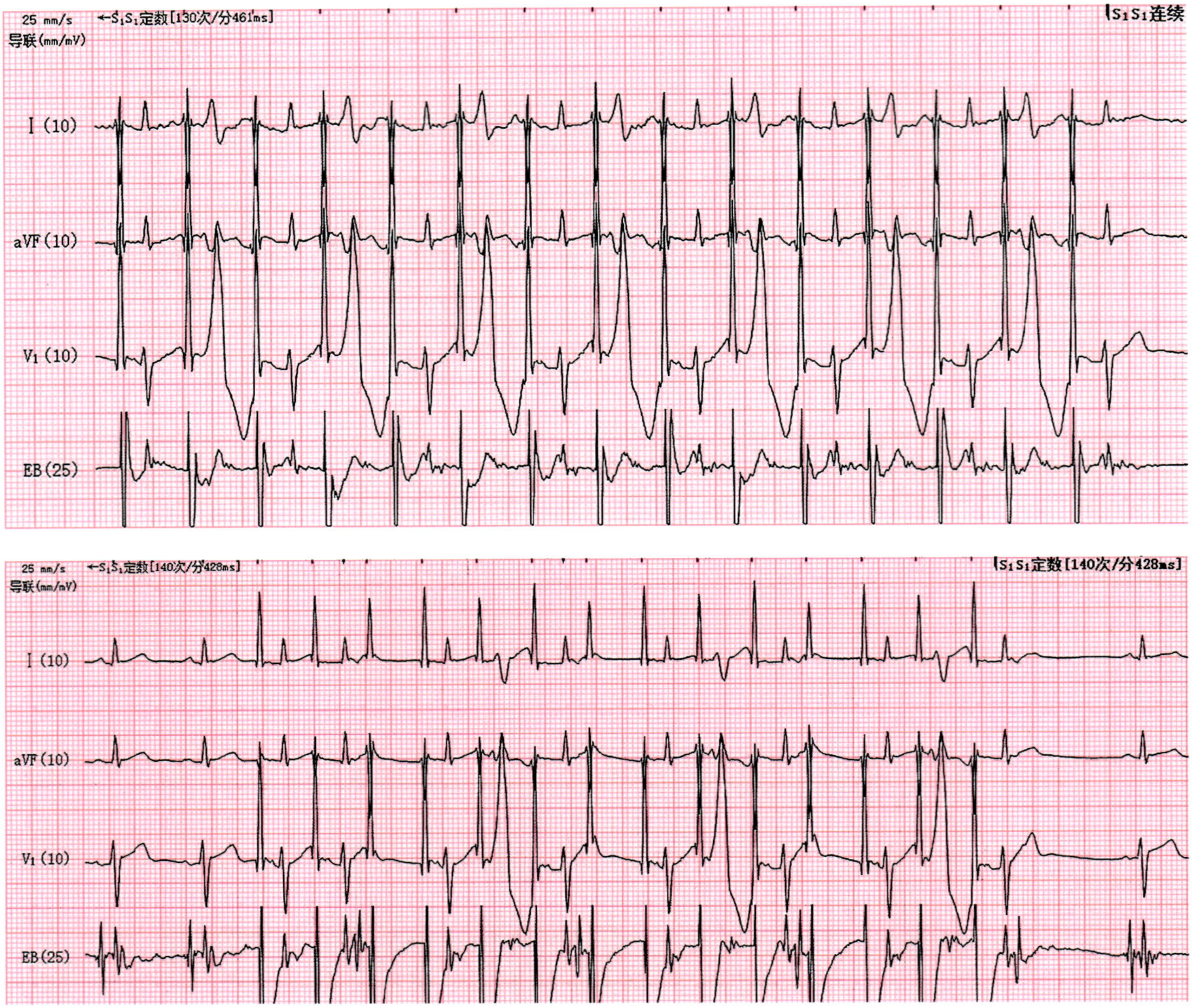

图 13-106 左侧房室旁路间歇性前向传导与逆向传导。预激综合征患者经食管心脏电生理检查时记录。(A)给予 130 次/分 S_1S_1 定数刺激夺获心房，其后 QRS 波出现两种形态，一种 V_1 导联呈 rS 型，S-R 间期 120ms，QRS 波时限 80ms。另一种 V_1 导联呈 R 型，S-R 间期 60ms，QRS 波时限 160ms，QRS 波起始处见预激波，为左侧房室旁路下传形成。两者交替出现。(B)窦性心律时，频率 88次/分，P-R 间期 150ms，QRS 波未见心室预激图形。给予 140 次/分 S_1S_1 定数刺激，S-R 间期逐渐延长，第 2、6、10、14 个 S-R 间期 180ms，QRS 波后见在 I 导联倒置、V_1 导联直立的逆传 P 波，$R-P^-$间期<P^--R 间期，食管导联 $R-P^-$间期短于 V_1 导联 $R-P^-$间期，心房激动呈左侧偏心性；第 3、7、11 个 S 波后无 P 波是因为逆行心房激动后，心房尚处于不应期致心房失夺获引起。第 5、9、13 个 S 波后见左侧房室旁路下传的心室预激图形 QRS 波。(待续)

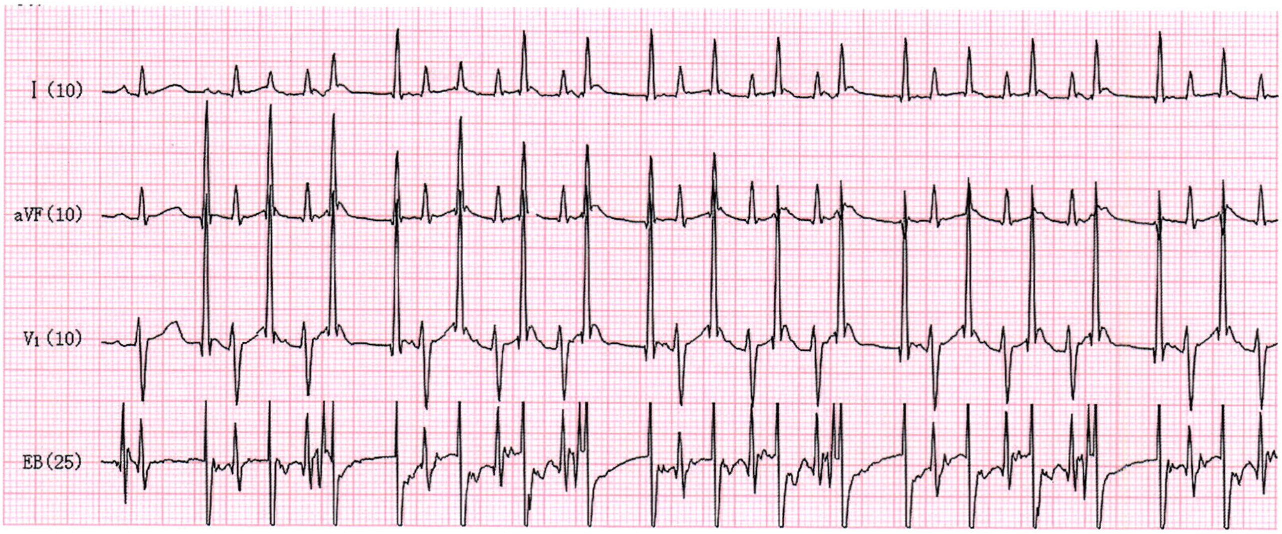

C

图 13-106(续) (C)给予 150 次/分 S_1S_1 定数刺激,QRS 波均未见心室预激图形,S-R 间期逐渐延长,第 2、6、10、14 个 S-R 间期 180ms,QRS 波后见上述逆行 P 波。本例显示间歇性心室预激图形,左侧房室旁路间歇下传。(A)S_1S_1 心房刺激夺获心房后,经房室结与左侧房室旁路交替前向传导;图 B 和图 C 显示随着心房刺激频率增快后,心室预激图形逐渐消失,原因是房室旁路前传不应期长于房室结不应期;S-R 间期呈文氏型延长传导,S-R 间期 160~180ms 时,房室旁路脱离了逆向不应期,在 QRS 波后见到经左侧房室旁路逆传的 P 波,其后的 S 波因与前 1 次逆传 P 波之间的间期较短,心房未脱离不应期无法应激,导致假性心房刺激失夺获现象。

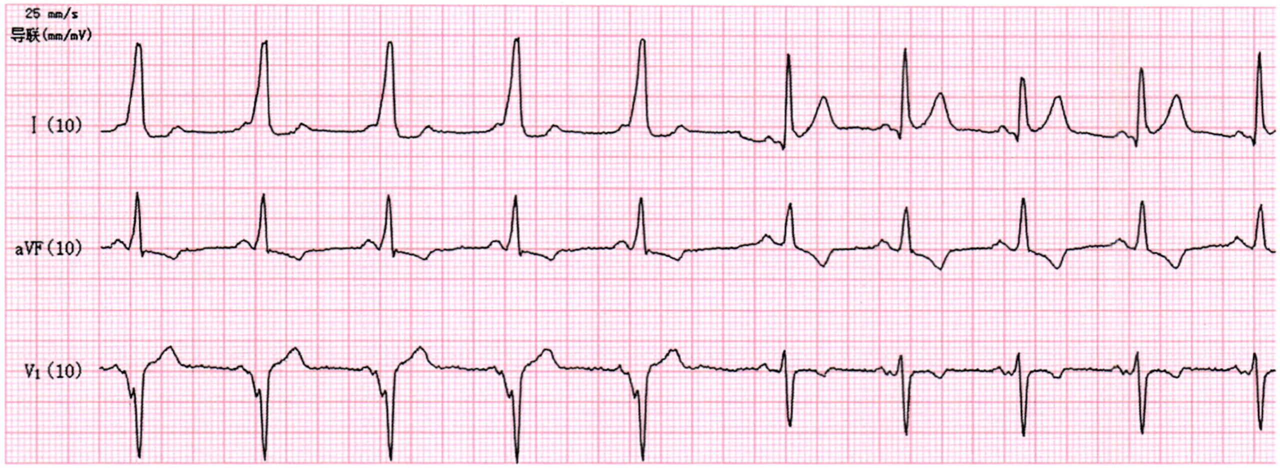

A

图 13-107 房室旁路对侧发生功能性束支传导阻滞时不影响顺向型房室折返性心动过速周长。(A)窦性心律时呈间歇性心室预激图形,起始 5 个心搏 P-R 间期 120ms,QRS 波起始均可见 δ 波,Ⅰ导联呈 R 型,aVF 导联呈 Rs 型,V_1 呈 QS 型,为显性右侧壁房室旁路传导。后 5 个心搏 P-R 间期 160ms,QRS 形态正常,心室预激消失,激动沿房室结-希浦系统传导。(待续)

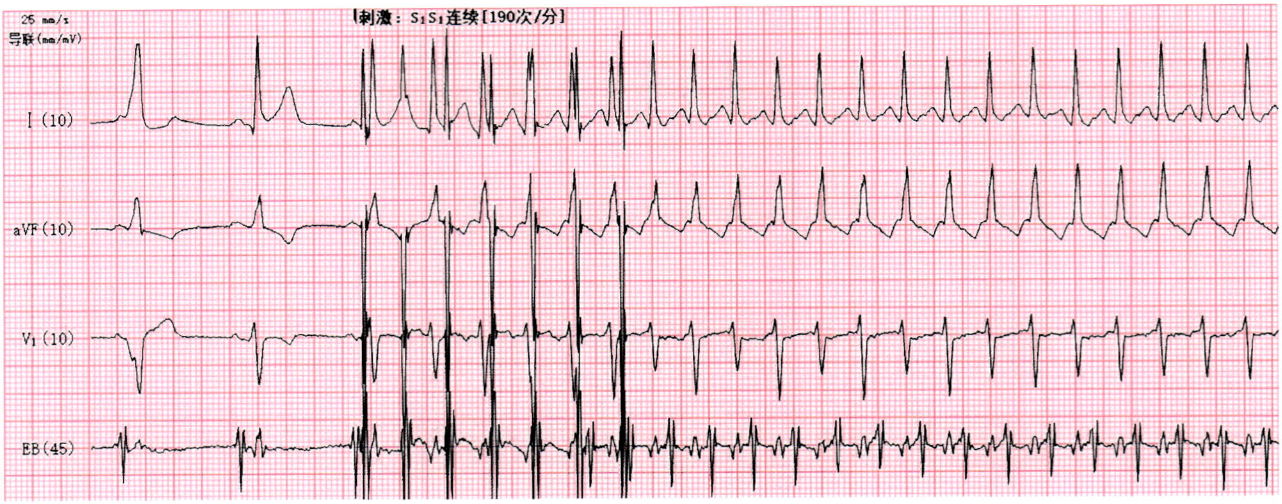

B

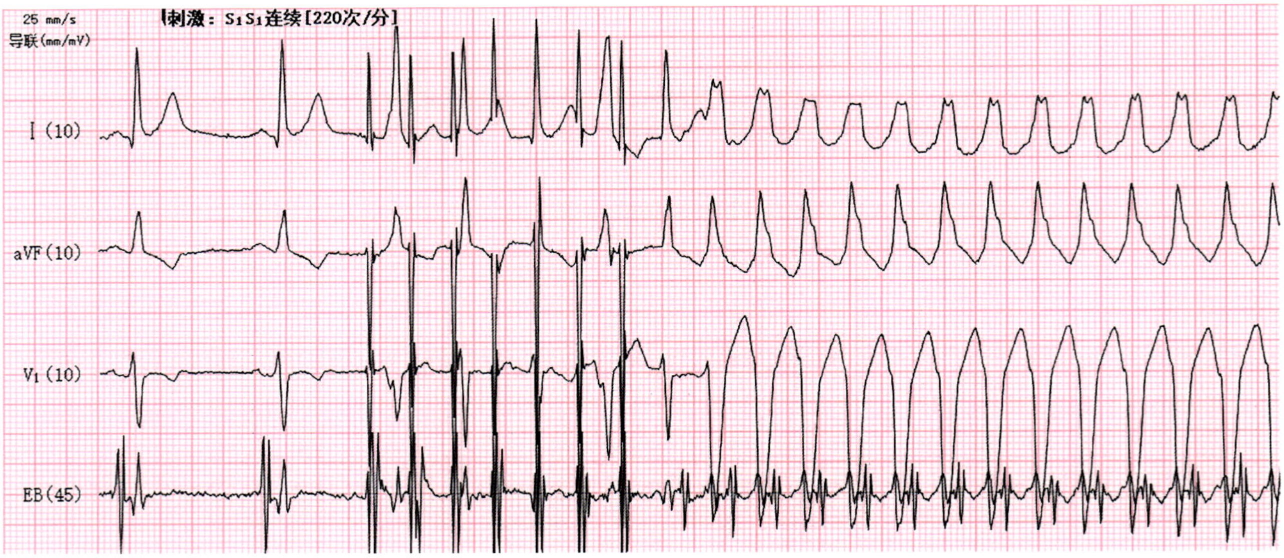

C

图 13-107(续) (B)第 1 次 QRS 波仍呈心室预激图形，第 2 次 QRS 波形成正常。给予频率为 190 次/分的 7 次心房 S_1S_1 刺激，第 1 次刺激波落在自身窦性 P 波后未能夺获心房，第 2 次刺激夺获心房后 S-R 间期 180ms，QRS 波形态正常。激动沿房室结-希浦系统传导。第 3 次刺激夺获心房后 S-R 间期 200ms，随后诱发频率 200 次/分的窄 QRS 波心动过速。逆行 P 波在Ⅰ、aVF 导联直立，V_1 导联倒置，食管导联 RP^- 间期 140ms。心动过速期间可见 QRS 波振幅电交替现象，为右侧壁房室旁路参与的顺向型房室折返性心动过速。(C)窦性心律时未见心室预激，给予频率为 220 次/分的 7 次心房 S_1S_1 刺激，第 1、6 次 S 刺激后 QRS 波呈现不同程度的心室预激图形，第 7 次刺激后 S-R 间期 250ms，QRS 波恢复正常，激动落在右侧房室旁路不应期沿房室结下传后，诱发出呈完全性左束支传导阻滞图形的心动过速，频率为 200 次/分。食管导联 $R-P^-$ 间期仍为 140ms，为同一条右侧房室旁路参与逆向传导的顺向型房室折返性心动过速伴功能性左束支传导阻滞。患者窦性心律时呈现间歇性显性右侧房室旁路，经食管心房刺激诱发出顺向型房室折返性心动过速伴功能性左束支传导阻滞时，其 R-R 间期及 $R-P^-$ 间期与心动过速无左束支传导阻滞时相比无变化。符合 Coumel 定律表现，即顺向型房室折返性心动过速时，房室旁路对侧束支发生阻滞时，对折返环路没有影响，所以 R-R 间期及 $R-P^-$ 间期无变化，且逆行 P 波在Ⅰ、aVF 导联直立，V_1 导联倒置，故图 B 和图 C 的窄 QRS 波和宽 QRS 波心动过速均为同一条右侧壁房室旁路参与逆向传导的顺向型房室折返性心动过速。

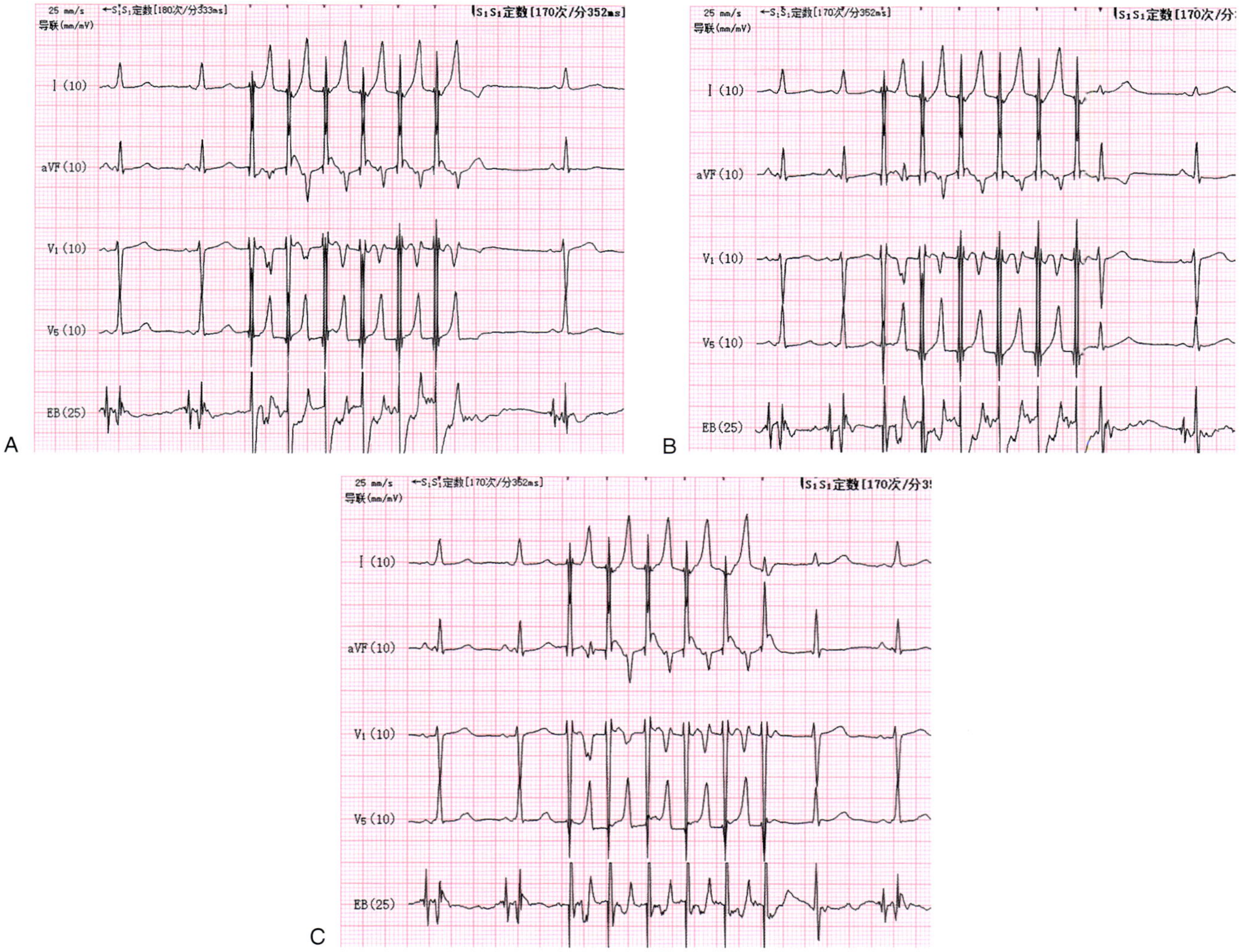

图 13–108　显性房室旁路合并房室结双径路。(A~C)同一患者先后的 3 次频率均为 170 次/分的 S_1S_1 定数刺激。(A)显示在 6 次 S_1S_1 刺激中，预激程度明显比窦性心律时增大。(B)前 5 次 S_1 刺激后的 QRS 波表现为显性预激，而第 6 次 S_1 刺激时，预激波消失，S–R 间期和 QRS 波形态突然恢复至正常状态，这表明房室旁路已进入有效不应期，激动通过房室结–希浦系统进行前向传导；(C)同样显示在前 5 次 S_1 刺激中表现为显性心室预激，第 6 次 S_1 刺激时预激波消失，QRS 波形态恢复正常，但 S–R 间期出现显著延长达到 400ms，这提示房室旁路与房室结的快径路已进入有效不应期，激动通过房室结的慢径路缓慢传导至心室。在本例中，S_1S_1 刺激过程的 QRS 波预激成分呈现出逐渐增加的趋势。此现象的原因在于 170 次/分的频率已达到房室结的文氏阻滞点，随着房室结传导速度的逐步减缓，激动通过房室旁路下传的比例增加，导致心室预激程度增加。在图 B 中，第 6 次 S_1 刺激时房室旁路已经进入有效不应期，激动通过房室结的快径路进行前向传导。而在图 C 的第 6 次 S_1 刺激时，房室旁路与房室结的快径路均处于有效不应期，激动则通过房室结的慢径路传导至心室。由于房室旁路和房室结快径路的传导速度均快于房室结慢径路，因此，在显性房室旁路合并房室结双径路的情况下，由于慢径路传导速度较慢，通常难以被发现。通过心脏电生理检查，致房室旁路和房室结快径路均进入有效不应期时，可以揭示房室结慢径路传导的现象。

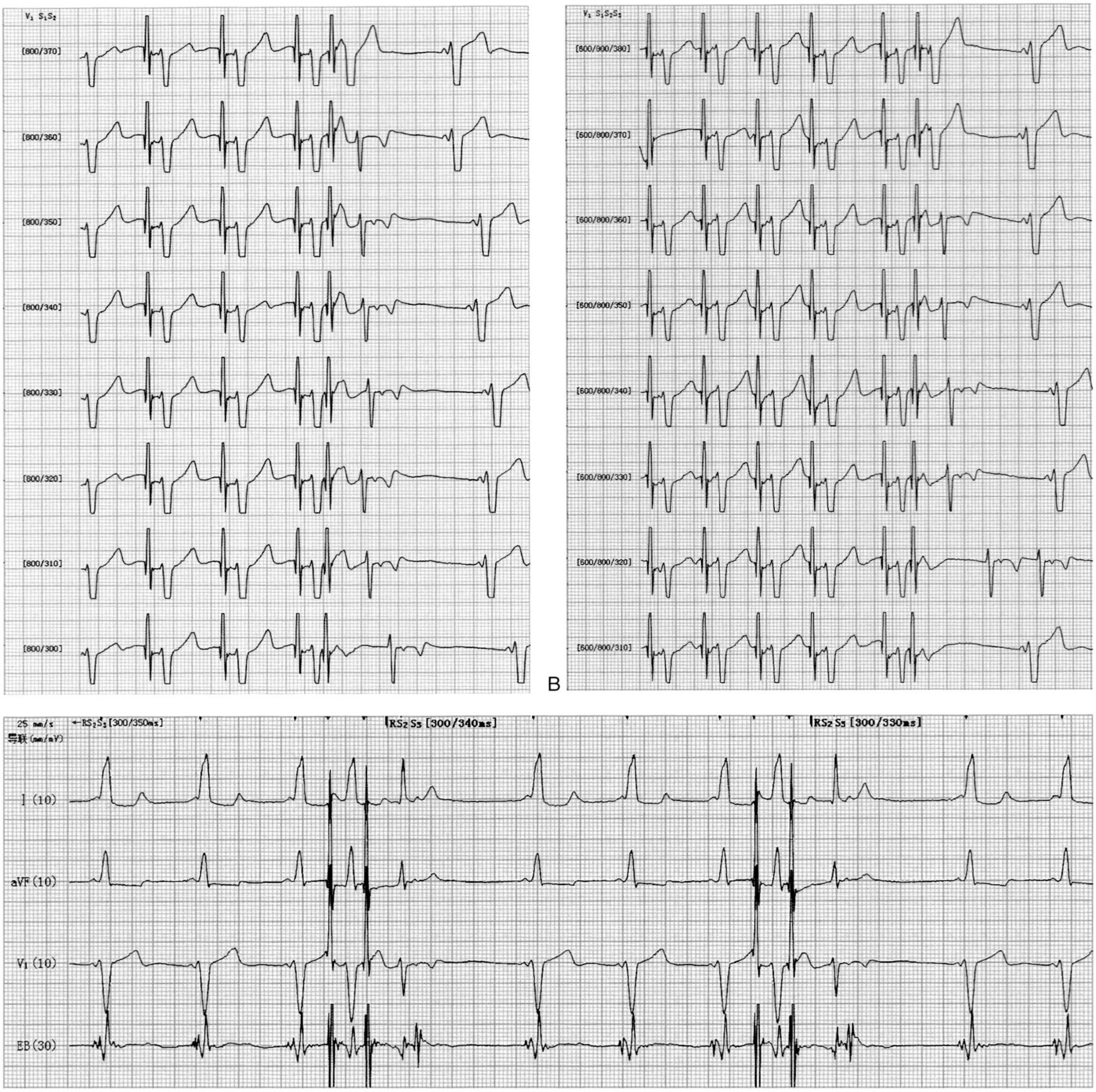

图 13–109 显性右侧房室旁路合并房室结多径路诱发顺向型房室折返性心动过速。显性右侧房室旁路合并房室结多径路患者，在电生理检查中诱发顺向型房室折返性心动过速。(A)窦性心搏时见心室预激图形，P–δ 间期 60ms，V_1 导联呈 rS 型。给予 S_1S_1 基础周期 800ms 的心房程控期前刺激，S_1S_1 刺激时激动均沿右侧房室旁路前向传导；S_1S_2 偶联间期 370ms 时，S_2–R 间期 150ms，QRS 波宽大畸形，时限 120ms，V_1 导联呈 rS 型，激动沿右侧房室旁路前向传导，心室呈现完全预激图形。S_1S_2 偶联间期 360ms 时，房室旁路进入前向有效不应期，激动沿房室结快径路前向传导，QRS 波形态变窄，时限 90ms。S_1S_2 偶联间期 350ms 至 340ms，激动便沿房室旁路逆向传导心房，QRS 波后见在 V_1 导联倒置的逆行 P 波，R–P⁻间期 140ms。S_1S_2 偶联间期 330ms 时，S_2–R 间期出现第 1 次跳跃性延长至 440ms，此时快径路进入有效不应期，激动沿慢径路前向传导，表现出房室结双径路跳跃现象。S_1S_2 偶联间期继续扫描至 300ms 时，S_2–R 间期第 2 次跳跃性延长至 700ms，激动沿最慢径路前向传导，也沿房室旁路逆向传导形成逆行 P 波；(B)给予 S_1S_1 基础周期 600ms，S_1S_2 间期 800ms 的 $S_1S_2S_3$ 心房程控期前刺激，S_2S_3 偶联间期 380ms、370ms 时，S_3–R 间期 140ms，激动经右侧房室旁路前向传导，S_2S_3 偶联间期 360ms、350ms 时，房室旁路前向传导进入有效不应期，激动便沿房室结快径路前向传导，S_3–R 间期 280ms。S_2S_3 偶联间期 340ms 时，S_3–R 间期出现第 1 次跳跃性延长至 400ms，房室结快径路进入有效不应期，激动沿慢径路前向传导，沿房室旁路逆向传导心房。S_2S_3 偶联间期 320ms 时，S_3–R 间期第 2 次跳跃性延长至 840ms，说明慢径路进入有效不应期，激动沿最慢径路前向传导，沿房室旁路逆向传导心房，发生 2 次房室旁路折返现象。S_2S_3 偶联间期 310ms 时，S_3 刺激夺获了心房，但 QRS 波消失，房室结最慢径路也进入有效不应期，房室传导中断。(待续)

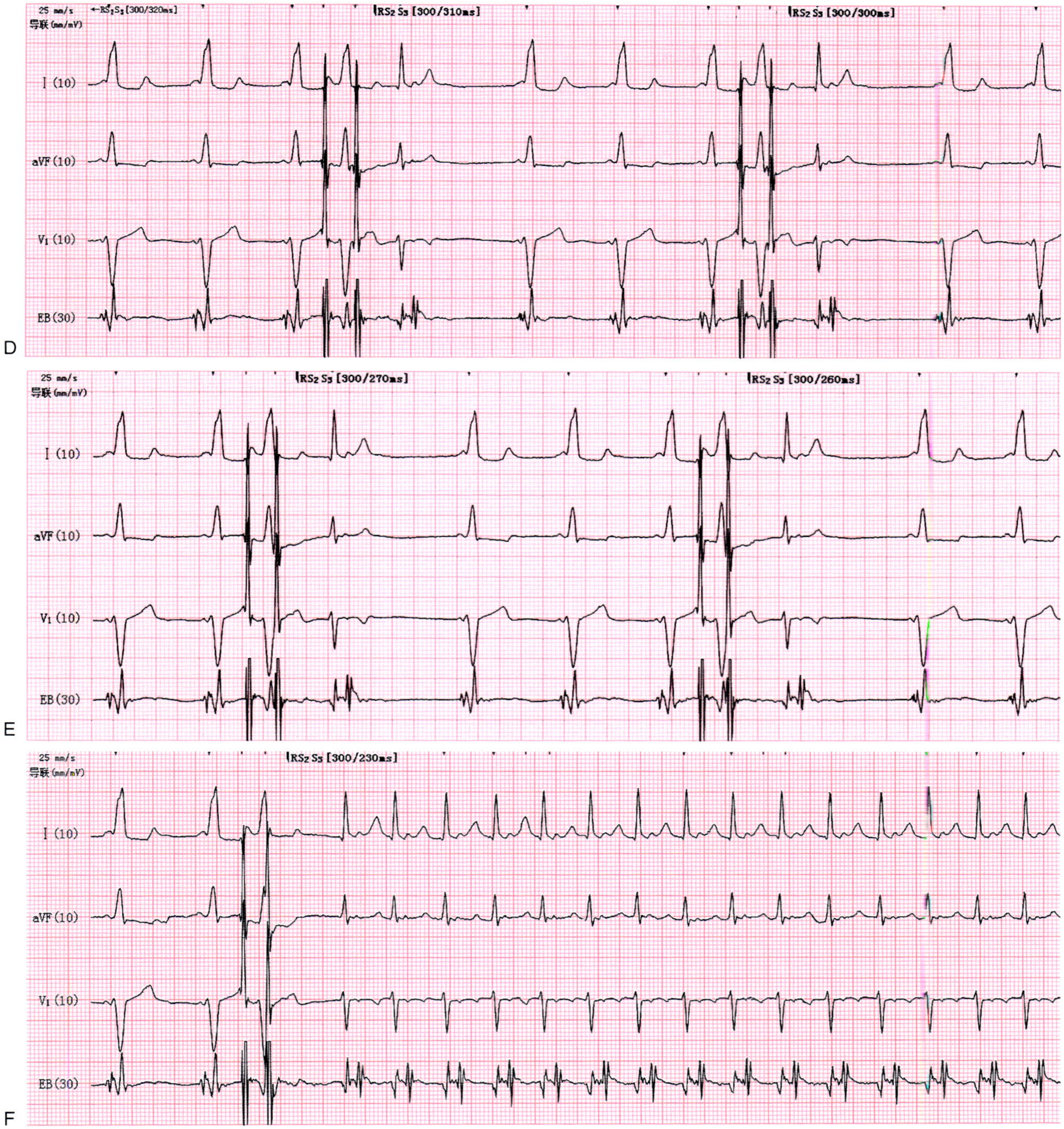

图 13–109(续)　(C,D)窦性心律时,P–P 频率 65 次/分,QRS 波宽大畸形,起始处见 δ 波,P–δ 间期 60ms,呈右侧房室旁路图形。给予 RS_2 周长 300ms 的 RS_2S_3 刺激,RS_2S_3 偶联间期 340ms,房室旁路前向传导进入不应期,激动沿房室结前向传导,沿房室旁路逆向传导心房;QRS 波后见心房回波,逆行 P 波在Ⅰ、aVF 导联直立,V_1 导联负正双向,$R–P^-EB$ 间期 160ms,$R–P^-V_1<R–P^-EB$,显示逆行心房激动右侧偏心现象。RS_2S_3 偶联间期 330ms、310ms、300ms 时,S_3–R 间期跳跃性延长至 420~480ms,QRS 波后仍见房室旁路逆向传导的心房回波。(E)RS_2 周长 300ms 的 RS_2S_3 刺激,S_2S_3 偶联间期 270ms、260ms 时出现第 2 次跳跃现象,S_3–R 间期长达 520ms,仍见房室旁路逆向传导的心房回波。(F)S_2S_3 偶联间期 230ms 时,S_3 刺激夺获心房,S_3–R 间期再次跳跃性延长至 720ms,并诱发心率 136 次/分的顺向型房室折返性心动过速。$R–P^-EB$ 间期 120ms,$R–P^-V_1<R–P^-EB$,与上述房室旁路逆向传导的 P 波一样为同一条旁路逆向传导形成。本侧显性右侧房室旁路在心房程控期前刺激检查中,因房室旁路前向有效不应期长于房室结快径路前向有效不应期,房室结快径路前向不应期又长于慢径路和最慢径路,随着多种程控期前刺激偶联间期的缩短,心房激动先进入不应期长的传导路径而显示不应期短的传导路径,从而揭示出被房室旁路掩盖的房室结多径路传导,并诱发出顺向型房室折返性心动过速。

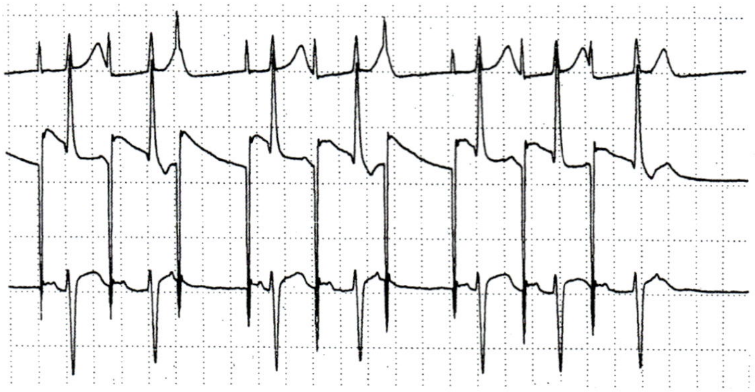

图 13–110　心房 S_1S_1 刺激显示隐匿性左侧房室旁路。隐匿性左后侧壁房室旁路患者。左图所示为 120 次/分的心房 S_1S_1 刺激，貌似房室之间呈文氏型传导，QRS 波形态正常。这是因为 S–R 间期延长到 270~290ms 时 R_2 波后出现在 aVF 导联倒置，V_1 导联直立的左侧房室旁路逆向传导的偏心性逆行 P 波，致下一次 S 波落在心房有效不应期中无法起搏心房。此时 $R-P^-$ 间期≥120ms，以及逆行 P 波呈偏心性可与房室交界区折返鉴别。

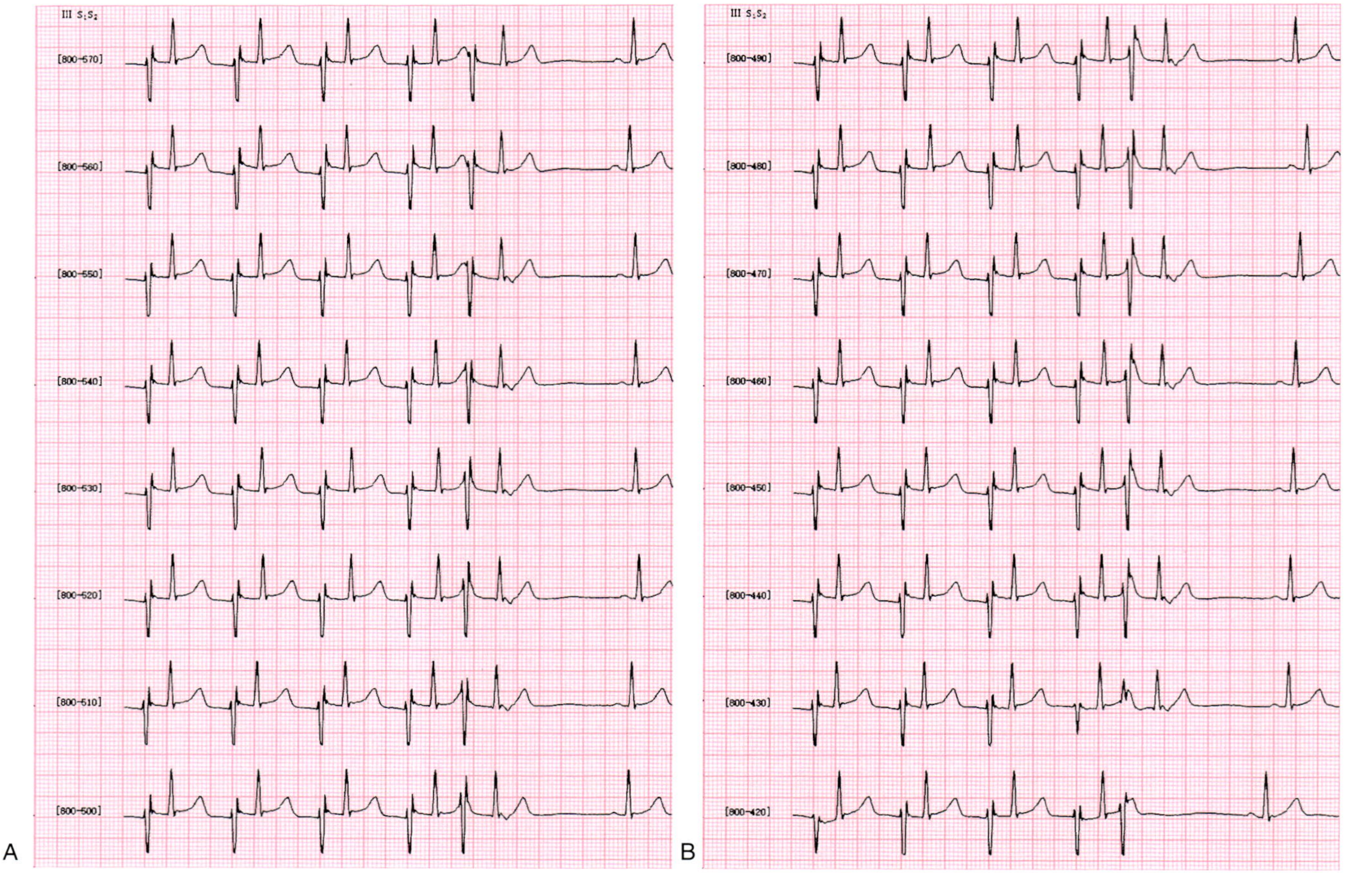

图 13–111　心房 S_1S_2 程控期前刺激揭示隐匿性房室旁路的逆行返窗口。(A)与(B)为基础周期为 800ms 的 S_1S_2 心房程控期前刺激，偶联间期间期递减 10ms 负扫描，Ⅲ导联连续记录的波形对比图。(A)S_1S_2 偶联间期 570ms、560ms 时，S_2–R 间期 180ms，激动沿房室结下传，QRS 波及 ST–T 波无特殊。S_1S_2 偶联间期递减为 550ms 至 500ms 时，S_2–R 间期未见明显延长，但是在 QRS 波后均可见单次倒置的逆行 P 波，$R-P^-$ 间期 100ms，提示房室旁路逆向传导形成。(B)S_1S_2 偶联间期继续递减至 490ms 至 430ms，在 S_2 下传的 QRS 波后仍可连续见到上述逆行 P 波。S_1S_2 偶联间期为 420ms 时，房室结进入前向传导有效不应期，S_2 刺激后的 QRS 波消失。本例窦性心律时，P–R 间期 150ms，下传的 QRS 波形态正常，未见心室预激。S_1S_2 偶联间期 550ms 至 430ms 时未出现 S_2–R 间期跳跃现象，可排除房室结双径路。但是随着 S_1S_2 偶联间期的缩短，均在 R_2 波后连续出现 $R-P^-$ 间期固定为 100ms 的逆行 P 波，直至房室传导中断，可见逆行 P^- 波的出现有赖于心室的激动。由于隐匿性房室旁路无前向传导功能，心电图无心室预激表现。上述的心电生理特征验证了逆行 P 波为房室旁路逆向传导所致，就证实了隐匿性房室旁路的存在，也可见房室旁路逆向传导至心房的折返窗口为 800/550~800/430ms。由于心室是房室折返性心动过速的必需组成部分，房室传导中断后逆行 P 波便消失。整个 S_1S_2 期前刺激过程中未诱发顺向型房室折返性心动过速的原因为逆行心房激动下传时，房室结–希浦系统未脱离有效不应期。

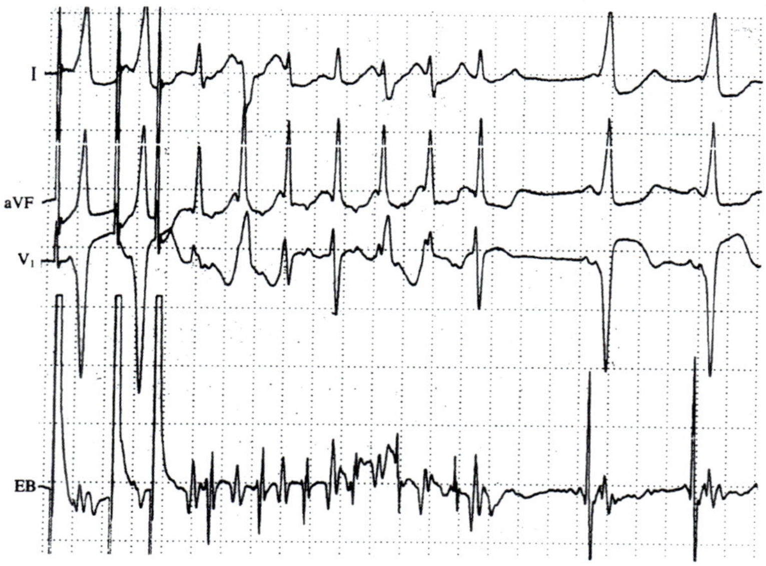

图 13–112　房室旁路逆向传导文氏现象。显性右侧房室旁路患者。图示基础周期 400ms，S_1S_2 280ms 的心房程控期前刺激时诱发出顺向型房室折返性心动过速，逆行 P 波在 aVF、V_1 导联中倒置。从双极食管导联中可见到逆行 P 波晚于 V_1 导联出现，R–P′间期自 120ms 逐渐延长至 250ms，表现出逆向传导文氏现象，随房室旁路发生逆向传导中断而终止心动过速。

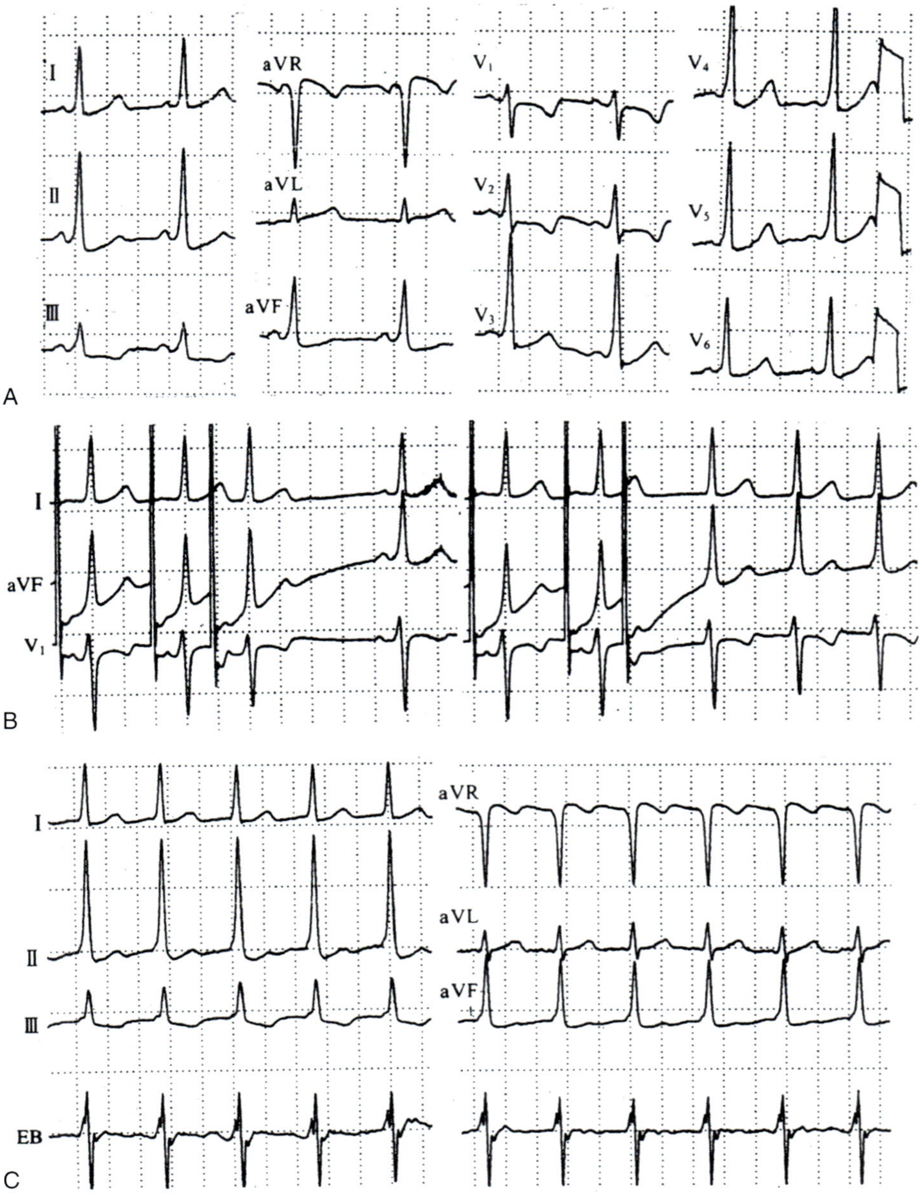

图 13–113　无辜性旁路现象。房室旁路合并房室结双径路患者。(A)窦性心律时示显性右侧房室旁路。(B)基础周期 600ms 的心房程控期前刺激，左侧为 S_1S_2 380ms 时见 S_2–R 间期 200ms。右侧为 S_1S_2 递减 10ms(370ms)时，S_2–R 间期突然跳跃式延长至 520ms，随之诱发慢–快型房室结折返性心动过速，逆行 P 波隐埋在 QRS 波中，食管导联中 R–P′间期<70ms。QRS 波形态与窦性的预激图形完全一致(C)，说明房室旁路不参与慢快型房室结折返性心动过速的折返，只是起到将折返激动下传到心室的作用，此时称为无辜性旁路现象。

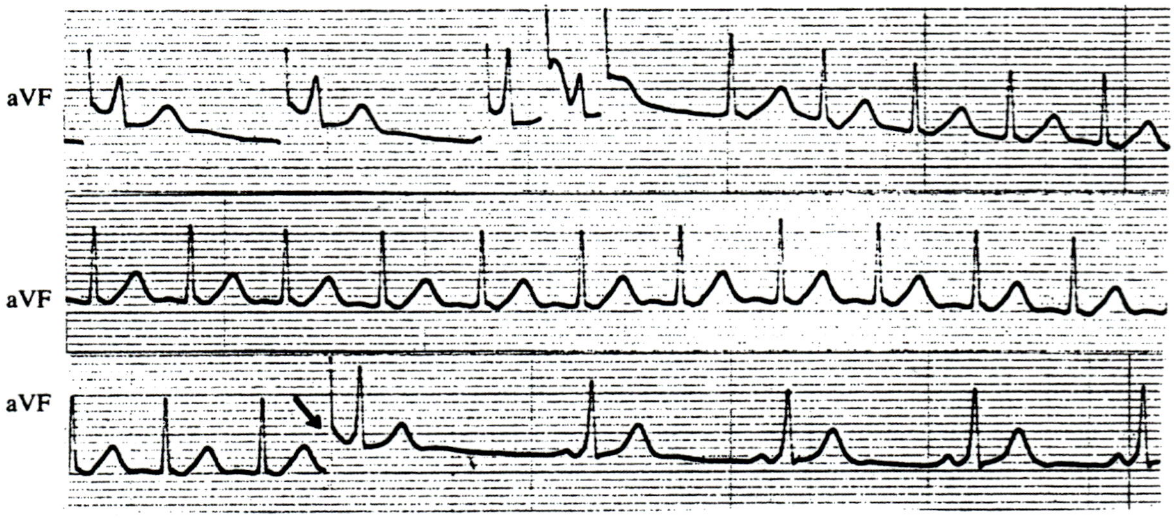

图 13-114 显性房室旁路合并房室结双径路。图示显性心室预激。基础周期 S_1S_1 1000ms，S_1S_2 300ms，S_2S_3 偶联间期 290ms 时，S_3-R 间期长达 650ms，诱发出频率 120 次/分，沿房室结慢径路缓慢前向传导的顺向型房室折返性心动过速。逆行 P 波倒置，R-P^-间期 100ms。随意发放 1 次 S 波后恰巧夺获心房（箭头所示），QRS 波后 P^-波消失后终止了心动过速。

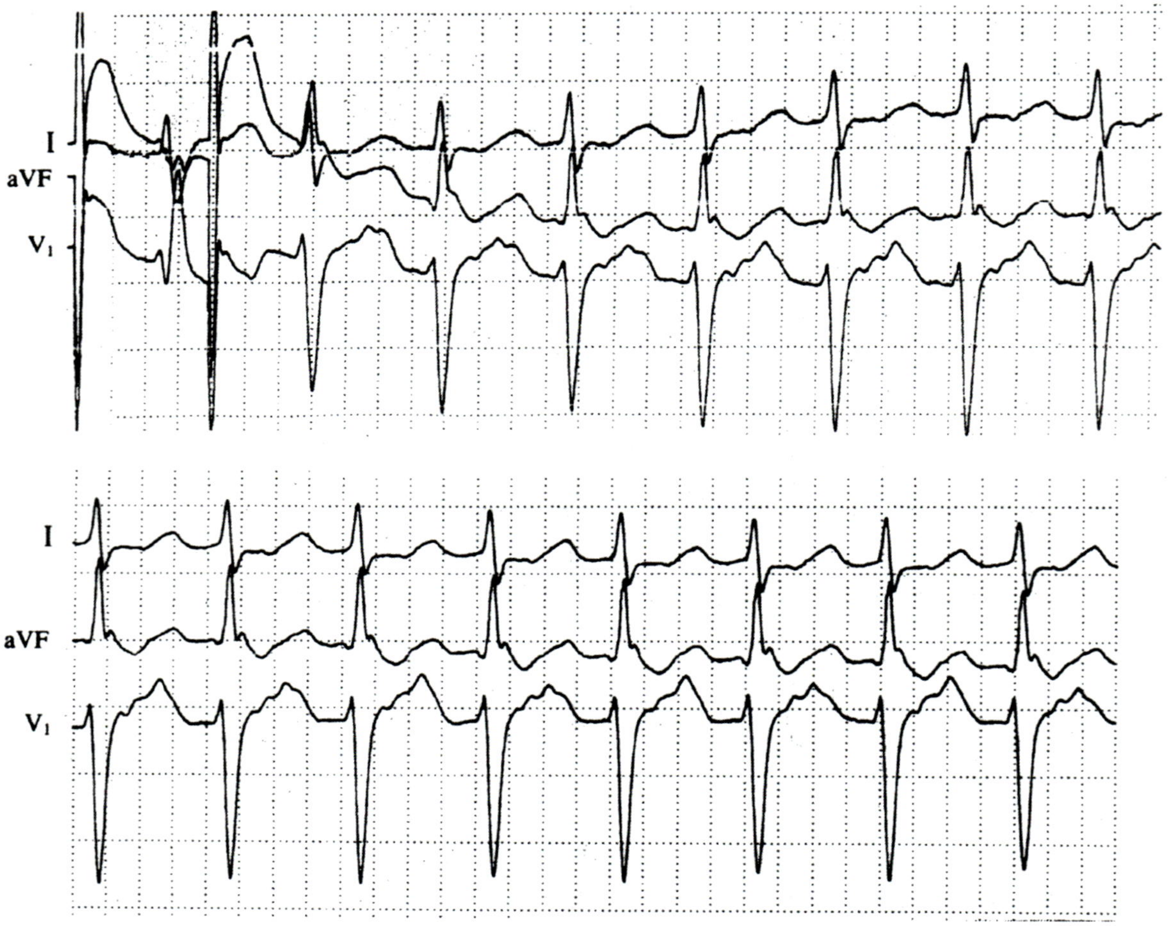

图 13-115 隐匿性左侧房室双旁路（纸速：50mm/s）。S_1S_1 心房刺激，S-R 间期未明显延长，诱发顺向型房室折返性心动过速，在 aVF 导联中可见到逆行 P 波宽、窄交替出现，V_1 导联中可见逆行 P 波高、低交替出现，为两条隐匿性左侧房室旁路交替逆向传导形成。

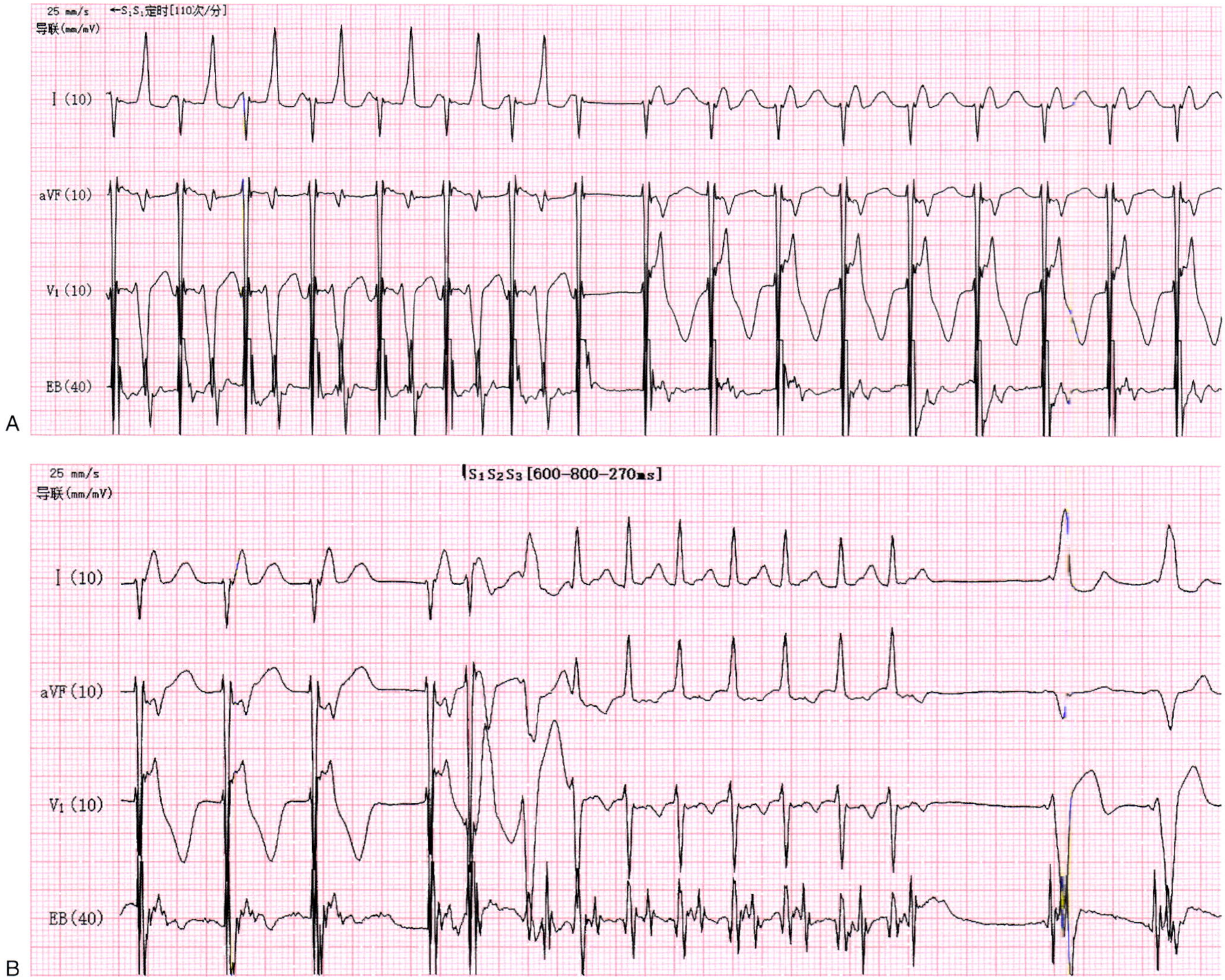

图 13–116　显性右侧房室旁路合并经食管起搏左心室。(A)给予 110 次/分心房 S_1S_1 定时刺激夺获心房，S–R 间期 80ms，QRS 波宽大畸形，起始处见 δ 波，Ⅰ导联呈 R 型、aVF 导联呈 qr 型、V_1 导联呈 rS 型，显示出显性右侧壁房室旁路传导。第 8 个 S 波心房起搏失夺获，其后未见 P 波，出现 920ms 的长 R–R 间期，导致心室舒张期容积增大，心后间隙缩小后左心室更加贴近食管壁。第 9 个及之后的 S 波后紧随类右束支传导阻滞形宽大畸形 QRS 波，在Ⅰ导联、V_1 导联呈 R 型，表现出持续性起搏夺获心室图形；(B)给予基础刺激 S_1S_1 周长 600ms，S_1S_2 间期 800ms 的 $S_1S_2S_3$ 期前刺激，S_2S_3 偶联间期 270ms 时 $S_1S_2S_3$ 后均见与图 A 相同的起搏心室图形，S_3 后除了起搏心室形成的类右束支传导阻滞 QRS 波外，还出现 1 次左束支传导阻滞形 QRS 波，2 次 QRS 波之间未见 P 波。S_3 与第 2 次 QRS 的间期达到 380ms，说明 S_3 同时起搏了心房与心室，心房激动到达心室时左束支正处于不应期中，QRS 波呈完全性左束支传导阻滞形，随后诱发出频率 176 次/分的窄 QRS 波心动过速。逆行 P 波在Ⅰ导联直立，aVF 导联、V_1 导联浅倒置。食管导联 $R\text{–}P^-$ 间期 180ms，V_1 导联 $R\text{–}P^-$ 间期 120ms，左束支传导阻滞形的 $R\text{–}P^-$ 间期与窄 QRS 波时一样不变，均表明为右侧房室旁路逆向传导，房室结前向传导的顺向型房室折返性心动过速。第 8 次逆行 P 波后的 QRS 波消失后心动过速自行终止，窦性心律时显示出显性右侧房室旁路图形。(待续)

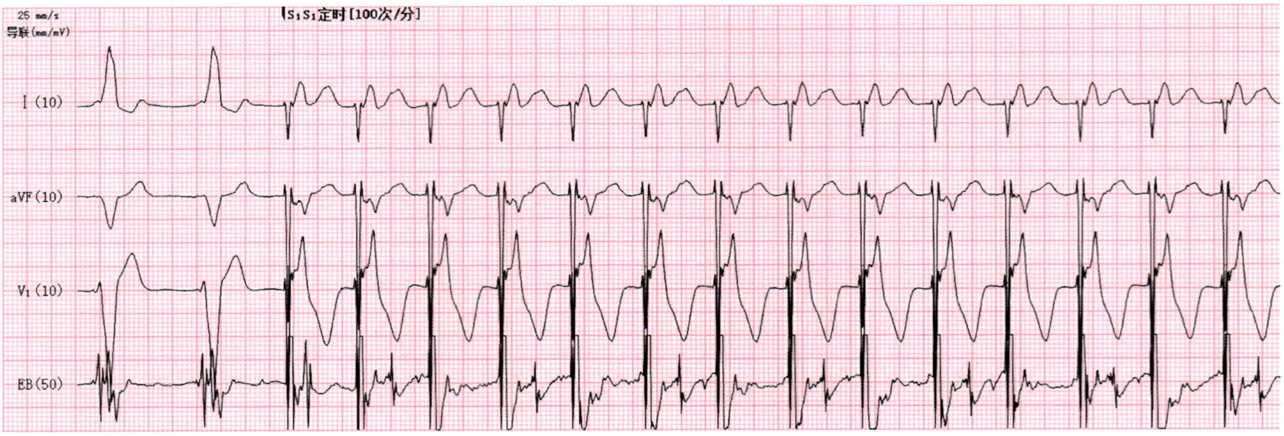

C

图 13-116(续) (C)显性右侧房室旁路时给予频率 100 次/分的心房 S_1S_1 定时刺激，S 波后稳定紧跟类右束支传导阻滞形的起搏心室图形，在双极食管心室起搏的 QRS 波后，见室房呈 2:1 逆向传导的 P 波，R-P⁻间期 280ms，表明类右束支传导阻滞形宽大畸形 QRS 波系心室起搏形成。

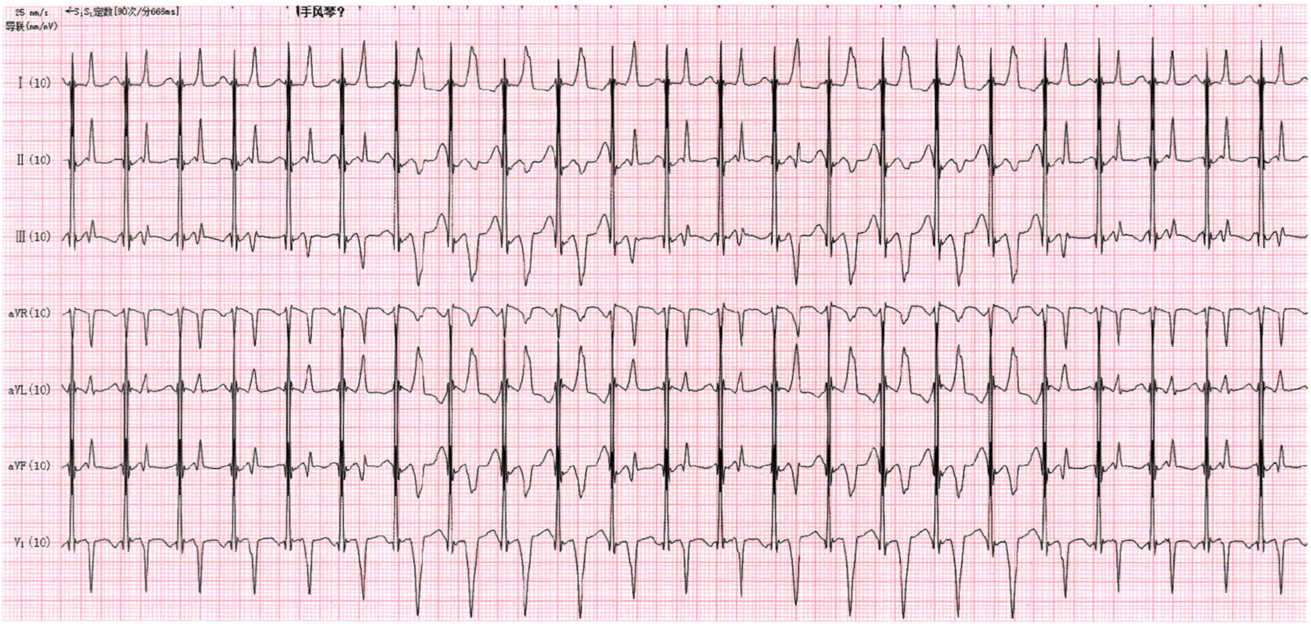

图 13-117 心室预激手风琴现象。一例预激综合征患者在食管心脏电生理检查时，给予频率 100 次/分 S_1S_1 刺激时记录的心电图，可见 QRS 波起始粗钝，在 V_1 导联主波向下，为显性右侧房室旁路传导形成。有意思的是，本例图中 QRS 波由窄变宽，再由宽变窄，周期性变化，犹如手风琴音箱打开和闭合样的变化，因此，这种变化被称为手风琴现象或手风琴效应。本例电生理检查产生手风琴现象的机制是 QRS 的预激程度周期性变化，形成不同程度的心室预激波。因为房室旁路存在“全”或“无”的传导现象，在心房 S_1S_1 刺激时所有 S-R 间期均固定，起始的预激向量无变化，说明房室旁路的传导未出现改变。心室预激的程度不但与起搏点距离有关，也与房室结-希浦系统传导速度密切相关。因此，在起搏点相同的情况下，出现手风琴现象的原因是房室结传导速度逐渐减慢又逐渐加快。

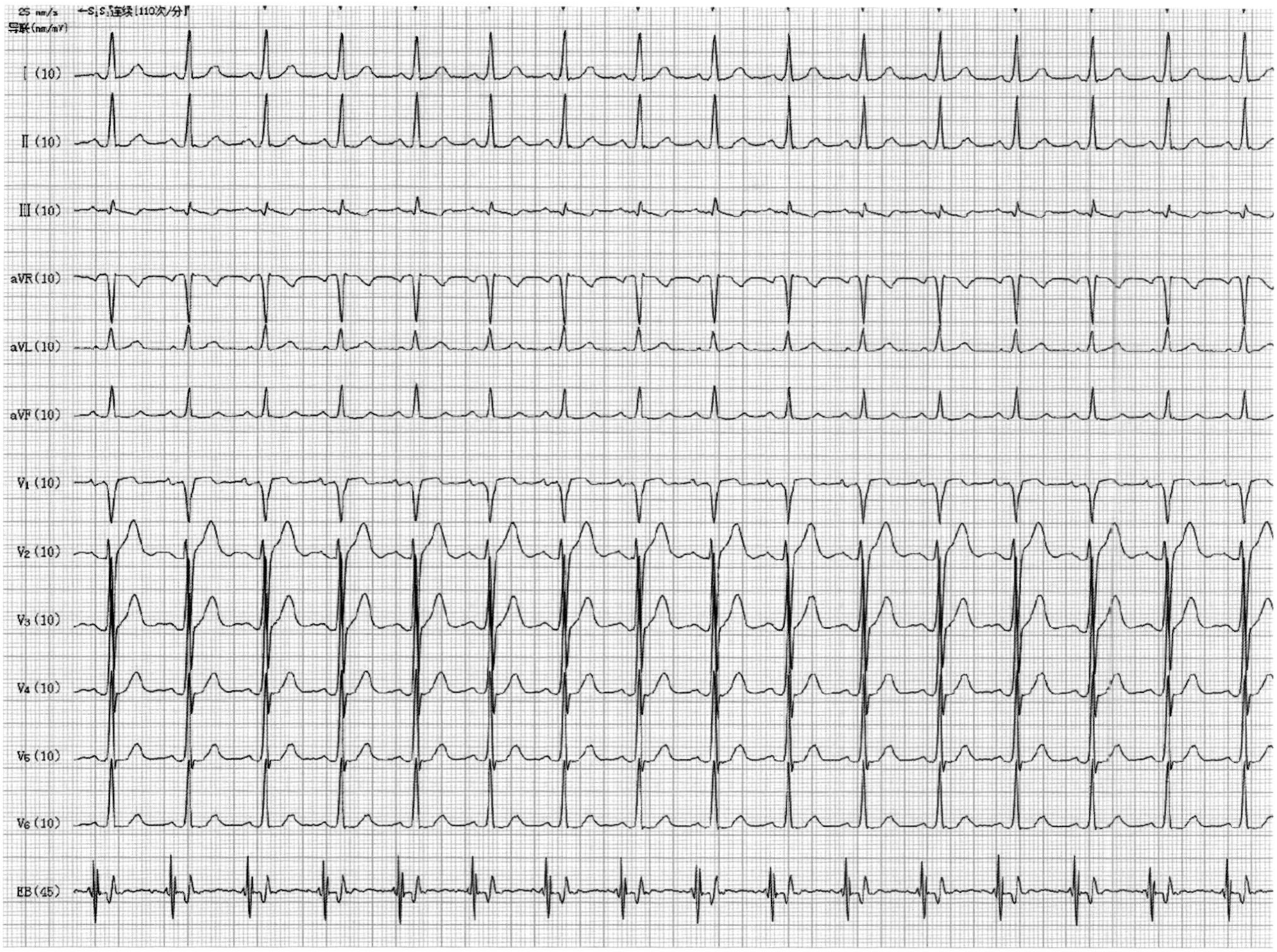

A

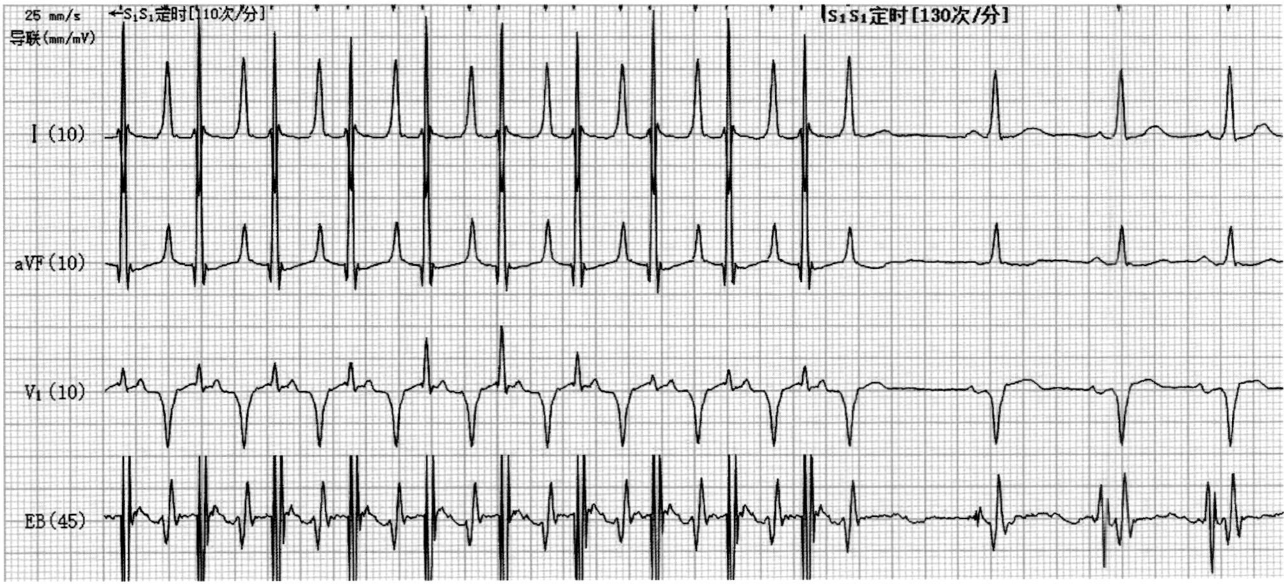

B

图 13–118　心房 S_1S_1 刺激诊断束室旁路。因可疑心室预激，患者进行食管心脏电生理检查。(A)常规十二导联心电图及食管导联心电图示窦性心律，频率 90 次/分，P–R 间期 130ms，QRS 波时限 116ms，起始部有顿挫，V_1 导联最明显。(B)给予 130 次/分的定数刺激均夺获心房，S–R 间期延长至 180ms，但 QRS 波形态与窦性心律下的 QRS 波形态一致。（待续）

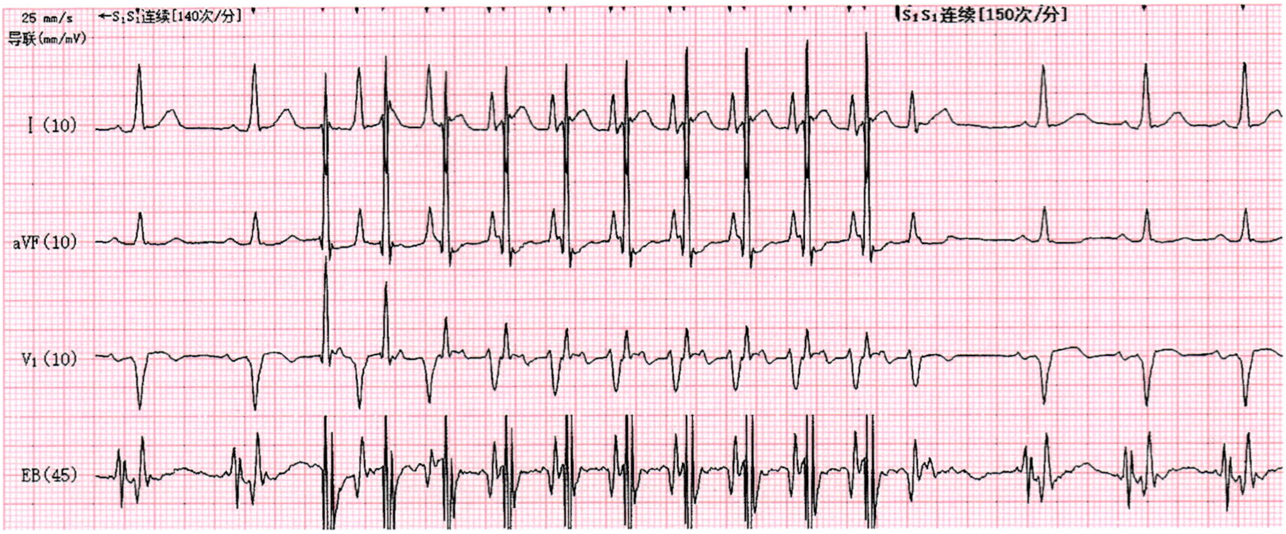

C

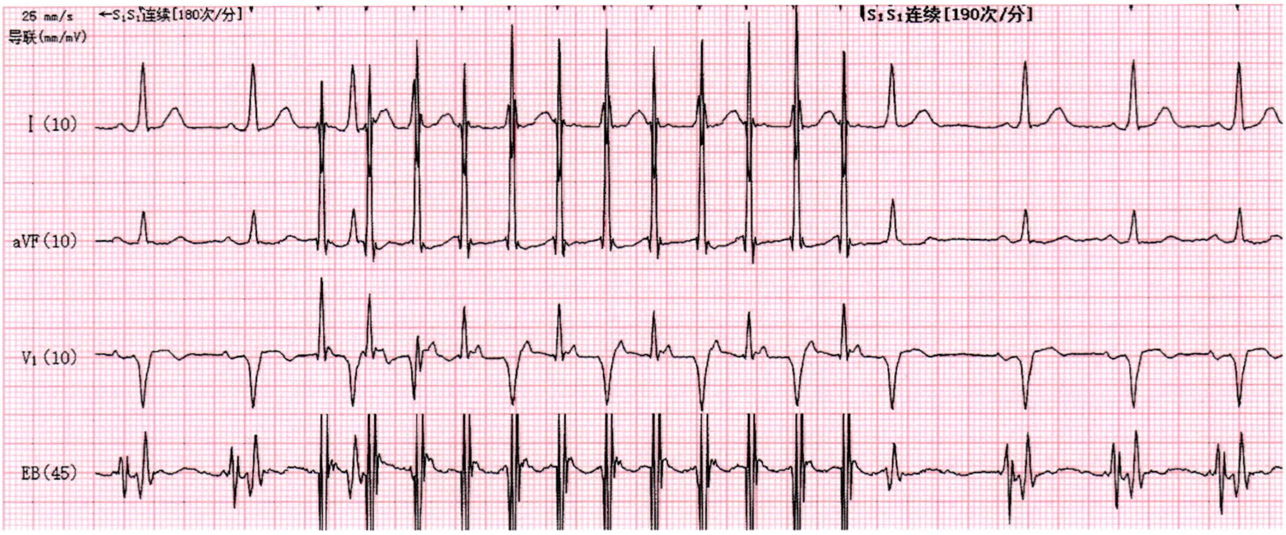

D

图 13–118(续) (C)给予 150 次/分的定数刺激，前两个刺激脉冲后的 QRS 波形态与窦性心律一致，从第 3 个刺激脉冲开始，S–R 间期较前延长，QRS 波恢复正常并持续至刺激结束。(D)给予 190 次/分的定数刺激，从第 2 个刺激脉冲开始，出现房室 2:1 传导，下传的 S–R 间期延长，但 QRS 波仍呈上述预激图形。本例窦性频率 90 次/分时显示可疑心室预激，给予 130 次/分的定数刺激夺获心房后，S–R 间期延长，但 QRS 波预激形态同窦性心律时一致，不受刺激频率的影响。再次提高刺激频率，给予 150 次/分的定数刺激，从第 3 个 S 波开始，S–R 间期较前延长，QRS 波变窄，V_1 导联呈 rS 型，起始部顿挫的预激波消失，提示旁路有效不应期长于房室结–希浦系统。刺激脉冲夺获心房，因旁路已进入不应期，激动只沿房室结–希浦系统下传。又因为，在旁路发生了持续的隐匿性传导，致旁路持续阻滞，因此，证实了起始部有顿挫预激波的 QRS 波为旁路下传形成，心室预激得以确诊。随着刺激频率递增至 190 次/分，从第 3 次刺激脉冲开始，房室进入 2:1 传导，从下传的 S–R 间期较窦律下传的 P–R 间期明显延长，但下传的预激程度及 QRS 波形态不变，提示该旁路位于房室结以下。综合上述，此旁路传导不受频率及 P–R 间期的影响且预激程度不重，直接与房室结能否传导相关，一旦房室结传导中断，心室预激也就消失，表现出束室旁路的电生理特性。

第 7 节　阵发性室上性心动过速

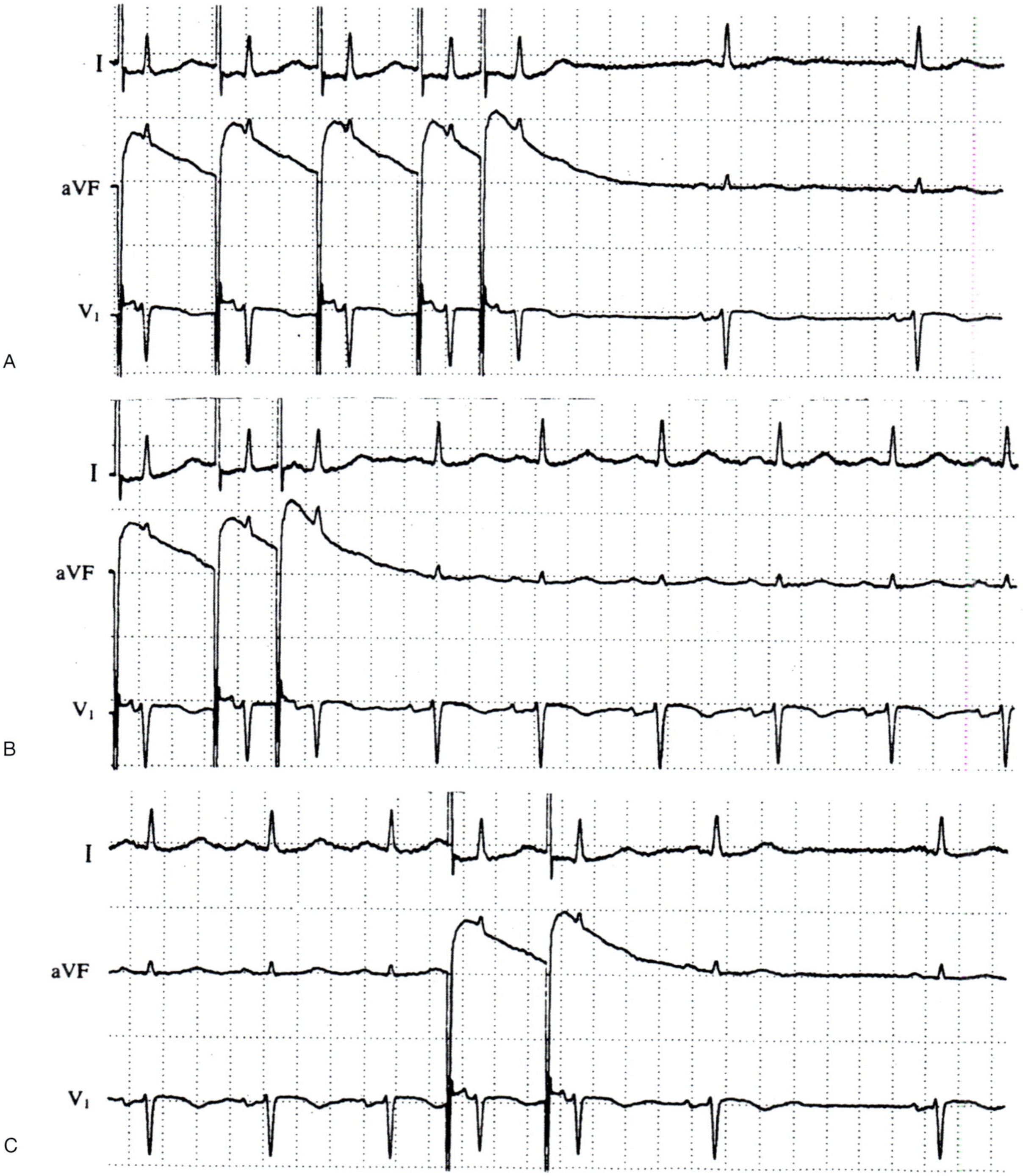

图 13–119　窦房折返性心动过速。显著窦性心动过缓患者，图示基础周期 600ms 的心房 S_1S_2 程控期前刺激。(A)S_1S_2 380ms 时，P_2 后代偿间期不完全，窦房结出现Ⅱ区反应。(B)S_1S_2 递减 10ms(370ms)时诱发出频率为 85 次/分的窦房折返性心动过速，Ⅰ、aVF、V_1 导联中 P 波形态与窦性完全一致，另外可见 $P_1P_3<P_0P_0$，窦房结出现 IV 区反应。(C)窦房折返性心动过速时给予两次刺激夺获心房后终止了心动过速。

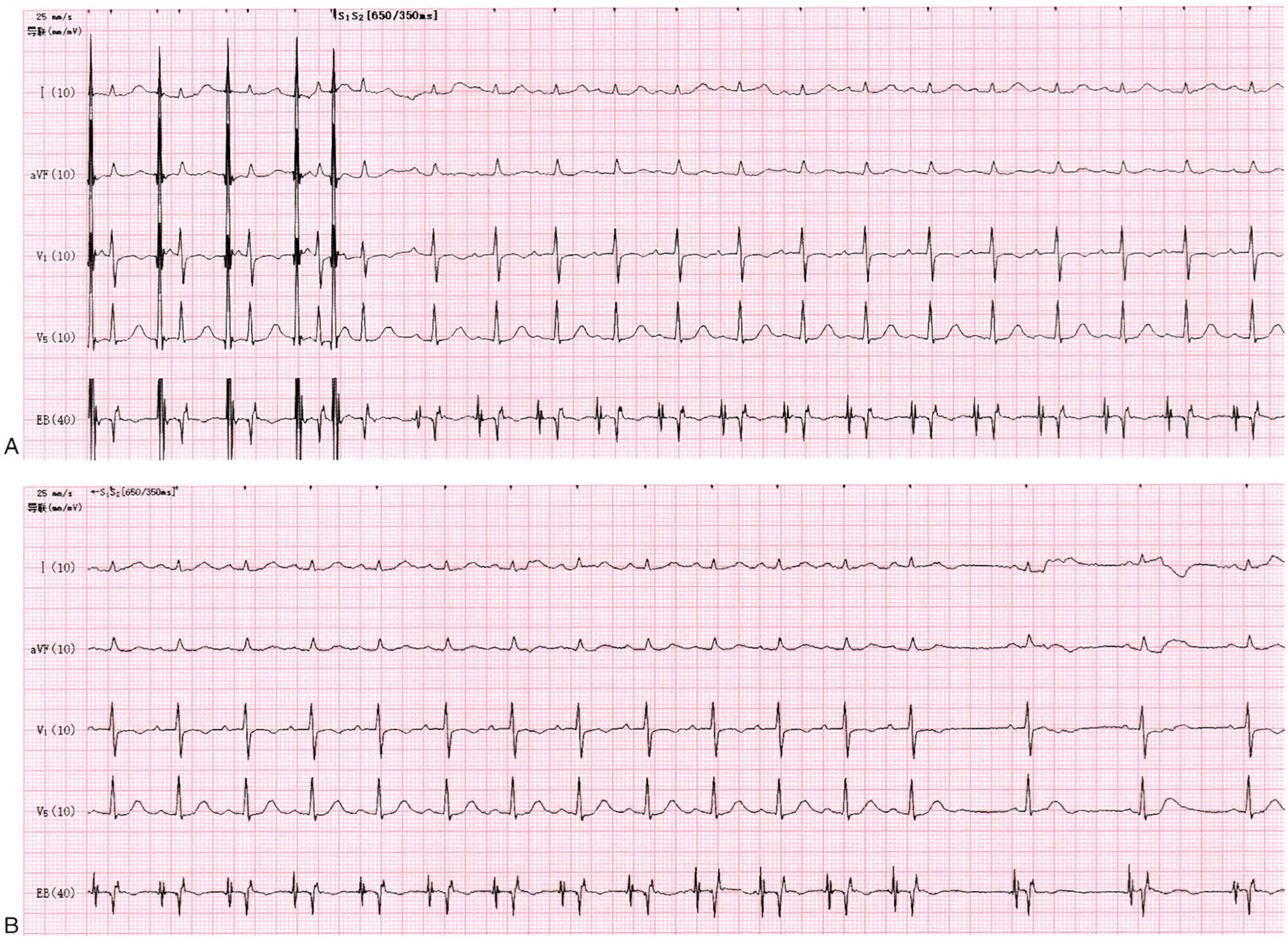

图 13-120　连续记录的心电图显示 S_1S_2 期前刺激诱发窦房折返性心动过速。(A)基础刺激周期长度为 650ms 的心房程控期前刺激，当 S_1S_2 偶联间期为 350ms 时，诱发了频率为 100 次/分的窦房折返性心动过速，P 波形态与窦性相似。(B)显示了心动过速随后自行终止，代偿间期长度略长于窦性周期。在Ⅰ、aVF、V_1、V5 及食管导联中，P 波形态与窦性一致。窦房折返性心动过速具有自限性，通常在短时间内自行终止。

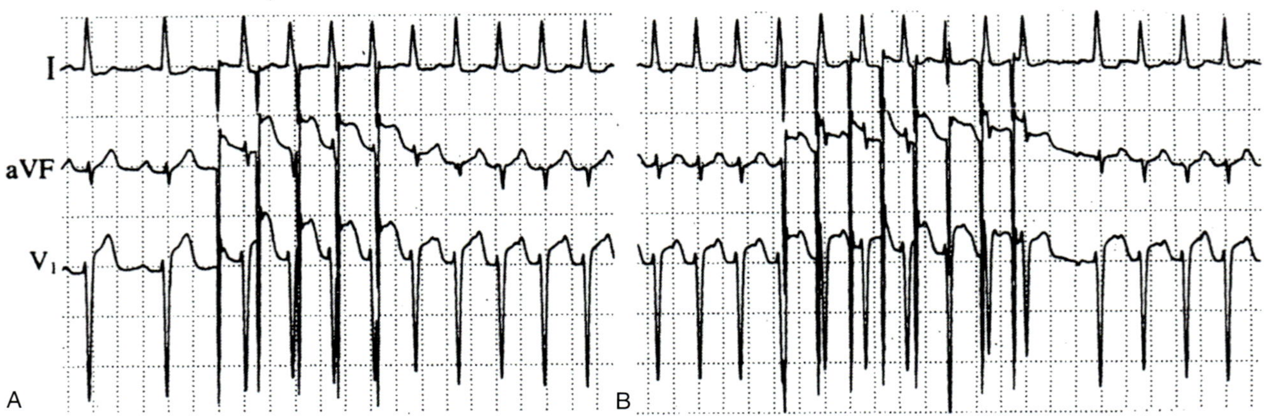

图 13-121　心房内折返性心动过速。(A)频率为 200 次/分的心房快速刺激诱发出心房内折返性心动过速，P'波在 aVF、V_1 导联中直立。(B)超速刺激终止心动过速后，心动过速又自行发作。

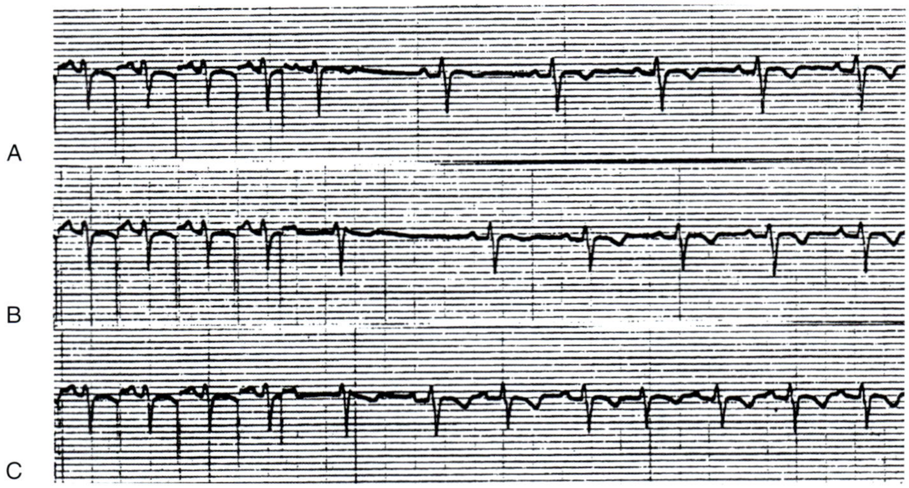

图 13-122　房室结双径路逆行心房激动诱发心房内折返性心动过速。图示基础周期 400ms 的心房程控 S_1S_2 期前刺激，V_1 导联记录。(A)为 S_1S_2 310ms 时，见 S_2-R 间期 230ms；(B)为 S_1S_2 递减 10ms(300ms)时，S_2-R 间期突然延长至 350ms，表现出房室结双径路传导。R_2 波中埋有逆行 P 波，形成假性 r 波并造成窦性周期后移，说明房室结快径路发生了逆向传导；(C)条为 S_1S_2 继续递减 10ms，见 S_2-R 间期 380ms，R_2 波中仍见逆行 P 波，其后诱发出频率 120 次/分左右的心房内折返性心动过速。

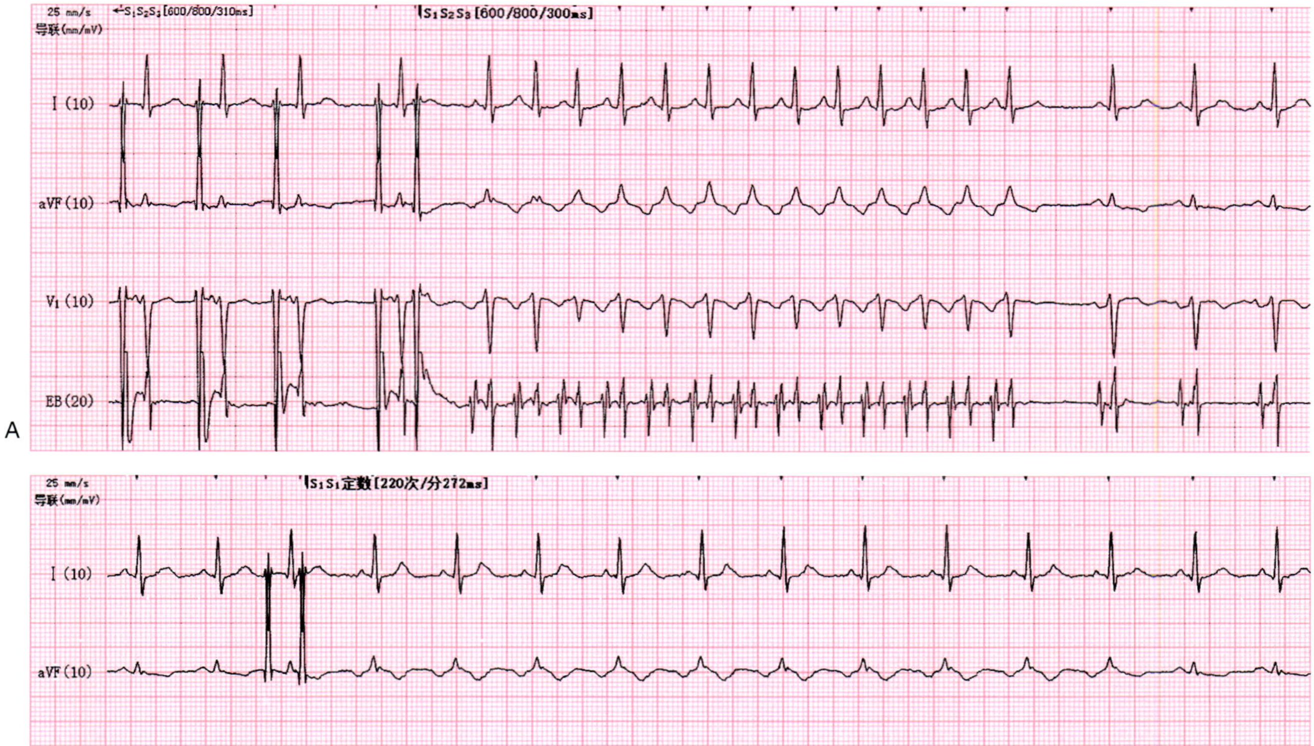

图 13-123　心房刺激诱发短阵房性心动过速合并 2:1 房室传导。(A)基础 S_1S_1 刺激周期 600ms，S_1S_2 间期 800ms 的心房程控期前 $S_1S_2S_3$ 刺激。S_2S_3 偶联间期递减至 300ms 时，尽管 S_3 刺激起搏心房后未能传导至心室，但引发了频率 187 次/分的窄 QRS 波心动过速。P'波在Ⅰ导联直立，aVF、V_1 导联倒置，R-P'间期>P'-R 间期，V_1 导联的 P 波较食管导联提前出现，提示为位于右心房的底部的房性心动过速。维持 4 秒后房性心动过速自行终止。(B)窦性心律时给予频率 220 次/分的 2 次心房刺激，诱发了与图 A 的 P'波形态相同的房性心动过速，并发生 2:1 的房室传导。值得注意的是此时 P'-P'间期出现 350ms 和 320ms 长短交替，无 QRS 波的 P'-P'间期长于含有 QRS 波的 P'-P'间期，出现类似室性时相性窦性心律失常的表现。或者用心电图钩拢现象来解释，当心脏内存在 2 个节律点或者心房与心室跳动频率不同时，它们之间会通过机械作用和电作用使原本各自具有不同频率的心电活动互相影响，副节律点对主节律点产生正性变时性作用，导致主节律点频率增快。P'波消失后心动过速自行终止。

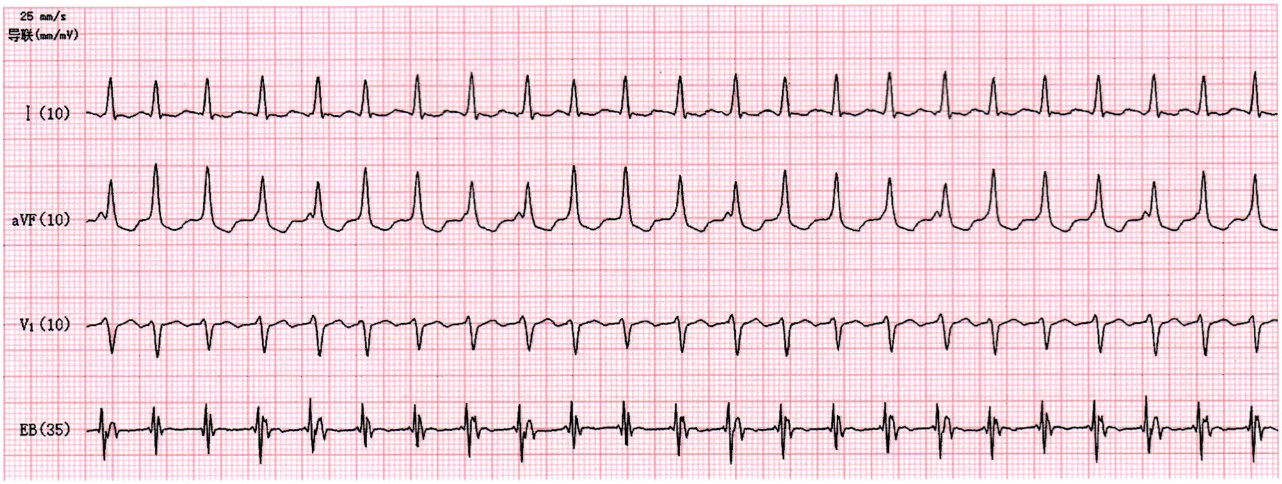

A

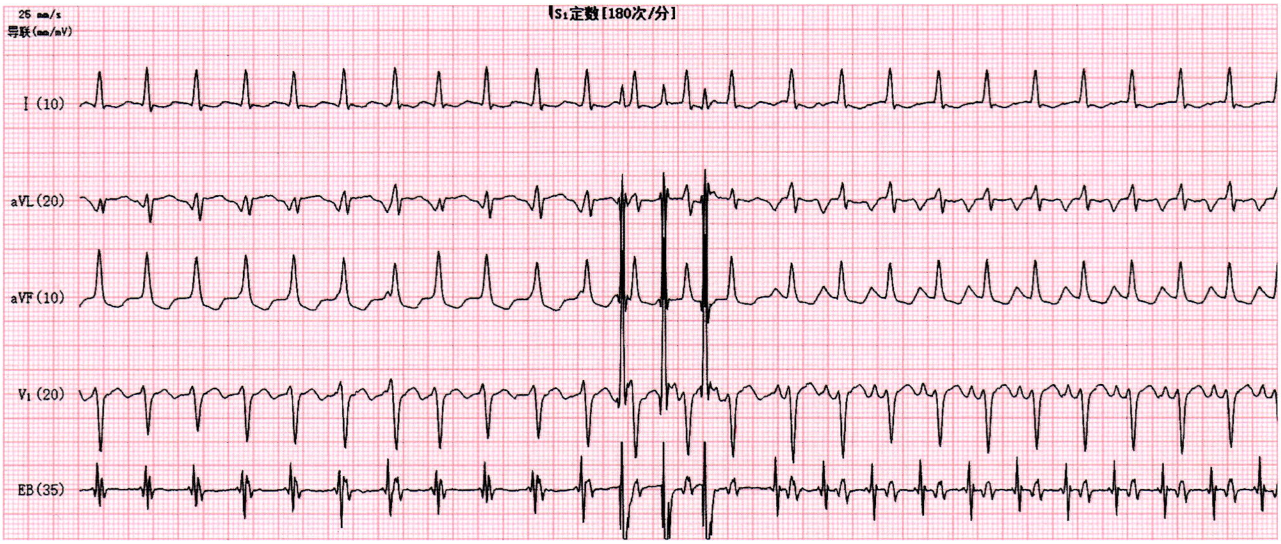

B

图 13-124 房性心动过速合并房室结双径路传导。(A)显示窄 QRS 心动过速，频率约 150 次/分，R-R 间期略不规则，部分 QRS 前可见 P'波，食管导联显示 P'-P'规则，P'波多数与 QRS 重合，部分 P'-R 间期略不等，为房性心动过速。(B)在心动过速发作时给予频率 180 次/分的 5 次刺激，夺获心房并重整了心动过速。刺激后心动过速频率不变，P'波出现在 QRS 前，P'-R 间期 140ms。P'波在 I、aVL 导联倒置，在 aVF、V_1 导联直立。(待续)

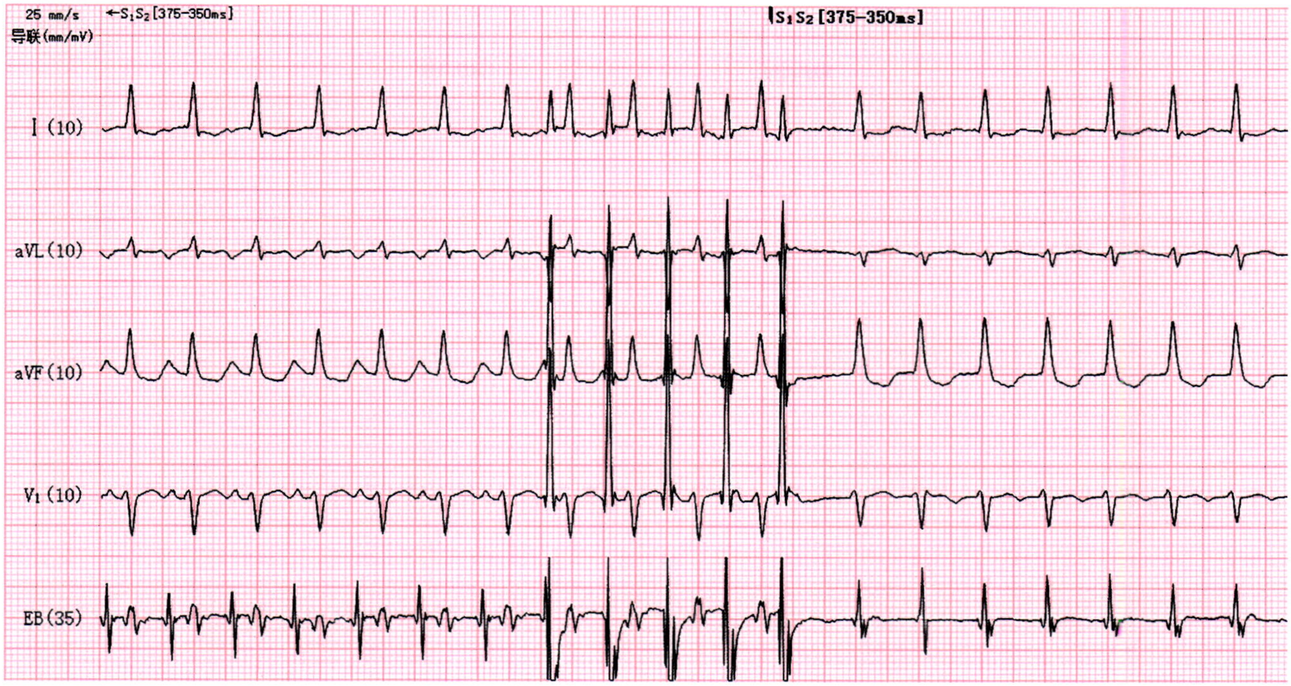

C

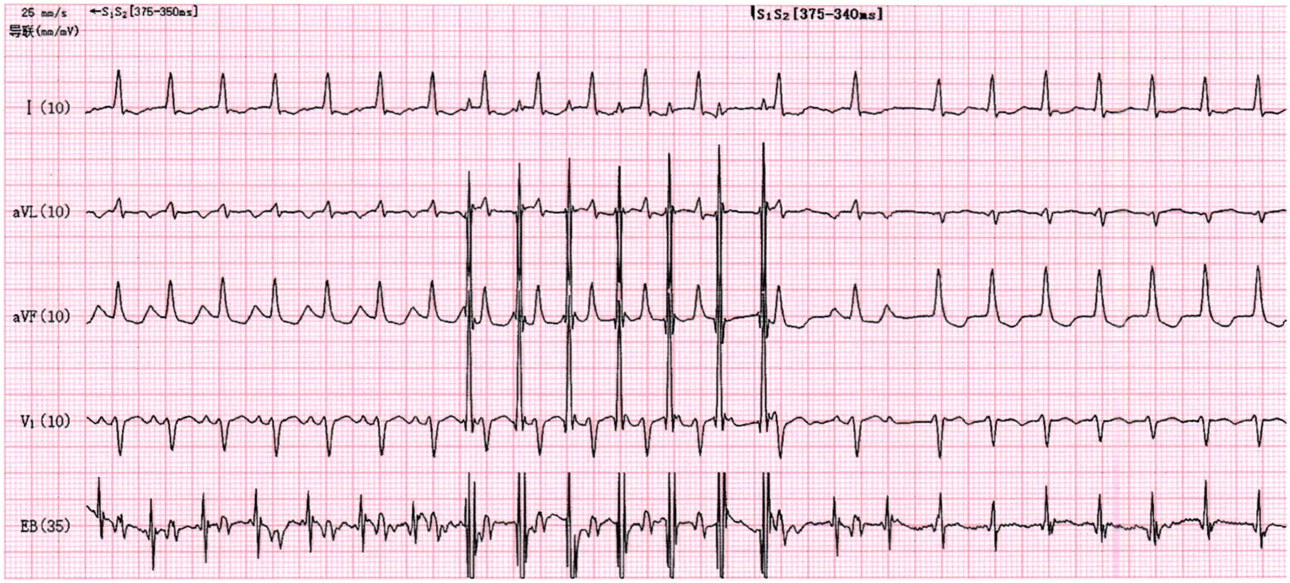

D

图 13–124(续)　(C)继续给予基础周期 375ms，S_1S_2 偶联间期 350ms 的 S_1S_2 期前刺激，最后 1 次刺激后的 S_2–R 间期成倍延长，P'波出现在 QRS 波中，R–P'间期<70ms，酷似慢–快型房室结折返性心动过速，但对比刺激前的心动过速，P'–P'间期不变，说明心动过速性质未发生改变，仍为房性心动过速，只是 P'–R 间期发生了显著变化，提示存在房室结双径路前向传导。S_2 刺激由于落在房室结快径路不应期后改由慢径路下传，此后房性心动过速持续沿房室结慢径路下传，说明存在房室结双径路蝉联现象。(D)继续给予基础周期 375ms，S_1S_2 偶联间期 340ms 的期前刺激，S–R 间期逐渐延长并终止了心动过速。但刺激结束后 P'–P'间期与刺激前一致，其后部分 QRS 脱落。随后 P'波出现在 QRS 中，R–P'间期<70ms，酷似慢–快型房室结折返性心动过速。一般房性心动过速时，R–P'间期>P'–R 间期，但由于房室结前向传导受自主神经张力影响较大，尤其存在房室结双径路时，传导速度可以不等。因此，房性心动过速时出现房室结慢径路传导时，也可表现为 R–P'间期<P'–R 间期。

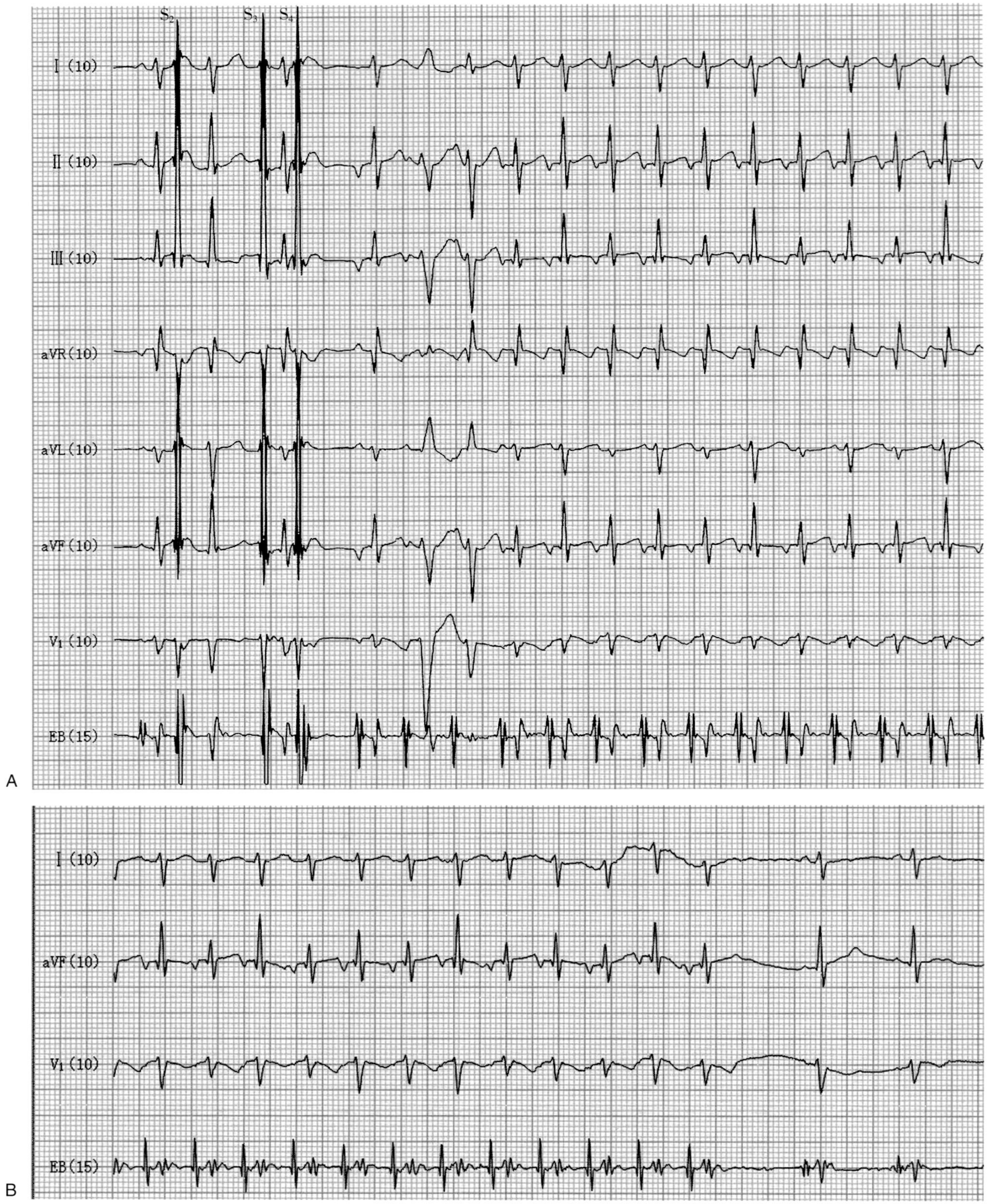

图 13-125　心房期前刺激诱发房内折返性心动过速。患儿，男性，12 岁。(A)采用 RS_2 间期 150ms，S_2S_3 间期 650ms 的 $RS_2S_3S_4$ 程控期前刺激检查，见 S_3S_4 偶联间期 260ms 时，S_4 后 QRS 波脱落。随后出现的 P 波形态与窦性不同，在 aVL、aVR 导联直立，在Ⅱ、Ⅲ、aVF 导联倒置，V_1 导联正负双向，呈现出 P'-P'-QRS 序列。随后诱发出 P'-P'间期 370ms，P'-R 间期基本固定的窄 QRS 波心动过速，R-P'间期 232ms>P'-R 间期 136ms，为长 R-P 心动过速。(B)心动过速持续数分钟后因 P 波消失而自行终止。(待续)

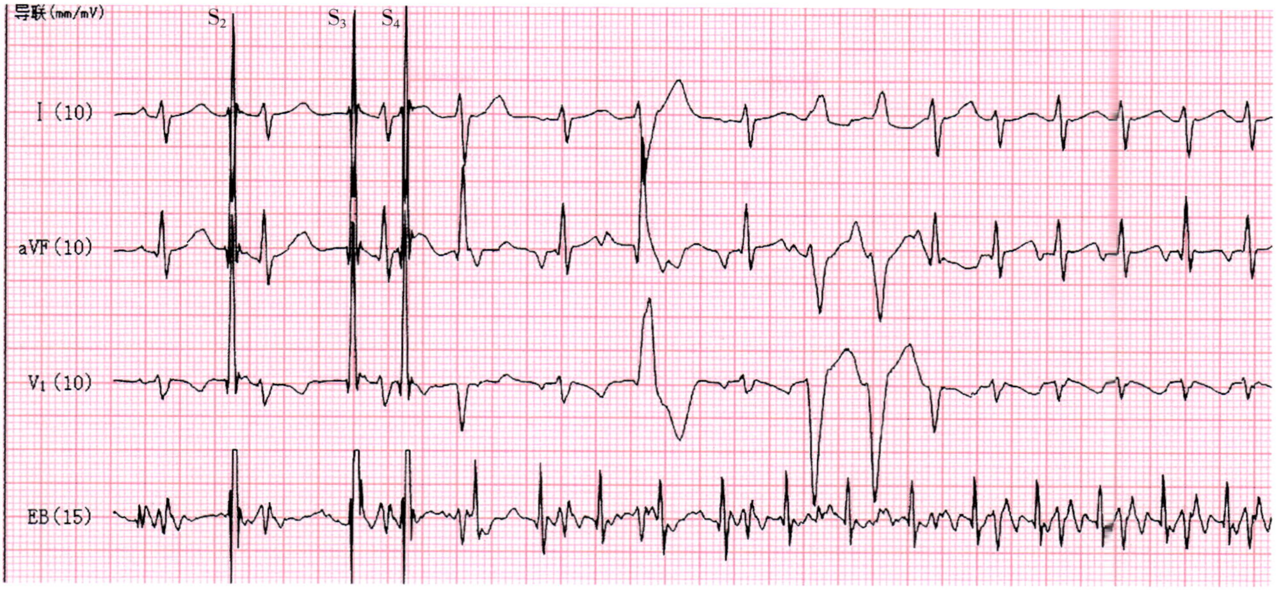

C

图 13-125(续)　(C)采用 RS_2 间期 400ms，S_2S_3 间期 700ms 间期的 $RS_2S_3S_4$ 程控期前刺激，S_3S_4 290ms 时诱发出上述性质心动过速。在第 1 次 QRS 波后两次 P'波之间未见下传的 QRS 波，第 3、5、6 次 QRS 波分别呈左、右束支传导阻滞图形，其后 P'-P'间期未发生改变，发生二度房室传导阻滞及束支传导阻滞均未影响心动过速周长。引起长 R-P 心动过速的原因有房性心动过速、快慢型房室结折返性心动过速、慢旁路参与折返的顺向型房室折返性心动过速。本例在发生房室传导阻滞时心动过速周长并未受影响，说明心室并未参与折返环，因此，可以排除慢旁路参与的顺向型房室折返性心动过速。P'波在 aVL、aVR 导联直立，Ⅱ、Ⅲ、aVF 导联倒置，V_1 导联正负双向，食管导联 P'波与 V_1 导联 P'波几乎同时出现，说明心房最早激动点位于冠状窦口附近。结合本例心动过速诱发时呈现 P'-P'-QRS 序列，心动过速终止于 P'波消失，可以诊断为心房内折返性心动过速，若要进一步确诊还需完善心腔内电生理检查。

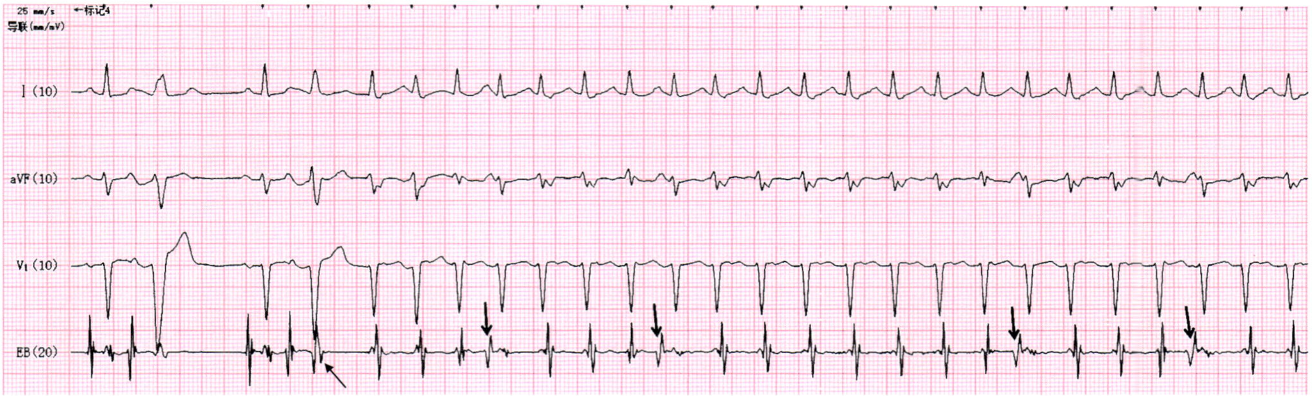

图 13-126　房性期前收缩未影响慢-快型房室结折返性心动过速周长。图示窦性心律时出现频发的房性期前收缩伴左束支传导阻滞形心室内差异性传导，第 3 次房性期前收缩落在前 QRS 波中(箭头所示)，P'-R 间期长达 480ms，随后诱发出频率 150 次/分的窄 QRS 波心动过速，逆行 P 波出现在 QRS 波终末，在 aVF 导联倒置，V_1 导联直立，食管导联中 R-P 间期 70ms，为慢-快型房室结折返性心动过速。从食管导联中可以清楚见到心动过速过程中，提前的 P'波出现在 QRS 波前(箭头所示)，但是并不影响 R-R 间期长度。表明此例慢-快型房室结折返性心动过速的折返环路由房室结双径路形成，在环路的上方存在共同径路，以致房性期前收缩无法进入折返环，也就不会影响心动过速周长。

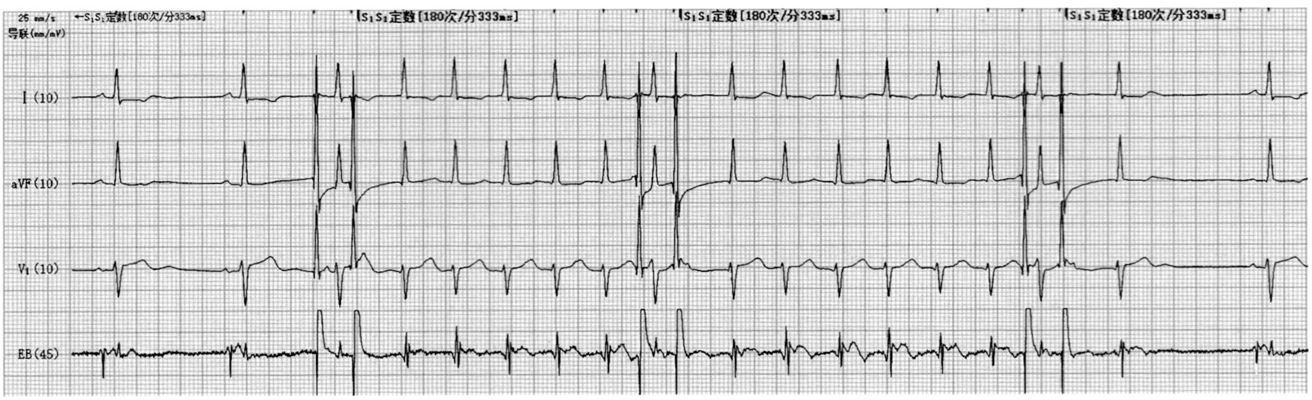

图 13-127 心房定数刺激诱发及终止慢-快型房室结折返性心动过速。图示窦性心律频率约为 53 次/分，P-R 间期 160ms，QRS 波时限 80ms。给予 180 次/分的两次刺激均夺获心房，第一次 S 波下传的 P-R 间期为 120ms，第二次 S 波落在房室结快径路的有效不应期中，慢径路下传的 P-R 间期成倍延长至 380ms，随即诱发出频率为 135 次/分的窄 QRS 波心动过速，逆行 P 波埋藏于 QRS 波中，食管导联 R-P⁻间期<70ms，为慢-快型房室结折返性心动过速。心动过速时再次给予 180 次/分的两次刺激均夺获心房，第一次刺激侵入折返环路终止了心动过速，食管导联中逆行 P 波消失。第二次刺激激动缓慢下传心室，P-R 间期达 430ms 后诱发了频率相同的慢-快型房室结折返性心动过速。接着又给予 180 次/分的两次刺激也夺获心房，第一次刺激侵入折返环路终止了心动过速，食管导联中逆行 P 波消失。第二次刺激激动沿房室结慢径路缓慢下传心室，P-R 间期 440ms，从房室结快径路逆向传导，诱发了折返性心房回波，折返激动在房室结慢径路下传阻滞后终止了心动过速。

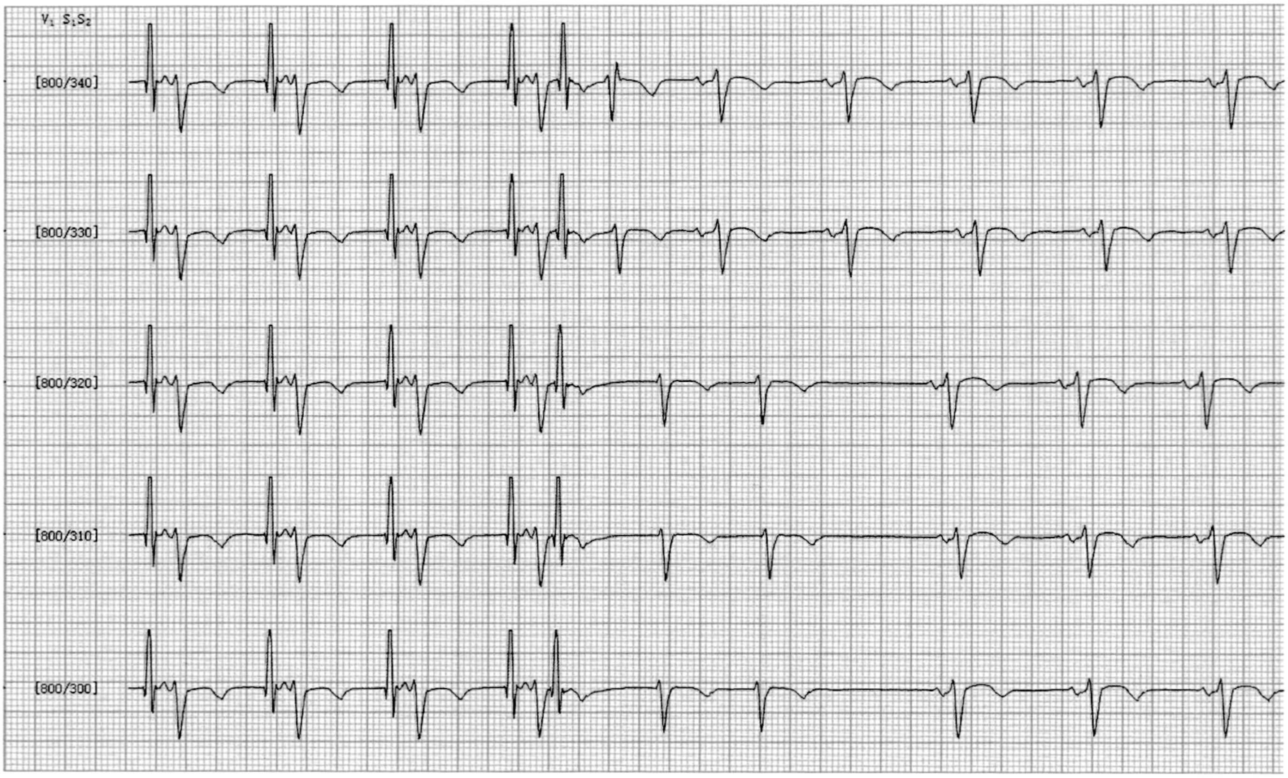

A

图 13-128 心房刺激诱发及终止慢-快型房室结折返性心动过速。(A)基础周长 800ms 的心房 S_1S_2 程控期前刺激，V_1 导联对比图连续记录。S_1S_2 偶联间期 340ms、330ms 时 S_2-R 间期分别为 290ms、340ms，心房激动沿房室结快径路传导。S_1S_2 偶联间期 320ms 时 S_2-R 间期突然跳跃式延长至 660ms，S_2-R 间期增量长达 320ms，心房激动转从房室结慢径路传导。诱发两次慢-快型房室结折返性心搏，造成其后窦性节律后移。S_1S_2 偶联间期 310ms、300ms 时心房激动继续沿房室结慢径路传导，仍诱发上述两次折返心搏，显示出房室结双径路传导现象与折返心搏。(待续)

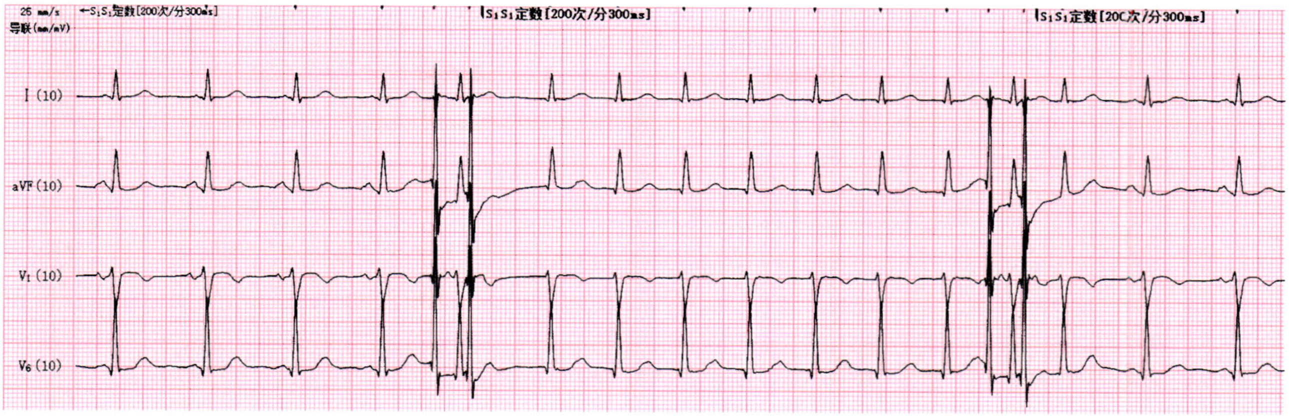

B

图 13–128（续）（B）窦性心律时给予频率为 200 次/分的两次心房刺激，第一次 S–R 间期 160ms，心房激动沿房室结快径路下传。第二次 S–R 间期成倍延长至 660ms，激动落在房室结快径路有效不应期后沿慢径路下传，诱发出频率为 105 次/分的窄 QRS 波心动过速，逆行 P 波隐埋于 QRS 波末，在 V_1 导联形成伪 r’波。心动过速时再次给予频率为 200 次/分的两个心房刺激，第一个 S 波夺获心房终止了心动过速，第二个 S 波夺获心房后沿房室结快径路下传。快频率的心房定数刺激能有效在折返环路内形成单向阻滞与传导延缓诱发心动过速，也能在心动过速时快速进入折返环，在可激动间隙内形成不应期从而终止心动过速。

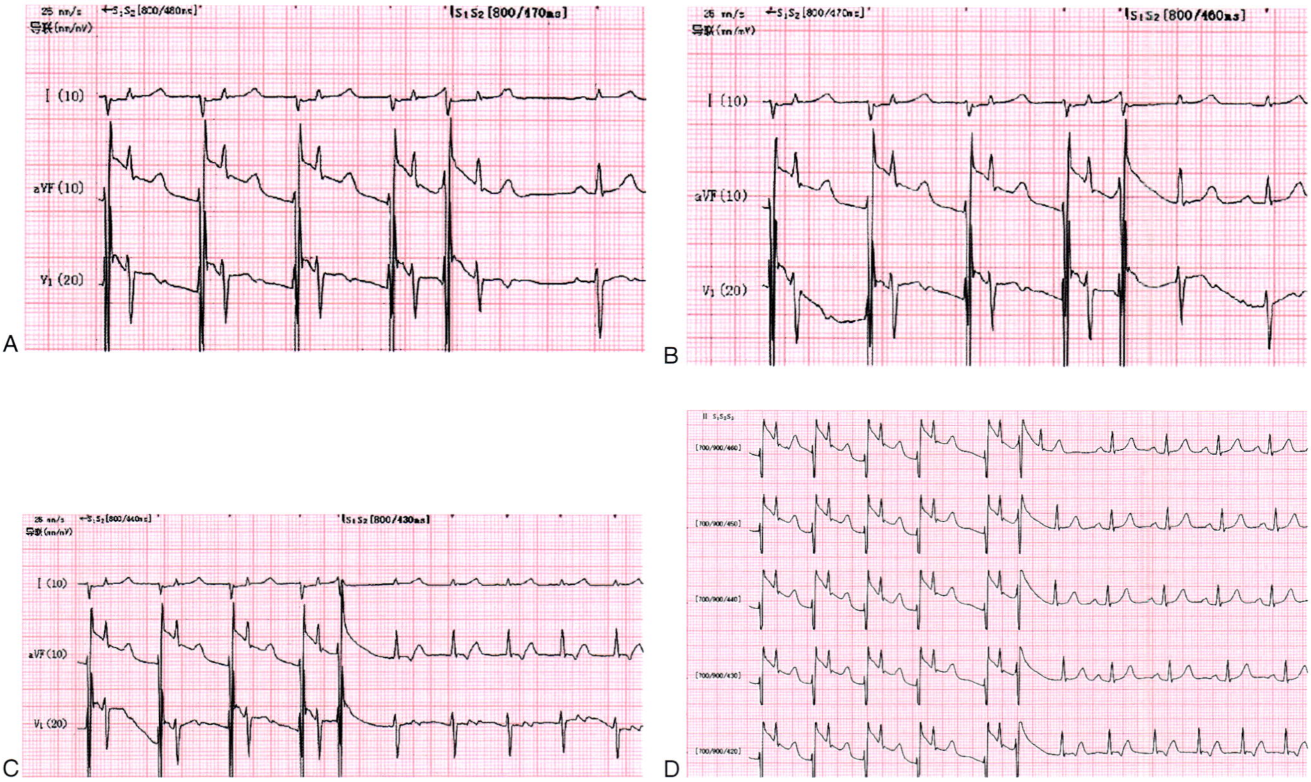

图 13–129　心房期前刺激诱发慢–慢型房室结折返性心动过速。（A）基础周长 800ms 的心房 S_1S_2 程控期前刺激，S_1S_2 偶联间期 470ms 时 S_2–R 间期 240ms，心房激动沿房室结快径路传导。（B）S_1S_2 偶联间期 460ms 时 S_2–R 间期突然跳跃延长至 450ms，S_2–R 间期增量为 220ms，心房激动落在快径路不应期内并沿房室结慢径路传导。（C）S_1S_2 偶联间期继续递减至 430ms 时，S_2–R 间期又延长至 620ms，并诱发出频率为 98 次/分的窄 QRS 波心动过速。逆行 P 波在 aVF 导联倒置，V_1 导联负正双相，以正相为主。aVF 导联的 R–P⁻间期 140ms<V_1 导联 R–P⁻间期 160ms，表现出慢–慢型房室结折返性心动过速电生理特点。（D）基础周期 700ms，S_1S_2 间期 900ms 的心房 $S_1S_2S_3$ 程控期前刺激，V_1 导联连续记录的对比图。S_2S_3 偶联间期 460ms 时，S_3–R 间期 260ms，激动延房室结快径路传导。S_2S_3 偶联间期 450ms 时，S_3–R 间期突然跳跃式延长至 460ms，增量达 200ms。S_2S_3 偶联间期 430ms 时，S_3–R 间期再次跳跃式延长至 560ms，出现房室结三径路传导现象。S_2S_3 偶联间期 420ms 时，诱发出与图 C 中性质相同的心动过速。

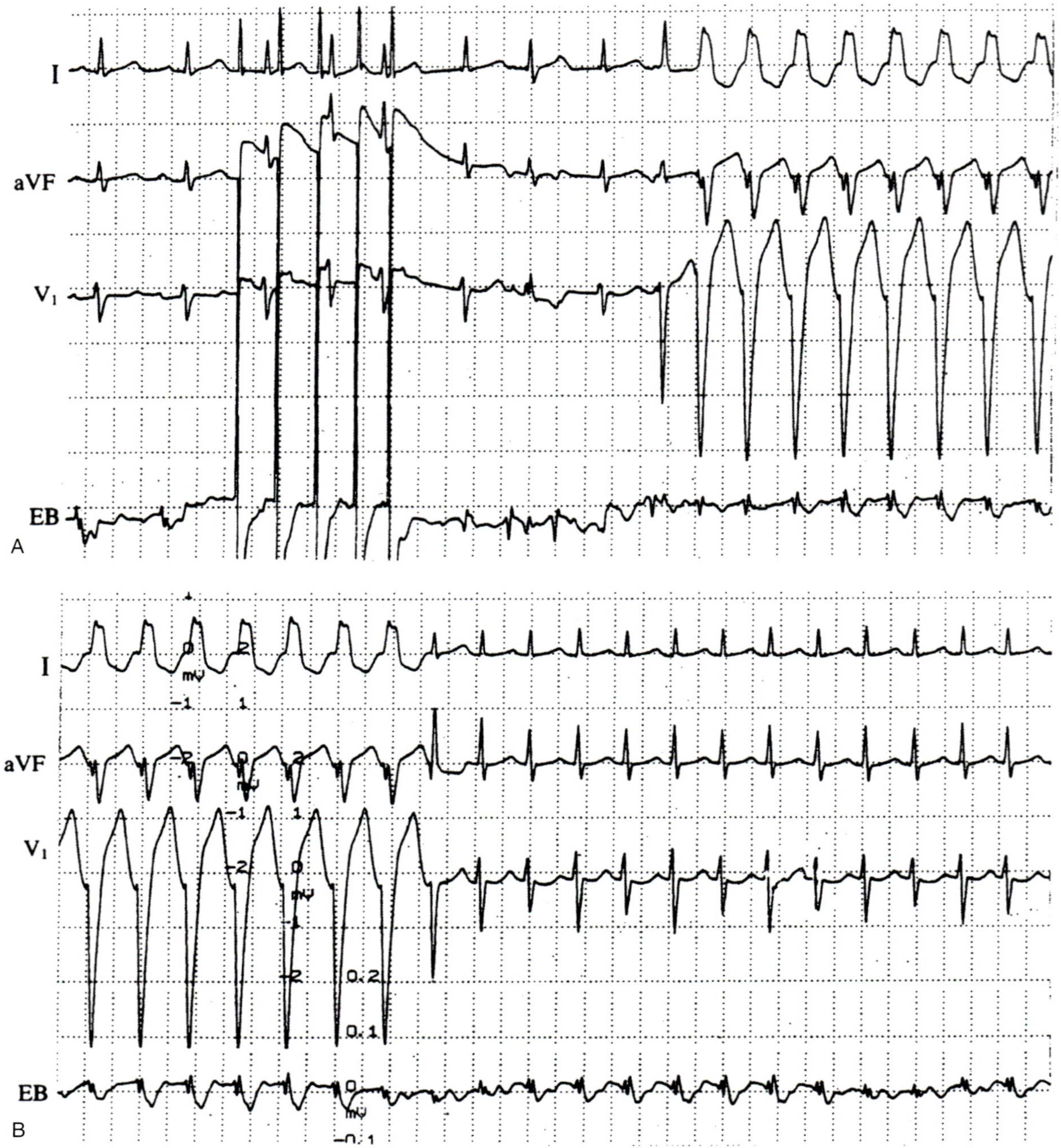

图 13-130 慢-快型房室结折返性心动过速伴左束支蝉联现象及 QRS 电交替现象。房室结双径路患者。(A)S_1S_1 基础周期 300ms，S_1S_2 250ms 时 S_2-R 间期跳跃延长至 500ms，随后诱发出慢-快型房室结折返性心动过速。心动过速开始时形成文氏型房室传导，造成长-短 R-R 间期，随后发生了左束支传导阻滞形心室内差异性传导，即左束支蝉联现象。(B)左束支蝉联现象消失后 R-R 间期长度不变，双极食管导联中 P⁻波隐埋于 QRS 波中，V_1 导联可见假性 r'波以及 QRS 波电交替现象，左束支传导阻滞型时在 aVF 导联可见假性 q 波。

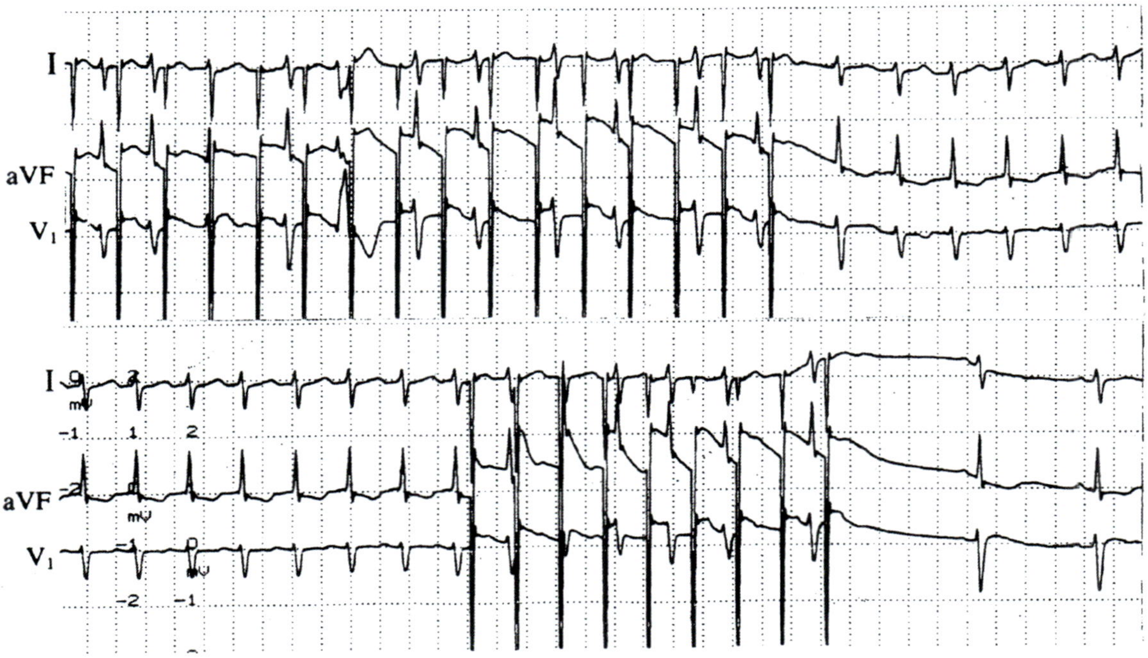

图 13–131　心房 S_1S_1 刺激诱发及终止慢–快型房室结折返性心动过速。上图示频率 170 次/分的心房 S_1S_1 刺激，见 S–R 间期出现成倍延长的房室 3:2 传导，长 S–R 跨越了下一次 S 波，最后一次 S–R 间期 450ms 系房室结慢径路传导形成，随后诱发出频率 158 次/分的慢–快型房室结折返性心动过速。下图给予 200 次/分的心房超速刺激，自第 5 次 S 波起夺获心房后终止了心动过速。

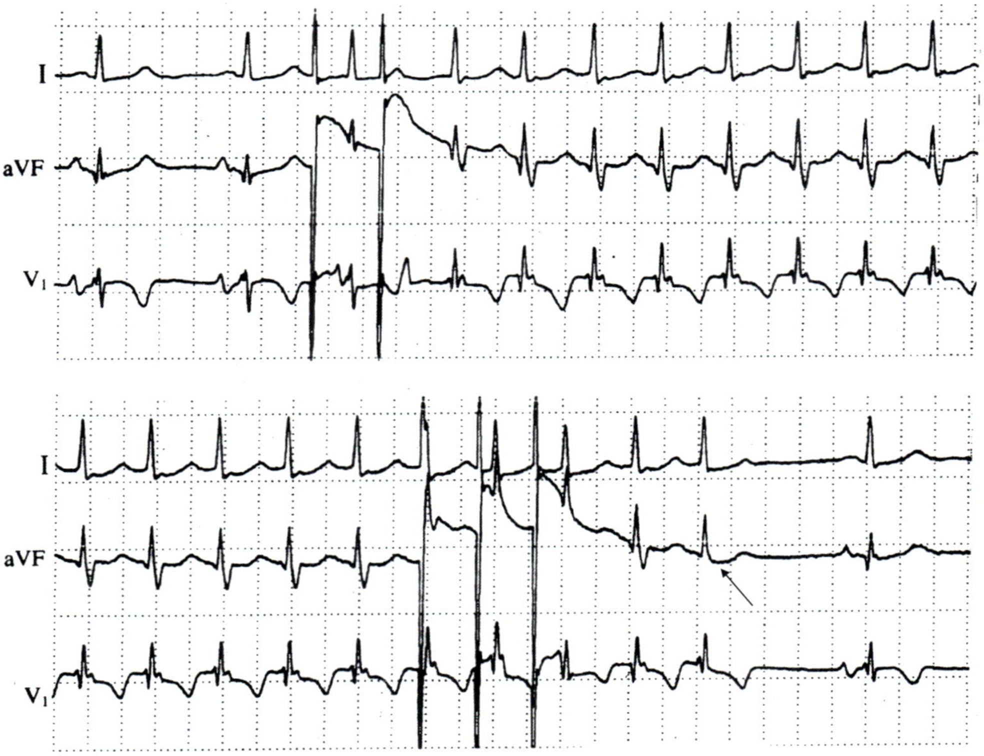

图 13–132　S_1S_1 定数刺激诱发及终止慢–快型房室结折返性心动过速。上图示窦性心律时发放了频率为 150 次/分的两次心房刺激，第一次 S 波沿房室结快径路传导，慢径路传导被掩盖。第二次 S 波落在房室结快径路有效不应期中，沿慢径路传导，S_2–R 间期成倍延长后诱发出频率 150 次/分的慢–快型房室结折返性心动过速。逆行 P 波隐埋于 QRS 波末，在 Ⅰ 导联直立，aVF 导联表现为假性 s 波，V_1 导联表现为假性 r’波。下图为心动过速时给予 180 次/分的 3 次刺激，第 3 次 S 波夺获心房但未能终止心动过速，R–R 间期不变表明刺激激动未能进入折返环路，其后逆行 P 波消失后终止了心动过速(箭头所示)。

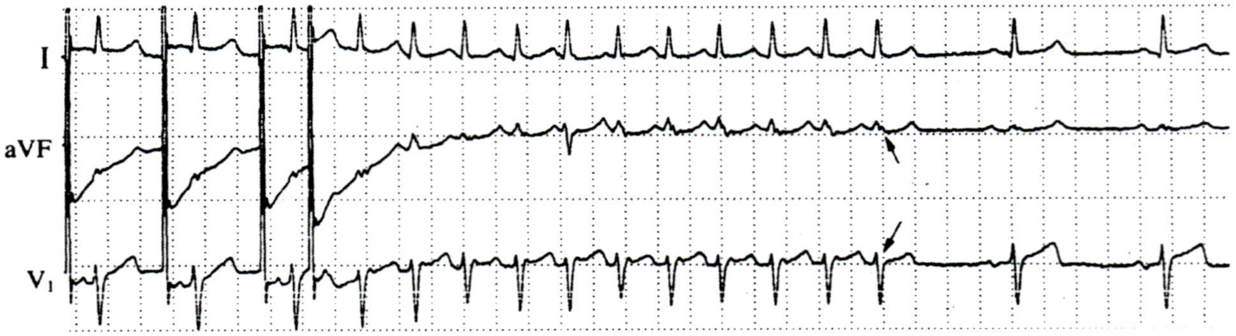

图 13–133 S_1S_2 刺激诱发慢–快型房室结折返性心动过速。基础周期 600ms 的心房 S_1S_2 程控期前刺激，图示 S_1S_2 290ms 时诱发出频率 182 次/分的慢–快型房室结折返性心动过速。逆行 P 波隐埋于 QRS 波末，在 aVF 导联形成假性 s 波，在 V_1 导联形成假性 r’波，当逆行 P 波消失后终止了心动过速（箭头所示）。

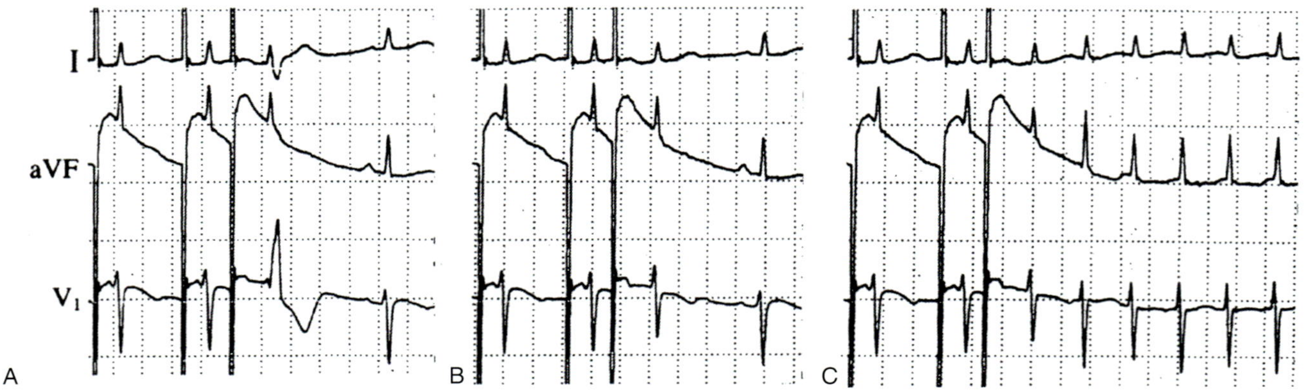

图 13–134 S_1S_2 刺激诱发慢–快型房室结折返性心动过速。图示基础周期 600ms 的心房 S_1S_2 程控期前刺激，(A)S_1S_2 320ms 时 S_2–R 间期 240ms，R_2 波呈完全性右束支传导阻滞型，右束支处于不应期中；(B)S_1S_2 递减 10ms（310ms）时 S_2–R 间期 260ms，R_2 波恢复正常，右束支脱离了不应期，表现出右束支裂隙现象；(C)为 S_1S_2 继续递减 10ms 时，S_2–R 间期仅延长 20ms 后即诱发出慢–快型房室结折返性心动过速，逆行 P 波隐埋于 QRS 波中。

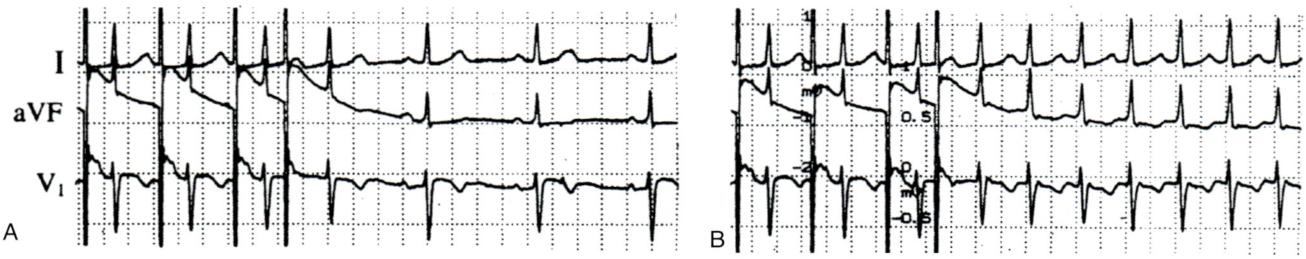

图 13–135 慢–快型房室结折返性心动过速诱发窗口。图示基础周期 600ms 的心房 S_1S_2 程控期前刺激。(A)为 S_1S_2 偶联间期 400ms 时已发生跳跃现象，S_2–R 间期延长至 330ms；(B)为 S_1S_2 偶联间期递减 10ms（390ms），S_2–R 间期延长 20ms 后诱发出频率为 150 次/分的慢–快型房室结折返性心动过速。逆行 P 波隐埋于 QRS 波末，在 aVF 导联表现为假性 s 波，V_1 导联表现为假性 r 波。（待续）

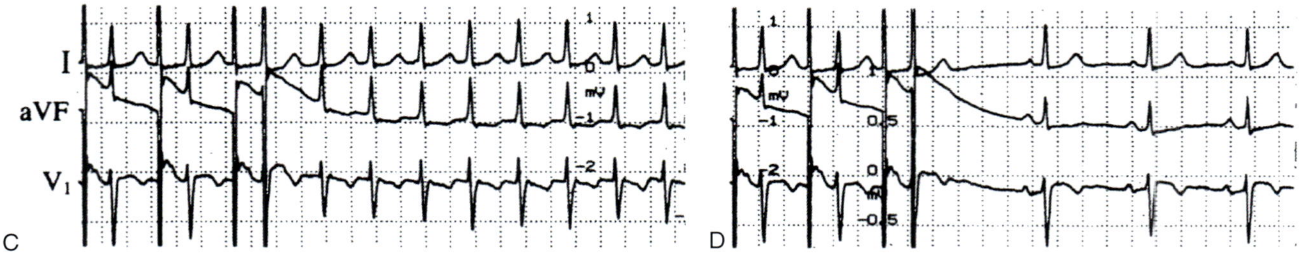

图 13–135（续）（C）为 S_1S_2 偶联间期递减到 240ms 时仍然可以诱发心动过速；（D）为 S_1S_2 偶联间期 230ms 时房室结慢径路进入有效不应期，传导发生中断。S_1S_2 期前刺激显示出慢–快型房室结折返性心动过速的诱发窗口为 600ms/390~240ms。

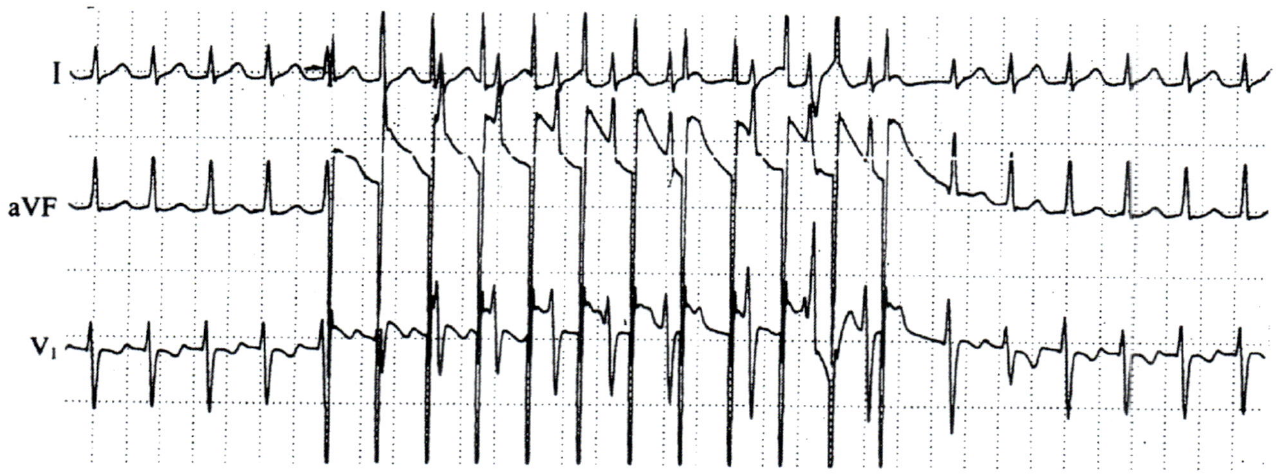

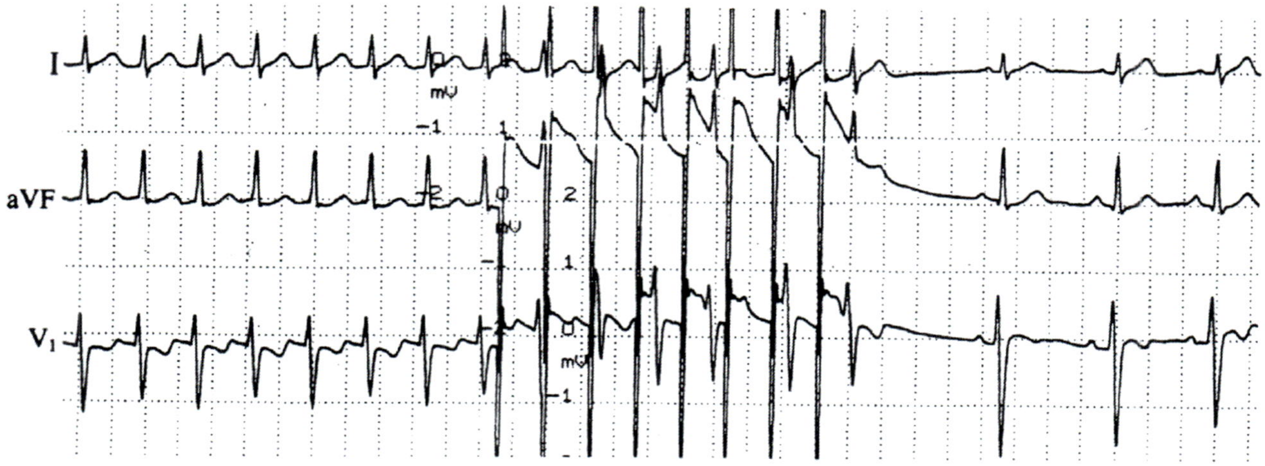

图 13–136　超速刺激终止慢–快型房室结折返性心动过速。上图示频率 176 次/分的慢–快型房室结折返性心动过速，给予 200 次/分的超速刺激，自第 6 次 S 波起夺获心房后便终止了心动过速，但最后一次 S 波从房室结慢径路下传后又诱发出相同的心动过速。下图示给予减少次数的 220 次/分超速刺激，第 5 次 S 波起夺获心房，最后一次 S 波从快径路下传后终止了心动过速。本图提示适时的刺激是终止折返性心动过速的关键，而过长时间的刺激易再次诱发心动过速。

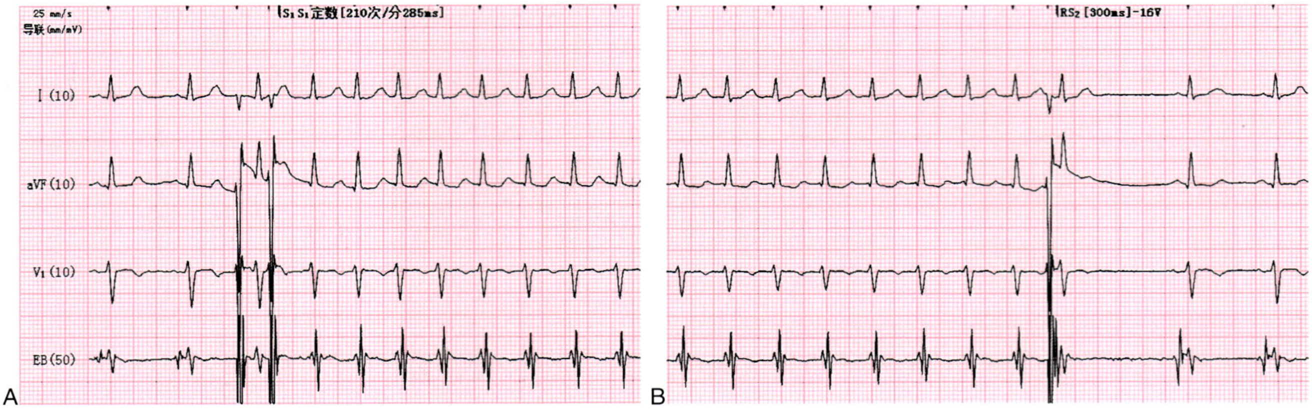

图 13–137 定数刺激诱发及终止慢–快型房室结折返性心动过速。(A)窦性心律时给予频率 210 次/分的两次刺激夺获心房，第一次 S–R 间期 140ms，第二次 S–R 间期成倍延长至 350ms 后诱发了频率 162 次/分的窄 QRS 波心动过速。逆行 P 波隐藏在 QRS 波中，食管导联中 R–P⁻间期<70ms，表明为房室结双径路参与的慢–快型房室结折返性心动过速；(B)心动过速时发放一次 RS_2 偶联间期 300ms 的心房期前刺激落在 QRS 波前，夺获心房造成房室结双径路双向阻滞后终止了心动过速。

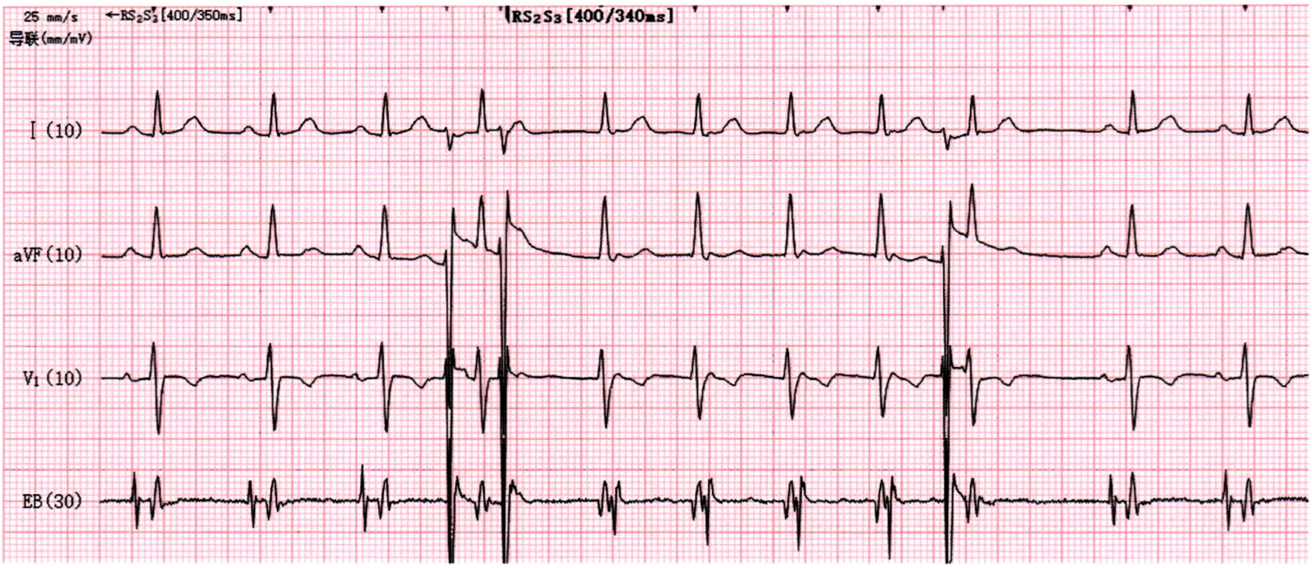

图 13–138 定数刺激诱发及终止慢–快型房室结折返性心动过速。窦性心律时给予 RS_2S_3 心房期前刺激，见 S_3–R 间期显著延长至 600ms 后诱发频率 107 次/分的窄 QRS 波心动过速，逆行 P 波出现在 QRS 波终末，在 aVF 导联形成假性 s 波，V_1 导联形成假性 r 波。食管导联中 R–P⁻间期 80ms，为慢–快型房室折返性心动过速。第 4 次 QRS 波后发放 1 次 RS_2 期前刺激落在 QRS 波前，夺获心房后终止了心动过速。

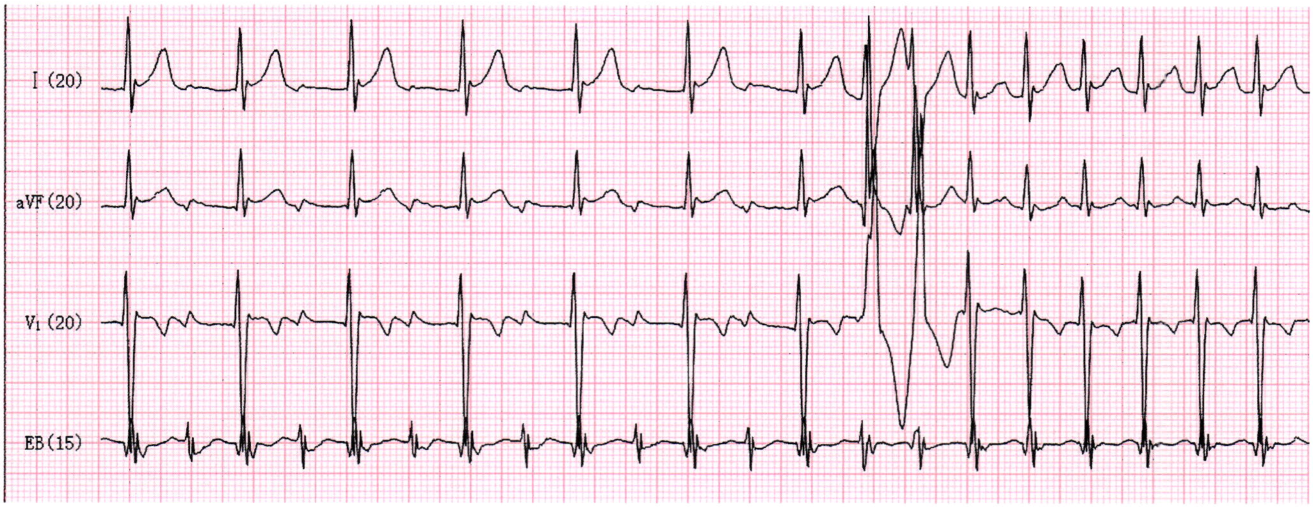

图 13–139　慢–快型房室结折返性心动过速合并下部共同径路 2:1 阻滞。患儿，男性，13 岁。图示心房程控期前刺激诱发出心房率 174 次/分，心室率 87 次/分的窄 QRS 波形心动过速，房室间呈 2:1 传导。两个 QRS 波之间的逆行 P 波在下壁导联倒置，V_1 导联呈负正双向。另一次逆行 P 波出现在 QRS 波终末，在 V_1 导联形成假性 r’波。与食管导联逆行 P 波比较，偏心现象不明显，R–P⁻间期固定且<70ms。提示为慢–快型房室折返性心动过速伴下部共同径路 2:1 传导。第 7 次窄 QRS 波后出现两个呈右束支传导阻滞形态的宽 QRS 波为室性期前收缩，其后恢复了 1:1 房室传导，R–P⁻间期<70ms 保持不变，下部共同径路出现不应期剥脱现象。

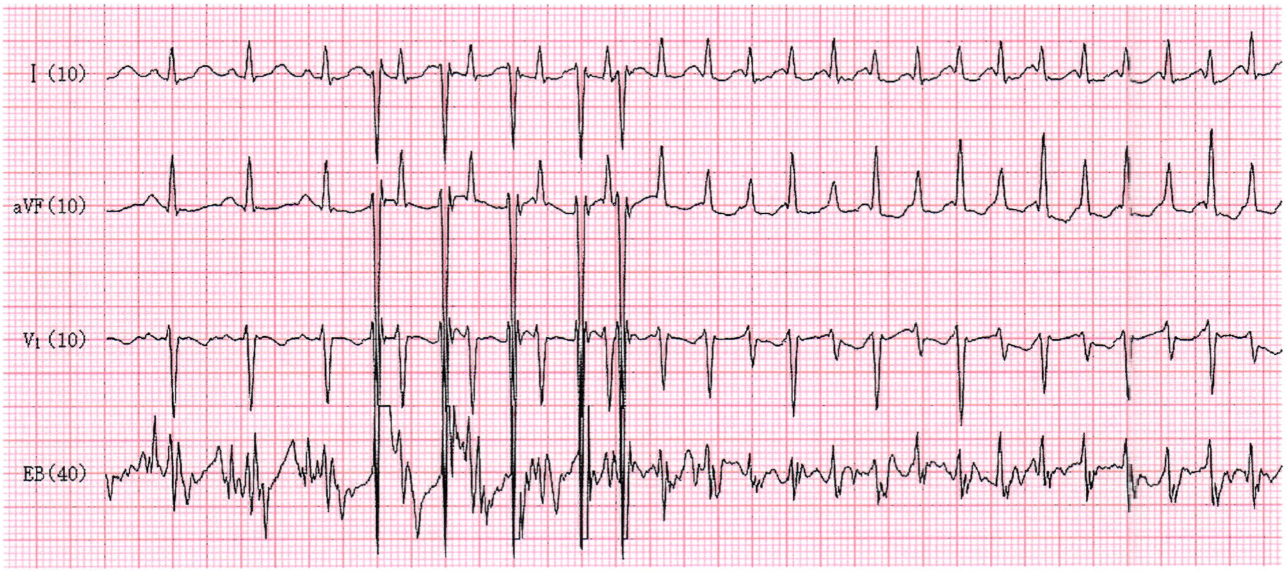

A

图 13–140　慢–快型房室结折返性心动过速合并 2:1 房室阻滞及右束支传导阻滞时心动过速周长不变。患儿，女性，11 岁。(A) 窦性心律时采用基础周长 400ms 的心房 S_1S_2 程控期前刺激，S_1S_2 偶联间期 240ms 时诱发出频率 250 次/分的窄 QRS 波形心动过速，伴 QRS 波电交替现象。逆行 P 波位于 QRS 波终末处，在 V_1 导联形成假性 r’波，食管导联 R–P⁻间期固定且<70ms，显示出慢–快型房室结折返性心动过速特征。（待续）

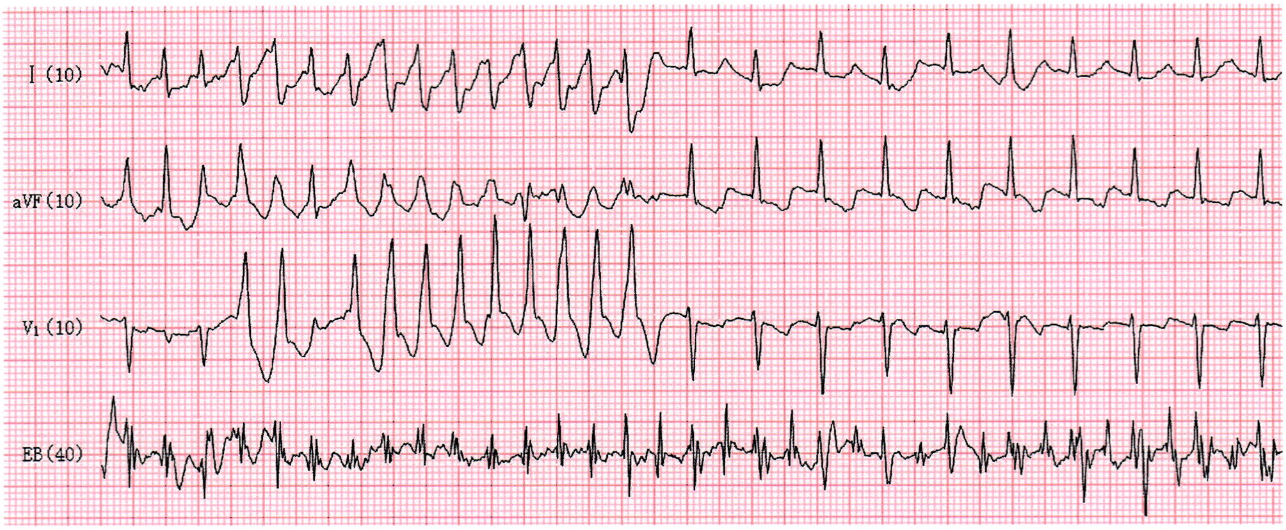

B

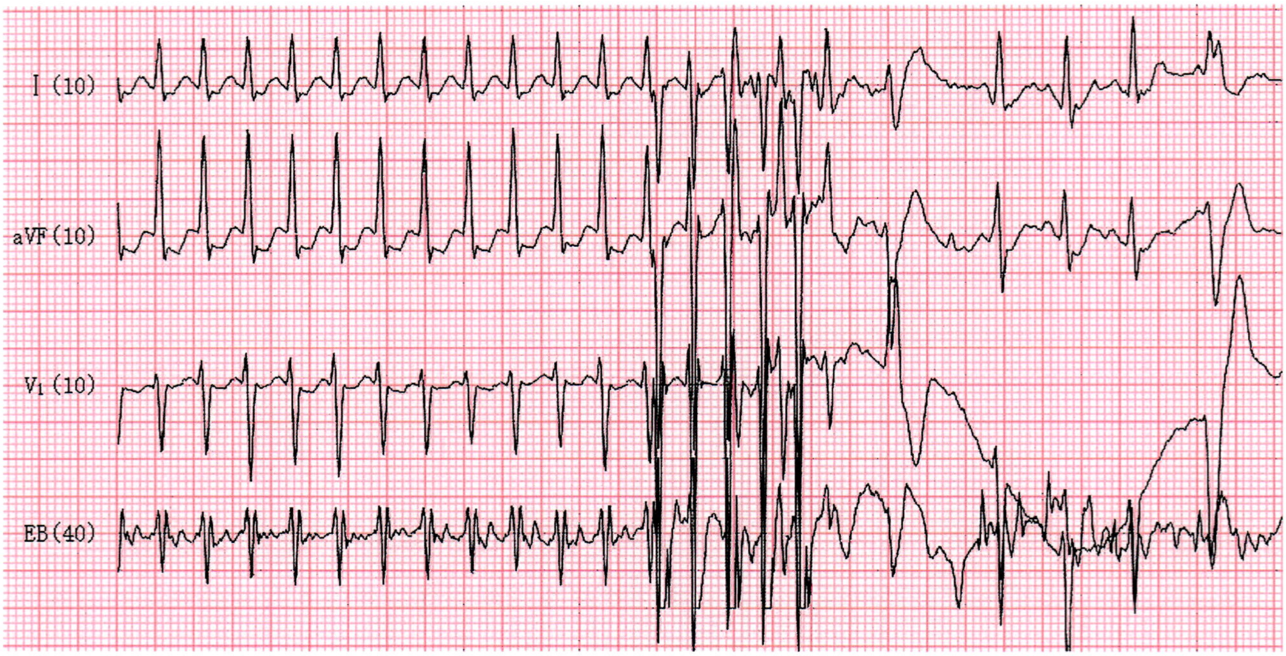

C

图 13–140(续) (B)心动过速出现功能性右束支传导阻滞时 R–R 间期未改变，后半部分 R–R 间期突然延长，恰为前半部分的 2 倍，体表与食管导联可清楚地看到位于两次 QRS 波之间的逆行 P 波在下壁导联倒置，V_1 导联呈负正双向，位于 QRS 波终末的逆行 P 波在 V_1 导联形成假性 r' 波，P^-–P^-间期与短 R–R 间期一致。表明慢–快型房室结折返性心动过速在下部共同径路发生了 2:1 传导阻滞。(C)前半部分为检查过程中再次诱发心动过速后患儿情绪激动，频率较前明显加快达 300 次/分。心动过速性质同前，房室间为 1:1 传导关系。采用 330 次/分的超速刺激夺获心房后终止了心动过速，终止后基础心率仍较快，达 150 次/分，严密监测患儿心率、血压等生命体征，十余分钟后心率基本恢复后终止检查。儿童基础心率较成人快，且情绪易出现波动，在食管心脏电生理检查过程中务必要仔细观察，避免漏诊，同时应关注患儿情绪，做好安抚工作。

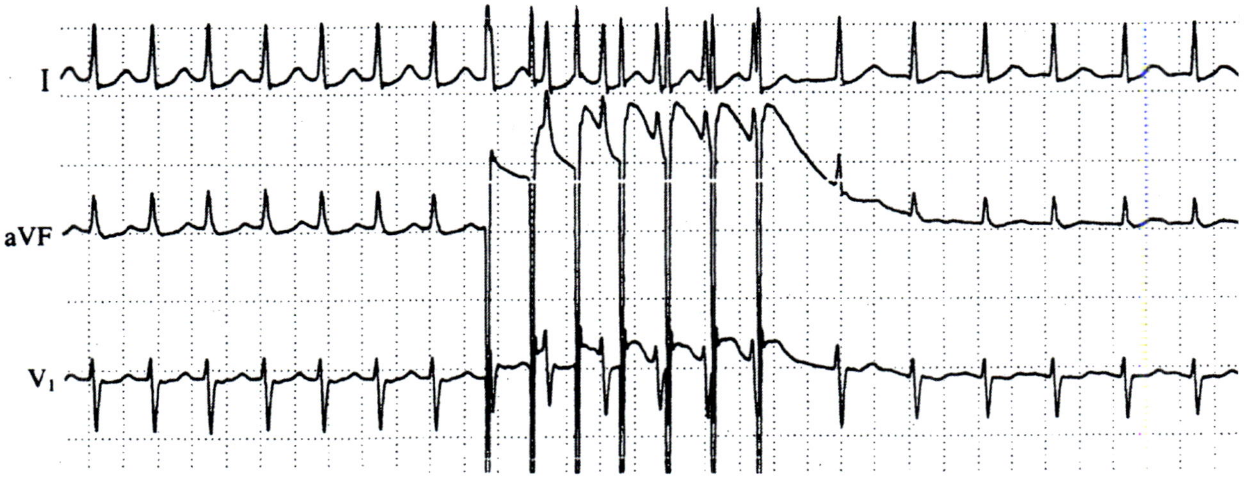

图 13–141 两种频率的慢–快型房室结折返性心动过速。图示慢–快型房室结折返性心动过速时 QRS 波形态正常，频率 187 次/分，逆行 P 波隐埋于 QRS 波末。给予 230 次/分的心房超速刺激时，第 3 次 S 波起即夺获心房终止了心动过速。心房激动沿房室结快径路传导，最后 1 次 S 波落在快径路有效不应期中改沿慢径路传导，S–R 间期长达 440ms，随后又诱发慢–快型房室结折返性心动过速，但是心动过速的频率明显减慢至 150 次/分，逆行 P 波仍然隐埋于 QRS 波末。提示存在另一条传导速度更慢的慢径路，造成慢–快型房室结折返性心动过速频率减慢。

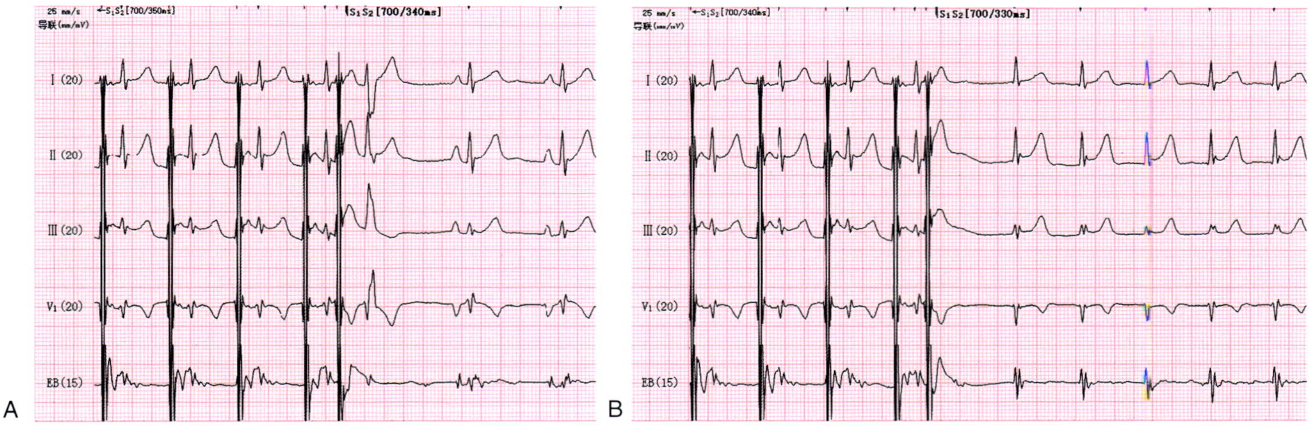

图 13–142 心房 S_1S_2 程控期前刺激揭示房室结三径路并诱发慢–快型房室结折返性心动过速。图示房室结三径路患者。(A)采用基础周期为 700ms 的 S_1S_2 心房程控期前刺激，S_1S_2 偶联间期 340ms 时，S_2–R 间期 260m 后出现完全性右束支传导阻滞形的 QRS 波。S_2 激动沿房室结快径路前向传导，并落在右束支不应期中。(B)S_1S_2 偶联间期 330ms 时，S_2–R 间期显著跳跃性延长至 900ms，增量长达 640ms，提示激动沿最慢径路下传。QRS 波恢复正常后诱发 R–R 间期 680ms，心率 88 次/分的窄 QRS 波心动过速。食管导联中可见逆行 P 波隐埋于 QRS 波中，R–P^-间期<70ms，为慢–快型房室结折返性心动过速。诱发心动过速的 S_2–R 间期长达 900ms，而心动过速的 R–R 间期 680ms，提示 S_2 刺激沿房室结最慢径路前向传导，随后从房室结快径路逆向传导，再沿房室结慢径路前传导形成慢–快型房室结折返性心动过速。本图在程控刺激时虽然 S_2–R 间期未出现两次跳跃现象，但在心动过速发生时可以看到房室结的一条逆向传导径路，两条前向传导径路，尤其是 S_2–R 间期显著跳跃性延长 500ms 以上，高度提示存在房室结三径路。

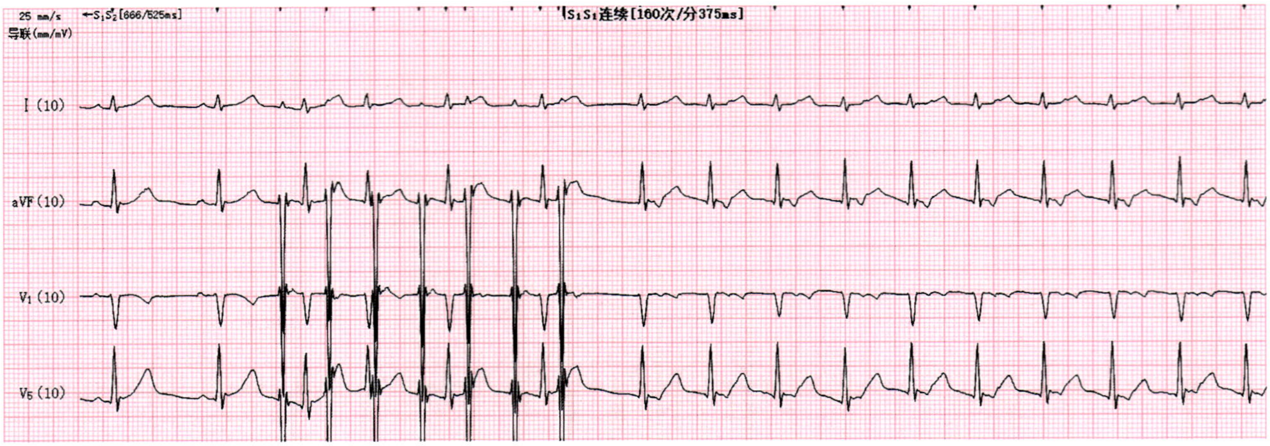

图 13-143 S_1S_1 定数刺激诱发慢-慢型房室结折返性心动过速。心脏电生理检查中，心房程控期前刺激显示 S_2-R 间期出现两次跳跃现象，明确存在房室结三径路。图示窦性心律时给予频率 160 次/分的心房 S_1S_1 定数刺激，均有效夺获心房。第 1 次 S-R 间期为 120ms，激动沿房室结快径路下传。第 2 次 S-R 间期 280ms，激动落在房室结快径路有效不应期并沿慢径路下传。第 3、5 次 S 波夺获心房后无 QRS 波。第 4、6 次 S-R 间期为 160ms，激动沿房室结快径路下传。第 7 次 S-R 间期显著延长至 620ms，提示激动沿另一条传导速度更慢的径路下传，并诱发出频率为 115 次/分的窄 QRS 波心动过速，逆行 P 波在Ⅱ、V_1、V5 导联倒置，R-P^-间期 120ms，表现出慢-慢型房室结折返性心动过速。第 3、5 次 S 波夺获心房后为何无 QRS 波出现?可以看到从最慢径路下传的第 7 次 S-R 间期长达 620ms，而第 4、6 次 S-R 间期为 160ms，本来第 3、5 次心房激动应该从最慢径路下传，但是被第 4、6 次沿房室结快径路下传的激动所干扰。第 7 次 S 波后停止了刺激，否则最慢径路还是无法传导，也不能诱发出慢-慢型房室结折返性心动过速。

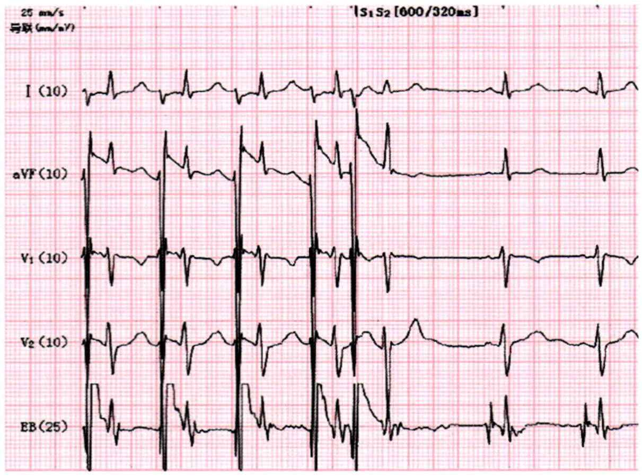

A

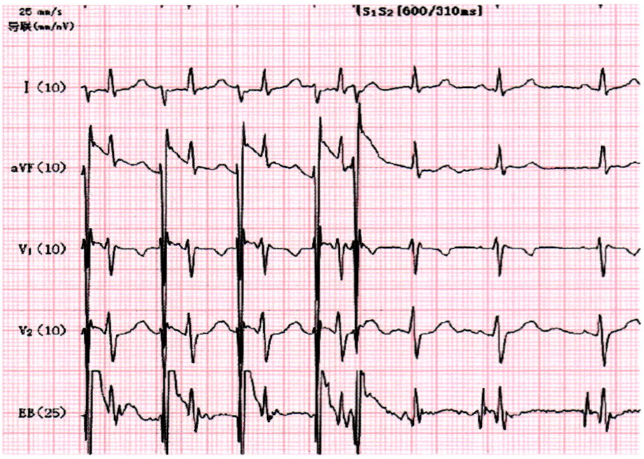

B

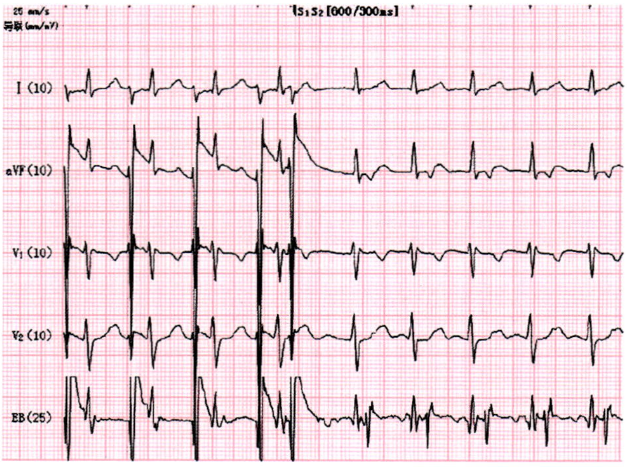

C

图 13-144 心房刺激诱发慢-慢型房室结折返性心动过速。(A)基础周长 600ms 的心房 S_1S_2 程控期前刺激，S_1S_2 偶联间期 320ms 时 S_2-R 间期 210ms，心房激动从房室结快径路传导。(B)S_1S_2 偶联间期 310ms 时 S_2-R 间期 400ms，增量 190ms。激动落在房室结快径路有效不应期中便沿房室结慢径路传导，显示出房室结双径路传导的第 1 次跳跃现象。(C)S_1S_2 偶联间期 300ms 时 S_2-R 间期延长至 530ms，增量 130ms。心房激动落在房室结慢径路有效不应期中并沿房室结最慢径路传导，显示出房室结双径路传导的第 2 次跳跃现象，并诱发出频率 104 次/分的窄 QRS 波心动过速，逆行 P 波在 aVF 导联倒置，V_2 导联负正双相，aVF 导联倒置与食管导联 R-P^-间期 140ms，提示为激动沿房室结最慢径路下传，从慢径路逆向传导的慢-慢型房室结折返性心动过速(待续)。

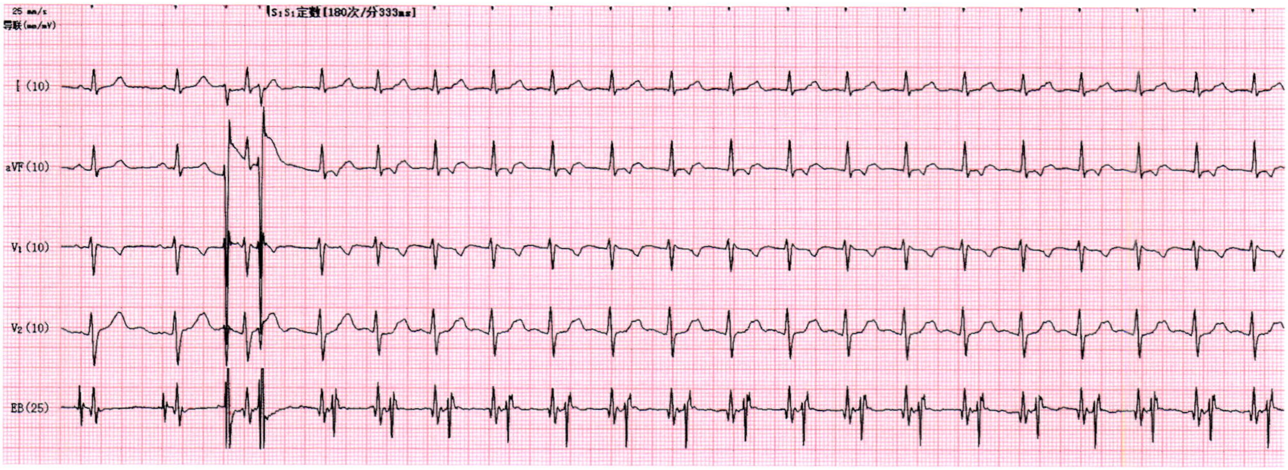

D

图 13-144(续) (D)窦性心律时给予频率 180 次/分的两次心房刺激，第一次 S 波后 S-R 间期 140ms，心房激动沿房室结快径路下传，第二次 S 波后 S-R 间期突然成倍延长至 520ms，提示心房激动沿房室结最慢径路下传，随后诱发出如图 C 所示的慢-慢型房室结折返性心动过速。

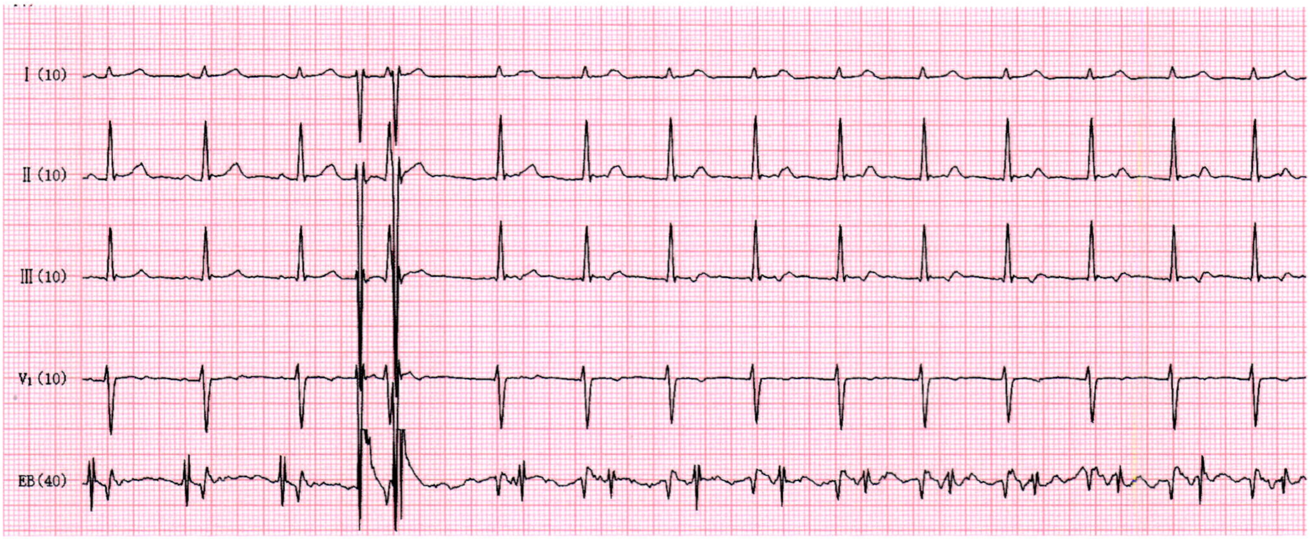

图 13-145 定数刺激诱发慢-慢型房室折返性心动过速。窦性心律时给予频率 220 次/分的两次心房刺激夺获心房，第一次 S-R 间期 200ms，第二次 S-R 间期突然成倍延长至 760ms，随后诱发出频率仅 91 次/分的窄 QRS 波心动过速，逆行 P 波在Ⅰ导联直立，Ⅱ、Ⅲ导联倒置，V_1 导联负正双相。食管导联 R-P⁻间期 220ms，Ⅲ导联 R-P⁻间期 200ms<V_1 导联 240ms。诱发心动过速的 S-R 间期长于心动过速的 R-R 间期，提示慢频率的窄 QRS 波心动过速为房室结最慢径路前向传导，慢径路逆向传导的慢-慢型房室结折返性心动过速，房室结快径路因受到来自慢径路的隐匿性传导无法显示。

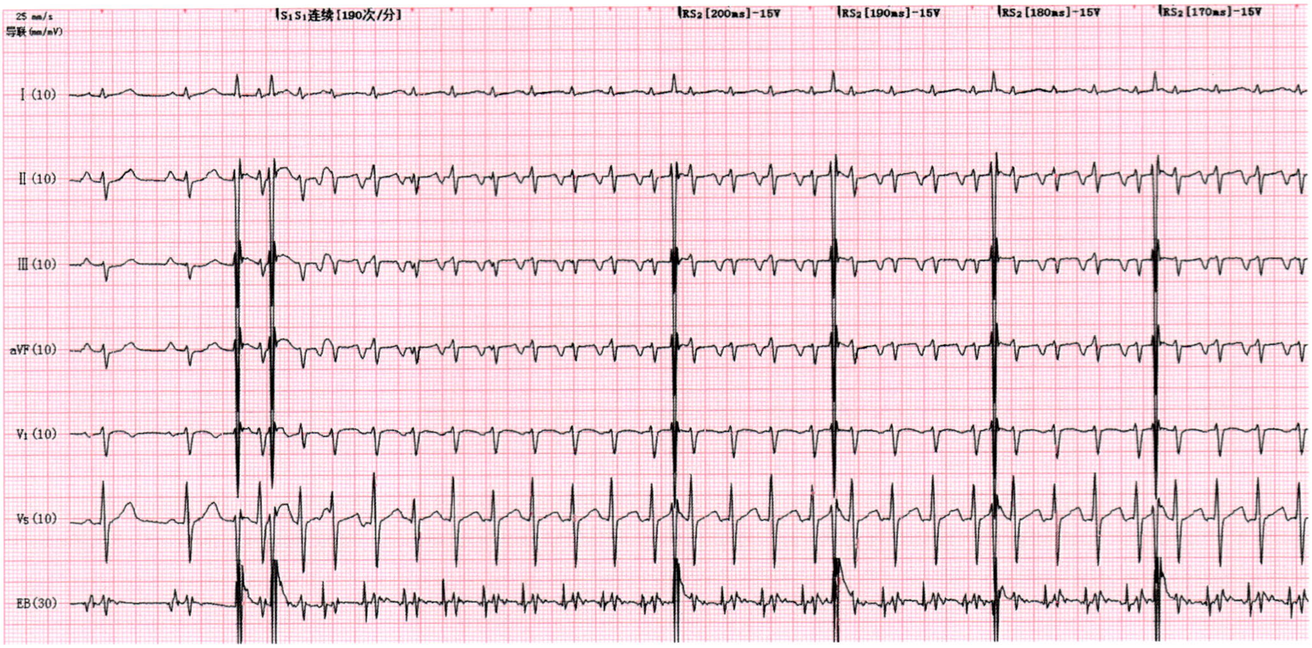

图 13-146 心房定数刺激诱发快-慢型房室结折返性心动过速。图示窦性心律时给予频率 190 次/分的两次心房刺激，诱发出 R-P⁻间期 256ms 的窄 QRS 波心动过速，P⁻波在Ⅱ、Ⅲ、aVF 导联倒置，房室呈 1:1 传导。采用 RS_2 期前刺激时，偶联间期 200ms、190ms、180ms、170ms 均夺获心房，但其后 R-P⁻间期不变，R-R 间期也不变，证实心房和心室均不是折返环的一部分，可排除房性心动过速及房室折返性心动过速。电生理特征显示为快-慢型房室结折返性心动过速。

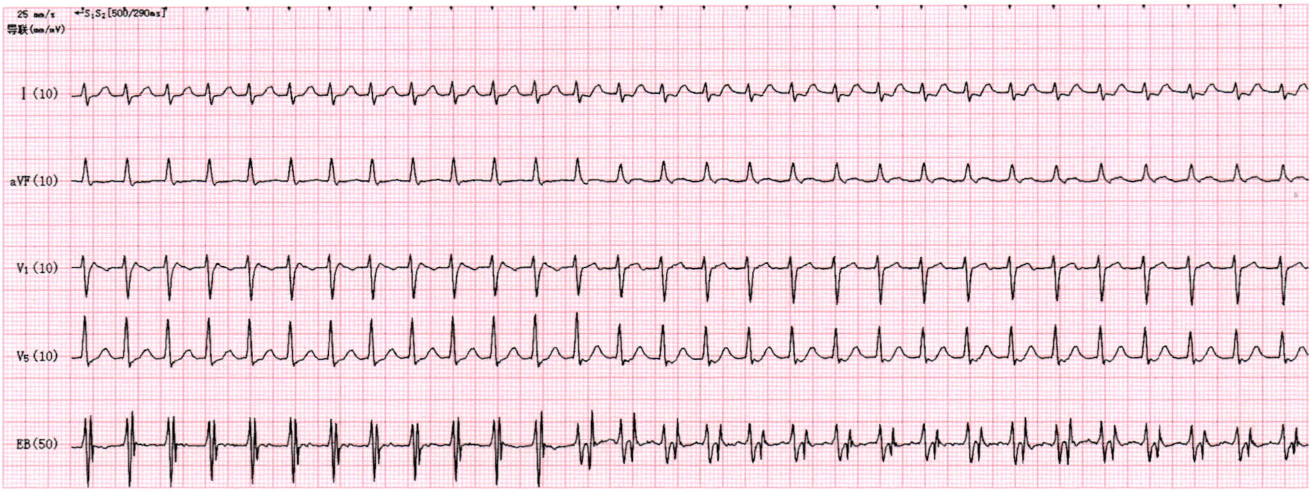

图 13-147 慢-快型房室结折返性心动过速转变为顺向型房室折返性心动过速。图示心房程控期前刺激诱发出频率 158 次/分的窄 QRS 波心动过速，逆行 P 波隐藏在 QRS 波中，在 V_1 导联形成假性 r'波，食管导联 R-P⁻间期<70ms，显示出慢-快型房室结折返性心动过速的特征。但是第 13 次 QRS 波起，在 R-R 间期未变的情况下，逆行 P 波突然出现在 QRS 波后。在Ⅰ、V_5 导联倒置，V_1 导联直立，食管导联中 R-P⁻间期 120ms<V_1 导联 R-P⁻间期 160ms，逆行心房激动呈左侧偏心性。显示为左侧房室旁路逆向传导，房室结-希浦系统顺向传导的顺向型房室折返性心动过速。

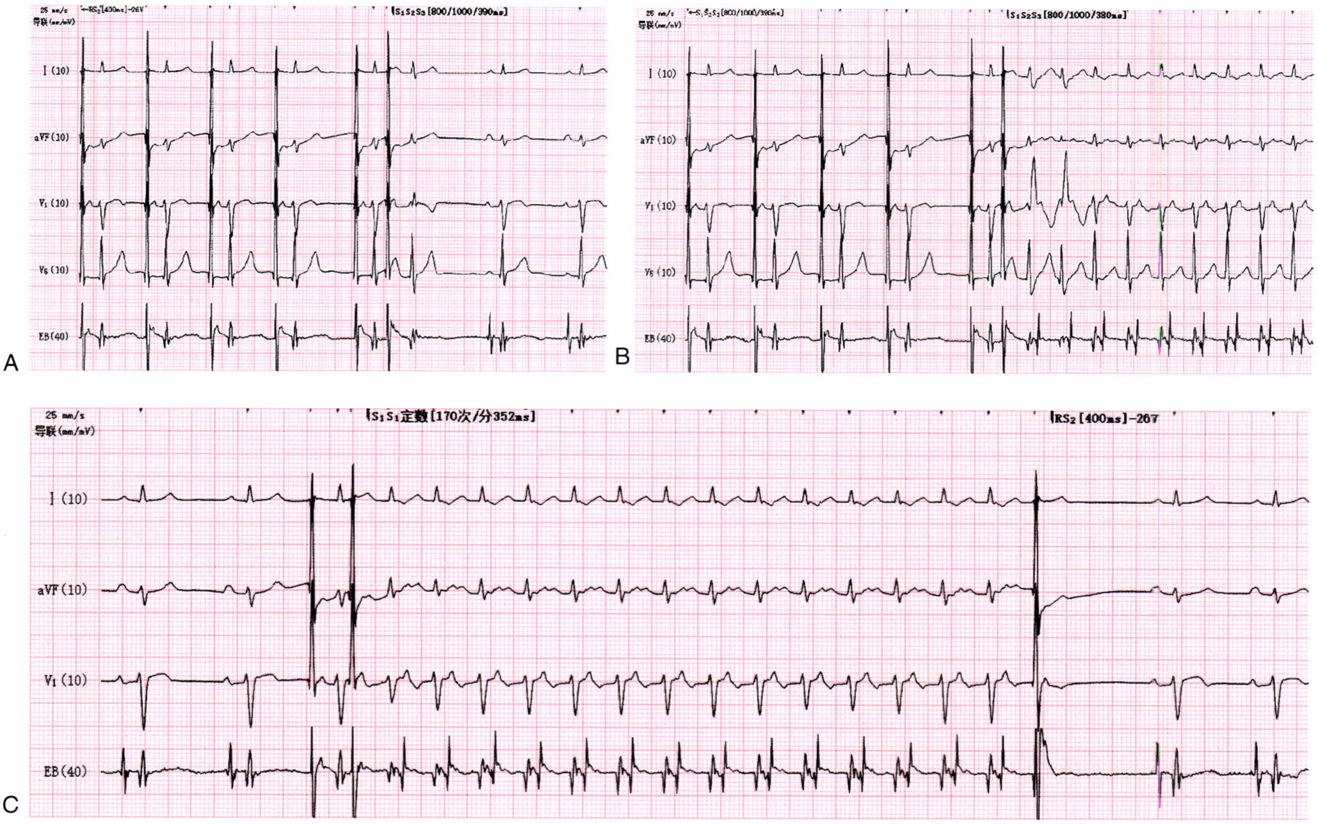

图 13–148　心房刺激诱发与终止隐匿性左侧房室旁路逆向传导的顺向型房室折返性心动过速。(A)基础刺激周长 800ms，S_1S_2 间期 1000ms 的 $S_1S_2S_3$ 心房期前刺激。S_2S_3 偶联间期 390ms 时 S_3–R 间期 280ms，R_3 呈不完全右束支传导阻滞形，右束支已进入不应期。(B)S_2S_3 偶联间期 380ms 时 S_3–R 间期 300ms，R_3 呈完全性右束支传导阻滞形，随后诱发出频率 158 次/分的窄 QRS 波心动过速。逆行 P 波在Ⅰ导联倒置，aVF、V_1 导联直立。食管导联 $R–P^-$间期 120ms<V_1 导联 160ms，逆行心房激动呈左侧偏心性。呈右束支传导阻滞形的 $R–P^-$间期与窄 QRS 波的 $R–P^-$间期一致，表现为隐匿性左前侧壁房室旁路逆向传导的顺向型房室折返性心动过速。(C)窦性心律时给予频率 170 次/分的两次心房刺激，第一次 S–R 间期 200ms，第二次 S–R 间期延长至 300ms 后诱发与图 B 相同的窄 QRS 波心动过速。随后见偶联间期 400ms 的 RS_2 期前刺激落在 QRS 波中，提前夺获心房后终止了心动过速。顺向型房室折返性心动过速的折返环路包括了心房、心室、房室旁路和房室结–希浦系统，期前刺激形成的心房激动沿房室结缓慢下传到心室，从已脱离不应期的房室旁路逆行传到心房，再次沿房室结下传便诱发了顺向型房室折返性心动过速。提前夺获心房的 RS_2 激动在房室结–希浦系统中发生传导阻滞后，便可终止心动过速。

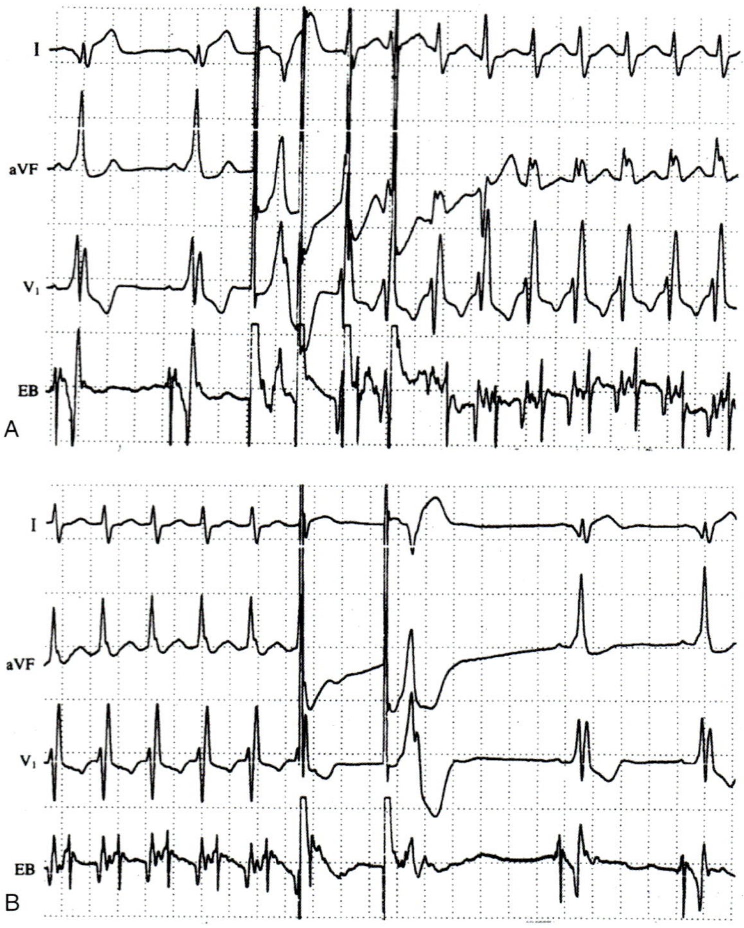

图 13-149　心房 S_1S_1 刺激诱发及终止顺向型房室折返性心动过速。窦性心律时见 QRS 波起始与终末粗钝，显示出 A 型心室预激合并完全性右束支传导阻滞。(A)给予频率 180 次/分的心房 S_1S_1 刺激，第二次 S 波落在旁路有效不应期，激动从房室结-希浦系统前向传导，沿左侧房室旁路逆向传导后即诱发出频率 180 次/分的顺向型房室折返性心动过速。(B)心动过速时给予 100 次/分的两次亚速刺激，第一次 S 波夺获心房后即终止了心动过速。第二次 S 波夺获心房后从旁路前传形成完全心室预激。

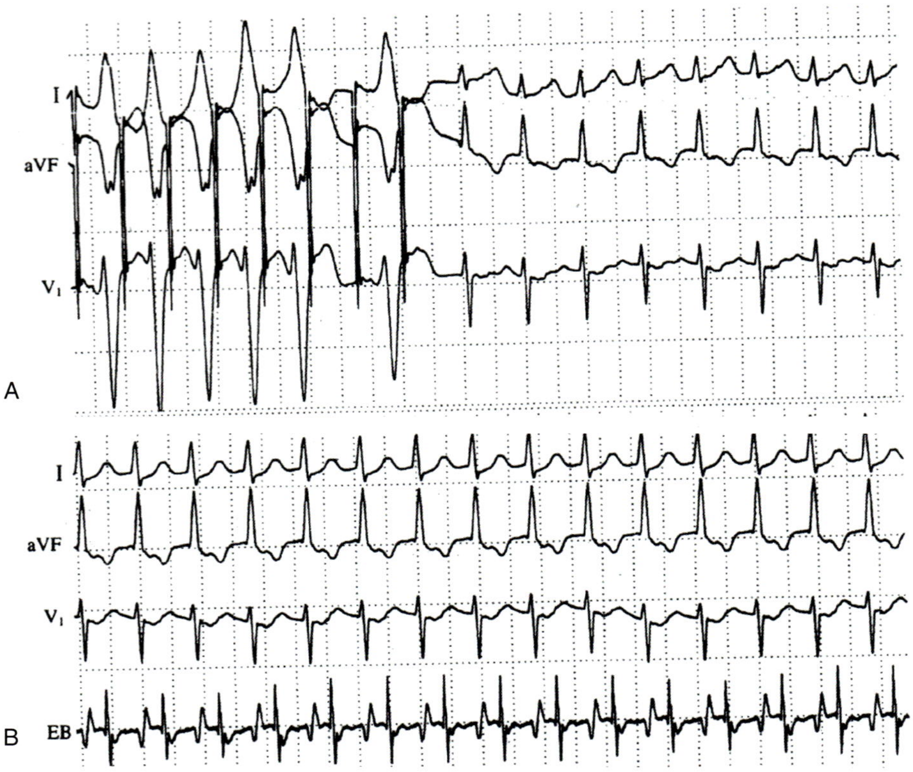

图 13-150　S_1S_1 刺激诱发及终止顺向型房室折返性心动过速。显性右后侧壁房室旁路。(A)给予 200 次/分的心房 S_1S_1 刺激，见前 5 次 S 波激动均从房室旁路传导，房室结-希浦系统传导被掩盖，第 6 次 S 波后 QRS 波脱漏，房室旁路与房室结-希浦系统均发生了传导阻滞。第 7 次 S 波激动又从旁路传导造成 1 次长 R-R 间期，致第 8 次 S 波激动因旁路不应期延长而发生传导阻滞，便沿房室结-希浦系统下传后，诱发出频率 158 次/分的顺向型房室折返性心动过速。(B)心动过速时逆行 P 波在 I 导联直立，aVF 导联、V_1 导联倒置，双极食管导联中逆行 P 波高尖晚于 V_1 导联出现，R-P^-E 间期大于 R-$P^-$$V_1$ 间期，符合右侧房室旁路逆向传导所引起的顺向型房室折返性心动过速(待续)。

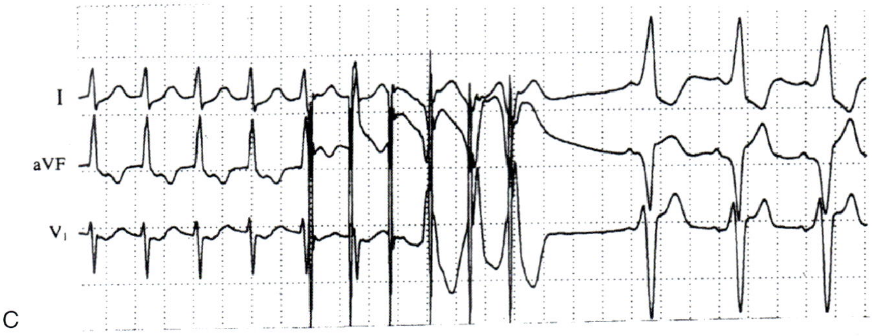

图 13–150(待续) (C)为心动过速时给予频率 220 次/分的超速刺激，自第 3 次 S 波起终止了心动过速，激动自从房室结–希浦系统传导，QRS 波呈右束支传导阻滞型的心室内差异性传导，窦性心律时显示出显性右后侧壁房室旁路图形。

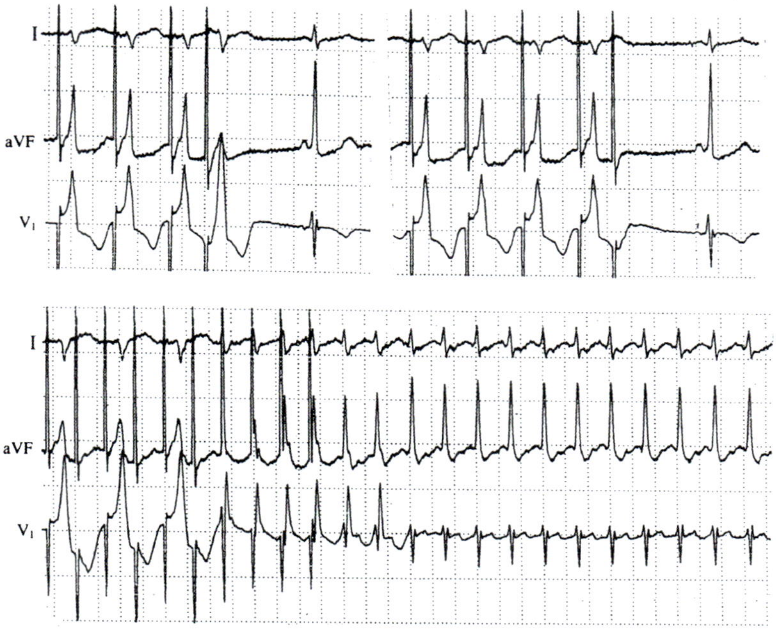

图 13–151 快速心房刺激诱发顺向型房室折返性心动过速。显性左侧房室旁路患者。上图示基础刺激周期 500ms 的心房程控期前刺激，左侧为 S_1S_2 320ms 时见 R_2 波呈完全预激图形。右侧 S_1S_2 递减 10ms(310mns)时 R_2 波消失，房室旁路和房室结–希浦系统均进入有效不应期，旁路有效不应期短于房室结–希浦系统，未能诱发心动过速。下图给予频率 230 次/分的快速 S_1S_1 心房刺激，旁路出现 2:1 传导。自第 6 次 S 波起激动均从房室结–希浦系统传导，并发生右束支传导阻滞型心室内差异性传导，随后诱发出顺向型房室折返性心动过速。表明在房室结–希浦系统不应期长于房室旁路的情况下，通过快速的心房刺激可以缩短房室结–希浦系统不应期，使激动能够沿房室结–希浦系统前向传导而诱发心动过速。心动过速时频率 200 次/分，逆行 P 波在 Ⅰ 导联倒置，V_1 导联直立的电生理特点，符合左侧房室旁路逆向传导引起的顺向型房室折返性心动过速。

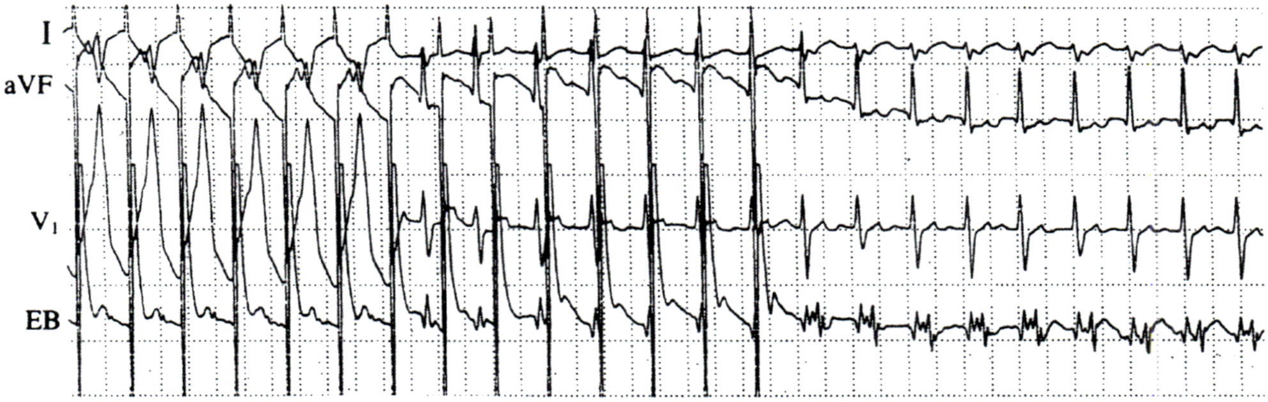

图 13–152 S_1S_1 刺激诱发顺向型房室折返性心动过速。左前侧壁房室旁路患者。图示频率 150 次/分的 S_1S_1 心房刺激，前 6 次 S 波均从旁路前向传导，房室结–希浦系统传导被旁路传导掩盖。第 7 次 S 波起激动在旁路发生传导阻滞，均沿房室结–希浦系统传导并发生传导延缓，随后诱发出顺向型房室折返性心动过速。逆行 P 波在 Ⅰ 导联倒置，在 aVF、V_1 导联直立，食管导联中逆行 P 波早于 V_1 导联出现，逆行心房激动顺序呈左侧偏心性，电生理特点符合左前侧壁房室旁路参与的顺向型房室折返性心动过速。

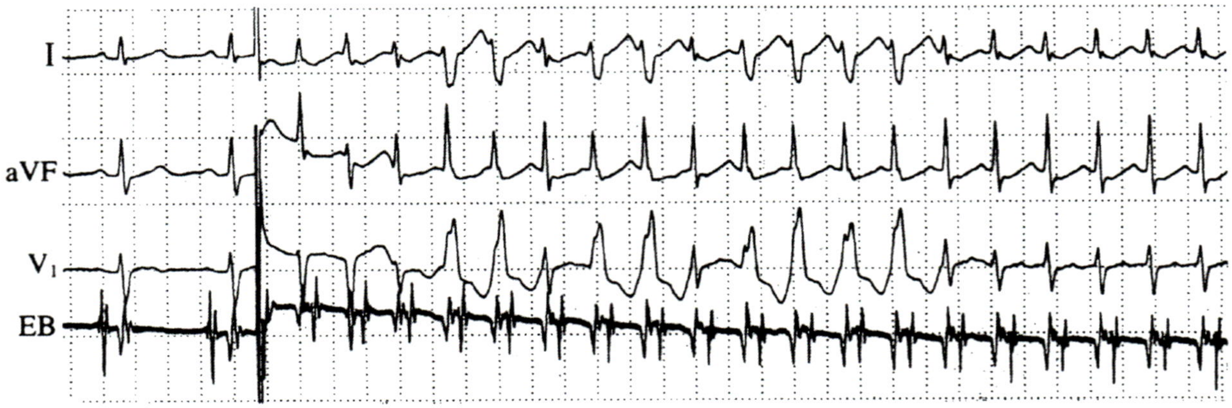

图 13-157 RS$_2$ 刺激诱发顺向型房室折返性心动过速。图示窦性心律时未见预激波形，RS$_2$ 150ms 时诱发出心动过速，逆行 P 波在Ⅰ导联倒置、V$_1$ 导联直立，滤波双极食管导联中 R-P$^-$间期 120ms，R-P$^-$E<R-P$^-$V$_1$。心动过速发生功能性右束支传导阻滞时的 R-R 周期长度未改变，均表明为隐匿性左侧房室旁路参与折返形成的顺向型房室折返性心动过速。

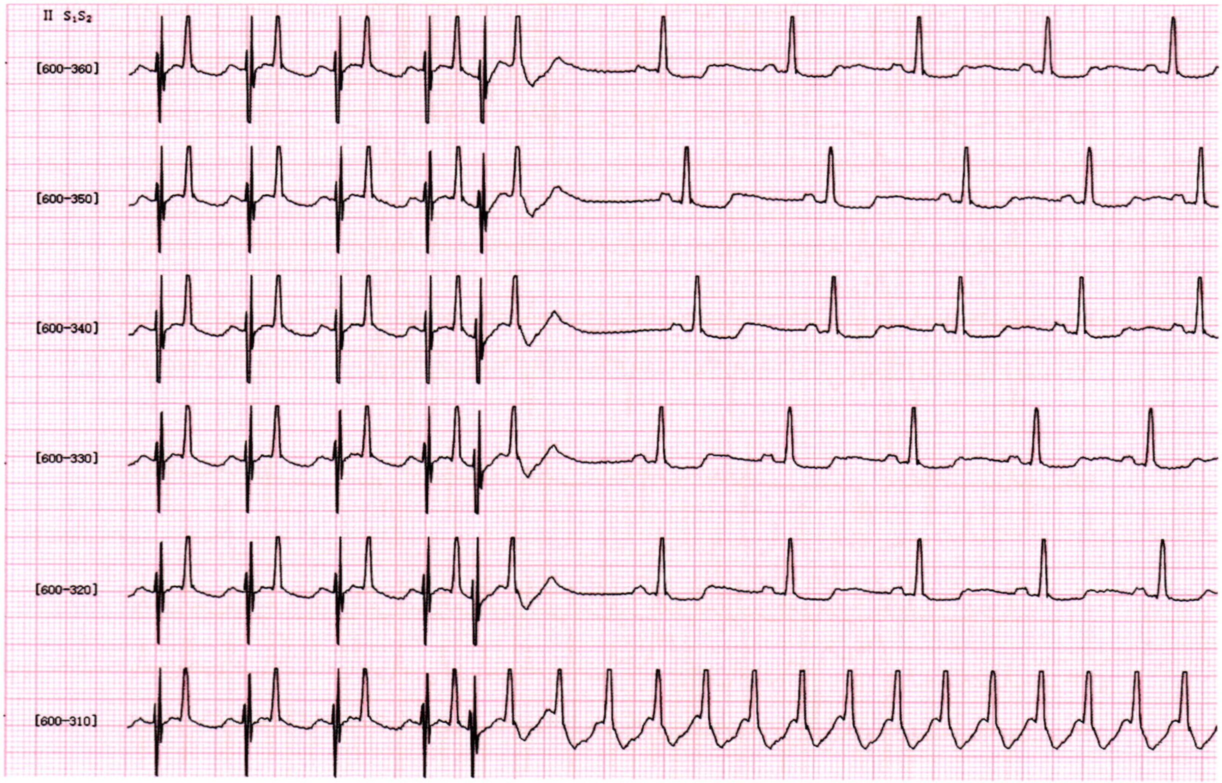

A

图 13-158 心房期前刺激诱发顺向型房室折返性心动过速。(A) 基础周期为 600ms 的心房程控期前刺激，S$_1$S$_2$ 偶联间期递减 10ms 负扫描时Ⅱ导联连续记录的波形对比图。可见 S$_1$S$_2$ 偶联间期 360ms 时，S$_2$-R$_2$ 间期为 150ms，R$_2$ 波后可见 1 次在Ⅱ导联倒置的逆行 P 波，随着偶联间期递减到 320ms 时，S$_2$-R$_2$ 间期缓慢延长到 170ms，R$_2$ 波后均可见单次 R-P$^-$间期固定的逆行 P 波。当偶联间期进一步递减到 310ms，S$_2$-R$_2$ 间期延长到 180ms 后诱发出窄 QRS 波心动过速。(待续)

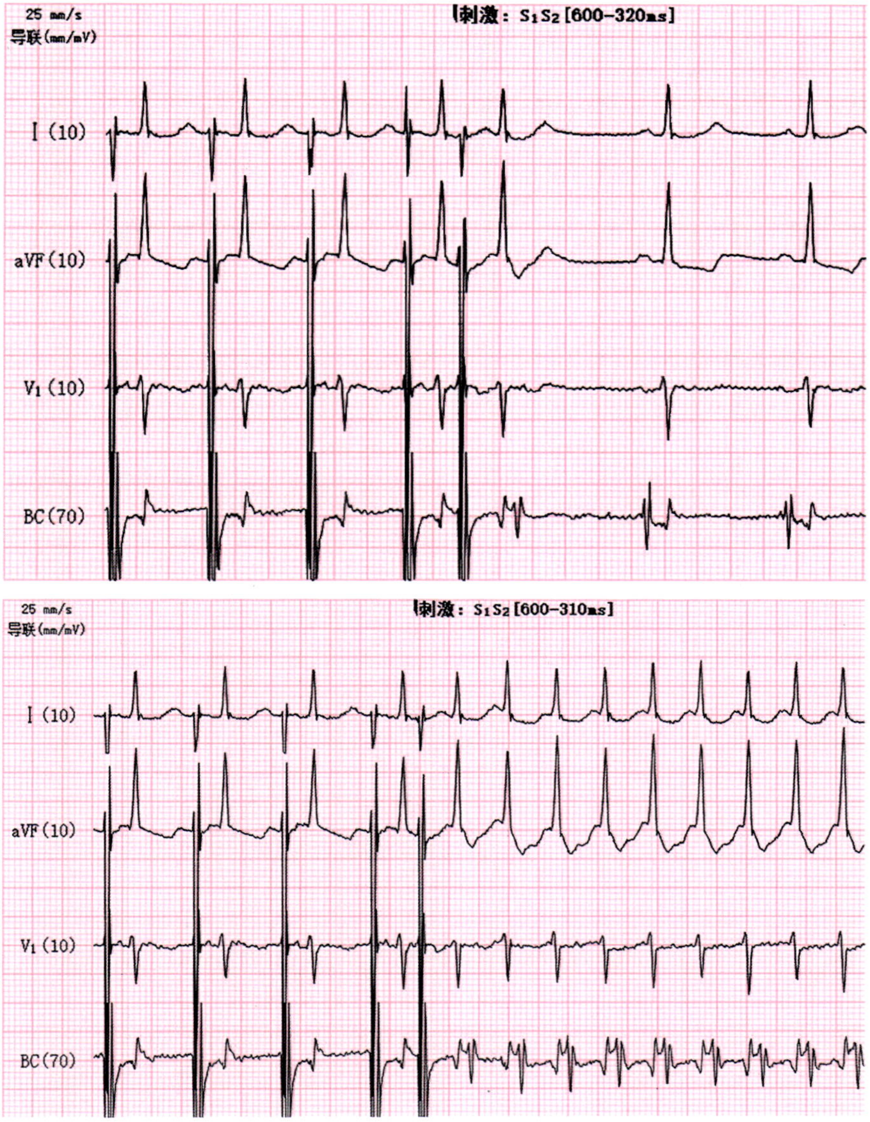

图 13-158（续） (B)基础刺激周长 600ms，S_1S_2 偶联间期 320ms 时，S_2 下传的 R_2 波中出现逆行 P 波，在Ⅰ、aVF 导联倒置，V_1 导联直立，食管导联 $R-P^-$ 间期 90ms<V_1 导联 120ms。(C)S_1S_2 偶联间期 310ms 时诱发出频率 187 次/分的窄 QRS 波心动过速，逆行 P 波在Ⅰ、aVF 导联倒置，V_1 导联直立，$R-P^-$ 间期<P^--R 间期，食管导联 $R-P^-$ 间期<V_1 导联 $R-P^-$ 间期，为左侧房室旁路参与的顺向型房室折返性心动过速。折返性心动过速的诱发取决于 3 个要素：两条径路、单向阻滞及传导延缓。本病例窦性心律时均未见心室预激图形，为隐匿性房室旁路，此类房室旁路只具有逆传功能，而无前传功能，可见前两个要素都已满足。从(A)可见 S_1S_2 偶联间期在 360~320ms 时，S_2 激动从房室结下传，随后从房室旁路逆传，此时心房肌已脱离不应期产生逆行 P 波，但房室结尚未脱离前传不应期，故只能出现单个折返的顺向型折返性心房回波，未能诱发心动过速。而 S_1S_2 偶联间期进一步缩短到 310ms 时，S_2-R_2 间期从房室结下传延长到 180ms。此时折返环路周长足够长，可使房室结脱离前传不应期，激动便能继续下传，周而复始形成隐匿性左侧房室旁路参与的顺向型房室折返性心动过速。

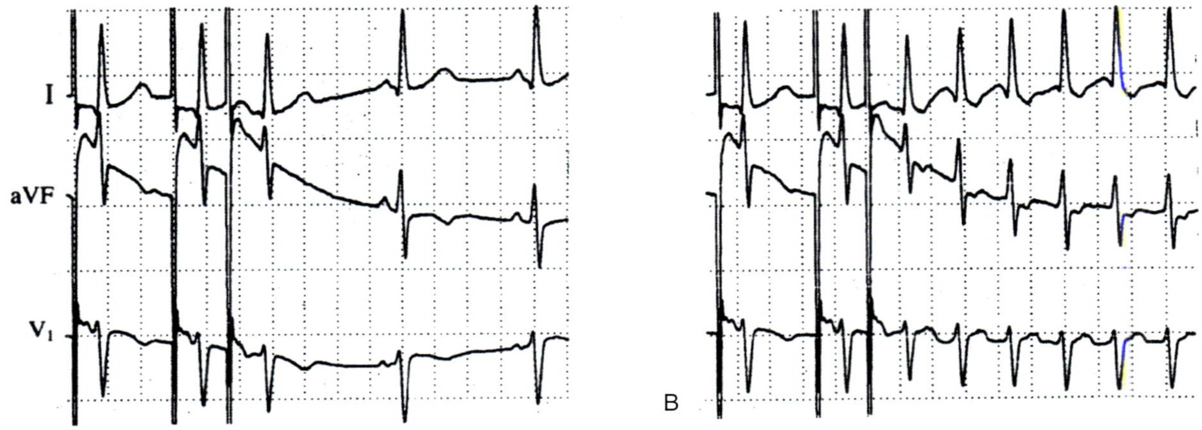

图 13-159 顺向型房室折返性心动过速诱发窗口。图示窦性心律时未见心室预激，给予基础刺激周期 600ms 的心房程控期前刺激。(A)S_1S_2 偶联间期 350ms 时 S_2-R 200ms；(B)S_1S_2 偶联间期递减 10ms(340ms)时，S_2-R 间期仅延长 20ms 即诱发出心动过速，见逆行 P 波在Ⅰ、aVF 导联倒置，V_1 导联中直立，为隐匿性左侧房室旁路逆向传导形成的顺向型房室折返性心动过速。(待续)

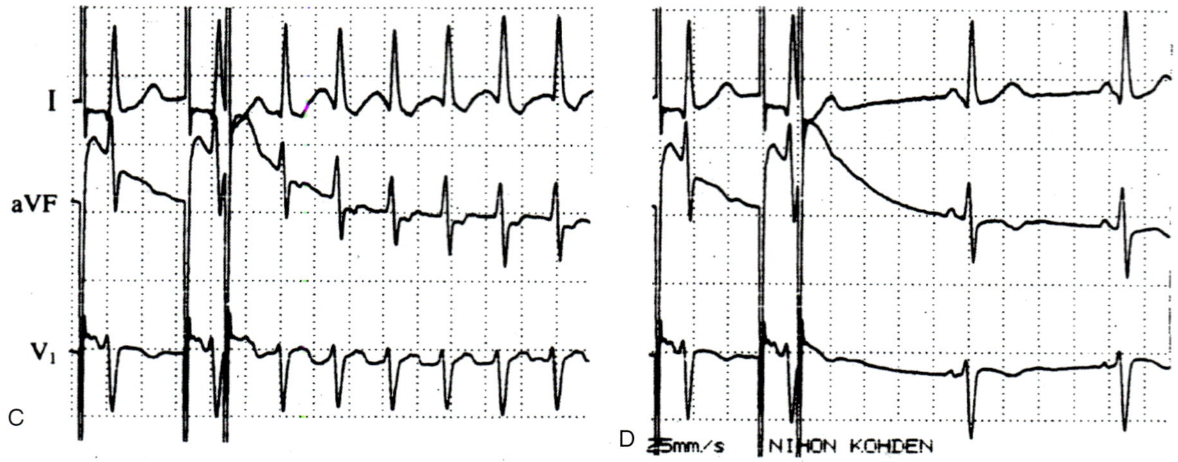

图 13–159(续) (C)示 S_1S_2 偶联间期递减至 230ms 时仍可诱发心动过速；(D)示 S_1S_2 偶联间期递减至 220ms 时 P_2 波消失，心房进入有效不应期。诱发窗口 600/340~220ms。

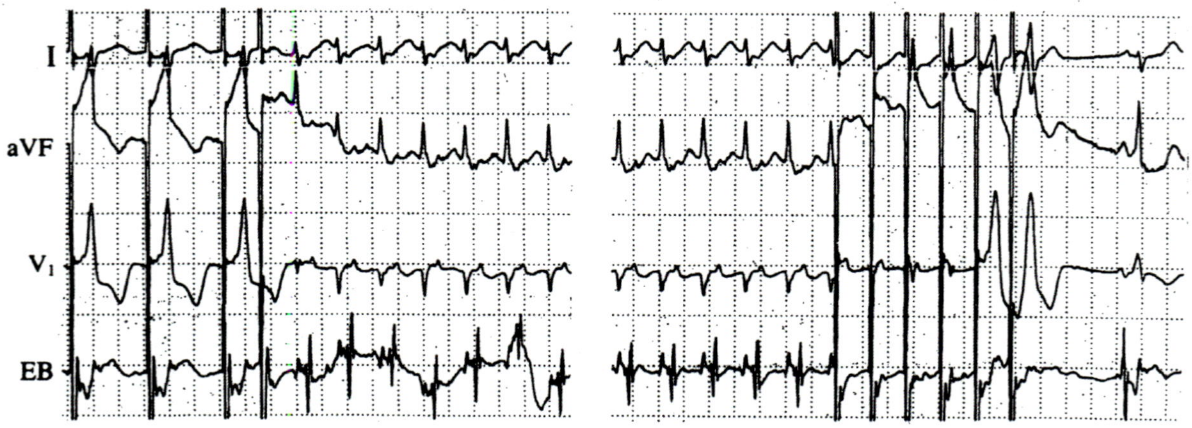

图 13–160 顺向型房室折返性心动过速的诱发及终止。显性左前侧壁房室旁路患者，左图示基础刺激周期 S_1S_1 600ms，S_1S_2 偶联间期 280ms 时旁路处于有效不应期，激动沿房室结–希浦系统前向传导后诱发出顺向型房室折返性心动过速，逆行 P 波在 Ⅰ 导联倒置，aVF、V_1 导联直立，$R-P^{-}E<R-P^{-}V_1$，心动过速为左前侧壁房室旁路逆向传导形成。右图示心动过速时给予 220 次/分的超速刺激夺获心房后终止了心动过速，最后 2 次 S 波沿房室旁路下传，出现完全预激图形。

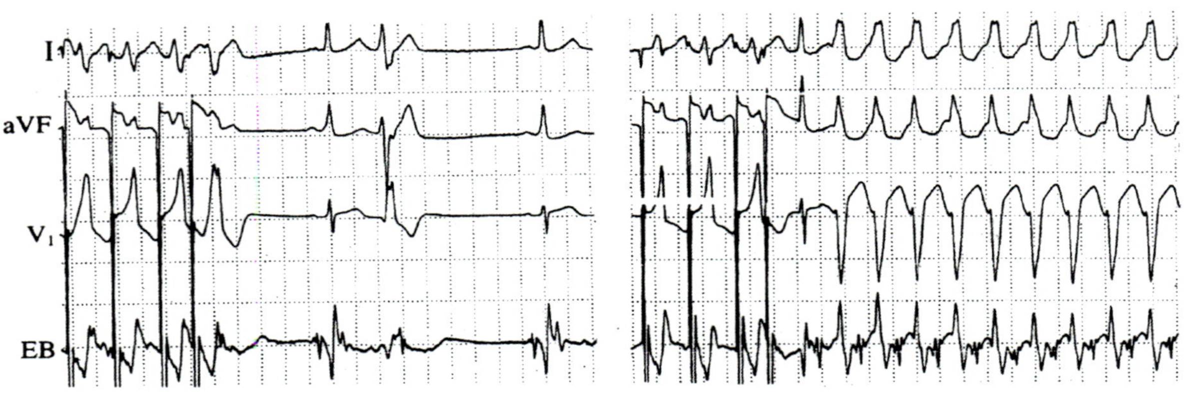

图 13–161 顺向型房室折返性心动过速伴左束支蝉联现象。显性左侧房室旁路患者。图示基础刺激周期 400ms 的心房程控期前刺激，步长 20ms 负扫描。左图为 S_1S_2 偶联间期 270ms 时，见 R_2 波呈完全预激图形，激动沿旁路传导。右图为 S_1S_2 偶联间期递减 20ms(250ms)时旁路进入有效不应期，激动沿房室结–希浦系统前向传导，R_2 波恢复正常。随后诱发出顺向型房室折返性心动过速，食管导联中 $R-P^{-}$ 间期 120ms。自第 2 次 QRS 波起均呈完全性左束支传导阻滞形，食管导联 $R-P^{-}$ 间期 160ms，为持续性心室内差异性传导即左束支蝉联现象，符合 Coumel 定律。

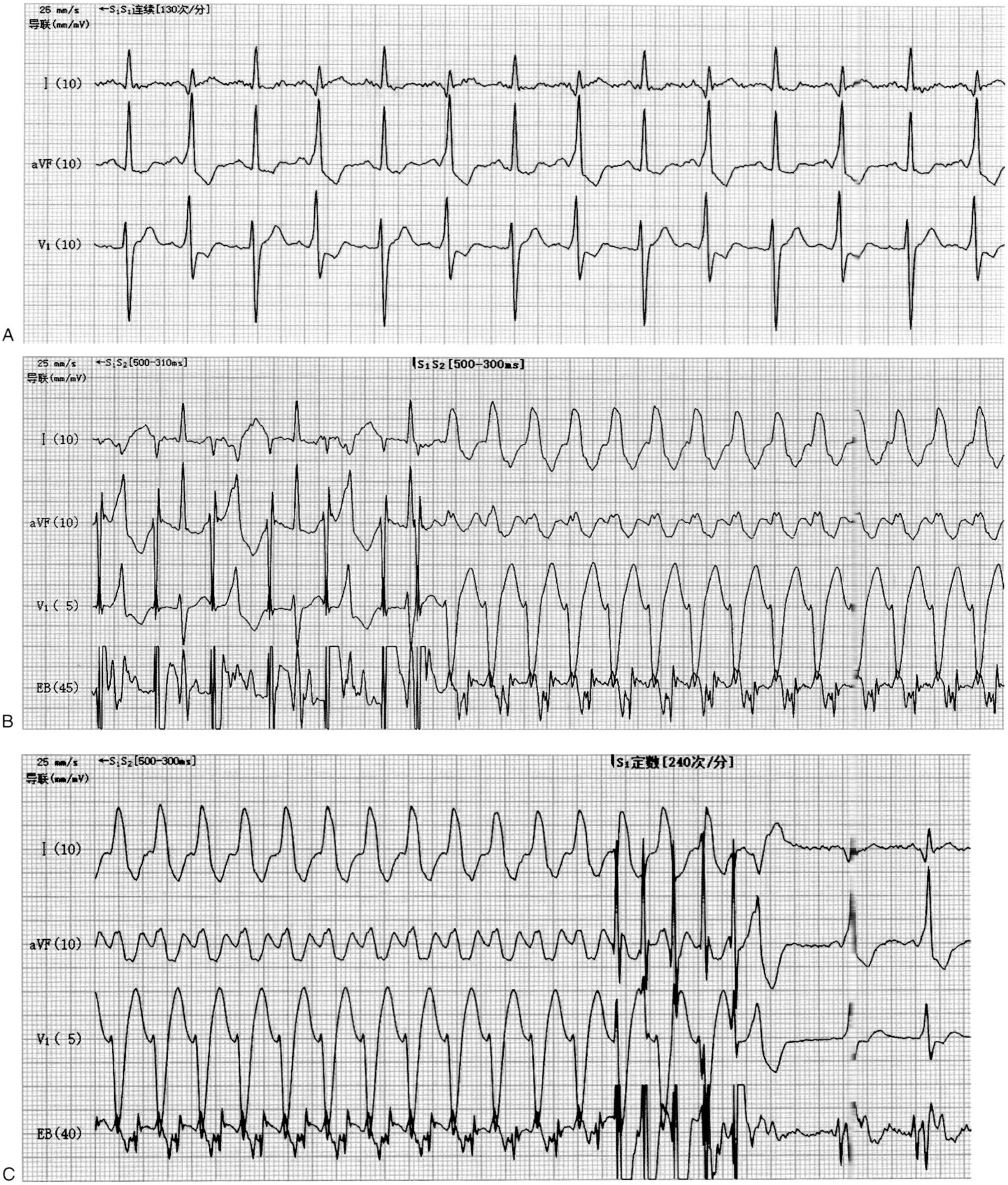

图 13–162　心房刺激诱发与终止顺向型房室折返性心动过速。(A) 窦性频率约为 110 次/分，P–R 间期 150ms 和 120ms 长短交替，长 P–R 间期后伴随窄 QRS 波，短 P–R 间期后伴随时限 130ms，起始可见 δ 波的宽 QRS 波，表现出交替性心室预激。(B)给予基础周长 500ms 的心房 S_1S_2 程控期前刺激，S_1S_2 偶联间期 300ms 时见 S_1 刺激下传的 QRS 波宽、窄交替出现，宽 QRS 波在 aVF 及 V_1 导联呈 R 型，Ⅰ导联呈 QS 型，P–R 间期也 80ms 和 150ms 短长交替，为房室结与房室旁路交替前向传导所致。见 S_2–R_2 间期 160ms 时诱发频率为 167 次/分，呈完全性左束支传导阻滞形的宽 QRS 波心动过速，逆行 P^- 波位于 ST 段处，R–P^-间期<P^-–R 间期，食管导联 R–P^-间期固定为 190ms。(待续)

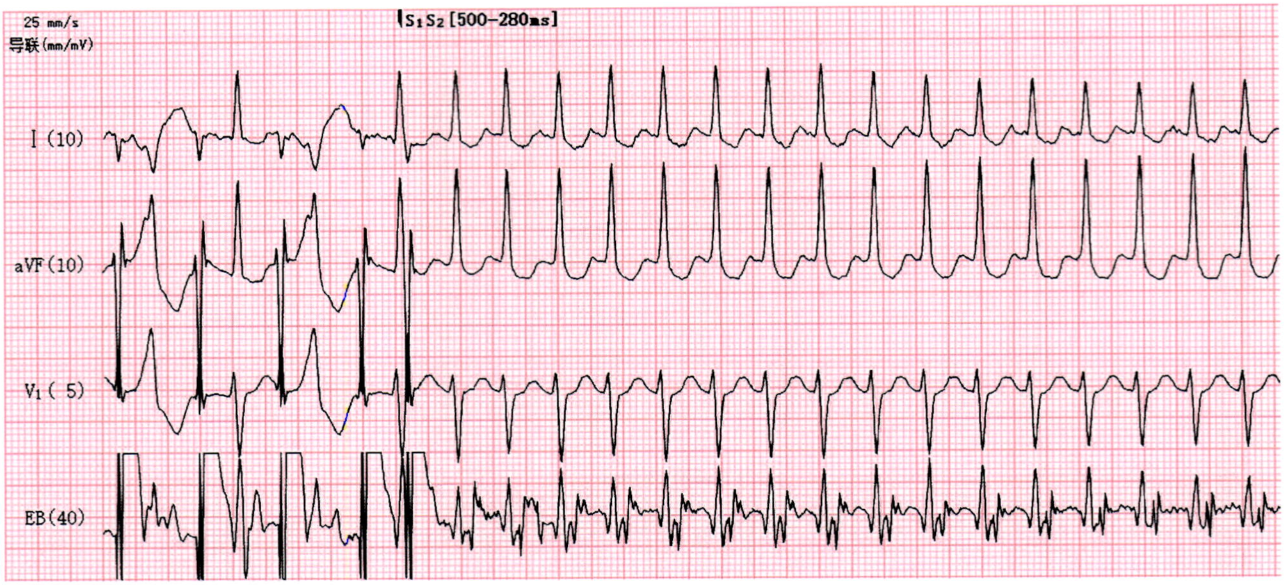

D

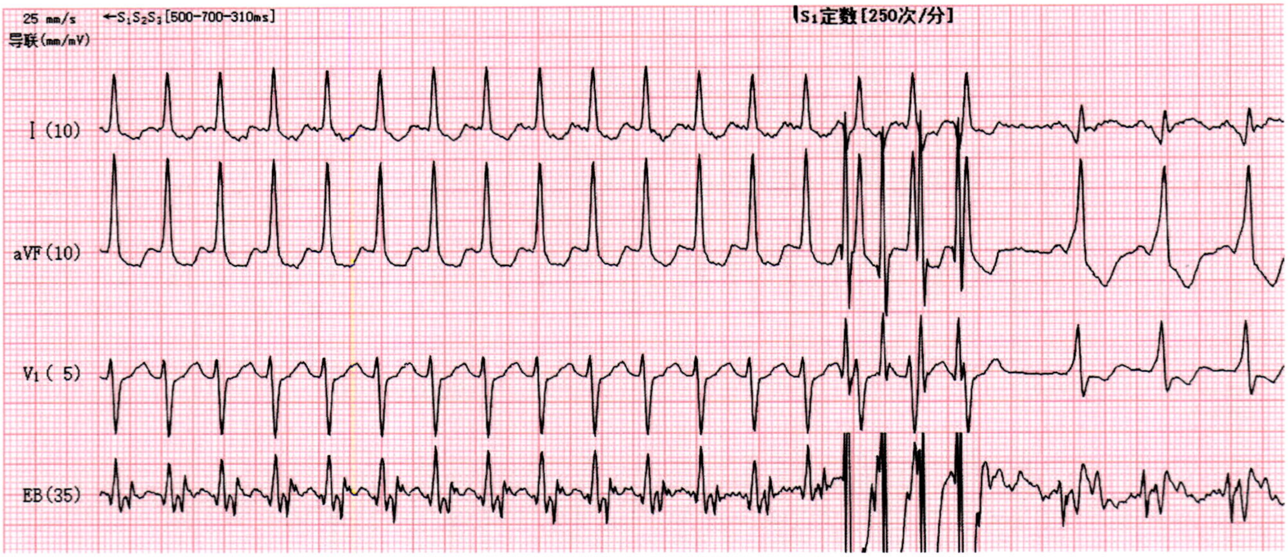

E

图 13-162(续) (C)宽 QRS 波心动过速时采用频率 240 次/分的超速刺激，夺获心房后终止了心动过速，最后一次刺激沿房室旁路下传，QRS 波呈完全性心室预激图形。(D)给予基础周长 500ms 的 S_1S_2 程控期前刺激，S_1S_2 偶联间期 280ms 时，S_1 刺激下传的 QRS 波形态与(B)相同，S_2–R 间期 200ms，随后诱发频率为 183 次/分的窄 QRS 波心动过速，逆行 P 波在 Ⅰ 导联倒置，V_1 导联直立，食管导联中 R–P⁻间期 100ms<V_1 导联 R–P⁻间期，为左侧房室旁路逆向传导的顺向型房室折返性心动过速。(E)窄 QRS 波心动过速时，采用 250 次/分的超速刺激夺获心房终止心动过速。本例为显性左前侧壁房室旁路，采用心房 S_1S_2 程控期前刺激诱发了两次顺向型房室折返性心动过速。伴功能性左束支传导阻滞时心动过速频率较慢，且 R–P⁻间期较窄 QRS 波时长 35ms 以上，符合左束支传导阻滞与房室旁路位于同侧的 Coumel 定律。顺向型房室折返性心动过速伴功能性束支传导阻滞时的 R–P⁻间期改变有助于房室旁路定位。

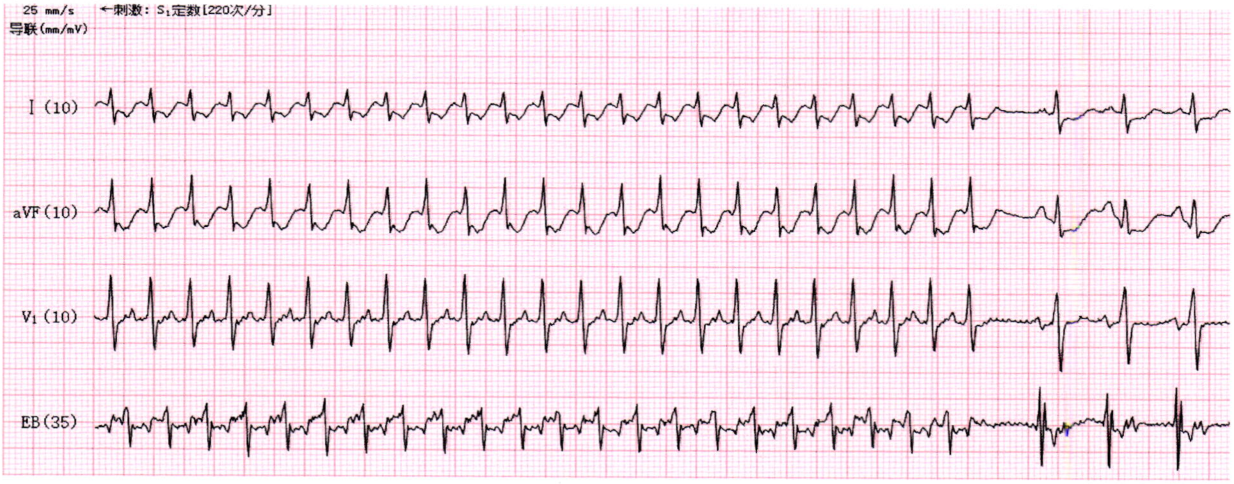

图 13–163　房室旁路逆向传导阻滞终止顺向型房室折返性心动过速。图示频率 230 次/分的窄 QRS 波心动过速，逆行 P 波在 I 导联倒置，V_1 导联直立，R–P⁻间期 170ms，食管导联 R–P⁻间期 120ms<V_1 导联 R–P⁻间期，符合左侧壁房室旁路逆向传导的顺向型房室折返性心动过速。当 QRS 波后的逆行 P 波消失后终止了心动过速。恢复的窦性心律频率 136 次/分，说明此时交感神经兴奋性较高，窦房结自律性高，房室结前向传导速度快。交感神经兴奋有利于折返的诱发，但过快的传导速度会缩短折返环路的可激动间隙，当折返环路中心肌组织的不应期超过折返所需的时间时，心动过速无法维持。本例心动过速最后一个 QRS 波后无逆行 P 波，是因为激动前向传导速度过快，心室激动逆传时房室旁路处于有效不应期，逆向传导受阻于房室旁路后终止了心动过速。

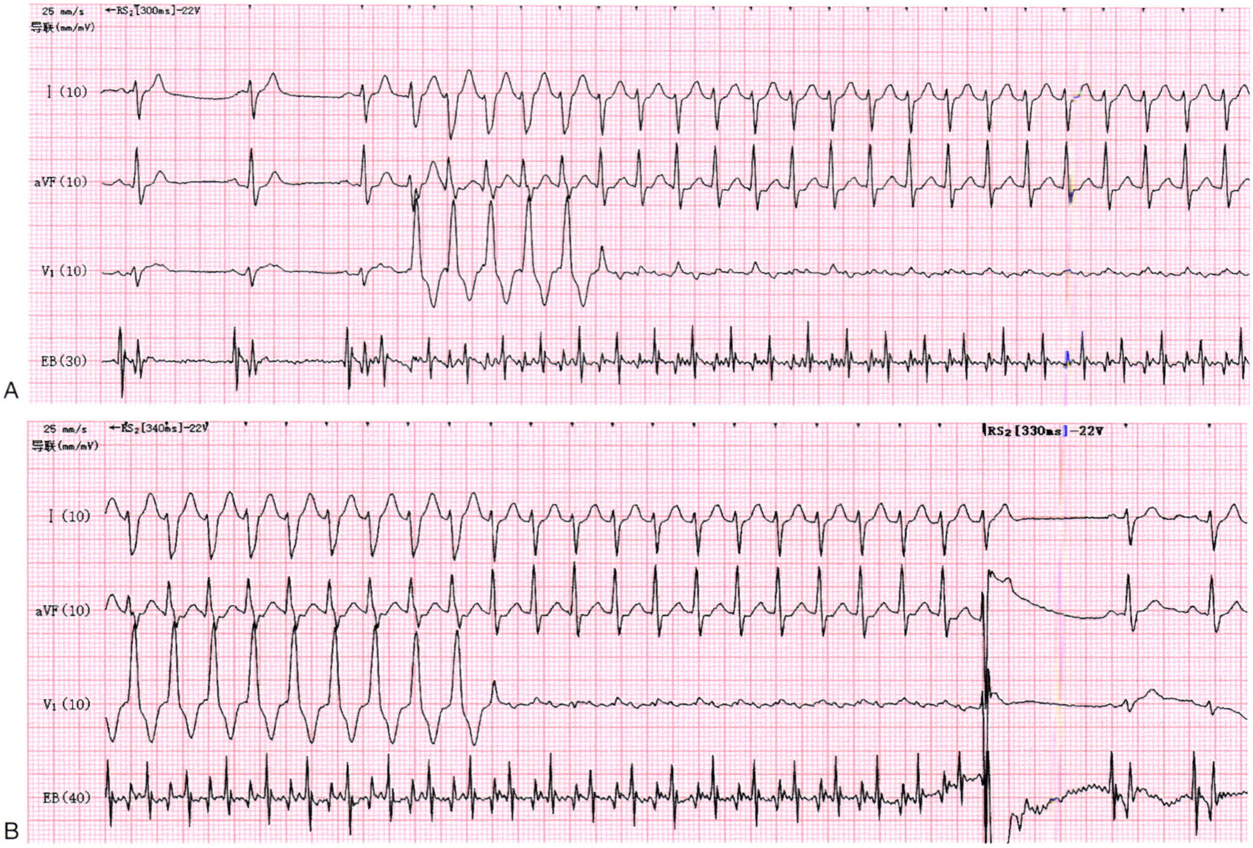

图 13–164　终止顺向型房室折返性心动过速时诱发心房颤动。(A)窦性频率约为 65 次/分，P–R 间期 160ms，QRS 时限 80ms。第 4 个 P 波提前出现，形态与窦性不同，系房性期前收缩。房性期前收缩诱发了频率为 192 次/分的右束支传导阻滞形宽 QRS 波心动过速，EB 中 R–P⁻间期 160ms，随后自行转为窄 QRS 波心动过速，R–P⁻间期及 R–R 间期均不变，为顺向型房室折返性心动过速伴功能性右束支传导阻滞；(B)功能性右束支传导阻滞消失后，采用 RS_2 间期 330ms 的刺激夺获心房终止了心动过速。(待续)

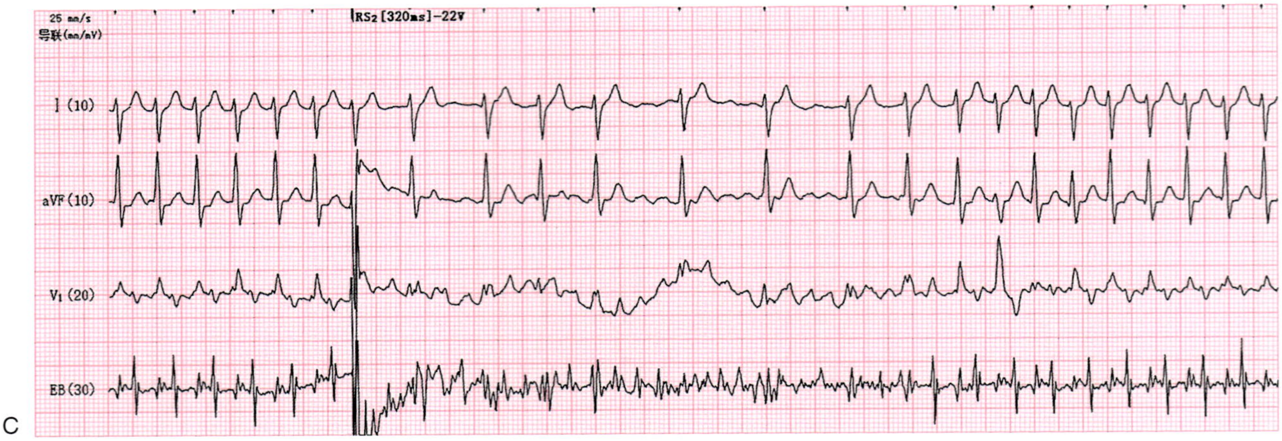

图 13-164 (C)顺向型房室折返性心动过速时，RS_2 间期 320ms 的刺激落在心房易颤期诱发短阵心房颤动，4 秒钟后自行转为顺向型房室折返性心动过速。本例诱发的顺向型房室折返性心动过速伴功能性右束支传导阻滞时 R-P⁻间期不变，根据 Coumel 定律，房室旁路位于左侧。在食管心脏电生理检查中，有时会不经意诱发心房颤动，可持续记录心电图并观察一定时间，无器质性心脏病患者大部分可在短时间内自行转律。

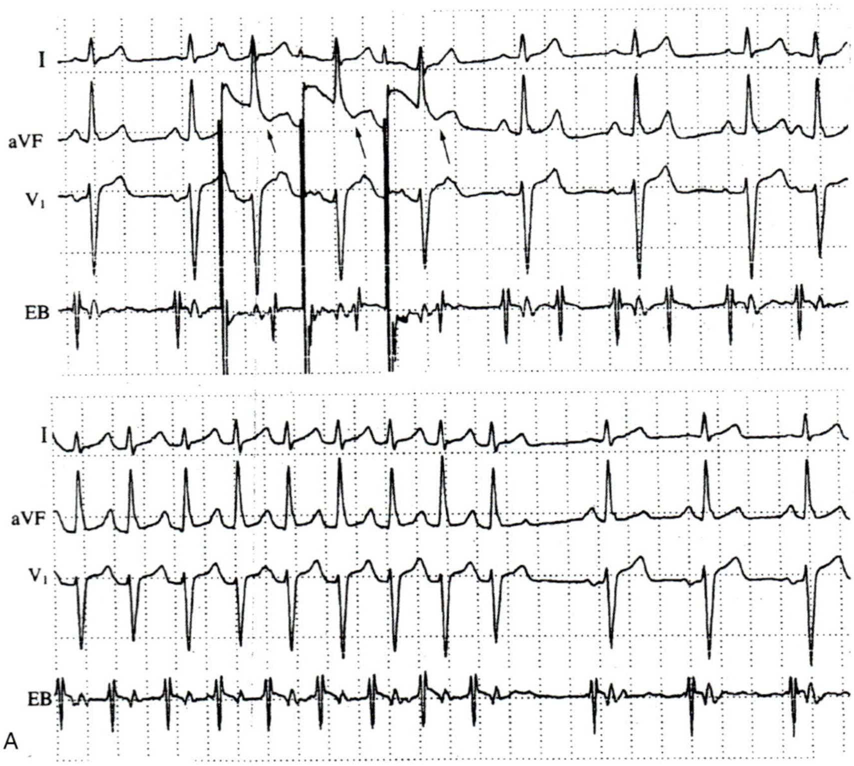

图 13-165 顺向型房室折返性心动过速合并窦房折返性心动过速。(A)隐匿性左侧房室旁路患者，在食管心脏电生理检查中能反复诱发出顺向型房室折返性心动过速和窦房折返性心动过速。图上下为连续记录，上图发放频率 100 次/分的 3 次心房刺激，可见每次下传的 QRS 波后均出现逆行 P 波。P⁻波在 aVF 导联倒置(箭头所示)、V_1 导联直立，双极食管导联中呈负正双相，R-P⁻E<R-P⁻V_1，为隐匿性左侧房室旁路逆向传导形成。EB 导联中见 QRS 波后出现形态与频率和下图心动过速一致的 P 波，提示诱发了窦房折返性心动过速伴 2:1 房室传导。下图在另一次心房刺激后诱发出窄 QRS 波心动过速，见 P-P 间期 340~440ms，P 波在Ⅰ、aVF 导联直立，V_1 导联呈正负双向，双极食管导联呈正负正三相，形态与窦性心律时完全一致。上图发生 2:1 房室传导时心动过速并不终止。以上变化为心室激动经房室旁路快速逆向传导至心房，并诱发出窦房折返性心动过速。(待续)

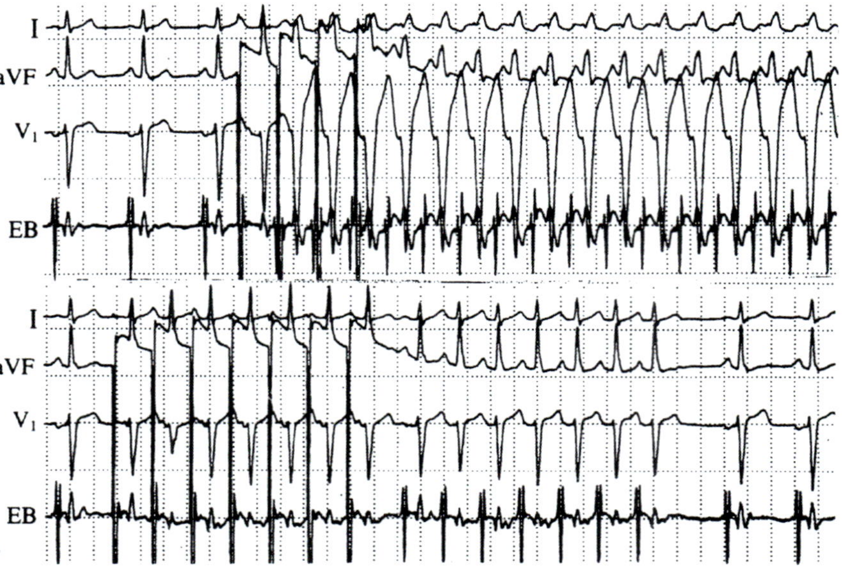

B

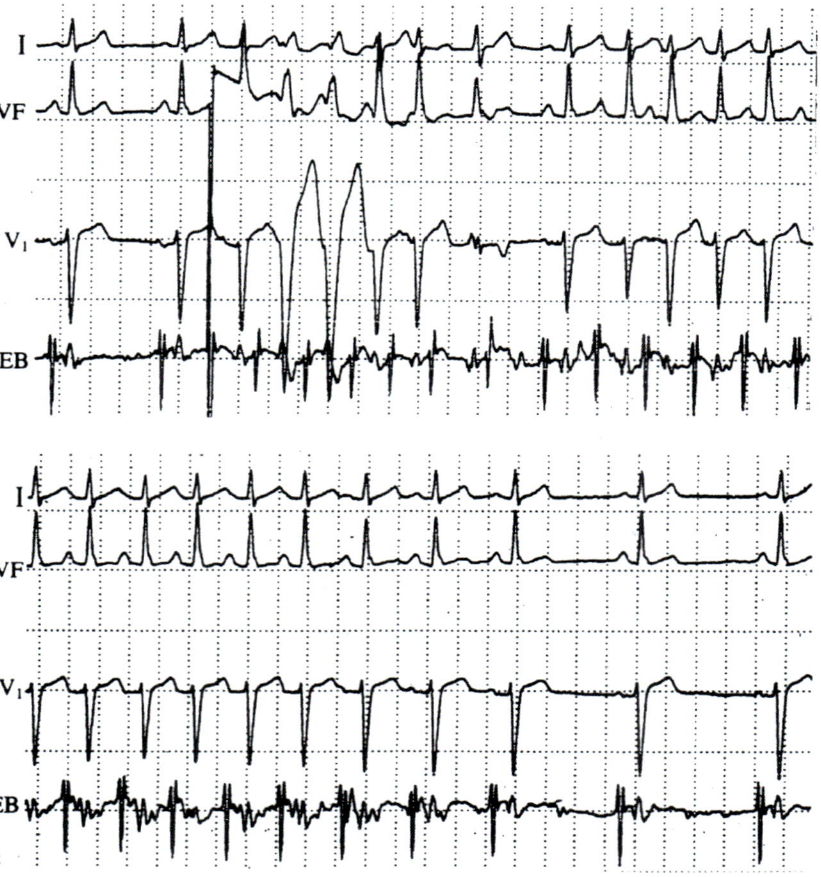

C

图 13-165(续) (B)上图示给予频率 180 次/分的 4 次心房刺激,第 2 次 S 波即诱发出频率 186 次/分的左束支传导阻滞形宽 QRS 波心动过速,双极食管导联中清晰见到逆行 P 波,为顺向型房室折返性心动过速伴左束支蝉联现象。下图示给予相同频率的心房刺激,见刺激停止后诱发出频率 177 次/分的短阵窄 QRS 波心动过速,P 波在 QRS 波前,形态与窦性时完全一致,心动过速自行终止后代偿间期略长于窦性周期,表明为窦房折返性心动过速。(C)上图与下图为连续记录的头尾两端。上图见 RS_2 偶联间期 210ms 时诱发出短阵顺向型房室折返性心动过速,第 6 次逆行 P 波未能传至心室便终止了心动过速,但在其后却诱发出窦房折返性心动过速。当 P-P 间期逐渐延长至 550ms 后心动过速自行终止,代偿间期略短于其后窦性周期。两种心动过速的特点与图 A 和图 B 中完全一致。

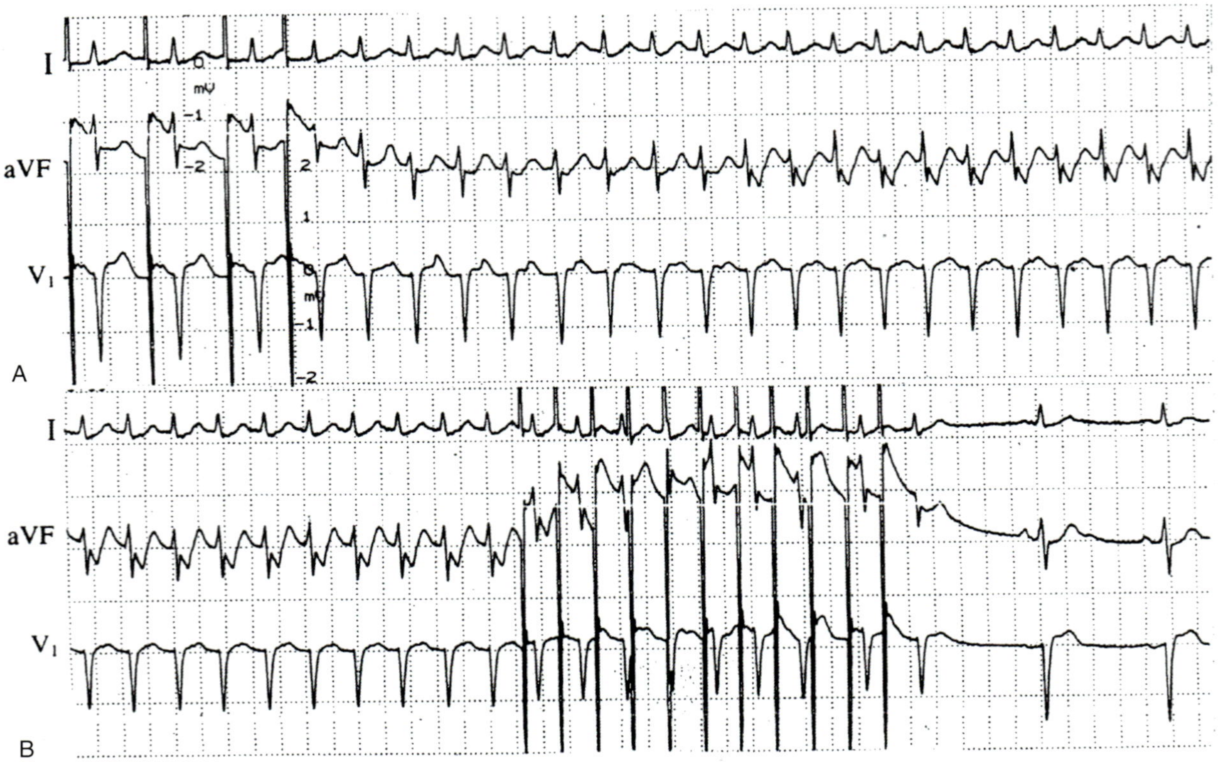

图 13-166 房室双旁路参与的两种顺向型房室折返性心动过速。(A)基础刺激周期 600ms 的程控期前刺激，S_1S_2 偶联间期 460ms 时诱发出频率 158 次/分的心动过速，逆行 P 波在 V_1 导联倒置，在 aVF 导联自第 10 次 QRS 波起见逆行 P 波突然变深，而 R-P⁻间期不变，V_1 导联逆行 P 波形态变化不大，频率增快至 177 次/分，并发生 QRS 波电交替。以上变化提示顺向型房室折返性心动过速时两条房室旁路分别逆向传导形成不同形态的逆行 P⁻波。(B)心动过速时给予 210 次/分的超速刺激，第 8 次 S 波夺获心房后终止了心动过速。

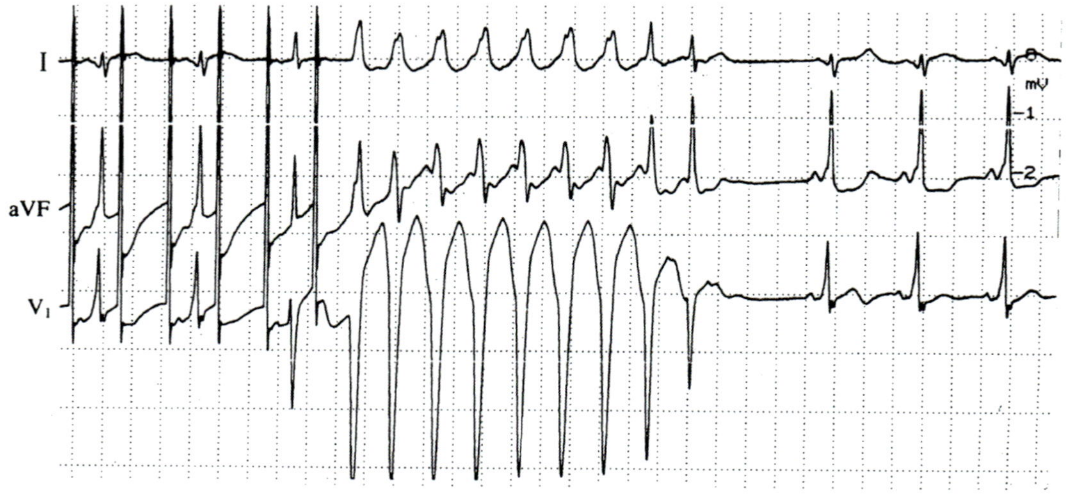

图 13-167 心房 S_1S_1 刺激诱发短阵顺向型房室折返性心动过速。图示显性左侧壁房室旁路，给予 180 次/分的心房 S_1S_1 刺激，见 2∶1 起搏心房并从房室旁路传导。第 3 次 QRS 波形态正常表明旁路发生传导阻滞，激动沿房室结-希浦系统传导。最后 1 次 S 波起搏心房后诱发出短阵左束支传导阻滞形 QRS 心动过速，逆行 P⁻波在 aVF 导联倒置，为左后壁房室旁路逆向传导形成的顺向型房室折返性心动过伴左束支蝉联现象。最后一次 QRS 波形态逐渐恢复正常，其后逆行 P 波在 Ⅰ 导联倒置，aVF 导联变为直立，V_1 导联直立，以逆行 P 波未能下传心室而终止心动过速。

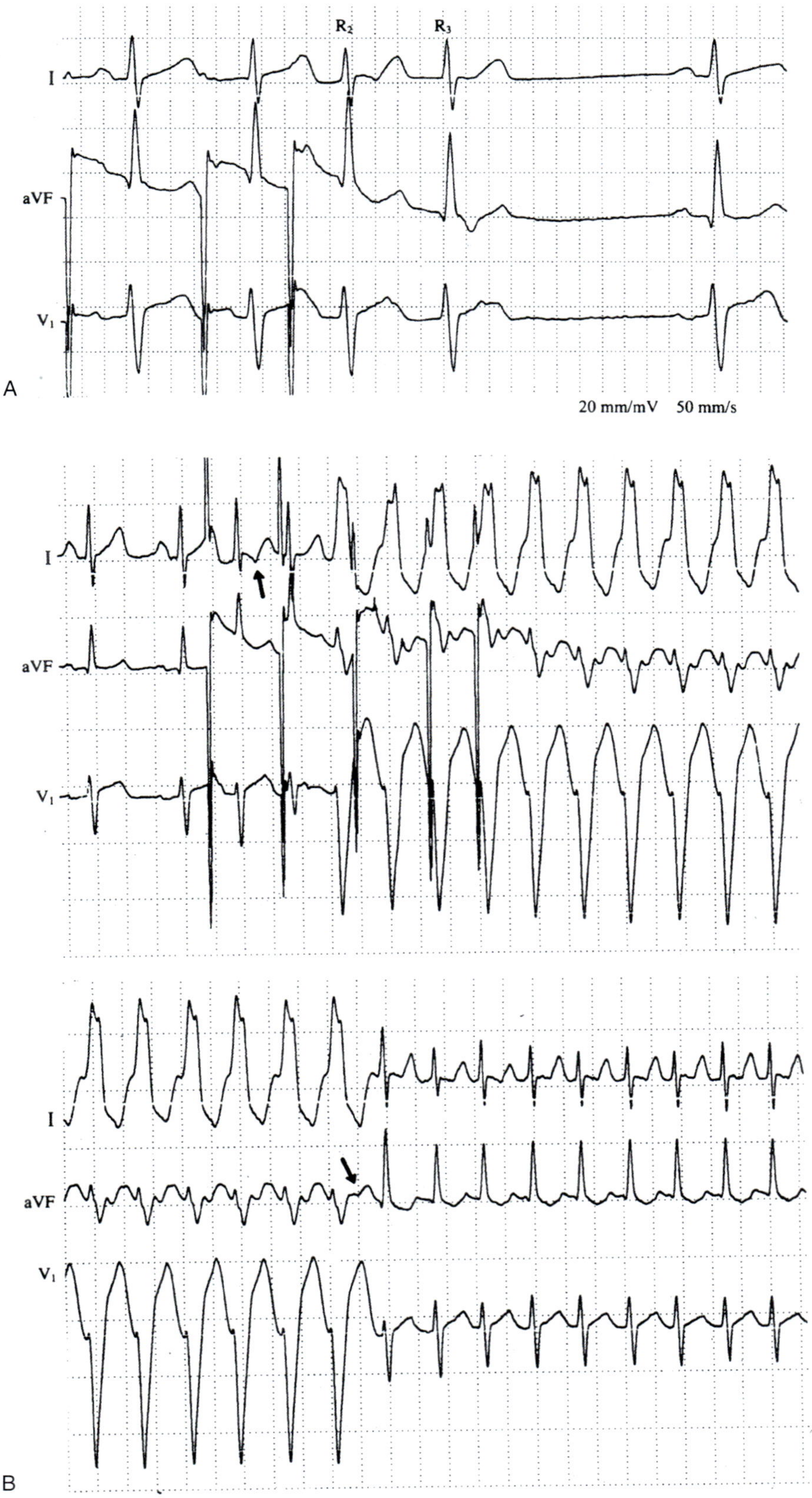

图 13–168 房室双旁路逆向传导的两种顺向型房室折返性心动过速。(A)S_1S_1 600ms 的心房程控期前刺激，S_1S_2 偶联间期 390ms 时记录，S_2 后诱发出 2 次折返性心房搏动，并具有两种 R–P^-间期和 P^-波形态。一种为 R_2 波后在 Ⅰ 导联明显倒置，V_1 导联直立，R–P^-V_1 间期 190ms 的逆行 P 波。另一种为 R_3 波后在 aVF 导联显著倒置，V_1 导联直立，R–P^-V_1 间期 160ms 的逆行 P 波。窦性心律和心房起搏时均未见心室预激波，提示左前侧壁和左后间隔各存在一条隐匿性房室旁路。(B)上图和下图为连续记录。上图示静脉注射 1mg 阿托品后，基础刺激周期 500ms，S_1S_2 偶联间期 340ms 时的心房程控期前刺激记录。见第 1 次 S 波即诱发出心动过速，逆行 P 波在 Ⅰ 导联明显倒置（箭头所示），V_1 导联直立。自第 3 次 QRS 波起呈完全性左束支传导阻滞图形，在 aVF 导联的 ST 段上可见到倒置的逆行 P 波，R–P^-间期 130ms，R–R 间期 330ms，为左后间隔旁路逆向传导形成的顺向型房室折返性心动过速伴功能性左束支传导阻滞。下图示最后一次左束支传导阻滞形 QRS 波后的 R–P^-间期延长到 160ms，P^-波变浅（箭头所示）后左束支传导阻滞图形突然消失。但是心动过速依然存在，QRS 波形态恢复正常，见 P^-Ⅰ 倒置、P^-V_1 直立。以上变化提示由于左后间隔房室旁路发生逆向传导阻滞后，心室激动改从左前侧壁旁路逆向传导形成另外一种顺向型房室折返性心动过速。QRS 波形态恢复正常是由于在转变过程中，R–P^-和 R–R 间期延长 30ms，致左束支脱离了不应期。（待续）

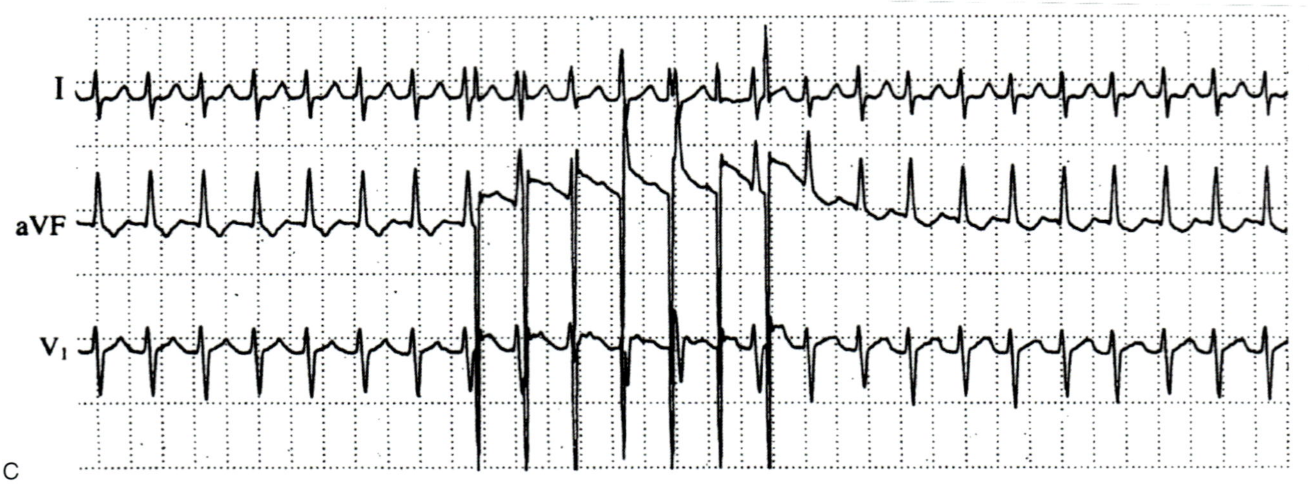

C

图 13–168(续) (C)顺向型房室折返性心动过速时逆行 P 波在 aVF 导联深倒置、V_1 导联明显直立，为左后间隔旁路逆向传导形成。给予 200 次/分的超速刺激后已终止心动过速，但最后一次 S 波激动下传心室后又诱发出顺向型房室折返性心动过速，此时 aVF 导联以及 V_1 导联中逆行 P 波形态均变浅，为左前侧壁旁路逆向传导形成，两种顺向型房室折返性心动过速在心房刺激下发生了转变。

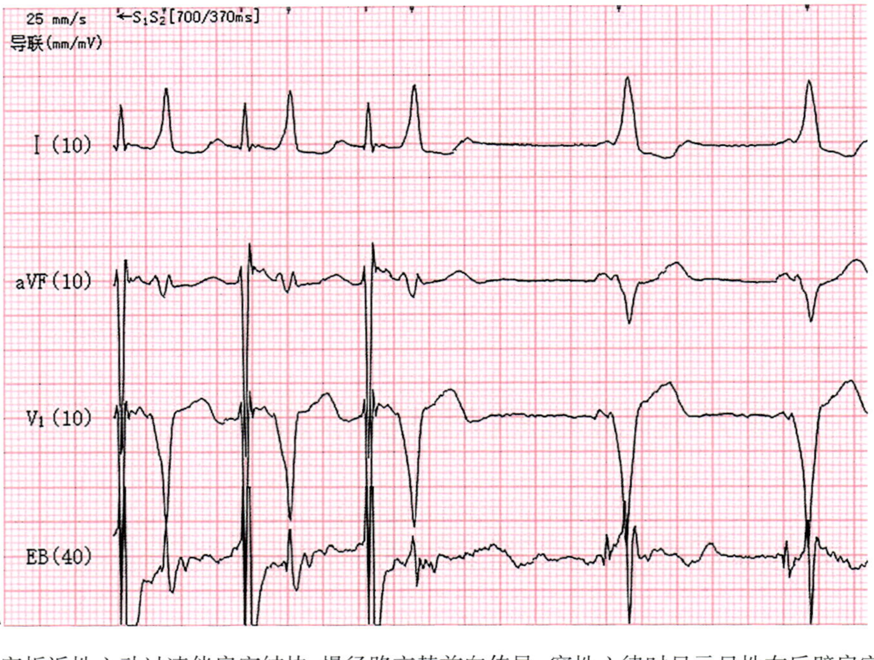

A

图 13–169 顺向型房室折返性心动过速伴房室结快、慢径路交替前向传导。窦性心律时显示显性右后壁房室旁路。(A)基础刺激周长 700ms 的心房 S_1S_2 程控期前刺激，S_1S_2 偶联间期 370ms 时，心房激动沿房室旁路前向传导。(待续)

B

C

D

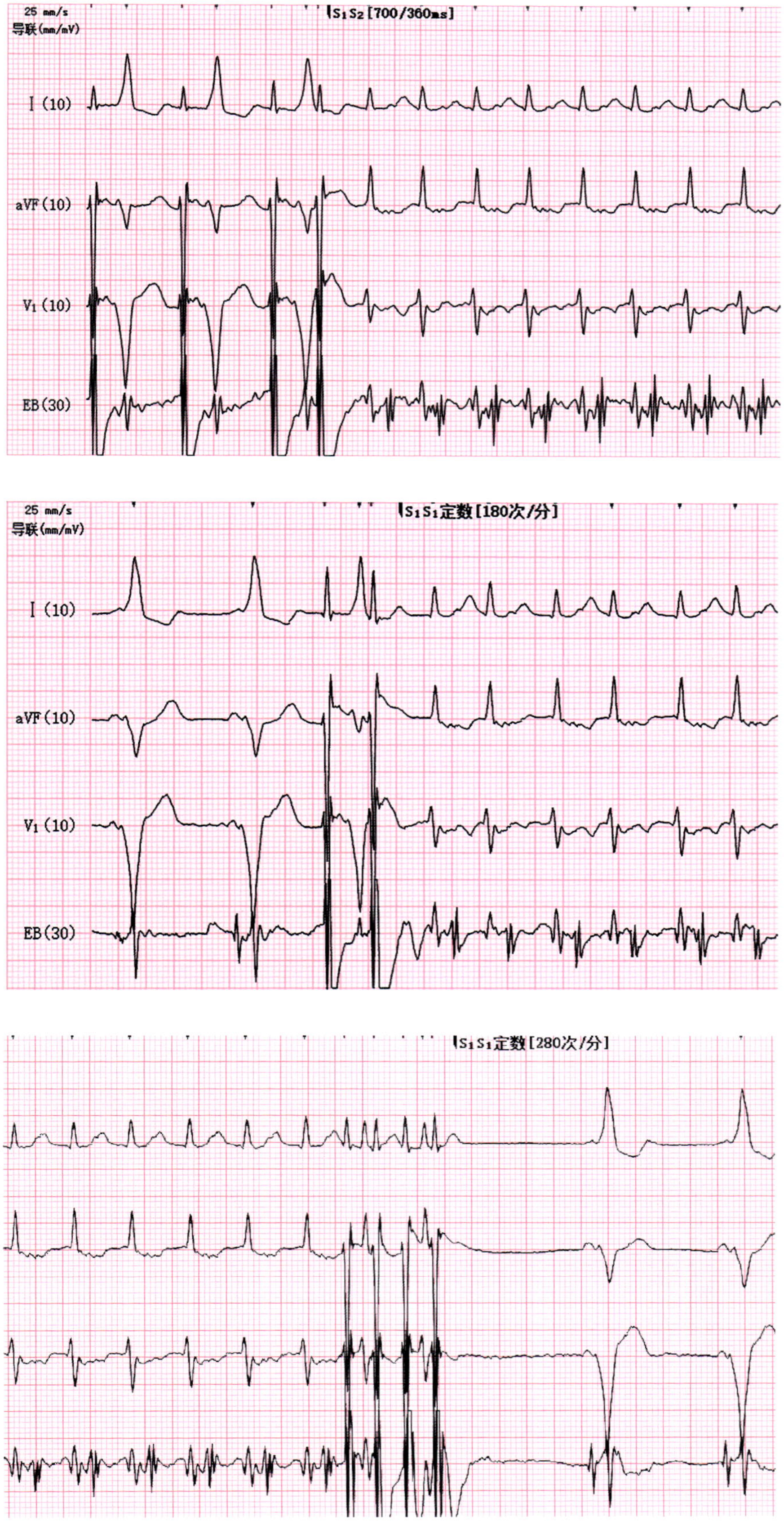

图 13–169（续）　(B)S_1S_2 偶联间期 360ms 时，房室旁路进入前向有效不应期，心房激动从房室结下传，S_2–R 间期 370ms，诱发出频率 150 次/分的窄 QRS 波心动过速。逆行 P 波在 V_1 导联倒置，食管导联 R–P^- 间期 170ms 长于 V_1 导联 R–P^- 间期 80ms，逆行心房激动呈现右侧偏心性改变，符合右侧房室旁路逆向传导的顺向型房室折返性心动过速。(C)窦性心律时给予频率 180 次/分的 2 次刺激均夺获心房，第 1 次 S 波沿房室旁路下传，第 2 次 S–R 间期 410ms，QRS 波形态恢复正常，心房激动沿房室结下传并诱发顺向型房室阵发性心动过速。与图 B 不同的是，R–R 间期出现 480ms 与 400ms 的长短交替现象，但是食管导联与 V_1 导联的 R–P^- 间期不变，R–R 间期改变是 P^-–R 间期 230ms 与 310ms 交替所致。提示顺向型房室阵发性心动过速时，发生了逆行心房激动从房室结快、慢径路交替前向传导。(D)给予频率 280 次/分的 4 次刺激夺获心房后终止了心动过速。本图例显示食管导联清晰的逆行 P 波，对 R–R 间期长短交替的心动过速鉴别诊断非常重要。

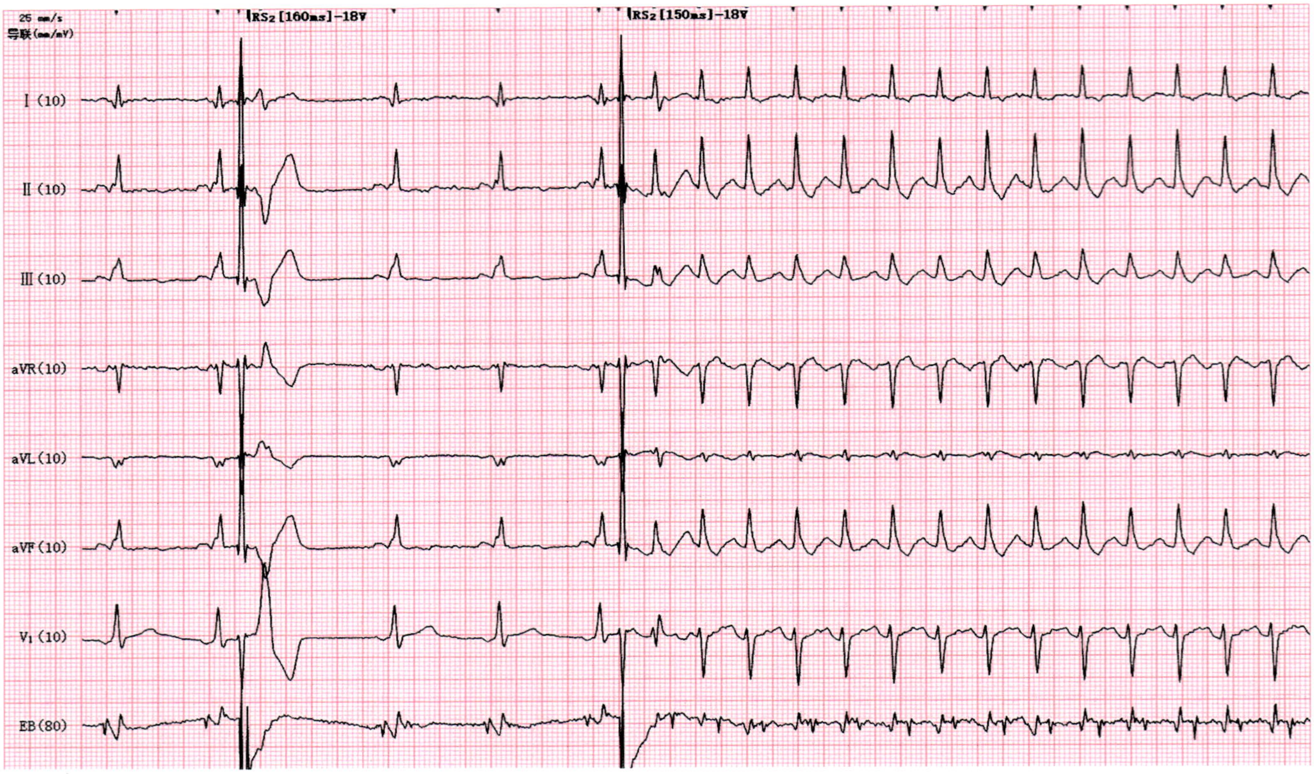

图 13-170 显性左侧房室双旁路交替逆向传导的顺向型房室折返性心动过速。图示显性左侧房室旁路，窦性心律时 QRS 波起始部见 δ 波，P-δ 间期 60ms，QRS 波形态畸形，时限 100ms。Ⅰ导联呈 qRs 型、aVL 导联呈 QS 型，Ⅱ、Ⅲ、aVF 导联呈 R 型，V_1 导联呈 Rs 型，呈现左前侧房室旁路预激图形。给予心房 RS_2 期前刺激，RS_2 偶联间期 160ms 时，S_2-R 间期 90ms，QRS 波宽大畸形，Ⅰ导联呈 RS 型、aVL 导联呈 R 型，Ⅱ、Ⅲ、aVF 导联呈 QS 型，V_1 导联呈 R 型，呈现左后侧房室旁路预激图形。RS_2 刺激偶联间期 150ms 时，S_2 波后心室预激消失，S_2-R 间期 280ms，诱发出周长 380ms 的窄 QRS 波心动过速，QRS 波时限 80ms，其后均见在 V_1 导联直立的逆行 P 波。食管导联中 R-P^-间期 110~140ms，R-P^-EB< R-P^-V_1，逆行心房激动呈现左侧偏心现象，为左侧房室旁路逆向传导的顺向型房室折返性心动过速。此时仔细观察肢体导联可以发现，QRS 波后有两种形态的逆行 P 波交替出现，第 1 种 P^-波在Ⅱ、Ⅲ、aVF、V_1 导联平坦直立，R-P^-间期 110ms。第 2 种 P^-波在Ⅱ、Ⅲ、aVF 导联倒置、V_1 导联直立，R-P^-间期 140ms。与房室旁路前向传导一样显示出左前侧与左后侧房室旁路逆向传导的特征。本图显示窦性心律时激动沿左前侧房室旁路前向传导，而经食管刺激左心房时，刺激点在左心房后壁时有利左后侧房室旁路前向传导。当 RS_2 偶联间期 150ms 时两条房室旁路均进入了前向有效不应期，而房室结的前向不应期短于房室结，所以激动沿房室结下传后便诱发出顺向型房室折返性心动过速。心动过速时周长不变，但逆行 P 波形态发生了改变，R-P^-间期也不同，符合折返激动分别经左前侧与左后侧房室旁路交替逆向传导的 P^-波形态。顺向型房室折返性心动过速时逆行 P 波的形态改变与不同的 R-P^-间期可以揭示多旁路的存在。

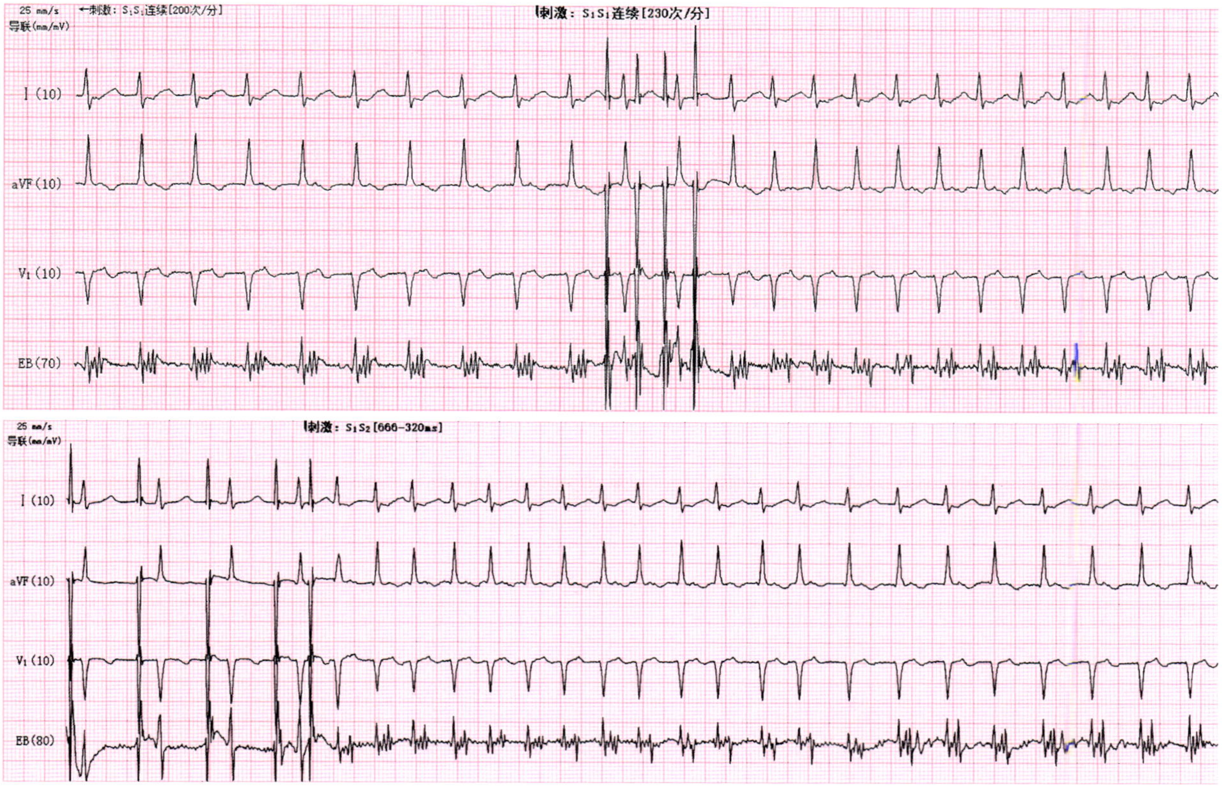

图 13-171　隐匿性左侧房室旁路合并房室结双径路参与的顺向型房室折返性心动过速。(A) 见窄 QRS 波心动过速，R–R 间期 470ms，逆行 P 波在 V_1、aVF 导联直立，Ⅰ导联倒置。食管导联 R–P^-间期 110ms，P^-–R 间期 360ms，为左侧壁房室旁路参与逆向传导的顺向型房室折返性心动过速。给予频率 230 次/分的 4 次刺激，刺激结束后窄 QRS 波心动过速的频率发生改变，R–R 间期缩短为 350ms，但逆行 P 波在 V_1、aVF 导联仍直立，在Ⅰ导联仍倒置。食管导联 R–P^-间期仍为 110ms，变化的是 P^-–R 间期缩短为 240ms，差值达 120ms，表明两种不同频率的窄 QRS 波心动过速均为左侧壁房室旁路逆向传导，房室结慢径路和快径路分别前向传导的顺向型房室折返性心动过速。(B) 同一患者给予基础刺激周期长度 666ms 的心房 S_1S_2 程控期前刺激，S_1 下传的 QRS 波形态正常，未见心室预激。S_1S_2 偶联间期 320ms 时诱发了窄 QRS 波心动过速，前半部分频率较快，R–R 间期 350~400ms，食管导联 R–P^-间期 110ms，P^-–R 间期 240~290ms，逆行 P 波在 V_1、aVF 导联直立，在Ⅰ导联倒置，同为左侧壁房室旁路参与逆向传导的顺向型房室折返性心动过速。第 13 次 QRS 波起频率较慢，R–R 间期延长至 480ms，食管导联 R–P^-间期与各导联逆行 P 波形态不变，但 P^-–R 间期延长至 370ms。窄 QRS 波心动过速前后的 R–P^-间期相同，表明均为左侧壁房室旁路逆向传导参与的顺向型房室折返性心动过速，P^-–R 间期相差明显，顺向传导径路分别为房室结快径路和慢径路。

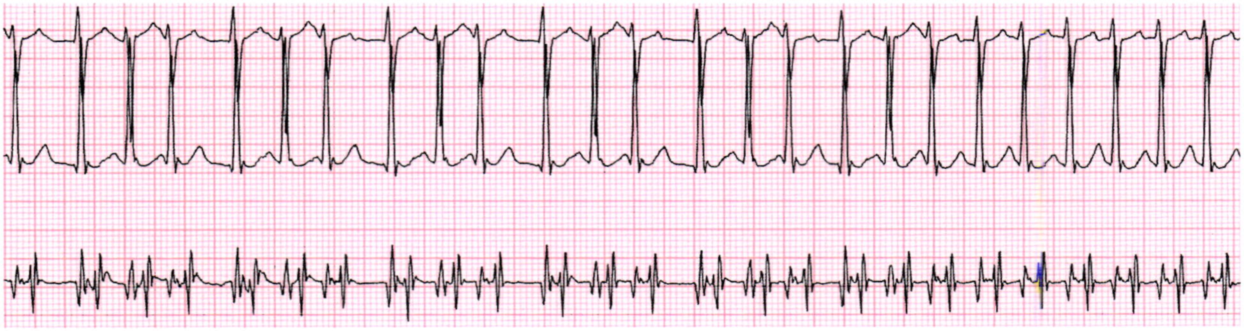

图 13-172　顺向型房室折返性心动过速时房室结多径路前向传导。图为基础刺周长 550ms，S_1S_2 偶联间期 310ms 时诱发的窄 QRS 波心动过速，逆行 P 波在 V_1 导联直立。开始可见 R–R 间期分别为 420ms、320ms、280ms，呈长、短、短交替出现，但仔细测量食管导联中的 R–P^-间期却固定为 120ms 不变，食管导联 R–P^-间期<V_1 导联 R–P^-间期。后半部分 R–R 间期逐渐规则为 280ms，逆行 P 波在 V_1 导联仍直立，食管导联 R–P^-间期 120ms 不变，表明为左侧房室旁路逆向传导形成的顺向型房室折返性心动过速。心动过速发作时 P^-–R 间期出现长短变化，提示患者存在房室结多径路，房室结快、慢径路交替前传，引起 R–R 间期频率变化。

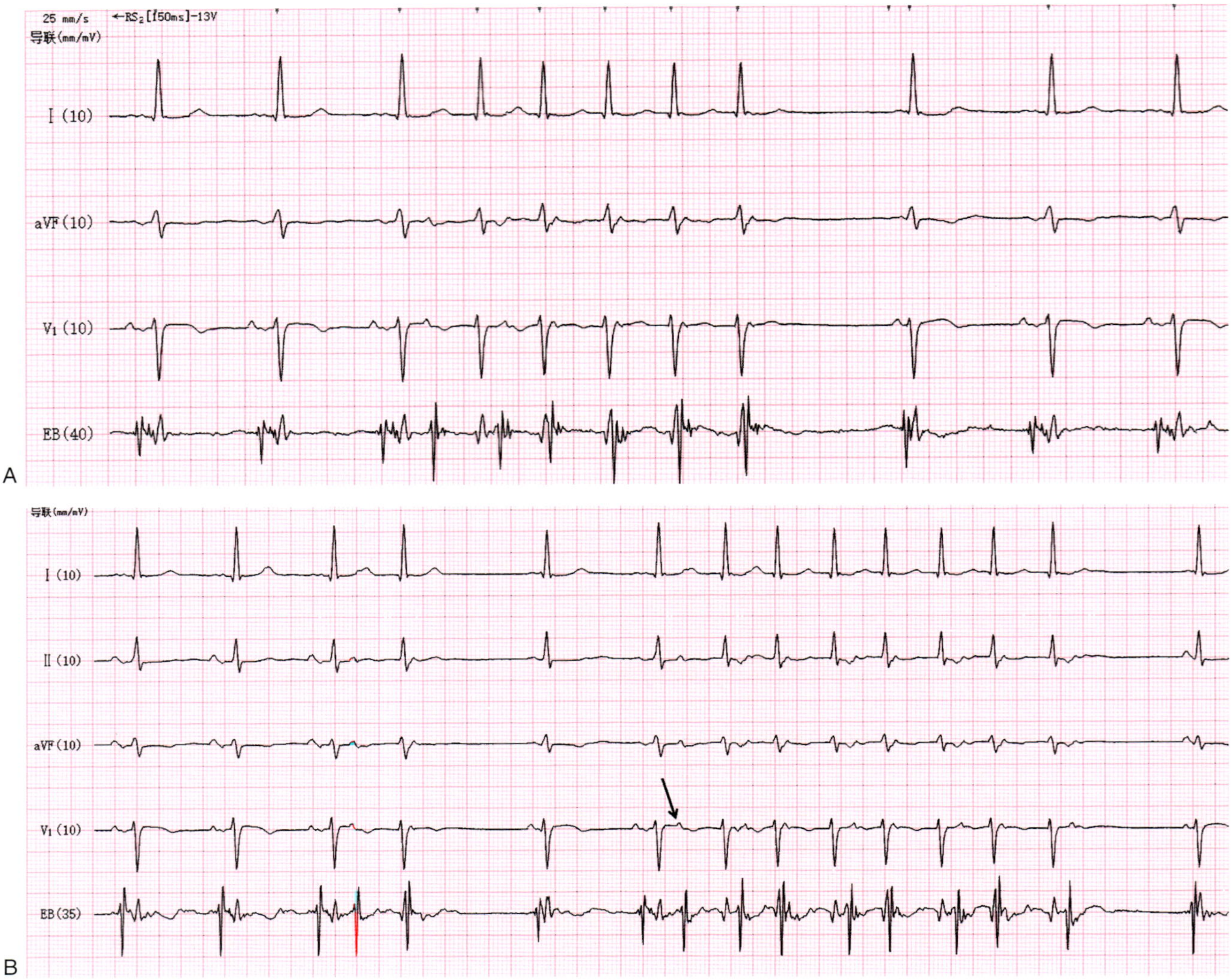

图 13-173 房性期前收缩诱发短串房室结双径路与房室旁路折返性心动过速。(A)窦性频率 70 次/分，QRS 波正常，无心室预激。第 4 次 P'波提前出现，P'-R 间期 380ms，房性期前收缩诱发出短串窄 QRS 波心动过速。第 1 次逆行 P 波出现在第 4 次 QRS 波后，在 aVF 导联负正双相，V_1 导联直立，食管导联 R-P^-间期 160ms<V_1 导联 200ms，显示为左侧房室旁路逆向传导形成。P^--R 间期 250ms，其后 4 次 QRS 波未隐藏着在 aVF、V_1 导联形成假性 r'波的逆行 P 波，食管导联 R-P^-间期 70ms，显示慢-快型房室结折返性心动过速特征。第 4 次逆行 P 波后的 QRS 波消失后心动过速终止。(B)见第 3 次 P'波提前出现，P'-R 间期 430ms，在 aVF、V_1 导联出现假性 r'波的逆行 P 波，为房性期前收缩从房室结慢径下传，沿快径路逆向传导形成的单次心房激动。第 2 次房性期前收缩出现在窦性心搏的 T 波前肢(箭头所示)，P'-R 间期 380ms，随后 诱发短串窄 QRS 波心动过速，出现图 A 中左侧房室旁路逆向传导和房室结快径路逆向传导的 2 种逆行 P 波，P^--R 间期 300ms 时出现房室结快径路逆向传导，P^--R 间期 450ms 时出现左侧房室旁路逆向传导的交替现象。两种 P^--R 间期互差 150ms，提示存在房室结三径路。房室结多径路与房室旁路共同存在时，可以组合成多种不同的折返环路，形成不同类型的心动过速。但因为各条径路不应期不同及各条径路之间形成隐匿性传导，较难同时发生多种心动过速，会掩盖多条径路的存在。图 B 中的多条传导径路交替性逆向传导与前向传导的电生理特征，揭示出房室结三径路合并存在隐匿性左侧房室旁路。

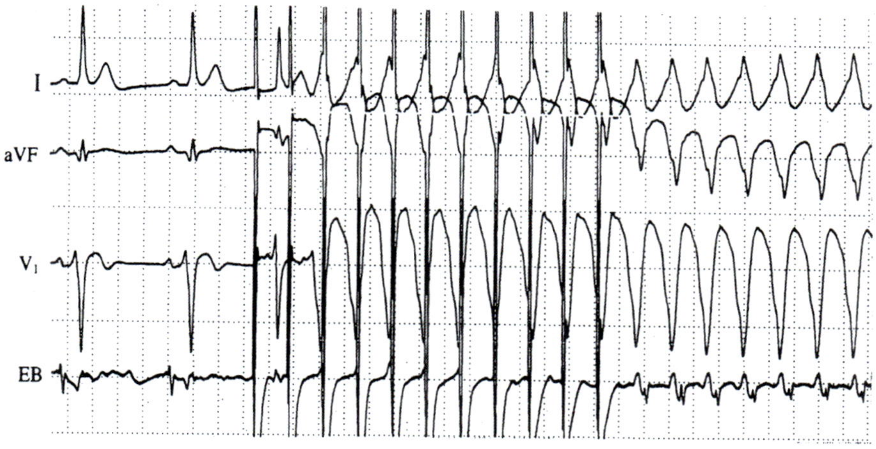

图 13–174 快速心房刺激诱发逆向型房室折返性心动过速。显性右侧房室旁路。窦性心律时给予频率为 220 次/分的快速心房刺激后，诱发出与心房起搏时 QRS 波形态一致的宽 QRS 波心动过速，食管导联中可见逆行 P 波出现在 QRS 波末，$R-P^-<P^--R$。在频率 210 次/分时能 1:1 逆向传导维持心动过速，高度提示折返激动沿另一条旁路逆向传导，两条旁路之间折返是形成逆向型房室折返性心动过速的主要原因。

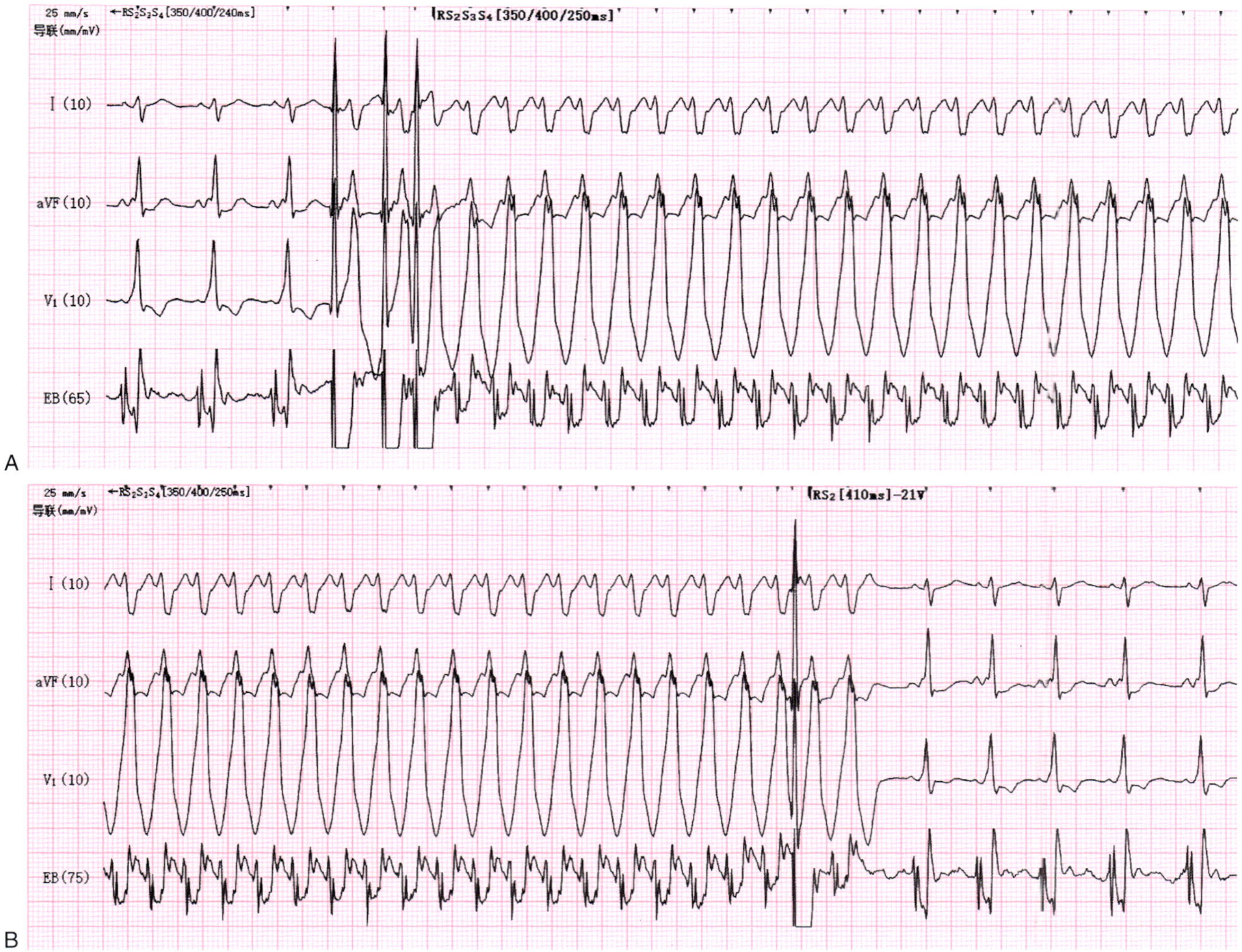

图 13–175 显性左侧房室旁路参与的逆向型房室折返性心动过速。(A)窦性心律时 P–R 间期 90ms，QRS 起始部粗钝，V_1 导联呈 Rs 型，为显性左侧房室旁路。给予 $RS_2S_3S_4$ 刺激后诱发宽 QRS 心动过速，频率约 210 次/分。QRS 主波方向与窦性心律时一致，时限更宽，$R-P^-$间期约 200ms $>P^--R$ 间期，说明激动经左侧房室旁路下传并经房室结或者另一条房室旁路逆向传导，形成逆向型房室折返性心动过速。(B)心动过速发作时，给予一次 RS_2 刺激，刺激后的 QRS 波略提前，说明刺激提前夺获心房并进入折返环重整了心动过速，其后维持一次折返后逆行 P 波消失，心动过速终止。

A

B

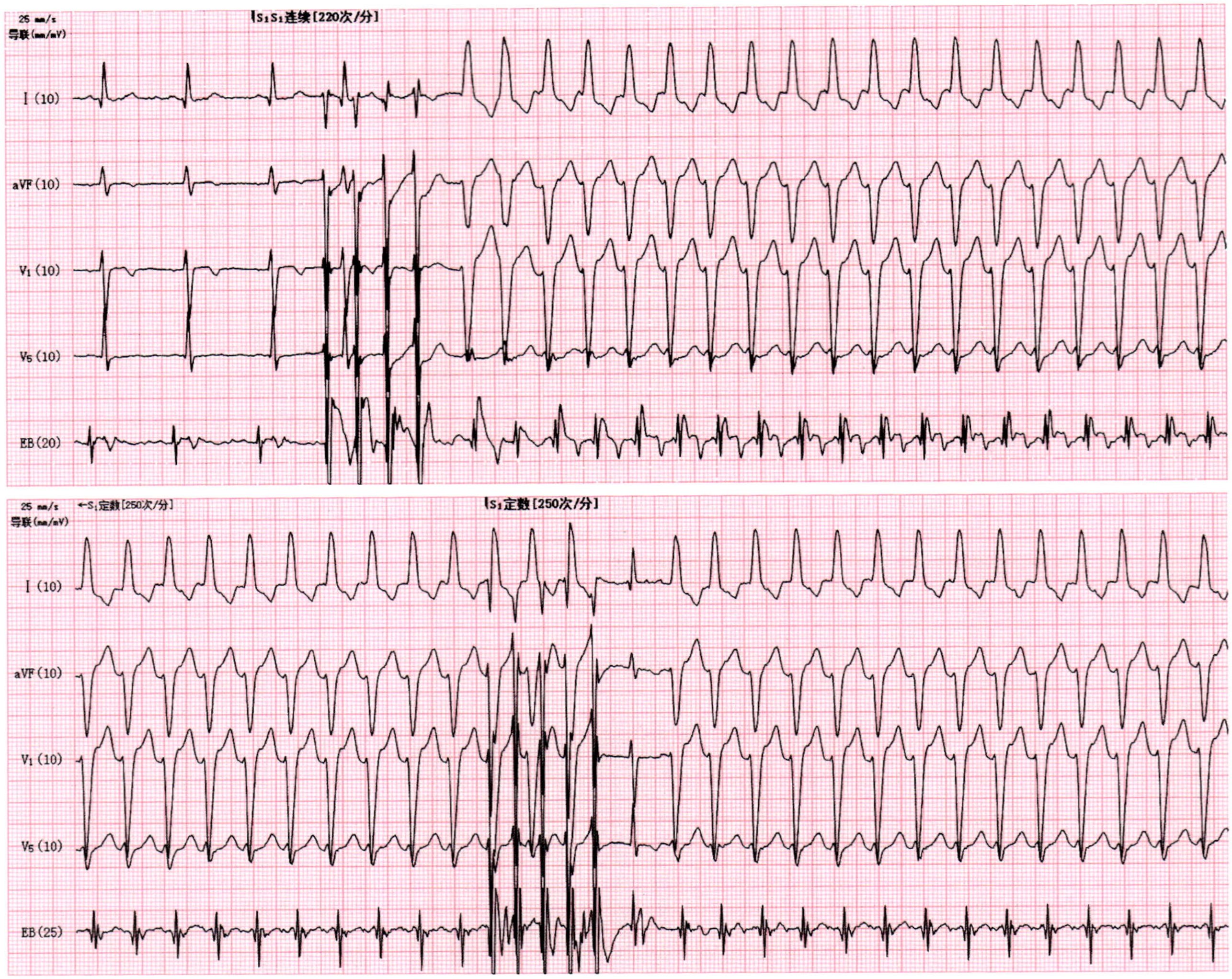

图 13-176　心房定数刺激诱发及终止房束旁路前向传导的逆向型房室折返性心动过速。(A)显示窦性心律时 P-R 间期正常，QRS 波形态正常，给予 4 次频率 220 次/分的定数刺激，其中前 3 次刺激后 QRS 形态与窦性一致，但 S-R 间期逐渐延长。第 4 次刺激后 S-R 间期显著长，并诱发类左束支传导阻滞形宽 QRS 心动过速，逆行 P 波出现在 QRS 后，$R-P^-$间期 100ms 固定，前几次 P^--R 间期略有不等。诱发时 QRS 波呈左束支传导阻滞图形，由于此时 S-R 间期显著延长，并且不存在长的前周期，因此不具备发生左束支传导阻滞的条件，考虑激动经房束旁路前向传导。窦性心律时由于房束旁路传导速度较慢，激动优先经房室结-希浦系统下传，QRS 形态正常。当频率 220 次/分的 S_1S_1 定数刺激时，房室结进入相对不应期，第 4 次刺激时房室结进入有效不应期不能下传心室，激动经房束旁路下传并经房室结逆传引起逆向型房室折返性心动过速。(B)心动过速发作时，给予 250 次/分的 5 次刺激，前几次刺激后 QRS 波提前，提示刺激夺获心房并进入折返环。最后一次刺激后的 QRS 形态变窄，与窦性心律时一致，提示此时房束旁路进入不应期，激动沿房室结希浦系统下传，QRS 波恢复正常，并产生一次逆行 P 波，P^-波出现在 QRS 波中，$R-P^-$间期<70ms，提示存在房室结双径路，在此时发生了一次慢-快型房室结折返。其后心动过速并未终止，QRS 形态恢复为左束支传导阻滞型，$R-P^-$间期延长至 100ms，说明激动经快径路逆传后沿房束旁路下传，再次转为逆向型房室折返性心动过速。(待续)

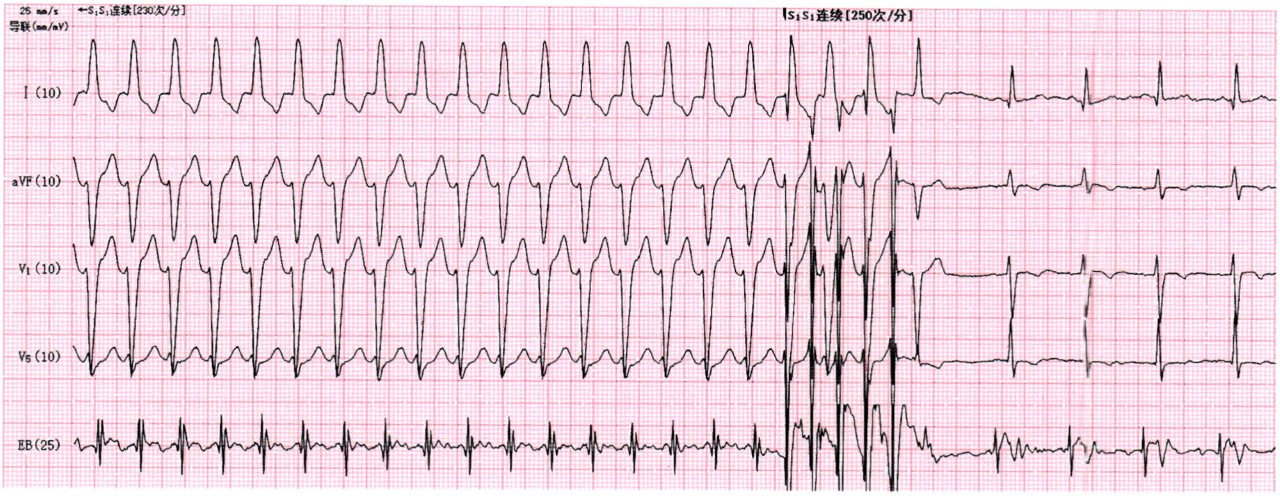

C

图 13-176(续)　(C)心动过速发作时再次给予 250 次/分的 5 次刺激，刺激后的 QRS 波提前，提示刺激夺获心房并进入折返环。最后 1 次刺激后的 QRS 波形态变窄，但与窦性心律时比较仍然较宽，提示最后 1 次刺激夺获心房后同时经房束旁路与房室结-希浦系统下传，形成心室融合波，折返环被打断后心动过速终止，终止后激动沿房室结-希浦系统下传，P-R 间期正常，QRS 波形态正常。

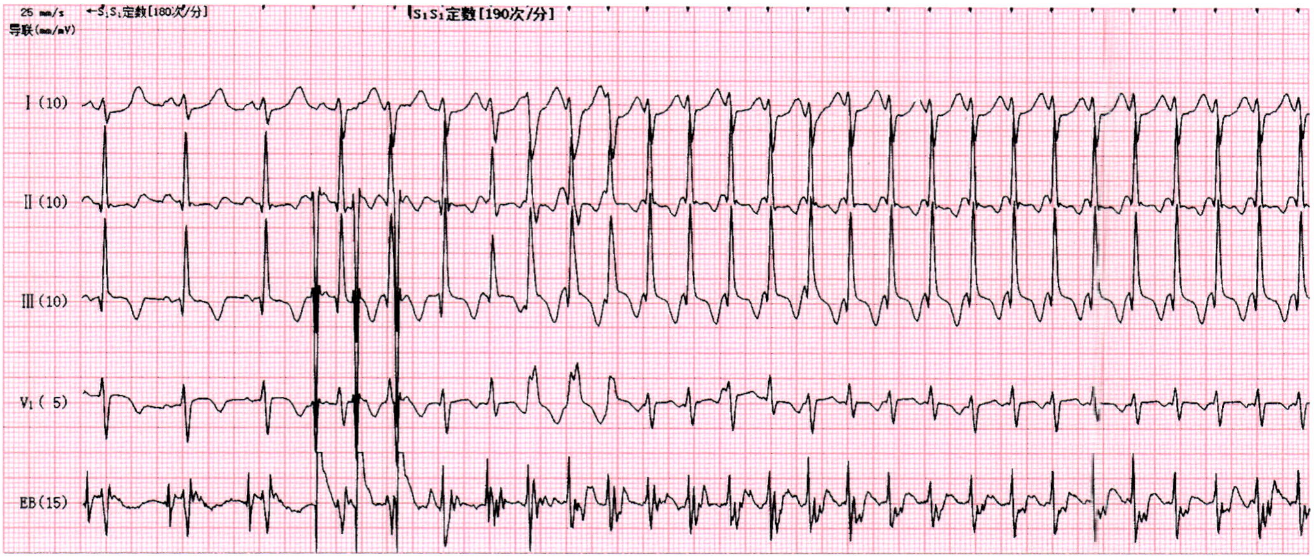

图 13-177　慢-快型房室结折返性心动过速沿结室旁路前向传导的心室预激性心动过速。(A)窦性心律时给予频率 190 次分的 3 个心房定数刺激，S-R 间期从 160ms 延长至 350ms 后诱发频率 200 次/分的窄 QRS 波心动过速。逆行 P 波隐藏在 QRS 波中，食管导联 R-P⁻间期<70ms，发生 2 次右束支传导阻滞时 R-R 间期与 R-P⁻间期不变，符合房室结双径路引起的慢-快型房室结折返性心动过速。(待续)

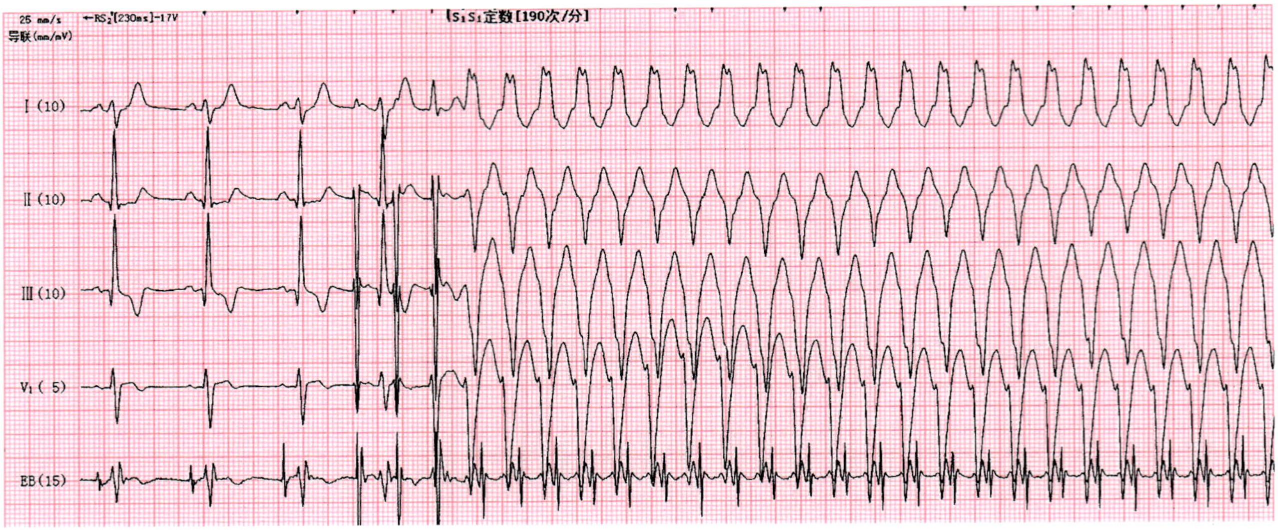

B

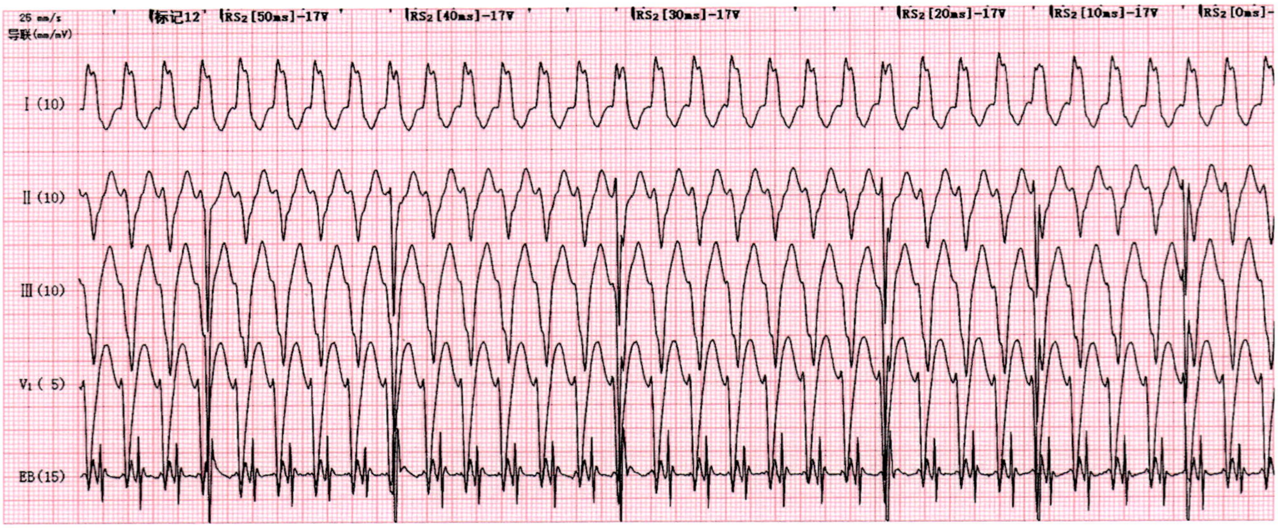

C

图 13–177(续) (B)与图 A 一样，在窦性心律时给予频率 190 次分的 3 个心房定数刺激，第 3 次 S–R 间期延长至 280ms 后诱发频率 207 次/分的类左束支传导阻滞型宽 QRS 波心动过速。心动过速开始时在Ⅲ导联可见 QRS 波起始粗钝的心室预激表现，食管导联中清晰可见 P^-–P^-间期 290ms，R–P^-间期 140ms。宽心动过速频率与图 A 窄 QRS 波时基本一致，提示类左束支传导阻滞型宽 QRS 波心动过速为慢–快型房室结折返性心动过速沿结室旁路下传形成。(C)心动过速时给予递减 10ms 的 RS_2 期前刺激，RS_2 偶联间期 50ms 至 20ms 时均提前夺获心房，QRS 波后的逆行 P 波消失，但是未能改变 R–R 间期。 从 RS_2 偶联间期 10ms 开始，因心房处于有效不应期未能夺获心房，QRS 波后又出现逆行 P 波，心动过速 R–R 间期与 R–P 间期均未发生改变。(待续)

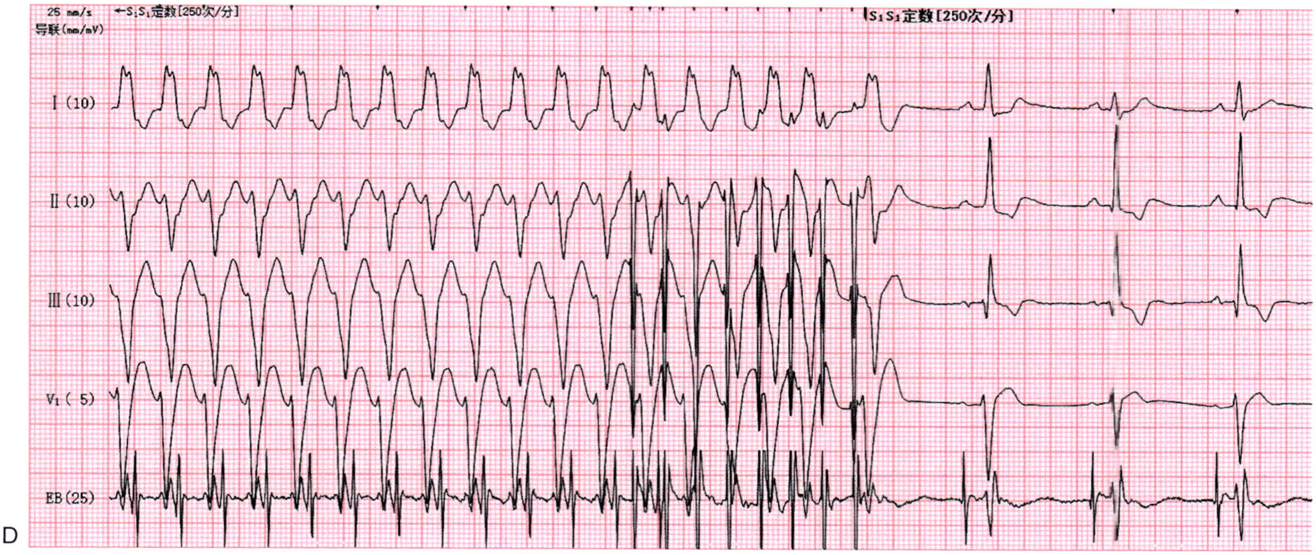

图 13–177(续)　(D)给予频率 250 次/分的心房超速刺激，第 4 次 S 波开始夺获心房致 QRS 波提前后终止了心动过速。第 7 次 S–R 间期长达 320ms 并跨越第 8 次 S 波，下传的宽 QRS 波与心动过速时相同，表明心房激动沿房室结慢径路与结室旁路下传至心室。本例诱发的慢–快型房室结折返性心动过速诊断明确，而诱发的左束支传导阻滞形宽 QRS 波心动过速却需与以下心动过速鉴别：①房束旁路前向传导的逆向型房室折返性心动过速：房束旁路位于三尖瓣环游离壁连接右心房和右束支远端，具有前向递减传导功能，在心房刺激时会出现心室预程度随着 S–R 间期延长而增加，因最早的心室激动发生在右心室尖部附近，窦性心律时预激 QRS 波形呈典型的左束支传导阻滞图形，但 QRS 时限相对较窄。结室旁路最早的心室激动邻近三尖瓣环，预激 QRS 波形更宽。本例宽 QRS 波心动过速诱发方式和频率均与慢–快型房室结折返性心动过速相同，而且直接出现时限 140ms，心室预激图形的宽 QRS 波；②房室旁路前向传导的逆向型房室折返性心动过速：由于心房与心室均为折返环路必需参与的部位，期前刺激侵入折返环路的任何部位都发生频率的改变或终止心动过速。而图 C 中 RS_2 刺激提前夺获了心房却不会影响 R–R 间期，表明心房并不是折返环路的一部分，可以排除房室折返；③顺向型房室折返性心动过速或慢–快型房室结折返性心动过速发生功能性束支传导阻滞时，不会出现心室预激波形。图 D 中第 7 次 S–R 间期延长并出现心室预激的 QRS 波，表现出心房激动沿房室结慢径路与结室旁路下传至心室，也可排除心动过速伴功能性束支传导阻滞。(A~C)表现出既有房室结双径路引起的折返性心动过速特点，又有结室旁路前向传导的心电生理特性，符合结室旁路近端起自正常房室结，常合并房室结双径路的特征。此时左束支传导阻滞形宽 QRS 波心动过速是慢–快型房室结折返性心动过速，结室旁路并不参与折返，只是作为无辜性旁路将折返激动传导至心室。

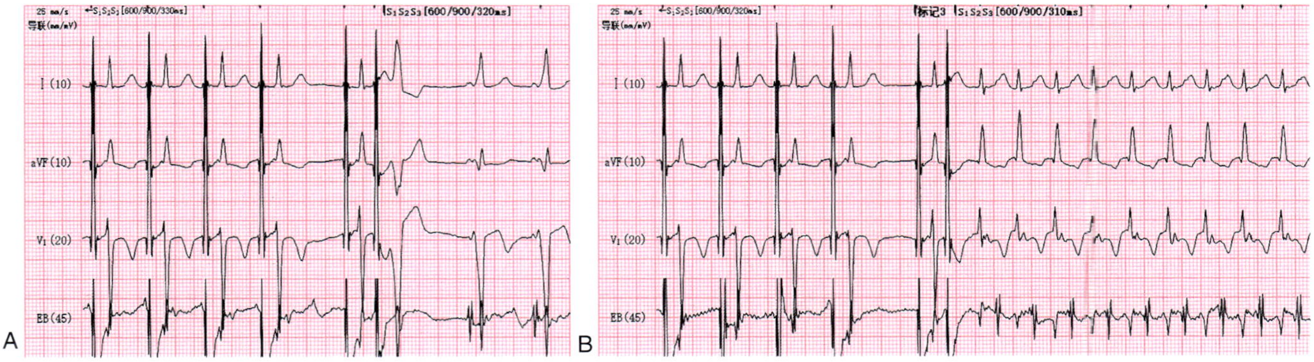

图 13–178　显性右侧房室旁路合并房室结双径路诱发不同类型的心动过速。(A)显性右侧房室旁路，给予基础刺激周长 600ms，S_1S_2 间期 900ms 的 $S_1S_2S_3$ 心房程控期前刺激。S_1–R 间期与 S_2–R 间期均 160ms，心室预激程度减轻系起搏点在左心房，激动沿房室结下传成分增多形成。S_2S_3 偶联间期 320ms 时 S_3–R 间期 160ms，R_3 呈完全心室预激图形。(B)S_2S_3 偶联间期 310ms 时 S_3–R 间期延长到 350ms，心室预激消失后诱发出频率 150 次/分的窄 QRS 波心动过速。逆行 P 波在 Ⅰ 导联直立，V_1 导联倒置(20mm/mV)，食管导联 R–P 间期 180ms 长于 V_1 导联 90ms。显示出右侧偏心性逆行心房激动顺序，符合右侧房室旁路逆向传导的顺向型房室折返性心动过速。(待续)

C

D

E

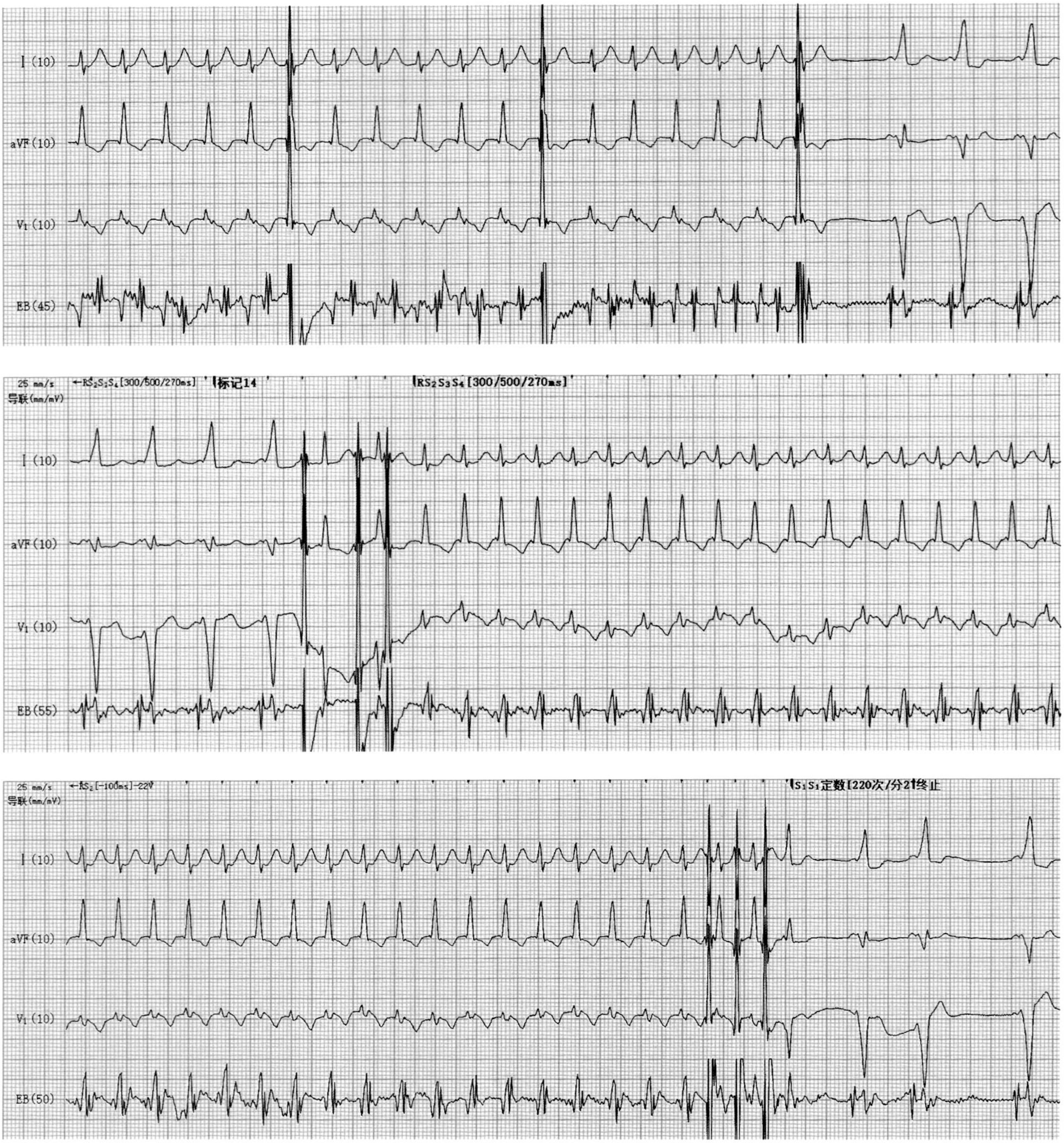

图 13-178(续) (C)心动过速时给予 RS_2 期前刺激，第 3 次 RS_2 刺激夺获心房后终止了心动过速。(D)窦性心律时给予 $RS_2S_3S_4$ 期前刺激，S_2 波与 S_3 波后的 QRS 波变窄，S-R 间期均为 160ms。S_4-R 间期延长至 340ms，此时房室旁路已进入有效不应期，激动沿房室结快径路下传后，诱发出频率 170 次/分的窄 QRS 波心动过速，逆行 P 波在 V_1 导联形成假性 r'波，食管导联中 R-P⁻间期<70ms，符合慢-快型房室结折返性心动过速特征。(E)给予 220 次/分的心房超速刺激，第 3 次 S 波夺获心房并下传的 QRS 波呈不完全心室预激形，激动分别沿房室旁路和房室结下传后终止了心动过速。

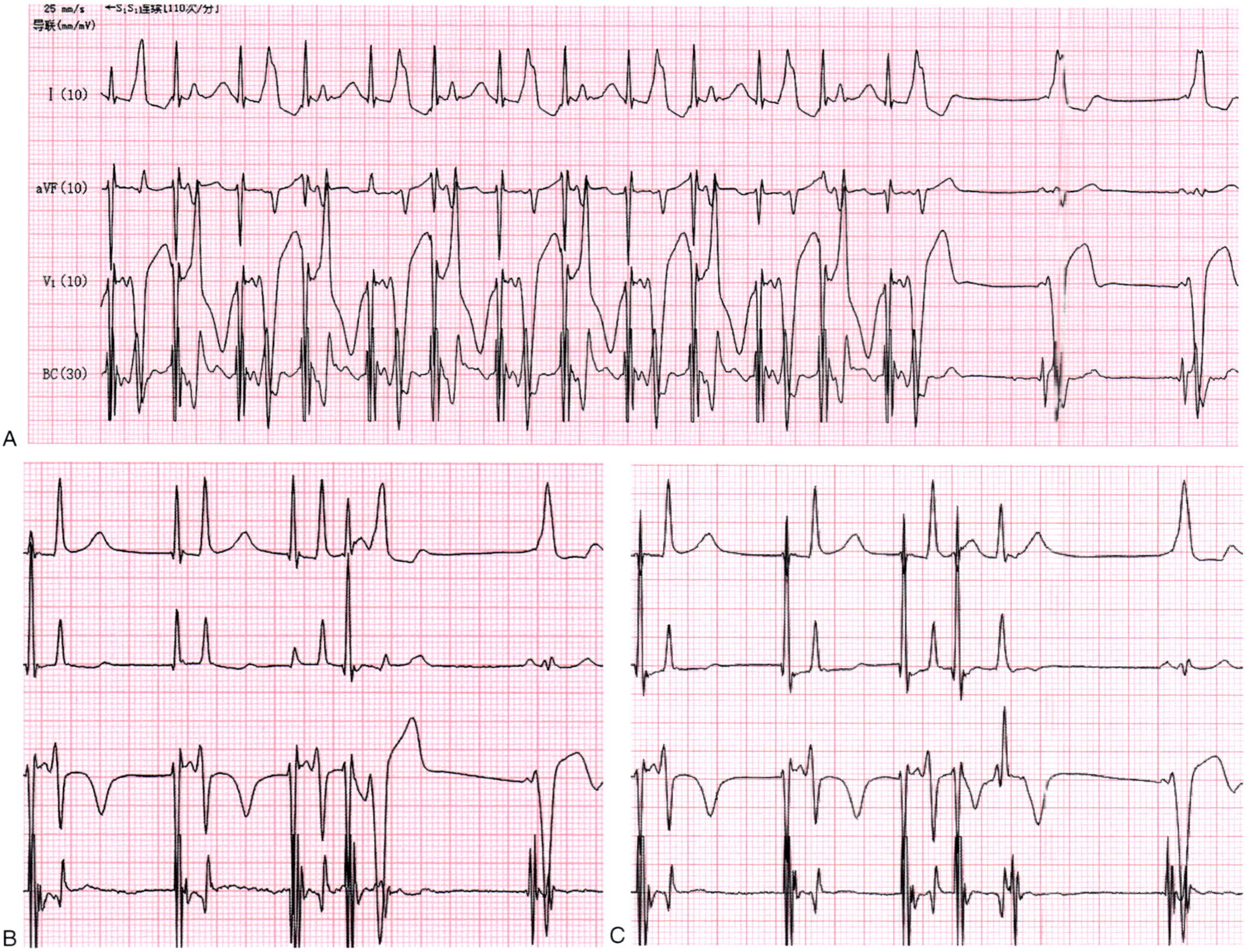

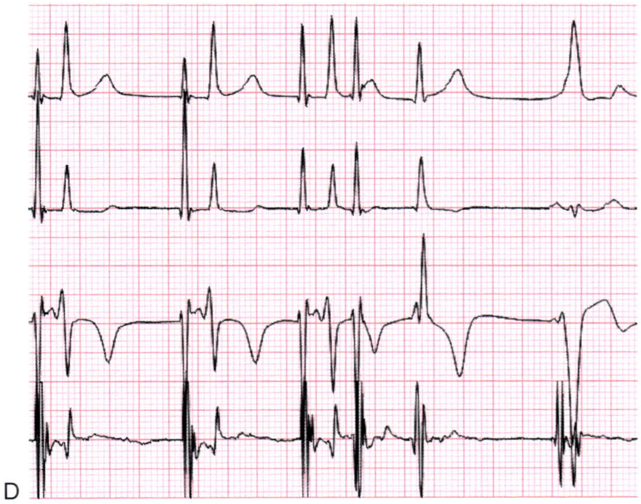

图 13-179 显性右侧、左侧房室双旁路合并房室结双径路诱发多种折返与心动过速。(A)窦性心律时 QRS 波显示为显性右侧房室旁路，发放频率 110 次/分的刺激均夺获心房，S 波后交替出现两种不同的宽 QRS 波。一种与窦性时右侧房室旁路相同，另一种表现为类右束支传导阻滞形，显示出在心房起搏激动下，出现显性右侧房室旁路与显性左侧房室旁路交替前向传导的电生理特征。(B~D)基础刺激周长 1000ms，S_1S_2 周长 800ms 的 $S_1S_2S_3$ 心房程控期前刺激，S_1 和 S_2 心房激动下传的 QRS 波形态变窄是因为起搏点在左心房，到达右侧房室旁路的时间延迟，从房室结下传的成分增加形成。(B)S_2S_3 偶联间期 380ms 时 S_3-R 间期 160ms，R_3 波呈心室预激形，右侧房室旁路能前向传导。(C)S_2S_3 偶联间期 370ms 时 S_3-R 间期 280ms，R_3 波突然呈右束支传导阻滞形，说明右侧房室旁路已进入前向有效不应期，心房激动沿房室结下传并进入右束支不应期。同时在 R_3 的 ST 段上出现 1 次在 I 导联倒置，V_1 导联直立的逆行 P 波，R-P⁻间期 140ms。食管导联中 R-P⁻间期 90ms<V_1 导联，逆行心房激动呈左侧偏心性，符合左侧房室旁路逆向传导特征。(D)S_2S_3 偶联间期 360ms 时 S_3-R 间期突然跳跃式延长至 410ms，房室结快径路进入不应期，心房激动沿房室结慢径路下传，显示出房室结双径路传导。在 R_3 出现 1 次隐藏在 QRS 波中逆行 P 波，食管导联中 R-P⁻间期<70ms，为房室结快径路逆向传导形成。(待续)

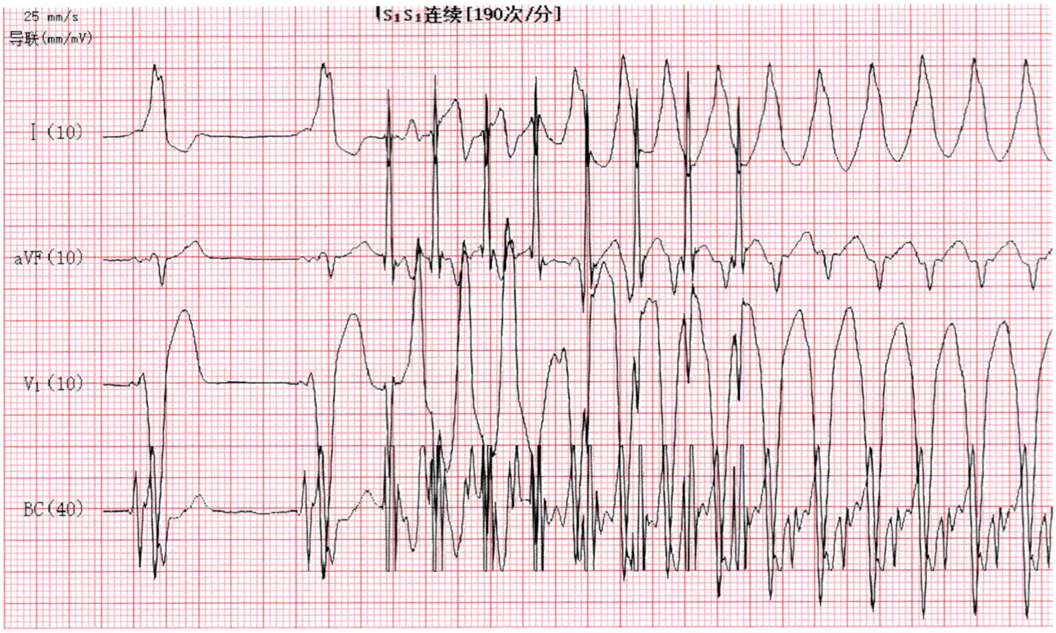

E

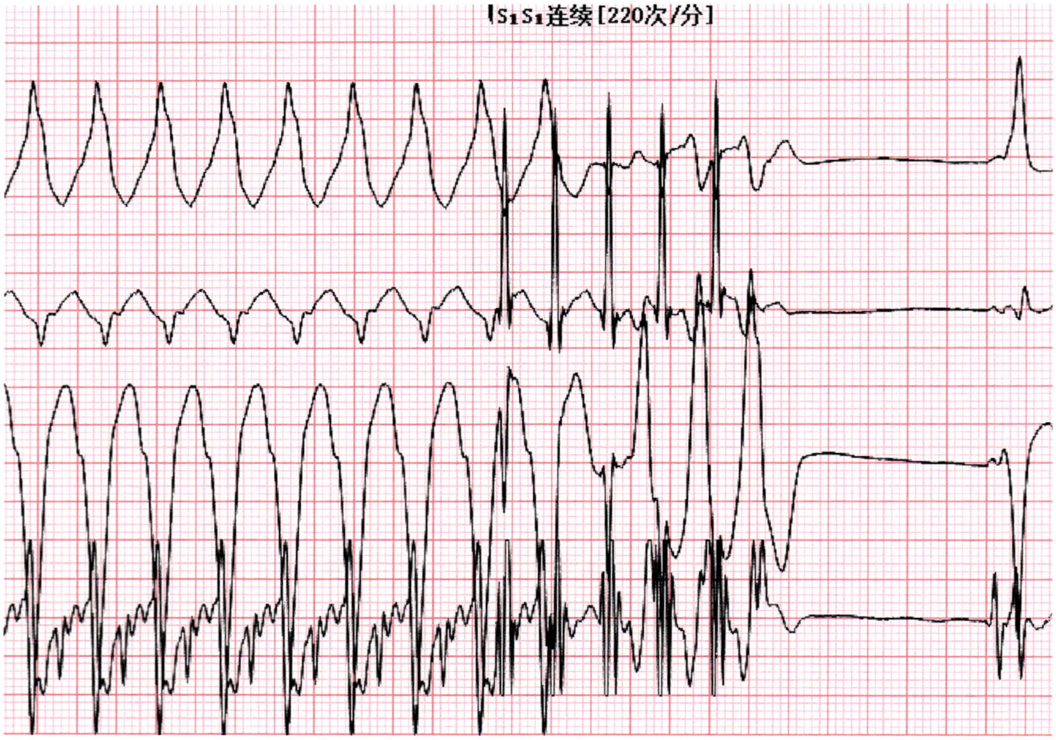

F

图 13–179(续) (E)窦性心律时给予频率 190/次的心房刺激，第 1 至 3 次 S 波后的 QRS 波为类右束支传导阻滞形，心房激动从左侧房室旁路下传。第 4 次 S 波从右侧房室旁路下传后诱发出频率 187 次/分，QRS 波态与右侧房室旁路一致的逆向型房室折返性心动过速。逆行 P 波在 V_1 导联直立，食管导联中 R–P⁻间期 180ms<V_1 导联，表明左侧房室旁路参与了逆向传导。(D)频率为 220 次/分的 5 个心房超速刺激夺获心房后终止了心动过速。因为右侧房室旁路距窦房结近，窦性心律时只显示右侧房室旁路传导，左侧房室旁路被掩盖，当经食管心搏左心房时不但可以显示出左侧房室旁路传导，而且右侧房室旁路的传导形成的心室预激也会明显减轻。由于两侧房室旁路的不应期均长于房室结双径路，在心房程控期前刺激进房室旁路有效不应期后，心房激动还显示出房室结双径路传导特征，分别诱发左侧房室旁路逆向传导和房室结快径路逆向传导的心房激动。因受到多条传导径路之间的隐匿性传导，或因希浦系统不应期较长，逆行心房激动不能下传，未诱发窄 QRS 波心动过速。但是快速的心房刺激却非常容易诱发与终止逆向型房室折返性心动过速，是因为房室旁路的前向和逆向传导能力强，而且左右两侧各存在一条房室旁路，形成足够大的折返环路，所以多条房室旁路的存在是诱发逆向型房室折返性心动过速的重要原因。

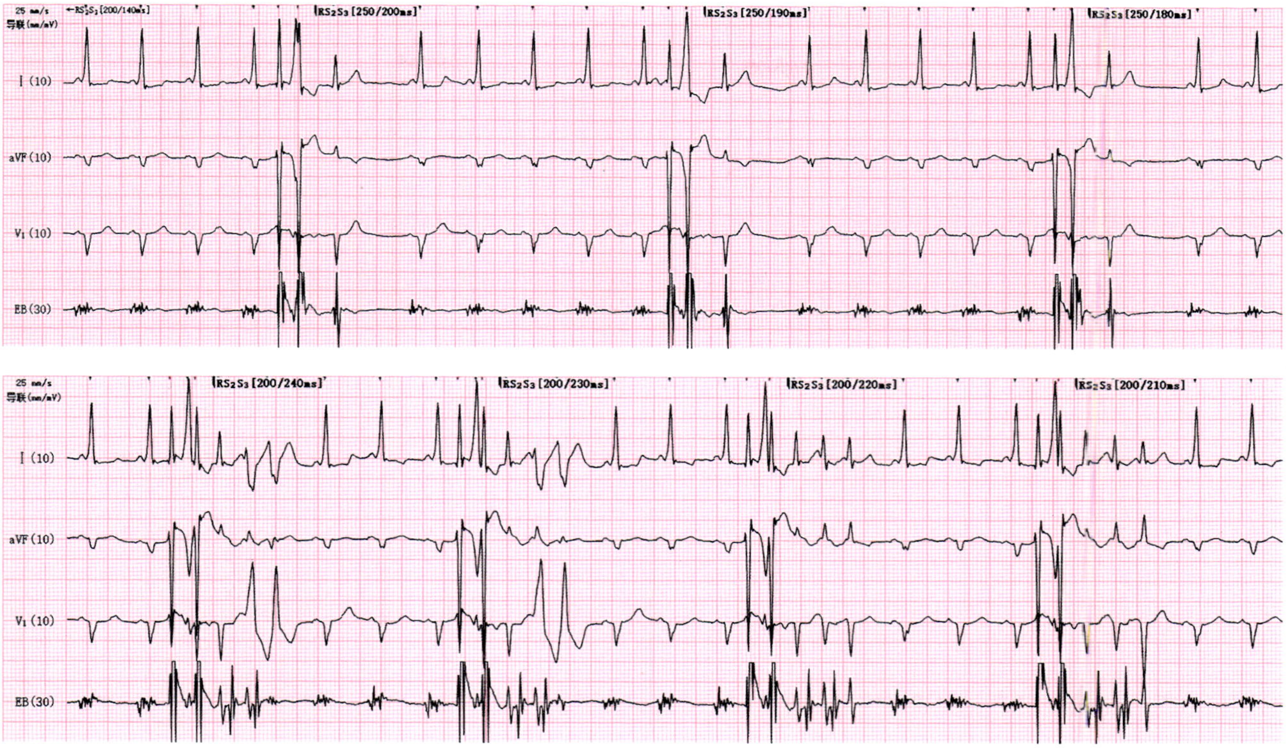

A

B

图 13–180 显性右侧房室旁路合并房室结双径路诱发不同类型折返心搏。(A)显性右侧房室旁路，给予 RS_2 间期 250ms，S_2S_3 偶联间期 200ms、190ms、180ms 的心房期前刺激，见 S_2 波均夺获心房沿房室旁路下传，QRS 波呈完全心室预激形。S_3 波均落在 QRS 波后半部分，S_3–R 间期 350ms，R_3 波形态变窄，逆行 P 波出现在 QRS 波中，食管导联 R–P⁻间期<70ms，表明 S_3 激动落在房室旁路前向有效不应期中，从房室结慢径路下传并从快径路逆向传导至心房，形成不完全性代偿间期。(B)给予 RS_2 间期 200ms，S_2S_3 偶联间期 240ms、230ms、220ms、210ms 的心房期前刺激，与图 A 一样，S_2 波均夺获心房沿房室旁路下传，QRS 波呈完全心室预激形。4 次 S_3–R 间期均为 220ms，R_3 波形态恢复正常，S_3 激动落在房室旁路前向有效不应期中，从房室结快径路下传。在 aVF、V_1 导联 ST 段上见到倒置的逆行 P 波，食管导联中 R–P⁻间期 100ms，说明房室旁路形成 1 次逆向折返。S_2S_3 偶联间期 240ms、230ms 时在 R_3 波后出现 2 次右束支传导阻滞形 QRS 波，逆行 P 波形态和 R–P⁻间期与 R_3 时一致，表明同为右侧房室旁路逆向传导，形成了 2 次房室折返心搏。第 2 次右束支传导阻滞形 QRS 波后的逆行 P 波消失终止了折返。S_2S_3 偶联间期 220ms、210ms 时又发生 2 次同前一样的房室折返心搏，右束支传导阻滞消失时的 P 波形态与 R–P⁻间期未改变。本图例显示出显性右侧房室旁路与房室结双径路的电生理特征，因房室旁路的前向有效不应期长于房室结双径路，较短偶联间期的心房期前刺激会落在房室旁路的不应期中，从而显示出房室结双径路传导的特征。又因为 RS_2 期前刺激的偶联间期不同，分别显示出房室结双径路传导。RS_2 偶联间期 250ms 时致 S_3 激动落在房室结快径路有效不应期，显示出慢径路传导。因房室结快径路逆向传导形成的心房激动较早，房室旁路的逆向传导被掩盖。RS_2 偶联间期 200ms 时 S_3 激动能沿房室结快径路下传，从而诱发房室旁路逆向传导。不同偶联间期的心房期前刺激能显示出房室结双径路传导，说明其不应期与前心动周长密切相关。

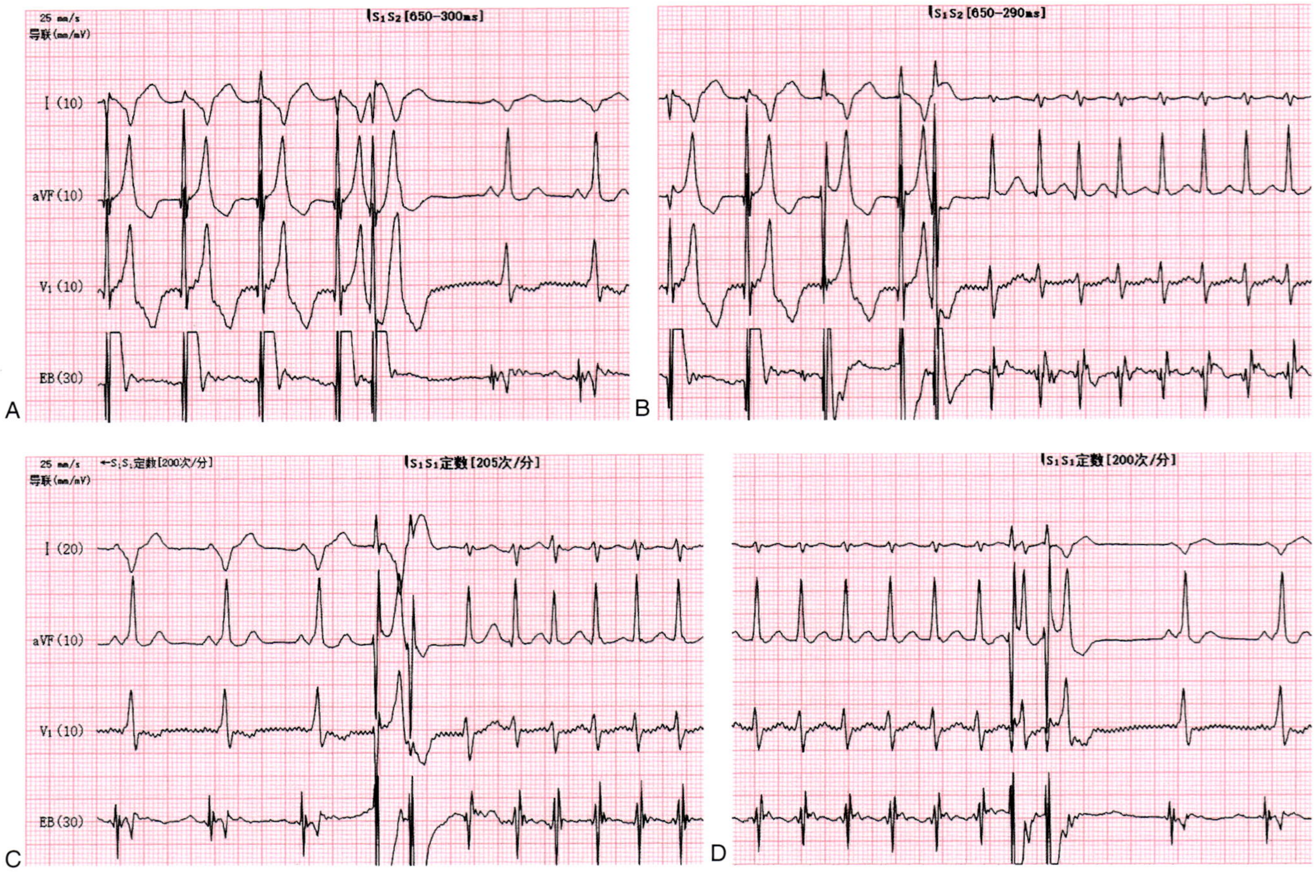

图 13-181 显性左侧房室旁路合并房室结双径路诱发慢-快型房室结折返性心动过速。(A)显性左侧房室旁路，给予基础刺激周长 650ms，S_1S_2 偶联间期 300ms 的心房程控期前刺激，S_1 刺激与 S_2 刺激均沿房室旁路下传，S_2-R 间期 100ms。(B)S_1S_2 偶联间期 290ms 时 S_2-R 间期突然延长至 450ms，QRS 波形态恢复正常，说明房室旁路已进入前向有效不应期。激动从房室结下传后诱发出频率 170 次/分的窄 QRS 波心动过速。逆行 P 波隐藏在 QRS 波中，食管导联 R-P^-间期<70ms，为慢-快型房室结折返性心动过速；(C)窦性心律时显示左侧房室旁路，给予频率 205 次/分的 2 次心房刺激。第 1 个 S 波沿房室旁路下传，第 2 个 S 波落在 ST 段上，S-R 间期达 450ms 后诱发出如图 B 所示的慢-快型房室结折返性心动过速。(D)给予频率 200 次/分的 2 个超速刺激均夺获心房，心房激动在沿房室旁路下传的同时进入房室结双径路折返环，在快、慢径路内造成双径阻滞后终止了心动过速。显性房室旁路合并房室结双径路时，后者常被传导速度快的旁路掩盖，不容易诊断。本图例左侧房室旁路的有效不应期长于房室结双径路，在心房期前刺激偶联间期缩短或定数刺激频率较快时，心房激动进入房室旁路的有效不应期后，即沿不应期较短的房室结慢径路下传，再沿快径路逆向传导后诱发出慢-快型房室结折返性心动过速。在心房刺激时未见到房室结快径路前向传导是因为快径路的不应期长于房室旁路，被传导速度更快的房室旁路掩盖无法显示。

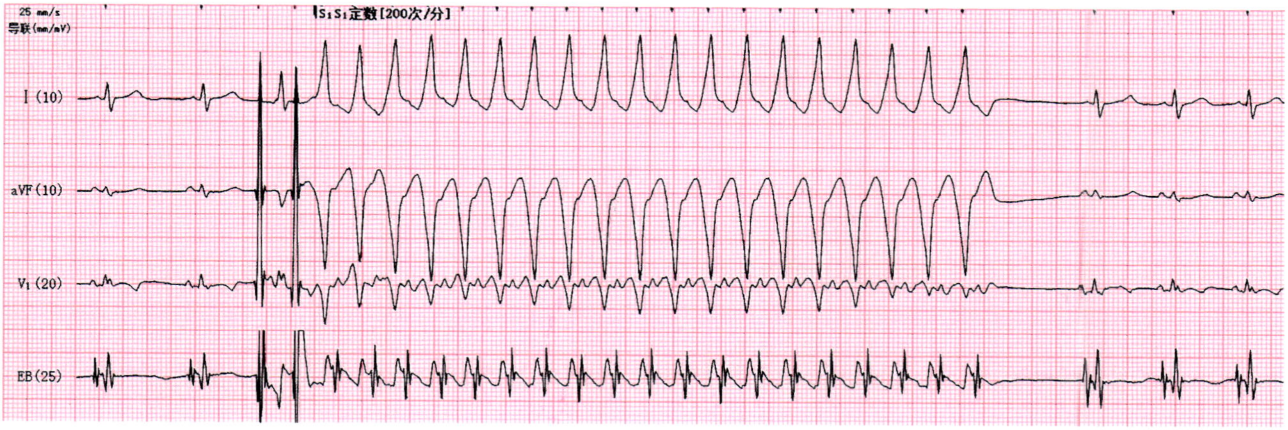

A

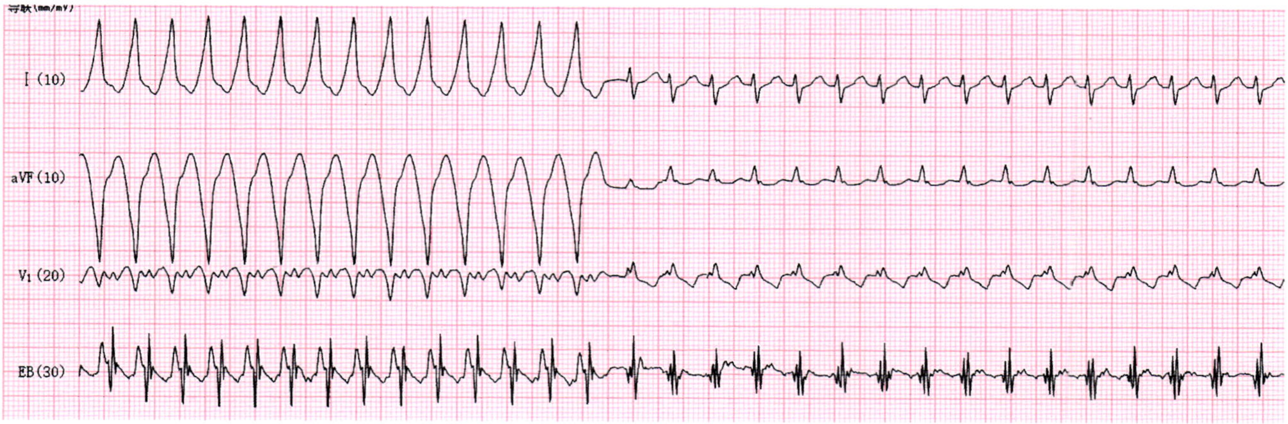

B

图 13–182　逆向型房室折返性心动过速合并慢快型房室结折返性心动过速。(A)窦性心律时 QRS 波未见心室预激图形，给予频率 200 次/分的 2 次心房刺激，第 1 次 S–R 间期 120ms，QRS 波呈不完全心室预激图形。第 2 次 S–R 间期 200ms，诱发频率 200 次/分类左束支传导阻滞形的心室预激性宽 QRS 波心动过速。逆行 P 波出现在 ST 段上，在 Ⅰ 导联直立，aVF 导联倒置，V_1 导联直立，$R-P^-$ 间期 200ms，P^--R 间期 100ms，食管导联 $R-P^-$ 间期 200ms。显示出右后房室旁路顺向传导，房室结逆向传导的逆向型房室折返性心动过速电生理特征。见第 19 次逆行 P 波后的 QRS 波消失，房室传导中断后终止了心动过速。(B)另一次心房刺激诱发出 A 图相同的心室预激性心动过速。见第 14 次 P–R 间期延长至 300ms，出现频率 182 次/分的窄 QRS 波心动过速。逆行 P 波隐藏在 QRS 波中，食管导联 $R-P^-$ 间期<70ms，表现出慢–快型房室结折返性心动过速电生理特征。图 A 显示逆向型房室折返性心动过速在发生房室传导中断后立即终止，说明房室旁路发生前向传导阻滞，而房室结也处在不应期中。图 B 显示由于存在房室结双径路，在频率相同的逆向型房室折返性心动过速发生前向传导阻滞后，逆行心房激动从房室结慢径路下传并沿快径路逆向传导，从而诱发慢–快型房室结折返性心动过速，表现出显性右侧房室旁路合并房室结双径路的电生理特征。通常，显性房室旁路传导速度快，容易掩盖房室结双径路传导，但是只要房室旁路的不应期长于房室结双径路，在心房刺激频率增快或期前刺激偶联间期缩短至与房室旁路不应期相等时，心房激动沿不应期短的双径路传导，即可显示房室结双径路传导特性，本图例则是通过分别诱发逆向型房室折返性心动过速和慢快型房室结折返性心动过速证实存在房室旁路和房室结双径路。

第 8 节 分支型室性心动过速

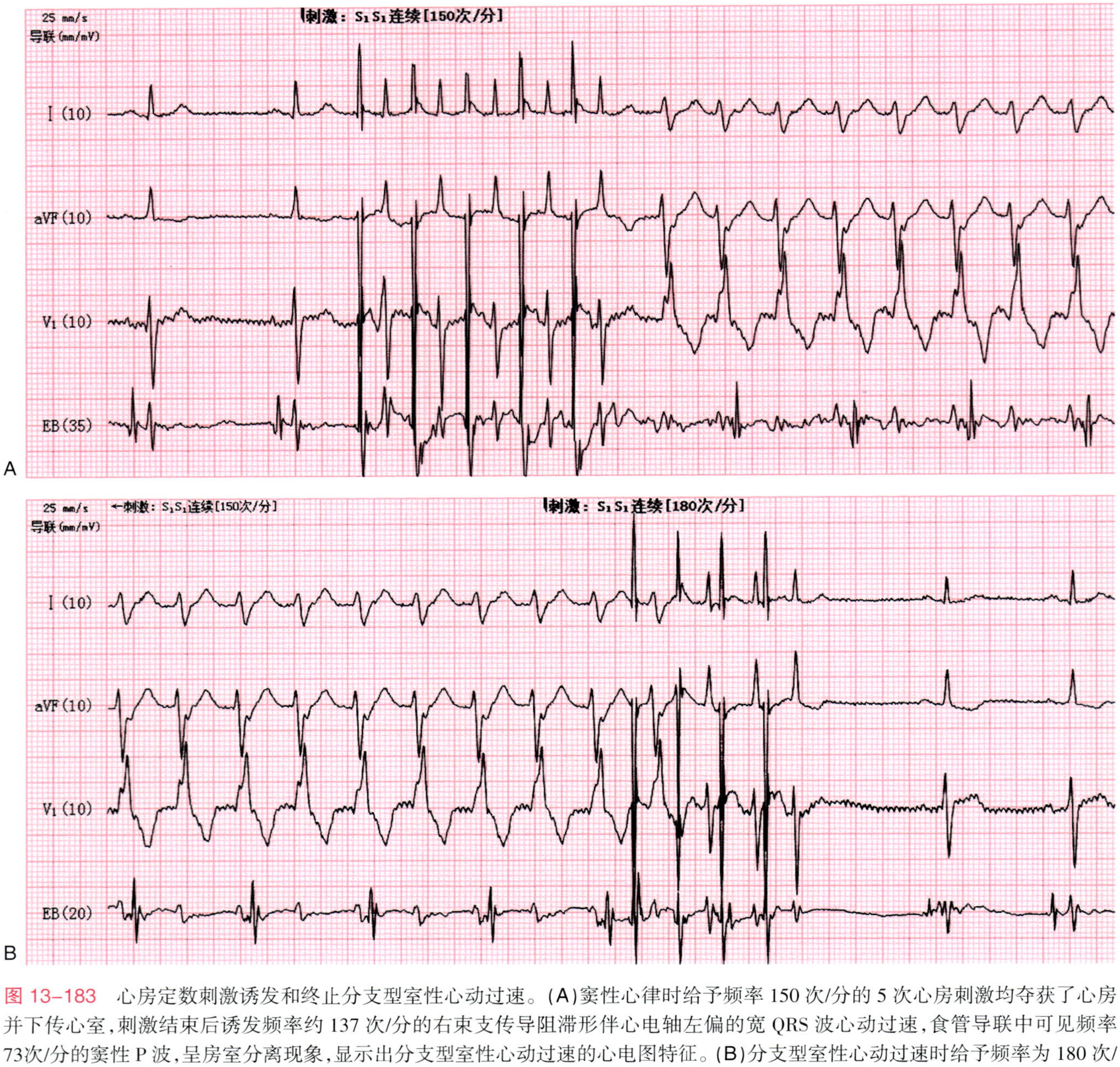

图 13-183 心房定数刺激诱发和终止分支型室性心动过速。(A)窦性心律时给予频率 150 次/分的 5 次心房刺激均夺获了心房并下传心室，刺激结束后诱发频率约 137 次/分的右束支传导阻滞形伴心电轴左偏的宽 QRS 波心动过速，食管导联中可见频率73次/分的窦性 P 波，呈房室分离现象，显示出分支型室性心动过速的心电图特征。(B)分支型室性心动过速时给予频率为 180 次/分的 4 次心房刺激，自第 2 次刺激起已经夺获心房，第 2~4 次 S 波后的 QRS 波形态正常，均为心房激动传导至心室，刺激结束后恢复窦性心律。采用食管心房刺激技术终止分支型室性心动过速时，心房刺激必须能够侵入折返环路的可激动间隙，这需要满足特定条件：①心房肌和房室结的不应期必须较短，以确保心房能够被稳定地起搏，并且快速的心房刺激能够完全通过房室结顺向传导至心室；②心房刺激的起搏频率不宜过高，否则大部分心房刺激将无法通过房室结顺向传导至心室，从而无法发挥超速刺激的效果；③室性心动过速的频率需相对较慢，以便通过房室结顺向传导至心室的激动能够顺利地进入室性心动过速折返环路的可激动间隙，从而终止折返性室性心动过速。在本例中，由于房室结-希浦系统及心室肌的不应期较短，每次心房激动均能顺利通过房室结-希浦系统顺向传导至心室，且心房起搏频率略高于室性心动过速的频率，这些因素共同作用，成为有效终止室性心动过速的关键。

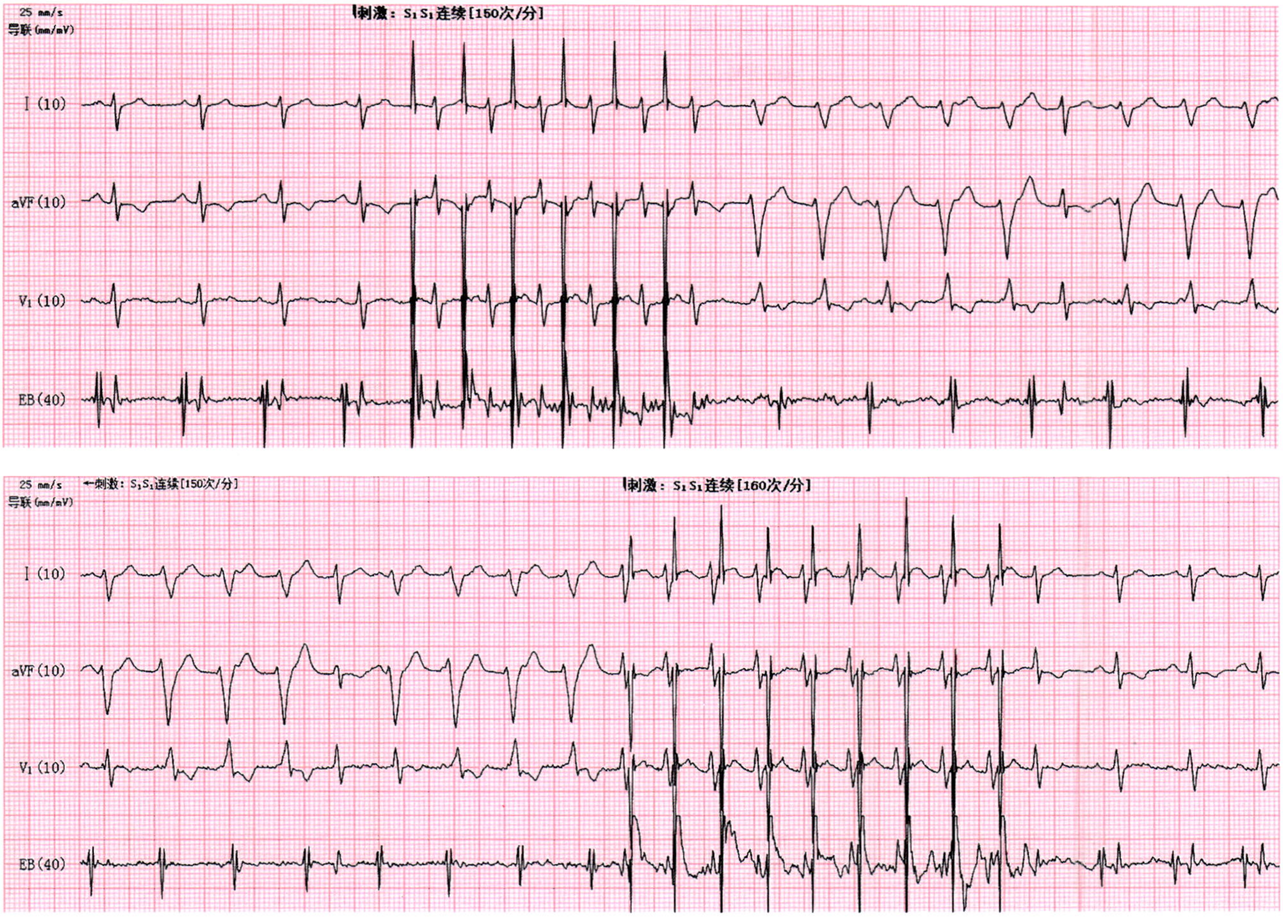

A

B

图 13–184　S_1S_1 连续心房刺激诱发和终止分支型室性心动过速。(A)窦性心律时给予频率 150 次/分的 6 次心房刺激夺获了心房并下传至心室。刺激结束后诱发出频率约为 125 次/分的右束支传导阻滞形宽 QRS 波心动过速，可见窦性夺获心室，食管导联中可以清晰地观察到房室分离现象，证实为分支型室性心动过速。(B)在分支型室性心动过速时，给予频率为 150 次/分的 9 次连续心房刺激，均夺获了心房并下传至心室形成正常 QRS 波，刺激结束后终止分支型室性心动过速，恢复窦性心律。通常，心房刺激难以有效终止室性心动过速，因此，不建议作为常规治疗方法。然而对于血流动力学未受影响的分支型室性心动过速，并且在心室率较慢、房室传导功能良好的情况下，高频率的心房刺激有可能以 1:1 的比例传导至心室，从而起到心室超速刺激的作用，对于终止分支或束支折返性心动过速的成功率较高。一般而言，采用比心动过速快 20~30 次/分的频率进行心房定数刺激，以观察心房夺获及房室传导情况。刺激频率过慢可能导致心房夺获失败，而刺激频率过快则可能在房室交界区引起传导阻滞，导致心房激动无法 1:1 传导至心室。当刺激能够连续夺获心房并 1:1 传导至心室时，应停止刺激并观察心动过速是否已终止。若心动过速未终止，可适当调整刺激频率和刺激数量后再次进行刺激。若反复尝试仍无法终止心动过速，则应及时考虑使用药物转律或电复律。

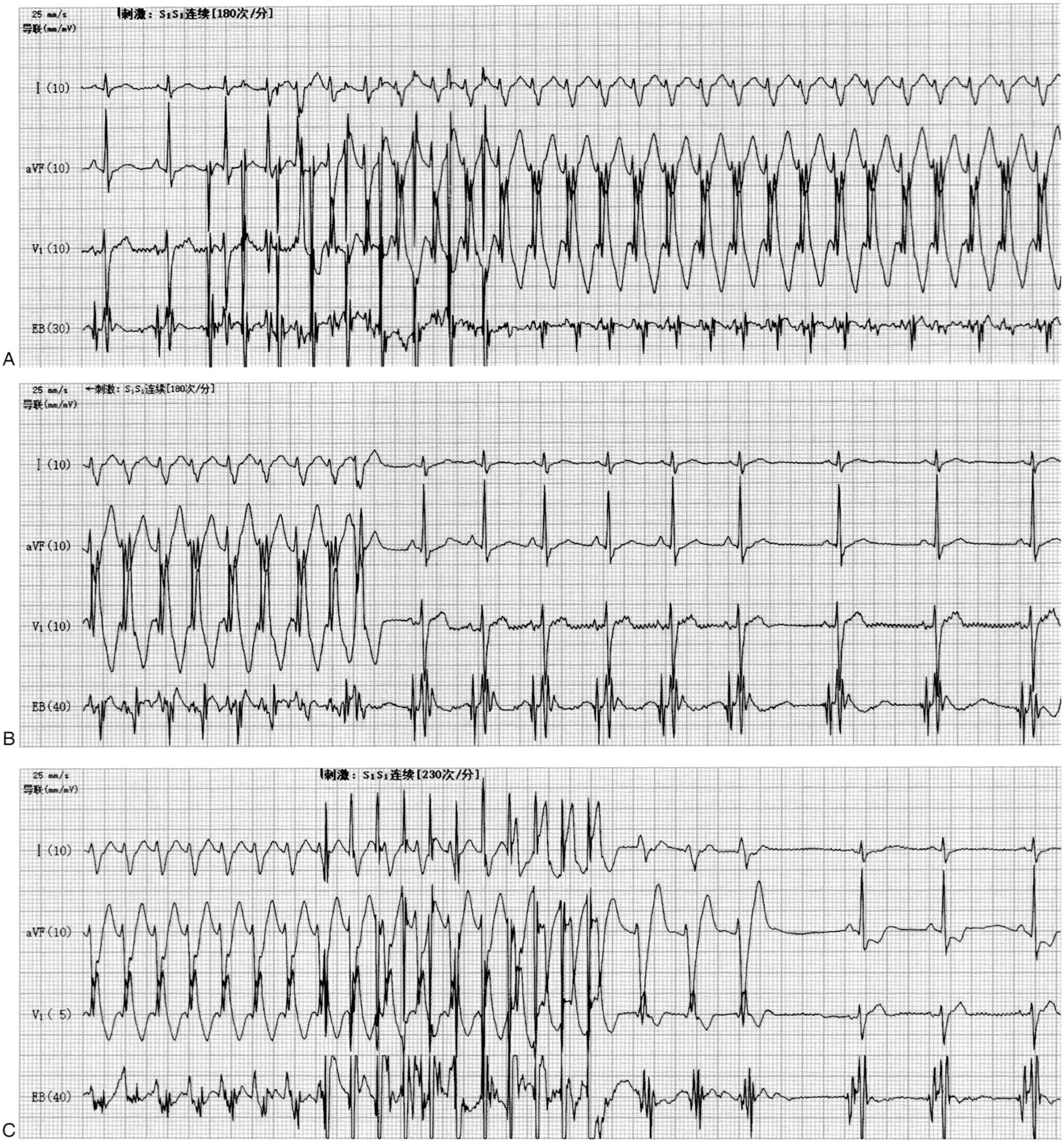

图 13–185　S_1S_1 定数刺激诱发和终止分支型室性心动过速。(A)窦性心律时给予频率 180 次/分的 9 次心房刺激，第 5 次刺激即诱发了频率 176 次/分的右束支传导阻滞形宽 QRS 波心动过速。在食管导联中可以清晰地观察到 P 波。心动过速的前半部分显示出室房 1:1 逆传，而后半部分的 P–P 间期规律出现，频率低于 QRS 波，表现为房室分离，证实了宽 QRS 波心动过速为分支型室性心动过速。(B)分支型室性心动过速自行终止后，诱发了短阵窦房折返性心动过速，频率 107 次/分，P 波在Ⅰ、aVF、V_1 及食管导联中与窦性一致，折返 6 次心搏后自行终止，代偿间期与窦性周长一致。(C)在心动过速时给予频率为 230 次/分的 11 次心房刺激，最后的 4 次刺激后紧跟着在Ⅰ导联主波向上的宽 QRS 波，形态与室性心动过速时不同，因为刺激夺获了心室，快速的心室起搏激动进入折返环路后终止了心动过速。其后 3 次频率较慢的与室性心动过速形态相似的宽 QRS 波由折返激动在环路内发生传导延缓引起。分支型室性心动过速明确属于左侧间隔部位大折返环引起的折返性心动过速，快速的心室起搏激动进入折返环路便可终止心动过速。

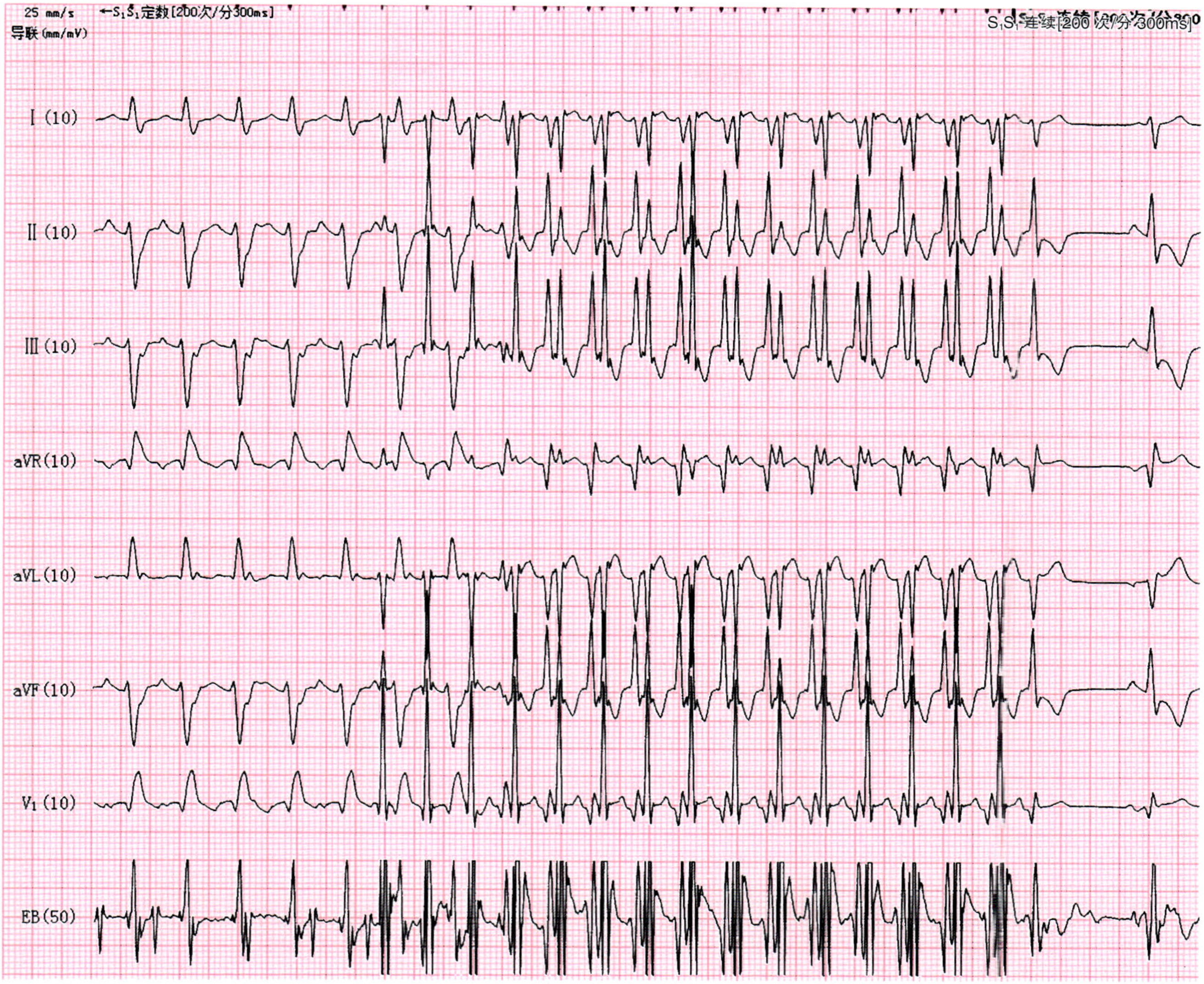

图 13–186　S_1S_1 连续刺激终止分支型室性心动过速。图示心电轴左偏合并右束支传导阻滞形宽 QRS 波心动过速，频率 167 次/分。食管导联显示部分 QRS 波之后出现 P 波，发生了室房逆向传导，表明为左后分支阻滞型室性心动过速。给予频率 200 次/分的 S_1S_1 心房连续刺激，自第 4 次 S 波起下传的 QRS 波形态基本正常，由刺激引起的心房激动经房室结–希浦系统下传心室形成，刺激结束后恢复窦性心律。第 3 次 S 波后的 QRS 波形态介于室性心动过速与正常窦性心律之间，为室性融合波。

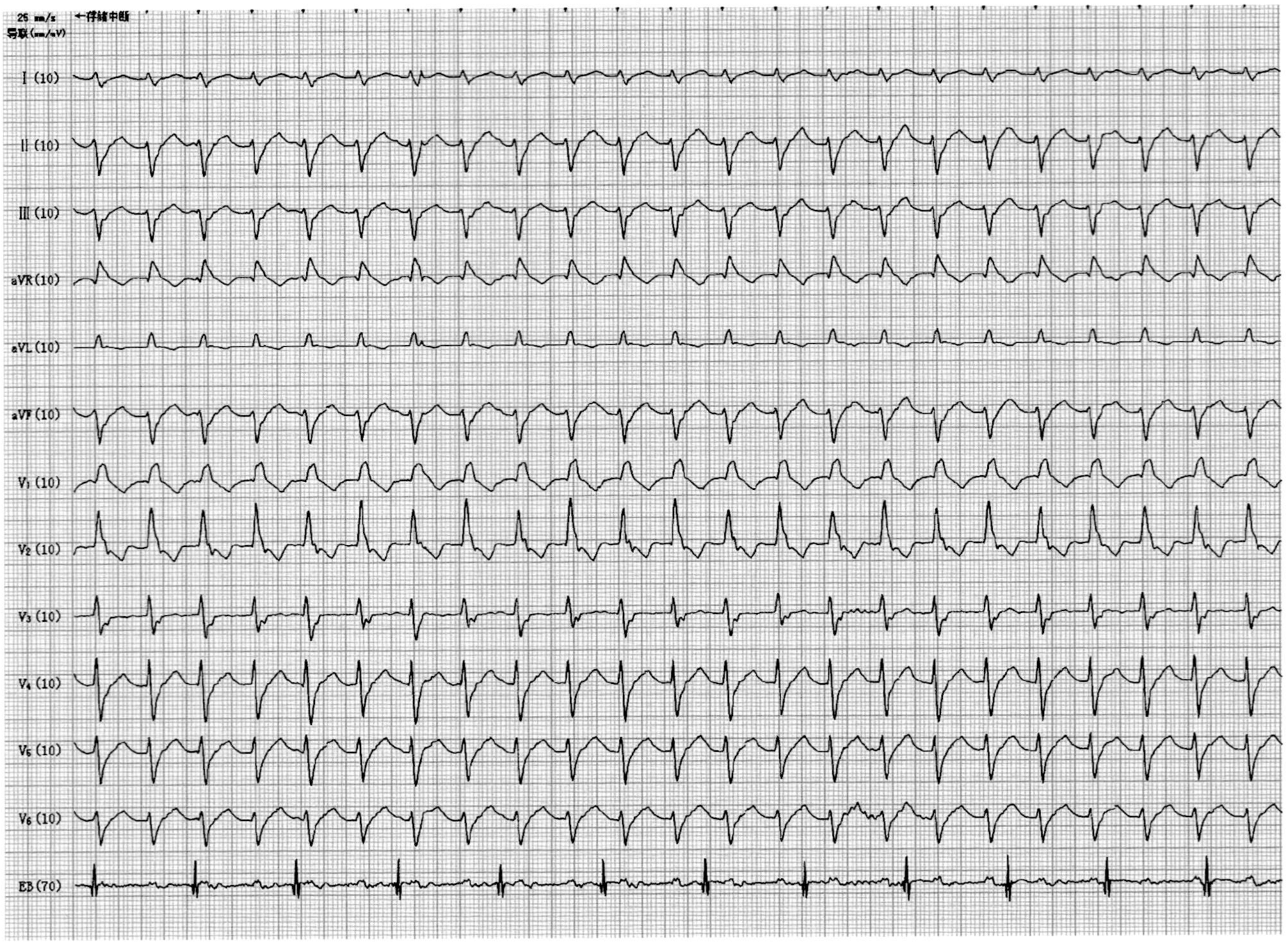

A

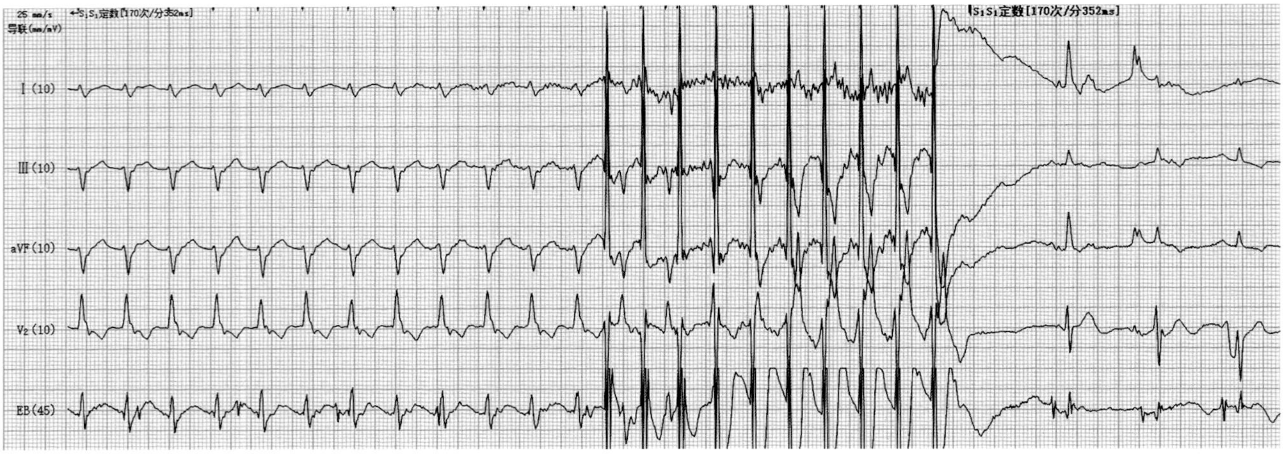

B

图 13–187　经食管起搏心室终止分支型室性心动过速。(A)右束支传导阻滞合并左前分支阻滞形宽 QRS 波心动过速，心室率 137 次/分。食管导联可见高大的心房波，与心室呈房室分离状态，证实为分支型室性心动过速。因为房室结前向传导功能较差，给予多次不同频率的心房刺激后未能终止心动过速。(B)增加食管电极插入深度后，食管导联显示心房波振幅减小，而 QRS 波振幅增大，提示电极靠近心室端。在给予频率为 170 次/分的 10 次 S_1S_1 定数刺激后，后 6 次刺激波之后紧随宽大且畸形的 QRS 波，刺激成功夺获心室后终止了分支型室性心动过速。

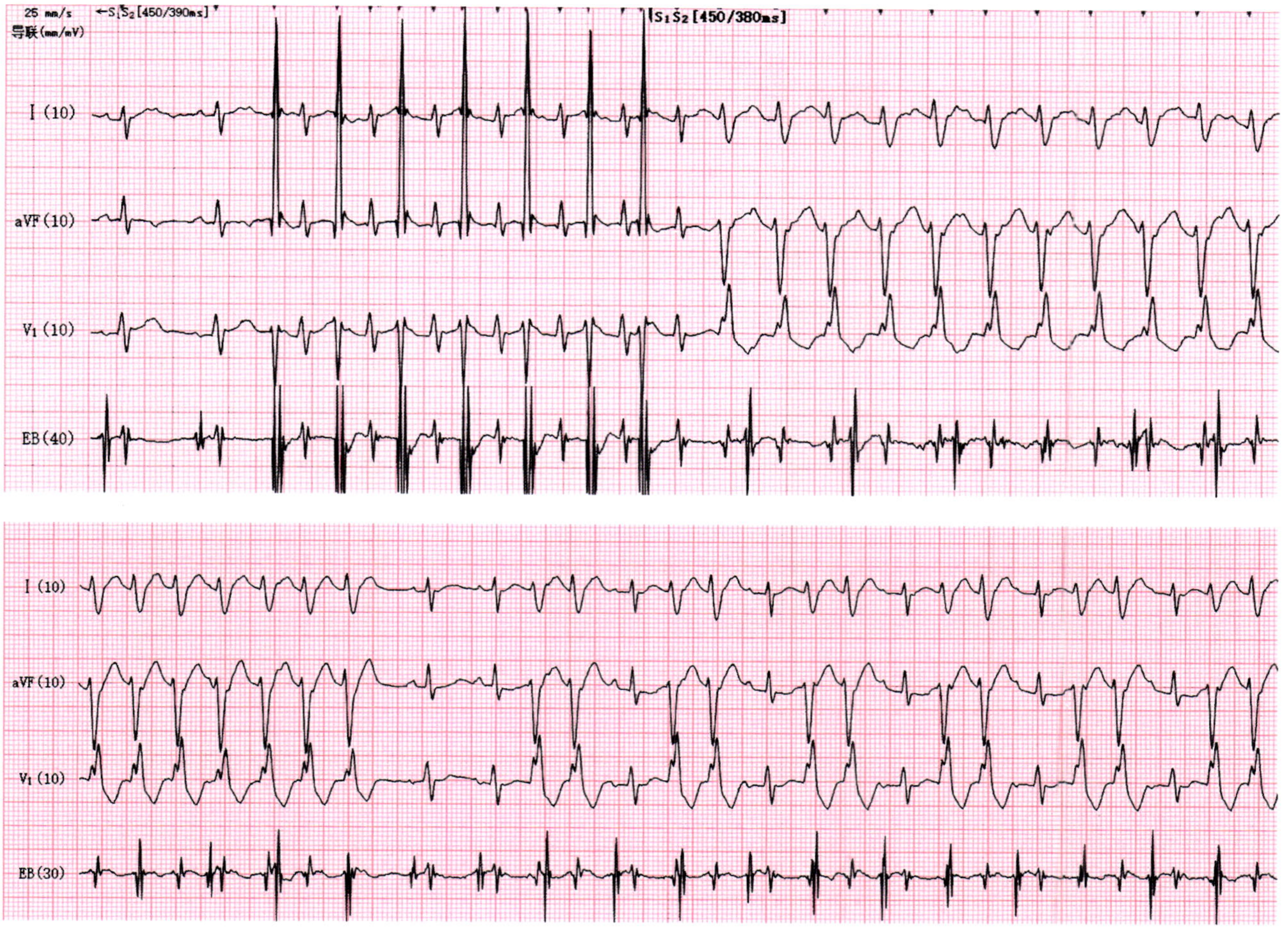

A

B

图 13–188　分支型室性心动过速合并反复折返激动。(A)窦性心律时给予基础刺激周长 450ms 的心房 S_1S_2 程控期前刺激检查，S_1S_2 偶联间期为 380ms 时，S_1 与 S_2 刺激下传心室形成的 QRS 波形态与窦性心律时一致，但在 R_2 波后诱发频率 187 次/分的右束支传导阻滞形宽 QRS 波心动过速。Ⅰ、aVF、V_1 导联在部分 QRS 波终末可见疑似 P 波的切迹。食管导联可见心房最后一次刺激下传的窄 QRS 波与宽 QRS 波之间无 P 波，高尖的 P–P 间期与窦性心律基本一致，呈房室分离状态。符合分支型室性心动过速心电图特征，心动过速持续数分钟后自行终止，恢复窦性心律。(B)心动过速终止后，第 2 次窦性心搏后出现与心动过速频率及 QRS 波形态一致的 2 次右束支传导阻滞形宽 QRS 波，其后出现窦性激动下传的窄 QRS 波。窦性心搏后再次出现与前述一致的 2 次右束支传导阻滞形宽 QRS 波，窦性 QRS 波至右束支传导阻滞形宽 QRS 波的 R–R 间期恰与宽 QRS 波及分支型室性心动过速的 R–R 间期一致，说明窦性激动进入折返环路仅激动 2 次便终止折返。下一次窦性激动又在折返环路内折返 2 次便自行终止，如此反复形成了窦性激动与室性折返激动交替出现的三联律，酷似成对室性期前收缩三联律。

第9节 心脏电生理现象

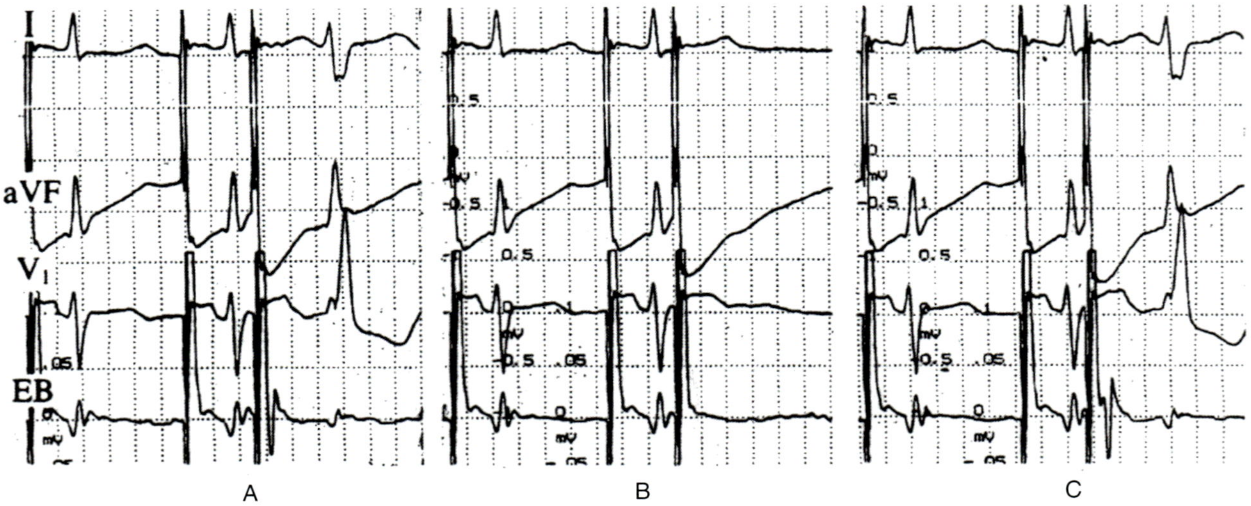

图 13-189 食管电极-心房裂隙现象。图示基础刺激周期 600ms 的心房程控期前刺激。(A)S_1S_2 偶联间期 270ms 时，S_2 后可见 P_2 波，以及呈完全性右束支传导阻滞形的 R_2 波，右束支已处于有效不应期中。(B)S_1S_2 偶联间期递减 10ms(260ms)时 P_2 波消失，心房进入有效不应期。(C)S_1S_2 偶联间期 250ms 时，见 S_2 后重现 P_2 波与 R_2 波。S_2-P_2 间期比此前延长 40ms，表现出食管电极与心房的裂隙现象(纸速:50mm/s)。

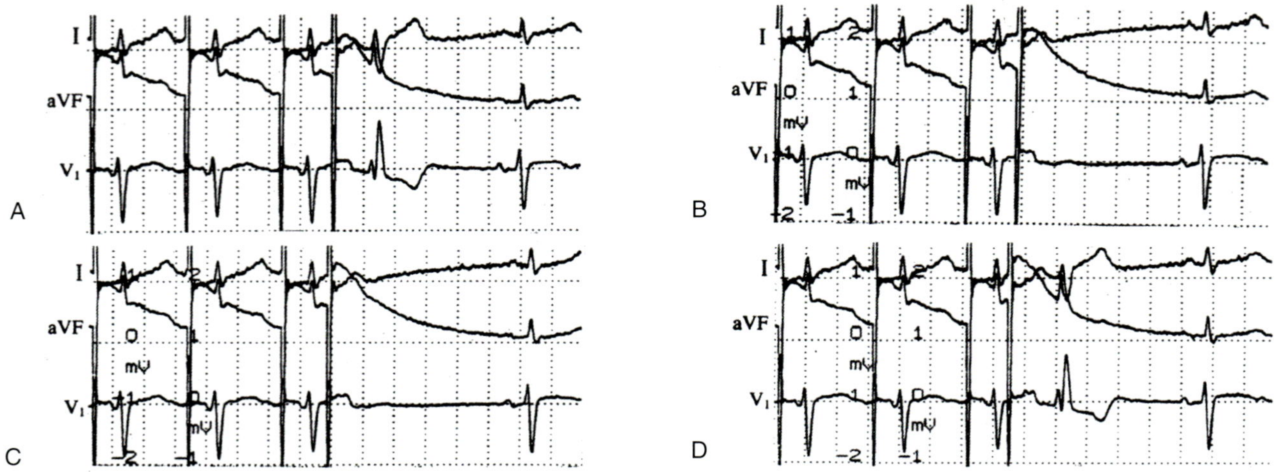

图 13-190 食管电极-房室交界区裂隙现象。图示基础刺激周期 600ms 的心房程控期前刺激。(A)S_1S_2 偶联间期 330ms 时，R_2 波呈完全性右束支传导阻滞形，右束支已处于有效不应期中。(B,C)S_1S_2 偶联间期 320ms 至 290ms 时，S_2 后可见 P_2 波，但 R_2 波消失，表明房室交界区进入有效不应期。(D)S_1S_2 偶联间期 270ms 时 P_2 波远离 S_2 波，S_2-P_2 间期达 80ms，实际 P_1P_2 间期比 S_1S_2 偶联间期 290ms 时延长 20ms，传导延缓区在食管电极至心房之间，延迟发生的心房激动脱离房室交界区有效不应期再次下传，发生了食管电极-房室交界区的裂隙现象。此时 R_1-R_2 间期与 S_1S_2 偶联间期 330ms 时一致，R_2 波仍呈完全性右束支传导阻滞形。

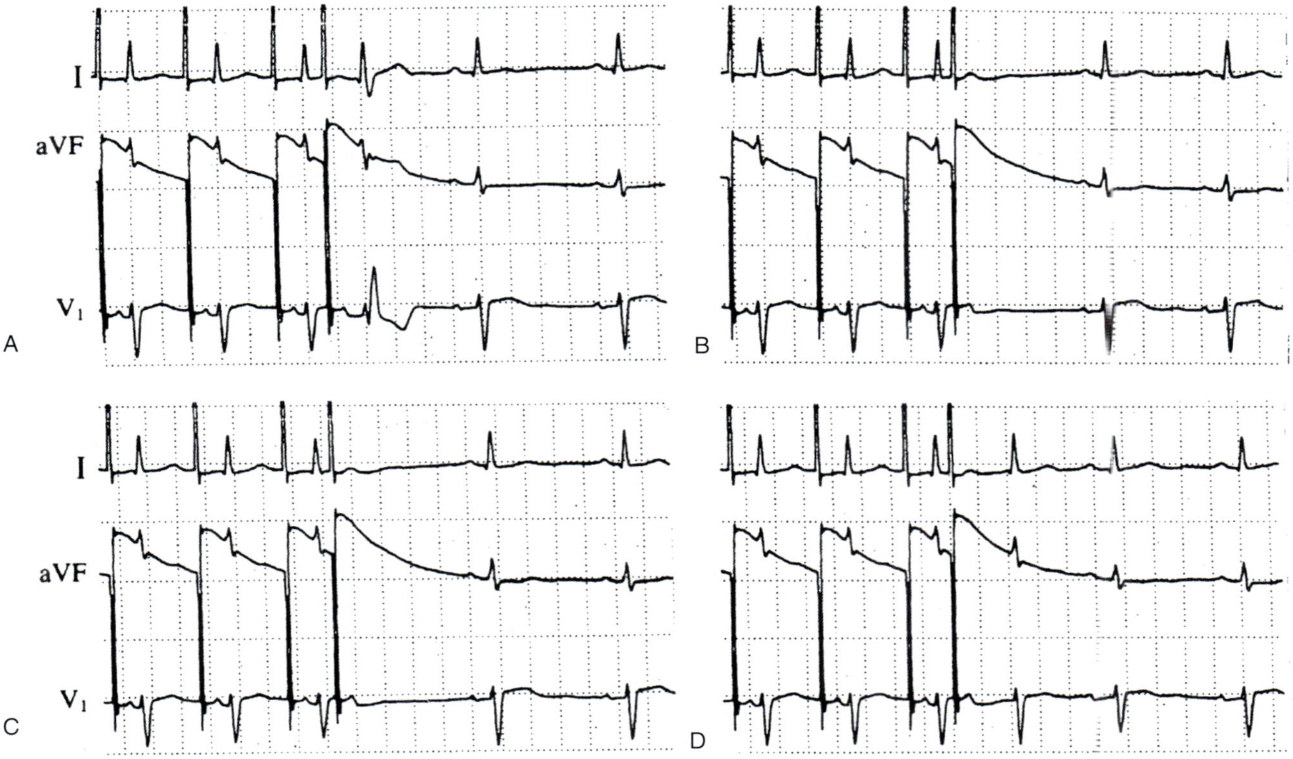

图 13–191　房室交界区与右束支双部位裂隙现象。图示基础刺激周期 600ms 的心房程控期前刺激。(A)S_1S_2 偶联间期 340ms 时，可见 P_2 波，以及呈完全性右束支传导阻滞形的 R_2 波，P_2–R_2 间期 200ms，R_1–R_2 间期 400ms，右束支已处于有效不应期中。(B，C)S_1S_2 偶联间期 330ms、320ms 时，可见 P_2 波，但 R_2 波消失，房室交界区进入有效不应期。(D)S_1S_2 偶联间期 310ms 时，R_2 波重复出现。P_2–R_2 间期 360ms，比前延长 160ms，提示房室交界区上层发生传导延缓，使下层脱离不应期恢复传导，房室交界区传导延缓区域在交界区上层，传导阻滞区域在交界区下层。此时 R_2–R_2 间期延长至 550ms，使右束支脱离不应期恢复传导，R_2 波形态正常。右束支裂隙现象的上层传导延缓区域在房室交界区，下层传导阻滞区域在右束支。

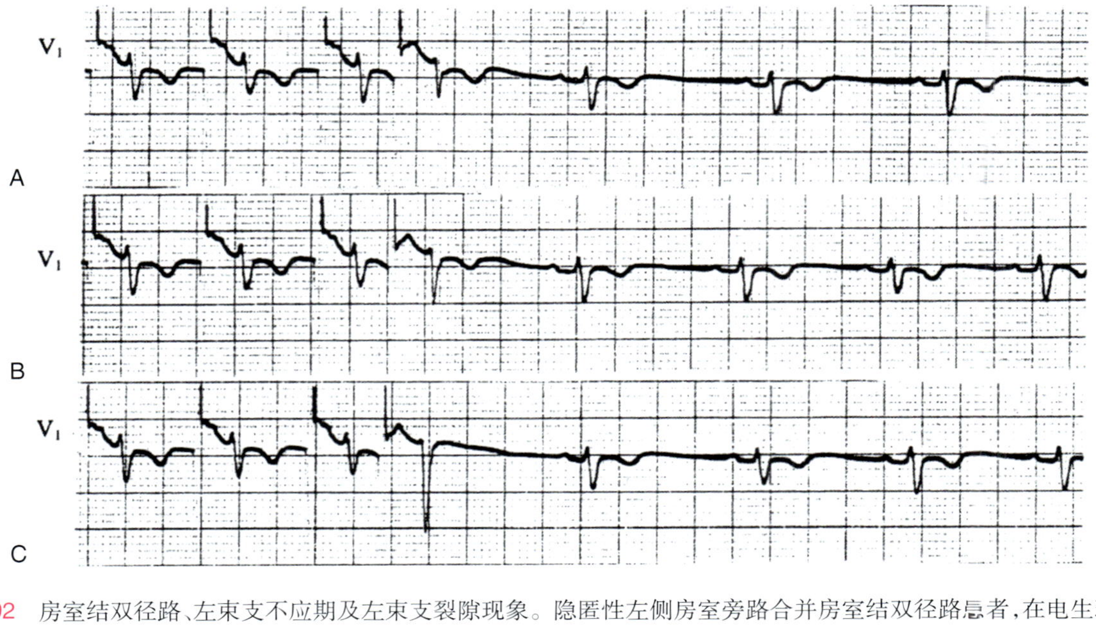

图 13–192　房室结双径路、左束支不应期及左束支裂隙现象。隐匿性左侧房室旁路合并房室结双径路患者，在电生理检查中诱发顺向型房室折返性心动过速。图示基础刺激周期 600ms 的心房 S_1S_2 程控期前刺激，V_1 导联记录。(A~C)S_1S_2 偶联间期分别为 400ms、390ms、380ms 时，见 R_2 波逐渐呈不完全性左束支传导阻滞形，左束支进入相对不应期。（待续）

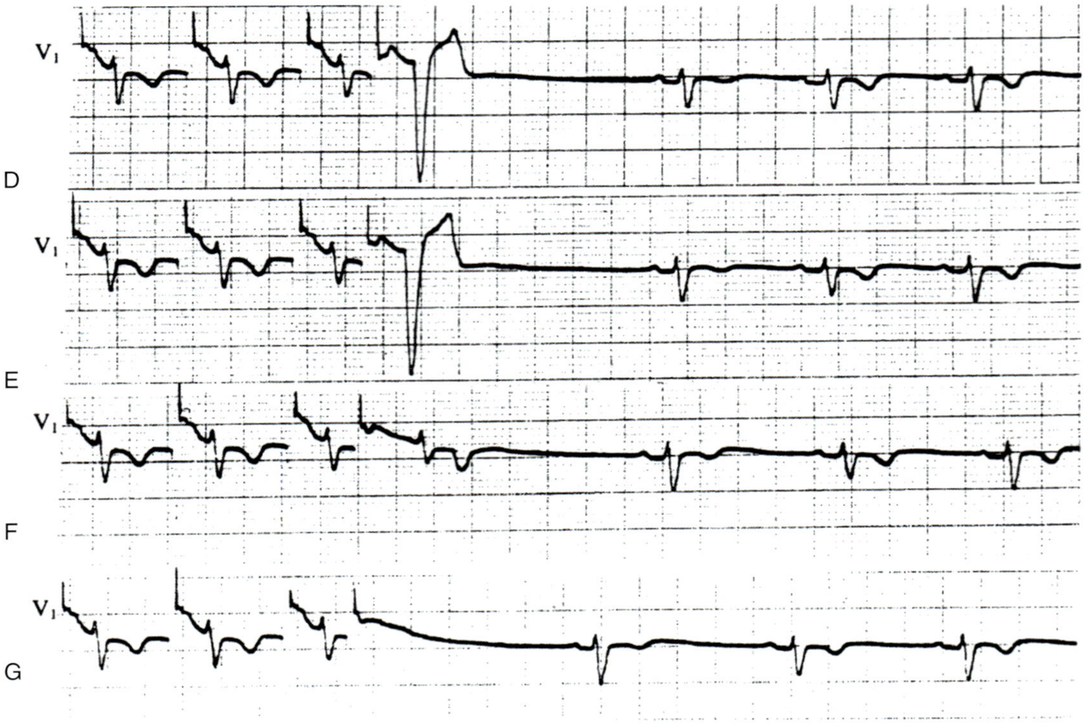

图 13–192(续) (D,E)S_1S_2 偶联间期 370ms、360ms 时，R_2 波突呈完全性左束支传导阻滞形，表明左束支进入有效不应期。R_2 波后可见逆行 P 波，并造成窦性周期后移，R–P⁻间期 200ms，提示房室旁路逆向传导形成。(F)S_1S_2 偶联间期 350ms 时，S_2–R 间期突然跳跃式延长至 330ms，R_2 波形态恢复正常，并再次出现逆行 P 波。因房室结快径路进入有效不应期，当激动经房室结慢径路缓慢传至心室时，左束支已脱离不应期，表现出左束支的裂隙现象。(G)S_1S_2 偶联间期 340ms 时，慢径路进入有效不应期，房室传导中断。本图特点：①检测出左束支的相对不应期和有效不应期；②检测出房室结双径路有效不应期；③揭示存在隐匿性左侧房室旁路；④揭示左束支裂隙现象，上层传导延缓区域在房室结慢径路，下层传导阻滞区域在左束支，左束支不应期>房室结快径路不应期是产生束支裂隙现象的原因。

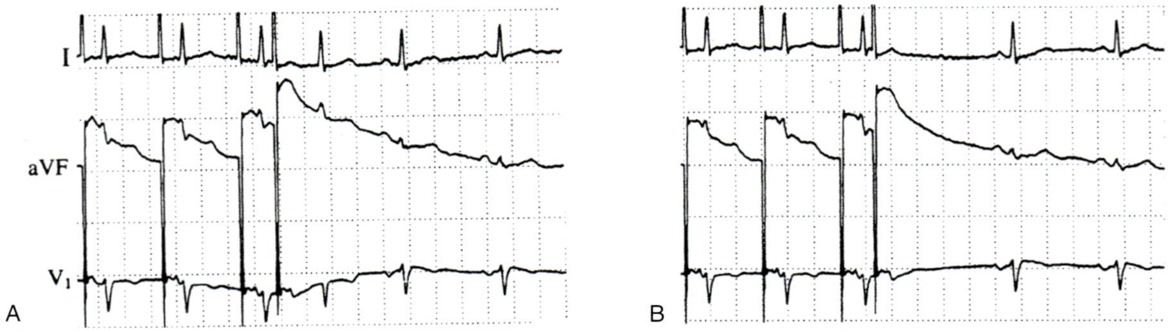

图 13–193 房室交界区裂隙现象。图示基础刺激周期 600ms 的心房 S_1S_2 程控期前刺激。(A) S_1S_2 偶联间期 270ms 时可见 P_2 波及 R_2 波，P_1–P_2 间期 270ms，P_2–R_2 间期 350ms，R_1–R_2 间期 490ms，房室交界区处于相对不应期晚期。(B,C)S_1S_2 偶联间期 260ms、250ms 时 P_2 波增宽至 110ms，心房进入相对不应期。P_2 波后 R_2 波消失，房室交界区已进入有效不应期。(D)S_1S_2 偶联间期 240ms 时，P_2 波延迟出现并且时限增至 120ms。S_2–P_2 间期 70ms，实际 P_1–P_2 间期 290ms，R_2 波再次出现。P_2–R_2 间期反而缩短至 260ms，致 R_1–R_2 间期也缩短至 400ms。提示由于食管电极至心房之间和(或)心房内发生传导延缓，激动到达房室交界区时不仅脱离了有效不应期，能够下传心室，而且处于相对不应期早期，致 P_2–R_2 间期反而比此前缩短 90ms。房室交界区裂隙现象的上层传导延缓区域在电极至心房间和(或)心房内，下层传导阻滞区域在房室交界区。(待续)

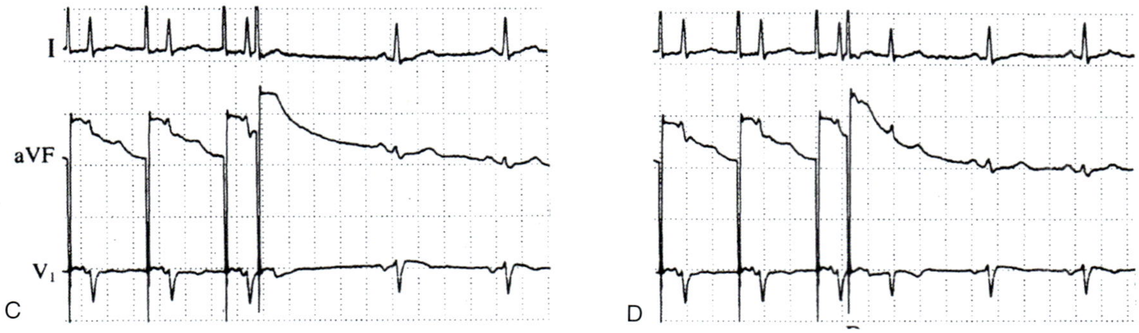

图 13–193(续)

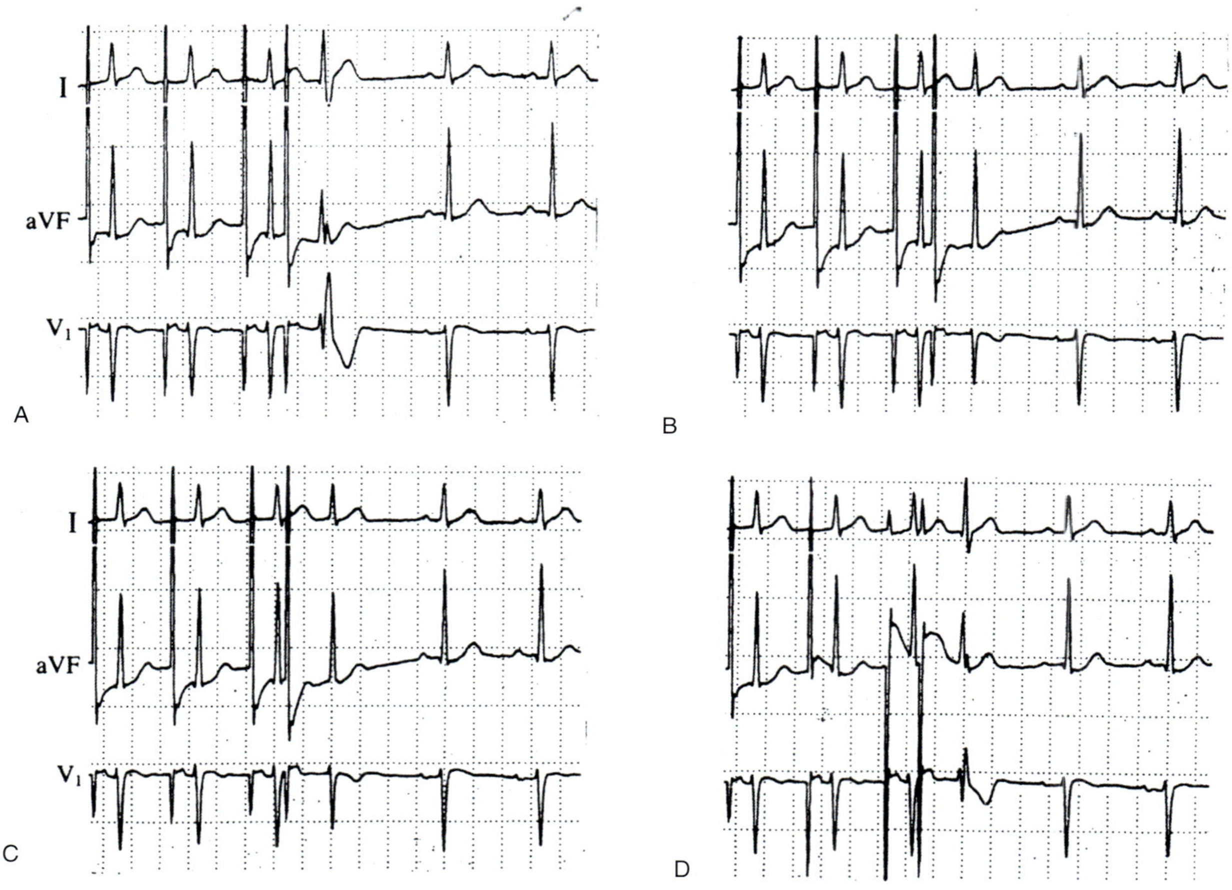

图 13–194　右束支裂隙现象合并房室交界区变异性裂隙现象。图示基础刺激周期 550ms 的心房 S_1S_2 程控期前刺激。(A)S_1S_2 偶联间期 280ms 时 S_2–R 间期 240ms，R_1–R_2 间期 360ms，R_2 波呈完全性右束支传导阻滞形，右束支已处于有效不应期。(B,C)S_1S_2 偶联间期 270ms 至 250ms 时，见 S_2–R 间期分别延长至 280ms、300ms，致 R_1–R_2 间期延长至 400ms，R_2 波形态恢复正常。由于房室交界区处于相对不应期，发生传导延缓，激动能沿已脱离不应期的右束支恢复正常传导，表现出右束支裂隙现象。(D)S_1S_2 偶联间期 240ms 时，见 S_2–R 间期突然缩短至 270ms，由于 R_1–R_2 间期也缩短至 350ms，R_2 波呈不完全性右束支传导阻滞形。以上变化酷似房室交界区超常传导，但也可以用房室交界区变异性裂隙现象来解释。推测房室交界区存在双层传导延缓区域，S_1S_2 偶联间期 270ms 至 250ms 时激动落在下层传导延缓区，S_2–R 间期延长。随着 S_1S_2(P_1P_2)间期的缩短，激动也进入上层传导延缓区，出现传导延缓，当激动缓慢到达已脱离相对不应期的下层区域时，便恢复了正常传导，致 S_2–R 间期反而比此前缩短。

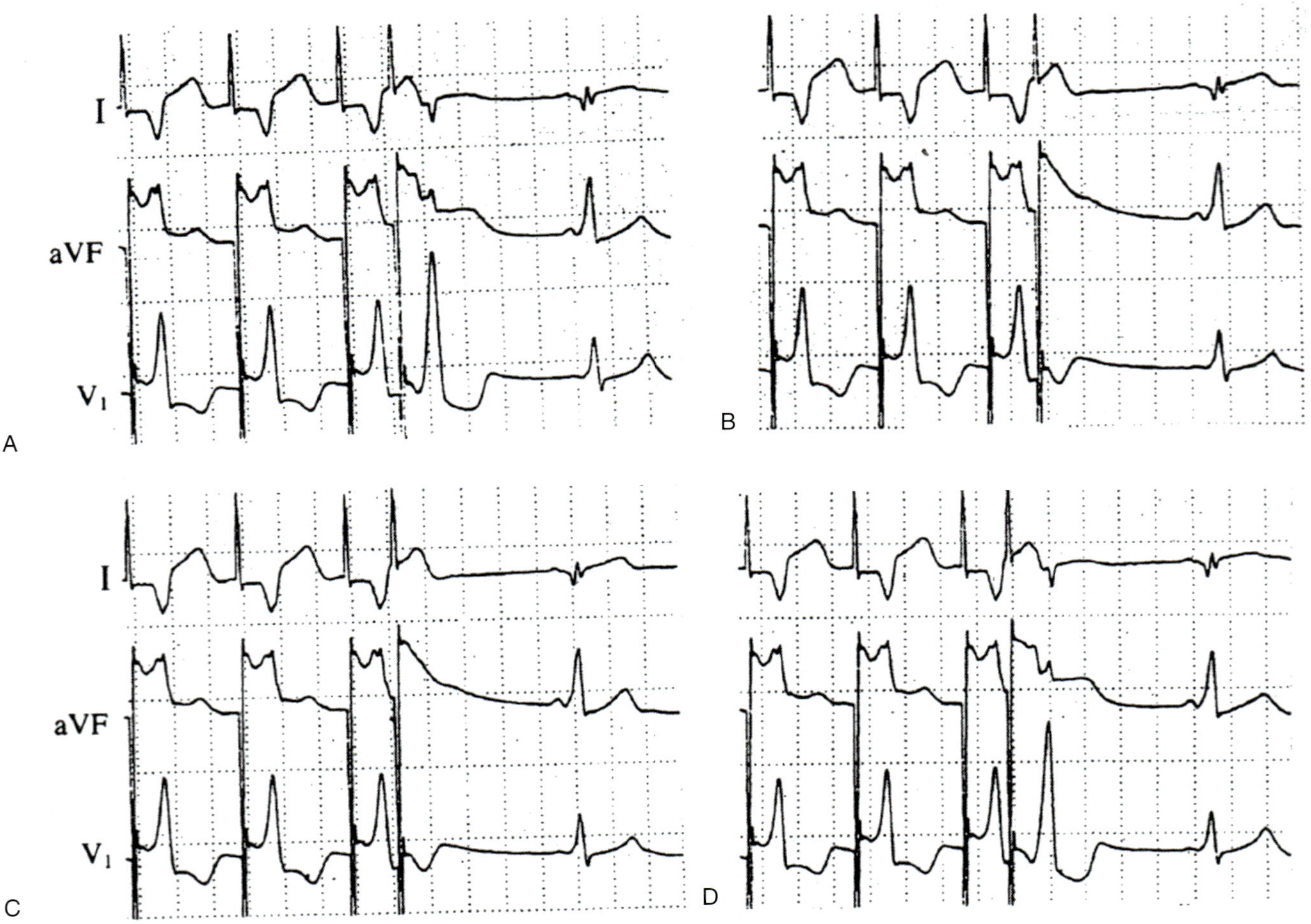

图 13-195　房室旁路有效不应期短于房室结-希浦系统时的裂隙现象。显性左侧壁房室旁路患者。图示基础刺激周期 600ms 的心房程控期前刺激。(A)S_1S_2 偶联间期 300ms 时 R_2 呈预激图形。(B，C)S_1S_2 偶联间期 290ms 至 260ms 时，旁路进入有效不应期，房室结-希浦系统早已进入有效不应期，故 QRS 波消失。(D)S_1S_2 偶联间期 250ms 时又出现呈预激图形的 R_2 波，S_2-R 间期为 130ms，比此前延长 30ms。提示 S_2 激动在食管电极至心房内发生传导延缓，延迟出现的心房激动在旁路脱离有效不应期后又恢复传导，表现出旁路的裂隙现象。无论 S_2 后有无 R_2 波，其代偿间期一致表明心房均激动，可排除无效心房起搏引起的脱漏。

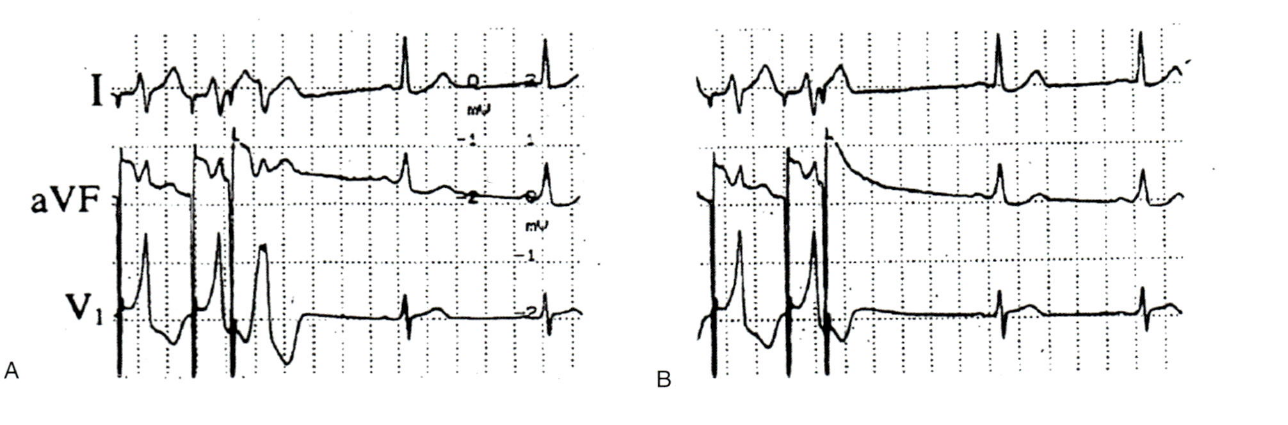

图 13-196　房室旁路与房室结-希浦系统双部位裂隙现象。显性左侧壁房室旁路患者。图示基础刺激周期 500ms 的心房 S_1S_2 程控期前刺激。(A)S_1S_2 偶联间期 270ms 时，R_2 波呈完全预激图形，S_2-R_2 间期 100ms。(B)S_1S_2 偶联间期递减 10ms(260ms)时 R_2 波脱漏，表明房室旁路与房室结-希浦系统均进入有效不应期，且旁路有效不应期短于房室结-希浦系统有效不应期。(待续)

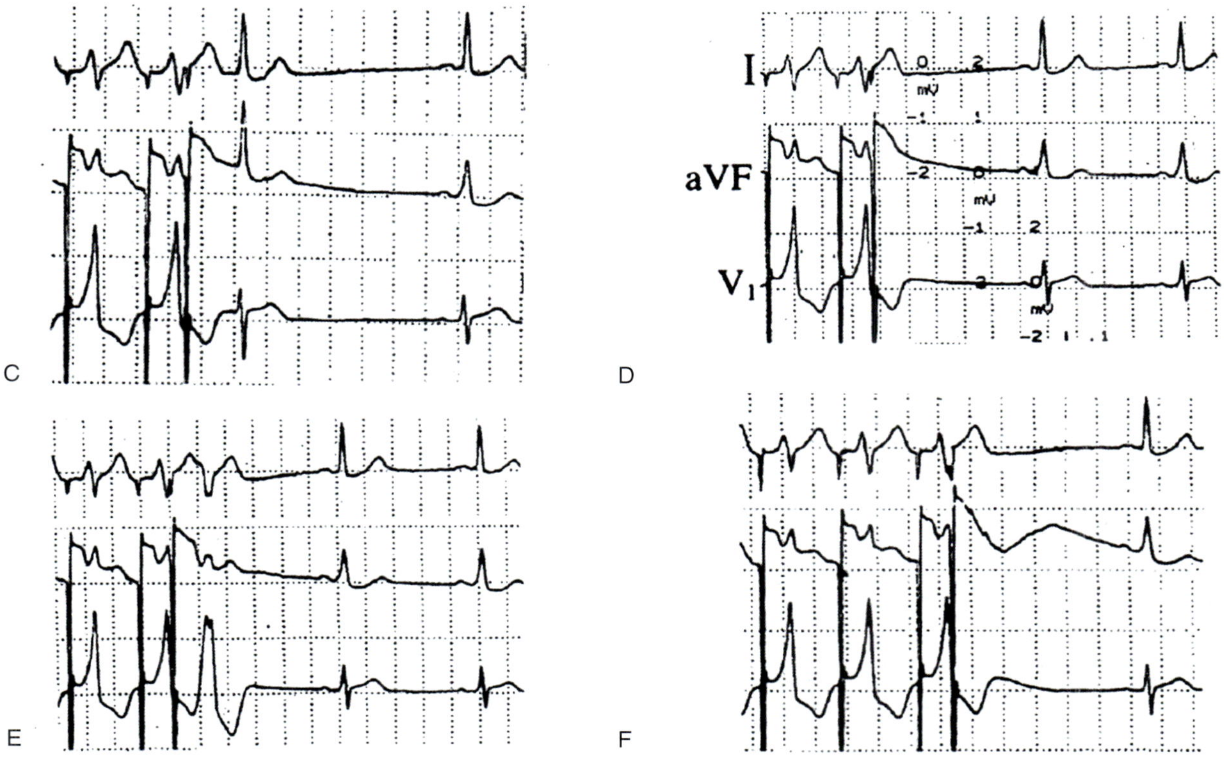

图 13-196(续)　(C)S_1S_2 偶联间期再递减 10ms(250ms)时，却见到形态正常的 R_2 波，表明房室结-希浦系统恢复传导，显示出房室结-希浦系统的裂隙现象。R_2 波的 ST 段上可见逆行 P 波，造成窦性周期后移。(D)S_1S_2 偶联间期 240ms 时 R_2 波再次脱漏。(E)S_1S_2 偶联间期 230ms 时再次出现呈预激图形的 R_2 波，S_2-R 间期延长到 140ms，比 S_1S_2 偶联间期 270ms 时延长 40ms，显示出房室旁路的裂隙现象。(F)S_1S_2 偶联间期 220ms 时，R_2 波再次消失。S_1S_2 偶联间期 260ms(B)、240ms(D)、220ms(F)时的代偿间期均与 270ms(A)、230ms(E)时相同，说明心房均应激，只是房室传导中断，以上变化表明在房室旁路有效不应期短于房室结-希浦系统有效不应期时，发生了房室旁路和房室结-希浦系统 2 个部位的裂隙现象。

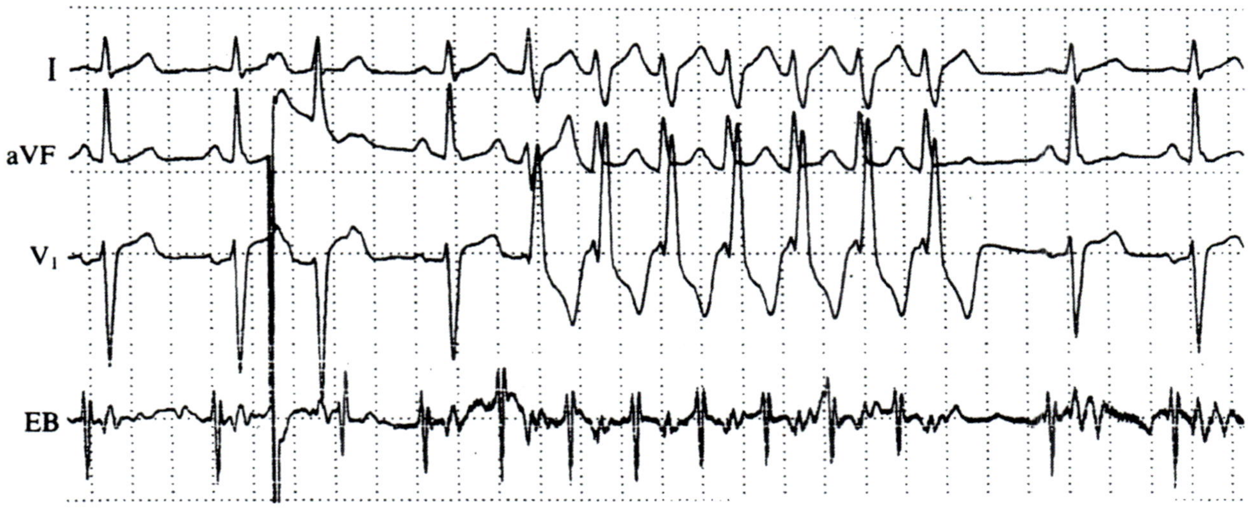

图 13-197　窦房折返性心动过速伴右束支蝉联现象。隐匿性房室旁路患者。图示 RS_2 刺激偶联间期 180ms 时，R_2 波后出现 1 次逆行 P 波，P^-波在 I、aVF 导联倒置，V_1 导联直立，双极食管导联中 P^-波早于 V_1 导联出现，为左侧房室旁路逆向传导所致。P^-波末下传至心室即诱发短阵窦房折返性心动过速，自第 2 次 QRS 波起均呈完全性右束支传导阻滞形，其前有长-短心动周期，为连续的心室内差异性传导，即右束支蝉联现象。

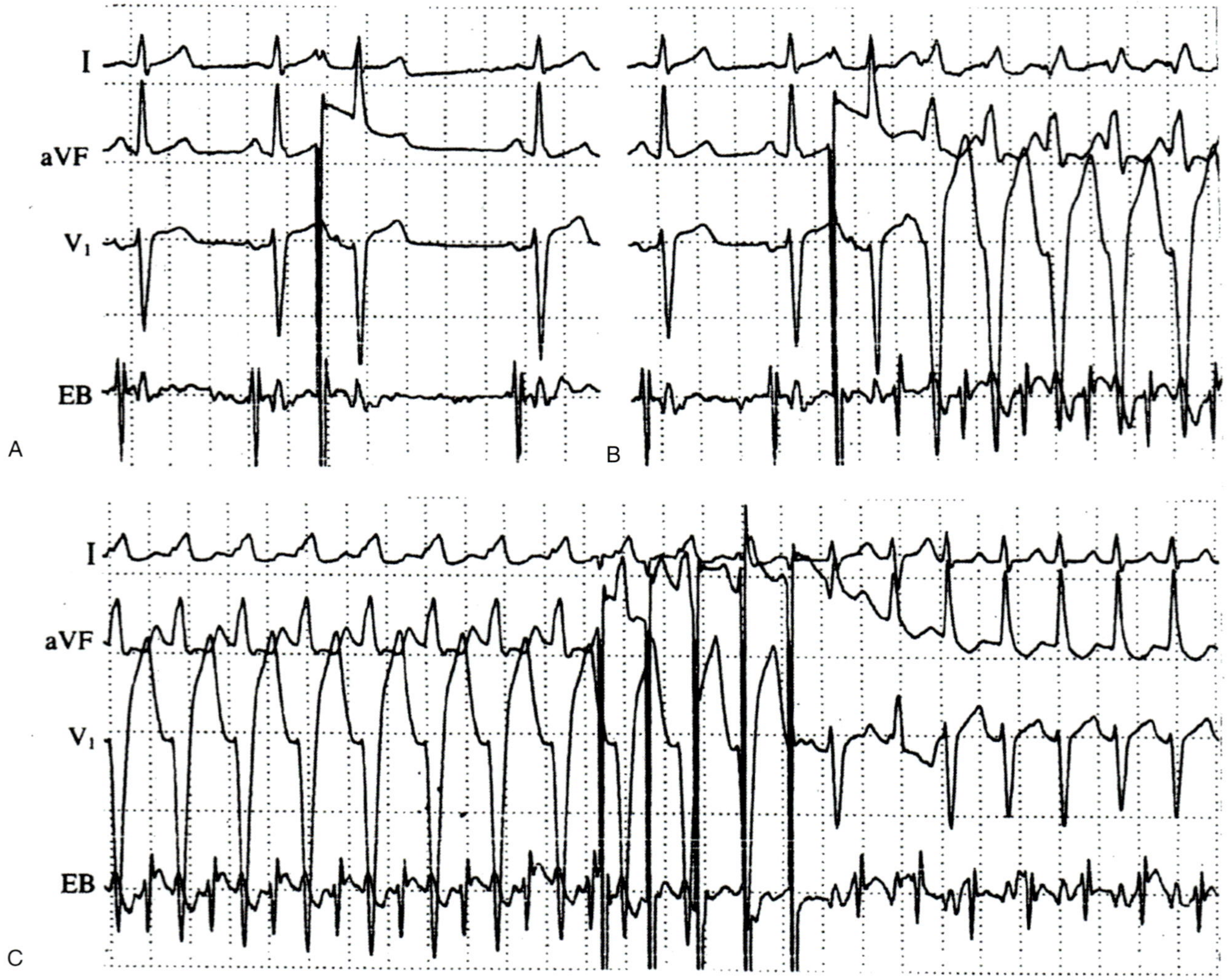

图 13–198 顺向型房室折返性心动过速伴左束支蝉联现象。(A)RS_2 偶联 200ms 时见 S_2–R 间期 160ms，R_2 波正常。(B)RS_2 偶联间期缩短 10ms 时，S_2–R 间期轻微延长至 200ms，R_2 波后可见逆行 P 波，随之诱发左束支传导阻滞形宽 QRS 波心动过速。R–R 间期 320ms，双极食管导联中可见逆行 P 波，$R-P^-$间期>P^--R 间期，为顺向型房室折返性心动过速伴左束支蝉联现象。(C)心动过速时给予频率为 250 次/分的心房超速刺激，第 4 次 S 波终止了心动过速，但第 5 次 S 波激动心房后又诱发出窄 QRS 波心动过速。逆行 P 波在 aVF 导联倒置，V_1 导联中直立。双极食管导联中 P^-波早于 V_1 导联出现，$R-P^-$间期<P^--R 间期，符合左侧房室旁路逆向传导引起的顺向型房室折返性心动过速。R–R 间期 280ms，比左束支传导阻滞形心动过速时短 40ms，也表明旁路位于束支传导阻滞同侧，符合 Coumel 定律。

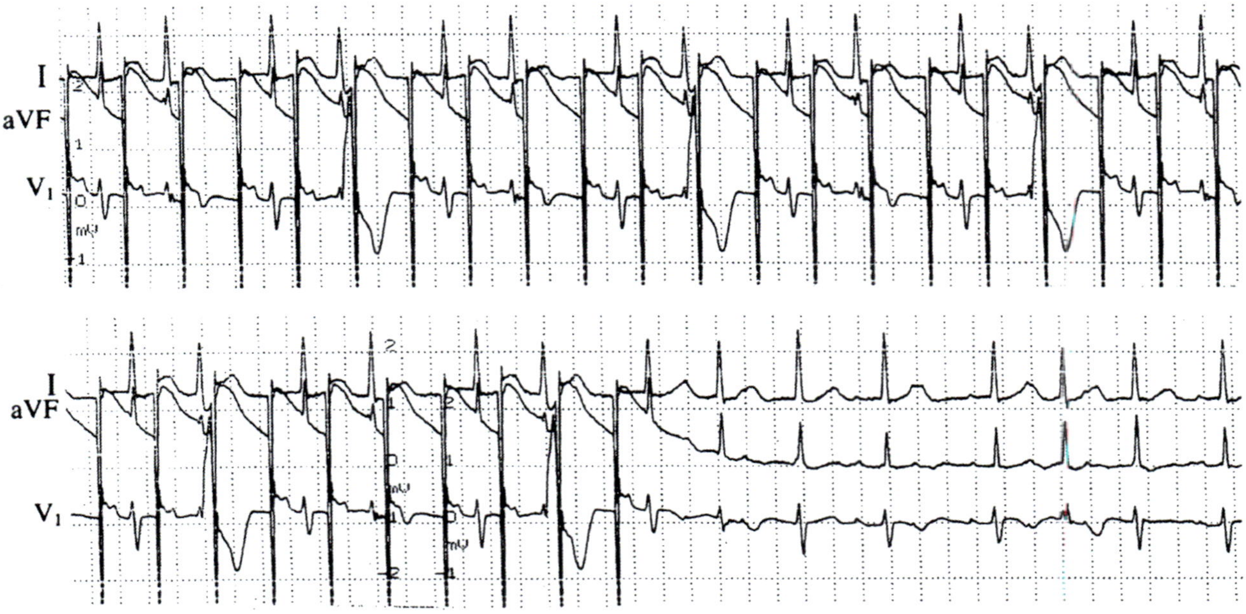

图 13–199　快速心房起搏时不同程度的交替性单侧束支传导阻滞形蝉联现象。图 A、图 B 为连续记录。给予 150 次/分的 S_1S_1 刺激，稳定起搏心房并呈 3:2 文氏型房室传导。见 S–R 间期及 R–R 间期长短固定、规则，文氏周期中第 2 次 QRS 波呈完全性右束支传导阻滞形与不完全性右束支传导阻滞形交替出现。在 R–R 间期长短规则的情况下发生这种改变，可用交替性左、右束支传导阻滞的形成机制解释，只是两侧束支传导速度差异不大，束支除极不同步程度较轻。心房刺激停止后诱发房内折返性心动过速，同时伴有不同比例的文氏型房室传导阻滞。

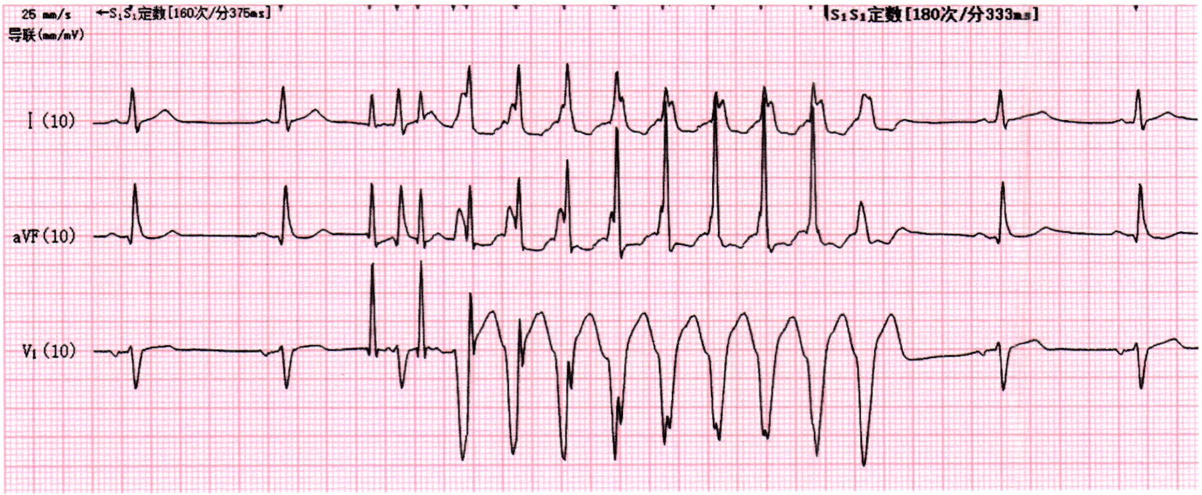

A

图 13–200　心房 S_1S_1 刺激诱发左束支传导阻滞形蝉联现象之一。经食管心房 S_1S_1 分级递增刺激频率 180 次/分(A)、190 次/分时(B)，第 1 次 S 波距其前窦性心搏的 R–S 间期均为 600ms，下传的 QRS 波形态均正常，S–R 间期均为 180ms，即第 1 次 S 波下传的 QRS 波距其前窦性心搏的 R–R 间期均为 780ms，第 2 次 S 波下传的 QRS 波均呈完全性左束支传导阻滞形，处于左束支有效不应期，激动从右束支下传，同时经室间隔隐匿性传导至左束支并产生新的不应期，反复的隐匿性传导使其后顺向传导的激动始终落在左束支有效不应期中，形成连续的左束支传导阻滞形蝉联现象(A)。直至刺激结束，QRS 波形态恢复正常，而图 B 中可见房室之间呈 9:8 文氏型传导，第 9 次 S 波后 QRS 波脱漏，第 10 次 S 波下传时，已脱离左束支有效不应期，故 QRS 波形态正常。(待续)

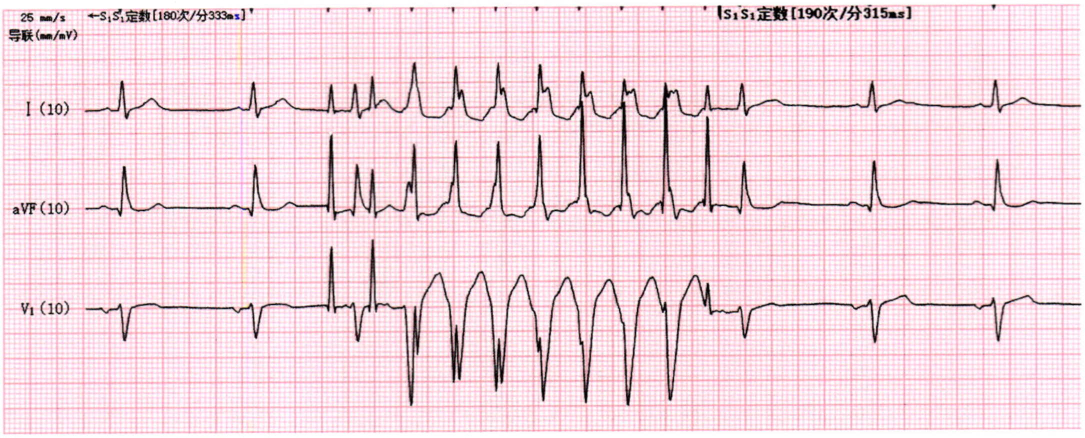

B

图 13-200(续)

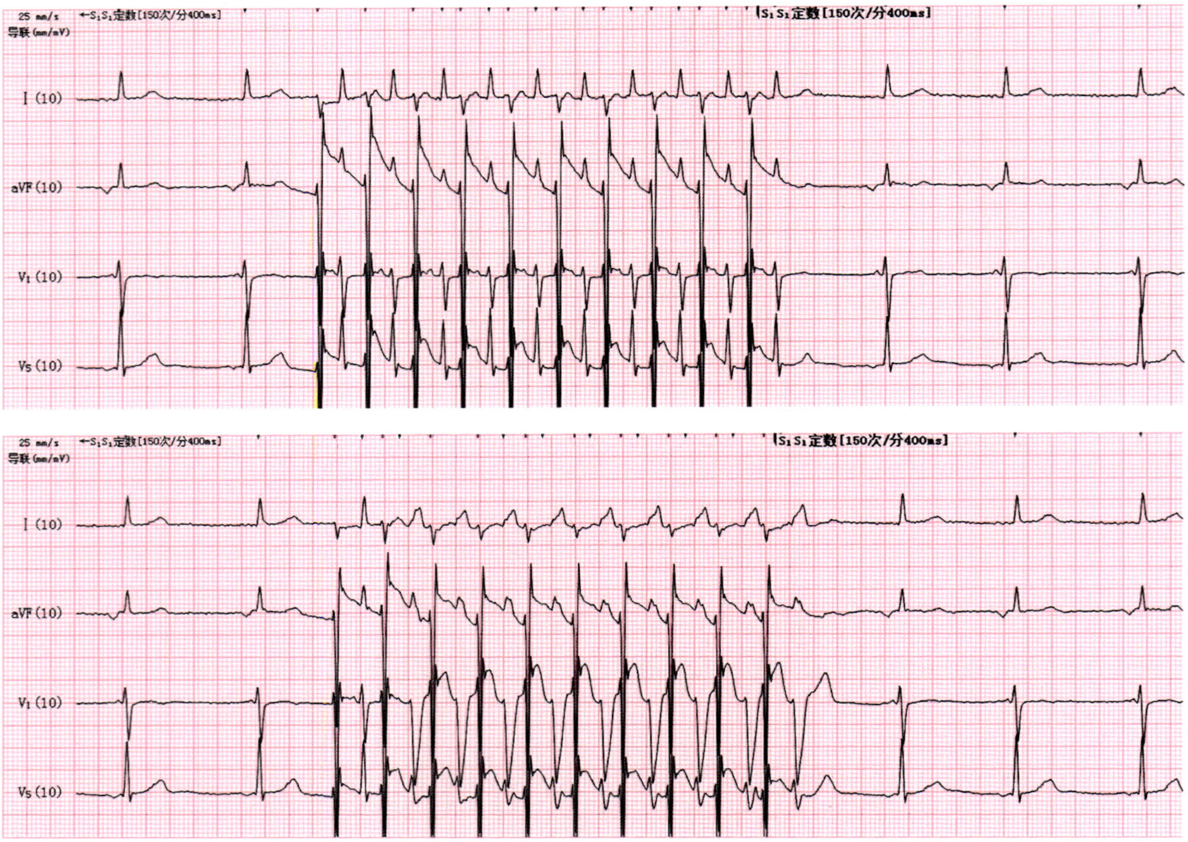

图 13-201　心房 S_1S_1 刺激诱发左束支传导阻滞形蝉联现象之二。(A)基础节律为频率约 58 次/分的加速房性逸搏心律，P'波在 aVF 导联倒置，P'-R 间期 130ms，QRS 时限 80ms。给予 150 次/分的 10 个定数刺激均夺获心房，第 1 次 S 波下传的 QRS 波与其前 QRS 波的 R-R 间期 800ms。其后的 S-R 间期均为 160ms，QRS 波形态及时限与加速房性逸搏心律时基本相同。(B)再次给予 150 次/分的 10 个定数刺激均夺获心房，第 1 次 S 波下传的 QRS 波与其前 QRS 波的 R-R 间期 900ms，其后的 S-R 间期 160ms~200ms。第 1 个 QRS 波形态及时限与图 A 相同，第 2~10 次 QRS 波宽大畸形，呈完全性左束支传导阻滞图形。在加速房性逸搏心律下，两次给予相同频率的 S_1S_1 定数刺激，为何出现有时 QRS 波正常，有时 QRS 波连续呈完全性左束支传导阻滞图形的心电现象呢？因为图 B 与图 A 相比，第 1 次 S 波下传的 QRS 波与其前 QRS 波的 R-R 间期延长了 100ms。心动周期延长，其后的束支不应期也相应延长，即 Ashman 现象。因 R-R 间期延长，第 2 次刺激就落在左束支的有效不应期中，沿右束支下传后隐匿性传导至左束支，使其除极产生新的不应期。第 3 次 S 波刺激未能脱离前一次隐匿性传导所形成的左束支有效不应期，继续沿右束支下传，然后再次隐匿性传导至左束支使其除极产生新的不应期，周而复始，便形成了持续的功能性左束支传导阻滞，符合左束支蝉联现象的心电图表现。

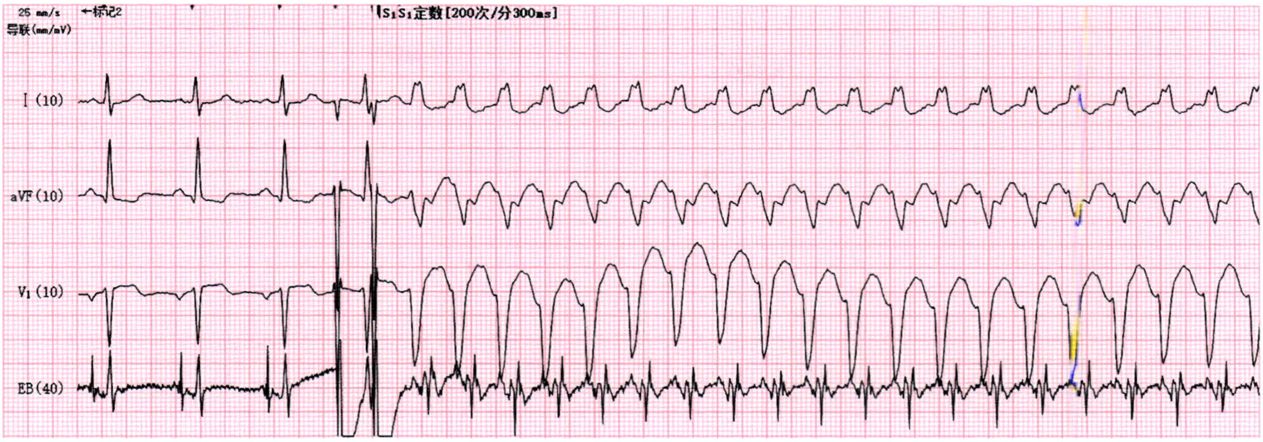

图 13-202　定数刺激诱发顺向型房室折返性心动过速伴功能性左束支传导阻滞形蝉联现象。窦性心律时未见心室预激，给予频率 200 次/分的 2 次心房刺激夺获心房后，诱发频率 172 次/分的左束支传导阻滞形宽 QRS 波心动过速。逆行 P 波在 aVF 导联倒置，V_1 导联直立，食管导联中 R–P′间期 140ms<V_1 导联 190ms。显示左后壁房室旁路逆向传导，房室结下传的顺向型房室折返性心动过速，同时伴有连续的功能性左束支传导阻滞形成的蝉联现象。

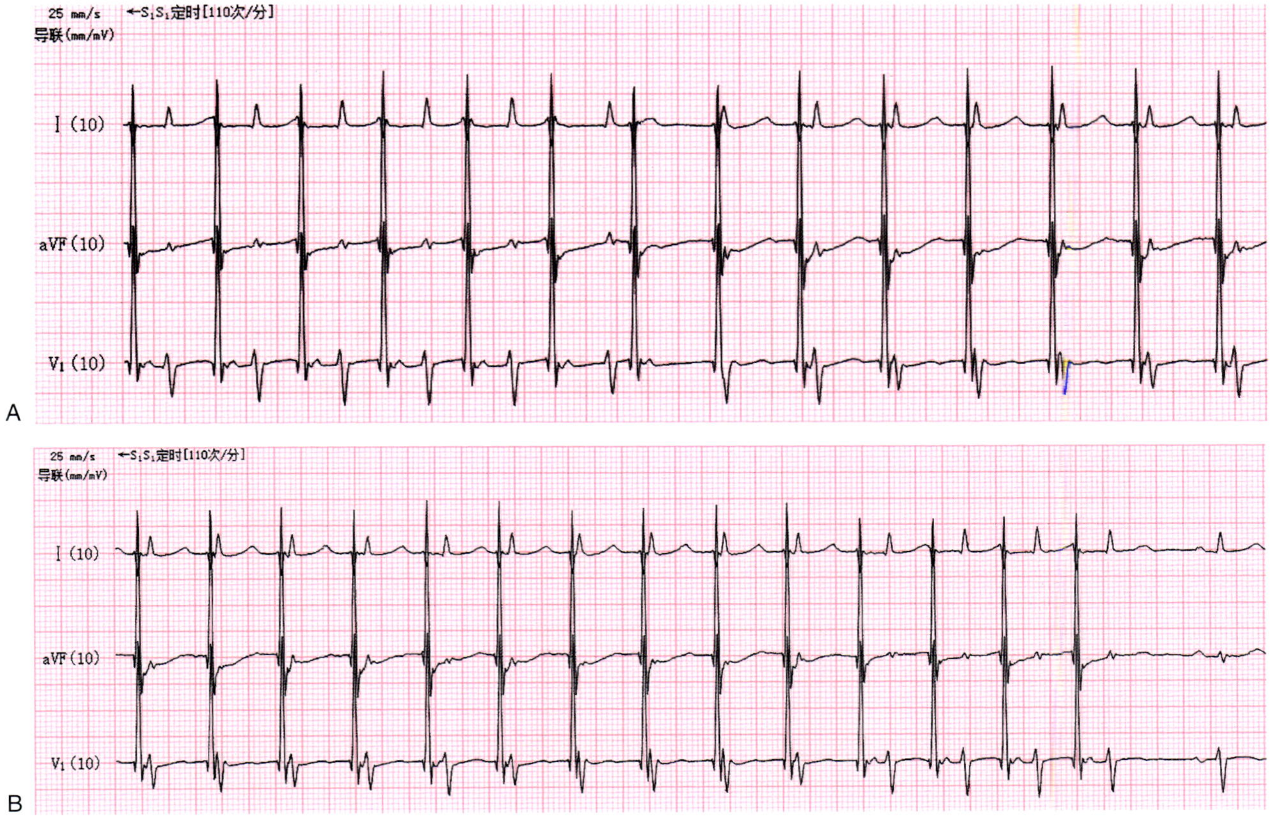

图 13-203　房室结双径路蝉联现象。(A)给予频率为 110 次/分的心房 S_1S_1 连续刺激，第 1 次 S–R 间期 220ms，随着房室结–希浦系统的传导进行性减慢，S–R 间期逐渐延长，第 6 次 S–R 间期延长至 380ms，激动落在房室结快径路相对不应期。第 7 次 S_1 刺激后 S–R 间期显著延长至 540ms，激动落在房室结快径路有效不应期，改由慢径路缓慢下传并隐匿性传导至快径路，使快径路形成一次新的不应期，下一次激动只能沿慢径路下传，并再次隐匿性传导至快径路，反复的隐匿性传导使快径路始终处于功能性阻滞中，形成慢快径路间蝉联现象。(B)连续记录图形，在相同频率的心房刺激时，可见第 10 次 S_1 刺激未下传，为激动恰好落在房室结慢径路有效不应期未下传，而快径路受到前次激动的隐匿性传导未恢复传导性，当第 11 次 S_1 刺激到来时，房室结双径路间的隐匿性传导消失，激动便可沿快径路连续下传。

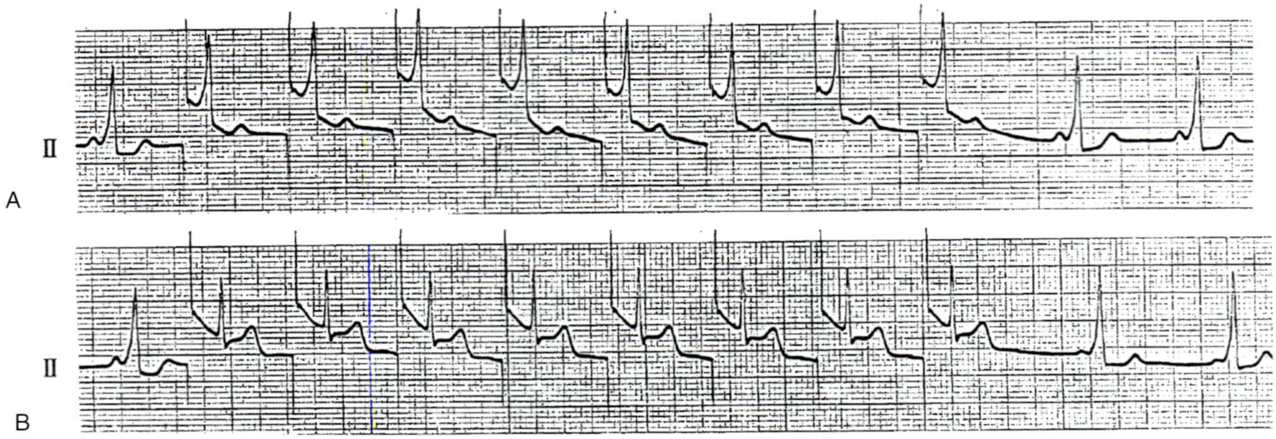

图 13-204 房室旁路蝉联现象之一。显性房室旁路患者。(A)给予周长 750ms 的心房 S_1S_1 刺激。第 1 次 S 波距前心搏稍远，RS 间期为 580ms，其后 S 波激动均能从旁路前向传导至心室，QRS 波呈预激图形。(B)同样给予周长 750ms 的心房 S_1S_1 刺激，但第 1 次 S 波距前心搏稍近，RS 间期为 460ms，其后激动均在旁路传导阻滞，从房室结-希浦系统前向传导至心室，QRS 波恢复正常。图 A、图 B 显示在相同频率的心房刺激下旁路能否传导与第 1 次的 RS 间期相关，当第 1 次 RS 间期较短时，激动落在旁路前向有效不应期，便从房室结-希浦系统前向传导心室后，又隐匿性逆向传导至房室旁路，使旁路处于不应期中，第 2 次激动只能沿房室结-希浦系统传导，又逆向传导至旁路形成不应期，此后反复隐匿性传导便形成旁路蝉联现象。也说明旁路的前向不应期长于房室结-希浦系统。

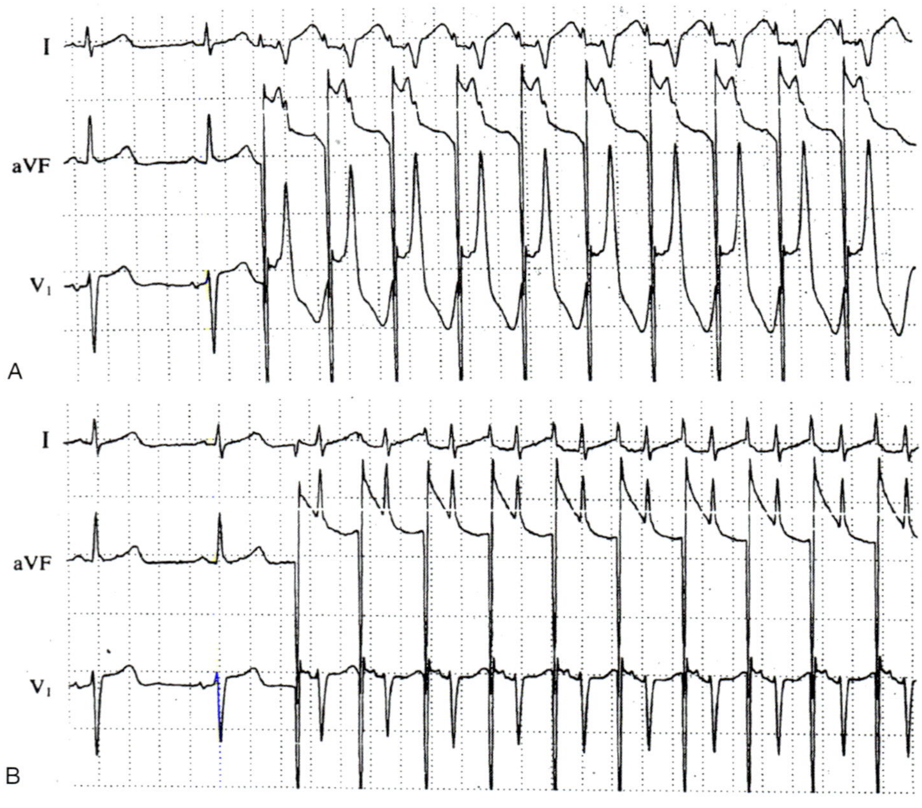

图 13-205 房室旁路蝉联现象之二。隐性左侧房室旁路，窦性心律时 QRS 波未见预激。(A)给予 140 次/分的心房 S_1S_1 刺激，第 1 次 RS 间期 360ms，其后心房激动均从房室旁路前传至心室，QRS 波呈预激图形，表明旁路有前向传导功能。(B)给予同样频率的心房 S_1S_1 刺激，第 1 次 RS 间期 520ms，其后心房激动却均沿房室结-希浦系统前传至心室，QRS 波正常，显示旁路能否恢复传导与刺激时的第 1 次 RS 间期相关。与图 13-204 出现的情况相反，RS 间期较长(包括窦性心律)时旁路无前向传导功能，而 RS 间期较短时旁路却恢复传导功能，提示旁路存在 4 相阻滞。在相同的刺激频率下，一旦旁路恢复传导便能持续传导，表明图 B 存在房室结-希浦系统与房室旁路之间的连续隐匿性传导，即旁路蝉联现象。

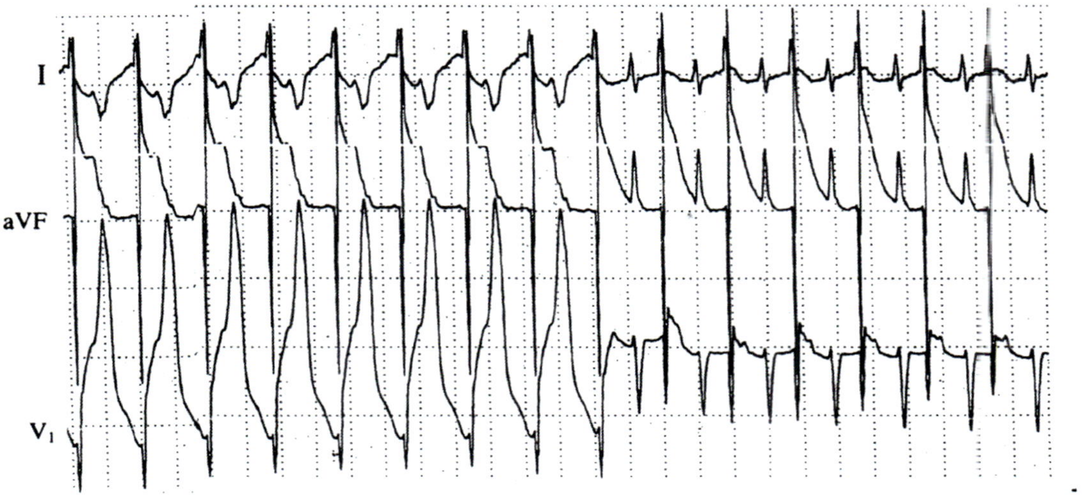

图 13-206　房室旁路蝉联现象之三。显性左侧房室旁路患者。给予频率为 160 次/分的心房 S_1S_1 刺激。最初 S 波后 QRS 波呈完全预激图形，自第 9 次 S 波起 S-R 间期与 QRS 波均恢复正常。显示出在相同刺激频率下，一旦旁路发生 1 次传导阻滞，便影响其后的传导功能，也是旁路蝉联现象的表现。

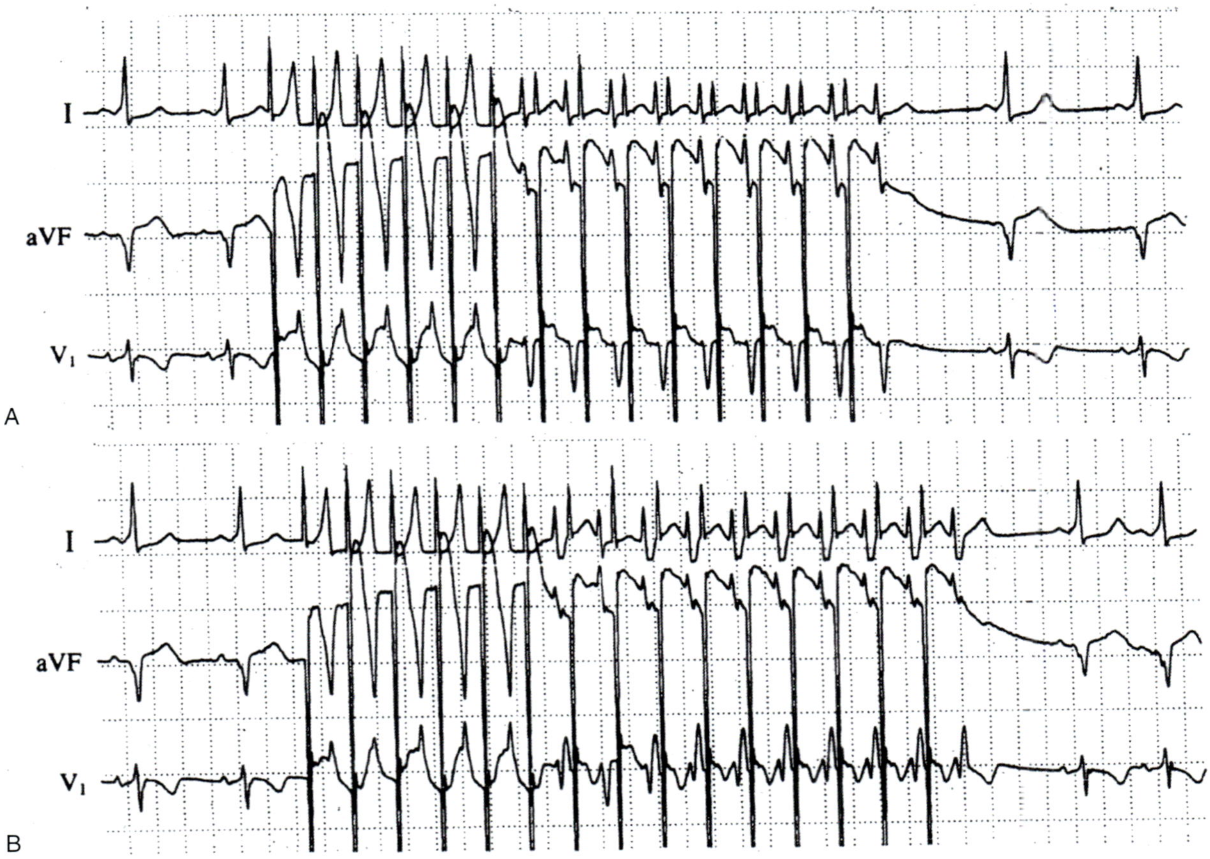

图 13-207　房室旁路蝉联现象之四。左后壁房室旁路患者。(A)给予 190 次/分的心房 S_1S_1 刺激，见前 5 次激动从房室旁路前向传导，QRS 波呈完全心室预激图形。自第 6 次 S 波起 S-R 间期及 QRS 波均恢复正常，表明旁路发生连续的传导阻滞，刺激结束后旁路又恢复传导，表现出旁路蝉联现象。(B)再次给予 190 次/分的心房 S_1S_1 刺激，见前 5 次激动仍从房室旁路前向传导，QRS 波呈完全预激图形。除第 7 次 S 波下传的 QRS 波基本正常外，从第 6 次 S 波起 S-R 间期恢复正常，QRS 波均呈完全性右束支传导阻滞形，旁路发生连续的传导阻滞，激动从房室结-希浦系统前向传导，并且在右束支内发生持续的功能性阻滞。刺激结束后旁路又恢复传导，表现出左后壁房室旁路和右束支 2 个部位的蝉联现象。

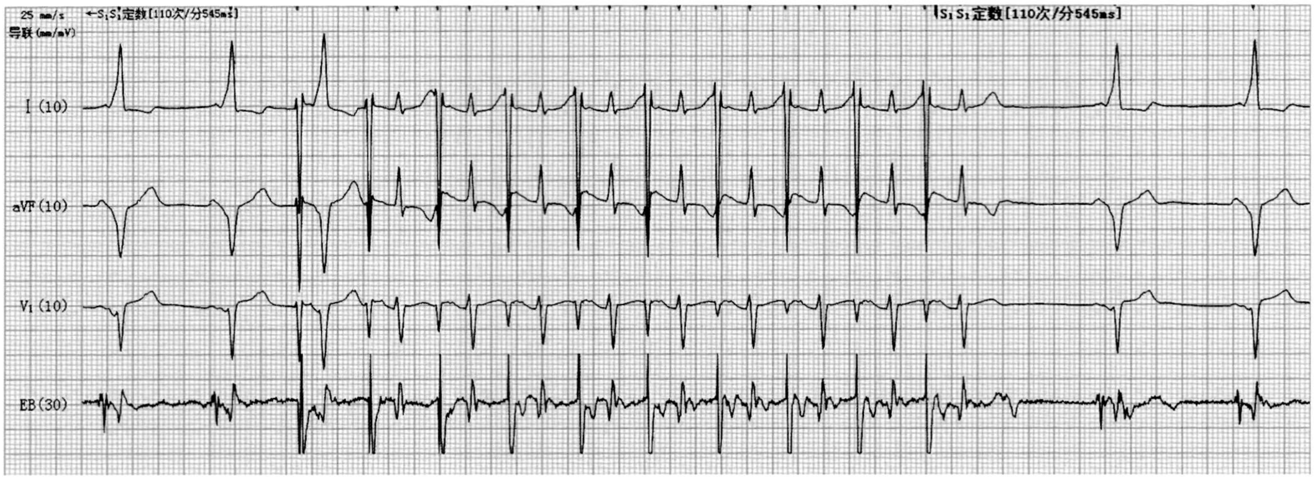

图 13–208　房室旁路蝉联现象之五。图示窦性心律时显性右后间隔房室旁路，给予频率为 110 次/分的心房 S_1S_1 刺激。可见第 1 次刺激的激动从房室旁路前向传导，QRS 波宽大畸形，呈预激图形。自第 2 次刺激起下传的 QRS 波恢复正常，预激图形消失，表明房室旁路发生持续性的功能性传导阻滞。刺激结束后房室旁路又恢复传导，在心房激动频率增快时表现出旁路蝉联现象。房室旁路能够形成蝉联现象时，前向不应期必须长于房室结，只有房室旁路先进入不应期。心房激动从房室结–希浦系统下传至心室，再隐匿性传导至房室旁路，造成旁路形成新的不应期，只能从房室结–希浦系统下传。反复的隐匿性传导才能形成房室旁路蝉联现象。

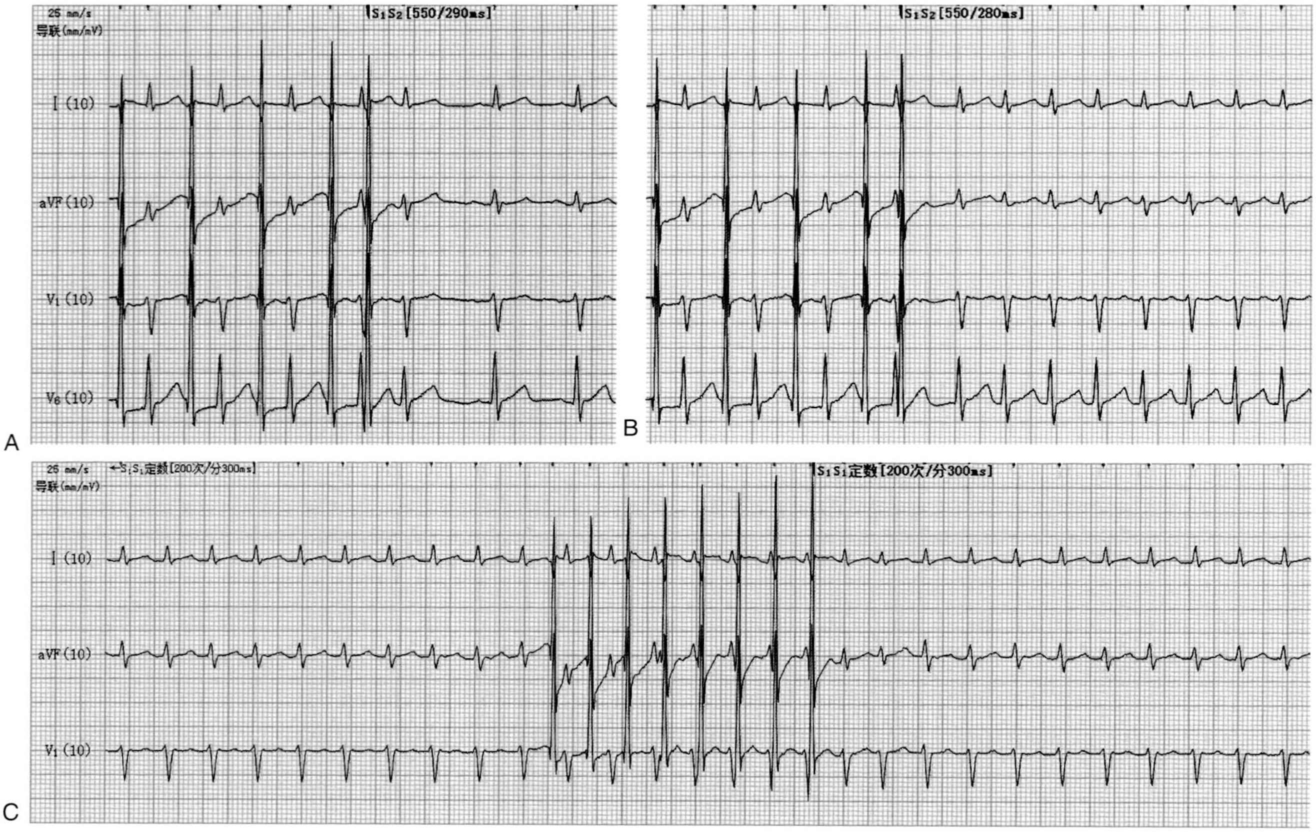

图 13–209　慢–快型房室结折返性心动过速拖带现象。(A) 基础周长为 550ms 的心房 S_1S_2 程控期前刺激，S_1S_2 偶联间期 290ms 时 S_2–R 间期 240ms，心房激动沿房室结快径路传导。(B) S_1S_2 偶联间期为 280ms 时，S_2–R 间期跳跃性延长至 400ms，增量达 160ms。激动落在快径路有效不应期，沿房室结慢径路传导后，诱发频率为 153 次/分的窄 QRS 波心动过速，逆行 P 波在 V_1 导联形成伪 r’波，表现出慢–快型房室结折返性心动过速的心电图特点。(C) 慢–快型房室结折返性心动过速时，给予周期长度为 300ms 的 8 次心房刺激。自第 3 次 S 波起夺获心房，R 波后逆行 P 波消失，R–R 间期随之缩短至 300ms，心动过速频率跟随刺激频率，刺激结束后恢复周期与刺激周期一致，心动过速形态及频率又与刺激前完全一致，表明在心房快速刺激下发生了慢–快型房室结折返性心动过速拖带现象。

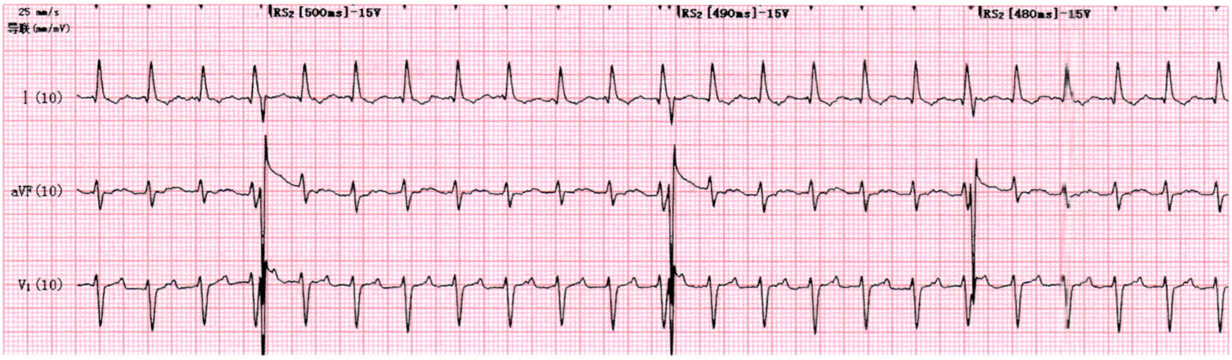

图 13–210　心房 RS_2 控程期前刺激未能终止顺向型房室折返性心动过速。图示窄 QRS 波心动过速，逆行 P 波在 I、aVF 导联倒置，V_1 导联直立，显示出左侧房室旁路参与的顺向型房室折返性心动过速。给予偶联间期 500ms、490ms、480ms 的 RS_2 心房期前刺激，见 RS_2 偶联间期 500ms、490ms 后的 P 波发生形态改变，I、aVF 导联倒置 P 波变平，V_1 导联直立 P 波变浅。刺激夺获心房与从房室旁路逆向传导的激动在心房内发生干扰而形成房性融合波，因未侵入心动过速折返环路而无法终止心动过速。RS_2 偶联间期 480ms 后的心房激动略提前，造成 R–R 间期轻微缩短，说明此时刺激侵入折返环，重整了心动过速。

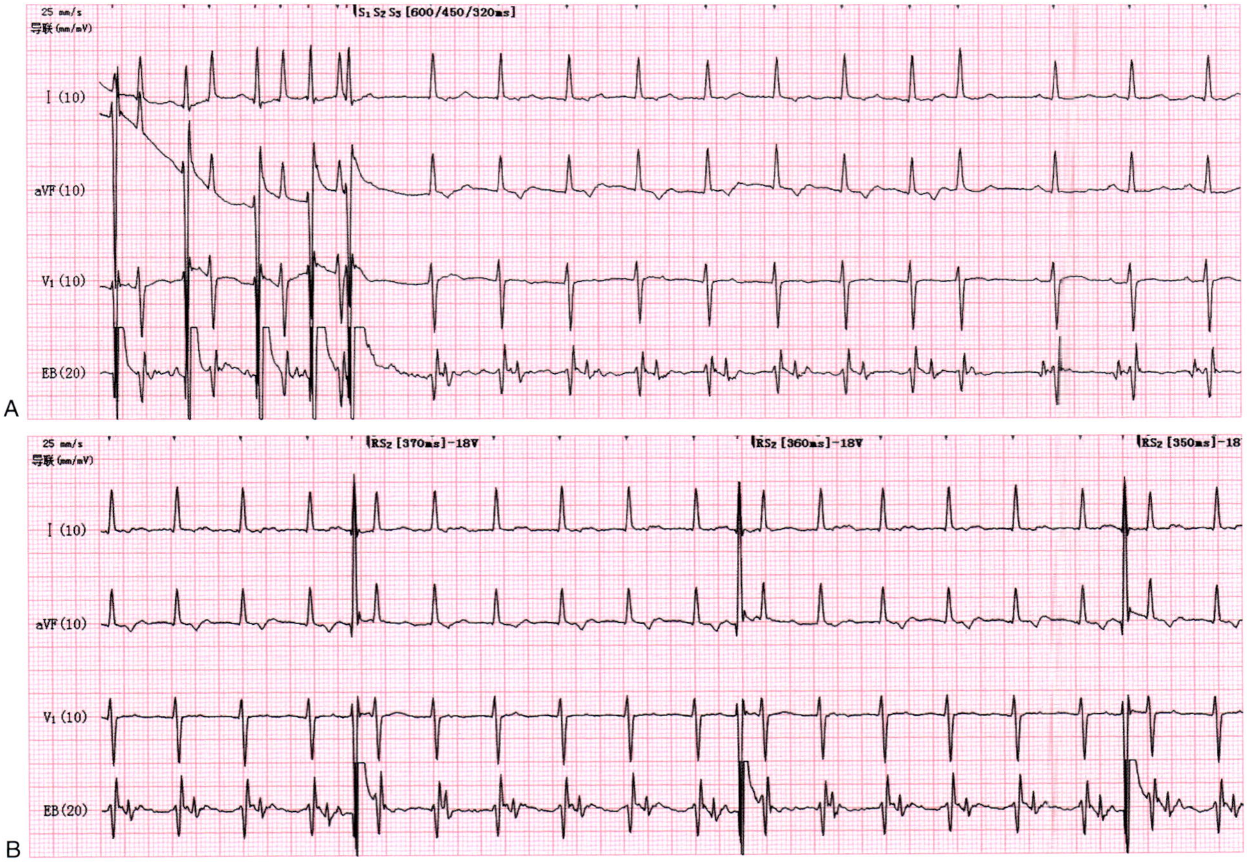

图 13–211　慢–慢型房室结折返性心动过速中的重整现象。(A)给予基础刺激周长 600ms，S_1S_2 间期 450ms 的 $S_1S_2S_3$ 心房程控期前刺激，S_2S_3 偶联间期 320ms 时，S_3–R 间期跳跃性延长至 680ms，诱发频率 105 次/分的窄 QRS 波心动过速。逆行 P 波出现在 T 波前支上，在 Ⅰ、V_1 导联呈负正双相，aVF 导联倒置，食管导联 R–P⁻间期 160ms，显示出慢–慢型房室结折返性心动过速的特征。在逆行 P 波形态和 P⁻–P⁻间期不变的情况下，P⁻–R 间期突然缩短至 22ms，随后终止了心动过速。(B)心动过速 R–R 间期 560ms 时给予 RS_2 期前刺激，RS_2 偶联间期 370ms、360ms 时夺获心房，致 QRS 波后的逆行 P 波消失。RS_2 刺激引起的心房激动下传，并使 R–R 间期缩短至 500ms，而且 aVF 导联的逆行 P 波变浅及食管导联中 R–P⁻间期缩短。其后心动过速的 R–R 间期又恢复至 560ms，说明心房期前刺激侵入折返环并重整了心动过速。图 A 中显示超长的 S_3–R 间期诱发心动过速，P–R 间期突然缩短终止心动过速。图 B 中 RS_2 刺激重整心动过速后出现逆行 P 波形态与 R–P⁻间期的改变，均提示为房室结折返性心过速而非房室折返性心动过速。

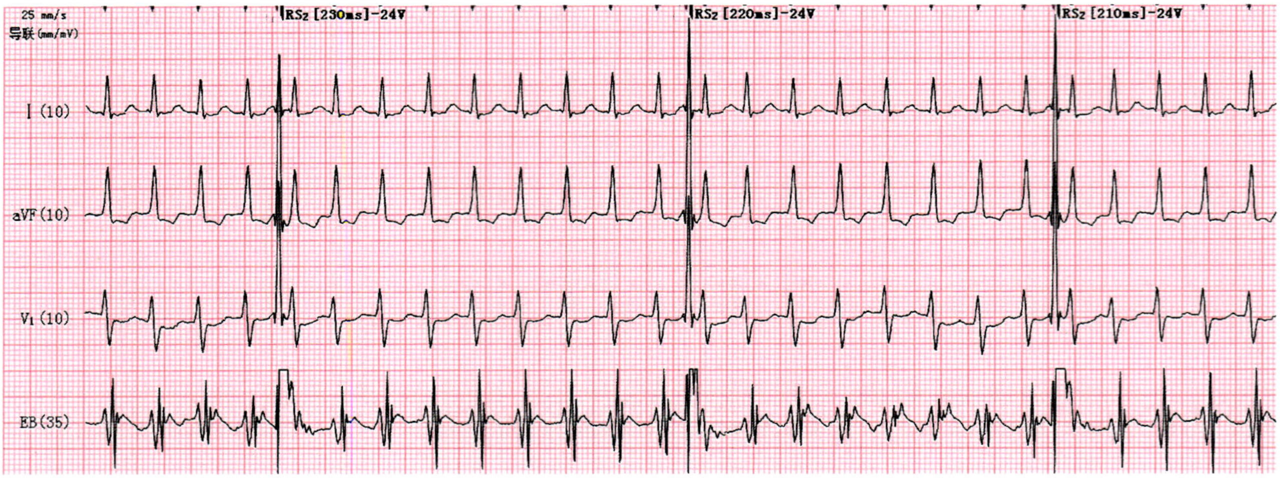

A

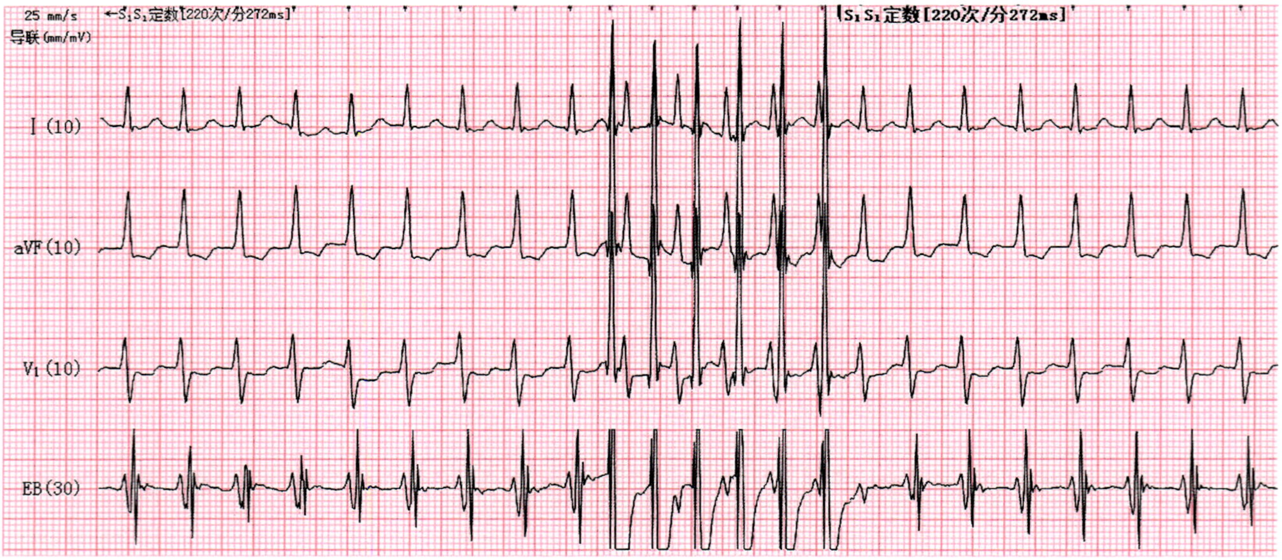

B

图 13-212 慢-快型房室结折返性心动过速中的重整与拖带现象。(A)频率 170 次/分的慢-快型房室结折返性心动过速，逆行 P 波隐藏在 QRS 波中，食管导联中 R-P 间期 70ms。给予偶联间期 230ms、220ms、210ms 的 RS_2 心房期前刺激均夺获心房，造成 QRS 波中的逆行 P 波消失。每次刺激均造成其后 R-R 间期缩短 60ms，随后又恢复刺激前的 R-R 间期，心动过速形态及频率又与刺激前完全一致，表现出慢-快型房室结折返性心动过速的重整现象。(B)慢-快型房室结折返性心动过速时给予频率 220 次/分的超速刺激，第 1 次 S 波已夺获心房，QRS 波中的逆行 P 波已消失，自第 2 次 S 波起心动过速跟上刺激频率，刺激结束后恢复周期与刺激周期一致，心动过速形态及频率又与刺激前完全一致，表明在心房快速刺激下，激动进入折返环路发生连续重整，形成了慢-快型房室结折返性心动过速拖带现象。

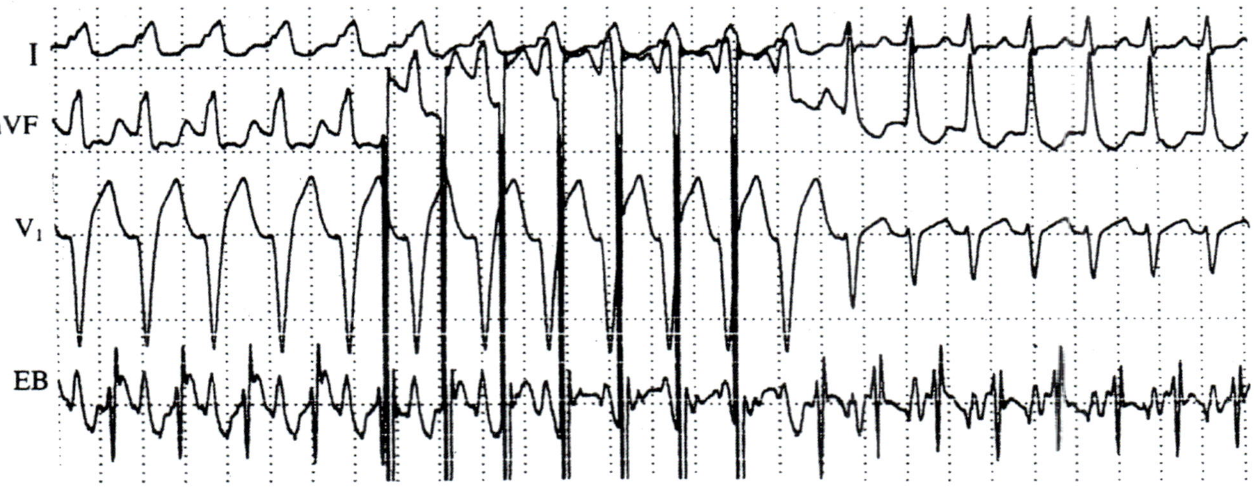

图 13–213　顺向型房室折返性心动过速拖带现象之一。左侧房室旁路患者，在电生理检查中诱发顺向型房室折返性心动过速。图示心动过速伴左束支蝉联现象时 R–R 间期 320ms，双极食管导联中可见逆行 P 波。给予周期长度 280ms 的心房 S_1S_1 超速刺激，自第 4 次 S 波起激动进入折返环路，R–R 间期缩短至 280ms，心动过速频率跟上刺激频率。刺激停止后恢复周期等于刺激周期，因心动过速恢复至拖带前的频率，R–R 间期的延长使左束支脱离不应期，QRS 波恢复正常。左束支传导阻滞消失后 R–R 间期及 R–P^- 间期缩短 40ms，表明旁路位于左束支传导阻滞同侧。

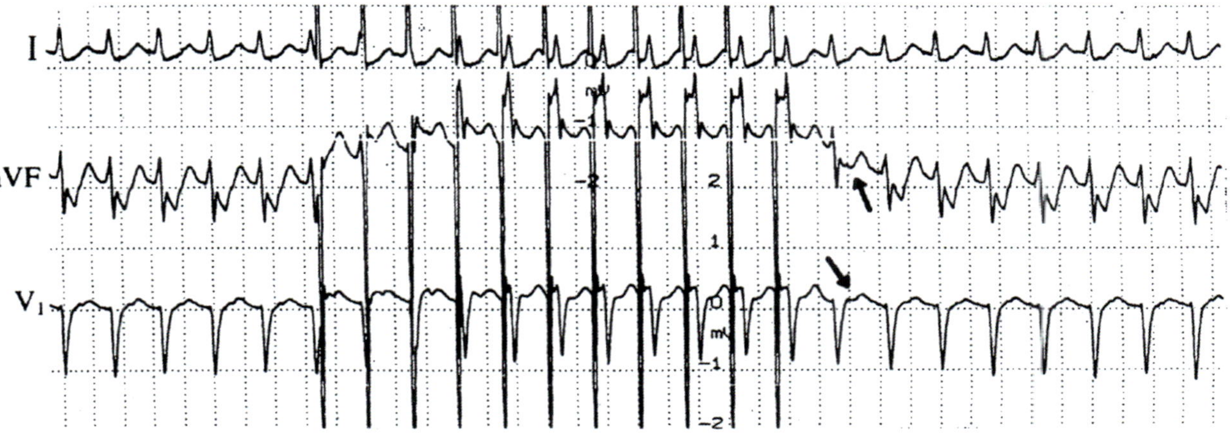

图 13–214　顺向型房室折返性心动过速拖带现象之二。图示顺向型房室折返性心动过速时 R–R 间期 340ms，逆行 P 波在Ⅰ导联直立，aVF 导联深倒置，V_1 导联浅倒置，提示为右后间隔旁路参与折返。给予周期长度 300ms 的心房 S_1S_1 刺激，自第 6 次 S 波起 R–R 间期与刺激周期一致，心动过速跟上刺激频率，便发生了拖带现象。从第 2 次 S 波起均可在 QRS 波后见到心房融合波，在 V_1 导联与 aVF 导联中表现为 P^- 波倒置的程度减轻，系左心房的起搏激动与右心房的折返激动"碰撞"形成，说明右心房参与折返。在恢复周期后的逆行 P^- 波形态（箭头所示）与发生拖带时略有差异，刺激停止后心动过速又恢复至原先的形态与频率。

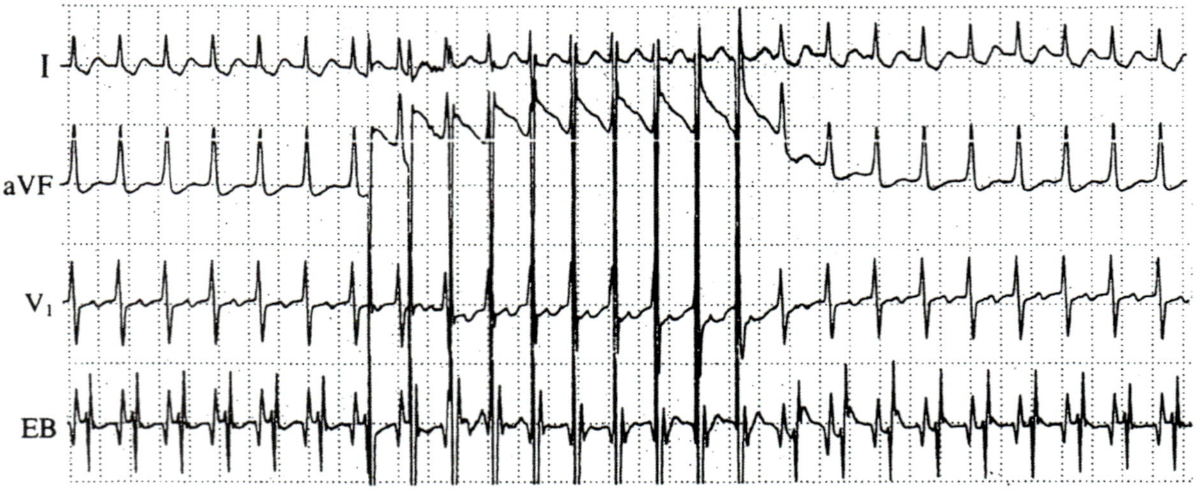

图 13-215 顺向型房室折返性心动过速拖带现象之三。左前侧壁房室旁路患者。图示顺向型房室折返性心动过速时 R-R 间期 320ms，逆行 P 波在 Ⅰ 导联倒置，V_1 导联直立，双极食管导联中 $R-P^-$ 间期 120ms，短于 V_1 导联。给予周期长度 280ms 的 S_1S_1 超速刺激时，自第 4 次刺激波起夺获心房，其后 R-R 间期开始与刺激周期长度相等并形成拖带。刺激时 P^- 波在 V_1 导联仍直立，$R-P^-EB$ 仍然短于 $R-P^-V_1$，未见心房融合波。发生隐性拖带表明左心房是折返环路的一部分，右心房不参与折返。

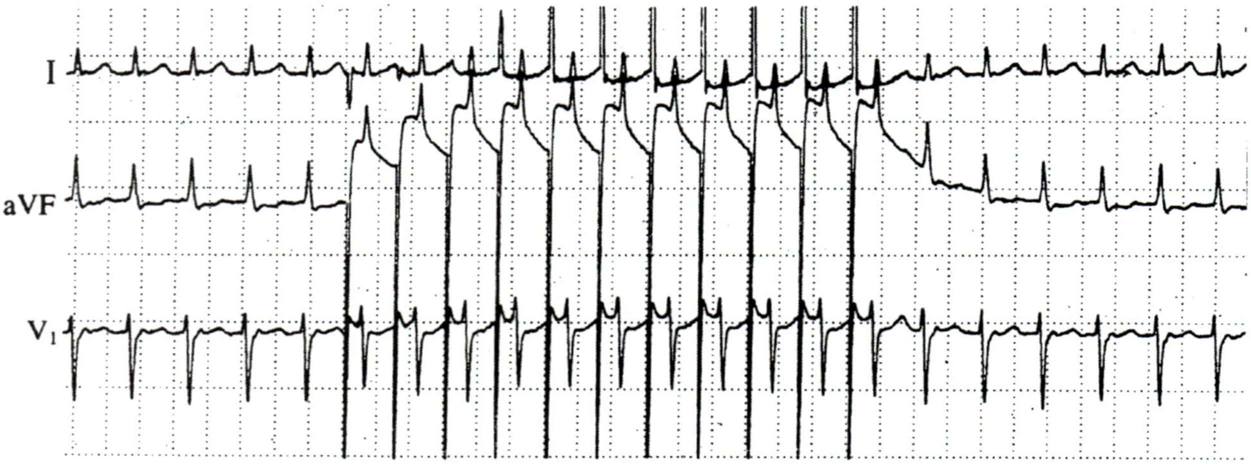

图 13-216 慢-快型房室结折返性心动过速拖带现象。图示慢-快型房室结折返性心动过速时 R-R 间期 350ms，逆行 P 波隐埋于 QRS 波终末部，在 aVF 导联形成假性 s 波，在 V_1 导联形成假性 r 波。给予周期长度 300ms 的 S_1S_1 超速刺激时，第 1 次 S 波起即夺获心房，使 QRS 波后的逆行 P 波消失，此后 R-R 间期缩短至 300ms，心动过速跟上刺激频率后发生了拖带现象，恢复周期等于刺激周期，刺激停止后心动过速又恢复原先的频率与形态。

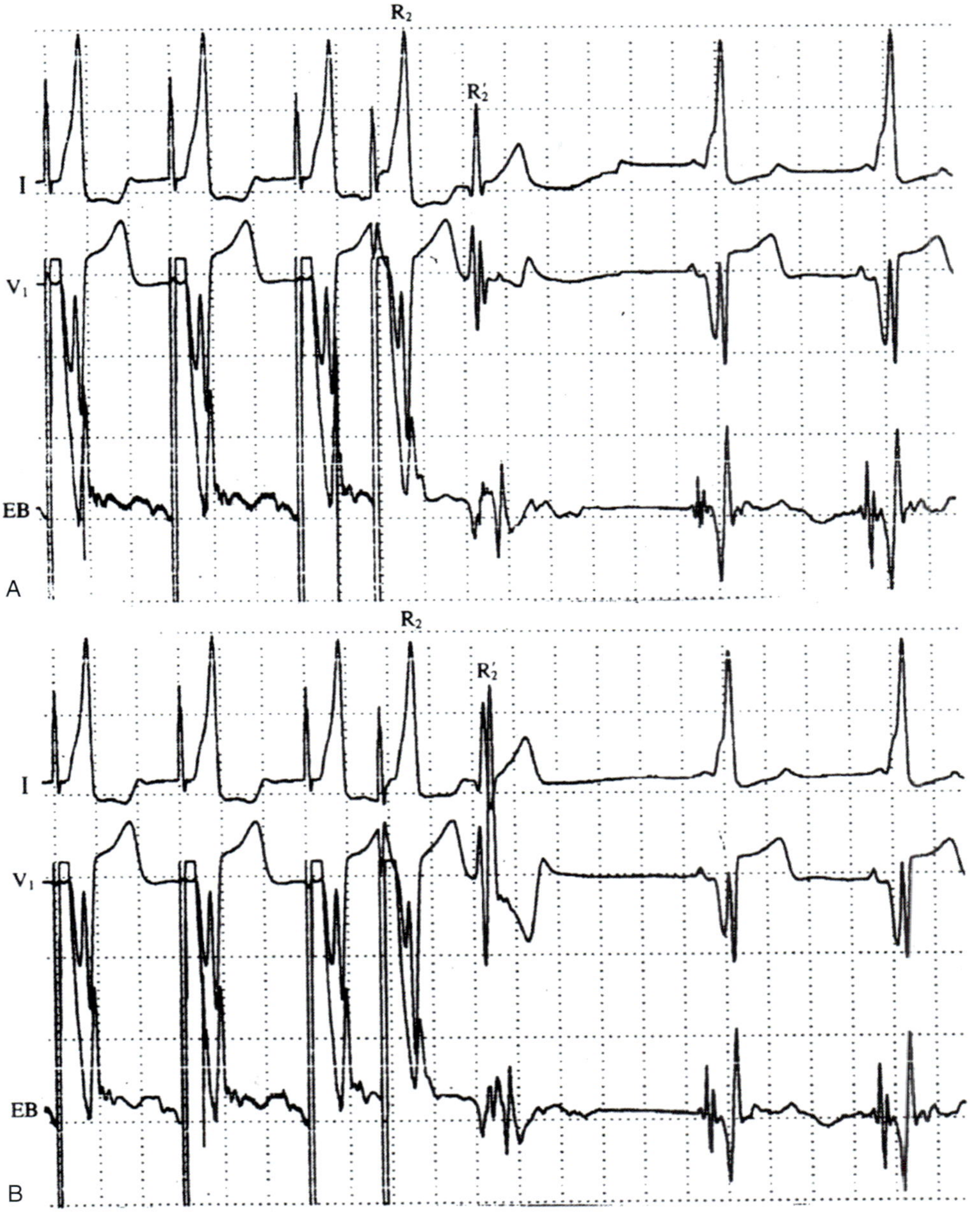

图 13-217　房室旁路 1:2 房室传导。显性右侧房室旁路患者，图示基础刺激周期 600ms 的心房 S_1S_2 刺激。(A) S_1S_2 偶联间期 360ms 时于 S_2 后可见 2 次 QRS 波，第 1 次 QRS 波为预激波形，第 2 次 QRS 波呈不完全性右束支传导阻滞形，S_2–R_2' 间期长达 450ms，提示存在房室结双径路。在双极食管导联中见 2 次 QRS 波之间无 P 波，可排除第 2 次 QRS 波为折返心搏，说明心房激动分别沿房室旁路和房室结慢径路传至心室。在 R_2' 波后可见到逆行 P 波，R–P⁻EB 间期 140ms，提示房室旁路逆向传导形成。(B) S_1S_2 偶联间期 350ms 时，除了第 2 次 QRS 波呈完全性右束支传导阻滞形外，电生理变化同图 A。

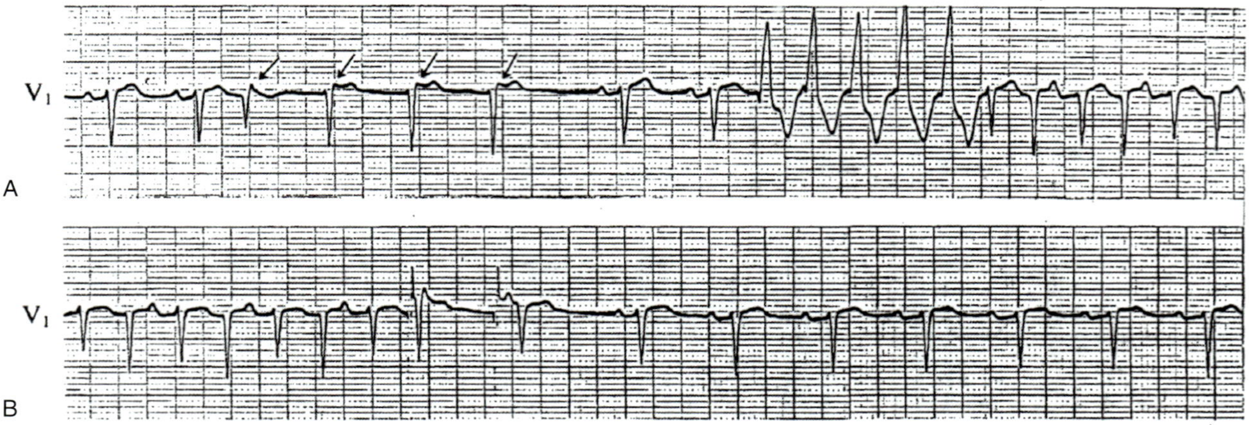

图 13–218　房室结双径路 1:2 房室传导。房室结双径路患者。(A)第 2 次窦性 P 波后有 2 个 QRS 波，为 1:2 房室传导。随之诱发短阵慢–快型房室结折返性心动过速，QRS 波终末可见假性 r‘波（箭头所示）。第 4 次窦性 P 波后诱发持续的 1:2 房室传导，P–P 间期不变，有固定的 $P-R_1$ 和 $P-R_2$ 间期，形成非折返性阵发性室上性心动过速。最初 5 次 QRS 波呈完全性右束支传导阻滞形，为右束支蝉联现象。(B)持续的 1:2 房室传导时给予 2 次心房刺激，第 1 次 S 波提前夺获心房后终止了 1:2 房室传导。

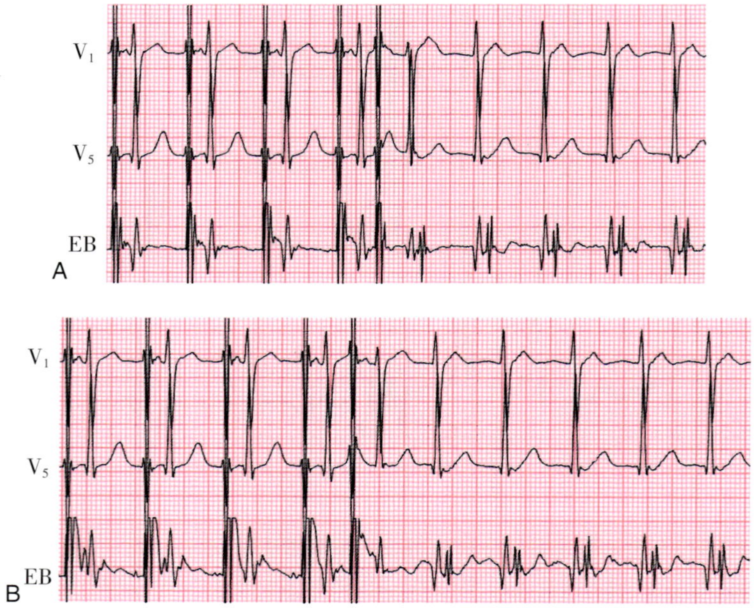

图 13–219　房室结双径路 1:2 传导诱发顺向型房室折返性心动过速。(A)给予基础刺激周长 650ms 的心房 S_1S_2 程控期前刺激，刺激下传的 QRS 波正常，未见预激图形。S_1S_2 偶联间期 340ms 时 S_2–R 间期 260ms，未见明显延长即诱发频率 110 次/分的窄 QRS 波心动过速，逆行 P 波在 V_1 导联直立，食管导联 $R-P^-$ 间期 120ms<V_1 导联，表明为隐匿性左侧房室旁路逆向传导的顺向型房室折返性心动过速。(B)给予基础刺激周长 650ms 的心房 S_1S_2 程控期前刺激，S_1S_2 偶联间期 380ms 时诱发与图 A 相同的窄 QRS 波心动过速。但是在 S_2 刺激后下传的 QRS 波与心动过速第 1 次 QRS 波之间未见 P 波，表现为 1 次刺激波后出现 2 次 QRS 波，提示患者还存在房室结双径路。S_2 激动分别沿房室结快径路、慢径路同步不等速下传至心室后诱发顺向型房室折返性心动过速，形成房室结双径路 1:2 前向传导的特点。

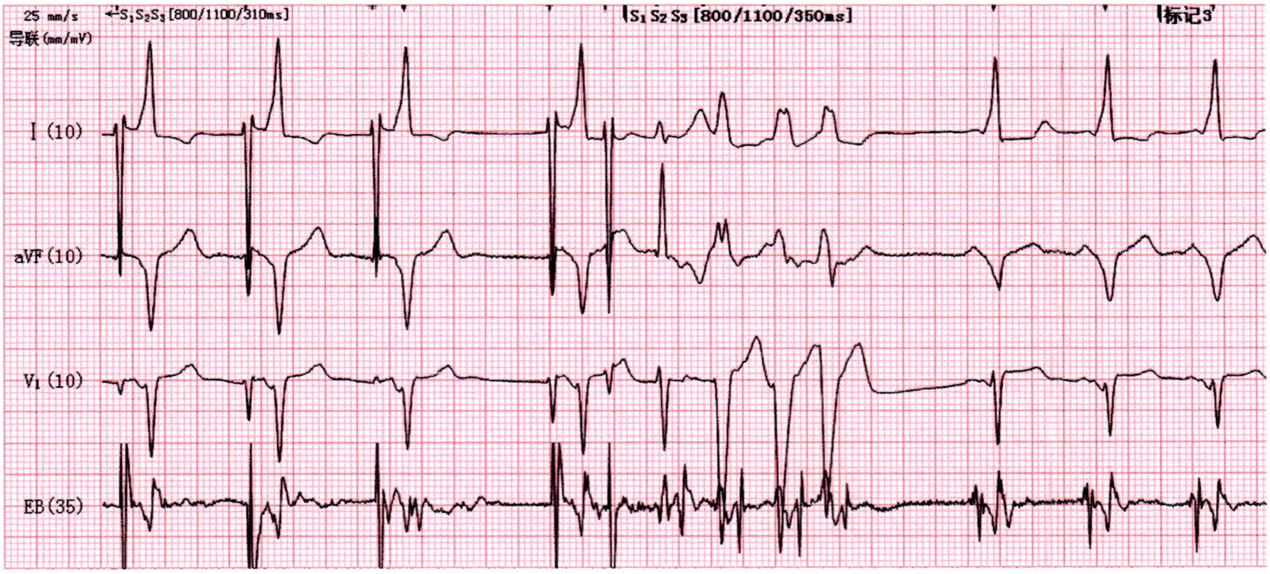

A

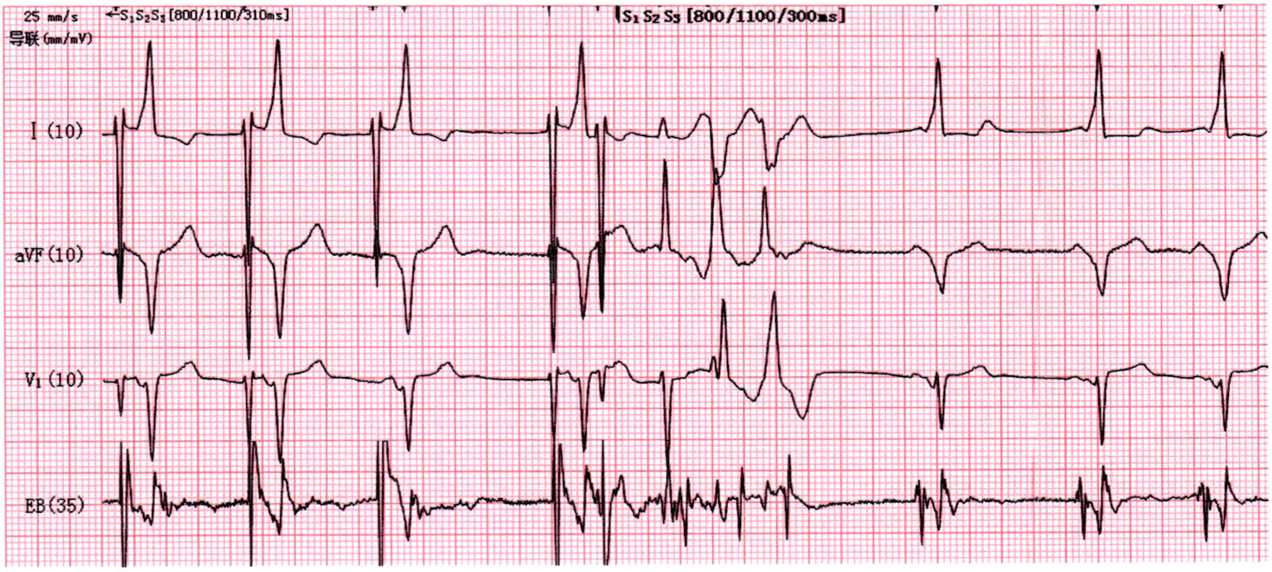

B

图 13–220　左、右束支传导阻滞时用 R–P⁻间期进行房室旁路定位。图示显性右侧房室旁路患者在心脏电生理检查时的记录。(A)窦性心律频率约 88 次/分，P–R 间期 110ms，QRS 波时限 120ms，QRS 波起始可见 δ 波，δ 波在 V_1 及 aVF 导联向下，在Ⅰ导联向上，QRS 主波方向与 δ 波一致，提示显性右后区域房室旁路。(A)给予基础周长 800ms，S_1S_2 间期 1100ms 的 $S_1S_2S_3$ 程控期前刺激，当 S_2S_3 偶联间期 350ms 时，S_3–R 间期延长至 250ms，随即诱发短阵折返性心动过速，逆行 P 波在 V_1 导联呈负正双向，aVF 导联倒置，Ⅰ导联低平。心动过速第 1 次 QRS 波时限缩短，第 2~4 次 QRS 波呈不同程度的左束支传导阻滞图形，R–R 间期不固定，但食管导联中可见 R–P⁻间期固定为 120ms。(B)当 S_2S_3 偶联间期缩短至 300ms 时，S_3–R 间期延长至 310ms，随即诱发短阵折返性心动过速，逆行 P 波形态与上述心动过速时相同，心动过速第 1 次 QRS 波时限缩短，第 2 及第 3 次 QRS 波呈不同程度的右束支传导阻滞图形，食管导联中可见心动过速时窄 QRS 波后 R–P⁻间期 120ms，而宽 QRS 波后 R–P⁻间期长达 160ms。(A，B)显示心动过速时的逆行 P 波形态相同，窄 QRS 波后的 R–P⁻间期相同，说明为同一条右后区域房室旁路参与逆传的顺向型房室折返性心动过速。为何心动过速伴功能性右束支传导阻滞的 R–P⁻间期比窄 QRS 波或伴功能性左束支传导阻滞时长 40ms 呢？这是因为房室旁路位于右侧。根据 Coumel 定律，顺向型房室折返性心动过速时，如发生房室旁路同侧的功能性束支传导阻滞，折返激动只能沿对侧束支传导至心室。折返环路增大使折返周长延长 35ms 以上，造成心率减慢。Coumel 定律的本质其实是 R–P⁻间期的变化，如果心动过速伴功能性束支传导阻滞，逆行 P 波显示不清而难以判断旁路的位置时，可根据食管导联的高尖 P 波观察 R–P⁻间期有无延长来判断房室旁路的位置。

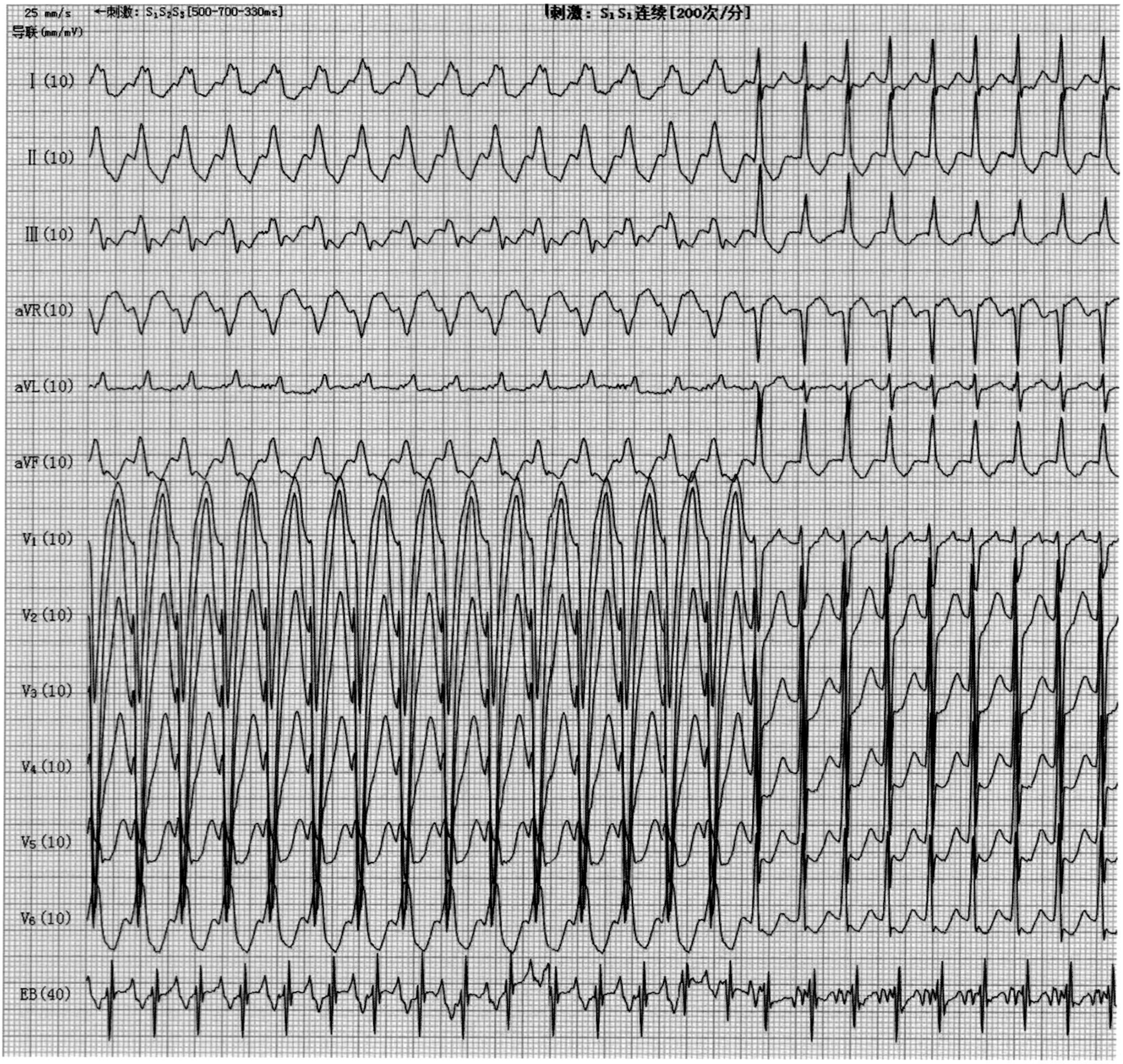

图 13-221　顺向型房室折返性心动过速伴功能性左束支传导阻滞时显示 Coumel 定律。图示前半部分为频率 187 次/分的完全性左束支传导阻滞形宽 QRS 波心动过速。R-R 间期 320ms，食管导联 R-P^-间期 160ms，P^--R 间期 160ms。后半部分心动过速时 QRS 波突然变窄，R-R 间期仍为 320ms。可见在Ⅰ导联倒置，V_1 导联直立的逆行 P 波，此时食管导联 R-P^-间期 120ms，P^--R 间期 200ms，V_1 导联 R-P^-间期 160ms，逆行心房激动呈左侧偏心性，为左侧壁房室旁路逆传形成的顺向型房室折返性心动过速。通常，旁路同侧束支传导阻滞时，心动过速 R-R 间期要长于窄 QRS 波时。但本例心动过速发生左束支传导阻滞时 R-R 间期却等于窄 QRS 波时，这是因为功能性左束支传导阻滞消失后，逆行的心房激动至房室结时间提前，使激动进入房室结相对不应期早期，致 P^--R 间期延长，窄 QRS 波 R-R 间期等于或长于左束支传导阻滞。但是从食管导联中还是可以看到顺向型房室折返性心动过速时，左侧房室旁路同侧束支传导阻滞时，R-P^-间期延长 35ms 以上，符合 Coumel 定律的特征。

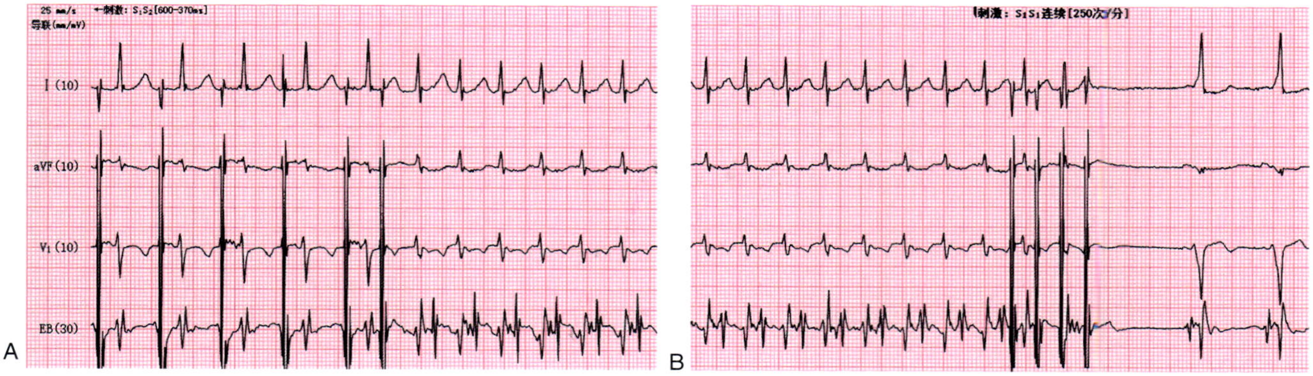

图 13-222　根据顺向型房室折返性心动过速的逆行 P 波形态判断房室旁路部位。(A)给予基础刺激周长 600ms 的 S_1S_2 心房程控期前刺激，S_1S_2 偶联间期 370ms 时，S_2-R 间期延长至 330ms 后诱发频率 158 次/分的窄 QRS 波心动过速，逆行 P 波出现在 QRS 波后，在 Ⅰ 导联直立，V_1 导联倒置。V_1 导联 R-P$^-$间期 100ms<食管导联 R-P$^-$间期 160ms，逆行心房激动呈右侧偏心性，表现为右侧房室旁路逆向传导，房室结-希浦系统前向传导的顺向性房室折返性心动过速。(B)给予频率 250 次/分的心房超速刺激，第 3 次 S 波夺获心房后终止了心动过速，恢复窦性心律，显示出显性右侧壁房室旁路传导图形，逆行 P 波显示的房室旁路部位与显性旁路的部位一致。房室折返性心动过速的折返环路包括房室旁路、旁路同侧的心房与心室、房室结-希浦系统。本图例中顺向型房室折返性心动过速为右侧房室旁路逆向传导形成，右心房参与了折返。逆行心房激动在 Ⅰ 导联从负端向正端投影，逆行 P 波表现为直立。在 V_1 导联从正端向负端投影，逆行 P 波表现为负向。由于右心房先激动，左心房后激动，V_1 导联的 R-P$^-$间期短于食管导联。所以在顺向型房室折返性心动过速时，根据各导联的逆行 P 波形态与 R-P$^-$间期能够初步判断房室旁路的部位。

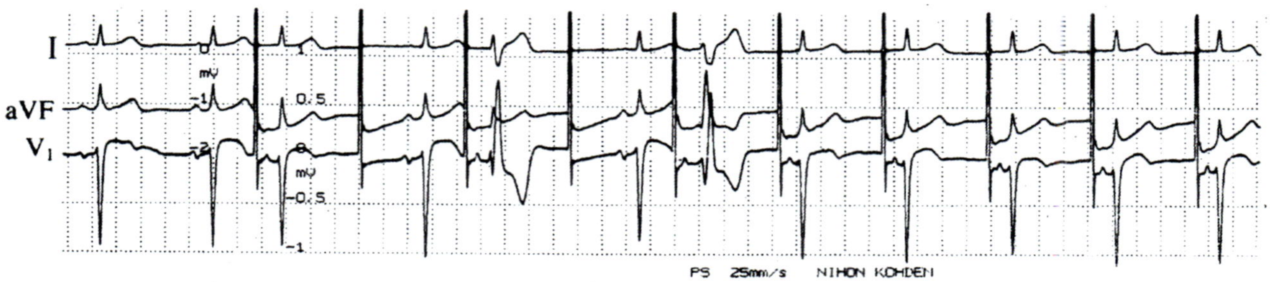

图 13-223　心房超常应激现象。图示给予电压 20V、频率 70 次/分的心房起搏，见第 2、4 次 S 波远离 T 波，未能起搏心房，而第 3、5 次 S 波落在 T 波中却能起搏心房。将起搏电压调高至 25V 后，所有 S 波均能有效起搏心房，提示发生心房超常应激现象，由于其前存在长短 R-R 间期，第 5、7 次 QRS 波呈右束支传导阻滞形。

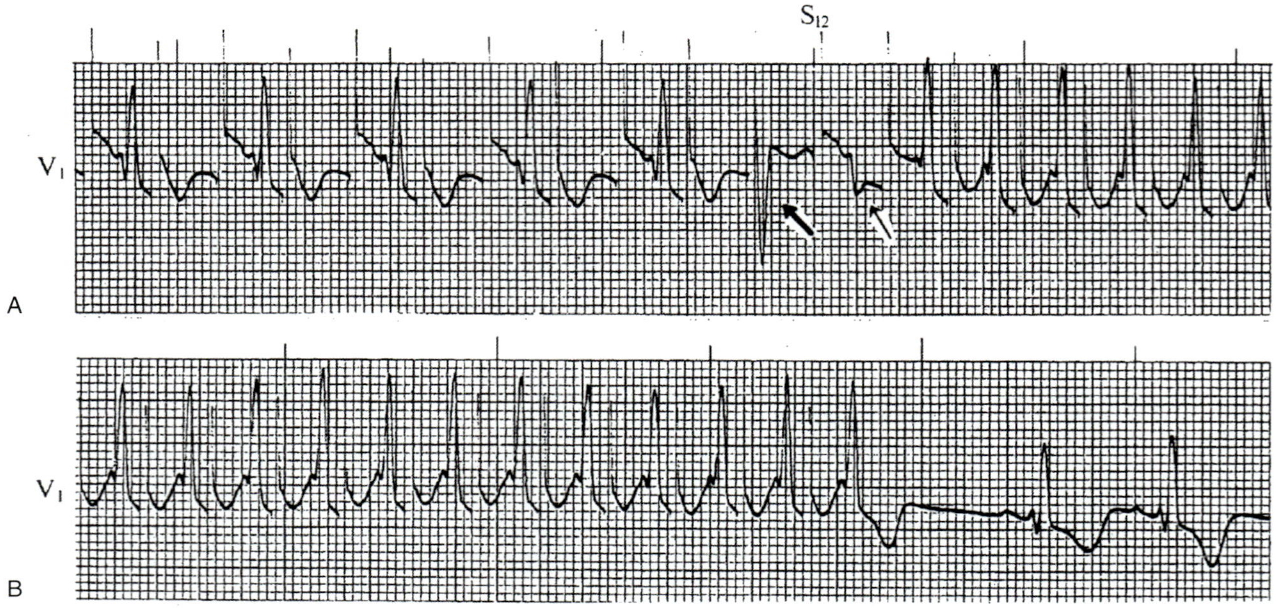

图 13–224 房室交界区不应期剥脱现象。(A,B)V_1 导联连续记录,心房 S_1S_1 刺激频率为 190 次/分时房室之间已出现 2:1 传导,QRS 波呈完全性右束支传导阻滞形。第 6 次 QRS 波呈完全性左束支传导阻滞形,为室性期前收缩(粗箭头所示)。第 7 次 QRS 波形态正常(细箭头所示),其 S–R 间期未见延长。自第 12 次 S 波起,在 S–R 间期未见明显延长的情况下,突然恢复 1:1 房室传导,直至刺激结束。提示来自右心室的期前收缩不但使右束支传导改善,还逆向传导到房室交界区,使其不应期前移,其后心房刺激激动便能全部脱离不应期 1:1 下传至心室。

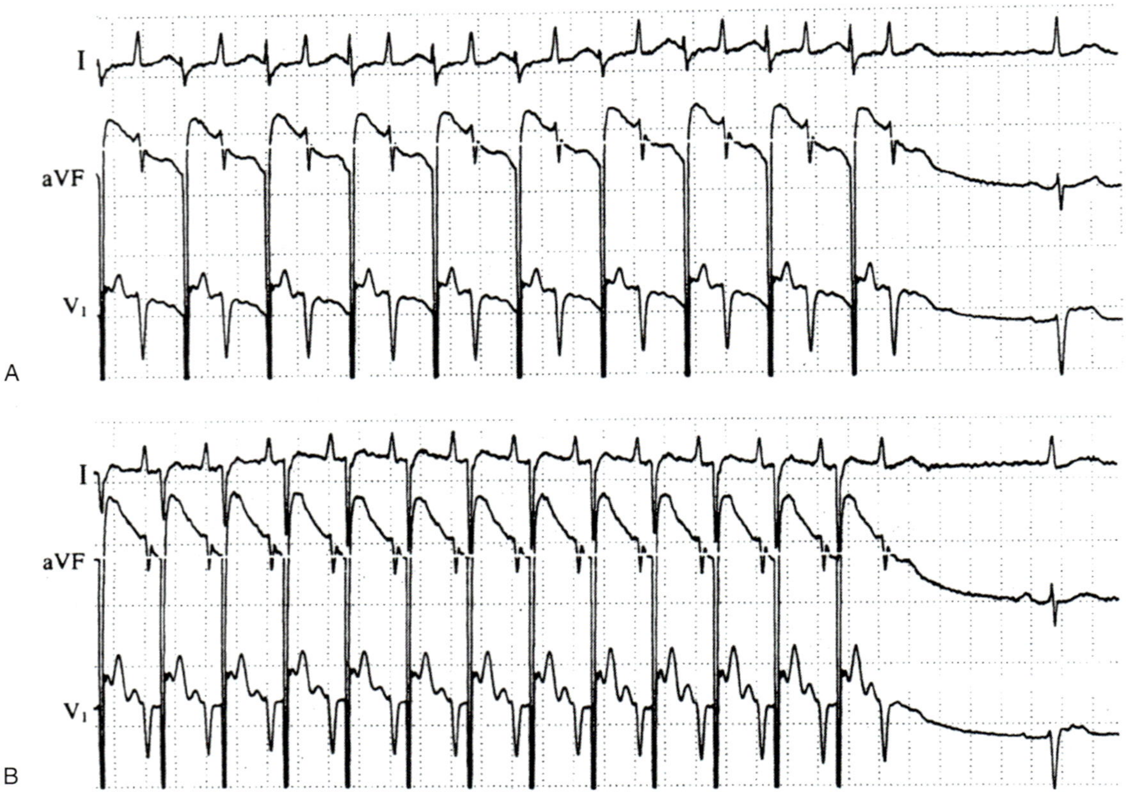

图 13–225 心房 3 相传导阻滞。(A)给予频率为 110 次/分的心房 S_1S_1 刺激,于 S 波后均可见到稳定起搏的 P 波,在 V_1 导联振幅达 0.3mV,窦性心律时 P 波无变化。(B)心房刺激频率增至 140 次/分时,见 P 波振幅进一步增高至 0.4~0.6mV,最后 1 次 QRS 波的 T 波无明显改变。以上变化表明随着刺激频率的增快,在心房内发生 3 相传导阻滞。

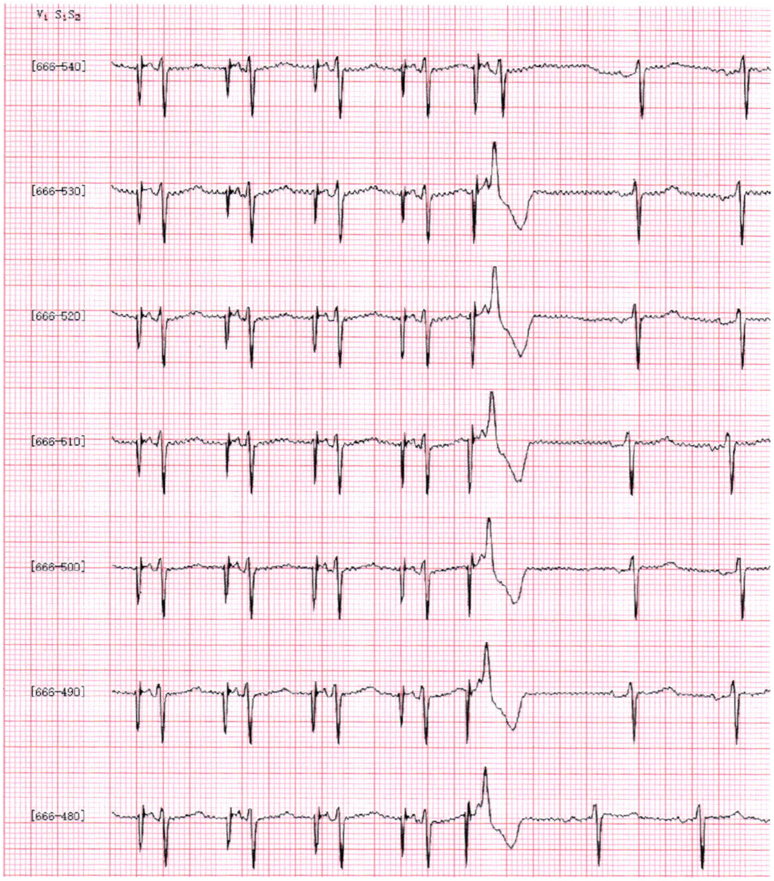

A

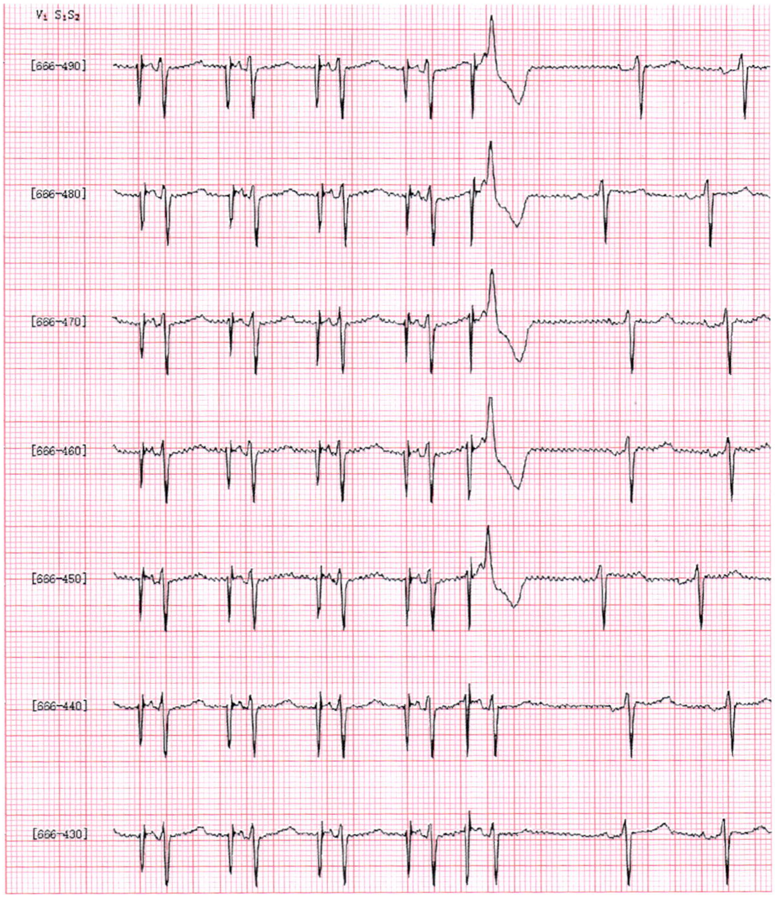

B

图 13-226　房室旁路前向 3 相与 4 相传导阻滞之一。给予基础周长 666ms 的心房程控期前刺激，V_1 导联连续记录的对比图。(A) S_1S_2 偶联间期 540ms 时，S_2-R 间期 160ms，下传的 R_2 波形态正常，心房激动沿房室结-希浦系统下传至心室。表明此时房室旁路无前向传导功能。当 S_1S_2 偶联间期缩短 10ms 时，S_2-R 间期突然缩短至 120ms，R_2 波出现左侧房室旁路前向传导的预激图形。S_1S_2 偶联间期为 530ms 至 450ms 时，R_2 波均出现预激图形。(B) 当 S_1S_2 偶联间期缩短至 440ms 以下时，心室预激图形消失，P-R 间期及 QRS 波形态恢复正常，心房激动再次沿房室结-希浦系统下传至心室。以上表明心房程控期前刺激 S_1S_2 偶联间期在 530ms 至 450ms 内房室旁路均有前向传导功能，而长于或短于此范围时的房室旁路均无前向传导功能，表现出房室旁路的前向 3 相与 4 相传导阻滞现象。

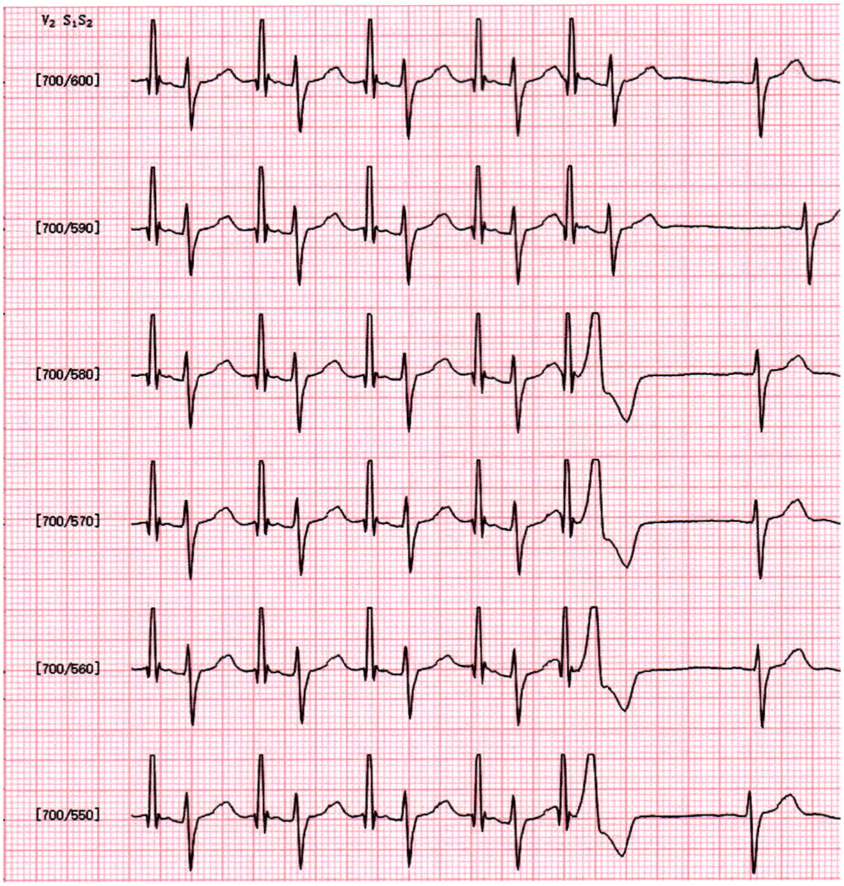

A

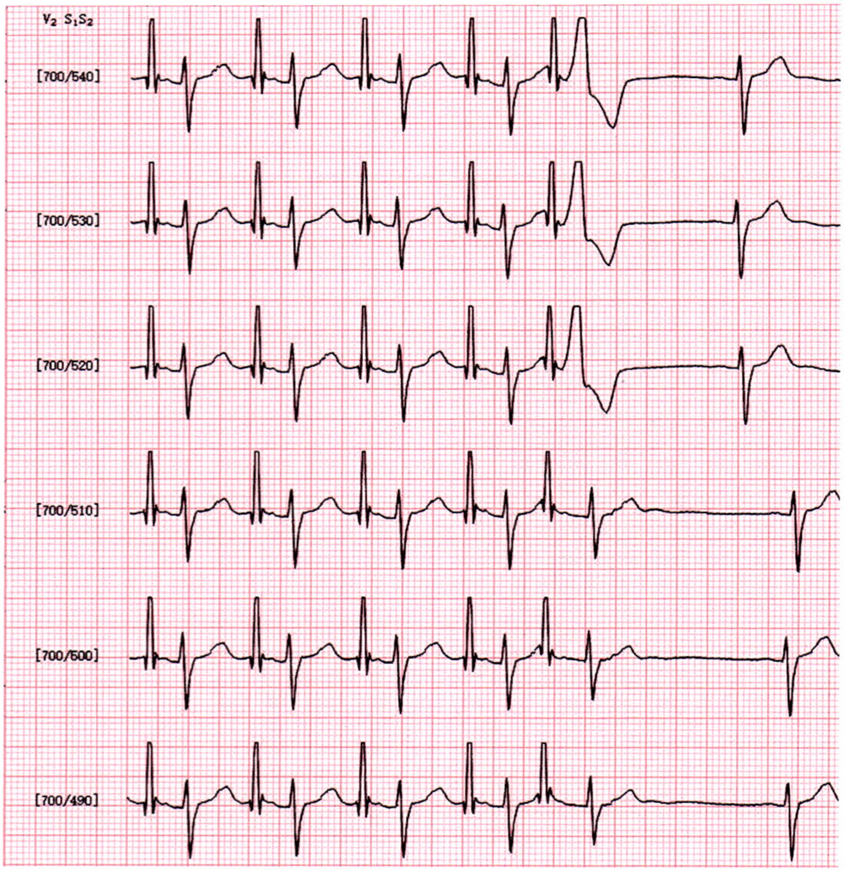

B

图 13-227 房室旁路前向 3 相与 4 相传导阻滞之二。给予基础周长 700ms 的心房程控期前刺激，V_1 导联记录的对比图。(A)S_1S_2 偶联间期 600ms、590ms 时，S_2-R 间期 260ms，下传的 QRS 波形态正常。(A，B)显示 S_1S_2 偶联间期缩短到 580ms 至 520ms 时，S_2-R 间期突然缩短，QRS 波宽大畸形，呈完全心室预激图形，表明显性左侧房室旁路传导形成。而 S_1S_2 偶联间期缩短至 510ms 至 490ms 时，心室预激图形消失，S_2-R 间期及 QRS 波形态恢复正常。表明心房 S_1S_2 偶联间期在 580m 至 520ms 内房室旁路均有前向传导功能，而 S_1S_2 偶联间期长于或短于此范围时房室旁路发生前向传导阻滞，心房激动只沿房室结-希浦系统下传心室。本例表现为房室旁路只在一定的偶联间期范围内传导，过早或过晚期前刺激的激动却在房室旁路传导阻滞，显示出房室旁路前向 3 相与 4 相传导阻滞并存。房室旁路这种顺向性传导的电生理表现是心电图中出现间歇性心室预激的原因之一。

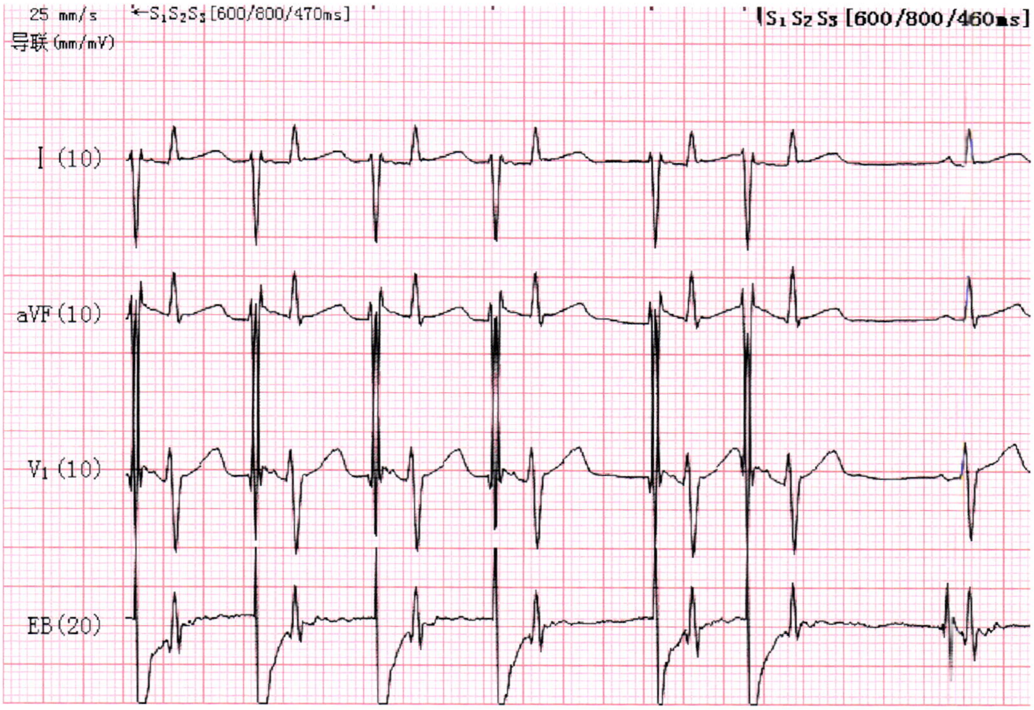

A

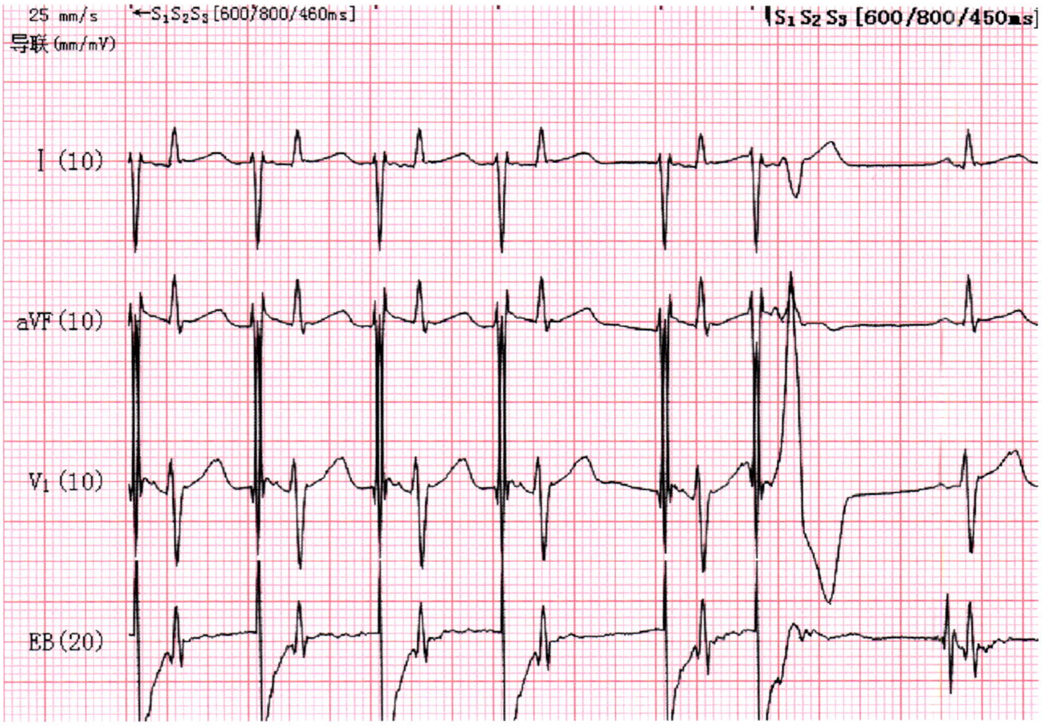

B

图 13-228 房室旁路前向 3 相与 4 相传导阻滞之三。给予基础刺激周期长度 600ms，S_1S_2 间期 800ms 的心房 $S_1S_2S_3$ 程控期前刺激。(A)S_2S_3 偶联间期 460ms 时，下传的 QRS 波形态正常，表明此时旁路无传导功能。(B)S_2S_3 偶联间期 450m 时，可见 S_3-R 间期缩短，QRS 波宽大畸形，呈完全预激图形。（待续）

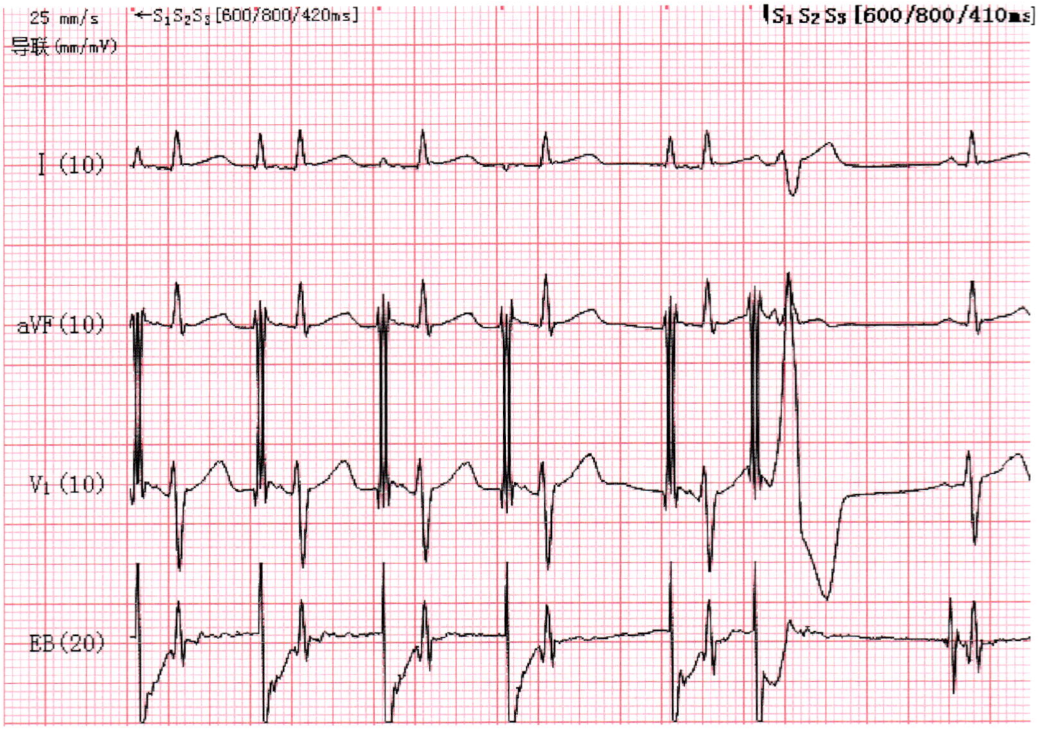

C

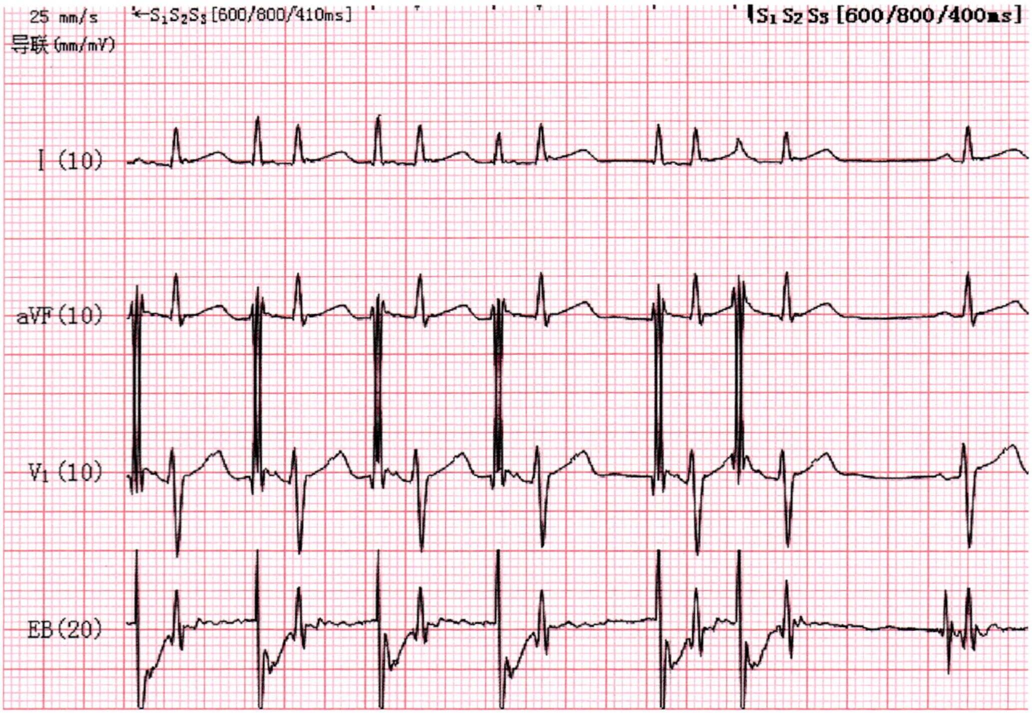

D

图 13-228(续) (C)S_2S_3 偶联间期一直缩短至 410ms，S_3-R 间期和 QRS 波形态均与图 B 一致。(D)S_2S_3 偶联间期缩短至 400ms 时，心室预激图形消失，S_3-R 间期及 QRS 波形态恢复正常，表明此时房室旁路已发生传导阻滞，心房激动沿房室结-希浦系统下传至心室。房室旁路只在 S_2S_3 偶联间期 450ms 至 410ms 时具有前向传导功能，S_2S_3 偶联间期长于或短于此范围时均无法传导，表现出 3 相与 4 相传导阻滞。也是窦性心律或房性期前收缩时发生间歇性心室预激的原因之一。

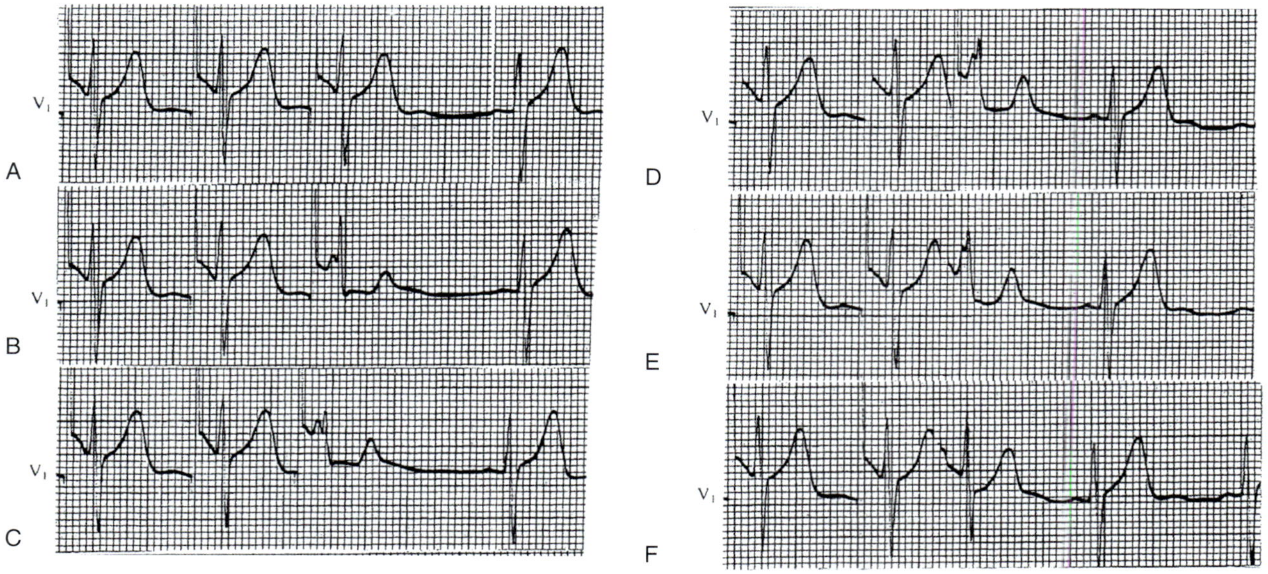

图 13–229　房室旁路 3 相与 4 相传导阻滞之四。给予基础刺激周期 750ms 的 S_1S_2 刺激，窦性心律及给予 S_1S_1 刺激时未见心室预激。(A~F)S_1S_2 偶联间期分别为 690ms、680ms、600ms、500ms、460ms、450ms 时的 V_1 导联记录。(A)见 S_1S_2 偶联间期 690ms 时 R_2 波形态正常。(B)S_1S_2 偶联间期缩短 10ms(680ms)时 R_2 波突呈预激图形。(C~E)S_1S_2 刺激偶联间期继续缩短，但 R_2 波仍呈预激图形。(F)S_1S_2 偶联间期缩短至 450ms 时 R_2 波又突然恢复正常。房室旁路在 S_1S_2 长偶联间期与短偶联间期(>690ms 与<450ms)时无传导功能，而在 S_1S_2 偶联间期 680ms 至 460ms 时具有前向传导功能，显示出旁路发生 3 相与 4 相传导阻滞。

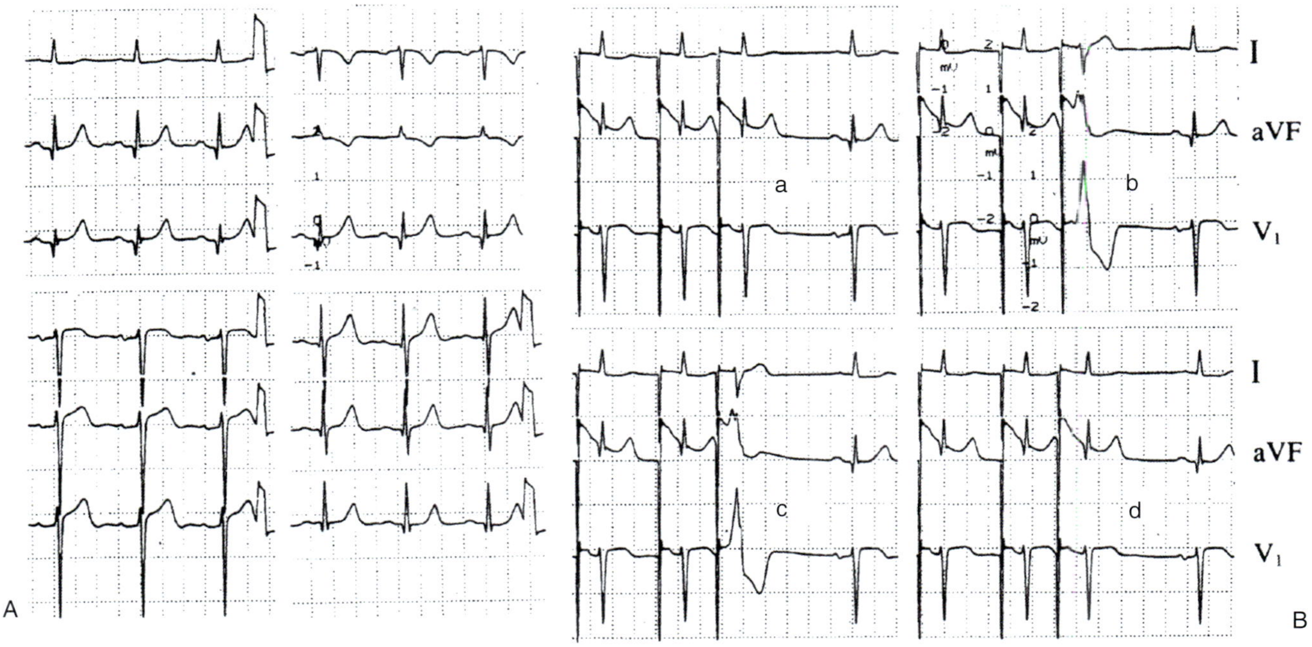

图 13–230　房室旁路 3 相与 4 相传导阻滞之五。(A)示窦性心律时 12 导联心电图，无预激表现。(B)给予基础刺激周期 750ms 的 S_1S_2 刺激，Ⅰ、aVF、V_1 导联同步记录。(a)S_1S_2 550ms 时，见 R_2 波形态无变化；(b，c)为 S_1S_2 偶联间期 540ms、520ms 时，见 R_2 波呈 A 型预激图形；(d)为 S_1S_2 偶联间期 510ms 时，见 R_2 波又恢复正常。房室旁路仅在 S_1S_2 偶联间期 540ms 至 520ms 时具有传导功能，显示旁路发生 3 相与 4 相传导阻滞。

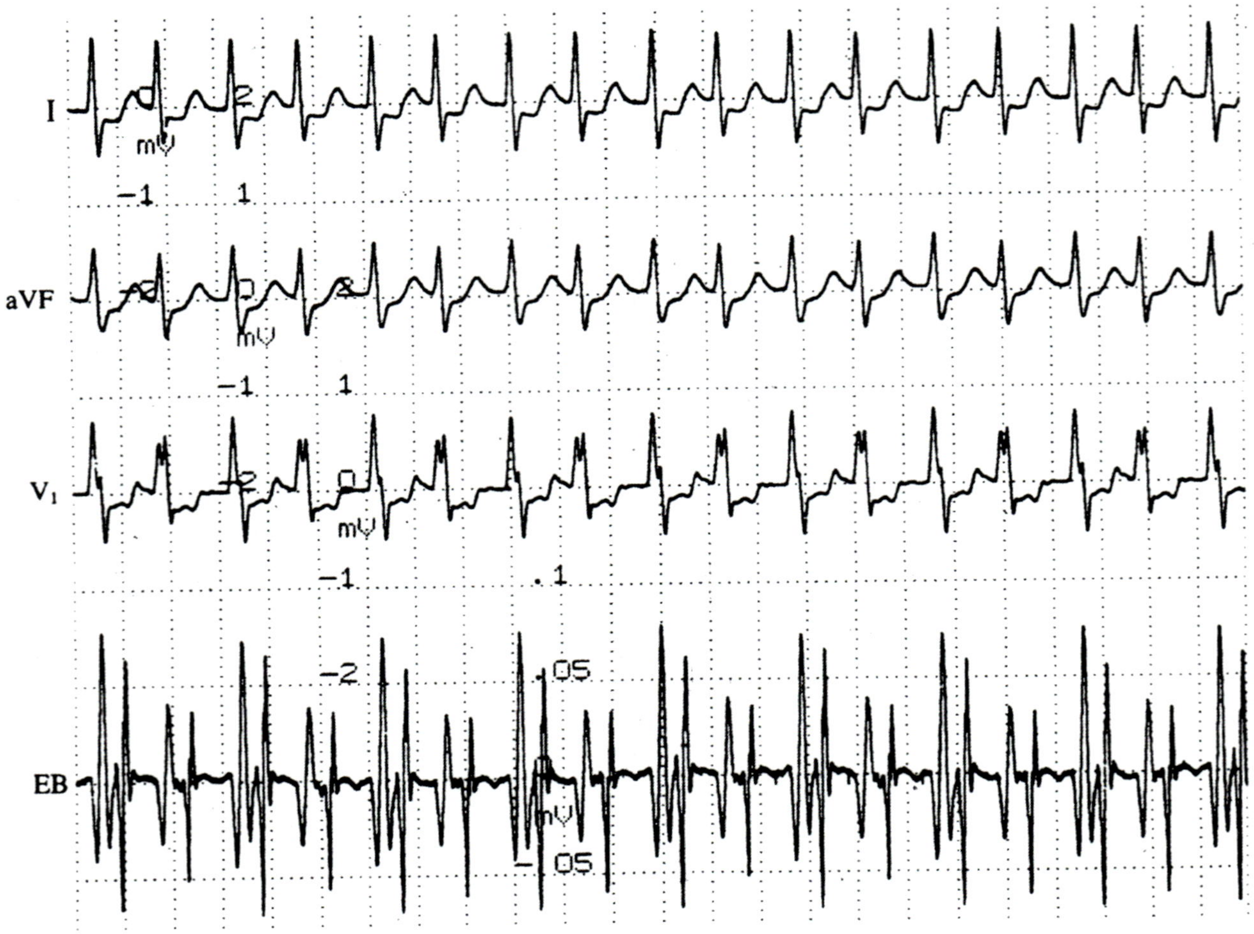

图 13-231 复合性电交替。左侧房室旁路患者，在电生理检查中诱发顺向型房室折返性心动过速，图示在 V_1 导联及双极食管导联中发生明显的 P⁻波、QRS 波、T 波电交替。

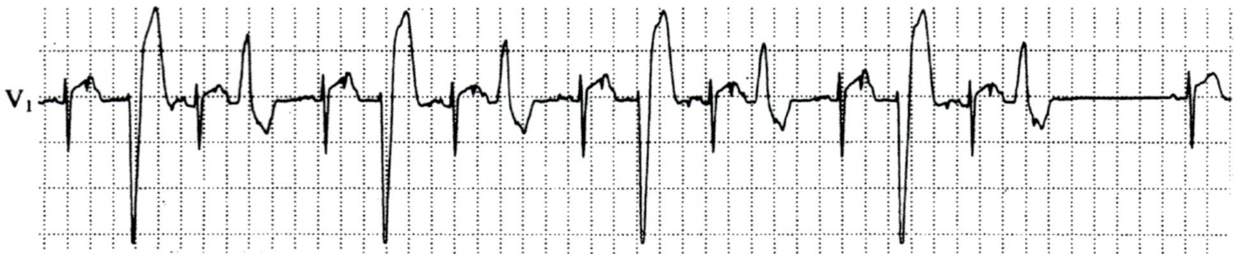

图 13-232 心房起搏时交替性左、右束支传导阻滞。图示心房 S_1S_1 刺激 150 次/分时，见房室呈 3: 2 传导，下传的第 2 次 QRS 波呈现出交替性左、右束支传导阻滞形。

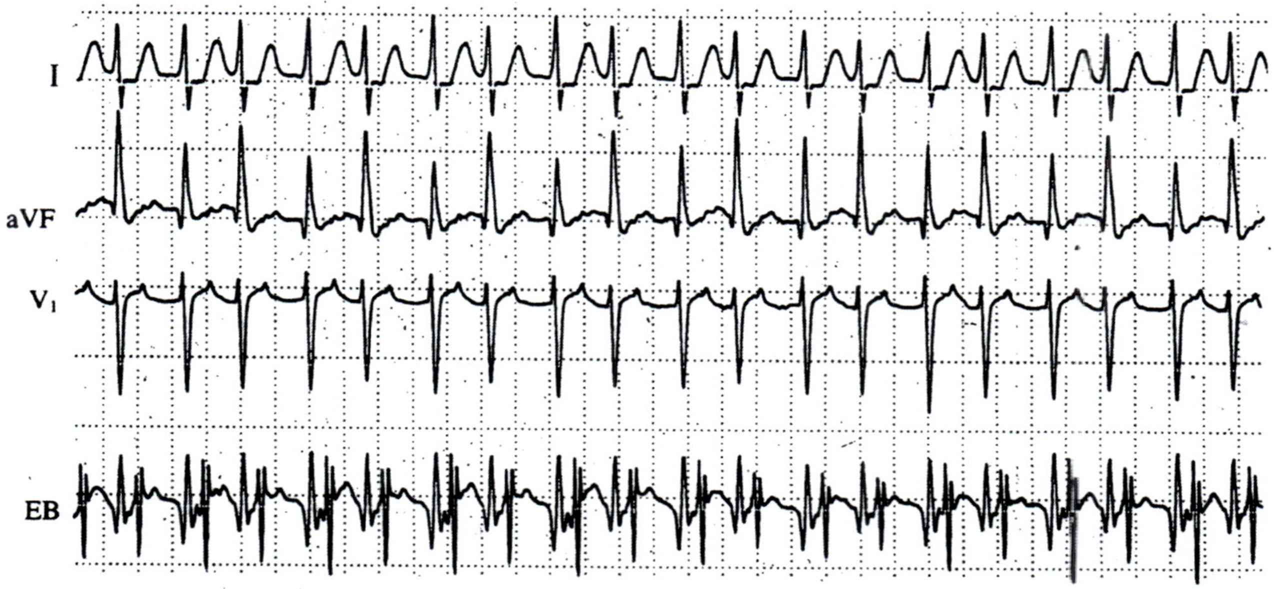

图 15-233 P-R 间期与 QRS 波电交替。左侧房室旁路合并房室结双径路患者，电生理检查中诱发顺向型房室折返性心动过速。图示心动过速时在 QRS 波后见到在 aVF 导联双向，V_1 导联中直立的逆行 P 波，双极食管导联中 R-P^-间期 120ms，V_1 导联中 R-P^-间期 160ms。见 P^--R 间期 200ms 和 280ms 短长交替出现，造成 R-R 间期短长交替，为折返激动分别从房室结快、慢径路前向传导形成。同时发生 QRS 波振幅电交替。

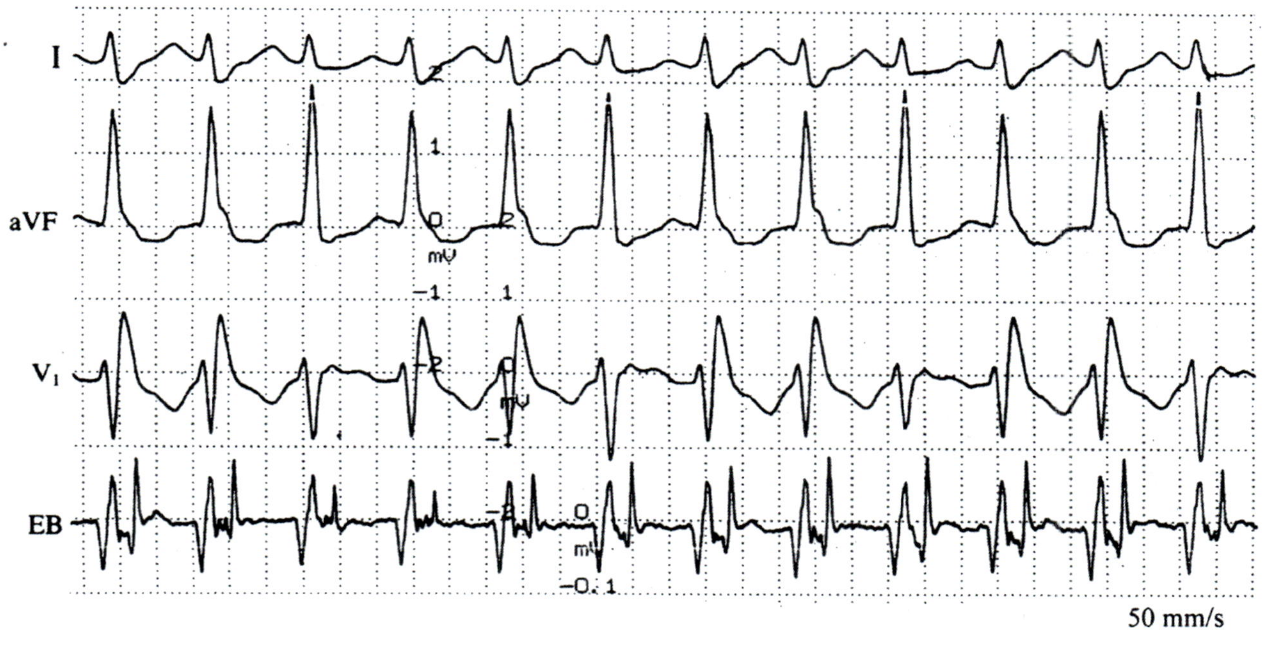

图 13-234 QRS 波形态电交替。图示慢-快型房室结折返性心动过速时，见 R-R 间期不变，QRS 波形态正常与完全性右束支传导阻滞形 3:1 交替出现。提示发生功能性右束支传导阻滞时在右束支内形成不完全性隐匿性 3:2 文氏现象，造成 QRS 波形态的电交替。经导管射频消融术后心动过速不再发作。

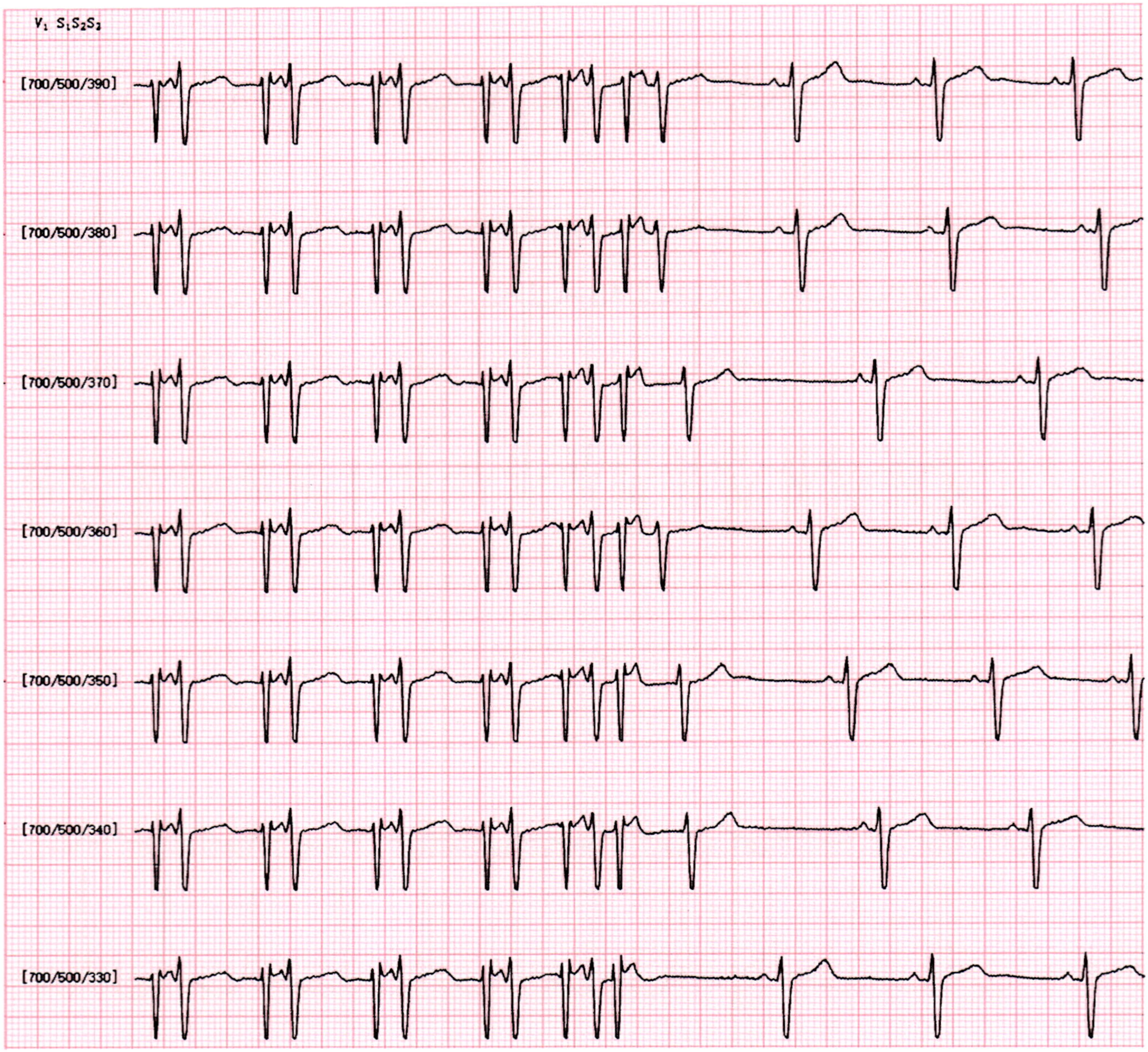

图 13–235 房室结双径路不应期重叠现象。给予基础周长 700ms，S_1S_2 间期 500ms 的心房 $S_1S_2S_3$ 程控期前刺激，V_1 导联连续记录的对比图。S_2S_3 偶联间期 390ms、380ms 时，S_3–R 间期 190ms。当 S_2S_3 偶联间期缩短至 370ms 时，S_3–R 间期跳跃性延长至 380ms，增量达 190ms，显示房室结快径路已进入有效不应期，激动沿慢径路下传。但是 S_2S_3 偶联间期继续缩短至 360ms 时，S_3–R 间期又缩短至 230ms，提示激动又沿房室结快径路下传。当 S_1S_2 偶联间期缩短至 350ms、340ms 时，S_3–R 间期再次跳跃性延长至 380ms、410ms，提示房室结快径路再次进入有效不应期，心房激动又沿慢径路下传。随着程控期前刺激偶联间期的缩短，房室结快径路进入有效不应期，沿慢径路传导后，再次出现激动沿房室结快径路传导后又沿慢径路下传，表现出房室结双径路不应期重叠现象。

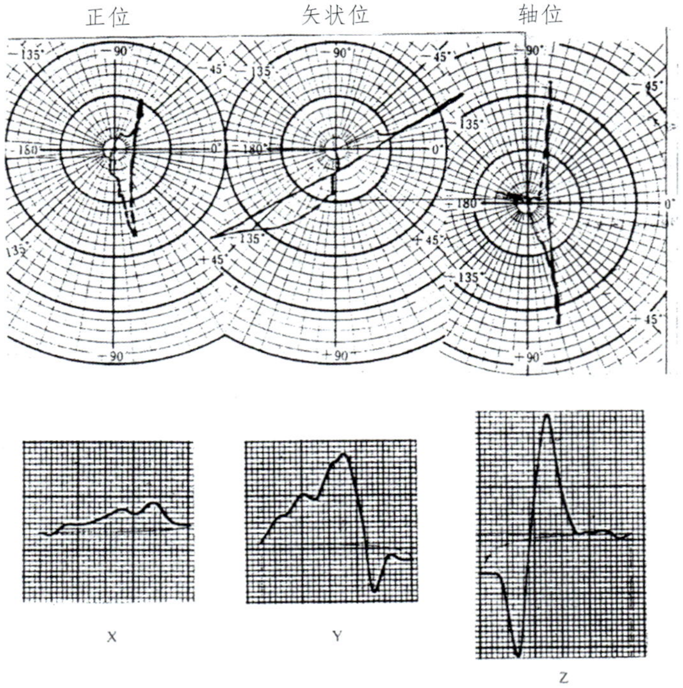

图 13–236　食管导联心房电极部位 P 向量环。图示改良 Frank 导联体系描记的食管心房电极部位 P 向量环和 P 波形态，可见密集的右心房除极泪点，以及快速展开的左心房除极泪点，左心房存在不同方向的快速除极。P 环起始于右后下，在 F、H、RS 面分别呈逆钟向、顺钟向、顺逆 8 字形运行，形成分别位于左后下、左前上 2 个方向不同的最大向量。

参考文献

[1] Kusumoto F. M., Schoenfeld M. H., Barrett C., et al. 2018 ACC /AHA/HRS guideline on the evaluation and management of patients with bradycardia and cardiac conduction delay: a report of the American College of Cardiology /American Heart Association Task Force on Clinical Practice Guidelines and the Heart Rhythm Society[J]. Circulation, 2019, 20, 140(8):e382–e482.

[2] Page R. L., Joglar J. A., Caldwell M. A., et al. 2015 ACC/AHA/HRS guideline for the management of adult patients with supraventricular tachycardia: A Report of the American College of Cardiology/American Heart Association Task Force on Clinical Practice Guidelines and the Heart Rhythm Society[J]. Heart rhythm, 2016, 13(4): e136–e221.

[3] Murphy C., Lazzara R. Current concepts of anatomy and electrophysiology of the sinus node[J]. Journal of Interventional Cardiac Electrophysiology, 2016, 46(1):9–18.

[4] Milanesi R., Bucchi A., Baruscotti M. The genetic basis for inherited forms of sinoatrial dysfunction and atrioventricular node dysfunction[J]. Journal of Interventional Cardiac Electrophysiology, 2015, 43(2):121–134.

[5] Dobrzynski H., Anderson R. H., Atkinson A., et al. Structure, function and clinical relevance of the cardiac conduction system, including the atrioventricular ring and outflow tract tissues[J]. Pharmacology & Therapeutics, 2013.

[6] Cohen M. I., Triedman J. K., Cannon B.C., et al. PACES/HRS Expert Consensus Statement on the Management of the Asymptomatic Young Patient with a Wolff-Parkinson-White(WPW, Ventricular Preexcitation) Electrocardiographic Pattern[J]. Heart Rhythm, 2012, 9(6):1006–1024.

[7] Park D. S., Fishman G. I. The cardiac conduction system[J]. Circulation, 2011, 123(8): 904–915.

[8] Katritsis D. G., Camm A. J. Atrioventricular nodal reentrant tachycardia[J]. Circulation, 2010, 122(8): 831–840.

[9] Boyett M. The sinoatrial node, a heterogeneous pacemaker structure[J]. Cardiovascular Research, 2000, 47(4):658–687.

[10] Krahn A. D., Manfreda J., Tate R. B., et al. The natural history of electrocardiographic preexcitation in men. The Manitoba Follow-up Study[J]. Annals of Internal Medicine, 1992, 116(6):456–460.

[11] Josephson M. E., Almendral J. M., Buxton A. E., et al. Mechanisms of ventricular tachycardia[J]. Circulation, 1987, 75(4): 41–47.

[12] Hiss R. G., Lamb L. E. Electrocardiographic Findings in 122 043 Individuals[J]. Circulation, 1962, 25(6):947–961.

[13] Laske T., Maneesh Shrivastav, Iaizzo P., et al. The Cardiac Conduction System[M]. Handbook of Cardiac Anatomy, Physiology, and Devices. 2015.

[14] Issa Z. F., Miller J. M., Zipes D. P. Clinical Arrhythmology and Electrophysiology: A Companion to Braunwald's Heart Disease[M]. 2012.

[15] Mark E. Josephson. 临床心脏电生理学(第 4 版)[M].天津:天津科技翻译出版有限公司,2011.

[16] 黄宛. 临床心电图学[M]. 北京:人民卫生出版社,2009.

[17] 郭继鸿. 心电图学[M]. 北京:人民卫生出版社,2005.

[18] 周玉杰,马长生,张澍. 心房颤动:现代认识与策略[M]. 北京:人民卫生出版社,2004.

[19] 许原,李忠杰,杨晓云.无创心脏电生理诊疗技术[M].北京:北京大学医学出版社,2017.

[20] 李忠杰. 实用食管法心脏电生理学[M]. 南京:江苏科学技术出版社,2003.

[21] 鲁端. 浙江省无创心电学的发展[J].心电与循环,2019,38(6):455–457,462.

[22] 浙江省医学会心电生理与起搏分会无创心电学组. 浙江省食管法心脏电生理操作与诊断规范（修订版）[J]. 心电与循环,2021,40(4):343–348.

[23] 中华医学会心电生理和起搏分会,中国医师协会心律学专业委员会.2020 心动过缓和传导异常患者的评估与管理中国专家共识[J]. 中华心律失常学杂志,2021,25(6):479–483.

[24] 王慧,黄忆,乔红刚. 食管法心脏电生理检查中心脏不应期测定的方法学改良[J]. 心电与循环,2019,38(2):136–137.

[25] 罗梅萍,王慧,李忠杰. 运动提高诱发折返性心动过速的技巧分析[J]. 心电与循环,2019,38(5):421–424.

[26] 黄玥,王慧,李晓东,等. 经食管心脏电生理检查对血压的影响[J]. 心电与循环,2018,37(6):403–405.

[27] 王慧,李忠杰,屈百鸣. 经食管心脏电生理检查中心室起搏的可行性和安全性[J]. 心电与循环,2017,36(6):393–395.

[28] 王慧,李忠杰,屈百鸣. 改良经食管心脏电生理技术临床应用分析[J]. 心电与循环,2016,35(2):106–108.

[29] 张伟强，王慧，李忠杰. 多折返环路引起的室上性心动过速诱发和终止过程的分析[J]. 心电与循环，2016，35(4):266-272.
[30] 李晶，王慧，李忠杰. 巧妙改变心房、希浦系统不应期揭示房室结双径路 2 例分析[J]. 心电与循环，2016，35(5):364-368.
[31] 胡向阳，王慧，李忠杰. 定数刺激终止室上性心动过速的临床应用[J]. 心电与循环，2016，35(6)：449-452.
[32] 许原. 食管心脏电生理测定心脏传导系统不应期(二)[J]. 心电图杂志(电子版)，2015(2):107-109.
[33] 王慧，李忠杰. 食管心脏电生理技术与临床应用(6)窦房结功能评定的方法和价值[J]. 心电与循环，2014(6):498-501..
[34] 中国心律学会，中国心电学会. 食管心脏电生理中国专家共识[J]. 临床心电学杂志，2011，20(5):321-332.
[35] 王慧，李忠杰. 顺向型房室折返性心动过速与慢快型房室结折返性心动过速的分析与鉴别(4)[J]. 心电学杂志，2011，30(4):347-350，354.
[36] 李忠杰，王慧. 隐匿性房室旁道体表心电图定位[J]. 心电学杂志，2011，30(5):431-433.
[37] 王慧，李忠杰. 房室间隔旁道的电生理和心电图特征[J]. 心电学杂志，2010，29(3):262-266.
[38] 王慧，李忠杰. 房室结折返性心动过速合并房室结-希浦系统传导阻滞[J]. 心电学杂志，2009，28(3):205-207.
[39] 郭继鸿. 心脏的传导性及异常[J]. 临床心电学杂志，2006(06)：450-461.
[40] 侯月梅，马丽. 起源于肺静脉的阵发性心房颤动的研究现状[J]. 中国心脏起搏与心电生理杂志，2004，18(3):161-164.
[41] 侯月梅. 临床心脏电生理标测技术及应用现状[J]. 中国心脏起搏与心电生理杂志，2004，18(1):1-8.
[42] 郭炜华，马锋，李学文. 房室结双径路与房室结折返性心动过速的研究概况[J]. 中国心脏起搏与心电生理杂志，2004，18(1):60-62.
[43] 赵易. 不应期与临床心电图[J]. 心电学杂志，2003，22(2):117-121.
[44] 李忠杰，屈百鸣，俞坚武，等. 预激综合征 1:2 房室传导及其变异[J]. 心电学杂志，2003，22(3):131-134，191.
[45] 周胜华，马坚，楚建民. Mahaim 样纤维的电生理特点和射频消融治疗[J]. 中华心律失常学杂志，2000，4(2):103.
[46] 侯允天，杜日映，郑强荪. 房间传导通道与房性心律失常[J]. 中华心律失常学杂志，2000，4(3):229.
[47] 陈适安. 房性心律失常的最新研究及治疗[J]. 中华心律失常学杂志，1998，02(4):295-298.
[48] 李忠杰，屈百鸣. 临床心脏电生理学入门及图解[M]. 天津：天津科学技术出版社，2006.
[49] 李忠杰，屈百鸣. 食管心脏电生理技术及实例精选[M]. 天津：天津科学技术出版社，2013.
[50] 李忠杰，屈百鸣，蔡卫勋，等. 临床心脏电生理入门与起搏心电图基础[M]. 天津：天津科技翻译出版有限公司，2023.
[51] 赵易，黄令扬，吴祥，等. 国人之正常单极食管导联心电图[J]. 浙江大学学报(医学版)，1965，6(1):33-36.

索 引